高等学校“十四五”医学规划新形态教材

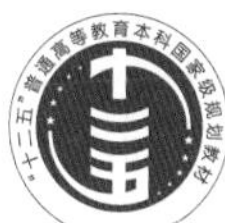

“十二五”普通高等教育本科国家级规划教材

（供临床·基础·预防·护理·口腔·检验·药学等专业用）

生 理 学

Shenglixue

第4版

主　审　王庭槐

主　编　向秋玲

副主编　张国花　向　阳　张　宇　姜　岩

编　委（以姓氏拼音为序）

崔　宇（中山大学）
冯丹丹（中南大学）
付晓东（广州医科大学）
郭瑞鲜（中山大学）
冀旭颖（南方医科大学）
姜　岩（苏州大学）
李建华（广州医科大学）
李　翔（湖南师范大学）
王铭洁（复旦大学）
向秋玲（中山大学）
向　阳（中南大学）
辛　敏（桂林医学院）
闫福曼（广州中医药大学）
杨　晶（杭州师范大学）
张国花（上海交通大学）
张继春（暨南大学）
张　宇（山西医科大学）

编写秘书　张　圳　赵倩倩　谢曼婷　谢冰冰

中国教育出版传媒集团

高等教育出版社·北京

内容简介

本教材以人体功能活动及其规律为基本内容，阐明基本理论、密切联系生活、结合临床知识、融入思政元素、灌输先进理念，具有知识精准、逻辑严密、启发思维、拓宽视野、启智润心、引领价值及与数字资源深度融合等特点。本教材是一本采用“纸质教材 + 数字课程”形式的新形态教材，纸质教材包括系统性的、重点的、共性的内容，共 13 章，分别是绪论、细胞的基本功能、血液、血液循环、呼吸、消化和吸收、能量代谢、体温、尿液的生成与排泄、感觉器官的功能、神经系统、内分泌系统和生殖。数字资源是纸质教材的延伸，包括拓展知识、微课、案例分析、习题与答案、学习要求和教学 PPT 等丰富的数字资源，便于学生学习，也可为教师提供参考。

本书涵盖了医学生、药学生、执业医师、执业药师等必须掌握的生理学知识点，供临床、基础、预防、护理、口腔、检验、药学等专业使用。

图书在版编目（CIP）数据

生理学 / 向秋玲主编 . --4 版 . -- 北京 : 高等教育出版社，2023.3

供临床、基础、预防、护理、口腔、检验、药学等专业用

ISBN 978-7-04-059846-9

Ⅰ. ①生… Ⅱ. ①向… Ⅲ. ①人体生理学 Ⅳ. ① R33

中国国家版本馆 CIP 数据核字（2023）第 022619 号

策划编辑 瞿德竑　　责任编辑 瞿德竑　　封面设计 马天驰　　责任印制 朱 琦

出版发行 高等教育出版社
社　　址 北京市西城区德外大街 4 号
邮政编码 100120
印　　刷 三河市骏杰印刷有限公司
开　　本 889 mm × 1194 mm 1/16
印　　张 25
字　　数 740 千字
购书热线 010-58581118
咨询电话 400-810-0598

网　　址 http://www.hep.edu.cn
　　　　 http://www.hep.com.cn
网上订购 http://www.hepmall.com.cn
　　　　 http://www.hepmall.com
　　　　 http://www.hepmall.cn
版　　次 2004 年 1 月第 1 版
　　　　 2023 年 3 月第 4 版
印　　次 2023 年 3 月第 1 次印刷
定　　价 72.00 元

物 料 号 59846-00

新形态·数字课程(基础版)

生理学

（第 4 版）

主编　向秋玲

登录方法：

1. 电脑访问 http://abook.hep.com.cn/59846，或手机扫描下方二维码、下载并安装 Abook 应用。
2. 注册并登录，进入“我的课程”。
3. 输入封底数字课程账号（20 位密码，刮开涂层可见），或通过 Abook 应用扫描封底数字课程账号二维码，完成课程绑定。
4. 点击“进入学习”，开始本数字课程的学习。

课程绑定后一年为数字课程使用有效期。如有使用问题，请点击页面右下角的“自动答疑”按钮。

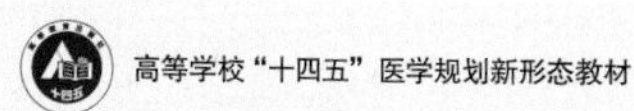

生理学（第4版）

（供临床·基础·预防·护理·口腔·检验·药学等专业用）

生理学

第 4 版

主编　向秋玲

生理学第 4 版数字课程与纸质教材一体化设计，紧密配合。数字课程包括拓展知识、学习要求、教学PPT、习题、临床病例和微课视频等，在提升课程教学效果的同时，为学生学习提供思维与探索的空间。

用户名：　密码：　验证码：　5360　忘记密码？　登录　注册

http://abook.hep.com.cn/59846

扫描二维码，下载Abook应用

前　　言

此《生理学》是一本传承创新的教材，前3版主编均为国家教学名师王庭槐教授。本教材的编写凝聚了大量生理学教育工作者的智慧，特别是从无到有的第1版教材，更是倾注了编者的心血。随着时代的发展和医学教育改革的不断深入，以及现代医学领域对高质量人才需求的日益增长，全面深化医学课程改革、提升教育水平和人才培养质量已成为医学领域建设的重点。基于新时代下“新医科”建设的迫切需要，适应新时代需求的、将纸质教材与数字资源深度融合的新形态教材正是教材建设的方向。在如今后疫情时代背景下，与移动端信息技术紧密结合的数字化、立体化、随身移动化的教材形式已成为发展的主流。为了适应学科的发展和体现教材的与时俱进，2021年6月我们启动了第4版教材的修订编写工作。

本次修订，我们在继承前3版教材原有特色和优点的基础上，在教材内容和形式上进行了一系列创新和完善，采用“纸质教材+数字课程”的形式，形成一本纸质教材与数字资源深度融合的新形态教材，具有知识精准、逻辑严密、启发思维、拓宽视野、启智润心、引领价值等特点。我们在修订过程中对教材的内容进行了更新换代、查缺补漏，并注重增强知识的逻辑性，如更新了ISH2020国际高血压实践指南和尿素再循环的相关知识、完善了轴丘的概念和激素的互相作用、调整了动作电位的产生过程及骨骼肌的兴奋和收缩机制的相关内容等。教材中加入了中国生理学家小传、林可胜教授与“肠抑胃素”、马歇尔以身试菌的故事等思政元素，将思政教育潜移默化地融入学习和课堂之中。另外，还增加了不同年龄阶段、不同人群的心肺功能和视听觉等生理状态的变化情况，强化“生命全周期”“健康全过程”的理念。我们还对原有图片进行了更新，并新增了部分图片，力求图文并茂，易于学生理解和思考。在教材形式方面，我们将纸质教材与数字资源深度融合，重点完善了教材的数字资源部分。数字课程新增了与临床相关或生理学研究新进展的拓展知识，供学生自学，以拓宽视野；每章都配置了将生理学知识点与临床结合的临床案例分析题及分析思路，加强基础和临床的结合；还包括各章节的学习要求和教学PPT、按照执业医师考试题型配置的选择题及各章节重点或难点知识微课视频，为学生自主学习提供丰富的资源。

本次参与教材修订工作的编者队伍吸纳了多位中青年编委，他们均具有丰富的第一线教学和科研经验，充分地将一线经验与智慧融入教材的编写当中。在编写本教材的过程中，编委们认真、细致，参阅国内外最新版教材和大量资料，力求内容科学先进、准确适用。参加过前3版教材编写工作的部分编者因年龄原因未能参与本版教材的修订，在此，对他们为前3版教材的编写和修订所做出的贡献表示感谢。张圳、赵倩倩、谢曼婷、谢冰冰等同志承担了大量编写秘书工作，陈伟、陈颖、何蕾等临床医生对数字资源的临床案例进行审校，在此一并表示感谢。

由于水平和时间所限，教材中难免存在疏漏或不当之处，我们诚挚地希望广大师生和读者给予批评和指正。

向秋玲

2022年8月

目　录

第1章

绪 论
(Introduction)

本章导读

世界上没有一台机器比生命体更为精密和奇妙,这不断吸引着人们去探究生命活动的奥秘。1628年英国著名生理学家和医学家威廉·哈维发表了《论动物的心脏与血液运动的解剖学研究》,并且首次阐明了血液循环的原理,使人类对血液循环有了正确的认识。正如恩格斯指出的那样"由于哈维发现了血液循环而把生理学确立为一门科学。"

举世瞩目的诺贝尔奖为什么在医学领域只设立了生理学或医学奖?生理学在医学研究中处于什么样的地位?生理学研究通常采用哪些方法,研究什么内容?生命的现象、活动规律和基本特征这些深入生命奥秘的问题是怎样在生理学中一一得到解答的?生理学在日常的机体活动中如何体现,又和医学有着怎样千丝万缕的联系?带着这些问题,让我们推开生理学的大门,在绪论中找到答案。

第一节 生理学概述

一、生理学的定义

生理学(physiology)是一门研究机体生命活动各种现象及其功能活动规律的科学。它是生物科学的一个重要分支,按不同的研究对象,可分为动物生理学、植物生理学、人体生理学等。按研究对象所处的环境状态不同,又可分为太空生理学、潜水生理学、高原生理学等。

人体生理学(human physiology)是研究人体功能活动及其规律的科学。人体是一个结构功能极其复杂的统一整体,在人体生理学的研究任务中,既要研究人体各系统器官和不同细胞的正常生命活动现象和规律,又要研究在整体水平上各系统、器官、细胞之间的相互联系,因为生命活动实际上是机体各个细胞、器官、系统所有功能活动互相作用、统一整合的总和。每时每刻,人体都在发生着生理学变化。例如,当坐在课桌前阅读时,眼睛将获得的文字信息转化为神经冲动传入大脑,大脑进行学习和记忆,同时指挥肌肉保持身体姿势或完成动作。与此同时,心脏不停地泵出血液,肺完成呼吸运动,胃肠道消化和吸收食物为身体提供能量。通过各个系统的协作,人体完成各种生理活动,这都属于人体生理学研究的范畴。人类在长期观察研究中发现,生命活动现象包括了一些共同的基本特征——新陈代谢(metabolism)、兴奋性(excitability)、适应性(adaptability)和生殖(reproduction)等。从人体生命活动全周期来看,出生、生长、发育、成熟、衰老乃至死亡,也是一个具有规律性特征的过程。

二、生理学与医学的关系

人体生理学的形成与临床医学有着十分密切的联系。人类在长期与疾病作斗争的过程中，观察、体验、总结积累起关于人体正常功能的知识，并形成人体生理学的概念。要认识疾病的病理变化必须首先弄清人体正常生理功能；反过来，认识了人体正常生理功能之后，可以更好地促进临床医学的进步。例如，心电生理的研究有助于临床对心律失常、心肌缺血的认识，进而促进了其防治水平的提高和发展，如今人们可以采用经导管射频消融(radiofrequency catheter ablation，RFCA)技术治疗某些心律失常，也可以利用经皮冠状动脉介入(percutaneous coronary intervention，PCI)治疗冠心病。又如，对基因功能的基础研究同样推进了应用研究。已有科学家将表达人胰岛素的培养细胞植入患糖尿病小鼠腹腔内，结果植入的细胞存活并分泌胰岛素，使小鼠血糖明显下降。将人体自身免疫细胞，经过体外培养、改造，再回输入人体的免疫细胞疗法，为恶性疾病治疗带来新的希望。

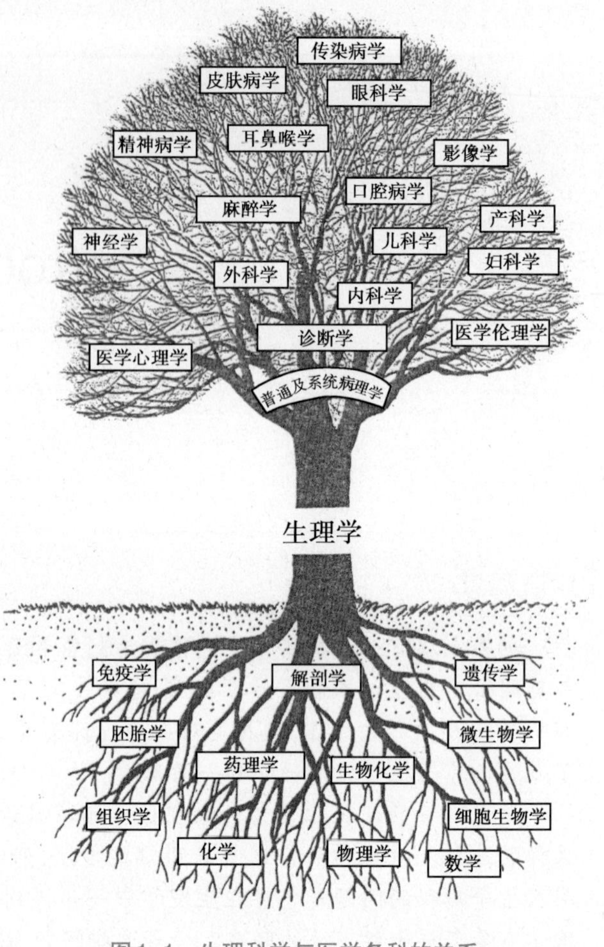

图1-1 生理科学与医学各科的关系

显而易见，生理学的研究为现代医学提供了重要的科学理解的基础，而临床治疗和疾病过程的研究又有助于我们对正常生理功能的理解。两者之间的这种联系已被诺贝尔基金会所肯定，因而设立了“诺贝尔生理学或医学奖”。这足以表明生理学与医学的密切联系。

有人将生理学科与医学各科的关系描绘成这样一幅医学树的图像(图1-1)，这种表述不一定十分准确，但却表明了生理学在医学中的主干地位和重要性。

三、生理学研究的三个层次

构成人体的最基本结构和功能的单位是细胞，不同细胞构成了不同的组织，几种组织相互结合，组成器官和系统，各系统相互协调构成了一个统一的整体。因此，生理学的研究包括三个水平：细胞及分子水平、器官和系统水平及整体水平。

(一) 细胞及分子水平的研究

各器官的功能是由构成该器官的各种细胞的特性所决定的，因此，应从细胞水平对该器官的功能进行研究。细胞的特性由构成细胞的分子所决定，特别是生物大分子的物理化学特性。分子特性又由编码该分子的基因所决定。近三十年来，分子生物学的飞速发展，特别是实验技术的突飞猛进，给细胞及分子水平的生理学研究带来了广阔的前景。生理学家逐步了解到细胞间识别、信号转导和物质转运的机制，揭示了细胞分化、细胞调控的一些规律，进而深入到基因组的结构功能与染色体遗传信息构建的水平。例如心脏之所以能搏动，是由于肌细胞中含有特殊的蛋白质，这些蛋白质分子由特定基因编码，具有一定的排列组合方式，在离子浓度的变化和酶的作用下其排列方式发生变化，从而发生收缩或舒张的活动。目前，对心肌细胞的研究已逐步深入到细胞内大分子、基因水平乃至后基因组(如蛋白组学)层面上。值得注意的是，细胞及分子水平研究多采用离体的方法，故所获结果往往不足以代表其在完整机体内的功能。因此，细胞及分子水平的研究始终要和器官、系统乃至整体水平的研究结合起来才能更全面、更深入地阐明生命活动的本质。

（二）器官和系统水平的研究

19 世纪以来，生理学主要展开器官和系统功能活动的研究，即着重阐明器官和系统的功能活动规律，以及受哪些因素调节。例如，心脏是如何射血的？胃是如何消化食物的？它们各自在循环和消化系统中扮演什么样的角色，发挥什么功能？又如对神经系统的研究，人们从认识神经元活动和反射活动的一般规律开始，进一步研究神经系统的感觉分析、其对躯体运动的调节和对内脏活动的支配与调节功能，乃至脑的高级功能。本书将按照循环系统、呼吸系统、消化系统、泌尿系统、神经系统、内分泌系统、生殖系统等分别介绍机体的功能活动规律。

（三）整体水平的研究

整体水平的研究是以完整的机体为研究对象，分析在各种生理条件下不同器官、系统之间相互联系和协调的规律。人体的生理活动是体内各个器官、系统的生理功能活动相互配合又相互制约的统一而协调的过程。在整体水平研究中既要注意到整体的共性，又要注意到个体的特性。人的生理活动具有个体的特点，并且随着个体生活条件的改变而不断变化发展着，而且不同个体处在同一状态也存在差异。另外，我们还要注意到整体水平的研究不能只局限于生物体本身。我国古代学者已懂得“天人合一”的道理，认识到人与环境互相依存、互相影响的辩证关系，天、地、人三者的关系，即是环境－社会－人的关系。在现代生物－心理－社会－环境的新型医学模式中，生理学研究也不应只局限于某些生理变量的变化，而应从环境、社会、心理等多方面去认识这个生物变量所产生的变化及其意义。

现代高新技术使我们有可能将整体、器官、组织、细胞乃至基因的结构与功能分析深入到生物大分子内部，揭示出机体更多未知的功能和活动规律，但就生理学的任务和研究目的而言，结构与功能关系的研究是一个永恒的命题。因此，上述三个水平的研究虽然分析层次不同，但研究目的是一致的。三种层次的研究互相联系、互相补充、互相促进，将使人类从更广、更深的层面完整地认识机体正常活动的规律。

四、生理学的常用研究方法

生理学是一门理论性很强、实践性也很强的科学。生理学的每一个知识结论均从实验中获得。因此，实验研究的方法对于生理学的进展至为重要。由于实验对象的限制，利用动物实验来探讨人体的某些生理功能及其产生机制成为不可缺少的手段。但人类也认识到生命伦理的重要性，并制定替代（replacement）、减少（reduction）和优化（refinement）的 **3R 原则**，以规范使用实验动物的研究行为。

动物实验按其进程通常可分为**急性实验**（acute experiment）和**慢性实验**（chronic experiment）。急性实验分为**在体**（*in vivo*）**实验**和**离体**（*in vitro*）**实验**。在体实验是指在麻醉或清醒状态下的完整动物身上进行的观察或实验，也称活体解剖实验方法。在体实验条件易于控制，实验较简单。离体实验是将器官或细胞从体内分离出来，在一定实验条件下进行的研究。它有利于排除无关因素的影响，但其特定条件不一定完全代表它们在整体条件下的活动情况。慢性实验是指在一段时间内在同一动物身上多次、重复地观察完整机体内某器官或生理指标变化，一般在清醒状态下进行。例如唾液分泌条件反射实验就是慢性实验。慢性实验获得的结果较符合整体的生理功能活动，但实验条件要求高、时间长、整体条件复杂，影响因素较多，所以结果不易分析。急性、慢性实验作为常用的两种生理学实验方法可以互相补充、取长补短。

毕竟动物的研究始终不能代替人体的研究，对人体功能和活动规律的认识仍需以人体作为研究对象。近三十年来迅猛发展起来的现代科学技术，为人体研究提供了一些新的无创性手段和途径。特别是近年来生物芯片、计算机微电子技术给未来的研究带来了新的希望。人们可以通过对人体活动的基本数据进行收集、分析、海量挖掘等循证医学的方法，在生命伦理学的指导下进行必要的研究，以获取更加有用的生理学资料，为临床医学提供更有指导性的实验数据。生物芯片组装起来的第六代电子计算机比第五代信息存储量要大几倍甚至十几倍，具有自我学习、自我判断、逻辑推理和与人类语言交谈等功能，它与生理学研究相结合，将为人类认识生命的发生，个体的发育、成熟、衰老的过程，大脑的思维、基因表达水平的检测、基因诊断、个体化生理功能研究和生物信息学研究提供技术支撑平台。

人体是一个复杂的整体，对其活体功能的直接研究还存在着很多局限性，因此，模拟人体功能的仿真学已被应用于生理科学的研究中，各种模拟人体系统、器官、细胞的数学模型的建立将是未来深层次生理科学研究的又一方向。整合生理学和转化医学的向前发展必将促进生理学从实验科学走向理论科学。

第二节 机体内环境和稳态的维持

一、内环境和稳态

人体内的液体总称为**体液**(body fluid)，总量约占体重的60%。分布在细胞内的液体称为**细胞内液**(intracellular fluid)，约占体液总量的2/3。分布在细胞外的液体称为**细胞外液**(extracellular fluid)，约占体液的1/3，包括血浆、组织液、淋巴液和脑脊液等。

人体内绝大多数细胞并不与外界接触，而是浸浴在机体内部的细胞外液中，因此细胞外液是细胞直接接触和赖以生存的环境。体内各种组织细胞直接生存的环境称为**内环境**(internal environment)。由于体内细胞直接与细胞外液接触，所以生理学中内环境通常指细胞外液。内环境是细胞直接赖以生存的环境，细胞的正常生命活动需要一个相对稳定的环境条件，因此，细胞外液的各种理化因素包括渗透压、温度、酸碱度、水、电解质及营养成分都必须保持在一个适宜的相对恒定的水平。在正常生理情况下，内环境的各种物理、化学性质保持相对稳定的状态称为**稳态**(homeostasis)。机体的各个系统通过发挥不同的功能，共同维持稳态：循环系统运输营养物质、O_2、激素和其他生物活性物质到达组织器官，同时带走CO_2和其他代谢终产物，保证新陈代谢的进行，维持内环境相对稳定；呼吸系统获得O_2，排出CO_2，并可通过调整CO_2释放维持内环境的pH；消化系统将食物分解成小分子营养物质，吸收进入血液并分配到机体的细胞中，同时将外界的水、电解质转运到内环境中；泌尿系统通过形成尿液，清除血浆中多余的水、电解质、CO_2和代谢产物；神经系统调节和控制需要机体快速反应的活动，在监测内环境变化和启动机体反应中尤为重要；内分泌系统则主要在调节机体长期功能活动中发挥作用。本书的后续章节中，将详细叙述每个系统如何影响内环境的稳态。

内环境和稳态概念的提出经历了一个漫长的过程。早在1857年，法国生理学家贝尔纳(Claude Bernard，1834—1878)就提出了内环境的概念，指出只有保持内环境的相对稳定，才能维持动植物的自由独立生活。美国生理学家亨德森(L. J. Henderson，1879—1942)从酸碱平衡的研究中发现了血液的缓冲作用，为内环境的稳定提供了科学依据。1926年，美国生理学家坎龙(Walter Bradford Cannon，1871—1945)将希腊语的homeo与stasis合成homeostasis一词，为稳态正式命名。1932年他在《身体的智慧》一书中，阐明生命活动的正常进行有赖于内环境相对稳定的内在规律。

内环境的稳态并不是静止不变的固定状态，而是各种理化因素在变化中达到动态平衡的一种相对恒定状态。如果内环境的理化条件发生重大变化，如高热、低温、缺氧、水电解质和酸碱平衡的紊乱乃至细胞外液渗透压变化等超过机体自身调节维持稳态的能力，则机体的正常生理功能会受到严重影响，导致疾病的发生，甚至机体的死亡。因此，维持稳态是保证机体正常生命活动的必要条件。

拓展知识1-1 内环境和稳态的发展历程

二、机体生理功能的调节

内环境和稳态的维持主要依赖机体的调节系统，包括神经系统、内分泌系统和免疫系统。三大调节系统通过神经调节、体液调节和自身调节对机体进行调节，并且相互联系形成完整的调节网络，共同维持机体的稳态。

(一) 神经调节

机体内许多生理功能是由神经系统的活动调节完成的，称为**神经调节**(nervous regulation)。**反射**

(reflex)是神经调节的基本方式。反射活动的结构基础为**反射弧**(reflex arc),它由5个基本成分组成,即感受器、传入神经、中枢、传出神经和效应器(图1-2)。反射弧任何一个部分受损,反射活动将无法进行。

通常感受器接受内外环境变化的刺激而产生兴奋,其兴奋冲动通过传入神经传至相应的神经中枢,中枢对传入信号进行分析处理,并发出指令,由传出神经改变效应器的活动。当人们看到食物或进食时,通过神经调节,引起唾液腺分泌的过程,就是一个典型的例子。

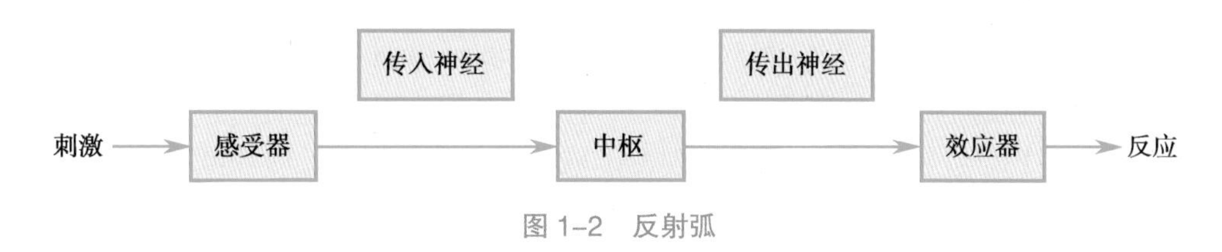

图1-2　反射弧

神经反射的特点是反应迅速,起作用快,调节精确。通常神经反射包括**非条件反射**(unconditioned reflex)和**条件反射**(conditioned reflex)。

许多神经反射是与生俱来的,其反射中枢基本上是在大脑皮质以下较低部位,反射弧比较固定,是生物进化的产物,这种反射称为非条件反射。

但机体更多的反射活动是后天获得的条件反射。例如吃过酸梅的人,可能发生"望梅止渴"的反应。条件反射建立在非条件反射的基础上,是人或高等动物在生活过程中根据不同环境条件和体验而建立起来的。巴甫洛夫做过这样一个有趣的实验:他观察到狗在进食时有唾液分泌,属于非条件反射,而听到声响(如铃声)时,不引起唾液分泌(称无关刺激)。若让狗每次进食时都伴有铃声的刺激,让食物与铃声这两种刺激多次结合在一起以后,单有铃声而不进食也能引起狗的唾液分泌。这种特定条件下建立起来的声响引起唾液分泌的反射称为条件反射。条件反射的刺激与反应之间关系并不固定,灵活可变,若不加强化,则可逐渐消退。如前面的例子中,若出现了条件反射后,不再让狗在进食时听到铃声,一段时间后,铃声将不再能引起狗的唾液分泌。

(二)体液调节

体液调节(humoral regulation)是指机体的某些组织细胞所分泌的特殊的化学物质,通过体液途径到达并作用于靶器官,调节靶器官生理活动的一种调节方式。这种特殊的化学物质可以是内分泌细胞或内分泌腺分泌的激素,如胰岛素、糖皮质激素,也可以是某些组织细胞产生的特殊化学物质,如细胞因子、组胺,抑或是组织细胞代谢过程中产生的某些代谢产物,如CO_2、H^+。上述所指的体液途径主要是通过血液循环,将携带的信息递送至远距离的靶细胞发挥作用,称为**远距分泌**(telecrine)。但也有一些化学物质不通过血液循环而直接进入周围的组织液,经扩散作用到达邻近的细胞后发挥特定的生理作用,这种调节可以看做是局部性体液调节,或称为**旁分泌**(paracrine)调节。有些细胞分泌的激素或化学物质分泌后在局部扩散,又反馈作用于产生该激素或化学物质的细胞本身,这称为**自分泌**(autocrine)。另外,下丘脑内有一些神经细胞能合成激素,激素随神经轴突的轴质流至末梢,由末梢释放入血,这种方式称为**神经内分泌**(neuroendocrine)。

体液调节在人体生理功能的调节中很常见。例如,由内分泌腺甲状腺分泌的甲状腺激素,在经体液途径到达相应的靶组织和靶细胞后,即可发挥其生理调节作用,主要是增强机体物质和能量的代谢、促进生长和发育的过程、影响神经系统的发育和功能活动等。

人体内也有很多内分泌腺的活动接受来自神经和体液的双重调节,称为"神经－体液调节"。例如,胃液头期的分泌,胃壁细胞的泌酸活动一方面接受神经的直接调节,另一方面神经反射传出通路的一个分支作用于G细胞引起胃泌素的释放,间接作用于壁细胞引起胃酸分泌。

体液调节是一种较为原始的调节方式。与神经调节相比较,体液调节作用缓慢而持久,作用面较广泛,调节方式相对恒定。它对人体生命活动的调节和自身稳态的维持起着重要作用。

（三）自身调节

自身调节(autoregulation)是指某些细胞或组织器官凭借本身内在特性，而不依赖神经调节和体液调节，对内环境变化产生特定适应性反应的过程。如肾小球入球小动脉，当灌注压波动在一定范围内时，可通过血管平滑肌的自身调节，改变血管口径大小，使血流量保持相对稳定，从而维持正常的肾小球滤过率。

这种调节的特点是：调节强度较弱，影响范围小，且灵敏度较低，调节常局限于某些器官或组织细胞内，但对于该器官或组织细胞生理活动的功能调节仍然具有一定的意义。

总的来说，机体生理功能的调节方式主要有上述三种，即神经调节、体液调节和自身调节。这三种调节方式既有各自的特点，但又密切联系、相互配合、共同调节，维持内环境的稳态，保证机体生理活动的正常进行。因此，面对内外环境的变化，正常生理范围内的调节总是朝着让内环境维持稳态的方向进行。认识这一点，对于初学生理学的同学们理解和掌握调节的特点和规律尤为重要。

三、人体内自动控制系统

20世纪美国科学家维纳(Norbert Wiener，1894—1964)提出的控制论，突破性地推动了生理学对于稳态的研究。人们发现，人体内存在许多不同类型的复杂的控制系统，精密调节人体生命活动。人体内发挥重要作用的自动控制系统主要包括**反馈(feedback)控制系统**和**前馈**(feed-forward)**控制系统**。

（一）反馈控制系统

反馈控制系统是由比较器、控制部分和受控部分组成的一个**闭环系统**(closed-loop system)。控制部分发出信号指示受控部分发生活动，受控部分发出的信息经监测装置检测后转变为反馈信息，回输到比较器，经比较后，及时改变控制部分的活动，从而对受控部分的活动进行调节(图1-3)。如此，在控制部分和受控部分之间形成一种闭环联系。

在反馈控制系统中，反馈信号对控制部分的活动可发生不同的影响，据此可将反馈分为两种：**负反馈**(negative feedback)和**正反馈**(positive feedback)。

1. 负反馈控制系统　在闭环控制系统中，受控部分发出的反馈信息影响控制部分，使其向相反方向调节受控部分的活动，这种反馈称为负反馈。通过负反馈调节可使系统处于一种稳定状态。如果因某种外界因素使该系统的受控部分活动改变时，此信息可通过反馈机制传递至比较器，反馈信息与参考信息进行比较后，产生的偏差信息作用于控制部分，改变控制部分的活动，从而使受控部分活动改变，恢复原先的平衡状态。在正常生理情况下，体内的控制系统绝大多数都是负反馈控制系统，它们在维持机体内环境稳态中起重要作用。举例来说，生理情况下动脉血压保持相对稳定，就是负反馈调控作用的结果。当动脉血压高于正常时，分布在主动脉弓和颈动脉窦的动脉压力感受器就能感受到这一变化，并将这一信息通过传入神经反馈到心血管中枢，经比较分析后，使其活动发生改变，从而调节心脏和血管的活动，使动脉血压回降。正常机体内，血液中葡萄糖、Ca^{2+}及其他物质的浓度也是在负反馈控制系统的作用下保持稳定的。

2. 正反馈控制系统　在闭环控制系统中，受控部分发出的反馈信息影响控制部分，使其向相同方向调节受控部分的活动，这种反馈称为正反馈。在正反馈的情况下，反馈控制系统处于再生状态。与负反馈相反，正反馈不可能维持系统的稳态或平衡，而是破坏原先的平衡状态。在正常人体内，正反馈控制系统较少。排尿过程是正反馈控制的一个典型例子。当膀胱尿液充盈到一定程度时，感受器兴奋并将此信息通过传入神经传至排尿中枢，而后冲动经传出神经引起逼尿肌的收缩、内括约肌的松弛，尿液进入后尿道。尿液对尿道的刺激可进一步加强排尿中枢的活动，使排尿反射一再加

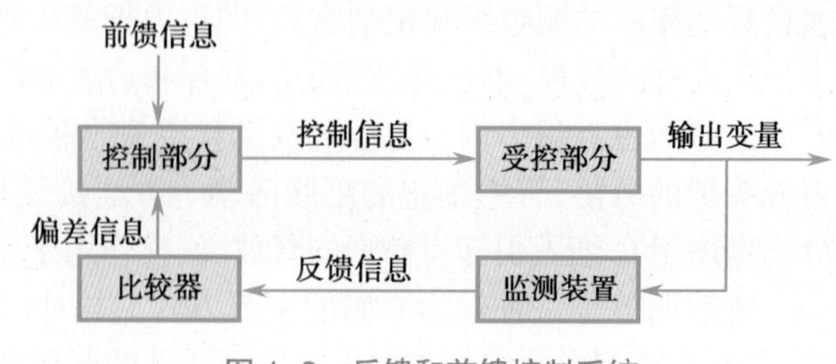

图1-3　反馈和前馈控制系统

强，直至尿液排完为止。再如正常分娩过程中，子宫收缩导致胎头下降并牵张宫颈，宫颈受到牵张可进一步加强宫缩，继而使胎头继续下降，宫颈进一步受到牵张，宫颈的牵张再加强宫缩，如此反复，直至胎儿娩出为止。

（二）前馈控制系统

正常机体内还存在着另外一种控制机制——前馈控制系统。当控制部分发出信号，指令受控部分进行某一活动时，受控部分不发出反馈信息，而是由某一监测装置在受到刺激后发出前馈信息，作用于控制部分，使其及早做出适应性反应，及时地调控受控部分的活动（图 1–3）。前馈可以避免负反馈调节时矫枉过正产生的波动和反应的滞后现象，使调节控制更富有预见性，更具有适应性意义。例如，人在参加赛跑前，尽管信号枪还没响起，通过前馈调节，参赛者已出现心率加快、心输出量增加、肺通气量增加、肾上腺素分泌增加等一系列应急反应，以提前适应赛跑时机体血供和耗氧量增加的需要。

第三节　生理学发展的回顾和展望

一、生理学发展的回顾

生理学是一门古老而又年轻的科学，早在公元前，人类已经开始对生命活动现象进行了初步的观察。公元前 5 世纪，古希腊希波克拉底（Hippocrates，公元前 459—377 年）就曾提出，人体是由水、火、金、土四种基本流质即热性的血液、冷性的黏液、黑胆汁（静脉血）和黄胆汁决定其生命活动的。大约与此同时，我国的第一部医学典籍——《黄帝内经》对脏腑的功能已经有较详细的记录，对人类生命的发生、孕育、成长以至衰老，已总结出了自然规律。特别是对于人体心脏、血管、血液循环的认识，至少要早外国一千几百年。公元 2 世纪，古罗马的医生盖伦（Claudius Galen，130—201）对肌肉、脑神经方面的研究贡献颇大，当时他已熟悉大脑的大体结构，能辨认出 7 对脑神经。他通过实验纠正了动脉内含有空气的错误概念，并用“生命潮水学说”来解释血液运行的生理现象，推论其生理功能。当然这种推断后来被证实是错误的。

然而，生理学独立成为一门学科，还需追溯到 17 世纪。在此之前，许多生理学的理论知识散在记述于其他医学的典籍中而未能成为一门独立的学科。16 世纪末叶，英国哲学家培根（Francis Bacon，1516—1626）倡导只有观察和实验才是真正的科学方法。他的好友威廉·哈维（William Harvey，1578—1657）深受其影响，威廉·哈维继承了达·芬奇、维萨里、塞尔维特在实验探索中积累的经验，坚持科学实验，通过大量的动物实验揭示了血液在脉管中循环的真知，纠正了盖伦的生命潮水学说。1628 年，他出版了《论动物的心脏与血液运动的解剖学研究》（*Exercitatio anatomica de motu cordis et sanguinis in animalibus*）一书，他在此书的序言中呼吁：“无论学和教应当以实验为据，而不应当以书籍为据，应当以巧妙的自然为师，而不应当以知识的教条为师”。尽管这是一本只有 72 页的小册子，但它奠定了实验生理学作为一门独立科学的基础，为实验生理学的诞生播下了种子。恩格斯曾经为之写道：“由于哈维发现了血液循环而把生理学确立为一门科学。”至此，人们开始用动物实验的办法来获得生理学的知识和理论，大大地推进了生理学的发展。

18 世纪以后，生理学在神经、呼吸、消化及内分泌等诸方面获得了很大的进展，它标志着实验生理学生根发芽，并生机勃发。哈勒（Haller，1708—1777）研究了骨的形成、胎儿的发育和呼吸生理，并通过实验指出感官感受刺激由神经纤维传导，一切神经又集中于大脑。英国的生理学家柏尔（Bell，1774—1842）通过急性动物实验，证明了脊神经前根传导运动，后根纤维传导感觉。

19 世纪生理学的研究业绩昭著，获得了中期发展壮大。德国的生理学家穆勒（J. Muller，1801—1858）在感觉生理研究方面尤有贡献，并于 1834 年著成《人体生理学》。被誉称为“欧洲生理学之父”的法国生理学家贝尔纳（Claude Bernard，1834—1878）研究了消化液分泌的机制，用著名的“贝尔纳糖穿刺”实验证实了延髓中存在着血糖调节中枢，他还证明了交感神经的缩血管功能，内环境的概念也是他首先提出的。

拓展知识 1-2 19世纪生理学的研究业绩

进入20世纪，借助现代工业技术和科技的迅猛发展，生理学获得了长足的进步(表1-1)。二三十年代发现了胰岛素和神经递质，40年代电生理取得了重大的突破，50年代以后对生物电现象本质的研究愈益深入，电子显微镜的问世给生理学的微观研究奠定了发展的基础，60年代、70年代早期生理学面临的主要挑战是在细胞水平上认识和理解生理学现象，80年代主要是神经递质与受体研究，90年代是“脑的十年”的研究，同时内分泌、生殖生理、心血管生理、呼吸生理、消化生理都有重要突破。现在的挑战是要

表1-1 20世纪以来生理学的研究业绩(*示获诺贝尔生理学或医学奖)

年代	研究者	业绩
*1904	Ivan Pavlov	研究消化生理，发现主要消化腺的分泌规律
1910	Henry Dale	描述组织胺的性能
1918	Earnest Starling	描述心脏的收缩力与循环血量的关系
1921	John Langley	阐述自主神经系统的功能
*1923	Frederick Banting, Charles Best, John Macleod	发现胰岛素
*1932	Charles Sherrington, Lord Edgar Adrian	发现神经细胞的功能
*1936	Henry Dale, Otto Loewi	发现神经冲动的化学传递
1949	Hans Selye	阐述应激的一般生理反应
1949	Marmont, Cole, Hodgkin, Huxley, Katz	电压钳实验
1954	Hugh Huxley, Jean Hanson, R.Niedergerde, Andrew Huxley	提出肌肉收缩的肌丝滑行学说
*1962	Francis Crick, James Watson, Maurice Wilkins	发现脱氧核糖核酸(DNA)的双螺旋结构及其对生物遗传信息传递的意义
*1963	John Eccles, Alan Hodgkin, Andrew Huxley	研究神经细胞之间的信息传递机制
*1971	Earl Sutherland	发现激素调节作用的机制
*1976	Neher, Sakmann	测量单通道离子电流和电导的膜片钳技术
*1981	Roger Sperry	揭示大脑左右两个半球的功能、专长
*1994	Alfred Gilman, Martin Rodbell	发现G蛋白在细胞信号传导中的作用
*1998	Robert Furchgott, Louis Ignarro, Ferid Murad	发现一氧化氮是心血管系统中的信息分子
*2000	Paul Greengard, Arvid Carlsson, Eric Kandel	发现多巴胺如何对神经系统发挥作用
*2003	Paul C Lauterbur, Peter Mansfield	在磁共振成像技术(MRI)领域的突破性成就
*2004	Richard Axel, Linda B. Buck	在嗅觉研究中作出突出贡献
*2005	Barry J. Marshall, J. Robin Warren	发现了导致胃炎和胃溃疡的幽门螺杆菌
*2007	Mario R. Capecchiand, Oliver Smithies, Martin J. Evans	在胚胎干细胞和哺乳动物DNA重组方面的一系列突破性发现
*2010	Robert Edwards	推动试管受精技术方面的发展
*2012	John B. Gurdon, Shinya Yamanaka	发现成熟细胞可被重编程而具备多能性
*2015	屠呦呦, William C. Campbell, Satoshi Ōmura	屠呦呦发现的青蒿素使疟疾患者的死亡率显著降低，另两位科学家发现的阿维菌素从根本上降低了盘尾丝虫病(河盲症)和淋巴丝虫病的发病率

续表

年代	研究者	业绩
*2017	Jeffrey C. Hall, Michael Rosbash, Michael W. Young	发现控制昼夜节律的分子机制
*2019	William G. Kaelin Jr, Sir Peter J. Ratcliffe, Gregg L. Semenza	发现细胞如何感知和适应氧气的可用性
*2021	David Julius, Ardem Patapoutian	发现了温度和触觉的受体

求尽可能完善地在分子水平上理解更为复杂的机体的生理现象。为此不仅需要了解细胞的精细结构，而且必须了解细胞微观的电现象，以及作为其基础的细胞化学，进而洞悉人类的基因组及基因区段的功能。在人类进入了太空时代和信息时代的今天，探索的触角必然指向完整的机体，并将微观观察进行功能的整合。

近代生理学研究在我国开展较晚，生理学工作者于1926年组建了中国生理学会，创办了中国生理学杂志，被认为是中国近代生理学的开端。生理学家林可胜（1897—1969）在消化生理学与痛觉生理学领域成就卓越，同时他也是一位赤诚的爱国主义者，在抗日战争中组织战地救护工作，为中华民族的解放做出了极其可贵的贡献。林可胜与林树模（1893—1982）合作研究发现进食脂肪可抑制胃分泌和运动，从而提出假想的激素“肠抑胃素”，被认为是一项经典的工作。张锡均（1899—1988）不仅证明了乙酰胆碱是神经系统中最重要的化学递质，还证明了乙酰胆碱的正常生成代谢对维持正常神经系统功能意义重大。蔡翘（1897—1990）发现了间脑和中脑之间的以小细胞为主的神经核团，该区被命名为“蔡氏区”。冯德培（1907—1995）在神经、肌肉及神经－肌肉接头方面进行了深入的研究，发现静息肌肉被拉长时产热增加的“冯氏效应”，并且是世界上最早记录终板电位的科学家之一。张香桐（1907—2007）根据视觉皮质诱发电位的分析提出视觉通路中三色传导学说，发现“光强化”现象，国际生理学界把这种现象命名为“张氏效应”。中华人民共和国成立以后，我国生理学工作者奋发图强、传承创新，在神经、心血管、消化、感官、内分泌、生殖等方面都取得了重大成果，并引起国际生理学界的瞩目，为我国和世界的生理学发展和人类健康事业作出了重要贡献。

拓展知识 1-3 中国生理学家小传

二、生理学发展的展望

21世纪科学技术的发展日新月异，新的理论、新的知识、新的技术扑面而来，让生活在这个时代的人们应接不暇而又欢欣鼓舞，感到压力但又充满幻想。一方面，面对世界共同的难题，人口危机、能源危机、环境污染、衰老与疾病，以及新型冠状病毒肺炎（Corona virus disease 2019，COVID-19）的全球大流行，生理学必须明确自身的定位而自觉承担起学科的历史使命，有所作为；另一方面，面对新技术、新知识的飞速发展，生理学必须把握时机，与时俱进，使生理学的研究逐渐摒弃以往的单一学科、单一方法和技术研究生理学的习惯，代之以多学科、多层次、多方位、全视野地研究生理学的问题。当今的生理学家已广泛地将形态的、功能的多种学科、多种研究技术巧妙地结合起来，从不同的方向、不同的侧面逼近复杂的生理学问题，力求更全面深入而完整地认识生理学现象和了解其中的规律，特别是近年来分子生物学的崛起，促进生理学家将原有整体层面、系统层面、器官层面、细胞层面的研究迅速推进和深入到分子层面。基因克隆、重组DNA、蛋白质组分与细胞信号转导，已经成为近年来（后基因时代）的热门前沿研究。传统的电生理学研究手段、单细胞单通道的膜片钳技术，也积极与现代的分子生物学联姻，从而寻找生命现象深层次的物质基础和功能机制。现代高新技术如高通量测序（high-throughput sequencing）、人工智能（artificial intelligence，AI）、计算机断层成像（computed tomography，CT）、磁共振成像（magnetic resonance imaging，MRI）、正电子发射计算机断层成像（positron emission tomography，PET）、细胞化学和分子生物学技术等的结合，使对器官、组织、细胞乃至基因的结构与功能分析深入到了生物大分子内部，拓展到生物大分子的三维空间结构与功能的关系，揭示出人体许多未知的现象和规律。

但是不管生理学采用何种方法、何种技术，研究达到何种深层次，最终生理学研究必须在多种层次互相整合，最后回归整体，因为机体是一个有生命的统一整体。因此微观研究必须与宏观研究结合起来，不同层次的微观整合成不同层次的宏观，最后回归到整体的宏观上。所有的研究都必须回到回答生理学研究的基本问题：机体是怎样进行生命活动的？生命活动的表现形式和功能实现有什么特点或规律？因此新的技术、新的学科的渗入和引进只会有助于生理学对这些问题的早日认识，而无损于生理学的研究方向和学科内涵。

生理学要深入发展，就必然要与更多学科领域如生物反馈、数学建模、模糊数学、高分子化学、生物化学、理论物理学、量子物理学、数理逻辑学及微电子技术、信息技术、分子科学技术、海量生物信息挖掘分析、人工智能等相互结合、相互渗透、相互融合。不仅要冲破生物学各领域的内部壁垒，跨越学科与学科间的知识屏障，而且更需要在更高、更深的不同层面实现将各领域的智慧、理论、知识相互融合，并也将走向“Bench to Bedside”，即从基础实验室研究向临床医学整合的转化医学的道路。我们可以预见，在科学文化昌明发达的21世纪，这种融合将产生出更耀眼、更辉煌的结晶，形成人类生命科学更宏伟、更壮阔的前景。

（向秋玲　王庭槐）

Summary

The goal of physiology is to study the phenomena and regularity of life's activities, to explain the physical and chemical factors that are responsible for the origin, development, and progression of life. In human physiology, we are concerned with the specific characteristics and mechanisms of the human body that make it a living being.

Physiological studies provide an important basis for modern medicine. At the same time, clinical studies can help us to understand physiological function. Physiology now comprises three levels of function: cell and molecule level, organ and system level and a general level. In the modern organism-psychology-society-environment medical pattern, physiological studies should investigate not only the changes of some physiology variables, but also the effects to environment, society and psychology. Methods used in physiological research include both animal and human experiments. Animal studies can be divided into chronic and acute experiments. Acute experiments consist of manipulations *in vivo* and *in vitro*. A manipulation performed on the whole body is called an experiment *in vivo* whereas studies on isolated tissues or organs involved experiments *in vitro*. Chronic experiments may be performed on a conscious subject for a long period of time.

Metabolism, excitability, adaptability and reproduction are the basic characteristics of life activity. The term "metabolism", meaning literally "change", is used to refer to all material and energy transformations that occur in the body. Excitation signifies an increase in activity, such as contraction of a muscle or acceleration of the heartbeat. An environmental factor that causes a response in a sense organ is called stimulus. The response to stimulus is called reaction. When a maintained stimulus of constant strength is applied to a receptor, the frequency of the action potential in its sensory nerve decreases over time. This phenomenon is known as adaptation. The physiology of reproduction is to produce offspring. The process of reproduction includes fertilization, pregnancy and delivery.

All cells of the body are surrounded by extracellular fluid and so extracellular fluid is called the internal environment of the body. Homeostasis is the maintenance of a constant state with special reference to the internal medium. Functional activities often change in certain chronological orders. If the changes appear repeatedly, this is called a rhythmical change. The rhythm is called a biorhythm.

The regulation of physiological function is divided into autoregulation, humoral regulation and neural regulation. In certain cases, a tissue or organ can respond directly to the environmental change, depending neither on nervous nor on humoral control. This form of regulation is called autoregulation. Chemical substances secreted by some tissues arrive at target organs through body fluids and regulate physiological activity of the target organ. This is called humoral regulation. Many physiological activities are regulated by the nervous system. This is called neural regulation. A reflex is the basic unit of nervous regulation and the reflex arc is the pathway in a reflex. It is the basic unit of integrated neural activity, consisting of sense organ, afferent and efferent nerves, interneurons and effector. Feedback is a flow of information along a closed loop. Usually, a constancy of physiological variable requires a feedback mechanism that feeds the output information back to the control system so as to modify the nature of control. If the information amplifies the changes, it is called positive feedback. However, if the regulation is in a reverse direction, it is called negative feedback. Feedforward control mechanisms often sense a disturbance and can therefore take corrective action that anticipates changes.

As a subject, physiology is ancient as well as young. In the eighteenth and nineteenth centuries, physiology made great progresses at the level of organs and systems. In the twentieth century, it gained knowledge rapidly at the cell and molecular levels. Now, in the twenty-first century, the challenge for physiology is to integrate information at all levels towards a deeper understanding of mechanisms and function.

复习思考题

1. 人体生理学与医学有什么联系?
2. 为什么生理学要从三个水平上开展研究?
3. 机体内环境稳态的维持有何生理意义?
4. 比较正反馈、负反馈与前馈之间的异同及生理意义。
5. 从生理学发展的历程中,你得到什么启示?

数字课程学习……

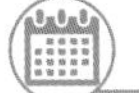 学习要求 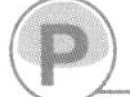 教学 PPT  习题  临床病例  微课视频

第 2 章

细胞的基本功能
(General Functions of Tissue Cells)

本章导读

机体经过漫长的进化形成的组织结构和功能活动,其复杂、精密及完善程度是任何人造系统无法比拟的。在这复杂的系统中,细胞是基本的结构和功能单位,而且细胞结构和功能很大程度上决定着机体结构和功能的复杂、精密程度。因此,要了解完整机体(包括器官、系统)的结构、功能必须要了解细胞的基本结构和功能。根据细胞的结构和功能可将人体的细胞分为两百余种,虽然他们各自完成不同的生理功能,但基本功能活动仍具有共性。本章将向您展示,细胞膜的基本结构是怎样的,如何完成物质转运功能;胞外的各种刺激怎样通过级联传递机制,将胞外信号转导为胞内信号,实现对细胞功能活动调控。我们还会着重学习生物体内的电现象,包括静息电位和动作电位,并深入探讨它们的产生机制。最后,我们会了解骨骼肌的结构特征、收缩机制及影响骨骼肌收缩的因素,并对平滑肌做简要介绍,心肌的有关内容将在第 4 章中学习。

细胞是构成人体和生物体的基本结构和功能单位,机体的各种生理功能和生化反应及其他生命活动都是在细胞及其产物的基础上进行的。因此,要理解机体各器官、系统乃至整体的功能活动,以及各种生命活动如生长、发育、衰老等,就必须了解细胞的分子组成、结构和功能。组成机体的细胞种类繁多,结构也千差万别,但它们都有一些共同的结构和功能活动。本章将分别讨论这些内容,包括细胞膜的结构和物质转运功能、细胞的信号转导、生物电现象和肌细胞的收缩功能。

第一节　细胞膜的结构和物质转运功能

细胞膜(cell membrane)是包被细胞质的一层界膜,又称为**质膜**(plasma membrane),是细胞功能发挥的重要结构。由于细胞内各种细胞器膜与细胞膜的化学成分和结构类似,所以细胞器膜与细胞膜被统称为单位膜或**生物膜**(biomembrane)。

细胞膜是细胞的屏障,可将细胞内容物与细胞外环境分隔开来,使细胞能够相对独立于环境而存在。细胞膜是具有特殊结构和功能的半透膜,允许某些小分子或离子有选择地通过细胞膜,使细胞内液成分明显有别于细胞外液。细胞膜具有重要的物质转运功能,使细胞的新陈代谢得以实现。此外,细胞膜还具有跨膜信号转导和能量转换等功能。

一、细胞膜的化学组成和分子结构

细胞膜的化学成分主要包括脂质、蛋白质,以及少量的糖。有关细胞膜的分子结构,目前广泛接受的仍是Singer和Nicholson于1972年提出的液态镶嵌模型(fluid mosaic model)学说。这一模型的基本内容是：细胞膜以液态的脂双层为基架，其中镶嵌着具有不同生理功能的α-螺旋或球形蛋白质。

(一)脂质

细胞膜脂质主要由磷脂、胆固醇和少量糖脂构成。其中，磷脂约占70%，胆固醇约占30%。所有脂质分子都是双嗜性分子(amphiphilic molecule)，头部一端为亲水性的极性基团——磷酸和碱基，尾部一端为疏水性的非极性基团——脂肪酸烃链。由于脂质分子的双嗜性特征，它们在膜中呈现特殊的排列方式，亲水的头端分别朝向膜内和膜外，而疏水的尾端两两相对，从而形成双层分子的定向排列。这种脂质分子的定向排列使膜具有稳定性。由于脂质的熔点较低，在正常体温条件下，膜脂质呈溶胶态，使膜具有流动性(图2-1)。膜的稳定性和流动性对于维持细胞膜的完整性具有重要作用。

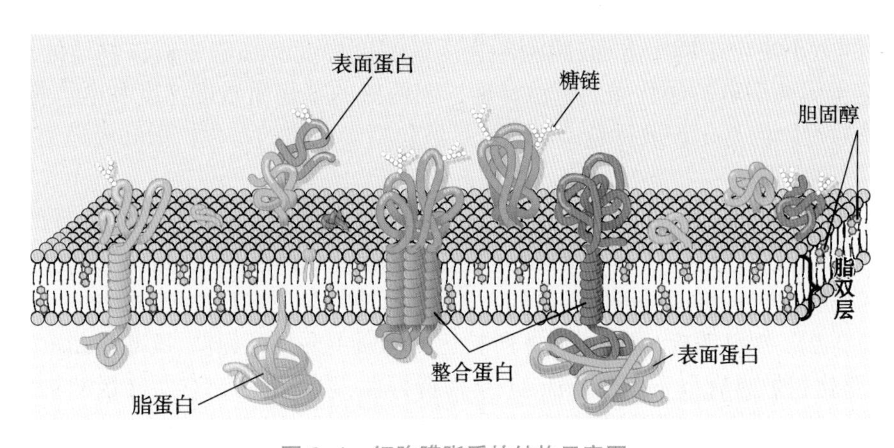

图2-1　细胞膜脂质的结构示意图

(改自Koeppen BM, Stanton BA. Berne & Levy Physiology. 7th ed.)

(二)蛋白质

根据蛋白质在膜上的分布位置及蛋白分离的难易程度，将膜蛋白分为表面蛋白(peripheral protein)和整合蛋白(integral protein)两大类。表面蛋白占膜蛋白总量的20%~30%，分布在膜的内表面和外表面，例如红细胞膜内表面的骨架蛋白。整合蛋白是构成膜蛋白的主要部分，占膜蛋白总量的70%~80%，它们以其单条肽链一次或多次穿过脂双层。

细胞膜的各种功能主要是通过膜蛋白实现的。有些膜蛋白发挥膜的物质转运作用，如载体、通道和离子泵；有些膜蛋白起着受体的作用，发挥细胞信号转导作用；有些膜蛋白是具有催化作用的酶，发挥生物催化作用；有些膜蛋白是具有收缩作用的收缩蛋白，参与吞噬、吞饮和变形运动。

(三)糖类

细胞膜中的糖类极少，主要是一些寡糖和多糖链。这些寡糖和多糖链以共价键的形式与膜的脂质和蛋白质结合成糖脂和糖蛋白。其糖链部分大多裸露在膜的外表面，可作为分子标志物发挥受体或抗原的作用。例如，ABO血型系统的抗原即由红细胞膜上的糖蛋白或糖脂上不同的寡糖链决定。

二、细胞膜的物质转运功能

在细胞新陈代谢过程中，细胞内、外的营养物质和代谢产物不断进行交换，即细胞外营养物质不断进入细胞，同时，细胞内的代谢产物不断排出细胞。细胞膜是这些物质交换的唯一途径。物质跨膜转运对细胞内各种生命活动过程具有重要意义。物质交换过程中，除极少数物质能够直接通过脂双层进出细胞外，大多数物质进出细胞则需细胞膜特定蛋白质的协助。常见的物质转运方式包括以下几种。

(一)单纯扩散

在生物体内，**单纯扩散**(simple diffusion)是指脂溶性物质由膜的高浓度一侧向低浓度一侧的转运过程。单纯扩散是一种物理现象。在一般条件下，单位时间扩散量与膜两侧物质的浓度梯度成正比，物质浓度梯度越大，扩散量越大。物质的扩散量还决定于膜对该物质通过的难易程度，即膜对该物质的通透性。一般来说，脂溶性高而分子量小的物质容易穿过细胞膜，即膜对该物质的通透性大。

人体体液中脂溶性物质的数量并不多，因而依靠单纯扩散方式进出细胞膜的物质有限。比较肯定的是 O_2、N_2、NH_3、CO_2、尿素、乙醇等属于这类物质，它们能溶于水，也溶于脂质，因而可以靠各自的浓度梯度通过细胞膜。水分子虽然是极性分子，但由于它的分子量极小，又不带电荷，故也可以单纯扩散方式通过细胞膜。除此以外，水分子还可通过水通道进行快速跨膜转运。

（二）易化扩散

易化扩散（facilitated diffusion）是指非脂溶性物质由膜的高浓度一侧向低浓度一侧的转运过程。体内的很多不溶于脂质或难溶于脂质的物质，如葡萄糖、氨基酸和各种离子，本身很难通过细胞膜，必须在膜结构中一些特殊蛋白质分子的“协助”下，由膜的高浓度一侧向低浓度一侧移动。

易化扩散量的大小决定于两个方面：膜两侧物质的浓度梯度和细胞膜对该物质的通透性。对于电解质物质，还决定于膜两侧电解质物质的电位梯度。膜两侧的某物质浓度梯度和电位梯度越大、膜的通透性越高，该物质通过膜的易化扩散量越大。易化扩散包括经载体的易化扩散和经通道的易化扩散两种类型。

1. 经载体的易化扩散（facilitated diffusion via carrier）　又称为载体转运或载体介导的易化扩散，是由细胞膜中的特殊载体蛋白或载体（carrier）协助所完成的转运。载体蛋白上存在与某物质的结合位点，当在膜的一侧与某物质结合后，可通过载体蛋白构型的改变，使结合位点转向膜的另外一侧，从而完成某物质的跨膜转运（图 2-2）。现已明确，体内由载体所转运的物质主要是葡萄糖、氨基酸和核苷酸等。

载体介导的易化扩散具有以下 3 个特征：①结构特异性：载体蛋白与它所转运的物质之间具有高度的结构特异性，即每种载体蛋白只能转运某种特定的物质。例如，在同样浓度差的情况下，右旋葡萄糖的跨膜转运量大大超过左旋葡萄糖（人体内可利用的糖类都是右旋的）。②饱和现象：在一定范围内，载体转运的量一般与膜两侧被转运物质的浓度梯度成正比。膜一侧物质浓度增加，物质的转运量随之增加。但如果膜一侧的物质浓度增加超过一定限度，该物质的转运量就不再增加，称为饱和现象。其机制是膜结构中相关载体蛋白质的分子数目或每一载体分子上能与某种物质结合的位点数目是有限的，即每一载体的物质转运具有一定的极限。当超过这个极限，再增加物质的浓度，并不能使转运量进一步增加。③竞争性抑制：如果某一载体对结构类似的 A、B 两种物质都有转运能力，那么在环境中加入 A 物质将会减弱它对 B 物质的转运能力，称之为竞争性抑制。这是因为有一定数量的载体或其结合位点竞争性地被 A 所占据的结果。当某种载体功能异常或缺失，会导致相关物质的跨膜转运障碍。例如 Fanconi 综合征的患者，由于肾近端肾小管刷状缘缺失，造成葡萄糖和氨基酸的转运体完全丧失，导致氨基酸、糖、钙等从肾大量丢失。

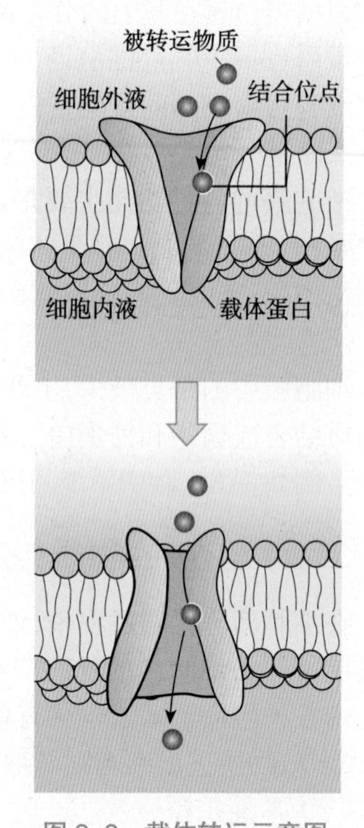

图 2-2　载体转运示意图

A. 载体蛋白在膜的一侧与被转运物质结合；B. 载体蛋白在膜的另一侧与被转运物质解离

2. 经通道的易化扩散（facilitated diffusion via channel）　又称为通道转运或通道介导的易化扩散，是通过膜上的特殊通道蛋白或**通道**（channel）进行的，转运的物质主要是一些离子，如 Na^+、K^+、Ca^{2+}、Cl^- 等。通道是一类贯穿脂双层、中央具有水性孔道的跨膜蛋白。当孔道开放时，离子可经孔道跨膜流动而无需与脂双层相接触，从而使通透性很低的带电离子能以极快的速度跨越细胞膜。

通道介导的易化扩散具有以下 3 个共同特征：①离子选择性：通道蛋白质表现出明显的离子选择性，即每种通道只允许一种或几种离子通过。根据通过的离子不同，通道可分为钾通道、钠通道和钙通道等。②离子转运速度快：通道转运离子的速度快，每秒钟通过的离子可达 10^6~10^8 个，远大于载体的转运速度（每秒钟 10^2 ~ 10^4 分子）。③离子通道的门控特性：在不同的条件下，通道蛋白可处于不同的构型或功能状态，表现为开放和关闭。例如，心肌细胞的钠通道具有静息（备用）、激活和失活等功能状态。在静息和失活状态下，通道是“关闭”的，无离子的跨膜流动；在激活状态，通道“开放”，离子发生跨膜流动。而且，通道可由静息状态转变为激活状态，由失活状态转变为静息状态。这种通道的开放或关闭现象称为门控（图 2-3）。

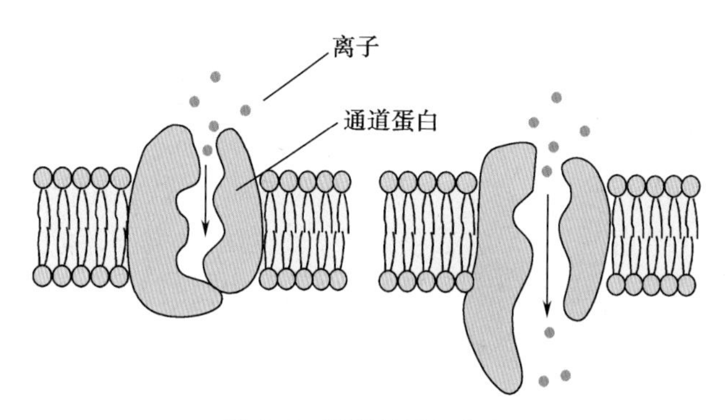

图 2-3　通道转运示意图
A. 通道关闭；B. 通道开放

根据通道门控的特性，即控制通道对不同刺激的敏感性不同，通道可分为电压门控通道（voltage-gated channel）、化学门控通道（chemically-gated channel）和机械门控通道（mechanically-gated channel）等几种。电压门控通道指通道的开闭受膜两侧的电位差控制，如神经细胞或肌细胞膜上的各种离子通道。化学门控通道指通道的开闭取决于膜两侧某种化学物质的存在，如突触后膜、肌细胞终板膜上的离子通道。机械门控通道指通道的开闭决定于某种机械刺激的存在，如内耳毛细胞上的离子通道。此外，还有某些通道始终是开放的，则被称为非门控通道，如神经纤维膜上的钾漏通道。

离子通道可被某种化学物质或药物所阻断，这些物质称为通道阻断剂。例如，河豚毒可阻断钠通道，四乙胺可阻断钾通道。临床上用于治疗高血压、心律失常、糖尿病等疾病的药物，常以离子通道作为药物的作用靶点。例如，Ⅰ类抗心律失常药为 Na^+ 通道阻断剂，Ⅲ类抗心律失常药为 K^+ 通道阻断剂，Ⅳ类抗心律失常药为 Ca^{2+} 通道阻断剂。

单纯扩散和易化扩散过程中，物质的分子或离子的跨膜转运都是顺着浓度梯度和（或）电位梯度进行的，物质转运所需的能量来自浓度梯度和（或）电位梯度本身所含的势能，无需细胞消耗能量。因此，单纯扩散和易化扩散又称为**被动转运**（passive transport）。

（三）主动转运

主动转运（active transport）指细胞通过本身的某种耗能过程，将某种物质分子或离子逆浓度梯度或逆电位梯度进行的跨膜转运过程。按照热力学定律，溶液中的分子由低浓度部位向高浓度部位的移动，必须由外部提供能量。主动转运的结果是形成某种物质在细胞膜内、外的不均匀分布，如细胞内的高钾和细胞外高钠的离子分布。这种离子的不均匀分布是生物电活动、正常代谢等机体功能发挥的重要条件。主动转运可根据其利用能量形式的不同，又分为原发性主动转运和继发性主动转运。

1. 原发性主动转运（primary active transport）　指细胞直接利用代谢产生的能量将物质分子或离子逆浓度梯度或逆电位梯度转运的过程。细胞膜存在某种“泵”蛋白，可以直接分解 ATP 获得能量，使某物质逆浓度梯度或逆电位梯度跨膜转运。

细胞膜的主动转运中研究得最充分，对细胞的生存和活动最为重要的，是 Na^+、K^+ 的主动转运。各种细胞的细胞膜上普遍存在着一种**钠－钾泵**的结构，简称**钠泵**（sodium pump），其作用是在消耗代谢能的情况下逆浓度梯度将细胞内的 Na^+ 移出膜外，同时把细胞外的 K^+ 移入膜内，因而造成和保持了膜内高钾和膜外高钠的不均衡离子分布。例如在神经和肌细胞，正常时膜内 K^+ 浓度约为膜外的 30 倍，膜外的 Na^+ 浓度约为膜内的 12 倍。

钠泵是镶嵌在膜的脂双层中的一种特殊蛋白质，具有 ATP 酶的活性，可分解 ATP 释放能量。细胞内 Na^+ 浓度增加或细胞外 K^+ 浓度增加可使钠泵激活，因此钠泵又称为 Na^+-K^+ 依赖式 ATP 酶。一般生理情况下，钠泵每分解 1 分子 ATP，可将 3 个 Na^+ 移出细胞，同时将 2 个 K^+ 移入细胞，造成细胞内正电荷的丢失，所以这种钠泵是生电性的（图 2-4）。

钠泵广泛存在于人体各种细胞的细胞膜上，细胞代谢能量的 1/3 以上用于维持钠泵的活动，因此钠泵活动具有重要的生理意义：①由钠泵活动造成的细胞内高 K^+ 是许多代谢反应（如核糖体合成蛋白质）进行的必需条件。②静息状态下，Na^+ 可通过渗漏通道进入膜内，由于渗透压的关系，必然会导致过多水分进入膜内，将引起细胞的肿胀和结构的破坏。钠泵的活动可不断把漏入细胞的 Na^+ 转运出去，从而维持细胞正常的渗透压和形态。③钠泵活动形成的外高内低的 Na^+ 和内高外低的 K^+ 跨膜浓度梯度是细胞生物电产生的基础（参见本章第三节）。④钠泵活动建立的跨膜浓度梯度可作为一种生理性势能储备，是细胞继发性主动转运的能量来源。

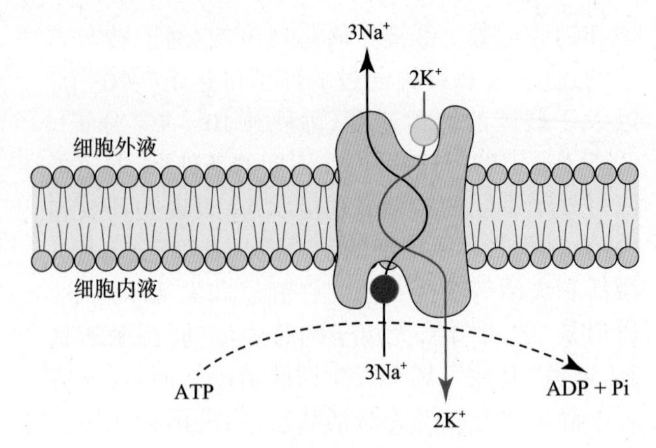

图 2-4　钠泵主动转运示意图

（改自 Hall JE, Hall ME. Guyton and Hall Textbook of Medical Physiology. 14th ed.）

主动转运是人体最重要的物质转运形式，除上述的钠泵外，目前了解较多的还有钙泵、H^+-K^+ 泵等。这些泵蛋白通过直接分解 ATP 作为能源，完成不同离子的主动转运。例如，钙泵主要分布在骨骼肌和心肌细胞内部的肌质网膜上，通过对 Ca^{2+} 的储存、释放和再聚集，参与肌肉的收缩和舒张。H^+-K^+ 泵主要分布在胃黏膜壁细胞表面，与胃酸的分泌有关。

2. 继发性主动转运（secondary active transport）　许多物质在进行主动转运过程中，并不直接消耗能量，而依靠 Na^+ 在膜两侧的浓度梯度中的势能完成物质的转运。这种间接利用 ATP 能量的主动转运称为继发性主动转运。继发性主动转运是通过一种称为转运体的膜蛋白进行的。Na^+ 的浓度梯度是钠泵分解 ATP 消耗能量所建立的，所以继发性主动转运依赖于原发性主动转运。应用钠泵抑制剂毒毛花苷 G（又称哇巴因）阻断钠泵的活动后，相应的继发性主动转运过程也减弱或消失。根据转运物质的方向不同，继发性转运可分为同向转运和反向转运两种。

(1) 同向转运　指被转运体转运的物质（分子或离子）均向同一方向运动。例如，葡萄糖在小肠黏膜的吸收和在近端肾小管的重吸收就是通过 Na^+- 葡萄糖同向转运体实现的。Na^+- 葡萄糖同向转运体具有 Na^+ 和葡萄糖的结合位点，可同时结合 Na^+ 和葡萄糖分子，利用膜两侧 Na^+ 的浓度梯度，将 Na^+ 和葡萄糖分子一同转运至上皮细胞内。这一过程中，Na^+ 的转运是顺浓度梯度，是转运过程的驱动力；而葡萄糖分子的转运是逆浓度梯度，间接利用钠泵分解 ATP 释放的能量所完成的主动转运。没有 Na^+ 由高浓度的膜外顺浓度差进入膜内，就不会出现葡萄糖等分子逆浓度差进入膜内（图 2-5）。

(2) 反向转运　指被转运体转运的物质（分子或离子）向相反方向的运动。例如，心肌细胞兴奋 - 收缩耦联过程中流入胞内的 Ca^{2+} 就是通过 Na^+-Ca^{2+} 反向交换体的反向转运排出胞外。Na^+-Ca^{2+} 交换体转运 Na^+ 和 Ca^{2+} 的比例为 3∶1，Na^+ 顺浓度梯度进入细胞，同时 Ca^{2+} 逆浓度梯度排出细胞（图 2-5）。

（四）出胞和入胞

单纯扩散、易化扩散和主动转运的共同特征是所转运的物质均为小分子物质。体内的一些大分子物质或物质团块的跨膜转运只能通过囊泡运输方式进行。囊泡运输是指通过细胞膜更为复杂的结构和功能变化，使大分子物质或物质团块进出细胞的一种主动过程。囊泡运输根据物质转运的方向分为出胞和入胞两种，细胞囊泡运输调控的机制是 2013 年诺贝尔生理学或医学奖的获奖内容。

1. **出胞**（exocytosis）　指大分子物质或物质团块由细胞排出的过程，主要见于细胞的分泌活动或大分子物质的外排过程。例如，内分泌细胞将激素分泌到血液的过程、外分泌腺将酶原和黏液等分泌到腺管管腔中的过程，以及神经末梢将神经递质释放到突触间隙的过程。分泌物首先在粗面内质网合成，经过高尔基复合体的修饰，包被一层膜，形成分泌囊泡。分泌囊泡逐渐向质膜移动、融合、破裂，将囊泡内分泌物一次性的排空，囊泡膜也伸展开来，成为细胞膜的一部分。出胞的机制与化学信号或电信号诱导的细

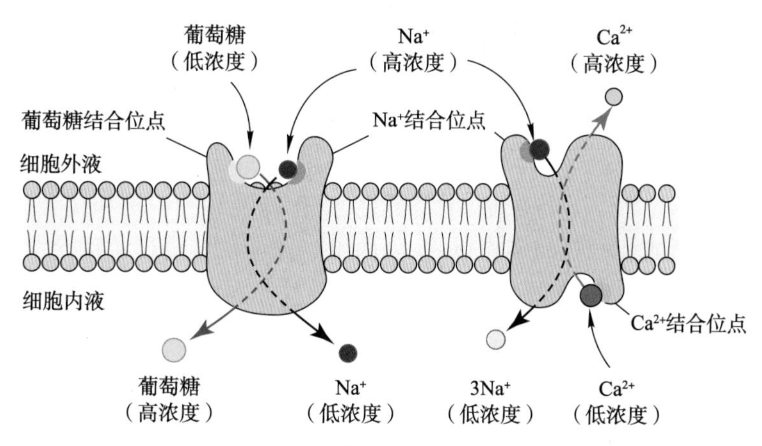

图 2-5 继发性主动转运示意图

（改自 Hall JE, Hall ME. Guyton and Hall Textbook of Medical Physiology. 14th ed.）

胞外 Ca^{2+} 内流有关。

2. **入胞**（endocytosis） 指细胞外某些物质团块（如侵入体内的细菌、病毒或异物、大分子营养物质等）进入细胞的过程。入胞过程中，首先是物质被细胞膜所识别，引起与物质接触处的细胞膜发生内陷，并逐渐将其包绕，细胞膜融合、断裂形成吞噬体，进入胞质内。这些吞噬体与溶酶体融合，其内容物被溶酶体内所含的各种酶所消化。如进入细胞的物质是固体，此过程称为吞噬；如为液体，则称为吞饮。如被转运的物质首先与细胞膜上的受体结合，然后内陷进入胞质，形成吞饮泡，称为受体介导式入胞，是一种有效的入胞形式。

拓展知识 2-1 细胞的囊泡运输调控机制

第二节 细胞的信号转导

生物体从受精卵开始直至整个生命过程，自始至终都要受遗传信息及环境变化信息的调节控制。遗传信息决定生物体新陈代谢、生长发育及各种生物功能活动的基本模式。而环境变化信息则调控上述所有这些过程，这些信息主要是指生物体外界及身体内部环境变化的信息，即各种刺激信号。这些刺激信号作用于细胞的特殊结构（通常是受体），通过一系列反应实现对细胞功能活动的调控，这个过程被称为**信号转导**（signal transduction）。显而易见，细胞的信号转导是多细胞生物，尤其是高等动物细胞间信息交换、各种功能协调及生物个体生存发育、繁衍的最基本、最重要的细胞功能之一。它是一个非常复杂的过程，涉及多个环节，包括细胞外的各种信号（如神经递质及激素）、细胞的接受系统（受体）、胞内参与信息传递的信号分子（如 cAMP）及细胞内反应系统（各种效应蛋白及靶基因）。

一、信号转导概述

（一）细胞外刺激信号

可作用于机体的刺激信号种类繁多，性质各异。体外信号包括物理性信号（光、声、电、温度）、化学性信号（空气、环境中的各种化学物质）、生物性信号（细菌、病毒、寄生虫）。体内信号主要是化学信号，即各种生物活性物质（如激素、递质等）所携带的信号。激素或递质的主要功能就是传递信息，即告知靶细胞在其周围环境中存在着某种刺激因素，从而诱导细胞的适当反应。依据其产生方式可将细胞外各种化学刺激信号分为 3 种基本类型，即来源于神经细胞的递质、来源于内分泌系统的激素、免疫系统产生的各种细胞因子及以类似的方式产生的生长因子。还有一些特殊物质，如气体分子 NO 等。

（二）受体及其特征

受体（receptor）是位于质膜或细胞内能与胞外信号物质结合并能引起特定生物学效应的生物大分子。

受体也是刺激信号作用于细胞发挥调节作用的第一个环节，或者说受体是细胞接受刺激的“门户”。依照受体的结构及跨膜信号转导方式，通常将受体分为 4 种基本类型：G 蛋白耦联受体、具有酶活性的受体、通道耦联受体（化学门控通道）及核受体。能与受体特异性结合并能激活受体的是**配体**（ligand），通常是体内携带化学信号的各种生物活性物质，如激素或递质。配体与受体的结合是受体被激活，引起信号传递并产生生物学效应的初始过程。其特征是：①特异性，受体与配体的识别和结合是一个复杂过程，重要的特征是具有特异性类似于酶和底物的结合过程，因而可以保证信号传递的特异性；②高亲和力，虽然配体分子（如激素）在体液中浓度很低，通常为 10^{-9} mol/L 或更低，但仍能与受体特异性结合并发挥巨大的生物学效应，说明配体与受体的亲和力很高，这保证了信号传递的可靠性；③饱和性，由于受体数量有限，因此配体与受体的结合量会有上限，当用浓度递增的配体与之相互作用时，会发现当配体达到某一浓度时，结合作用达到平衡，即表现出受体结合的饱和性。

（三）信号转导的基本过程

不同类型的受体介导的信号转导过程虽有很大差别，但也有共同之处。下面以 G 蛋白为例简要说明膜受体介导的信号转导的基本过程。从信号物质（配体）与受体结合开始，跨膜信号转导过程包括膜的信号转换、胞内信号传递及最终引发生物学效应的不同环节。由于大多数信号物质不能进入胞内，而最终产生的生物学效应是在胞内，因此胞外信号必须经过一个跨膜转换的中间环节，否则将由于膜的阻隔而使信号中断。膜的信号转换除受体外还涉及膜上的 G 蛋白及 G 蛋白的效应器，其结果是形成了第二信使；胞内信号传递过程涉及第二信使、蛋白激酶等；整个信号转导过程是一个以酶促反应为主的级联反应。在此过程中，胞外信号依次由胞膜传至胞内，同时其生物学作用也得到了逐级放大，并最终产生各种生物学效应。通过信号转导引起的细胞内反应，通常包括三个方面，即膜电位改变或细胞兴奋性改变及由此引起的细胞功能改变；各种效应蛋白由于构型改变引起的功能变化，如酶蛋白活性改变及由此引起的代谢反应改变，肌肉的收缩蛋白构型改变引起的肌丝滑行等；基因表达过程的改变，如某一个基因转录的启动或关闭。在不断地进化过程中，机体形成了复杂精细的信号转导系统，包括不同的信号通路，以及信号通路之间的交互作用。

鉴于细胞信号转导通路的过程及其功能的复杂性，系统描述信号转导的通路及功能将是一个非常复杂的过程。因此本章将通过对以下几个信号通路的信号分子、信号传递过程及最终生物效应的描述，对体内的信号通路及作用进行简要介绍。其中 G 蛋白耦联受体、具有酶活性的受体和通道耦联受体介导的信号转导均属于通过膜受体介导完成，而核受体介导的信号转导是通过胞内受体介导完成的信号转导通路。

二、G 蛋白耦联受体介导的信号转导

G 蛋白耦联受体是迄今为止发现的最大的受体家族。当受体与配体结合使受体活化后，都要与一组能与 GTP 结合的称为 G 蛋白的调节蛋白相互作用，完成胞内信号传递作用。与其他信号转导途径相比，该途径涉及的信号分子和级联反应最多。除涉及膜上的一些蛋白质，如受体、G 蛋白及 G 蛋白效应器外，还涉及细胞内的第二信使、蛋白激酶，最终通过效应蛋白发挥各种功能效应。以下首先介绍该信号系统的信号分子，之后再描述具体的信号转导过程。

（一）G 蛋白耦联受体信号通路中的信号分子

1. G 蛋白耦联受体　是最大的受体家族。此类受体共同的结构特征是由一多肽链组成，并形成 7 个跨膜区段（TM）。各区段之间由数量不同的氨基酸残基组成的 3 个胞外环和 3 个胞内环相连。该家族中的不同受体，其组成跨膜区段的氨基酸残基同源性较高，而 N 末端、C 末端及胞内、胞外环的氨基酸残基在组成和数量上都有很大差异，这正是不同信号转导途径中，受体与配体选择性识别、结合及对 G 蛋白选择性作用的结构基础。当配体与受体结合后，引起受体构型改变，激活 G 蛋白，通过 G 蛋白再将信号依次传至下游的信号分子。

2. G 蛋白　是指 GTP 结合蛋白（GTP-binding protein），最早由 Rodbell、Gilmam 等分离纯化并命名。

G 蛋白的共同特征是:①静息时由 α、β、γ 3 个亚单位组成三聚体;②存在 2 种形式,即结合 GDP 的非活性形式和结合 GTP 的活性形式;③可被受体与配体的结合而激活,活化后结合的 GDP 被 GTP 取代,同时静息时的三聚体蛋白分为两部分,即 β、γ 亚单位复合体和 α 亚单位 GTP 复合体;④由于 α 亚单位具有鸟苷酸(GTP 或 GDP)结合位点和与受体及效应蛋白的作用位点,同时还具有 GTP 酶的活性,因而在 G 蛋白激活及信号转导中发挥至关重要的作用。如通过 α 亚单位与受体相互作用,与 GDP 和 GTP 交替结合调控 G 蛋白活性及激活其效应蛋白,使信号转至胞内。

在人体各组织中,G 蛋白具有不同的类型。通常是以 α 亚单位的结构与活性,将其分为不同的种类,如 Gs、Gi 及 Gq。

Gs 即兴奋型 G 蛋白,它们活化后可对效应蛋白(如腺苷酸环化酶)发挥激活作用;Gi 即抑制型 G 蛋白,它们可抑制效应蛋白的活性,如抑制腺苷酸环化酶的活性,从而减少 cAMP 的生成;而 Gq 型则主要作用于磷脂酶 C,参与对 IP_3、DG 的调节。G 蛋白的激活起始于配体与受体的结合。在静息状态,G 蛋白与受体是分离的,此时 α 亚单位结合 GDP,并与 β、γ 亚单位形成三聚体。当配体与受体结合后,受体发生构型改变,与 G 蛋白的 α 亚基结合并激活 G 蛋白,被活化后的 G 蛋白,其 α 亚单位与鸟苷酸的亲和力发生改变,表现为对 GDP 的亲和力下降,而对 GTP 的亲和力增加,导致 α 亚单位与 GDP 解离并与 GTP 结合。与 GTP 的结合诱发了 G 蛋白的构象改变,导致 α 亚单位与受体分离,同时也与 β、γ 亚单位分离,使静息时的三聚体 G 蛋白解离而形成两个部分,即 β、γ 亚单位复合体,α 亚单位 GTP 复合体,后者是发挥调节作用的功能形式。G 蛋白激活是短暂的,在 α 亚单位 GTP 复合物作用于效应蛋白触发信号传递的同时,α 亚单位的 GTP 酶被激活,将结合的 GTP 水解为 GDP。α 亚单位与 GDP 的结合导致其与效应蛋白分离,并重新与 β、γ 亚单位结合从而恢复到静息状态下非活性形式的三聚体 G 蛋白。在上述的激活过程中,α 亚单位与 GTP 的结合及 GTP 的水解是控制 G 蛋白活性的关键。另有资料表明,β、γ 亚单位也可调节某些效应蛋白的活性(图 2-6)。

3. G 蛋白效应器　G 蛋白活化后进一步作用于膜上的另一类蛋白质,即 G 蛋白效应器。它们多数是能催化生成第二信使的酶,如生成 cAMP 的腺苷酸环化酶及生成 cGMP 的鸟苷酸环化酶等。因此,当 G 蛋白被激活并作用于这些下游分子时,通过生成胞内的第二信使并由此将信号传至胞内。

4. 第二信使　由于体内多数的信号(如激素或递质)不能穿越细胞膜,因此在信息传递过程中必然形成位于膜外和膜内两个区间的信号分子。以膜为界,将胞外的信号分子(如激素或递质)称作第一信使,而胞内的信号分子(如 cAMP)称作第二信使。基于第二信使发挥作用的模式,发现者提出了第二信使学说,指在信号转导过程胞外信号首先作用于膜受体,通过膜的信号转换过程,产生了胞内的信号分子及

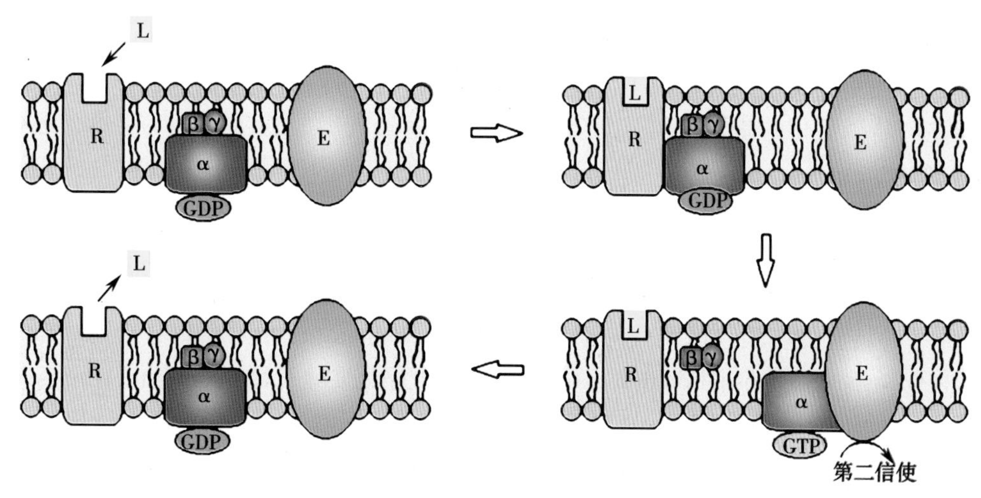

图 2-6　G 蛋白作用模式图

L:配体;R:受体;E:G 蛋白效应器

胞内的信号传递过程,由此诱发细胞的各种反应。这也是信号转导中“跨膜”的内涵。第二信使学说的创立奠定了跨膜信号转导机制的理论基石。

在发现胞内第二信使之前,由于膜的阻隔,我们对信号转导过程细胞内发生的各种功能活动了解甚少。而随着这一学说的创立,以及之后一系列跨膜转导机制的研究成果,我们的视线伴随着胞外信号一同跨越质膜,而深入到细胞内部。使我们开始了解刺激信号在细胞内引起的各种调节活动及最终产生的生物学效应。显然,这是理解正常的生理功能、生化代谢、基因表达过程及各种病理机制的非常重要的基础。为此,诺贝尔奖评选委员会将 1971 年度生理学或医学奖授予了发现 cAMP 并创立第二信使学说的伟大科学家 Surtherland,以表彰他所做的开创性工作。除 cAMP 外,第二信使物质还包括 cGMP、IP_3、DG、Ca^{2+} 等。

5. **蛋白激酶**(protein kinase)　是指能催化蛋白质磷酸化的酶系统。依照磷酸化的底物蛋白的不同,可将其分为两种类型,即丝氨酸 / 苏氨酸蛋白激酶和酪氨酸蛋白激酶。前者是使蛋白质中的丝氨酸或苏氨酸残基磷酸化,这占了蛋白激酶中的绝大多数;后者是使蛋白质中的酪氨酸残基磷酸化,主要涉及具有酶活性的受体的信号转导通路。磷酸化属于蛋白质翻译后修饰的重要内容,通过磷酸化过程可以调节蛋白质的功能。蛋白质磷酸化是一个可逆的过程,涉及蛋白激酶、蛋白磷酸酶和底物蛋白。蛋白激酶的作用是催化底物蛋白的磷酸化,即将磷酸根转移到底物蛋白的特定氨基酸残基上。由于磷酸根携带大量负电荷,当它与蛋白质结合后,通过影响多肽链的折叠改变蛋白质的空间构型,因而改变其生物学效应。与磷酸化相反的过程是去磷酸化,由磷酸酶催化这一过程,从而使磷酸化成为一个可逆性的过程,保证了在信号分子的作用减弱或消除时,由磷酸化引起的生物学效应及时终止。不管信号转导通过何种途径进行,完成其终端反应的效应器都是细胞内各种功能蛋白,如受体、收缩蛋白、离子通道及酶或各种转录调节因子,而影响这些蛋白质功能状态的重要机制则是磷酸化。即这些功能蛋白由于发生了磷酸化或去磷酸化反应,而导致其功能改变,表现出相应的生物学效应。如酶蛋白可因磷酸化使其活性改变引起代谢反应的改变;通道蛋白、收缩蛋白及转录因子均可因磷酸化而引起相应的功能改变,包括离子跨膜移动、肌肉收缩或舒张和基因表达的改变等。因此,蛋白质的磷酸化过程构成了细胞内最基本和最重要的功能蛋白的调节反应,涉及几乎所有生理及病理过程。

(二) G 蛋白耦联受体介导的信号转导途径

1. 受体 –G 蛋白 –cAMP–PKA 途径　配体与受体的结合激活了 G 蛋白,被活化的 G 蛋白作用于膜上的另一种蛋白质,即 G 蛋白效应器,腺苷酸环化酶(adenylate cyclase, AC)是重要的一种,它的作用是催化生成第二信使 cAMP。能作用于 AC 的 G 蛋白有两种类型,即 Gs 和 Gi。正如前述,Gs 是兴奋型 G 蛋白,活化后可激活 AC;而 Gi 是抑制型 G 蛋白,它的作用是抑制 AC 的活性。生成的 cAMP 通过磷酸二酯酶迅速降解,从而保证了 cAMP 作为第二信使发挥作用的敏感性。cAMP 广泛存在于真核细胞,并发挥重要的信号作用。它们主要通过活化依赖 cAMP 的蛋白激酶(PKA),促进蛋白质的磷酸化,从而诱发多种细胞反应(图 2–7)。这种作用取决于磷酸化的靶蛋白或效应蛋白,若靶蛋白为细胞内的功能蛋白(如酶)则引起生化代谢的改变,若磷酸化的是转录因子则会影响基因表达过程。如 PKA 可使一种称作 **cAMP 反应元件结合蛋白**(cAMP response element binding protein, CREB)的转录因子磷酸化从而被激活,活化的 CREB 则可与 DNA 分子上的特定区域,也称 **cAMP 反应元件**(cAMP response element, CRE)结合,从而调控基因表达的过程。

2. 受体 –G 蛋白 –DG/PKC 途径　一些胞外信号与膜受体结合后,还可激活另一种 G 蛋白(Gq),后者激活膜上的一种特异的脂质水解酶——**磷脂酶 C**(phospholipase C, PLC)。PLC 水解膜脂质中的磷脂酰肌醇二磷酸(phosphatidylinositol diphosphate, PIP_2),同时生成**肌醇三磷酸**(inositol triphosphate, IP_3)和**甘油二酯**(diglyceride, DG)。生成的 DG 可以通过激活另一种蛋白激酶即蛋白激酶 C(PKC)而发挥作用。PKC 有多种亚型,通过使底物蛋白磷酸化,发挥多种生物效应,包括对许多生理功能及生化代谢的调节(图 2–8)。

3. 受体 –G 蛋白 –IP_3/Ca^{2+} 系统　如上所述,在 PLC 被激活生成 DG 的同时也生成了 IP_3。IP_3 与 DG

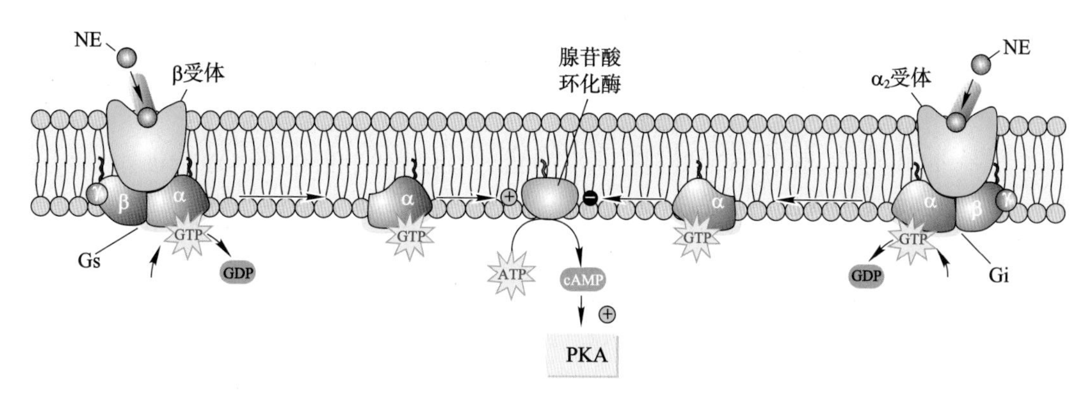

图 2-7　受体 -G 蛋白 -cAMP-PKA 信号途径示意图

虽然同时生成，但它们的作用途径和方式却不相同。DG 通过激活 PKC 发挥作用，而 IP_3 则主要通过作用于内质网或肌质网膜的 IP_3 受体调节胞内 Ca^{2+} 浓度，从而参与 Ca^{2+} 信号的调节。实验证实，IP_3 受体是一种化学门控性 Ca^{2+} 通道，被 IP_3 及其他物质激活而开放，导致胞内 Ca^{2+} 库的 Ca^{2+} 释放至胞质，使胞内 Ca^{2+} 浓度升高。而 Ca^{2+} 作为第二信使，在信号转导过程和细胞功能调节中发挥广泛和重要的作用。Ca^{2+} 主要通过与钙结合蛋白如**钙调蛋白**（calmodulin，CaM）结合形成 CaM-Ca^{2+} 复合物，该复合物再激活依赖 CaM 的蛋白激酶，催化底物蛋白的磷酸化反应，从而发挥调节作用（图 2-8）。

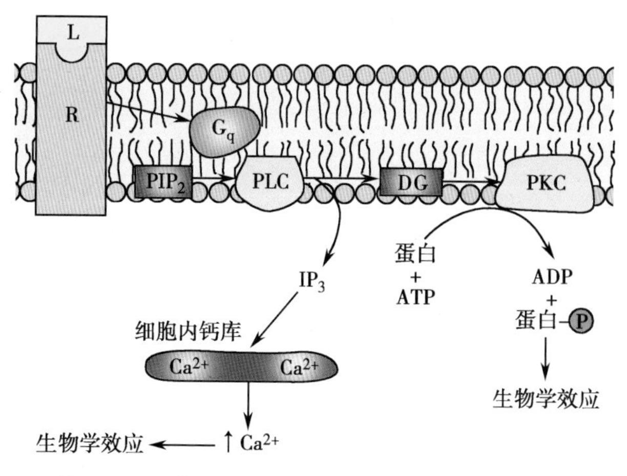

图 2-8　受体 -G 蛋白 -DG/PKC 信号途径示意图

4. 受体 -G 蛋白 - 离子通道途径　绝大多数情况下，G 蛋白是通过第二信使、蛋白激酶促使蛋白质磷酸化来发挥作用的，但也可直接或通过第二信使调节离子通道，从而影响细胞的功能活动。如心肌细胞膜上的 M_2 受体与 ACh 结合后激活了 Gi，后者直接作用于 K^+ 通道使其开放，发挥对心肌的抑制作用。但 G 蛋白对离子通道的影响更多的是通过第二信使来发挥作用的。如视杆细胞外段存在 cGMP 门控的 Na^+ 通道。无光照时，cGMP 维持其通道开放，而有光照刺激时，经过一系列光化学反应激活了一种被称作 Gt 的 G 蛋白，并由此激活磷酸二酯酶，后者引起 cGMP 的水解，使 cGMP 依赖的 Na^+ 通道关闭，从而产生相应的电位变化即视杆细胞的感受器电位（见第 10 章感觉器官）。

三、具有酶活性的受体介导的信号转导

具有酶活性的受体包括两大类：一是受体分子本身具有酶（酪氨酸激酶）的活性，即受体与酶是同一蛋白分子，被称作**酪氨酸激酶受体**（tyrosine kinase receptor）；另一类是受体分子本身不具有酶的活性，活化后的下游靶蛋白具有激酶功能，因而称为**酪氨酸激酶耦联受体**。对酪氨酸激酶受体来说，其特异性配体主要是各种类型的生长因子，如神经营养因子、表皮生长因子、胰岛素样生长因子。这类受体通常由一条肽链组成，只有一个跨膜 α 螺旋。按功能将整个分子分为 3 个结构区，即胞外的配体结合区、跨膜区及胞内具有酪氨酸激酶活性的区域。当配体与受体结合后，导致受体形成二聚体而被活化，活化的受体通过一种起连接作用的适配蛋白 Grb2 和鸟苷酸释放因子 SOS，活化 Ras-MAPK 信号系统发挥作用。Ras 是一种被称为小 G 蛋白的信号分子，因其结构是单亚基蛋白，相对分子质量也小，故取名为小 G 蛋白。但它同样能与 GTP 结合而处于活化状态，只是这种信号分子主要参与酪氨酸激酶受体的信号传递过程。Ras 的活化可最终激活促分裂原活化蛋白激酶（mitogen-activated protein kinase，MAPK）发挥作用，MAPK 被活化

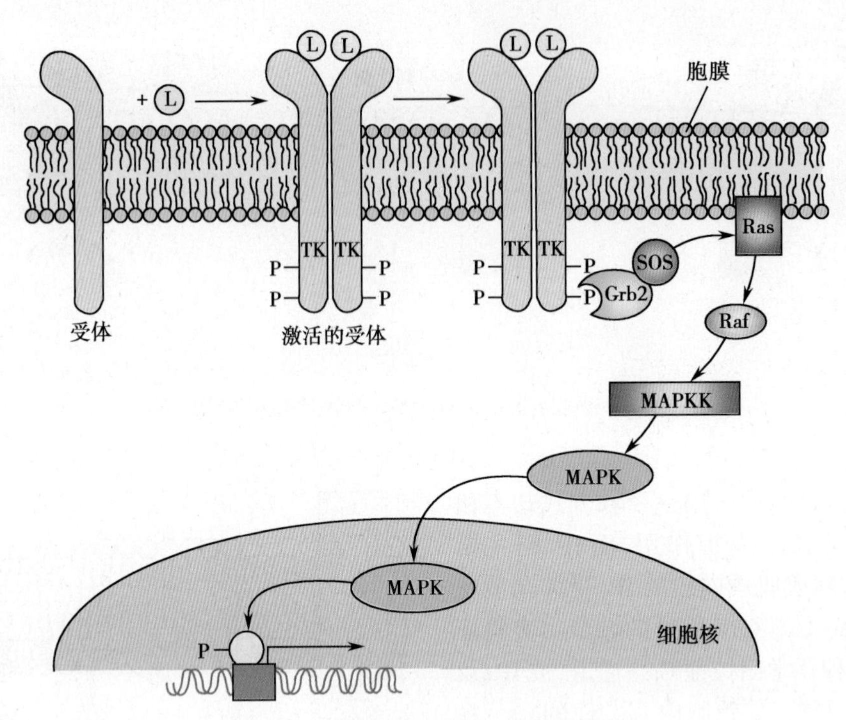

图 2-9 酪氨酸激酶受体介导的信号转导

后进入核内作为转录因子影响基因的表达(图 2-9)。

酪氨酸激酶耦联受体的配体大多是细胞因子,如白介素、干扰素等。该类受体的特征是受体本身不具有酶的活性,但可激活具有酪氨酸激酶活性的一些靶蛋白,它们通常也作为转录因子参与基因表达的调控。

同G蛋白耦联受体介导的信号转导途径相比,具有酶活性的受体介导的信号转导途径呈现如下特征:①简单快捷,当配体与受体蛋白的胞外段结合后,通过构型改变直接激活位于受体胞内段的酪氨酸激酶,再通过对下游靶蛋白的磷酸化反应完成其调节活动。因而省去了受体与配体结合之后,G蛋白及效应器激活的中间过程,因此无需G蛋白中介,也不产生第二信使。②此类受体的配体是各种生长因子和细胞因子。③该信号系统在细胞内激活的效应蛋白大多是转录因子,因而最终产生的生物学效应通常都是基因转录的调节。

四、通道耦联受体介导的信号转导

通道耦联受体指既可识别、结合特异的配体发挥受体的功能,同时又具有通道的结构发挥离子通道功能的膜蛋白,因此又称作离子型受体或配体门控通道。这类受体包括烟碱型乙酰胆碱受体(nAChR)、谷氨酸的离子型受体、γ-氨基丁酸的离子型受体等,它们的配体通常是神经递质。配体与受体结合后直接影响通道的构型,使其开放并允许离子跨膜移动,从而改变细胞膜电位,改变其兴奋性。整个信号转导过程只涉及膜通道功能的改变,以及随之引起的膜电位的变化,没有胞内其他信号分子的参与,这是胞外信号对靶细胞作用的一种简单直接的方式,形成快速的反应。

五、核受体介导的信号转导

(一) 核受体的一般特征

核受体是指定位在细胞内包括位于胞质或胞核的一类受体,属于由激素调控的转录调节因子家族。其共同特征为能与直接进入细胞的胞外信号分子(小分子脂溶性物质)结合,完成信号转录调节;都具有配体依赖性的转录调节蛋白,与配体结合的复合物通过与靶基因中特定DNA序列,即**激素反应元件**

(hormone response element, HRE)互相作用,调节特定基因的表达。根据与核受体结合的配体的结构将受体分为三类:①甾体激素受体,包括糖皮质激素、盐皮质激素、孕激素、雌激素及维生素 D 受体;②甲状腺激素受体;③维 A 酸受体。虽然将上述受体统称为核受体,但它们的胞内定位并非都在核内。如糖皮质激素和盐皮质激素受体通常是位于胞质的,但当它们与配体结合后均须转位于核内,在此实现对靶基因表达的调控作用,故而统一命名为核受体。

(二)核受体的结构

1985 年,Hollenberg 等成功克隆了人糖皮质激素受体的 cDNA 后,其他核受体的 cDNA 也相继克隆成功。比较它们的一级结构,可发现它们由同源程度不同的区域组成。

1. N 端区或 A/B 区　由 25~603 个氨基酸组成,具有转录激活作用。

2. DNA 结合区(DNA binding domain, DBD)或 C 区　有 66~68 个氨基酸残基,构成两个锌指结构。N 端锌指结构内有三个不连续的氨基酸被称为 P 盒,具有特异识别 HRE 的作用,决定受体调控作用的特异性。如用雌激素受体的 P 盒取代糖皮质激素受体的 P 盒,当受体与糖皮质激素结合后,能识别雌激素反应成分并介导雌激素的生物学作用。而 C 端的锌指结构富含碱性氨基酸,其内部的 5 个氨基酸被称作 D 盒,该结构是受体发生二聚体时分子间的作用位点,而受体形成二聚体是与靶基因上相应的 HRE 相结合的必需条件。

3. D 区(铰链区)　是在 DNA 结合区与激素结合区之间的一段短序列,与核内受体的核定位信号有关。

4. 激素结合区(hormone binding domain, HBD)或配体结合区　位于受体的 C 端,由 220~250 个氨基酸组成。该区结构及功能较为复杂。其一是与激素结合,其二是与各种热休克蛋白如 Hsp90 结合,其三与受体二聚体的形成有关。除 DBD 的 D 盒外,该区亦存在受体二聚体所必需的序列。此外,该区也具有转录激活作用。

(三)核受体的活化及作用

核受体通常处于静止状态,需经活化后,才能与靶基因 DNA 结合,对其转录进行调控。核受体的活化通常呈现配体依赖方式。一些位于胞质的受体,如糖皮质激素和盐皮质激素受体,在无配体存在时,受体与一些分子蛋白如热休克蛋白 Hsp90 等结合形成受体 Hsp 复合物,使受体保持在无活性状态但具有与配体结合的能力。当受体与相应配体结合后,Hsp 即与复合物解离,受体因此转为活性型,遂即进入胞核,激活靶基因的转录过程(图 2-10)。而位于核内的受体如甲状腺激素受体等,它们从不与 Hsp 结合,无配体存在时,它们即使与靶基因的 DNA 结合,也不具有转录活性。只有与相应配体结合后,才能激活转录过程。配体与受体结合的意义除了使 Hsp 从复合物解离而解除抑制外,还促使受体发生磷酸化修饰,磷酸化后大大增强了与靶基因 DNA 的结合。

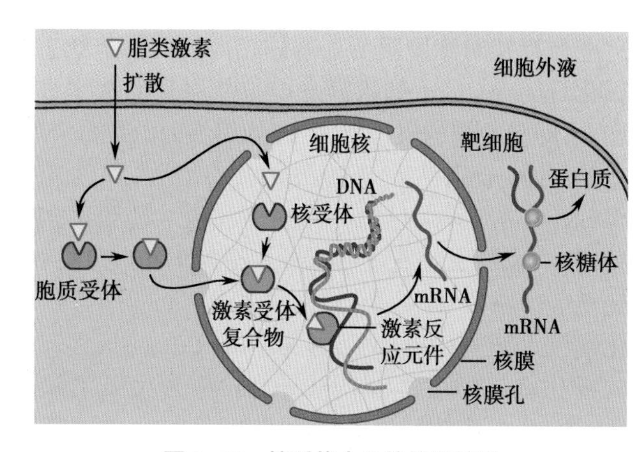

图 2-10　核受体介导的信号转导

核受体是一个很大的家族,通过激素活化调控特定基因的转录而参与很多功能的调节,尤其是生长、发育、生殖功能,因而是激素发挥调节作用的又一重要途径。不仅如此,核受体的基因突变使受体缺失或结构异常还可导致各种疾病的发生,严重扰乱机体的生长发育过程。

第三节 细胞的生物电现象

生物电即生物体内的电现象，是极其普遍而又重要的生命活动。同时生物电又与其他重要的生命活动紧密联系在一起，临床上一些常用的辅助检查，如心电图、脑电图，就是通过了解心肌及脑组织的电活动对疾病做出诊断的最好例证。就细胞水平来说，生物电是指存在于细胞膜两侧的电位差，通常也称作跨膜电位。生物电主要包括细胞在安静时具有的静息电位和受刺激后产生的动作电位及局部兴奋。研究生物电对了解基本的生命活动尤其是一些特定组织，如神经系统和肌肉的功能活动具有极其重要的意义。而研究生物电主要是探讨细胞在不同条件下具有的跨膜电位、跨膜电位的产生原理、变化规律，以及生物电在生命活动过程中发挥的作用及意义。

一、静息电位及其产生机制

(一) 细胞的静息电位

静息电位(resting potential，RP)是指细胞在静息未受刺激时存在于膜两侧的电位差。了解静息电位记录的过程有助于理解静息电位的概念。图 2-11 显示了 20 世纪早期的生物电实验中的实验装置及记录结果，包括静息电位及动作电位。当两电极都处于膜外时，示波器不显示电位变化，而且任意移动电极位置，结果亦无差异。这意味着细胞外表面任意两点间电位相等而无电位差。若将其中一个尖端很细(<1 μm)的金属微电极或灌注有导电液体的玻璃微电极刺入膜内，另一个仍留在膜外时，示波器上立即显示有明显的电位变化，说明膜两侧具有电位差，此即静息电位。在膜电位测量时通常将膜外电极接地，使其固定在零电位，则安静时记录到的膜内电位一般均为负值，范围在 -100~-10 mV，如骨骼肌细胞约为 -90 mV，而神经元细胞体为 -70 mV。静息电位(以及其他形式的膜电位)习惯上以膜外电位为零时的膜内电位的数值来表示。膜电位的绝对值代表电位差的大小，而膜电位的符号说明了膜内电位与膜外电位的关系。例如，静息电位为 -90 mV 的表述有两层含义，一是说明膜内外电位差为 90 mV，又由于膜内电位是负值，说明膜内电位低于膜外 90 mV。静息电位是一稳定的直流电位，只要细胞未受刺激并且代谢维持正常，膜内负电位就恒定地持续下去。静息电位的产生是膜两侧不同极性的电荷积聚的结果，通常人们把静息电位存在时细胞膜所处的外正内负的稳定状态称为极化(polarization)；如果静息电位从原来的水平进一步增大，即膜两侧的电位差增大(如细胞内电位由 -90 mV 变为 -100 mV)，表示膜的极化状态增强，称为超极化(hyperpolarization)；反之，静息电位减小，即膜两侧电位差减小，是极化状态的减弱(如细胞内电位由 -90 mV 变为 -70 mV)，称为去极化(depolarization)；当膜去极化达到一定程度时，可发生膜两侧电位的极性与原来的极化状态相反，呈内正外负，故称为反极化(reverse polarization)；细胞膜去极化后再向静息电位方向恢复的过程称为复极化(repolarization)。

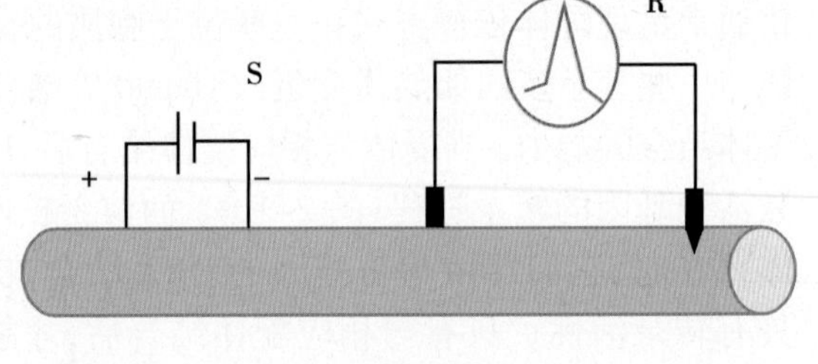

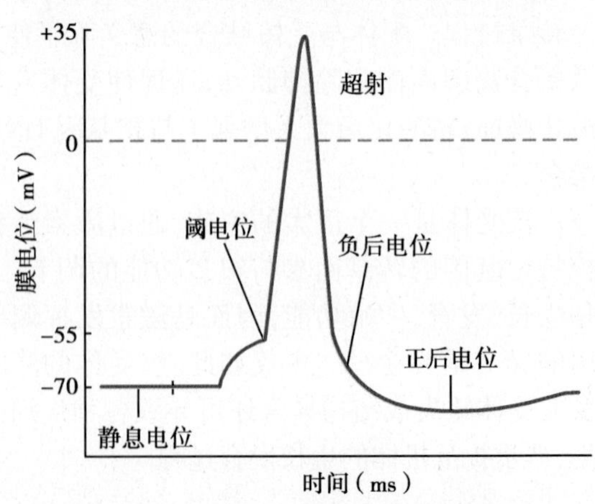

图 2-11 测量单一神经纤维静息电位和动作电位示意图

上图示实验记录装置，S 表示刺激器，R 表示示波器；下图示记录到的膜电位曲线，横轴代表时间，纵轴代表膜电位

(二) 静息电位的产生机制

静息电位的产生有两个重要条件：一是静息时膜两侧离子的不平衡分布，二是静息时膜对离子通透性的不同。在生理条件下，细胞内外的离子呈现不均匀分布。

如细胞外正离子以 Na^+ 为主，而负离子以 Cl^- 为主，它们的浓度远高于胞内 Na^+、Cl^- 的浓度；而细胞内正离子以 K^+ 为主，负离子以大分子蛋白质为主，同样远高于胞外（表 2-1）。其次静息时膜主要对 K^+ 有通透性，K^+ 因此将由膜内向膜外进行扩散。由于带负电荷的蛋白质不能同时随 K^+ 扩散，而且对 K^+ 的跨膜扩散还具有静电吸引作用。因此，K^+ 的扩散形成了两个结果，一是扩散出来的 K^+ 只能分布在膜的外表面，而不能自由扩散及分布到整个细胞外液；二是扩散至膜外的 K^+ 在膜的外表面聚积形成一个正电场，由此而形成排斥细胞内 K^+ 进一步向外扩散的力量。因此，在 K^+ 跨膜扩散过程中，会有两个作用力在同时起作用，即 K^+ 的浓度梯度促使 K^+ 跨膜扩散的化学驱动力及膜外聚积的 K^+ 形成的阻止其继续扩散的电位差驱动力。上述浓度差、电位差（电场力）对 K^+ 作用力的代数和构成 K^+ 跨膜扩散的电 - 化学推动力。随着 K^+ 向外扩散，导致电位差驱动力逐渐增加到与浓度差形成的化学驱动力相等时，电 - 化学驱动力代数和为零，K^+ 的净移动量为零，而膜电位也将维持在这一平衡状态。此时的跨膜电位亦称 K^+ 的**平衡电位**（equilibrium potential，E_K）。早期枪乌贼巨轴突的电生理实验也证实了静息电位是由 K^+ 跨膜移动而形成的事实。在记录静息膜电位时，人为改变灌流液中 K^+ 的浓度即改变 K^+ 的浓度差时，记录到的膜电位会随之改变。随着膜内外 K^+ 浓度差的减小，膜电位将会减小直至为零。E_K 取决于细胞内外 K^+ 的浓度差，其数值可通过 Nernst 公式进行计算，即

$$E_K=\frac{RT}{ZF}\ln\frac{[K^+]_o}{[K^+]_i}$$

其中 E_K 代表 K^+ 的平衡电位，R 是通用气体常数，T 是绝对温度，Z 是离子价，F 是 Faraday 常数，$[K^+]_o$ 和 $[K^+]_i$ 分别代表膜外和膜内 K^+ 的浓度。为计算方便，这个公式也可简化为：

$$E_K=60\lg\frac{[K^+]_o}{[K^+]_i}$$

将细胞内外 K^+ 的浓度代入公式，可计算出 K^+ 的平衡电位（表 2-1）。同样道理，也可计算出其他离子的平衡电位。一般来说，哺乳动物多数细胞的 E_k 为 -100~-90 mV，E_{Na} 为 +50~+70 mV。

表 2-1 静息时神经细胞膜（枪乌贼）两侧主要离子分布

主要离子	胞质的浓度（mmol/L）	细胞外液的浓度（mmol/L）	平衡电位（mV）
K^+	400	20	-75
Na^+	50	440	+55
Cl^-	52	560	-60

注：不同种属及不同种类的细胞由于 K^+ 在膜内外分布不同，其膜电位数值也不同

然而实际测得的静息电位，总是小于由 Nernst 公式计算的平衡电位值。原因是 Nernst 公式主要适用于膜对一种离子具有通透性的情况，即只有一种离子跨膜扩散而形成的膜电位。然而实际情况是静息时膜除了对 K^+ 有通透性外，对 Na^+ 也有很小的通透性。此时，可利用 Goldman 方程（或恒场方程）计算静息电位的预测值：

$$E_m=\frac{g_K}{g_K+g_{Na}}E_K+\frac{g_{Na}}{g_K+g_{Na}}E_{Na}$$

式中 E_m 代表膜电位，E_K 代表 K^+ 的平衡电位，g_K 代表 K^+ 的电导（亦可理解为 K^+ 的通透性），E_{Na} 和 g_{Na} 分别代表 Na^+ 的平衡电位和 Na^+ 的电导（即 Na^+ 的通透性）。由公式不难看出，若膜只对 K^+ 有通透性（即 Na^+ 通透性或电导为零），则膜电位等于 K^+ 的平衡电位，同理若膜只对 Na^+ 有通透性，则膜电位等于 Na^+ 的平衡电位。而当膜对两种（或两种以上）离子同时具有通透性时，则膜电位取决于每种离子通透性占总通透性的比值。如上所述，静息时膜主要对 K^+ 有通透性，因此膜电位接近 K^+ 的平衡电位，但由于对 Na^+ 也有通透性，因此膜电位偏离了 K^+ 的平衡电位（小于 K^+ 的平衡电位即朝 Na^+ 的平衡电位方向偏离）。

由于静息电位数值总是小于依 Nernst 公式计算所得的平衡电位值，即静息电位略小于 E_K，因而会产生 K^+ 的驱动力，即少量 K^+ 由胞内流向胞外；同时由于膜对 Na^+ 也有很小通透性，再加上静息电位远离 Na^+ 的平衡电位，因此也存在着 Na^+ 的少量内流。此时钠泵被活化，通过主动转运机制将漏入细胞的 Na^+ 离子泵出，同时将漏出的 K^+ 泵入，使细胞维持 Na^+、K^+ 原有的浓度梯度，阻止 Na^+ 和 K^+ 浓度梯度的减小。如前所述，钠泵的活动是每分解 1 分子 ATP，泵出细胞 3 个 Na^+，而泵入胞内 2 个 K^+，使膜外增加一个额外正电荷，结果会使膜的电位差加大，即朝超极化方向发展，因此钠泵的离子转运过程是一个生电性的活动。但这种生电性作用通常对膜电位影响不大。

综上所述，静息电位主要是 K^+ 跨膜扩散形成的电 – 化学平衡电位。在静息电位形成过程中，以下三个因素至关重要：①膜内外 K^+ 的不平衡分布及由此形成的电 – 化学驱动力；②膜对 K^+、Na^+ 的相对通透性，由 Goldman 方程可知，静息电位是 E_K 和 E_{Na} 综合作用的结果，由于细胞膜在静息时主要对 K^+ 有通透性，因此膜电位接近 E_K；③钠泵的生电性作用。当钠泵活动增强时，由于其生电效应导致膜电位发生超极化；反之，会使膜电位发生去极化，而导致静息电位减小。

二、动作电位及其产生机制

（一）细胞的动作电位

以神经细胞和骨骼肌细胞为代表的**可兴奋细胞**（excitable cell），在受到适当刺激后，其膜电位将发生短暂的、可长距离扩布的电位变化，称之为**动作电位**（action potential，AP）。神经细胞的动作电位包括锋电位和后电位两部分，其过程为受刺激后膜电位由静息时的 –70 mV 快速去极化，并逆转成为 +30 mV（反极化），即膜电位发生了快速和大幅度的去极化变化。通常将去极化超过 0 mV 的部分称为超射。随后，膜电位又迅速复极化恢复至静息电位水平，动作电位的去极化和复极化过程进行得非常快，产生的电位变化形似尖耸的锋，称为**锋电位**（spike potential），神经和骨骼肌的锋电位持续时间为 1~2 ms。动作电位在恢复至静息水平之前，会经历一个缓慢而小的电位波动称为后电位，它包括负后电位和正后电位。前者指膜电位复极到静息电位水平前维持一段较长时间的去极化状态，后者是紧随其后的一段超过静息电位水平的超极化状态，最后才恢复到受刺激前的静息电位水平。这里的负后电位和正后电位的名称都是延用早期细胞外记录时电位变化结果的命名。因为在采用细胞外记录方法时，两个电极都被放置在细胞外以记录细胞外两点间的电位差。此时发生超极化的部位其电位会高于正常部位，因而将超极化的电位变化取名为正后电位。

不同类型细胞的动作电位其时程及形状会有很大差异。如心肌细胞的动作电位持续时间会超过 100 ms，而且电位变化还会包含不同的时相（见第 4 章）。但所有细胞的动作电位都具有一些共同的特征：①全或无（all or none）特性，即动作电位要么不产生，要产生就是最大幅度。即对于同一类型的细胞来说一旦产生动作电位，其形状和幅度将保持不变，即使增加刺激强度，动作电位幅度也不再增加。②可以进行不衰减的传导，动作电位产生后不停留在受刺激的部位，而是迅速沿细胞膜向周围扩布，直到整个细胞都历经相同的电位变化。在此传导过程中，动作电位的波形和幅度始终保持不变。③具有不应期，一次刺激引起的动作电位，在其发生的过程主要是在锋电位期间，细胞将失去对其他刺激的反应能力，这段时间称作绝对不应期（不发生反应的时期）。此时细胞的兴奋性很低，必须经过一段时间的恢复，方能再接受刺激产生动作电位。

（二）动作电位的产生机制

在明确了静息电位的离子学说后，很容易对动作电位的产生机制做出推论，即动作电位的产生也是离子跨膜移动的结果。由于 Hodgkin 等人观察到细胞受刺激产生动作电位时，其峰值并非为零电位，而是出现一定数值的超射形成正电位，而且其超射值与 Na^+ 平衡电位在数值上非常接近。因而，他们提出了钠学说用以解释动作电位去极化的形成机制。即细胞在受刺激后，可能使膜对 Na^+ 的通透性增加而使膜电位趋向于 E_{Na}。随后的研究中，Hodgkin 和 Huxley 利用枪乌贼巨轴突的实验和后来一系列实验都证实了上述设想。当他们用蔗糖、葡萄糖和氯化胆碱溶液代替含有 Na^+ 的海水溶液时，动作电位幅度降低，且降低幅度与 NaCl 被替代程度成比例。图 2-12 显示了实验结果，曲线 1 代表用含 NaCl 的海水灌流时产生的动作电位，曲线 2~8 分别代表用无 Na^+ 灌流液以不同时间替代海水时产生的动作电位。其替代时间从 2 s 到 8 s 不等，当无 Na^+ 灌流液达 8 s 时(曲线 8)，外加电流的刺激将不再引起动作电位，甚至无任何反应。而恢复含 Na^+ 的海水灌流后，刺激引起的动作电位随之恢复了。另外，在含 Na^+ 的海水液中记录到正常的动作电位时，应用特异性 Na^+ 通道阻断剂同样可以阻断动作电位的产生。然而，在动作电位过程中膜对 Na^+ 通透性的增加是一过性的，很快通透性便降低，膜又恢复了对 K^+ 的通透性。实验中若应用 K^+ 通道阻断剂 TEA，动作电位的上升支没有改变，而其复极过程将大大延缓。上述替代实验及应用通道阻断剂的实验都说明了膜对 Na^+、K^+ 通透性的改变是形成动作电位的原因。现已明确，动作电位就是受刺激后，膜对离子通透性的改变(由静息时对 K^+ 通透变为对 Na^+ 通透)，引起 Na^+ 及随后 K^+ 的跨膜移动并形成一系列膜电位的改变。而离子的跨膜移动必须具备两个条件，一是电 - 化学驱动力，二是膜对离子的通透性或膜电导。

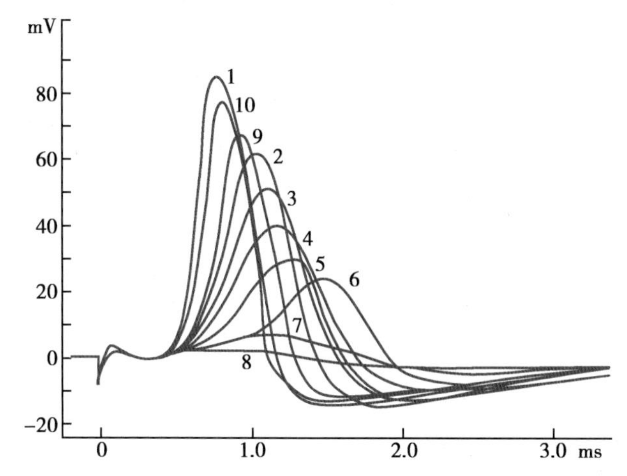

图 2-12　无 Na^+ 灌流液对枪乌贼巨轴突动作电位的影响
曲线 1 示用含 NaCl 的海水灌流时产生的动作电位；曲线 2~8 示无 Na^+ 的液体以不同的时间代替海水灌流产生的动作电位；曲线 9、10 示恢复海水灌流时重新产生的动作电位

1. 离子的电 - 化学驱动力　对于离子来说，跨膜扩散的动力来源于浓度梯度和电位梯度，膜电位一旦达到该离子的平衡电位，离子的电 - 化学驱动力则为零，即电场力与浓度梯度对离子的驱动力大小相等，方向相反。反之，只要膜电位偏离平衡电位就会出现离子的跨膜移动。因此对一个离子来说，其电 - 化学驱动力等于膜电位与平衡电位之差，即 $F=E_m-E_i$。其中 F 代表驱动力，E_m 代表膜电位，E_i 代表离子的平衡电位。因此，可以根据 Na^+、K^+ 的电 - 化学平衡电位计算在静息状态下 Na^+、K^+ 所具有的电 - 化学驱动力。以静息电位 −70 mV，Na^+、K^+ 的电 - 化学平衡电位分别为 60 mV、−90 mV 来计算，则 Na^+、K^+ 在静息状态下具有的电 - 化学驱动力分别为：

$$F_{Na}=E_m-E_{Na}=-70\ mV-60\ mV=-130\ mV$$
$$F_K=E_m-E_K=-70\ mV-(-90\ mV)=20\ mV$$

这里绝对值的大小反映驱动力的大小，而符号反映驱动力的方向。负值代表内向驱动力(对正离子而言)，即推动正离子由胞外进入胞内的动力，因为对正离子而言，胞内负电位是推动其向内流动的动力。相反，若驱动力为正值，则代表外向驱动力，即推动正离子由胞内流向胞外的动力。由上式可知，静息状态下 Na^+ 和 K^+ 都具有驱动力，但由于静息电位接近 K^+ 的平衡电位，因此 K^+ 只有很小的驱动力，而由于静息电位远离 Na^+ 的平衡电位，因此 Na^+ 具有强大的驱动力，这也正是产生动作电位的重要基础，保证了在细胞受到刺激，膜电导发生改变时，Na^+ 可以迅速进入胞内产生去极化反应(图 2-13)。

当 Na^+ 及其他正离子由胞外向胞内跨膜移动(或负离子向外流动)时，产生的跨膜离子电流称内向电流，内向电流的作用是可以产生去极化。相反，正离子由内向外跨膜移动(或负离子向内流动)产生外向电流，而外向电流可以引起膜超极化或复极化。

由于离子的电 - 化学平衡电位是固定不变的，因此驱动力的改变只能是由于膜电位的改变而改变。驱动力是离子跨膜移动的基本条件之一，即离子要进行跨膜移动必须具备一定的驱动力。如上所述离子的跨膜移动还须同时具备另一条件，即膜对离子的通透性或电导。

2. 离子的通透性(膜电导)

(1) 动作电位过程膜电导的变化及测量　动作电位的产生主要是由于刺激改变了膜的通透性，由此产生了跨膜离子电流(如 Na^+ 的内向电流)及去极化的电位改变。因为在静息状态下，Na^+ 本身已具备强大的驱动力但只有很小的通透性(电导)，而刺激(电刺激或化学刺激)对细胞的作用恰恰是

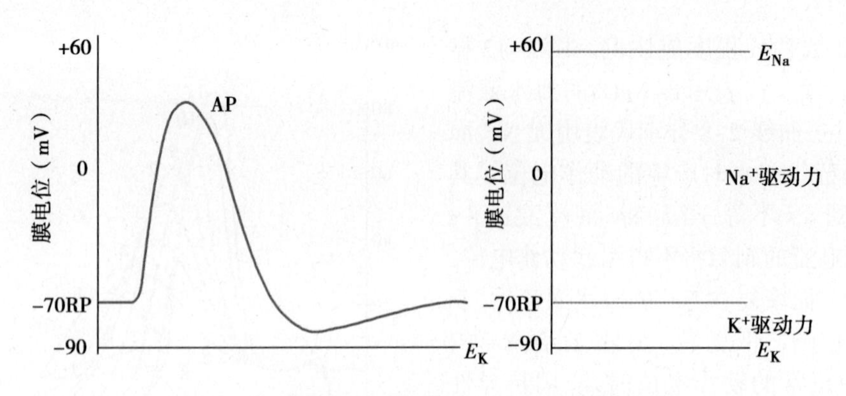

图 2-13 在静息状态下膜对 Na^+ 和 K^+ 的驱动力

改变了膜的通透性，即刺激改变了通道的构型及功能，使其开放导致 Na^+ 离子内流由此产生膜电位的改变。因此研究动作电位的产生机制主要在于了解膜通道的功能特性，即通道的开闭过程及影响因素。对于通道来说，重要的特性是电导，可以近似地理解为通透性。膜电导与膜电阻成反比即 $G=1/R$，其中 G 代表电导，R 代表电阻。根据欧姆定律 $I=V/R$，则电流可写成 $I=GV$，这里 I 代表离子电流，V 代表离子受到的电 - 化学驱动力。如前所述，离子的电 - 化学驱动力（F）等于膜电位（E_m）与离子平衡电位（E_i）之差。因此，上式也可改写成 $I=G(E_m-E_i)$。事实上这是离子跨膜扩散及产生膜电位过程的数学表达式，这也是理解生物电和解释生物电现象的重要基础。离子的跨膜扩散可形成离子电流（I），而扩散需要具备两个条件，一是膜对离子的通透性或膜电导（G），另一个是推动离子扩散的动力，即电 - 化学驱动力（E_m-E_i）。对 Na^+ 离子来说，其膜电导、电流及驱动力的关系如下：$I_{Na}=g_{Na}(E_m-E_{Na})$，式中 E_{Na} 即 Na^+ 的平衡电位（约 +60 mV），通常是保持不变的，若 E_m 也能保持不变，测量得到的 I_{Na} 即可反映膜对 Na^+ 的电导（g_{Na}）。但长期以来困扰研究者的一个主要问题是在动作电位去极化过程中，E_m 和 g_{Na} 总是处在动态的变化中，而且两者又在相互影响。膜电导增加引起的离子电流会改变膜电位，而膜电位的改变又反过来影响通透性或电导，即膜对 Na^+ 的电导并非保持恒定，而是随着膜电位的变化而变化。因而人们无法用常规的测量电流的方法获取有关电导的信息。从公式中能看得出，解决这一问题的核心是将膜电位稳定地维持在某一水平，在此条件下记录膜电流即可反映在这一膜电位水平下膜电导的情况。20 世纪 50 年代，Hodgkin 和 Huxley 根据 Cole 和 Marment 早期的设计并加以改进，首次应用**电压钳**（voltage clamp）技术对枪乌贼的标本进行膜电流的测定并获得了成功，取得了具有划时代意义的结果。图 2-14 所示的是在枪乌贼巨轴突进行的一个电压钳实验记录，当指令电压由静息时的 −60 mV 钳制到 0 mV，持续一段时间并观察离子电流的情况。可以发现先后有两种离子电流，早期向下的内向电流和延迟的向上的外向电流。电生理学将向下的电流规定为内向电流，向上的规定为外向电流。

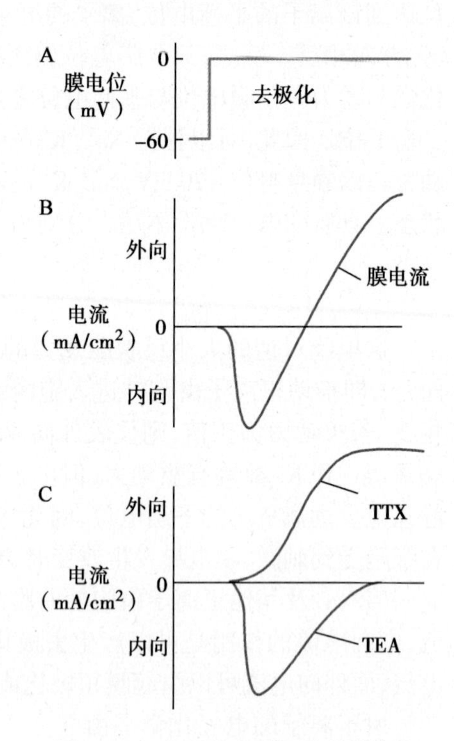

图 2-14 电压钳实验记录的膜电流

A 示将膜电位由 −60 mV 去极化至 0 mV 并固定一段时间；B 示在枪乌贼巨轴突记录到的膜电流，包括早期向下的内向电流及之后向上的外向电流；C 示在应用 TTX 和 TEA 后分别记录的膜电流。前者只记录到外向电流，而后者只能记录到内向电流

TTX：河豚毒素；TEA：四乙胺

利用单一的电压钳技术只能记录电流的方向及幅度，而无法对电流的离子成分进行分析。要进行这样的分析需结合其他方法，如应用离子通道的特异性阻断剂或离子替换法等。图中显示了在应用 Na^+ 通道阻断剂河豚毒素（tetrodotoxin，TTX）和 K^+ 通道阻断剂四乙胺（tetraethyl ammonium，TEA）后分别记录到的膜电流。

当应用 TTX 后，由于阻断了 Na^+ 通道，因而记录到的只有单一的外向电流；同理在应用 TEA 后，由于阻断了 K^+ 通道而只能记录到单一的内向电流。上述结果说明了内向电流的离子成分是 Na^+，而外向电流的成分是 K^+。利用电压钳技术，通过人为设定钳制电压水平并记录膜电流，而根据设定的膜电位及记录到的膜电流很容易计算出在不同膜电位时膜电导的变化。图 2-15 显示了将膜电位钳制在去极化过程的不同电位记录电流，然后计算膜对 Na^+ 的电导。结果显示，在去极化过程，膜对 Na^+ 的电导并非恒定，而是随着去极化的进行（由 -60 mV 去极至 +20 mV），膜对 Na^+ 的电导逐步增加，这称为 Na^+ 电导的电压依赖性，即 Na^+ 电导的大小受膜电位影响。上述 Na^+ 电导的电压依赖性在细胞接受刺激产生动作电位的过程具有非常重要的意义，可以大大促进 Na^+ 的快速去极化过程。同样去极化也使 K^+ 的电导增加，而 K^+ 电导的增加有助于在去极化后发生复极化，使膜电位快速恢复至静息水平。Na^+ 和 K^+ 的电导除了显示电压依赖性外，还表现出时间依赖性，但 Na^+ 和 K^+ 电导的时间依赖性有所不同。Na^+ 电导的时间依赖性特征是在去极过程电导增加只是一个快速过程，很快就下降恢复至正常。而 K^+ 电导的时间特征与 Na^+ 的截然不同。当发生去极化时，经过一段延迟后（而不是立即）K^+ 的电导增加，而当膜电位处在去极化过程，K^+ 电导的增加会一直持续而不会下降。Na^+ 和 K^+ 电导的电压及时间依赖性，对解释动作电位的去极和复极过程具有非常重要的意义。同时如前所述，电压钳的实验也提供了直接的证据，即在刺激作用下膜对各离子的电导依次发生改变，从而形成了一系列电位变化。首先是 Na^+ 电导急骤增加，Na^+ 快速内流形成的内向电流使膜内电位迅速升高直至接近 Na^+ 平衡电位，形成去极化的升支部分；随后 Na^+ 电导又迅速降低，K^+ 电导增大，K^+ 外流形成外向电流，使膜发生快速复极化，构成动作电位的降支。

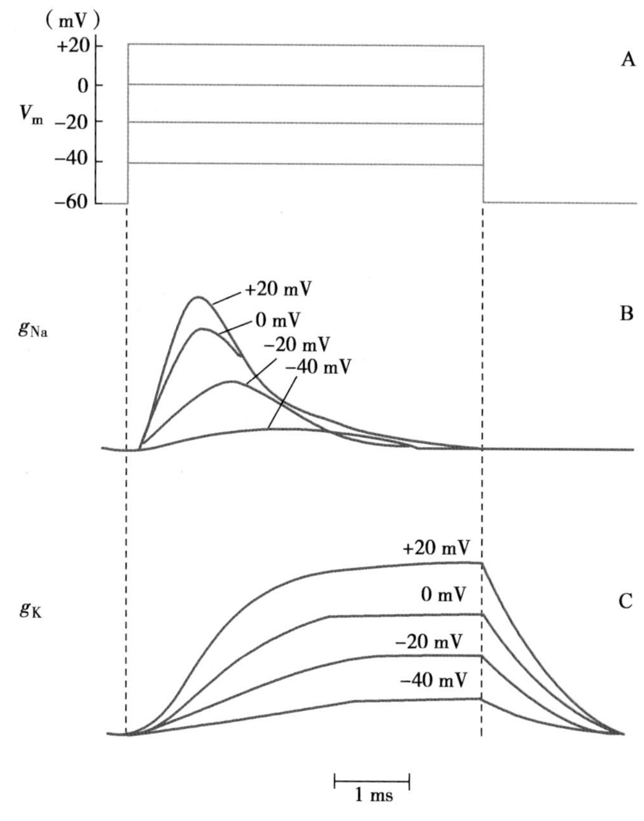

图 2-15 Na^+ 和 K^+ 电导的电压和时间依赖性

A 示将膜电位钳制在不同的去极化水平；B 示在不同的去极化水平时，Na^+ 电导的变化；C 示在不同的去极化水平时，K^+ 电导的变化

（2）膜电导变化的机制　显然，上述膜电导的变化建立在通道构型或功能改变的基础上。在不同的膜电位水平或动作电位的过程中，Na^+ 通道呈现 3 种基本功能状态：①备用状态，其特征是通道呈现关闭状态，因而对离子不导通，但对刺激可发生反应而迅速开放，因此称作备用状态；②激活状态，此时通道开放，离子可经由通道进行跨膜扩散；③失活状态，此时通道关闭离子不能进出，但即使有刺激也不能立即开放。细胞在静息状态时，通道处于备用状态。当刺激作用于细胞时，通道被激活而开放。多数通道开放的时间很短，如前述锋电位过程的 Na^+ 通道开放时间仅为 1~2 ms，随即进入失活状态，必须经过一段时间，通道才能由失活状态恢复至静息的备用状态（称为复活）。上述通道的功能状态是由通道内部的门控机制决定的。决定通道功能状态的有 2 种门控机制，即激活门（m 门）和失活门（h 门），两者串联排列，其开闭受膜电位控制。当两个门同时开放时，通道打开（激活）。两个门中只要一个门关闭则通道就不导通，但会形成不同的状态。静息时 m 门关闭，h 门开放（称之为备用状态），受刺激后 m 门可立即开放使通道导通。而 Na^+ 通道开放持续的时间很短，因为在 m 门开放后，h 门逐渐关闭使通道关闭，通道的开放是指在 m 门开放和 h 门关闭之间的很短的过程。当 h 门关闭后通道关闭而且再接受刺激时通道并不能开放，因而称为失活。必须经过一段时间，使通道恢复至静息时的备用状态，即 h 门开放、m 门关闭

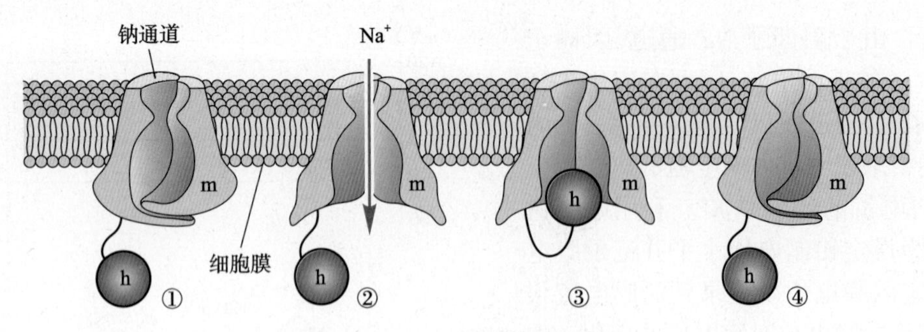

图 2–16　Na^+ 通道模式示意图

①备用状态：m 门开放，h 门关闭；②通道开放；③失活状态：m 门开放，h 门关闭；④复活（备用状态）

（图 2–16）。Na^+ 通道的功能状态，决定着细胞是否具有产生动作电位的能力，与不应期的产生有密切联系。如前所述，利用电压钳技术可定量分析刺激作用于细胞后膜电导的变化，然而得到的结果是整个细胞膜上所有通道活动的综合结果，利用此项技术尚不能了解单个离子通道的功能活动特征。因为电压钳的钳制面积大，包含大量随机开放和关闭的通道，形成的背景噪声也大，往往掩盖了单一通道的微弱电流。而对体积较小的神经元要插入两个电极也是非常困难的。1976 年由 Neher 和 Sakmann 发明的**膜片钳**（patch clamp）技术解决了这一难题，基于两人的杰出贡献，他们荣膺了 1991 年度的诺贝尔奖。膜片钳与电压钳的工作原理基本相同，即在人为设置电压并固定的情况下，记录、分析离子电流。只是膜片钳技术能够在一小片膜上记录到单个离子通道活动形成的电流（图 2–17）。由记录到的单通道电流可知，通道呈现两种状态即开放和关闭，开放时可形成 pA 级（10^{-12} 安培）的电流。通过对几十甚至上百次开闭过程的观察，可统计通道的平均开放与关闭时间，并根据记录的电流及钳制的电位计算出通道的电导。上述电压钳及膜片钳的实验资料从整个细胞膜及单个通道的不同角度说明动作电位过程发生的膜电导变化及相应机制。即刺激作用后引起离子通道的功能变化，表现为通道的开闭进而形成整个细胞电导的变化，由此产生了早期 Na^+ 内流的去极化及随后 K^+ 外流的复极化过程。伴随细胞动作电位的发生，有一部分 Na^+ 进入细胞，一部分 K^+ 流出细胞。事实上，一次动作电位过程中内流的钠和外流的钾仅占膜外钠及膜内钾总量的极小部分，短时间不会改变 Na^+、K^+ 在膜内外的分布及浓度梯度。但长此下去最终会引起 Na^+、K^+ 浓度的改变，从而影响细胞产生动作电位的能力。钠泵通过消耗能量完成离子的主动转运，泵出动作电位过程进入胞内的 Na^+，摄入排出的 K^+，从而恢复离子浓度。钠泵对胞内 Na^+ 浓度的增加非常敏感，因此在动作电位之后，由于 Na^+ 内流引起的胞内 Na^+ 浓度的增高会启动钠泵的活动，实现离子转运。正如前述，钠泵的活动是每次泵出 3 个 Na^+、泵入 2 个 K^+，是一个生电性过程，正后电位时的超极化可能与钠泵的这种生电性作用有关。

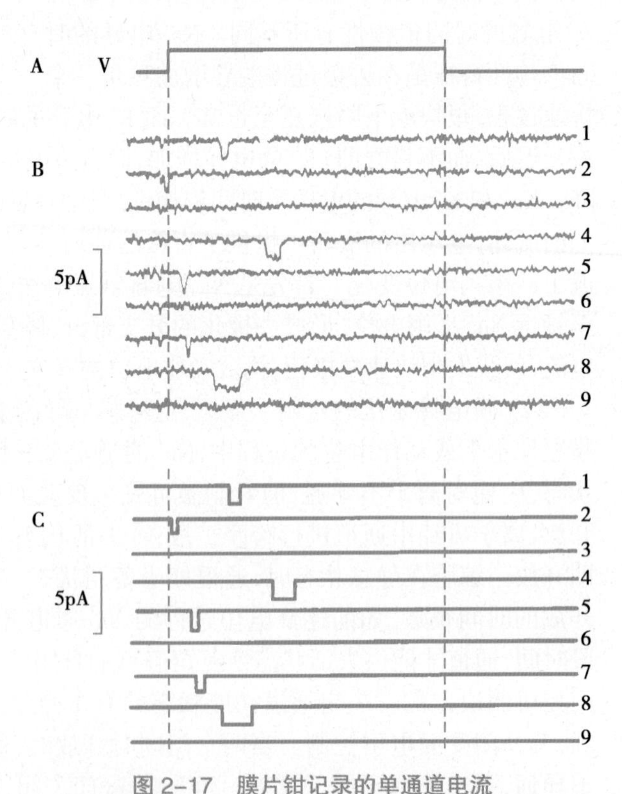

图 2–17　膜片钳记录的单通道电流

A 示将膜电位去极化并固定一段时间；B 是实际记录的单通道电流，图中所示在曲线 1、2、4、5、7、8 由于通道开放而形成了通道电流；C 是模拟示意图，注意由于记录的是单通道电流，因此每次记录到的电流幅度相等，但持续时间不同

3. 动作电位的产生过程　动作电位是受刺激后膜电位产生的特征性的电位变化。对细胞来说，

体内自然条件下的刺激通常依赖于各种信号的传递。如来自神经纤维的信号(动作电位)经神经肌肉接头的兴奋传递使肌肉受到刺激产生兴奋。而体外的人工刺激通常是给予电刺激。无论是体内的自然刺激还是人工电刺激产生的动作电位,其去极化的电位变化都包括两部分,即初始的去极化及达到阈电位后的再生性去极化过程。初始去极化是指刺激作用于细胞首先产生的去极化反应,包括人工电刺激电流在膜上引起的电位变化及膜上少量 Na^+ 通道开放形成的去极化反应。若刺激强度小,产生的去极化会被增强的 K^+ 外流所抵消(K^+ 外流增加是由于去极化一方面使膜电位进一步偏离 K^+ 的平衡电位,增强了 K^+ 向外扩散的驱动力;另外一方面去极化增加了 g_K),而不能形成动作电位。但若刺激强度增大,去极化幅度达到某个临界值时,就会触发动作电位,这个能够引起动作电位的临界膜电位称为**阈电位**(threshold potential,TP)。一般来说,细胞阈电位绝对值比静息电位小 10~20 mV。当刺激引起细胞膜从静息电位去极化达到阈电位时,g_{Na} 的增加引起的 Na^+ 内流超过了 g_K 增加引起的 K^+ 外流,导致膜进一步去极化。由于 Na^+ 通道的电压依赖性使得更多钠通道开放而进一步加速 Na^+ 内液,即膜电位去极化与 Na^+ 电导之间形成正反馈过程。阈电位的重要性在于此时膜的去极化不再是刺激依赖性,因为即使此时去除刺激,该再生性去极化过程仍不可避免地发生。其原因在于虽然此时 Na^+ 和 K^+ 的电导相等,但如前所述,在静息条件下 Na^+ 的驱动力远远大于 K^+,因而 Na^+ 的内流远超过 K^+ 的外流;再加上 Na^+ 电导的电压依赖性特性使 Na^+ 的去极化会形成再生性过程。其结果是膜对 Na^+ 的通透性越来越大,去极过程越来越快,在极短的时间 Na^+ 内流不但大大超过了 K^+ 外流,而且产生的大幅度的去极化甚至超过零电位形成超射(图 2-18)。通过上述动作电位的产生过程也可理解刺激对细胞的作用,不论是离体的电刺激还是体内的电信号,刺激对细胞的意义在于改变了膜对离子的电导(通透性),即刺激导致膜在静息状态下主要对 K^+ 具有通透性转变为对 Na^+ 的通透性大大增加,而刺激引起电导改变的实质是刺激改变了膜上通道的构型,导致通道的开放。在动作电位的产生过程中,阈电位发挥着类似触发开关的作用,只要刺激引起膜的去极化达到阈电位,就可引起动作电位。而产生的动作电位的幅度、形状及时间过程则只取决于膜电导的改变、Na^+ 浓度梯度和兴奋前膜电位水平,而与引起动作电位的刺激大小无关。不管什么性质的刺激,只要其强度达到使膜电位去极化到阈电位就可触发动作电位的产生。而动作电位一旦产生,其形状、幅度及时程均与原刺激无关,这是动作电位具有"全或无"特征的真正原因。

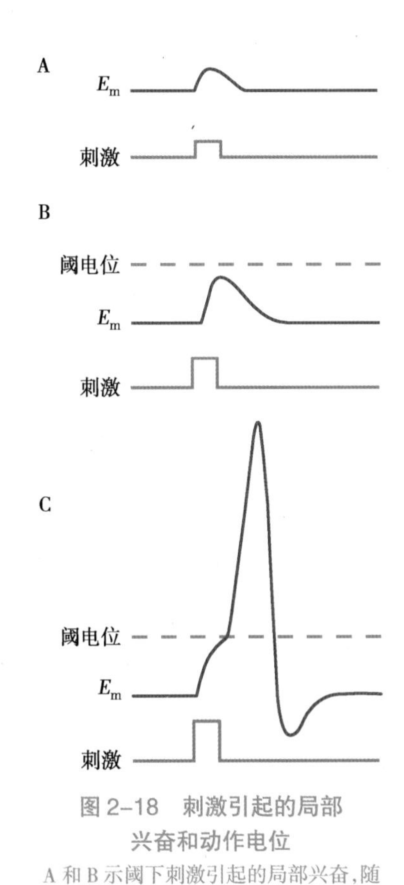

图 2-18 刺激引起的局部兴奋和动作电位

A 和 B 示阈下刺激引起的局部兴奋,随刺激强度的增加,去极化幅度也增加;C 示阈上刺激引起的动作电位

决定阈电位的因素主要是膜上 Na^+ 通道的密度,其次是通道对膜电位或化学刺激及机械刺激的敏感性。若通道的密度高即使较小的去极化也可达到阈电位(容易形成 Na^+ 内流大于 K^+ 外流)触发动作电位。相对于正常情况来说,此时的阈电位水平下移了。同样的道理,若通道对膜电位的改变、化学刺激或机械刺激敏感,也可以使阈电位下移。这意味着,即使较小的膜电位变化也能引起 Na^+ 通道构型改变,使其开放而形成与正常同样大小的离子电流最终引发动作电位。

(三) 动作电位的传导

动作电位的产生通常首先发生在局部。人工电刺激时,发生在刺激电极下方,而在体内的自然刺激情况下,也是首先发生在细胞受刺激的某个局部。但正如前述,动作电位的特征之一是可以迅速向周围扩布,直到整个细胞的膜历经同样的变化。如图 2-19 所示,动作电位首先产生于细胞中间的一点,在产生动作电位的部位,由于超射形成了膜电位极性的倒转,因此兴奋部位与邻近的膜形成了电位差,由于细胞外液与内液均为导电液体,在电位差的作用下,就会产生局部电流,局部电流将使邻近的膜产生去极化反应,一旦达到阈电位将引起动作电位发生。此处发生的动作电位以同样方式影响其邻近的膜,并

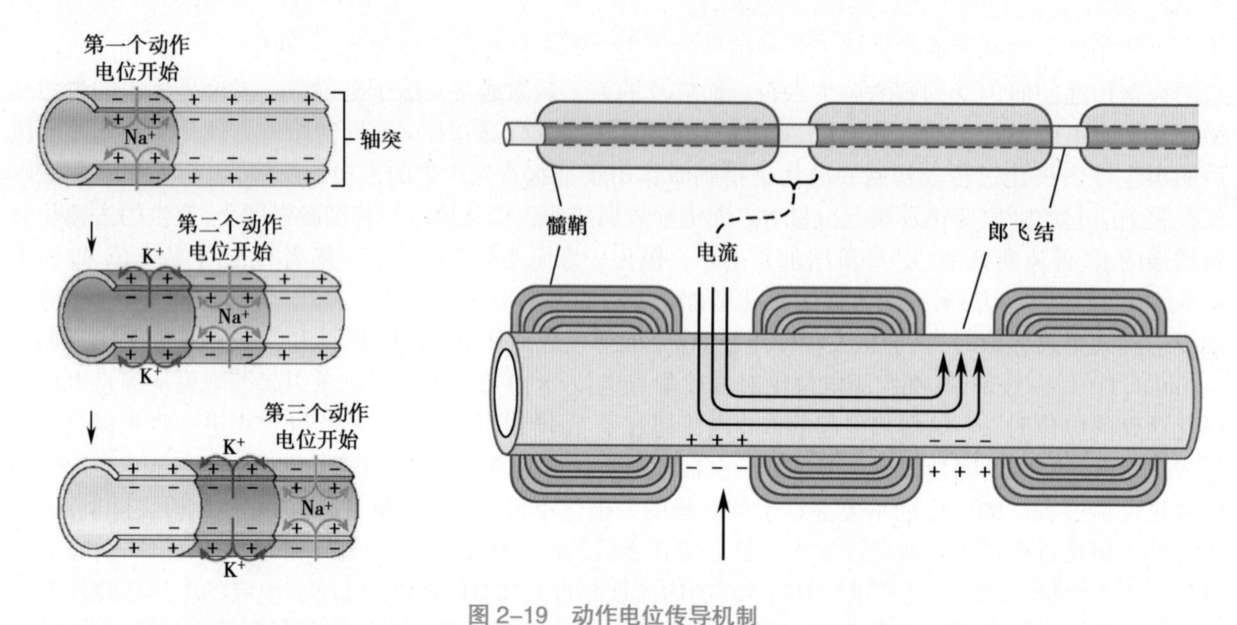

图 2-19 动作电位传导机制

左图表示动作电位在无髓神经纤维的传导，从上至下表示动作电位依次产生（传导）的过程；右图表示有髓鞘神经纤维的动作电位传导过程，箭头示最先产生动作电位的部位

依次产生动作电位。因此，动作电位的传导，实质上就是以局部电流的方式，未兴奋的静息区由于依次接受刺激而相继产生动作电位的过程，其结果表现为产生于一点的动作电位传导到整个细胞。由此不难理解，为什么在长距离的传导过程中动作电位的幅度、形状并不发生变化，即呈现不衰减传导的特征。上面描述的是动作电位在无髓神经纤维上的传导机制，而兴奋在有髓神经纤维的传导则有所差别。由于组成髓鞘的脂质是绝缘的，因此，兴奋区与未兴奋区产生的局部电流只能发生在相邻的朗飞结之间。这种方式传导的动作电位称作跳跃式传导，其结果是大大提高了动作电位的传导速度，同时也节省了能量消耗。因为在单位长度，动作电位传导过程经跳跃式传导涉及的离子进出的总量少得多，即需要主动转运的离子量减少，因而减少了能量消耗。因此，当有髓纤维的髓鞘受损时，神经冲动传递速度减慢，甚至中断，导致患者出现运动或感觉障碍。

三、阈下刺激与局部兴奋

能使细胞达到阈电位的最小刺激强度称作阈强度，具有阈强度的刺激称作阈刺激。小于或大于阈强度的刺激分别被称为阈下或阈上刺激。只有阈刺激和阈上刺激才能引起动作电位，而阈下刺激不能使膜去极化达阈电位，因而不能产生动作电位。但阈下刺激会使少量 Na^+ 通道开放形成小幅度的去极化反应，称为**局部兴奋**（local excitation）。局部兴奋具有的共同特征是：①刺激依赖性，其含义有两方面，一是这种小的去极化反应只在外加刺激作用时发生，刺激撤离后，其去极化很快被 K^+ 外流所抵消；其次去极化幅度随阈下刺激的强度改变而改变，呈现一种等级性反应，不具有动作电位“全或无”的特征。②电紧张性扩布，局部兴奋不能作长距离的扩布，但可在邻近膜形成电紧张电位，随距离延长而衰减，称电紧张性扩布。即发生在某一点的局部兴奋，其膜电位变化可通过电紧张方式使邻近部位的膜产生去极化反应，但仅限于周围几毫米的距离。③总和反应，局部兴奋的去极化反应可以相互叠加，即可发生总和，总和包括时间总和及空间总和。总和可以发生在某一部位连续产生局部兴奋时，由于后一次反应发生在前一次反应还未结束时，由此可使去极化反应叠加起来，这种方式称作时间总和。总和同样可发生在一个较小的范围（即电紧张性扩布的范围），同时发生的局部兴奋可相互叠加，致使其去极化幅度较单一的局部兴奋的幅度大，称为局部兴奋的空间总和。总和的发生首先与单一局部兴奋去极化的幅度大小有关，而时间总和则取决于局部兴奋产生的频率，显而易见，局部兴奋的产生频率高、间隔时间短，容易使小幅度的去极化叠加、总和起来。其次空间总和取决于同一时间发生局部兴奋的数目及空间距离，在一个局部，同时产生的局部兴奋数目多且空间距离小，易于通过电紧张的方式总和。因此，局部兴奋虽未形成动作电位，但通过总和可以产生动作电位，因而可看作是动作电位（或兴奋）的一种过渡形式。另外，由于局部兴奋随刺激强度大小而变化，因此具有更灵活的编码方式，因而是体内除动作电位以外的另一种非常重要的信息传递方式。尤其是在细胞间信号传递过程，如神经肌肉接头及神经元之间突触的信息传递过程发挥重要作用。

拓展知识 2-2　细胞膜的被动电学特性及对生物电信号的影响

四、组织的兴奋和兴奋性

（一）兴奋和兴奋性

当机体内、外环境变化时，机体会作出适宜的反应。生理学上，这种能引起机体反应的内外环境变化称为**刺激**（stimulus），而机体内不同组织细胞对刺激产生的反应表现形式不同。例如，神经表现为产生和传导冲动，肌肉表现为收缩，而腺体表现为分泌。在生理学中，通常将这些接受刺激后能迅速产生某种特定生理反应的组织称为可兴奋组织。机体组织在接受刺激时发生的反应有两种表现形式：一种是由相对静止变为显著的运动状态，或原有活动由弱变强，这种形式称为**兴奋**（excitation）；另一种表现形式是由运动转为相对静止，或活动由强变弱，这种形式称为**抑制**（inhibition）。

广义的兴奋是指机体组织细胞对外界刺激产生的反应，而神经、肌肉等组织在兴奋时都会产生动作电位。因此，现代生理学把能对刺激产生动作电位的组织称为可兴奋组织，将组织细胞接受刺激后产生动作电位的现象称为兴奋，其产生动作电位的能力称为**兴奋性**（excitability）。它们的共同特征是，对刺激敏感并作出反应，而且反应形式通常是动作电位。对这些组织来说，动作电位作为兴奋过程有两方面的含义，一是动作电位可引起相应的功能活动，如肌肉的动作电位引起收缩，腺细胞的动作电位引起分泌，分别称作兴奋 - 收缩耦联或兴奋 - 分泌耦联。其次对于一些特殊细胞如神经元来说，动作电位则构成了它们的主要活动形式，如神经元通过产生、传导动作电位进行信息处理，从而完成对各种生理功能的调节。

然而，并不是所有的刺激都能引起机体发生反应，刺激要引起反应通常必须满足 3 个条件，即足够的刺激强度、足够的刺激作用时间和适当的刺激强度 - 时间变化率。若固定刺激作用时间和刺激 - 强度变化率这两个条件不变，单独改变刺激强度，可观察到不同强度的刺激对活组织细胞反应的影响。通常我们将能引起组织细胞产生反应的最小刺激称为阈刺激，该最小刺激强度称为**阈强度**（threshold intensity），简称**阈值**（threshold）。低于阈值和高于阈值的刺激则分别被称为阈下刺激和阈上刺激，而能够引起最大反应的最小刺激称为最适刺激。

（二）组织细胞兴奋过程中兴奋性的变化

不同的组织细胞对相同刺激的反应不同，通常采用阈值衡量组织兴奋性的高低。阈值大表明其兴奋性低，意味着需要给予更大强度的刺激才能引起兴奋，反之则意味着兴奋性高。同一组织或同一细胞的兴奋性变化也可用阈值来衡量，当细胞兴奋性升高时，引起动作电位的刺激阈值会降低；反之，当兴奋性降低时，需更大的刺激强度才能引起动作电位。因此，阈值大小可反应组织细胞兴奋性的高低，两者呈反变关系：

$$\text{兴奋性} \propto \frac{1}{\text{阈值}}$$

细胞在产生兴奋的过程及之后的一段时间，兴奋性会发生改变。在兴奋过程最初的一段时期，无论多么强大的刺激也不能使细胞再次兴奋，这段时间称**绝对不应期**（absolute refractory period）。即在此期间刺激阈值无限大，兴奋性可看作是零。绝对不应期后的一段时期，给予细胞一个强刺激，即大于阈强度的刺激可产生一个动作电位，称为**相对不应期**（relative refractory period）。在此期间兴奋性在逐渐恢复，但由于引起动作电位的刺激强度仍大于正常的阈强度，所以兴奋性仍低于正常。有的细胞动作电位相对不应期后还会出现**超常期**(supranormal period)和**低常期**(subnormal period),前者是细胞的兴奋性轻度增高,而后者是兴奋性低于正常水平。

上述兴奋性变化的主要特征是,细胞在产生一次兴奋后,兴奋性要经历一个周期性变化,表现为动作电位之初兴奋性降低为零及之后逐渐恢复的过程。绝对不应期在时间上相当于锋电位持续的过程,这意味着锋电位是不能叠加的(图 2-20)。即在产生动作电位过程中不可能同时再接受刺激产生另一个动作电位。因此,不应期的存在限制了细胞产生动作电位的最大频率。不同的细胞由于绝对不应期长短不一,因而产生动作电位的最大频率有所差别。一些细胞的最大频率可能在 100 次 /s,另一些可能达 1 000 次 /s。

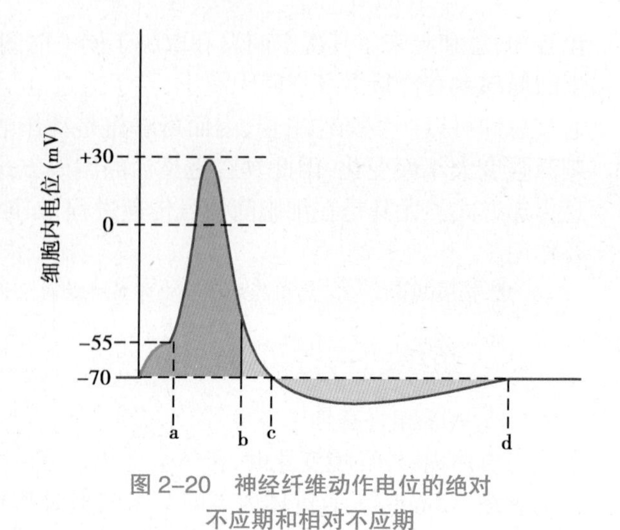

图 2-20　神经纤维动作电位的绝对不应期和相对不应期

a-b:绝对不应期;b-c:相对不应期和超常期;c-d:低常期

产生不应期的原因,是 Na^+ 通道在接受一次刺激而激活开放后,会经历不同的功能状态。如前所述,对单一通道来说,当受刺激开放后,随之关闭进入失活状态,而且必须经历一段时间才能恢复至备用状态,当膜上所有通道都进入失活状态时,细胞即表现为绝对不应期。之后随着复极的进行通道在逐渐复活,兴奋性也在逐渐恢复,在此过程中复活的通道数量在逐渐增加,最终在膜电位恢复至静息水平时,所有通道都复活恢复到备用状态,兴奋性恢复正常。

第四节　肌细胞的收缩功能

机体的各种运动都是通过肌肉收缩完成的。根据结构和收缩特性的不同,人体内的肌肉组织可分为骨骼肌、心肌和平滑肌三种,其中骨骼肌和心肌统称为横纹肌。虽然三种肌组织的形态结构和功能各具不同特点,但其收缩的机制基本相同。本章以骨骼肌为例,讨论肌细胞的收缩机制及其力学特征。对平滑肌只作一般介绍,而心肌的有关内容将在第 4 章第二节中介绍。

一、骨骼肌的兴奋和收缩机制

骨骼肌活动完全接受中枢神经支配,受意识控制,因此骨骼肌又称为随意肌。中枢神经兴奋通过神经肌肉接头传递引起肌肉兴奋,继而导致收缩。

(一) 神经肌肉接头处的兴奋传递

1. 神经肌肉接头的结构　骨骼肌神经肌肉接头(neuromuscular junction)由接头前膜、接头后膜和它们之间的接头间隙三部分组成。运动神经纤维到达骨骼肌细胞时,其末梢失去髓鞘,以裸露的轴突末梢嵌入肌细胞膜的凹陷中。轴突末梢的神经膜称为接头前膜,与前膜相对应的肌细胞膜称为接头后膜或终板膜,呈向内凹陷的浅槽。前膜与后膜之间存在大约 20 nm 的接头间隙,其中充满细胞外液(图 2-21)。

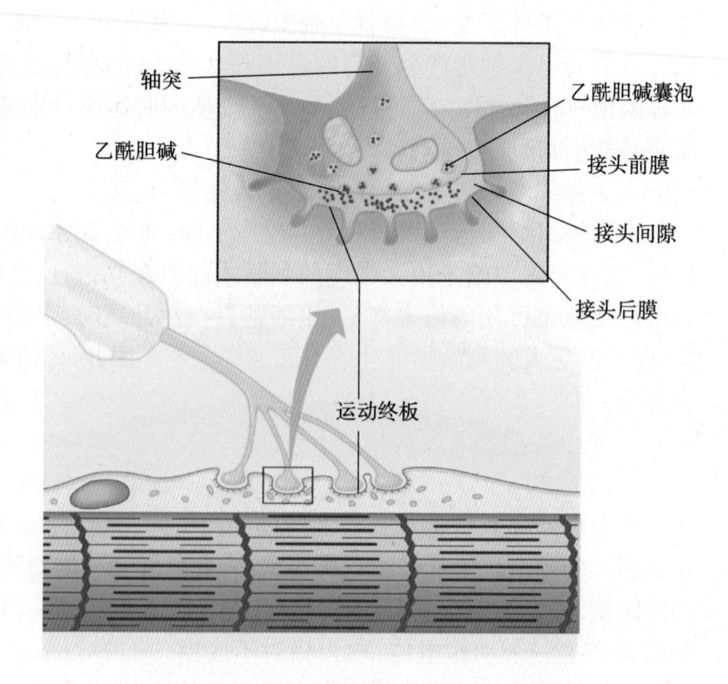

图 2-21　神经肌肉接头处超微结构示意图

神经肌肉接头的结构特征表现为:①在

轴突末梢的轴质中，含有丰富的线粒体和大量的囊泡，囊泡内含有神经递质乙酰胆碱（ACh）。②终板膜有规则地向细胞内陷入，形成许多增厚的皱褶，可增加终板膜与前膜的接触面积，有利于兴奋的传递。③终板膜上存在 N_2 型胆碱能受体，属通道耦联受体或化学门控通道，可与 ACh 特异性结合，并引起通道开放。④终板膜上存在大量的胆碱酯酶，可水解 ACh，使其失去活性。

2. 神经肌肉接头处的兴奋传递过程　当运动神经元处于安静状态时，神经末梢一般只有少数囊泡随机释放，不会对肌细胞产生明显的影响。当神经冲动沿神经纤维传到轴突末梢时，首先引起接头前膜去极化，使电压门控式 Ca^{2+} 通道开放，Ca^{2+} 从细胞外液进入轴突末梢，进而导致大量囊泡向接头前膜内侧移动，与前膜融合，并以出胞的方式使贮存在囊泡中的 ACh 分子"倾囊"释放入接头间隙。一次动作电位可使大约 125 个囊泡内的 ACh 释放到间隙中。ACh 通过间隙到达终板膜，与膜上 N_2 型胆碱能受体结合，通道开放，导致 Na^+ 、K^+ 等离子跨膜移动（Na^+ 内流为主），引起后膜去极化，出现一个小的称为**终板电位**（end-plate potential）的局部电位。

终板膜本身没有电压门控 Na^+ 通道，不会产生动作电位，其产生的终板电位可通过电紧张性扩布刺激周围肌膜上的电压门控 Na^+ 通道，使之爆发动作电位，并传播至整个肌细胞膜。一次终板电位一般都大于相邻肌膜阈电位的 3~4 倍，易于引起邻近肌细胞膜爆发动作电位。ACh 在刺激终板膜产生终板电位的同时，可被终板膜表面的胆碱酯酶迅速分解，以中止其作用。这样就保证了每次神经冲动都可引起一次肌细胞有效的兴奋收缩。

凡影响骨骼肌神经肌肉接头兴奋传递各个环节的因素均可影响兴奋传递过程，进而影响骨骼肌的收缩（表 2-2）。例如，筒箭毒和戈拉碘铵可与 ACh 竞争性地争夺终板膜上的胆碱能受体，使 ACh 的作用不能发挥，导致神经肌肉接头兴奋传递受阻，出现肌肉松弛，因而在临床广泛用作肌松剂。再如，有机磷酸酯类能与胆碱酯酶结合而使其失效，使 ACh 不能及时降解，从而在运动终板膜处堆积，导致骨骼肌持续兴奋和收缩，故有机磷酸酯类农药中毒时出现肌肉震颤等中毒症状。

表 2-2　影响神经 – 肌肉接头兴奋传递的因素

影响环节	药物或疾病	作用机制
影响 ACh 的释放	细胞外 Mg^{2+} 浓度增高	竞争性抑制 Ca^{2+} 内流，减少 ACh 释放
	细胞外 Ca^{2+} 浓度降低	Ca^{2+} 内流减少，减少 ACh 释放
影响 ACh 与受体结合	重症肌无力	自身免疫抗体破坏终板膜上的 N_2 受体
	肉毒毒素	肉毒毒素抑制囊泡释放 ACh
	筒箭毒	阻断终板膜上的 N_2 受体
影响接头间隙 ACh 的降解	新斯的明、毒扁豆碱、有机磷农药	抑制胆碱酯酶活性

拓展知识 2-3　冯德培教授在神经肌肉接头领域的研究

（二）骨骼肌的兴奋 – 收缩耦联

当肌细胞发生兴奋时，首先在肌膜上出现动作电位，然后才发生肌丝滑行、肌小节缩短的机械性收缩反应。以肌膜的电变化为特征的兴奋过程和以肌丝的滑行为基础的机械收缩过程之间的中介过程称为**兴奋 – 收缩耦联**（excitation-contraction coupling）。兴奋 – 收缩耦联过程主要包括 3 个阶段，即电兴奋通过横管系统传向肌细胞内部、三联管结构处的信息传递和纵管系统对 Ca^{2+} 的释放和再聚积。实现兴奋 – 收缩耦联的结构基础是肌管系统，其关键作用的耦联因子是 Ca^{2+}。

横管系统又称为 T 管系统，由肌膜向内凹陷形成，与肌细胞外液相通。通过横管系统，肌膜上形成的动作电位可传导入肌细胞内部。纵管系统又称为 L 管系统，即细胞内的肌质网。肌质网在肌小节两端处扩大并吻合连接成小池状，称为终池（图 2-22）。肌质网内储存大量的 Ca^{2+}，浓度远高于肌质，其中 90% 以上都存在于终池中。每一横管与两侧肌小节的终池合称为三联管结构，是完成骨骼肌兴奋 – 收缩耦联的重要结构。

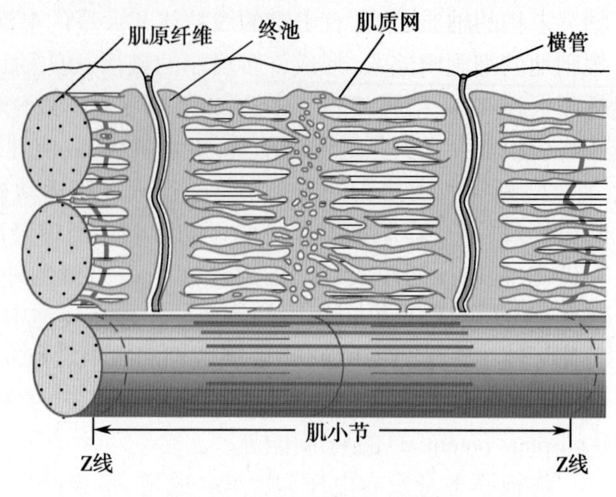

图 2–22 肌管系统模式图

当肌膜的动作电位沿横管系统传向细胞内，可激活 T 管上的 L 型 Ca^{2+} 通道，引起通道的电压敏感肽段发生构型变化。骨骼肌 T 管 L 型 Ca^{2+} 通道的作用类似电压传感器，可通过变构效应将动作电位的信息传递至肌质网，导致肌质网膜钙释放通道或**兰尼碱受体**(ryanodine receptor，RyR)激活开放。由于肌质网 Ca^{2+} 浓度远高于肌质，RyR 的开放引起 Ca^{2+} 的释放从而导致肌质 Ca^{2+} 浓度迅速升高，从而触发肌肉收缩。在胞质内的 Ca^{2+} 升高引起肌肉收缩的同时，也激活位于肌质网膜上的钙泵，主动将胞质中的 Ca^{2+} 回收入肌质网，使胞质中 Ca^{2+} 浓度降低，引起肌肉舒张(图 2–23A)。因此，纵管系统通过 Ca^{2+} 的储存、释放和再摄取，控制肌肉的收缩和舒张。

尽管心肌和骨骼肌同属横纹肌，其兴奋 – 收缩耦联过程也非常相似，但心肌细胞收缩中肌质网的 Ca^{2+} 释放需要细胞外液的 Ca^{2+} 触发。心肌细胞膜动作电位可导致横管膜 L 型 Ca^{2+} 通道开放，少量细胞外

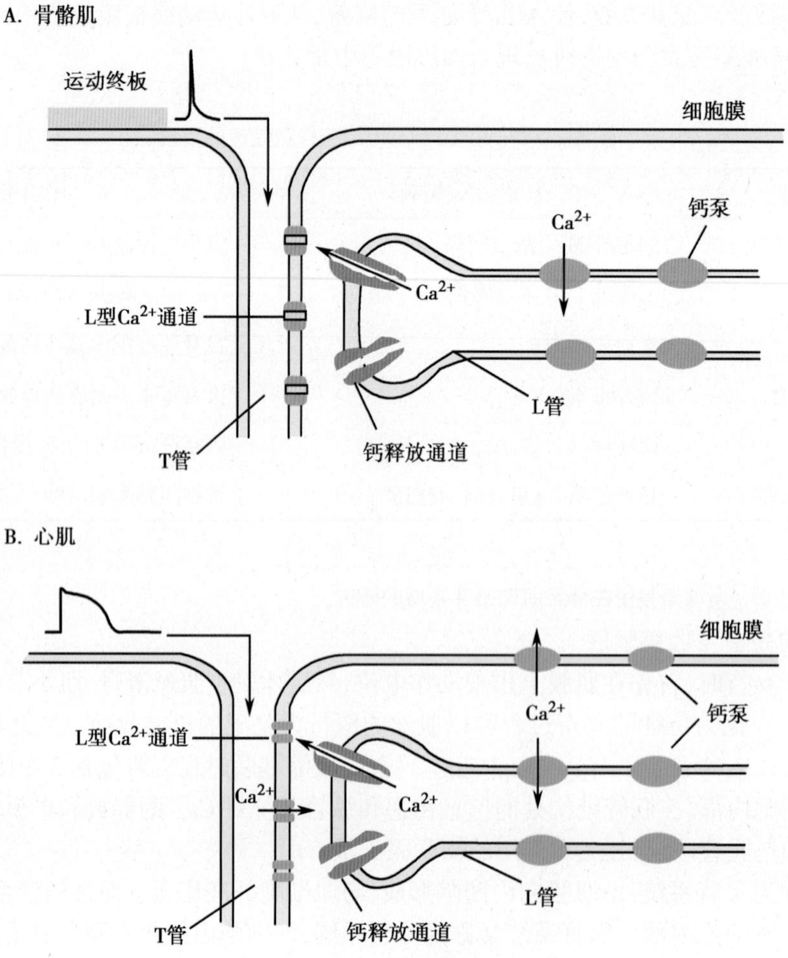

A. 骨骼肌

运动终板 细胞膜 钙泵 Ca^{2+} L型Ca^{2+}通道 L管 T管 钙释放通道

B. 心肌

细胞膜 L型Ca^{2+}通道 Ca^{2+} 钙泵 L管 T管 钙释放通道

图 2–23 兴奋 – 收缩耦联示意图

Ca^{2+} 内流，从而触发肌质网大量的 Ca^{2+} 释放，导致细胞质 Ca^{2+} 浓度增加，肌肉收缩。因此，心肌兴奋－收缩耦联过程中的 Ca^{2+} 释放是一种“钙触发的钙释放”（图 2-23B）。

拓展知识 2-4　骨骼肌 L 型钙通道异常与疾病

（三）骨骼肌的收缩机制

1. 滑行理论　目前公认的肌肉收缩机制是 1954 年 Huxley 提出的**滑行理论**（sliding theory）。其主要内容是：肌肉收缩时肌纤维长度的变化是肌小节中细肌丝向粗肌丝之间滑行的结果，肌小节的长度变短，表现为整个肌细胞或整块肌肉的收缩（图 2-24）。肌小节是肌细胞收缩和舒张的最基本功能单位，其长度在不同的情况下可变动于 1.5~3.0 μm，在安静时通常为 2.0~2.5 μm。细胞的收缩或舒张，实际上就是肌小节的缩短或延长。

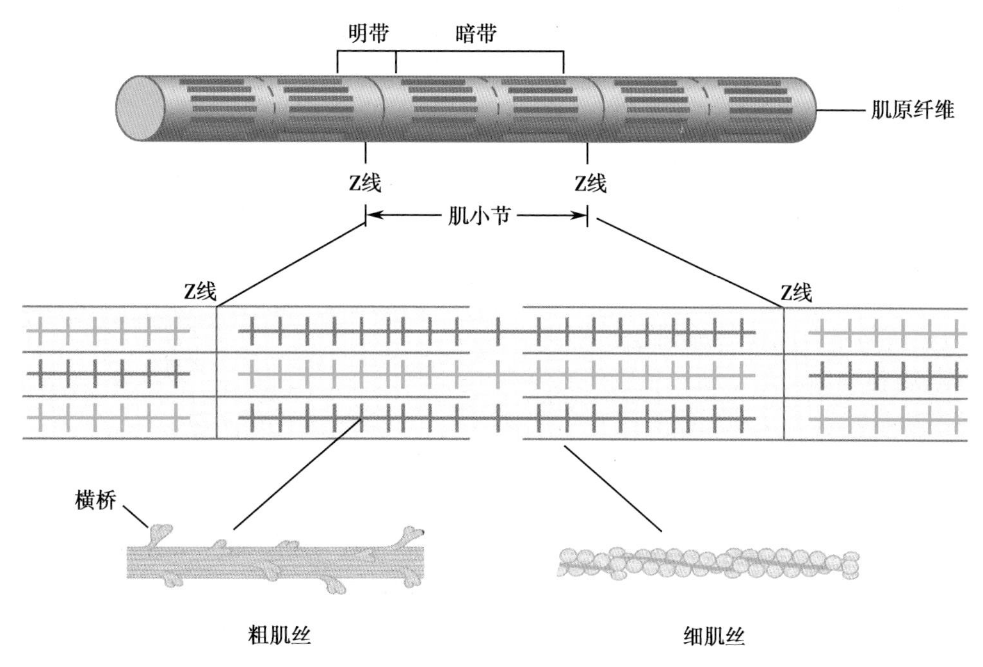

图 2-24　肌原纤维结构模式图

2. 肌丝的分子结构

（1）粗肌丝　由肌球蛋白分子组成。一条粗肌丝中含 200~300 个肌球蛋白分子。肌球蛋白分子分为头部和杆部。其杆部相互聚合成束，形成粗肌丝的主干，头部裸露在粗肌丝表面，形成与细肌丝垂直排列的横桥（图 2-25）。横桥具有 ATP 酶的活性，并与肌动蛋白结合，向 M 线方向扭动。

（2）细肌丝　由肌动蛋白、原肌球蛋白和肌钙蛋白组成。肌动蛋白上具有肌球蛋白横桥的结合位点，一旦横桥与其结合位点结合便可引起肌丝的相对滑行，使肌肉收缩。故将肌球蛋白与肌动蛋白称为收缩蛋白。在肌肉安静时，原肌球蛋白掩盖着肌动蛋白的结合位点，阻止横桥与结合位点结合。肌钙蛋白与原肌球蛋白和肌动蛋白结合在一起，对 Ca^{2+} 有很强的亲和力，当 Ca^{2+} 与其结合后便可引起原肌球蛋白的移位，暴露肌动蛋白的结合位点，引起肌丝滑动，导致肌肉收缩。肌钙蛋白和原肌球蛋白不直接参与收缩过程，但可影响和控制收缩蛋白之间相互作用，故称之为调节蛋白（图 2-25）。

3. 骨骼肌的收缩和舒张过程　肌肉收缩或肌丝滑行过程是在肌球蛋白与肌动蛋白的相互作用下，将分解 ATP 释放的化学能转变为机械能的过程，是通过横桥周期完成的。具体过程包括 4 个连续的阶段。

（1）在安静舒张状态下，由于横桥具有 ATP 酶的活性，可水解 ATP 释放能量，其结果形成横桥－ADP－P_i 复合物，同时也使横桥呈现高势能状态。此时横桥以 90° 垂直于细肌丝，并与肌动蛋白具有高度亲和力。但由于原肌球蛋白覆盖在肌动蛋白表面，阻碍了横桥与肌动蛋白的结合。

(2) 当胞质 Ca^{2+} 浓度升高到一定程度时 (10^{-5} mol/L), Ca^{2+} 与肌钙蛋白结合，使肌钙蛋白分子构象发生改变，致使原肌球蛋白分子构型变化、移位，将肌动蛋白与横桥的结合位点暴露出来，使横桥与肌动蛋白结合。

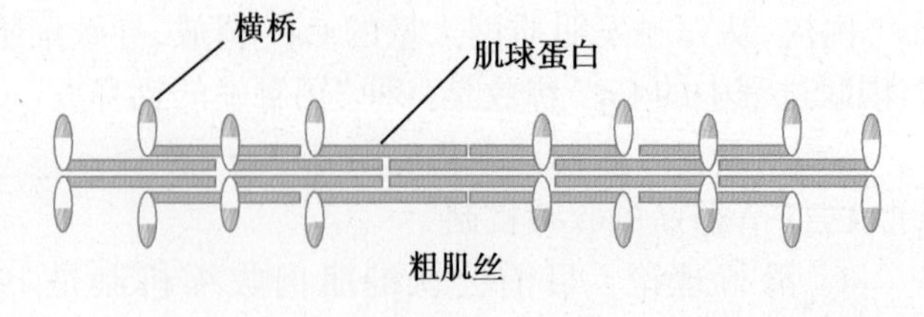

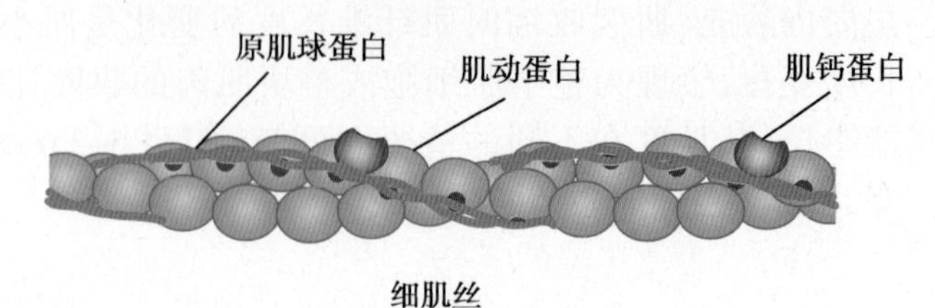

图 2-25 粗、细肌丝的分子组成

(3) 肌动蛋白与横桥的结合使横桥头部发生构型改变，头部向 M 线方向 45° 摆动，拖动细肌丝向暗带方向滑动（图 2-26）。在此过程中，横桥能将分解 ATP 的能量转变为克服负荷的张力并使肌节缩短。在横桥发生摆动时，结合的 ADP 和 P_i 与之分离，横桥变为低能量状态。

(4) 在 ADP 解离的位点，横桥又结合另一分子 ATP，因此横桥对肌动蛋白的亲和力降低，随即与之分离。由于 ATP 分解又形成横桥 -ADP-P_i 复合物，并重新获得自由能，使横桥又恢复垂直于细肌丝的高势能、高亲和力状态。如此时胞质内 Ca^{2+} 浓度依然较高，横桥可再与新的结合位点结合。这样通过横桥与结合位点不断地结合、解离，使横桥反复摆动，拖动细肌丝不断向粗肌丝之间滑动，肌小节不断缩短，即发生肌肉收缩。

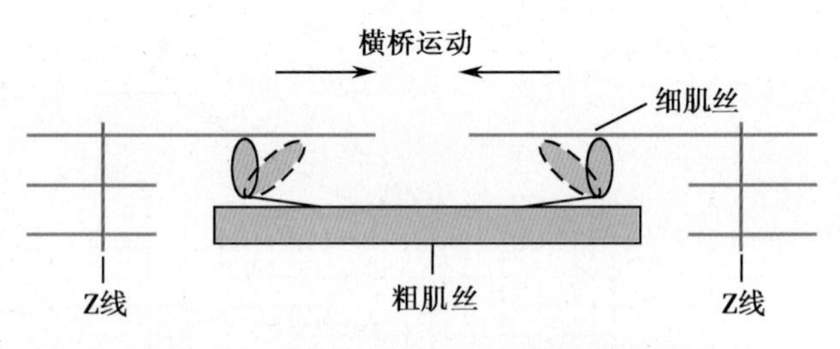

图 2-26 横桥的摆动和肌肉收缩示意图

上述横桥与肌动蛋白的结合、摆动、解离、复位和再结合的过程称为横桥周期（图 2-27）。肌肉收缩产生的张力取决于横桥周期中发挥作用的横桥数量，横桥数量增加使肌肉张力增加；而肌肉缩短或张力产生的速度取决于横桥周期的长短，周期越短则横桥扭动速度越快，肌肉收缩速度越快。

当肌质中的 Ca^{2+} 降低达到静息水平 (10^{-7} mol/L) 时，则肌钙蛋白与 Ca^{2+} 解离，构型恢复原状，原肌球

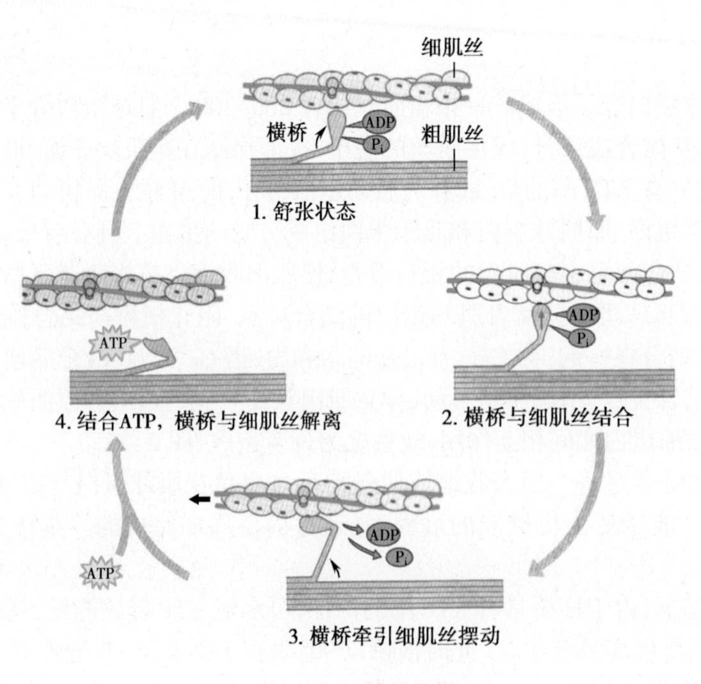

图 2-27 横桥周期

蛋白的构型恢复，又重新掩盖肌动蛋白结合位点，阻碍了横桥与肌动蛋白结合，细肌丝恢复原位，肌小节长度恢复，表现为肌肉舒张。

二、骨骼肌收缩的形式

肌肉的收缩主要表现在长度的缩短和张力的增加两个方面，而肌肉长度和张力的变化与肌肉承受的负荷和所受刺激频率有关。根据肌肉所受负荷不同，肌肉收缩可表现为等长收缩或等张收缩；根据所受刺激频率不同，肌肉收缩可表现为单收缩或强直收缩。

（一）等长收缩和等张收缩

肌肉收缩过程中仅有张力的增加而长度不变的收缩形式，称之为等长收缩。当肌肉收缩时遇到的负荷（外力）远大于产生的张力时，由于肌肉收缩不能克服外力而未发生缩短，则表现为等长收缩。

肌肉收缩时先表现为张力增加，一旦张力超过负荷，可保持张力不变而长度缩短。这种收缩形式称之为等张收缩。肌肉收缩使负荷移动的肌肉收缩形式即为等张收缩。

在整体情况下，骨骼肌的收缩表现为既有长度变化又有张力变化的混合形式，但两者强度不同。例如，维持身体姿势的肌肉运动，以张力变化为主，近于等长收缩；而四肢肌肉的运动，以长度变化为主，近于等张收缩。

（二）单收缩和强直收缩

单收缩是指肌肉接受一次刺激产生的单个收缩，表现为收缩和舒张两部分。如肌肉受到连续的刺激，每个刺激引起的单收缩就有可能发生复合，称为强直收缩。

在刺激频率较低时，每次刺激引起的单收缩彼此分开，产生一连串的单收缩。当刺激频率增加达到一定程度，每一新的刺激出现在前一次收缩的舒张过程，则肌肉还未完成舒张又发生新的收缩，收缩的复合发生在舒张过程，描记的肌肉收缩曲线呈锯齿状，称为不完全性强直收缩。如果刺激频率继续增高，使肌肉在前一次收缩的收缩期即开始新的收缩，收缩的复合发生在收缩过程，描记的肌肉收缩完全重叠，看不到锯齿波，称为完全性强直收缩（图 2-28）。

在正常人体，由于支配骨骼肌的运动神经发出的神经冲动都是快速连续的，所以骨骼肌的收缩都是以完全性强直收缩形式进行的。强直收缩可产生更大的收缩张力，有利于机体做功。

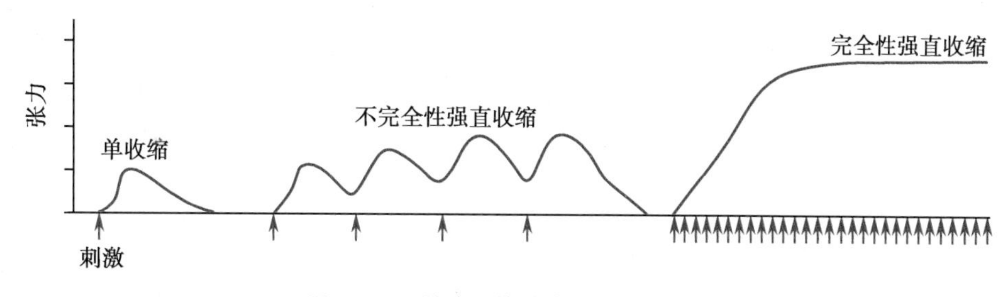

图 2-28　骨骼肌的单收缩和强直收缩

三、影响骨骼肌收缩效能的因素

影响骨骼肌收缩效能的因素主要有前负荷、后负荷和肌肉的收缩能力。

（一）前负荷

前负荷（preload）是指肌肉收缩之前受到的负荷。前负荷的大小决定肌肉在收缩前的长度即初长度。

在离体肌肉实验中，保持其他条件不变，改变前负荷（初长度），观察收缩张力的变化情况，可得到两者的关系曲线，称为长度－张力曲线（图 2-29）。由曲线可知，在一定范围内，肌肉收缩产生的张力与初长度成正变关系，但如果初长度的增加超过这个范围，初长度再增加时，肌张力反而会随之减小。这个产生最大肌张力的肌肉初长度称为最适初长度，此时的前负荷称为最适前负荷。

在静息状态下，在体骨骼肌的自然长度大致相当于它们的最适初长度，即肌小节长度为 2.0~2.2 μm。

这时粗肌丝和细肌丝处于最理想的重叠状态，使收缩时发挥作用的横桥数量达到最多，因而能出现最有效的收缩。肌小节初长度小于或大于最适初长度时，都将使起作用的横桥数目减少，收缩效果减弱。

（二）后负荷

后负荷（afterload）指肌肉开始收缩后所遇到的负荷，是肌肉收缩的阻力。

在离体肌肉实验中，如果把同一肌肉在不同后负荷下产生的张力或缩短速度绘制成坐标曲线，可得到张力－速度曲线（图2-30）。由曲线可知，随着后负荷的增大，肌肉收缩产生的张力增加，而缩短的速度减慢。当后负荷增加达一定值，产生的张力最大（P_0），而缩短速度为零，肌肉收缩表现为等长收缩。相反，后负荷愈小，收缩时遇到的阻力也小，张力产生减小，缩短的速度增快。从理论上说，当后负荷减小到零时，肌肉缩短的速度将达到最大（V_{max}）。由此可见，后负荷与肌肉收缩张力成正变，与缩短速度成反变。

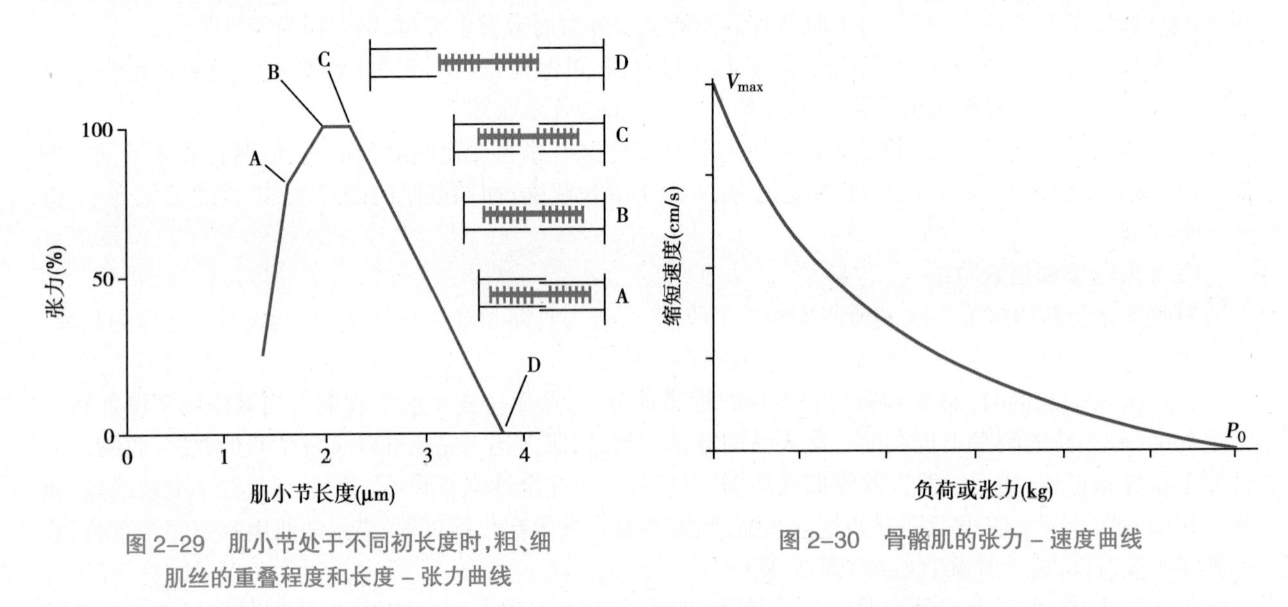

图2-29　肌小节处于不同初长度时，粗、细肌丝的重叠程度和长度－张力曲线

图2-30　骨骼肌的张力－速度曲线

（三）肌肉的收缩能力

肌肉的收缩能力（contractility）是指与前、后负荷无关的肌肉内在的功能状态。肌肉收缩能力既可以影响肌肉收缩产生的张力，也可影响肌肉收缩的缩短速度。例如，当肌肉收缩能力增强时，使同一前负荷条件下肌肉收缩产生的张力、速度都增加。而肌肉收缩能力减弱时，引起相反结果。

肌肉的收缩能力主要取决于兴奋－收缩耦联过程中细胞内 Ca^{2+} 的浓度、ATP酶活性等因素。当 Ca^{2+} 的浓度增加、ATP酶活性增强时，肌肉收缩能力增加。此外，机体的神经体液调节系统、一些致病因素和药物也可通过影响上述内在特性而调节肌肉的收缩能力（参见第4章第二节中心肌的收缩能力）。

四、平滑肌的结构和生理特性

平滑肌细胞构成内脏器官如呼吸道、消化道、泌尿生殖器官及血管壁的主要成分。通过平滑肌细胞的收缩维持和改变器官的形状。平滑肌在微细结构、生理特性、收缩机制和调控等各方面都与骨骼肌有很大区别。

（一）平滑肌的分类

依照功能活动特征可将平滑肌分为单单位平滑肌（single-unit smooth muscle）和多单位平滑肌（multi-unit smooth muscle）。前者是构成中空的内脏器官管壁的主要成分，又称为内脏平滑肌。其结构特征是在细胞间具有大量缝隙连接，即在两细胞间有连通细胞质的通道，允许小分子物质经由这些通道进行跨膜扩散。一个细胞的兴奋可通过离子的跨细胞扩散，使相邻细胞也产生兴奋，由此引起细胞的同步化活动。另外，部分平滑肌细胞还具有自律性，即在没有神经、体液因素影响的条件下自发产生兴奋的能力。这种兴奋可通过缝隙连接引起整个肌肉的兴奋，随之引起机械收缩活动。多单位平滑肌为分布于竖毛肌、虹膜肌、睫状肌及大血管的平滑肌。这类平滑肌细胞间很少有缝隙连接,因此每个细胞的活动都是彼此独立的,很少相互影响。它们类似骨骼肌,其兴奋活动主要依靠所支配神经的冲动。

(二)平滑肌的微细结构及收缩机制

与骨骼肌相比,平滑肌的结构具有如下特征:①平滑肌细胞的直径远小于骨骼肌细胞。另外,平滑肌不像骨骼肌一样是多核细胞,通常只有一个核。②平滑肌没有像骨骼肌细胞那样粗、细肌丝规律有序的排列,因此外观不表现横纹。③平滑肌缺乏肌钙蛋白的分子结构,由另一种钙结合蛋白——钙调蛋白发挥作用,与 Ca^{2+} 结合触发肌肉收缩。平滑肌细胞没有 Z 线,细胞内有一种称作致密体的结构,执行 Z 线的功能,是细肌丝的附着点及传递张力的结构。④平滑肌细胞缺乏横管系统,而是由膜形成纵向走行的带凹陷,它们一方面增加了膜的表面积,另一方面由肌膜上的 Ca^{2+} 通道形成 Ca^{2+} 内流,构成平滑肌兴奋－收缩耦联过程中 Ca^{2+} 浓度升高的重要来源。

由于平滑肌缺乏肌钙蛋白,因此它们的收缩机制有别于骨骼肌。当细胞内 Ca^{2+} 升高时,首先与细胞内钙调蛋白结合,之后引起横桥的磷酸化,从而活化横桥,导致横桥与肌动蛋白的结合。另外,平滑肌的电生理特征及所受调节也与骨骼肌不同,有关详细内容将在第 6 章第一节中进一步讨论。

(崔　宇　张　翼　张　策)

Summary

This chapter is described the basic functions of all kinds of tissue cells, which are the important foundation for understanding physiology. They include: ① the structure of cell membrane and transport of substances through cell membrane; ② electrical phenomena of the cells; ③ signal transduction; ④ muscular contraction.

The mammalian cell membrane is composed of two layers of lipid in which protein molecules are embedded. Lipid composition of the cell membrane acts as a barrier, by which cell membrane limits transmembrane movement for most of molecules inside and outside of the cell. Some of the proteins in the cell membrane, however, form structures that permit transmembrane movement for some of water-soluble molecules. The cell membrane is therefore, named semipermeable, through which different kinds of substances pass across in different ways. Lipid-soluble molecules are capable of movement freely across the cell membrane down its concentration gradient called simple diffusion. Most of molecules inside and outside of cells, however, can not cross membrane without assistance. Two kinds of proteins in the cell membrane called channels and carriers provide permeability for those water-soluble substances, through which ions and glucose/amino acid pass across membrane. Those two kinds of transmembrane movement called facilitated diffusion. In some situation, the molecules pass through the membrane against the concentration gradient called active transport. The energy derived from ATP is necessary for this process, and the protein involved in active transport named pump. If the molecules are bigger, they cannot cross the membrane through the channel or carrier, and those substances get into or out of the cell through even more complicated mechanisms called exocytosis/endocytosis.

Signal transduction refers to the processes by which intercellular signals, such as neurotransmitters, hormones, neurotrophic factors, and cytokines are converted into biochemical signals within cells that in turn modify cellular function in different ways. Four general patterns of signal transductions occur in almost all mammalian cells. The first pattern is involved a special kind of membrane receptor that coupled with guanine nucleotide-binding proteins or G proteins, binding of ligands to these receptors initiates receptor-G protein interactions that produce a range of biological effects on target cells. The main effect is to trigger of complex cascades of intracellular messengers that lead to the generation of second messengers and the regulation of protein phosphorylation, and ultimately to diverse physiologic response to extracellular stimuli. Protein phosphorylation seems the final common pathway in the regulation of cellular function. The second pattern is characterized by direct activation of a class of protein kinase called tyrosine protein kinases. Binding of ligands to the receptors triggers cascades of further phosphorylation and lead to activate MAPK, which is involved in regulation of the process of gene expression. The third pattern of signal transduction is mediated by ligand-gated ion channels or receptor ionophores. In response to the binding of transmitters, the receptor undergoes a conformational change, opening the gate and allowing ions to diffuse along their concentration gradient and lead to the change of membrane potential on the target cell. The fourth pattern is characterized by activation receptors that locate inside of the cells. After bounding to hormones, those receptors translocated to the nucleus, where they binding DNA and function as transcription factors and regulating the gene expression.

The plasma membrane of all excitable cells exhibit a small difference in electrical charges between inside and outside of the cell called the membrane potential, including resting potential and action potential. In resting state and without stimulation, cells maintain a negative electrical potential inside in relative to outside. Two characteristics of cells contribute to their ability to maintain this electrical potential. First, the cell membrane is differently permeable to ions, in resting state all cells are highly permeable to K^+, and relatively impermeable to other ions. Second, different types of ions are unequally distributed across the cell membrane. Generally, there are higher concentration of K^+、P^- and lower Na^+ inside of the cell than they are in outside. Taken together, K^+ would flow down its concentration gradient from inside to outside of the cell, the positive charges in this way accumulated outside of the cell membrane because the P^- cannot cross the membrane in company with the K^+, and the electrical membrane potential developed in this process. The net movement of K^+ between inside and outside of the cell membrane stops when the electrical force repelling K^+ of further flowing equals to the force of the concentration gradient, at this point K^+ has reached its equilibrium potential (E_k), which can be estimated with the Nernst equation. Action potential is a rapid reversal change of the membrane potential which can be propagated over the surface of the cell. At the peak of action potential, the membrane potential becomes zero or even positive quite close to the equilibrium of E_{Na}. Before the cell generation of the action potential, membrane potential must first decrease (depolarization) to reach a special value called threshold potential, in which the permeability of Na^+ increase rapidly and in turn triggers the action potential. However, the increase of the Na^+ conductance maintained quite short a time (1–2 ms), and the K^+ channel opened again with the membrane depolarization. Both of the factors contribute to the process of the returning potential to its resting value. All action potentials in a given cell are the same size regardless their amplitude of stimulus called all-or-none rule phenomena. During the time course of a spike, the cell become completely inexcitable, that means the cell will not fire again no matter how large the stimulus.

Muscles can be divided into two groups, striated and smooth, based on their appearance under light microscope. Striated muscle is characterized by the regular striated seen under the microscope including skeletal muscle that response for the body movement and cardiac muscle that response for the pumping action of the heart. Muscle cell consisting of bundles of still smaller fibers called myofibrils. Under electrical microscope, myofibrils can be seen to consist of two kinds of longitudinally oriented filaments called thick and thin filaments. The thick filaments are aggregated of the protein called myosin, and the myosin molecule containing an ATP splitting enzyme (ATPase) swings out from the thick filament and this extension is called cross-bridge. The thin filaments are largely made up of the protein actin. The basic unit of contraction of muscle is sarcomere, and it is a special structure between two Z lines. The excitation of muscle cell is resulted from the excitatory transmission through nerve-muscle junction and leading to generation of action potential of the muscle cell. This action potential initiates contraction of the cell by the process of excitation-contraction coupling, in which the elevation of Ca^{2+} is the critical factor to trigger muscle contraction. In the process of contraction, neither the thick nor thin filament change in their length, rather, shorting occurs because the thick filament pull the thin filament pass them, on the other hand, the thin filament slide between thick filaments towards to middle line of the sarcomere. Force developed during the contraction is due to the interaction of thick and thin filaments and can be affected by different factors, including initial length which is the length before muscle contraction. The maximum force can be produced if the muscle reaches a special length called optimal initial length before contraction. The mechanism underlying this phenomenon is the maximum overlap between thick and thin filaments occur and almost all cross-bridge are involved in the interaction of thick and thin filaments, ultimately lead to creating of maximum force.

复习思考题

1. 细胞膜物质转运的方式有哪些？各有何特点？
2. 试述细胞膜的结构和功能的关系。
3. 跨膜信号转导的主要方式有哪几种？
4. G蛋白耦联受体介导的信号转导包括几种方式？G蛋白在跨膜信号转导过程中发挥何种作用？
5. 试述静息电位的形成原理，列举实验证据说明静息电位相当于 K^+ 的平衡电位。
6. 试述动作电位的形成机制，列举实验证据说明锋电位相当于 Na^+ 的平衡电位。
7. 动作电位产生的条件是什么？为什么刺激必须使细胞去极化达到阈电位才能产生动作电位？
8. 局部兴奋有何特征？
9. 从刺激运动神经开始到肌肉出现收缩，经历哪些生理过程？
10. 简述影响骨骼肌收缩的因素及其机制。

数字课程学习……

 学习要求
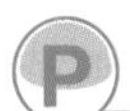 教学 PPT
 习题
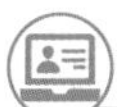 临床病例
 微课视频

第3章

血　　液
(Blood)

本章导读

为什么血液对正常生命活动是至关重要的？血液由哪些成分组成？血液组成成分或性质发生特征性的变化有何临床意义？血液的运输、缓冲、调节体温、参与生理性止血和机体的防御功能是如何实现的？本章主要通过介绍血浆的主要成分及其作用，机体的造血过程，红细胞、白细胞和血小板的数量、功能、生成与破坏，红细胞与血小板的生理特性等内容回答上述问题。通过本章内容的学习，还要着重解决以下临床问题：①所有的血细胞都起源于造血干细胞，造血干细胞在临床治疗学上有何应用？②贫血是指人体单位容积外周血中红细胞数和血红蛋白含量低于正常的一种常见的临床症状。对应红细胞的生产与破坏，临床上的再生障碍性贫血、缺铁性贫血、巨幼细胞贫血和肾性贫血发病机制有何不同？③白细胞是保护人体的健康卫士。人血液中的白细胞数量及其分类百分数的改变在临床疾病诊断和治疗中有何意义？④血小板具有什么样的生理特征？正常人小血管损伤后，生理性止血过程是如何完成的？为什么正常人血管内的血液不会发生凝固？在生理止血过程中，为何血液凝固仅局限于受损的局部？凝血的机制又是怎样的？

此外，人们为何有不一样的血型？血型是如何被发现的？在临床输血救治的过程中，遵循哪些原则才能确保输血的安全性？以上种种问题，在本章的学习中将一一得到解答。

血液是一种在心血管系统中不断循环流动的流体组织。血液在心脏的周期性推动下，灌注全身各个脏器，起着沟通机体各部分组织液的作用，是机体和外环境进行物质交换的中间环节。如果流经体内任何器官的血流量不足，均可造成严重的代谢紊乱和组织损伤；如急性大量失血，将危及生命；另外，临床上许多疾病也可导致血液组成成分或性质发生特征性的变化。因此，血液检测在临床的诊断与治疗中具有重要意义。

第一节　血 液 概 述

一、血液的组成和功能

（一）血液的组成

血液由**血浆**（blood plasma）和悬浮于其中的**血细胞**（blood cell）组成。血细胞包括红细胞（erythrocyte 或 red blood cell，RBC）、白细胞（leukocyte 或 white blood cell，WBC）和血小板（platelet 或 thrombocyte）三类。取一定量的血液与抗凝剂混匀后，置于比容管中，以每分钟 3 000 转的速度离心 30 min，由于血细胞和血浆的比重不同，血液被分成三层，上层淡黄色的液体为血浆，下层是深红色不透明的红细胞层，中间是一薄层白色不透明的白细胞和血小板。血细胞在血液中所占的容积百分比称为**血细胞比容**（hematocrit，HCT）（图 3-1）。正常人的血细胞比容，成年男性为 40%~50%，成年女性为 37%~48%，新生儿约为 55%。由于白细胞和血小板仅占血液总容积的 1% 以下，故在计算容积时常可忽略不计。血细胞比容增加常见于各种原因所致的血液浓缩，血细胞比容减少见于各种贫血。临床上如需纠正水、电解质紊乱，常以血细胞比容作为参考。

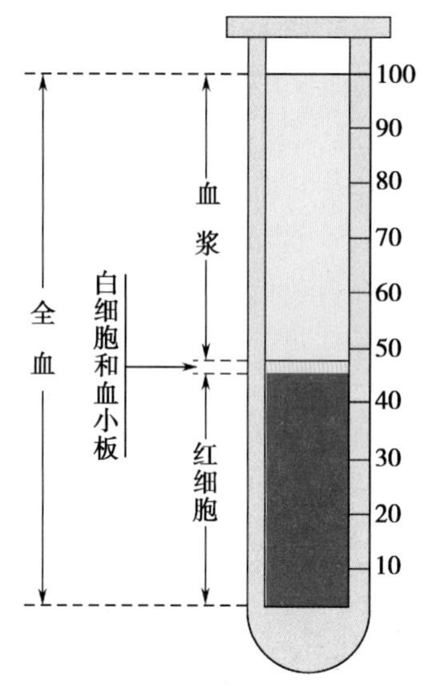

图 3-1 血细胞比容示意图

血浆中 91%~93% 是水分，其中溶解着多种电解质、小分子有机物质（营养物质、激素、代谢产物等）和一些气体（O_2、CO_2 等），组成一种**晶体物质溶液**（crystalloid substance liquid），其中 Na^+ 和 Cl^- 的含量最高。由于这些溶质和水都很容易透过毛细血管壁与组织液进行交换，因此，血浆和组织液中的电解质含量基本一致（表 3-1）。

血浆的另一成分是**血浆蛋白**(plasma protein)。因为血浆蛋白的分子大，不能透过毛细血管管壁，故组织液的蛋白质含量甚少（表 3-1）。血浆蛋白是血浆中多种蛋白质的总称，包括多种分子大小和结构功能不相同的蛋白质。用盐析法可将血浆蛋白分为**白蛋白**（albumin）、**球蛋白**（globulin）和**纤维蛋白原**（fibrinogen）三类，用电泳法可将球蛋白再区分为 α_1 球蛋白、α_2 球蛋白、β 球蛋白、γ 球蛋白等，用分辨率更高的免疫电泳方法还可将血浆蛋白进一步区分为多达 120 种组分。正常成人血浆蛋白含量为 65~85 g/L，其中白蛋白为 40~48 g/L，球蛋白为 15~30 g/L，纤维蛋白原为 2~4 g/L。除 γ 球蛋白外，白蛋白和大多数球蛋白主要在肝生成。白蛋白和球蛋白的浓度比值(A/G）为 1.5~2.5。正常情况下，A/G 是相对恒定的，肝疾病常常导致 A/G 比值下降或倒置。

表 3-1 体液中电解质的组成和含量 单位：mmol/L

正离子	血浆	组织液	细胞内液	负离子	血浆	组织液	细胞内液
Na^+	142	145	12	Cl^-	104	117	4
K^+	4.3	4.4	139	HCO_3^-	24	27	12
Ca^{2+}	2.5	2.4	<0.001（游离）*	$HPO_4^{2-}/H_2PO_4^-$	2	2.3	29
Mg^{2+}	1.1	1.1	1.6（游离）*	蛋白质 **	14	0.4	54
				其他	5.9	6.2	53.6
总计	149.9	152.9	152.6	总计	149.9	152.9	152.6

* 表示游离 Ca^{2+} 和 Mg^{2+} 浓度，是离子活性的一种度量。** 蛋白质以当量浓度（mEq/L）表示，而不是摩尔浓度。

（二）血液的功能

血液通过心血管系统不断流经全身各处，维持着体内各器官之间的相互联系，并经呼吸、消化、排泄等器官保持机体与外环境之间的相互联系。血液在维持机体内环境稳态中起着非常重要的作用，血液的成分或理化性质的改变可导致机体各器官系统的功能紊乱。血液主要具有以下功能：

1. 运输功能 血浆是内环境中最活跃的部分，在全身各处流动的血液通过其运输功能，实现机体各部分体液之间的物质交换。如红细胞通过其运输功能，将氧气从肺运至各组织器官，将组织器官代谢产生的二氧化碳运至肺；血浆蛋白可与脂溶性物质结合，使之具有水溶性，以便运输；血浆蛋白还能与激素等物质进行可逆性结合，防止这些物质从肾丢失，并保持具有生物学活性的游离型激素在血液中浓度的相对稳定。

2. 免疫与防御功能 血液中的白细胞、抗体和补体等通过特异和非特异免疫反应处理侵入体内的病原体或异物，中性粒细胞和单核 – 巨噬细胞能吞噬并消灭致病微生物。

3. 缓冲作用 血浆中的无机盐缓冲对、血浆白蛋白和它的钠盐组成的缓冲对及红细胞内的缓冲对可缓冲血浆中酸碱度的变化，维持血液 pH 的相对稳定。

4. 参与机体的生理止血过程 大部分的凝血因子、抗凝物质和纤溶物质是血浆蛋白，它们和血小板一起参与血液凝固、抗凝和纤维蛋白溶解等过程。

5. 调节功能 由于血液可以与组织液之间进行物质交换，内环境的理化性质或化学成分的变化通过血液刺激相应的感受装置（如颈动脉体和主动脉体化学感受器、下丘脑渗透压感受器），对机体相应功能进行及时调节，维持机体的稳态。

二、血液的理化特性

（一）血液的比重

正常成年人血浆比重为 1.025~1.030，其高低主要取决于血浆蛋白含量，两者呈正相关；红细胞比重为 1.090~1.092，其高低主要取决于血红蛋白含量，两者呈正相关；**全血比重**（specific gravity of blood）为 1.050~1.060，其高低与血液中红细胞数量呈正相关。

（二）血液的黏度

液体的黏度来源于液体内部分子或颗粒之间的摩擦力。血液的**黏度**（viscosity）通常以血液或血浆与纯水流过等长的两根毛细管所需要的时间之比来表示。当温度为 37℃时，如以纯水的黏度为 1，这时血液的相对黏度为 4~5，血浆的相对黏度为 1.6~2.4。全血的黏度主要取决于血细胞比容的高低，血细胞比容愈大，血液黏度就愈高；血浆的黏度主要取决于血浆蛋白的含量。匀质液体的黏度不随切率的变化而变化，如水和血浆。全血为非匀质液体，其黏度随切率的减小而增大。这是因为当切率转低时，红细胞易发生叠连和聚集，使血液的黏度增高。红细胞叠连聚集导致的血液黏度增加，使血流阻力增大，从而影响血液循环的正常进行。

（三）血浆渗透压

渗透压（osmotic pressure）是指溶液中溶质分子所具有的吸引和保留水分子的能力。渗透压的高低与单位体积溶液中的溶质颗粒数目成正比，而与溶质的种类及颗粒的大小无关。不论是离子、分子或蛋白质，只要该单位体积溶液中溶质的颗粒数目多，溶液的渗透压就高，其吸引和保留水分子的能力就强。因此，如果用只允许水分子通过的半透膜将两侧不同浓度的溶液隔开，水分子将由低浓度溶液侧移向高浓度溶液侧，这一现象称为**渗透**（osmosis）。

血浆渗透压（plasma osmotic pressure）约为 300 mmol/L［即 300 mOsm/（kg·H_2O），约相当于 770 kPa 或 5 790 mmHg］。血浆渗透压主要来自溶解于其中的晶体溶质颗粒，特别是电解质 Na^+ 和 Cl^-。由晶体溶质颗粒所形成的渗透压称为**晶体渗透压**（crystalloid osmotic pressure），占血浆总渗透压的 99% 以上。由于水和晶体物质可自由通过毛细血管壁，因此，血浆与组织液中晶体物质的浓度几乎相等，它们的晶体渗透压也基本相等。但是，血浆和组织液中的晶体物质绝大部分不能自由透过细胞膜。当细胞外液晶体渗透压降低时，水进入细胞内，细胞将会肿胀，甚至破裂；反之，细胞将会发生脱水、皱缩。所以血浆晶体渗透压的相对稳定，对于维持细胞内外的水平衡、保持细胞的正常形态和功能极为重要。

血浆渗透压还来自血浆中的胶体溶质颗粒即蛋白质。由血浆蛋白所形成的渗透压称为**胶体渗透压**（colloid osmotic pressure）。由于血浆蛋白相对分子质量大，数量少，形成的胶体渗透压一般不超过 1.5 mmol/L，约相当于 3.3 kPa（25 mmHg）。在血浆蛋白中，白蛋白的相对分子质量较小，量较多，单位体积血浆中分子数量远多于其他血浆蛋白，故血浆胶体渗透压主要来自白蛋白。由于组织液中蛋白质很少，因此组织液胶体渗透压低于血浆胶体渗透压。血浆蛋白不易透过毛细血管壁，所以血浆胶体渗透压虽小，但对于调节毛细血管内、外的水平衡和维持正常的血浆容量有重要作用。当肝、肾疾病或者营养不良导致血浆蛋白降低时，血浆胶体渗透压降低，毛细血管处组织液滤过增多可造成组织水肿。

等渗溶液（iso-osmotic solution）是指渗透压与血浆渗透压相等的溶液，如 0.9% NaCl 溶液、5% 葡萄糖溶液。高于或低于血浆渗透压的溶液则分别被称为高渗或低渗溶液。不同物质的等渗溶液不一定都能使红细胞保持正常的体积和形态，如 1.9% 尿素溶液虽然与血浆等渗，但当将红细胞置入其中后，由于尿素能自由通过细胞膜，顺浓度差进入红细胞内，导致红细胞内渗透压升高，水进入，造成红细胞肿胀、破裂，发生溶血；而红细胞置于 0.9% NaCl 等渗溶液中，由于 NaCl 不易通过红细胞膜，上述情况则不会发生。能使悬浮于其中的红细胞保持正常大小和形态的溶液，称为**等张溶液**（isotonic solution）。等张溶液实际上是指溶液中不能透过细胞膜的颗粒所形成的等渗溶液。所以 0.9% NaCl 溶液既是等渗溶液，也是等张溶液；而 1.9% 尿素溶液是等渗溶液，但不是等张溶液。

（四）血浆 pH

正常人血浆 pH 为 7.35~7.45。血浆 pH 主要取决于血浆中的主要缓冲对 $NaHCO_3/H_2CO_3$ 的比值，通常这一比值为 20。临床上，只要维持这一比值，就可以保证机体的血浆 pH 在正常范围内。血液中除 $NaHCO_3/H_2CO_3$ 缓冲对外，还有血浆中的蛋白质钠盐 / 蛋白质、Na_2HPO_4/NaH_2PO_4 缓冲对，红细胞内的血红蛋白钾盐 / 血红蛋白、氧合血红蛋白钾盐 / 氧合血红蛋白、K_2HPO_4/KH_2PO_4、$KHCO_3/H_2CO_3$ 等缓冲对。由于存在这些缓冲系统，酸性或碱性物质进入血液后，一般对血浆 pH 的影响很小，再加上肺和肾也能不断排出体内过多的酸或碱，因此血浆 pH 的波动范围极小。血浆 pH 保持相对恒定对机体的生命活动是十分重要的。在病理情况下，如体内酸性或碱性物质产生过多，超过了血液缓冲对的缓冲能力，机体不能将过多的酸性或碱性物质及时排出，将会发生酸中毒或碱中毒，严重者可危及生命。

第二节 血 细 胞

一、血细胞的生成

（一）血细胞生成的部位

在个体的发育过程中，造血中心先后发生多次转移，因而相应地将造血过程分为卵黄囊造血期、胎肝造血期和骨髓造血期。在胚胎发育的早期，造血发生在卵黄囊的血岛上；从胚胎第 2 个月开始，由肝、脾造血；胚胎发育到第 4 个月以后，肝、脾的造血活动逐渐减少，骨髓逐渐成为造血的主要部位；到婴儿出生时，几乎完全依靠骨髓造血，但在需要增加造血时，肝、脾可再参与造血以补充骨髓功能的不足，此时的骨髓外造血具有代偿作用。儿童到 4 岁以后，骨髓腔的增长速度已超过造血细胞增加的速度，脂肪细胞逐步填充多余的骨髓腔，形成没有造血功能的黄骨髓。到 18 岁左右，虽然只有脊椎骨、髂骨、肋骨、胸骨、颅骨和长骨近端骨处才分布有造血功能的红骨髓，但造血组织的总量已很充裕（图 3–2）。

拓展知识 3–1 关于血细胞来源的争论

（二）血细胞生成的过程

造血（hemopoiesis）过程就是各类造血细胞的发育、成熟过程，是一个连续而又分阶段的过程。首先是**造血干细胞**（hemopoietic stem cell）阶段，造血干细胞经过有丝分裂形成两个子细胞，其中一个子细胞仍维持造血干细胞的全部特征，另一个可分化成造血祖细胞。可见，骨髓中的造血干细胞具有**自我复制**（self-renewal）和**多能分化**（pluripotent differentiation）的特征，前者可保持自身细胞数量的稳定，后者则可形成各系造血祖细胞。第二个阶段是**造血祖细胞**（hemopoietic progenitor cell）阶段，早期的造血祖细胞仍具有多向分化的能力，称为**多能祖细胞**（multipotential progenitor cell），晚期的造血祖细胞则只能向特定系分化，称为**定向祖细胞**（committed progenitor cell），可以区分为红系集落形成单位（colony forming unit-erythrocyte，CFU–E）、粒 – 单核系集落形成单位（colony forming unit-granulocytes and monocyte，CFU–GM）、巨核系集落形成单位（colony forming unit-megakaryocyte，CFU–MK）和淋巴系集落形成单位（colony forming unit-lymphocytes，CFU–L）；第三个阶段是形态可辨认的**前体细胞**（precursor）阶段，此时的造血细胞已经发育成为形态上可以辨认的各系幼稚细胞，这些细胞进一步分别成熟为具有特殊功能的各类终末血细胞，并有规律地释放进入血液循环（图 3–3）。

过去认为，造血干细胞只能生成各系血细胞。但是近年来发现，造血干细胞具有很强的可塑性，除可

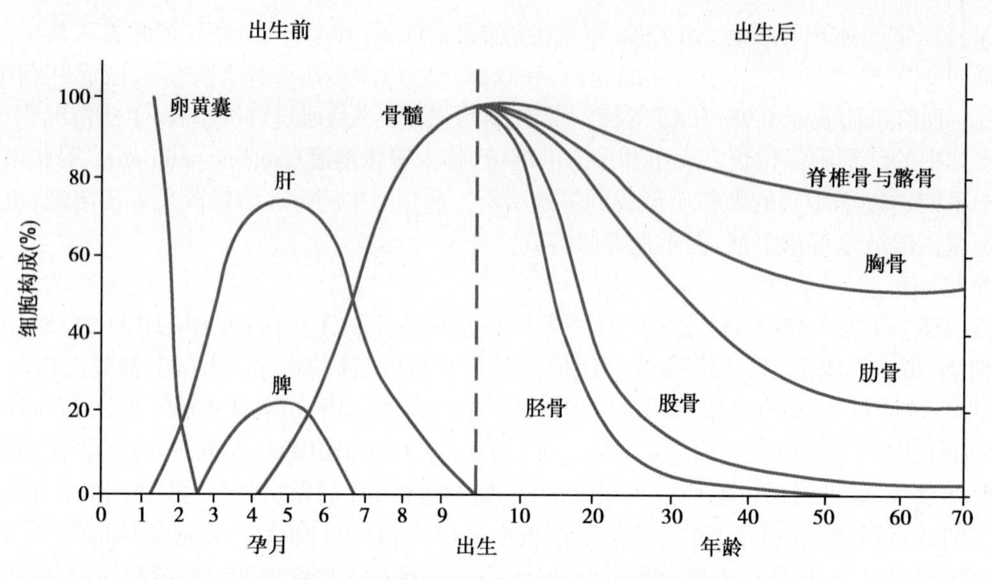

图 3-2 个体发育过程中造血中心的转移

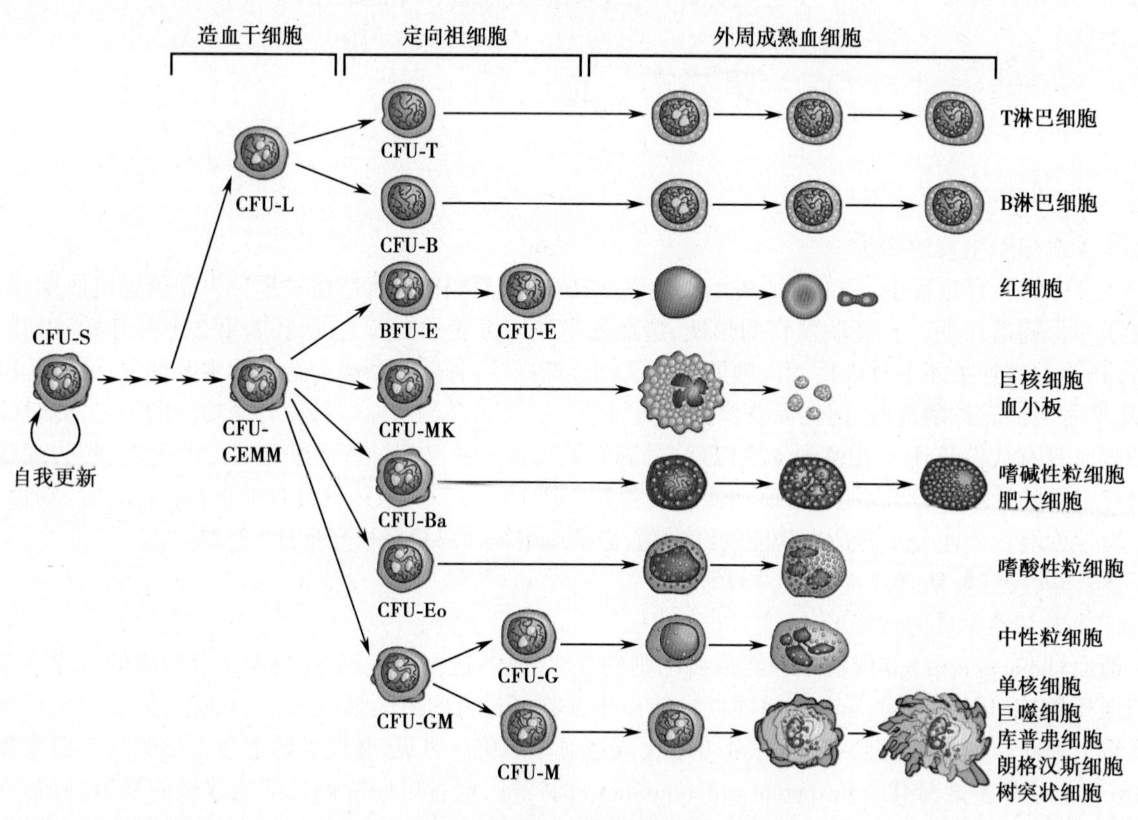

图 3-3 血细胞生成模式图

CFU-S:脾集落形成单位;CFU-GEMM:粒红巨核巨噬系集落形成单位;BFU-E:爆式红系集落形成单位;CFU-E:红系集落形成单位;CFU-MK:巨核系集落形成单位;CFU-GM:粒-单核系集落形成单位;CFU-G:粒系集落形成单位;CFU-M:单核系集落形成单位;CFU-Eo:嗜酸系集落形成单位;CFU-Ba:嗜碱系集落形成单位;CFU-L:淋巴系集落形成单位;CFU-B:B淋巴细胞集落形成单位;CFU-T:T淋巴细胞集落形成单位

以分化为各系血细胞外,如将造血干细胞置于与以往不同的环境中,还可以分化成多种非造血组织的细胞,如神经细胞、心肌细胞、骨骼肌细胞、血管内皮细胞、肝细胞及多种组织的上皮细胞等。造血干细胞具有的多向分化能力,使其在一些疾病的治疗中发挥越来越重要的作用。造血干细胞移植是许多恶性血液病（如白血病、再生障碍性贫血）的一种有效的治疗手段，也是大剂量细胞毒性制剂或放射线导致严重造血功能障碍救治中的一种不可缺少的重要措施。此外，将目的基因导入造血干细胞，输入患者体内，可以治疗重症联合免疫缺陷病、珠蛋白生成障碍性贫血等遗传性疾病。造血干细胞主要存在于骨髓、胎儿肝及外周血（含脐带血）中，故临床上多采集骨髓、外周血或脐带血中的造血干细胞。

造血微环境（hemopoietic microenvironment）是指造血干细胞定居、存活、增殖、分化和成熟的场所（T淋巴细胞在胸腺中成熟）。造血过程主要在造血组织的造血微环境中进行，造血微环境包括造血器官中的基质细胞、基质细胞分泌的细胞外基质、各种造血调节因子和进入造血器官的神经和血管。骨髓中的基质细胞包括成纤维细胞、外膜细胞、内皮细胞、组织巨噬细胞、成骨细胞和破骨细胞等。造血细胞必须黏附于骨髓中的基质细胞才能存活，基质细胞一方面通过分泌体液因子影响造血细胞的生理功能，另一方面通过细胞间的直接接触作用于造血细胞，影响造血细胞的分化和发育。

现已发现多种体液因子参与对造血的调控，这些因子可作用于血细胞生成的不同阶段，调节造血干细胞和造血祖细胞在造血微环境中的增殖、分化和生存。造血细胞因子按照其作用特性不同，可分为**造血生长因子**（hematopoietic growth factor，HGF）和**造血抑制因子**（hematopoietic inhibiting factor，HIF）。目前认为，调节造血干细胞的造血生长因子主要是FL（Flt-3配基）和促血小板生成素（TPO），白细胞介素1（interleukin-1，IL-1）、白细胞介素3（IL-3）、白细胞介素6（IL-6）、干细胞因子（stem cell factor，SCF）等体液因子亦参与对造血干细胞的调节；具有抑制作用的造血抑制因子主要有转化生长因子β（transforming growth factor-β，TGF-β）和干扰素（interferon，IFN）等。理化（苯、X射线和γ射线）、生物（某些病毒感染）或药物（氯霉素、环磷酰胺）等因素均可能引起骨髓造血干细胞及造血微环境损伤，导致骨髓造血功能降低，血液中全血细胞减少，这类疾病称为**再生障碍性贫血**（aplastic anemia）。

二、红细胞

（一）红细胞的数量和形态

红细胞是血液中数量最多的血细胞。我国成年男性的红细胞数量为$(4.0\sim5.5)\times10^{12}$/L，女性为$(3.5\sim5.0)\times10^{12}$/L。新生儿的红细胞数量为$6.0\times10^{12}$/L以上，随后，由于体重增长速度超过红细胞的生成速度，导致血浆量相对增多，血细胞比容降低，红细胞数量在儿童期一直保持在较低水平，直至青春期才逐渐接近成人水平，性别差异也逐渐明显。**血红蛋白**（hemoglobin，Hb）是红细胞内的主要蛋白质。我国成年男性血红蛋白浓度为120~160 g/L，女性为110~150 g/L；新生儿（5天内）可达200 g/L以上，6月龄时降至最低值，1周岁后又渐渐升高，到青春期达成年人水平。红细胞数和血红蛋白浓度除了存在年龄、性别差异外，还受其他因素的影响，如高原居民红细胞数与血红蛋白量均高于居住在海平面的居民。若血液中红细胞数量与血红蛋白浓度低于正常，称为**贫血**（anemia）。

正常成熟红细胞呈双凹圆碟形，没有细胞核和细胞器，直径约7.5 μm，周边最厚处的厚度约为2.5 μm，中央最薄处约为1 μm（图3-4）。与同体积球形物体相比，红细胞表面积较大。

（二）红细胞的生理特征

1. 红细胞膜的通透性　红细胞膜对物质有选择性的通透性。O_2和CO_2可以自由通过红细胞膜，负离子（如Cl^-、HCO_3^-）较易通过，而正离子却很难通过。红细胞内Na^+浓度远低于细胞外，而K^+浓度远高于细胞外，这种细胞内外Na^+、K^+的不均衡分布主要依靠细胞膜上Na^+泵的活动来实现。低温贮存较久的血液，血浆内K^+浓度升高，这是由于低温条件下细胞代谢几乎停止，Na^+泵不能活动的缘故。

2. 红细胞的可塑变形性　正常成人的双凹圆碟形红细胞体积约为90 μm^3，表面积约为140 μm^2。若红细胞是等体积的球形，则其表面积仅为100 μm^2。由双凹圆碟形这种特殊形态所增加的40 μm^2表面积，允许红细胞发生很大的变形。红细胞在全身血管中循环运行，常常要挤过口径比它小的毛细血管或血窦孔隙，这时红细胞将发生变形（图3-5），在通过后又可恢复原状，这种正常红细胞在外力作用下具有变形能力的特性，称为**可塑变形性**（plastic deformation）。红细胞的变形能力主要受下列因素的影响：①表面积与体积的比值愈大，红细胞的变形能力也就愈大，故双凹圆碟形红细胞的变形能力远大于异常情况下出

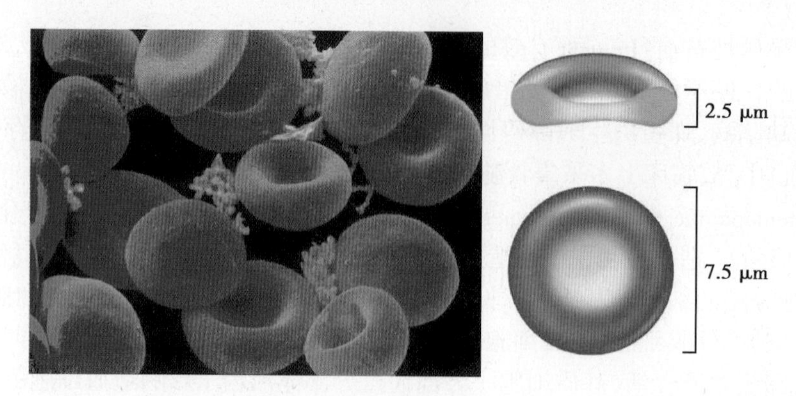

图 3-4 红细胞的电镜扫描图

现的球形红细胞；②红细胞内的黏度愈大，变形能力愈小，如当血红蛋白变性或浓度过高时，可使红细胞内黏度增加；③红细胞膜的弹性降低或黏度升高也可降低红细胞的变形能力，如衰老的红细胞变形能力降低。

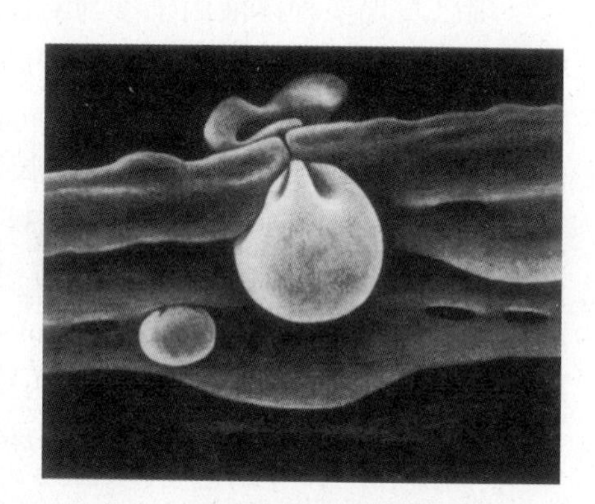

图 3-5 红细胞挤过脾窦的内皮细胞裂隙（大鼠）

3. 红细胞的悬浮稳定性 虽然红细胞的比重大于血浆，但正常时红细胞在静置的抗凝血中下沉十分缓慢。这种血液中的红细胞能够相对稳定地悬浮于血浆中的特性称为红细胞的**悬浮稳定性**（suspension stability）。通常以红细胞在第 1 h 末下沉的距离表示红细胞的沉降速度，称为**红细胞沉降率**（erythrocyte sedimentation rate，ESR），简称血沉。正常成人男性为 0~15 mm/h，女性为 0~20 mm/h（魏氏法）。红细胞沉降率可用于表示红细胞悬浮稳定性的大小。红细胞沉降率愈大，提示红细胞的悬浮稳定性愈小。

红细胞具有悬浮稳定性的原因是双凹圆碟形的红细胞表面积与容积的比值较大，与血浆的接触面大，下沉过程中所产生的摩擦也较大，因此红细胞下沉缓慢。某些疾病（如活动性肺结核、风湿热等）能引起多个红细胞彼此较快地以凹面相贴，形成**红细胞叠连**（erythrocyte rouleaux formation）。红细胞发生叠连后，其表面积与容积的比值减小，与血浆的总接触面积减小，所产生的摩擦力也减小，于是血沉加快。红细胞叠连形成的快慢主要取决于血浆成分的变化，而不在红细胞本身。通常血浆中球蛋白、纤维蛋白原及胆固醇含量增多时，红细胞叠连加速、血沉加快；血浆中白蛋白、卵磷脂含量增多时，则使红细胞叠连减少，沉降减慢。

4. 红细胞的渗透脆性 红细胞在低渗溶液中发生膨胀、破裂的特性，称为红细胞的**渗透脆性**（osmotic fragility），用来表示红细胞膜对低渗溶液的**渗透抵抗力**（osmotic resistance）。红细胞的渗透脆性越大，表示红细胞膜对低渗溶液的抵抗力越小。将正常人的红细胞悬浮于不同浓度的 NaCl 溶液中，红细胞在等渗溶液中可以保持正常大小和形态。在渗透压递减的一系列低渗溶液中，红细胞逐步膨胀并双侧凸起，当红细胞体积增加 30% 时成为球形，体积增加 45%~60% 时则破裂，称之为**溶血**（hemolysis）。正常成人的红细胞一般在 0.42% NaCl 溶液中开始出现破裂、溶血，在 0.35% NaCl 溶液中完全溶血。患某些溶血性疾病的患者，其红细胞开始溶血和完全溶血的 NaCl 溶液浓度均比正常人高，即红细胞对低渗溶液的抵抗力减小，渗透脆性增加。衰老的红细胞脆性大，遗传性球形红细胞增多症患者的红细胞脆性变大，巨幼细胞贫血患者的红细胞脆性变小。

（三）红细胞的生理功能

红细胞的主要功能是运输 O_2 和 CO_2。红细胞的双凹圆碟形使细胞内外气体的交换面积较大，由细胞中心到大部分表面的距离较短，有利于 O_2 和 CO_2 的交换。由于这些脂溶性气体可以自由通过红细胞膜，与血红蛋白结合生成氧合血红蛋白或氨基甲酰血红蛋白进行运输，或通过碳酸酐酶，最终生成碳酸氢盐进行气体的运输，少量的 O_2 和 CO_2 也可直接溶解在血液中进行运输。在血液中，由红细胞运输的 O_2 量约为溶解于血浆中 O_2 量的 65 倍；同样，由于红细胞的参与，血液运输 CO_2 的能力约为直接溶解于血浆中 CO_2 的 18 倍。红细胞运输 O_2 的功能主要靠细胞内的血红蛋白来实现。一旦红细胞破裂，血红蛋白逸出，即丧失运输气体的功能。红细胞运输 O_2，但不消耗 O_2。红细胞所需的能量均来自葡萄糖的无氧糖酵解和磷酸戊糖旁路，能量主要用于供应细胞膜上 Na^+ 泵的活动，也用于保持红细胞膜的完整性及其双凹圆碟形的形态。其次，红细胞可缓冲体内酸碱度的变化，红细胞内有碳酸酐酶和多种缓冲对，对血液 pH 的变化起缓冲作用（见本章第一节中血液的理化特性）。

（四）红细胞的生成

成年人生成红细胞的唯一场所是骨髓。红骨髓内的造血干细胞分化成红系定向祖细胞后，再经过原红细胞、早幼红细胞、中幼红细胞、晚幼红细胞和网织红细胞的发育阶段，成为成熟红细胞。红细胞的生成除了需要红骨髓具有正常的造血功能外，还需要有足够的造血原料——铁和蛋白质，必要的红细胞成熟因子——叶酸和维生素 B_{12}。此外，生成红细胞还需要氨基酸、维生素 B_6、维生素 B_2、维生素 C、维生素 E、微量元素等。

1. 红细胞生成所需的原料　蛋白质和铁是合成血红蛋白的重要原料。蛋白质主要来源于肉类及豆类食物。体内约 67% 的铁存在于血红蛋白内，Fe^{3+} 需被还原成 Fe^{2+} 才能被利用。

在红细胞生成过程中，从原红细胞开始合成血红蛋白，一直持续到网织红细胞阶段。血红蛋白由**血红素**（heme）和珠蛋白结合而成，其中血红素的合成需要铁的参与。正常成人每天需要 20~25 mg 铁用于红细胞生成，其来源包括**外源性铁**（extrinsic iron）和**内源性铁**（intrinsic iron）。外源性铁主要来源于食物，蛋黄、肝、豆类、菠菜等都是含铁量较高的食物。机体每天仅需吸收 1 mg 就可补充排泄的铁，红细胞在体内破坏后释放的铁为内源性铁，每天约有 21 mg，占日需铁量的 95%。衰老的红细胞被巨噬细胞吞噬后，血红蛋白被分解，释放出血红素中的铁，以 Fe^{3+} 的形式与铁蛋白（ferritin）结合后，聚集成铁黄素颗粒，贮存于巨噬细胞内。血浆中的**转铁蛋白**（transferrin）可以将巨噬细胞的铁运送至幼红细胞。贮存于铁蛋白中的 Fe^{3+} 先还原成 Fe^{2+}，再脱离铁蛋白，与血浆中的转铁蛋白结合。每个转铁蛋白分子能运送 2 个 Fe^{2+} 到幼红细胞。此外，巨噬细胞可以通过与幼红细胞的直接接触，提供合成血红蛋白所需要的铁。由于慢性出血等原因造成体内贮存铁的减少或机体造血功能增强而供铁不足，都可使血红蛋白合成不足，引起**小细胞低色素性贫血**（microcytic hypochromic anemia），又称为**缺铁性贫血**（iron-deficiency anemia）。

拓展知识 3-2　缺铁性贫血

2. 影响红细胞成熟的因素　在幼红细胞的发育过程中，细胞核的 DNA 对于细胞分裂和血红蛋白合成有着十分重要的作用，合成 DNA 必须有叶酸和维生素 B_{12} 作为合成核苷酸的辅酶。当机体缺乏叶酸或维生素 B_{12} 时，骨髓中幼红细胞合成 DNA 受阻，分裂增殖能力降低，发育成熟减慢，而由于胞质 RNA 合成不受影响，使胞质成分（包括血红蛋白）形成相对较多，引起幼红细胞体积增大、功能降低、寿命缩短，导致**巨幼细胞贫血**（megaloblastic anemia）的发生。

（1）**维生素 B_{12}**（vitamin B_{12}）　是一种含钴的有机化合物，也称钴胺素（cobalamin），多存在于动物性食品（如肉、肝、肾等）中。人体内的维生素 B_{12} 贮存量为 1~3 mg，而生成红细胞的日需量仅为 1~3 μg，所以如维生素 B_{12} 吸收障碍，常在 3~4 年后才出现贫血。消化道对维生素 B_{12} 的吸收需胃黏膜壁细胞分泌的一种糖蛋白——**内因子**（intrinsic factor）的参与。内因子有两个活性部位：一个部位可与维生素 B_{12} 结合形成内因子 - 维生素 B_{12} 复合物，防止维生素 B_{12} 被小肠内蛋白水解酶所破坏，使其安全地运到回肠远端；另一个部位与回肠黏膜上皮细胞膜上的特异受体结合，促进维生素 B_{12} 被吸收进入门脉系统血流。被吸收的维生素 B_{12} 一部分贮存在肝，另一部分与转钴蛋白Ⅱ（transcobalamine Ⅱ）结合，经血液运送，参与造血组织的红细胞生成过程。当胃大部分被切除、体内产生抗内因子抗体、回肠被切除时，均可导致维生素 B_{12} 吸收障碍，发生巨幼细胞贫血。

拓展知识 3-3　巨幼细胞贫血

(2) **叶酸**(folic acid) 也称蝶酰单谷氨酸,广泛存在于动物内脏、蔬菜等动植物食品中。叶酸是以蝶酰单谷氨酸的形式被吸收的。吸收后,经双氢叶酸还原酶的催化,形成四氢叶酸。在血浆中以四氢叶酸的单谷氨酸盐的形式存在,但进入组织细胞后,需转变为多谷氨酸盐,才具有参与DNA合成的活性。由于叶酸的转化需要维生素B_{12}的参与,维生素B_{12}缺乏时,叶酸的利用率下降,引起叶酸的相对不足。正常人体内的叶酸贮存量为5~20 mg,生成红细胞的日需量约为100 μg,叶酸摄入不足或吸收障碍可在2~7个月内导致叶酸缺乏,引起与维生素B_{12}缺乏时相似的巨幼细胞贫血。

3. 红细胞生成的调节 正常情况下,红细胞的生成与破坏保持动态平衡。成年人体内约有25×10^{12}个红细胞,每24 h约有0.8%的红细胞更新,也就是说每24 h约需要生成20×10^{10}个红细胞才能使血液中的红细胞数量保持相对恒定。当机体需要时(如失血或某些疾病使红细胞寿命缩短时),通过调节,红细胞的生成率还能加快数倍。目前已知,**爆式促进激活物**(burst promoting activator,BPA)、**促红细胞生成素**(erythropoietin,EPO)、雄激素和甲状腺激素等,都能促进红细胞的生成并向外周血液释放,其中BPA和EPO是促进红细胞增殖与分化的两个主要体液因子。在红细胞的分化和发育过程中,红系祖细胞可分为早期的红系祖细胞和晚期的红系祖细胞两个亚群,其中早期的红系祖细胞称为**爆式红系集落形成单位**(burst forming unit-erythroid,BFU-E),这是因为它们在体外培养中能形成很大的细胞集落,组成集落的细胞散布成物体爆炸的形状,这种早期祖细胞的生长和在体外形成集落都依赖于BPA的刺激作用;晚期的红系祖细胞称为**红系集落形成单位**(colony forming unit-erythrocyte,CFU-E),在体外培养中只能形成较小的集落,晚期的红系祖细胞主要受EPO的调节。

(1) 爆式促进激活物 BPA是一类相对分子质量为25 000~40 000的糖蛋白,以早期红系祖细胞BFU-E为作用的靶细胞,促进更多的BFU-E从细胞周期中的静息状态(G_0期)进入DNA合成期(S期),因而使早期红系祖细胞增殖活动加强。CFU-E对BPA不敏感。

(2) 促红细胞生成素 EPO是相对分子质量约为34 000的糖蛋白,含有166个氨基酸,主要由肾皮质肾单位肾小管周围的间质细胞(如成纤维细胞)和内皮细胞产生,但肾外(如肝)也有少量生成。EPO是红细胞生成的主要调节物,由于肾分泌的EPO约占90%,因此,双肾实质严重破坏的晚期肾病患者常因缺乏EPO而发生肾性贫血;而晚期肾病患者,肾产生EPO已基本停止,但体内仍有少量EPO促使骨髓继续生成红细胞。CFU-E是EPO作用的主要靶细胞。

EPO的主要生理作用有:①促进CFU-E的有丝分裂和增殖,并向原红细胞分化;②抑制CFU-E的凋亡而促进红细胞的生成;③加速幼红细胞的增殖和血红蛋白的合成;④促进网织红细胞的成熟并释放入血;⑤对BFU-E的增殖与分化也有一定的促进作用。

EPO的生成受多种因素的影响,其中最主要的是缺氧。当心脏泵血功能减退、肺部疾患、贫血、高原缺氧等因素导致组织中氧分压降低时,都可刺激肾生成和释放EPO增加,促进骨髓红系细胞的生成和释放,增加血液中的红细胞量。血浆EPO的浓度与血液中的血红蛋白浓度呈负相关,即贫血时体内EPO增多,以促进红细胞的生成;反之,红细胞增多时,EPO的分泌减少。通过这一负反馈调节,使血中红细胞数量保持相对稳定(图3-6)。目前,重组的人EPO已经应用于临床,用于治疗肾性贫血、恶性肿瘤贫血和再生障碍性贫血等疾病,促进红细胞的生成。

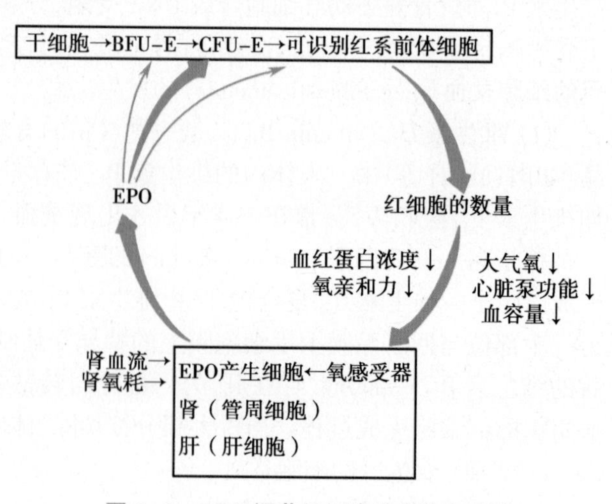

图3-6 EPO调节红细胞生成的负反馈

拓展知识3-4 促红细胞生成素的发现

(3) 性激素 实验证实,雄激素可直接刺激骨髓红系祖细胞的增殖,也可通过刺激肾产生EPO,提高血浆中的EPO浓度,从而促进红细胞的生成。而雌激素可通过降低红系祖细胞对EPO的反应，抑制 EPO 的产生，减少红细胞的生成。这可能是成年男性红细胞数和血红蛋白量高于女性的原因之一。

此外，生长激素、甲状腺激素和糖皮质激素等均可通过提高组织对氧的需求，促进红细胞的生成。

（五）红细胞的破坏

红细胞由骨髓释放入血液后，在血管内循环流动约 27 km，平均寿命约为 120 天。随着红细胞的逐渐衰老，细胞内与糖酵解有关的酶的活性降低，ATP 的生成减少，Na^+ 泵活动减弱，细胞肿胀；再加上膜脂质和蛋白的含量减少，表面积变小，导致红细胞的变形能力减退，脆性增大，难以通过微小的空隙，因而容易滞留在脾、肝和骨髓中，被巨噬细胞吞噬，这一部分称为红细胞的血管外破坏，可破坏约 90% 的衰老红细胞。巨噬细胞吞噬红细胞后，将血红蛋白消化，释放出的铁和氨基酸可被重新利用，而胆红素则通过肝排入胆汁，最后排出体外。

衰老的红细胞变形能力减弱而脆性增加，在血流湍急处可因受机械冲击而破损，这种破坏红细胞的方式称为血管内破坏，大约可破坏 10% 衰老的红细胞。红细胞在血管内发生溶血后，所释放的血红蛋白与血浆中的**触珠蛋白**（haptoglobin）结合后，被肝摄取，血红蛋白中的血红素经代谢释放出铁，成为胆红素经胆汁排出。但当溶血达到每 100 mL 血浆中有 100 mg 血红蛋白时，将超出血浆中触珠蛋白的结合能力，此时，未能与触珠蛋白结合的血红蛋白将经肾排出，出现血红蛋白尿。

三、白细胞

（一）白细胞的数量与分类

白细胞是一类无色、有核的血细胞，在血液中一般呈球形，在组织中则有不同程度的变形。正常成年人白细胞数为 $(4.0\sim10.0)\times10^9$/L；当白细胞数超过 10×10^9/L 时，称为**白细胞增多**（leukocytosis）；白细胞数少于 4.0×10^9/L 时，称为**白细胞减少**（leukopenia）。根据白细胞的形态、功能和来源，可将其分为**粒细胞**（granulocyte）、单核细胞和淋巴细胞三大类。根据胞质颗粒的嗜色性质不同，又将粒细胞分为中性粒细胞、嗜碱性粒细胞和嗜酸性粒细胞三种（图 3-7）。

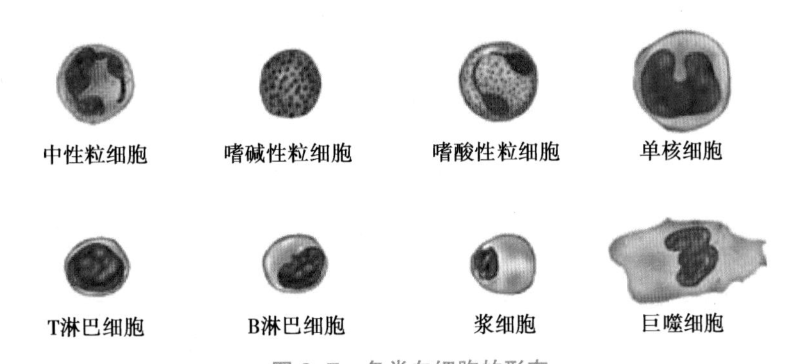

图 3-7 各类白细胞的形态

白细胞总数具有明显的生理性波动，剧烈运动、进食、疼痛、情绪激动、妊娠等都可使白细胞总数升高。血液中各种白细胞的正常值见表 3-2。

（二）白细胞的生理功能

体内的白细胞有一半以上存在于血管外的细胞间隙内，30% 以上贮存在骨髓内，其余的才是在血管中流动的。除淋巴细胞外，所有的白细胞都能伸出伪足做**变形运动**（amoeboid movement），使其得以穿过毛细血管壁，这一过程称为**白细胞渗出**（diapedesis）。在某些化学物质的吸引下，渗出的白细胞可借助变形运动迁移到炎症区发挥作用。白细胞具有趋向某些化学物质游走的特性，称为**化学趋化性**（chemotaxis）。这些化学物质包括细胞的降解产物、抗原 - 抗体复合物、细菌毒素和补体的激活产物等；白细胞能按照这些物质的浓度梯度游走到这些物质的周围，将细菌等异物包围并**吞噬**（phagocytosis）入细胞内，进而将其杀伤或降解。

表 3-2 血液中各种白细胞的正常值和主要功能

	绝对值（$\times 10^9$/L）	百分比（%）	主要功能
粒细胞			
中性粒细胞	2.0~7.5	50~70	吞噬功能
嗜碱性粒细胞	0.0~1.0	0~1	参与过敏反应
嗜酸性粒细胞	0.02~0.5	0.5~5	抗寄生虫和抗过敏反应
单核细胞	0.12~0.8	3~8	组织吞噬细胞
淋巴细胞	0.8~4.0	20~40	特异性免疫反应
白细胞总数	4.0~10.0		

白细胞在机体发生炎症、过敏反应或损伤时发挥重要作用，是机体免疫和防御体系中的重要组成部分。下面分别介绍各种白细胞的生理特性与具体功能。

1. **中性粒细胞**（neutrophil） 也称为**多形核白细胞**（polymorphonuclear leukocyte），其胞质中含有两种颗粒：一种是嗜天青颗粒，内含酸性水解酶、溶菌酶、髓过氧化酶等；另一种为特异性颗粒，含有碱性氨基肽酶和乳铁蛋白等。

中性粒细胞在血管内停留的时间平均只有 6~8 h，它们主要穿过毛细血管壁进入组织发挥作用，而且进入组织后不再返回血液。血管中的中性粒细胞约有一半随血流循环，称为**循环池**（circulating pool），临床上的外周血液白细胞计数，只能反映这部分中性粒细胞的数量；另一半则附着在小血管壁上，称为**边缘池**（marginal pool）。除此之外，在骨髓中还贮备了约 2.5×10^{12} 个成熟的中性粒细胞，在机体需要时，这些贮备的中性粒细胞可以在数小时内大量进入循环血流。

中性粒细胞的主要功能是吞噬并杀灭入侵的病原微生物及血液中衰老的红细胞和抗原 – 抗体复合物等。当细菌侵入机体时，作为体内游走速度最快的细胞，中性粒细胞在炎症区域产生的趋化物质作用下，可迅速游走，自毛细血管渗出到达炎症区域，伸出伪足吞噬细菌，然后利用胞质中的多种酶类分解细菌，以防止病原微生物在体内扩散。当中性粒细胞吞噬了 3~20 个细菌后自身即解体，释出的多种酶能溶解周围组织而形成脓液。当中性粒细胞数减少到 1×10^9/L 时，可使机体抵抗力明显降低，易发生感染。

2. **嗜碱性粒细胞**（basophil） 胞质中存在较大的碱性染色颗粒，颗粒内含有肝素、组胺、**嗜酸性粒细胞趋化因子 A**（eosinophil chemotactic factor A）和**过敏性慢反应物质**（slow reacting substance of anaphylaxis，SRS-A）等。嗜碱性粒细胞分泌的肝素具有抗凝血作用，可以保持血管通畅，使吞噬细胞能顺利到达抗原入侵部位并将其破坏；在速发型超敏反应（也称过敏反应）中，T 淋巴细胞分泌的组胺释放因子可以刺激嗜碱性粒细胞释放组胺、过敏性慢反应物质和其他炎症介导物，使毛细血管壁通透性增加和平滑肌收缩，引起支气管哮喘、荨麻疹等速发型超敏反应的症状；此外，当嗜碱性粒细胞被激活时，还可以释放嗜酸性粒细胞趋化因子 A，以吸引嗜酸性粒细胞聚集于局部，限制嗜碱性粒细胞在速发型超敏反应中的作用。

3. **嗜酸性粒细胞**（eosinophil） 胞质内含有较大的、椭圆形嗜酸性颗粒，颗粒中含有过氧化物酶和主要碱性蛋白等带正电荷的蛋白质，但无溶菌酶。嗜酸性粒细胞有微弱的吞噬能力，但基本上无杀菌作用，它在体内的主要作用是：①限制嗜碱性粒细胞在速发型超敏反应中的作用。在嗜酸性粒细胞趋化因子 A 的吸引下，嗜酸性粒细胞聚集到激活了的嗜碱性粒细胞周围，一方面产生前列腺素 E，抑制嗜碱性粒细胞合成和释放生物活性介质；另一方面，嗜酸性粒细胞可吞噬嗜碱性粒细胞和肥大细胞所排出的颗粒，使其中含有的生物活性物质不能发挥作用；此外，嗜酸性粒细胞还能释放组胺酶等酶类，破坏嗜碱性粒细胞所释放的组胺等生物活性物质，即嗜酸性粒细胞通过上述三方面的作用，限制嗜碱性粒细胞的活性。②参与机体对蠕虫的免疫反应。嗜酸性粒细胞可借助于其膜表面的 Fc 受体和 C_3 受体黏着于蠕虫上，通过释放颗粒内所含的过氧化物酶和主要碱性蛋白等物质，损伤蠕虫体。因此，在某些寄生虫感染或速发型超敏反应等情况时，常伴有嗜酸性粒细胞增多。

4. 单核细胞（monocyte）　血液中的单核细胞是尚未成熟的细胞，其胞体较大，在血流中存在 2~3 天后，就离开血管进入周围组织，继续发育成**巨噬细胞**（macrophage）。巨噬细胞的体积更大，具有比中性粒细胞更强的吞噬能力，它主要存在于淋巴结、肝和脾等器官。外周血中的单核细胞和组织器官中的巨噬细胞统称为**单核吞噬细胞系统**（mononuclear phagocyte system，MPS），其功能有：①吞噬并杀伤病原体或衰老损伤的组织细胞；②分泌细胞因子或其他炎性介质，包括肿瘤坏死因子（TNFα）、白介素（IL-1、IL-3、IL-6）、前列腺素 E 等；③加工处理呈递抗原，启动特异性免疫应答，巨噬细胞作为抗原呈递细胞，在摄取了病原微生物等抗原性异物后，加工处理抗原及胞内的抗原肽，并以抗原肽 -MHCⅡ/Ⅰ类分子复合物的形式表达于细胞表面，启动特异性免疫应答；④抗肿瘤作用，活化的巨噬细胞内的溶酶体数目和蛋白水解酶浓度均显著提高，分泌功能增强，能有效杀伤肿瘤细胞。

5. **淋巴细胞**（lymphocyte）　为圆形或卵圆形，细胞核较大，约占细胞的 90%，胞质中含有 5~15 个嗜天青颗粒。根据淋巴细胞分化成熟的场所、细胞表面标志和功能的不同，可将淋巴细胞分成 **T 淋巴细胞**（T lymphocyte）、**B 淋巴细胞**（B lymphocyte）和**自然杀伤细胞**（natural killer cell，NK 细胞）三种。淋巴细胞在机体特异性免疫应答中起关键的作用。T 淋巴细胞在胸腺内分化成熟，主要参与细胞免疫，可长期对抗病毒、细菌、癌细胞的侵犯，而且与器官移植后发生的排斥反应有关；B 淋巴细胞在骨髓内分化成熟，主要参与体液免疫，当受到抗原刺激时，B 淋巴细胞转化为浆细胞，后者合成和分泌抗体；NK 细胞是一种不同于 T 和 B 淋巴细胞的特殊淋巴细胞系，可以直接杀伤肿瘤细胞、病毒或细菌感染的细胞等，发挥抗感染、抗肿瘤和免疫调节等功能。

（三）白细胞的生成和调节

白细胞起源于骨髓的造血干细胞，在细胞发育过程中也先后经历了造血祖细胞、可识别的前体细胞和成熟白细胞阶段。白细胞的分化和增殖受到一类体液调节因子的调节，因这些体液因子在体外可刺激造血细胞形成集落，故又称为**集落刺激因子**（colony stimulating factor，CSF），与白细胞生成有关的 CSF 至少有 3 种，即由活化的淋巴细胞生成的粒 - 单系集落刺激因子（GM-CSF），由巨噬细胞、内皮细胞和间质细胞产生的粒系集落刺激因子（G-CSF）和单核系集落刺激因子（M-CSF）即白细胞介素 3（IL-3）等。有些造血生长因子作用广泛，如 GM-CSF 可以参与刺激早期造血干细胞、祖细胞的增殖和分化，刺激中性粒细胞、嗜酸性粒细胞和单核细胞的生成；有些造血生长因子作用单一，如 G-CSF 主要通过促进粒系祖细胞、粒系前体细胞的增殖和分化，刺激中性粒细胞的生成，并增强成熟粒细胞的功能活性。M-CSF 主要在造血早期起作用，可以促进多能干细胞的分化。此外，还有一类抑制因子发挥负反馈调节作用，如乳铁蛋白和转化生长因子 β 等，它们可以直接抑制白细胞的增殖、生长，或者抑制一些生长因子的释放及作用。在生理状态下，通过上述体液因素对白细胞的生成进行正、负反馈调控，使血液中的粒细胞数量维持在相对稳定的水平。但是，目前关于淋巴细胞生成的调节机制尚了解不多。

（四）白细胞的破坏

白细胞的寿命较难准确判断，因为粒细胞和单核细胞主要在组织中发挥作用，而淋巴细胞则往返于血液、组织液、淋巴之间，而且可以增殖分化。一般来说，中性粒细胞在血液中停留 8 h 左右就进入组织，4~5 天后即衰老死亡；单核细胞在循环血液中停留 2~3 天后进入组织，继续发育成巨噬细胞后，在组织中约可生存 3 个月。嗜酸性粒细胞和嗜碱性粒细胞在组织中可分别生存 8~12 天和 12~15 天。

白血病（leukemia）是一种造血组织的恶性疾病，其特点是骨髓及其他造血组织中有大量白血病细胞无限制地增生，并进入外周血液，而正常血细胞的生成被明显抑制。患者血液中白细胞数量常明显增多，并常出现贫血和出血等症状。

四、血小板

(一) 血小板的形态和数量

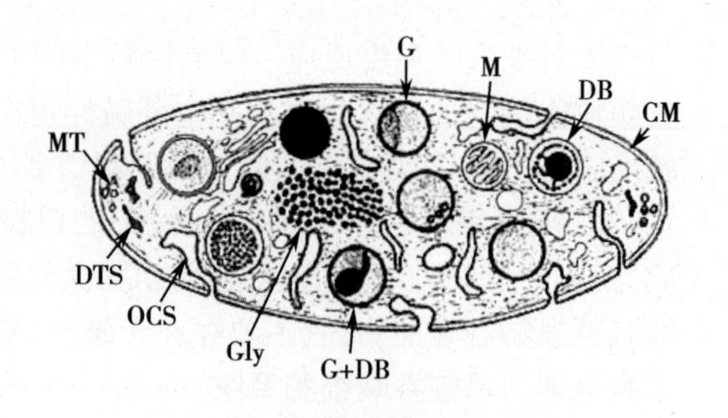

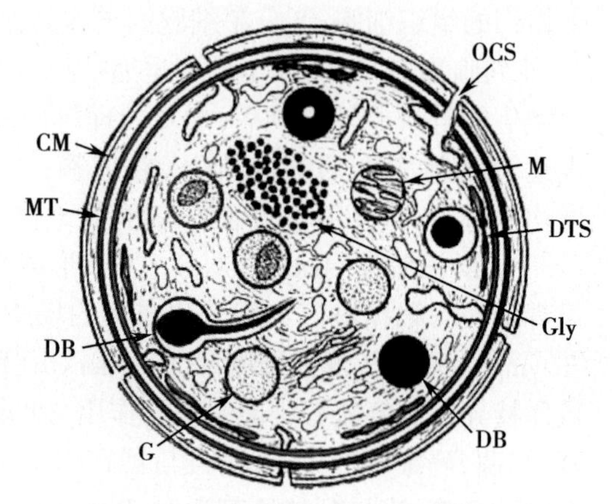

图 3-8 静息态血小板的结构示意图

CM:质膜;DB:致密体;DTS:致密管道系统;G:α 颗粒;Gly:糖原颗粒;M:线粒体;MT:微管;OCS:与表面连通的管道系统

血小板无细胞核,静息态的血小板在循环血液中呈双凸圆盘状,直径为 2~3 μm,体积约 8 μm³。血小板膜上含有胶原受体、TXA_2 受体、凝血酶原受体、纤维蛋白原受体、GPⅠb-Ⅸ复合物、GPⅡb-Ⅲa 复合物、整合素、血小板内皮细胞黏附分子(platelet endothelial cell adhesion molecule, PECAM)等,在血小板的激活过程中发挥重要作用;血小板膜内侧的溶胶-凝胶区,由微管、微丝和膜下细丝等构成了血小板的骨架与收缩系统;血小板胞质中含有两种类型的颗粒,一种是致密颗粒,内含有 ADP、ATP、5-羟色胺(5-hydroxytryptamine, 5-HT)、磷脂和 Ca^{2+} 等,另一种是 α-颗粒,内含有凝血因子(如因子Ⅴ、因子Ⅺ、纤维蛋白原)、抗血管性假血友病因子(von Willebrand factor, vWF)、血小板源性生长因子(platelet derived growth factor, PDGF)、**血小板因子**(platelet factor, PF)和 β-血栓球蛋白(β-thromboglobulin, β-TG)等,这些生物活性物质都与血小板的功能有关;血小板胞质中的溶酶体内含有酸性蛋白水解酶和组织水解酶(图 3-8)。

正常成年人血液中的血小板数量是(100~300)× 10^9/L;血小板过少是指循环血中血小板数少于 50 × 10^9/L,此时,微小创伤或仅血压增高也能使患者皮肤和黏膜下出现瘀点或紫癜,这类疾病称为**血小板减少性紫癜**(thrombocytopenic purpura);血小板过多是指血小板数高于 1 000 × 10^9/L,此时,患者体内易形成血栓,从而导致心肌梗死、脑血管栓塞等疾病。

(二) 血小板的生理特性

1. 黏附 血小板黏着在非血小板表面,称为**血小板黏附**(platelet adhesion)。血小板膜上的 GPⅠb/Ⅸ和 GPⅡb/Ⅲa 等糖蛋白(glycoprotein, GP)、胶原纤维等血管内皮下成分和血浆中的 vWF 等成分均参与血小板黏附。当血管受损时,血管内皮的完整性被破坏,vWF 首先与暴露出的内皮下的胶原纤维结合,导致 vWF 构形改变,然后血小板膜上的糖蛋白 GPⅠb 通过其氨基端的结合位点与变构的 vWF 结合,使血小板黏附于内皮下组织而被活化,进而通过暴露出的 GPⅡb/Ⅲa 的 vWF 结合位点与 vWF 结合,黏附在胶原纤维上,促进生理止血。血流缓慢时,血小板也可以直接黏附于胶原纤维,不需 vWF 参与。如血小板 GPⅠb 缺损,血浆 vWF 缺乏,或胶原纤维变性时,血小板黏附功能受损,机体可发生出血倾向。

2. 聚集 血小板之间相互黏着的过程称为**血小板聚集**(platelet aggregation)。引起血小板聚集的因素称为致聚剂。机体内的生理性致聚剂主要有 ADP、5-HT、凝血酶、组胺、胶原、肾上腺素、**血栓烷 A_2**(thromboxane A_2, TXA_2)等;病理性致聚剂有细菌、病毒、免疫复合物和药物等。静息态的血小板膜上的 GPⅡb/Ⅲa 不能与纤维蛋白原结合,故不会发生聚集;当血小板被活化后,由圆盘形变为球形,并伸出伪足,同时,血小板将释放出颗粒内的活性物质,促进血小板聚集。具体来说,当致聚剂激活血小板,使 GPⅡb/Ⅲa 分子上的纤维蛋白原受体暴露,在 Ca^{2+} 的作用下,血小板通过各自表面的 GPⅡb/Ⅲa 分子与纤维蛋白原结合,相邻的血小板相互连接,逐渐聚集成团。血小板聚集过程可分为两个时相:第一聚集时相可由低浓度的 ADP、凝血酶等引起,发生迅速,聚集起来的血小板能迅速解聚,故也称**可逆性血小板聚集**(reversible platelet aggregation);第二聚集时相可由胶原、内源性 ADP、TXA_2 等引起,发生缓慢,不能被解聚,故也称**不可逆性血小板聚集**(irreversible platelet aggregation)。血小板无力症患者的血小板计数可正常,但血小板膜上缺乏 GPⅡb/Ⅲa,因而血小板不能发生聚集反应;抗 GPⅡb/Ⅲa 单克隆抗体可抑制血小板与纤维蛋白原的结合反应,从而抑制血小板聚集。

ADP 是引起血小板聚集的最重要的生理性致聚剂,外源性和内源性 ADP 都可以引起血小板聚集,并且血小板的聚集与 ADP 剂量有关。低浓度的 ADP(0.5 μmol/L)只能引起血小板第一聚集时相的发生;中等浓度的 ADP(1~2 μmol/L)则在引起第一聚集时相、血小板发生解聚后,又出现不可逆的第二聚集时相,这可能与血小板释放内源性 ADP 有关;高浓度(5 μmol/L)的 ADP 则能迅速引起血小板发生单一的不可逆性聚集,即直接进入第二聚集时相。ADP 引起的血小板聚集必须有 Ca^{2+} 和纤维蛋白原的存在,并且要消耗能量。将血小板悬浮于缺乏葡萄糖的溶液中数小时、用药物阻断血小板产生 ATP 的代谢过程或加入一定量的 Ca^{2+} 螯合剂 EDTA 等方法均可抑制血小板的聚集。

血小板被激活时,质膜磷脂中的花生四烯酸(arachidonic acid)在磷脂酶 A_2 的催化下分离出来,在血小板的环加氧酶的作用下,先后生成前列腺素 G_2 和 H_2(PGG_2、PGH_2)。PGH_2 可以在血栓烷合成酶的催化下,形成大量血栓烷 A_2,TXA_2 使血小板内 cAMP 减少,游离 Ca^{2+} 增多,刺激血小板释放内源性 ADP,促进其聚集。另外,TXA_2 还可使血管平滑肌收缩。正常血管壁内皮细胞中的前列腺环素合成酶可以催化血小板生成的 PGH_2 转变为**前列环素**(prostacyclin,PGI_2),与 TXA_2 相反,PGI_2 使血小板内 cAMP 增多,游离 Ca^{2+} 减少,抑制血小板聚集,也有很强的抑制血管收缩的作用。在正常情况下,血管内皮生成的 PGI_2 和血小板生成的 TXA_2 保持动态平衡。因 TXA_2 对血小板的聚集有正反馈作用,阿司匹林通过抑制环加氧酶,减少 TXA_2 的生成,抑制血小板的聚集。

3. 释放　血小板受到刺激后,将贮存在致密体、α- 颗粒或溶酶体内的物质释放出来的现象,称为**血小板释放**(platelet release)。引起血小板聚集的因素大多能刺激血小板的释放。血小板释放是一个需要消耗能量的主动过程,一般发生在第一聚集时相以后,所释放的物质可导致血小板第二聚集时相的发生。

血小板所释放出的物质具有促进血管收缩、血小板聚集和参与血液凝固等多样和复杂的生理功能。例如,致密体主要释放出 ADP、ATP、5-HT、Ca^{2+} 等物质,α- 颗粒可释放出 β- 血小板巨球蛋白、血小板因子 4(PF_4)、纤维蛋白原、vWF 和 PDGF 等物质,溶酶体主要释放酸性蛋白水解酶、组织水解酶等,血小板还能释放 TXA_2 等临时合成的物质。其中,ADP、5-HT 等对血小板的聚集和释放起正反馈作用,5-HT 可使小血管收缩,纤维蛋白原和一些凝血因子可参与血液凝固等,这些都有利于生理止血过程。另外,血小板对生理止血过程中纤维蛋白溶解的影响,早期和晚期完全相反。在生理止血的早期,血小板因子 6(PF6)等有抗纤溶酶活性,抑制纤维蛋白溶解,这有利于止血;在生理止血的晚期,血小板释放的 5-HT 及血小板自身的解体,均可刺激血管内皮细胞释放纤溶酶原激活物,激活纤溶酶使纤维蛋白溶解,血凝块重新液化。

4. 吸附　血小板质膜表面能结合血浆中的多种成分,如凝血因子Ⅰ、Ⅱ、Ⅴ、Ⅶ、Ⅸ、Ⅹ、Ⅺ、Ⅻ和 5-HT 等。开放小管系统的存在,扩大了血小板吸附物质的表面积。在损伤处局部发生血小板聚集后,通过血小板的吸附特性,使局部的凝血因子浓度增高,有利于血液凝固和生理止血过程的进行。

5. 收缩　活化血小板胞质内 Ca^{2+} 浓度升高后,可引起血小板产生收缩反应。血小板的收缩与收缩蛋白有关,血小板的收缩蛋白参与诸如伪足形成、外形改变和血块回缩等过程。血小板内的微管、微丝和膜下细丝的主要成分是收缩蛋白,包括收缩蛋白 A 和 M 两种,前者类似肌纤蛋白,后者类似肌凝蛋白,并具有 ATP 酶活性,可分解 ATP 获得能量而使血小板收缩。

6. 维持血管壁内皮的完整性　血小板对保持内皮细胞的完整或修复血管壁的微小损伤有作用。用放射性核素标记血小板示踪和电子显微镜观察,发现血小板可以融合入血管内皮细胞,表明血小板对血管内皮细胞修复具有重要作用;血小板也能随时沉着于血管壁以填补内皮细胞脱落留下的空隙。临床上,当血小板的数量和质量发生改变时,可导致皮肤经常出现出血性瘀点,称为**紫癜**(purpura)。紫癜是由于血小板减少而引起毛细血管脆性增加,以及血管的微小破损所致。

（三）血小板的生理功能

正常情况下，血小板可参与维持血管内皮的完整性，这可能与血小板可沉着于血管壁以填充内皮细胞脱落留下的空隙，并能融入内皮细胞对其进行修复有关，因此，血小板数过少患者的毛细血管脆性增高，皮肤黏膜下易出现出血点；循环血液中的血小板一般处于静止态，但当血管受损时，通过表面接触和在某些凝血因子的作用下，血小板转为激活态，激活了的血小板参与生理止血过程，引起并加速血液凝固；此外，血小板还可释放血小板源性生长因子，促进血管内皮细胞、平滑肌细胞和成纤维细胞的增殖，有利于受损血管的修复。抗血小板药物治疗如氯吡格雷、阿司匹林等可降低血液黏稠度，抑制血小板黏附、聚集，减少凝血酶形成和释放，临床上常用作溶栓的常规治疗手段。然而，近年研究发现不同个体对于抗血小板药物治疗的反应存在差异，称为**血小板反应多样性**（variability of platelet response，VPR），故临床血小板功能检测在指导个体化溶栓治疗中具有重要意义。血小板反应多样性受遗传、年龄、体重指数、血脂异常、药物依从性、药物代谢酶的多态性等因素影响。国内目前采用化学比浊法通过体外测定血小板聚集抑制率作为血小板功能检测指标，用于评价个体对溶栓治疗的反应性，以期指导个体化的抗血小板治疗，减少血栓形成或出血风险。

（四）血小板的生成与调节

血小板是从骨髓中成熟巨核细胞（megakaryocyte）脱落下来的、具有生物活性的小块细胞胞质。巨核细胞仅占骨髓有核细胞的 0.05%，但一个巨核细胞可产生 200~700 个血小板。造血干细胞首先分化成早期巨核系祖细胞，然后分化为形态上可以识别的原始巨核细胞，再经历幼巨核细胞，发育成为成熟的巨核细胞。在巨核细胞发育过程中，细胞膜折入胞质形成**分界膜系统**（demarcation membrane system，DMS），并逐渐发展成网状，将胞质分隔成许多小区。骨髓窦壁外的成熟巨核细胞胞质伸向骨髓窦腔并脱落成为血小板，进入血流。从原始巨核细胞到血小板释放入血需 8~10 天。进入血液的血小板约 2/3 存在于外周血循环中，其余的贮存于肝和脾。

血小板生成素（thrombopoietin，TPO）和巨核细胞集落刺激活性物质（MK-CSA）是促进血小板生成的主要刺激因子。1993 年 Methin 等证明，原癌基因 *c-mpl* 表达的蛋白质 Mpl 仅存在于正常造血组织中的 $CD34^+$ 造血干 / 祖细胞、巨核细胞和血小板上，用 *c-mpl* 的反义核苷酸对红系、粒系克隆无抑制作用，但可以抑制培养的巨核细胞克隆的形成。1994 年，Mpl 的配体被成功纯化，称为 TPO，Mpl 就是 TPO 的受体。人 TPO 主要由肝产生，由 353 个氨基酸残基组成，能刺激造血干细胞向巨核系祖细胞分化，并特异地促进巨核系祖细胞增殖、分化和巨核细胞成熟及释放血小板。目前，重组的人 TPO 已用于放疗或化疗后血小板严重减少等疾病的治疗；检测患者血浆中的 TPO 浓度，可用来鉴别血小板减少或增多的原因。另外，巨核细胞集落刺激活性物质（MK-CSA）可促进巨核系细胞向晚期巨核细胞增殖和分化，来自血小板的血小板第 4 因子、β- 转化生长因子等可抑制血小板的生成。

（五）血小板的破坏

血小板进入血液后，平均寿命可有 7~14 天，但只在开始两天内具有生理功能。衰老的血小板主要在肝、脾和肺组织中被吞噬破坏。此外，血小板在其发挥生理功能时也可能被破坏、消耗，如血小板融入血管内皮细胞及在生理止血活动中解体等。

第三节 生理性止血

正常情况下，小血管破损后引起的出血在几分钟内就会自行停止，这种现象称**生理性止血**（physiological hemostasis）。在生理性止血过程中，首先是受损伤局部及附近的血管收缩，若破损不大，可使血管破口封闭。引起血管收缩的原因，除损伤刺激反射性使血管收缩外，还有损伤处的血管内皮细胞及黏附于损伤处的血小板释放一些缩血管物质，如 5- 羟色胺、血栓烷 A_2、内皮素等使血管收缩；其次是血管内皮损伤暴露内皮下组织而激活血小板，使血小板黏附、聚集于血管破损处，形成一个松软的止血栓堵塞伤口，实现**初期止血**（primary hemostasis）；与此同时，血浆中的凝血系统被激活，在局部迅速出现血液凝固，以纤维蛋白网加固血栓达到**第二期止血**（secondary hemostasis）。最后纤维组织增生，长入血凝块达到**永久性止血**（permanent hemostasis）。值得注意的是，通常在凝血系统激活的同时，也有抗凝系统与纤维蛋白溶解系统的激活，可限制凝血过程，防止血凝块不断增大，确保正常的血液循环（图 3-9）。

临床上常用小针刺破皮肤（如耳垂或指尖）后使血液自然流出，然后测定出血延续时间，这段时间称为**出血时间**（bleeding time）。正常出血时间为 1~3 min。出血时间的长短可以反映生理性止血的状态。患有血小板减少或血小板功能缺陷等疾病时，会出现出血时间延长，甚至出血不止。

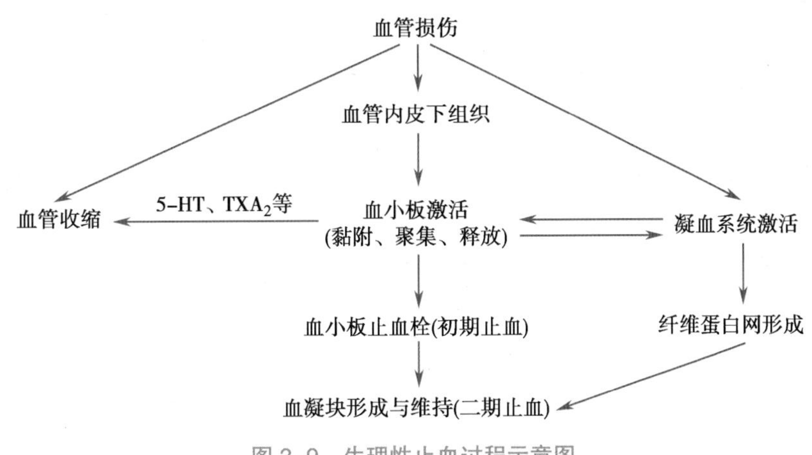

图 3-9 生理性止血过程示意图

5-HT：5- 羟色胺；TXA_2：血栓烷 A_2

一、血小板的止血功能

正常情况下，血小板在血液中呈双凸圆盘状，不与血管内皮表面接触。当血管受到损伤时，血管内皮下胶原纤维被暴露，血小板会迅速黏附在胶原纤维上，并发生形态改变，由原来的盘状变为球形，表面伸出许多伪足，随后血小板开始聚集、释放等反应，使更多的血小板参与此反应，形成松软的血小板栓子，实现初期止血。血管损伤暴露的组织因子和血小板栓子等均可启动凝血过程，形成纤维蛋白网，共同完成第二期止血。血小板在凝血过程中也有非常重要的作用：①激活的血小板为凝血过程提供了活性表面，如 FⅨa-FⅧa 复合物和 FⅩa-FⅤa 复合物等在血小板质膜表面，一方面使其活性大大增强，避免被其他酶破坏，另一方面，也有助于凝血过程局部化，使凝血过程仅发生于血管损伤处被活化的血小板表面。②血小板质膜表面结合有许多凝血因子，如纤维蛋白原、FⅤ、FⅪ等，这些因子的相继激活可加速凝血过程。③血小板激活后，血小板胞质颗粒内容物的释放，如 α- 颗粒内的纤维蛋白原等，可增加纤维蛋白的形成，加固血凝块。④血凝块中的血小板伪足伸入纤维蛋白网，在血小板的伪足内存在成束的收缩蛋白，这些收缩蛋白是血小板骨架的一部分，它们和血小板的跨膜受体的胞内段结合（如 GPⅡb-Ⅲa 等），收缩蛋白的收缩可以通过跨膜受体的传递作用，引起整个血块的回缩，挤出血块中的血清而使血凝块成为坚实的止血栓，牢固地封住血管破口，不仅巩固第二期止血，而且进入永久性止血。在电镜下可以看到，血小板位于纤维蛋白网的结点处，纤维蛋白丝附着于血小板的伪足而形成一个立体的网络结构。血小板的伪足收缩，牵动纤维蛋白丝而使整个血块回缩。当血小板计数低于 50×10^9/L 时，血块回缩缓慢且不完全。血块回缩还与纤维蛋白原含量和红细胞计数有关，纤维蛋白原含量减少或红细胞相对增多，都会使血块回缩不完全。在临床上，阿司匹林、噻氯匹定等作为抗血小板药物，应用于血栓栓塞性疾病（如心肌梗死、脑栓塞等）的治疗。

二、血液凝固与抗凝系统

（一）血液凝固

血液凝固（blood coagulation）简称血凝，指血液由流动的液体状态变成不能流动的凝胶状态的过程，其实质就是呈液体状态(溶于水)的纤维蛋白原转变为凝胶状态(不溶于水)的纤维蛋白的生化过程。血液凝固后,释出的淡黄色液体即血清。目前认为血液凝固是由一系列凝血因子参与的、复杂的蛋白质酶促反应过程。

1. 凝血因子 血浆与组织中直接参与血液凝固的物质,统称为**凝血因子**(blood clotting factor)。凝血因子有20多种,其中由国际凝血因子命名委员会以罗马数字编号的有12种,即凝血因子Ⅰ~ⅩⅢ(简称FⅠ~FⅩⅢ,其中FⅥ就是血清中的FⅤa,已不再视为一个独立的凝血因子);未编号的有前激肽释放酶、高分子量激肽原及血小板磷脂等(表3-3)。在凝血因子中,除钙离子和磷脂外,其余已知的凝血因子都是蛋白质,其中大部分是以无活性的酶原形式存在的蛋白酶,被激活的凝血因子在右下角标"a"(activated)表示,如FⅫ被激活后成为FⅫa。在凝血过程中,起酶促作用的凝血因子有FⅡ、FⅦ、FⅨ、FⅩ、FⅪ、FⅫ、FⅩⅢ和前激肽释放酶等,它们都是丝氨酸蛋白酶(内切酶),每一种酶只能对特定的肽链进行有限的水解;起辅因子作用的凝血因子有FⅢ、FⅣ、FⅤ、FⅧ和高分子量激肽原。另外,FⅡ、FⅦ、FⅨ、FⅩ的生成需要维生素K参与,故又称依赖维生素K的凝血因子。如果维生素K缺乏,则使这些凝血因子合成障碍。当凝血因子缺乏或不足时,可引起出血性疾病,如**血友病A**(hemophilia A)为FⅧ缺乏或缺陷,血友病B为FⅨ缺乏,血友病C为FⅪ缺乏等。

表3-3 凝血因子的编号、同义名和合成部位

编号	同义名	合成部位
因子Ⅰ	纤维蛋白原(fibrinogen)	肝细胞
因子Ⅱ	凝血酶原(prothrombin)	肝细胞(需维生素K)
因子Ⅲ	组织因子(tissue factor,TF)	内皮细胞和许多细胞
因子Ⅳ	钙离子(Ca^{2+})	—
因子Ⅴ	前加速素(proaccelerin)	内皮细胞和血小板
因子Ⅶ	前转变素(proconvertin)	肝细胞(需维生素K)
因子Ⅷ	抗血友病因子(antihemophilic factor,AHF)	肝细胞
因子Ⅸ	血浆凝血激酶(plasma thromboplastic component,PTC)	肝细胞(需维生素K)
因子Ⅹ	Stuart-Prower因子(Stuart-Prower factor)	肝细胞(需维生素K)
因子Ⅺ	血浆凝血激酶前质(plasma thromboplastin antecedent,PTA)	肝细胞
因子Ⅻ	接触因子(contact factor)或Hageman factor	肝细胞
因子ⅩⅢ	纤维蛋白稳定因子(fibrin-stabilizing factor)	肝细胞和血小板
未编号	高分子量激肽原(high-molecular weight kininogen,HMW-K)	肝细胞
未编号	前激肽释放酶(prekallikrein,Pre-K)或Fletcher factor	肝细胞

2. 凝血过程 人们对凝血过程的认识以"瀑布学说"为基础而形成,认为凝血过程是一系列凝血因子相继酶解激活的级联反应过程,一般被分为外源性凝血途径和内源性凝血途径,两条凝血途径的主要区别在于启动方式和参加的凝血因子不完全相同,内源性和外源性凝血途径的共同通路是FⅩ的激活,但两条途径中的某些凝血因子可以相互激活,由此生成凝血酶,并最终形成纤维蛋白凝块。

(1) **外源性凝血途径**(extrinsic pathway of blood coagulation) 是指启动凝血的FⅢ是来自血液之外的组织因子,而不是来自血液。FⅢ是存在于多种细胞的细胞膜上的一种跨膜糖蛋白。在生理情况下,FⅢ不出现于血液中,血管内皮细胞和血细胞表面也无FⅢ表达。但当血管损伤或血管内皮细胞和单核细胞受到一些因素(如细菌内毒素、补体C5a、免疫复合物、肿瘤坏死因子等)刺激时,FⅢ将得以与血液接触,

并作为 FⅦ和(或)FⅦa 的受体与其相结合形成 1∶1 复合物。FⅦa-FⅢ复合物形成后,在 Ca^{2+} 的存在下,发挥两方面作用:第一,激活 FX使其成为 FXa。在 FX激活过程中,FⅦa 作为蛋白酶而发挥对 FX分子的酶解作用,FⅢ是辅因子,它能使 FⅦa 的催化效力提高 1 000 倍。生成的 FXa 又能反过来激活 FⅦ而成为 FⅦa,因此能生成更多的 FXa,形成外源性凝血途径的正反馈效应。第二,激活 FⅨ而成为 FⅨa。FⅨa 生成后,除反过来激活 FⅦ外,还能与 FⅧa 等结合形成复合物,激活 FX而成为 FXa,从而使外源性凝血途径与内源性凝血途径联系起来共同完成凝血过程。目前普遍认为外源性凝血途径对血管破裂后整个凝血过程的启动有非常重要的作用,FⅢ被认为是生理性凝血过程的"启动物"(trigger 或 initiator),另外,FⅢ靠其与细胞膜的紧密结合还可能起着"锚"(anchor)定作用,使生理性凝血过程局限于受损伤血管的部位。

(2) **内源性凝血途径**(intrinsic pathway of blood coagulation) 是指参与凝血的因子全部来自血液。当血液与带负电荷的异物表面(如胶原和玻璃等)接触时,首先是 FⅫ结合到异物表面而自身激活为 FⅫa。FⅫa 有 3 种作用:①裂解高分子量激肽原分子中的赖氨酸(380)- 精氨酸(381)和精氨酸(389)- 丝氨酸(390)肽键,裂解后的高分子量激肽原很快与异物表面结合,把前激肽释放酶和 FⅪ带到异物表面;②裂解前激肽释放酶,使其转变为激肽释放酶,该酶一方面裂解 FⅫ,生成更多的 FⅫa,形成 FⅫ激活的正反馈环路,另一方面还能裂解高分子量激肽原;③裂解 FⅪ,使其转变为 FⅪa。在上述激活过程中,高分子量激肽原起着辅因子的作用,能大大加速 FⅫ、前激肽释放酶及 FⅪ的激活。在 Ca^{2+} 存在的条件下,生成的 FⅪa 再激活 FⅨ而成为 FⅨa。FⅨ的激活反应主要在液相中进行,激活反应的速度较慢,为凝血过程中的一个重要的调速步骤。FⅨa 生成后再与 FⅧa、Ca^{2+} 在血小板磷脂膜上结合为复合物,激活 FX而成为 FXa;在此过程中,FⅧa 是一个十分重要的辅因子,它可以使反应速度提高 20 万倍。FⅧ存在于血浆中,通常与 vWF 以非共价键结合成复合物,因此,FⅧ必须先从这个复合物释出后才能裂解生成 FⅧa。

FXa 生成以后的凝血过程是外源性和内源性凝血途径所共同拥有的通路。在 Ca^{2+} 存在的情况下,FXa 与 FVa 在磷脂膜表面结合成 1∶1 复合物,称为凝血酶原激活物(prothrombin activator),其中,FXa 是直接发挥蛋白水解作用的蛋白酶,FVa 作为辅因子能使 FXa 对凝血酶原激活反应的最大速率提高近 10 000 倍,磷脂的存在又可使凝血酶原的 K_m 值降低 150 倍。凝血酶原激活物酶解凝血酶原为凝血酶,凝血酶(thrombin)是一种多功能的凝血因子,在凝血过程中发挥如下作用:①主要作用是使纤维蛋白原分解为纤维蛋白单体,并激活 FXⅢ以促进纤维蛋白的交联。②激活 FV、FⅦ、FⅧ、FⅪ和使血小板活化,提供凝血因子相互作用的有效膜表面,产生更多的凝血酶,使凝血过程不断加速。③直接或间接激活蛋白质 C 系统,灭活 FVa 和 FⅧa,从而制约凝血过程的继续,这也是使凝血过程局限于损伤部位的机制之一。最后,纤维蛋白单体生成后即相互聚合为纤维蛋白,然后在 FXⅢa 和 Ca^{2+} 的作用下,这些纤维蛋白经过交联后形成不溶于水的纤维蛋白凝块,完成凝血过程(图 3-10)。

(二) 抗凝系统

在生理状态下,血管内的血液细胞不易发生凝血,或在血管损伤的情况下,如果发生凝血,也只发生局部的、低水平的凝血,这表明体内存在**抗凝系统**(anticlotting system)。抗凝系统主要包括血管内皮细胞和血液抗凝物质等多方面的综合作用。

1. 血管内皮的抗凝作用　血管内皮细胞排列紧密、完整,表面光滑;形成防止凝血因子、血小板与内皮下组织接触的屏障,可避免凝血因子被激活及血小板的活化;血管内皮细胞合成和释放 PGI_2、NO、硫酸乙酰肝素、凝血酶Ⅲ、血栓调节蛋白等物质,防止或影响血液凝固过程,保证血液畅通。

2. 单核 - 巨噬细胞和纤维蛋白的作用　单核 - 巨噬细胞主要通过清除血浆中的凝血物质而实现其抗凝作用。实验证明,当给动物注射凝血酶时,动物不发生**弥散性血管内凝血**(disseminated intravascular coagulation,DIC);若预先用墨汁封闭单核 - 巨噬细胞系统,则可发生 DIC。这说明单核 - 巨噬细胞系统在体内抗凝机制中发挥重要作用。而纤维蛋白与凝血酶的亲和力很强,在凝血过程中所产生的凝血酶绝大部分被纤维蛋白吸附。其次,被激活的凝血因子因血流稀释作用难以聚集,即使损伤血管发生凝血,也只受限于局部,由此可避免发生大范围的血液凝固。

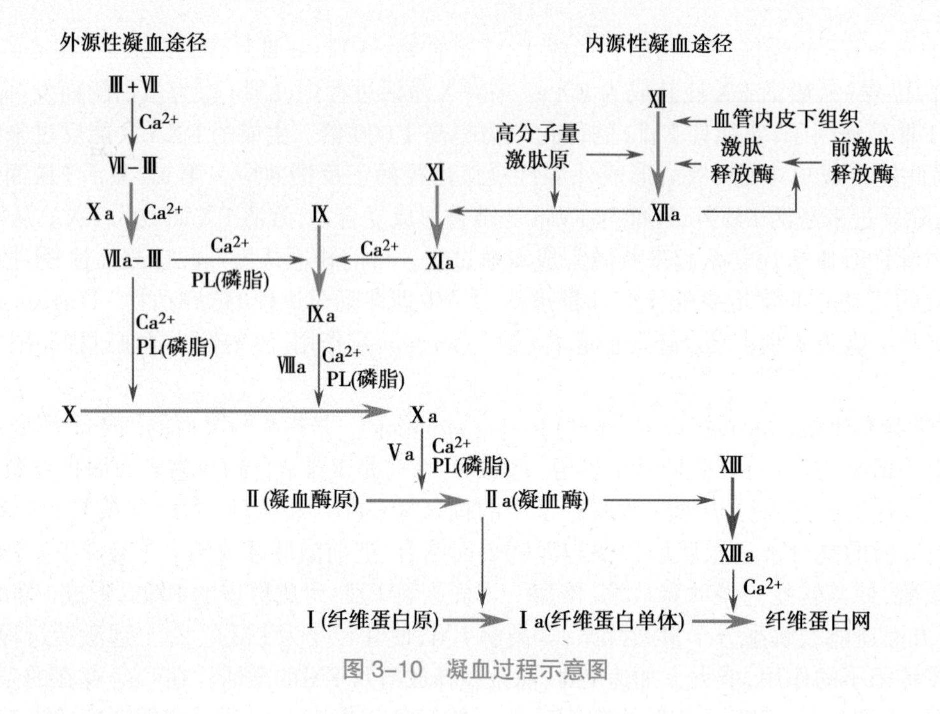

图 3-10 凝血过程示意图

3. 血液抗凝物质的抗凝作用 血液中抗凝物质在抗凝系统中发挥重要作用，主要有下列几种抗凝物质。

(1) **丝氨酸蛋白酶抑制物**(serine protease inhibitor) 是指与 α_1-抗胰蛋白酶同源的超家族，在结构上都是单链蛋白，在功能上它们均依靠诱捕机制(trapping mechanism)灭活丝氨酸蛋白酶。这类物质主要有抗凝血酶Ⅲ、肝素辅因子Ⅱ、C1抑制物、α_1-抗胰蛋白酶、蛋白酶连接素1等。其中，最重要的是由肝细胞、血管内皮细胞和巨核细胞等分泌的抗凝血酶Ⅲ(antithrombin Ⅲ，AT-Ⅲ)，它含有432个氨基酸残基，通过本身分子中的精氨酸(393)的羧基与凝血酶、FⅨa、FⅩa和FⅫa活性中心的丝氨酸的羟基结合，形成1∶1的非可逆性复合物，从而使这些凝血因子灭活，实现抗凝作用。在正常情况下，抗凝血酶Ⅲ的直接抗凝作用非常慢而弱，不能有效地抑制凝血，但它与肝素结合后，其抗凝作用可增加约2 000倍。抗凝血酶Ⅲ缺乏是发生静脉血栓与肺栓塞的常见原因之一，但与动脉血栓形成关系不大。

(2) **组织因子途径抑制物**(tissue factor pathway inhibitor，TFPI) 主要由小血管内皮细胞合成，血浆中浓度为1.5~3.4 nmol/L，为体内主要的生理性抗凝物质。它是一种由276个氨基酸残基组成的相对稳定的糖蛋白，其分子中含有3个串联的Kunitz型抑制功能域，即K1、K2和K3。其中，K1能与FⅦa-FⅢ结合，K2能与FⅩa结合，K3的作用未明。TFPI的抗凝作用分两步进行：第一步是K2与FⅩa结合，直接抑制FⅩa的催化活性，并使TFPI变构；第二步是在 Ca^{2+} 存在的条件下，变构的TFPI再与FⅦa-FⅢ结合，形成FⅩa-TFPI-FⅦa-FⅢ四合体，从而灭活FⅦa-FⅢ复合物，发挥负反馈抑制外源性凝血途径的作用。

(3) **蛋白质C系统**(protein C system) 主要包括蛋白质C(protein C，PC)、凝血酶调制素(thrombomodulin，TM)、蛋白质S和蛋白质C抑制物。蛋白质C是由肝合成的双链糖蛋白，相对分子质量为62 000，本身属于维生素K依赖因子。它以酶原形式存在于血浆中，当凝血酶与血管内皮细胞上的凝血酶调制素结合后，凝血酶能从蛋白质C分子上裂解一个小肽，从而成为激活的蛋白质C。激活的蛋白质C是一种丝氨酸蛋白酶，主要有以下作用：①在磷脂和 Ca^{2+} 存在的情况下，可水解灭活凝血辅因子FⅤa和FⅧa；②阻碍FⅩa与血小板磷脂膜上FⅤa的结合，从而削弱FⅩa对凝血酶原的激活作用；③刺激纤溶酶原激活物的释放，增强纤溶酶活性，从而促进纤维蛋白溶解。血浆中的蛋白质S可使激活的蛋白质C的作用大大增强。

(4) **肝素**(heparin) 是一种酸性黏多糖，主要由肥大细胞和嗜碱性粒细胞产生，肥大细胞广泛分布于毛细血管的周围组织中。肝素是一种有效的抗凝物质，生理情况下血浆中含量甚微，临床上把它作为一种抗凝剂广泛应用于防治血栓栓塞性疾病。肝素的抗凝机制主要有3个方面:①增强血浆中一些抗凝蛋白质的抗凝活性。如肝素与抗凝血酶Ⅲ结合,可显著增加抗凝血酶Ⅲ的抗凝作用;肝素与肝素辅助因子Ⅱ结合后,肝素辅助因子Ⅱ灭活凝血酶的速度可加快1 000倍;肝素还可增强蛋白质C抑制物对凝血酶和FⅩa的灭活作用。②刺激血管内皮细胞大量释放TFPI,这也是肝素的抗凝作用在体内远强于体外的原因。③抑制单核细胞和血管内皮细胞表达FⅢ,这对预防炎症时微血栓形成具有重要意义。肝素除有抗凝作用外,还能刺激血管内皮细胞释放纤溶酶原激活物,增强纤维蛋白溶解;抑制血管内皮细胞、血管平滑肌细胞和肾间质细胞的生长;增加血管通透性等。

三、纤维蛋白溶解与抗纤溶

(一)纤维蛋白溶解

纤维蛋白溶解(fibrinolysis)简称纤溶,指纤维蛋白沉积物和纤维蛋白凝块重新液化的过程。纤溶系统的作用是清除在生理性止血过程中产生的纤维蛋白凝块,防止永久血栓形成,保证血流通畅;此外,纤溶系统还具有参与组织修复、血管再生等多种作用。纤溶系统主要包括**纤维蛋白溶酶原**(plasminogen,简称纤溶酶原)、**纤溶酶**(plasmin,又称血浆素)、**纤溶酶原激活物**(plasminogen activator)与纤溶抑制物。纤溶的基本过程分为两个阶段,即纤溶酶原的激活和纤维蛋白与纤维蛋白原的降解。

1. 纤溶酶原的激活　纤溶酶原主要由肝、嗜酸性粒细胞和肾合成,是一种含791个氨基酸残基的单链糖蛋白,相对分子质量为92 000,正常人血浆中的浓度为100~200 mg/L。纤溶酶原在各种纤溶酶原激活物的作用下脱下一段肽链,成为纤溶酶。纤溶酶原的激活途径有两条:其一是由内源性凝血系统的有关凝血因子,如FⅫa、激肽释放酶等,使纤溶酶原转变为纤溶酶,这一途径也称内源性激活途径;其二是由来自血管内皮细胞、单核细胞、巨核细胞等合成的**组织型纤溶酶原激活物**(tissue plasminogen activator,tPA)和由肾合成的**尿激酶型纤溶酶原激活物**(urokinase或urokinase plasminogen activator,uPA),使纤溶酶原转变为纤溶酶,也称外源性激活途径。纤溶酶属于丝氨酸蛋白酶,主要功能是水解纤维蛋白和纤维蛋白原,另外还能水解凝血酶、FⅤa、FⅧa和FⅫa等。目前,tPA和uPA等已被作为溶血栓药物,用于治疗血栓栓塞性疾病,如心肌梗死、脑栓塞等。

2. 纤维蛋白与纤维蛋白原的降解　纤溶酶可使纤维蛋白或纤维蛋白原肽链分子中的赖氨酸-精氨酸肽键裂解,使之变成许多可溶性的小肽,称为**纤维蛋白降解产物**(fibrin degradation product,FDP)。纤维蛋白降解产物通常不再发生凝固,相反,部分小肽还具有抗凝血作用。

(二)抗纤溶

人体内存在许多物质可抑制纤溶系统的活性,包括**纤溶酶原激活物抑制剂**(plasminogen activator inhibitor,PAI)和**纤溶酶抑制物**(plasmin inhibitor,PI)两类。前者包括PAI-1、PAI-2、PAI-3等,主要灭活tPA和uPA。后者包括α_2-抗纤溶酶(α_2-antiplasmin,α_2-AP)、α_2-巨球蛋白(α_2-macroglobulin)、补体C1抑制物(complement C1 inhibitor)、富组氨酸糖蛋白(histidine-rich glycoprotein,HRGP)、凝血酶活化纤溶抑制物(thrombin-activatable fibrinolysis inhibitor,TAFI)等,其中α_2-抗纤溶酶、α_2-巨球蛋白和补体C1抑制物主要抑制纤溶酶的活性,富组氨酸糖蛋白、凝血酶活化纤溶抑制物主要减少纤溶酶的生成。

上述纤溶抑制物多数是丝氨酸蛋白酶的抑制物,特异性不高,如α_2-巨球蛋白除可抑制纤溶酶外,还能抑制凝血酶、激肽释放酶等。因此,这些抑制物既可抑制纤溶又可抑制凝血,对于凝血与纤溶局限于创伤局部有重要意义(图3-11)。

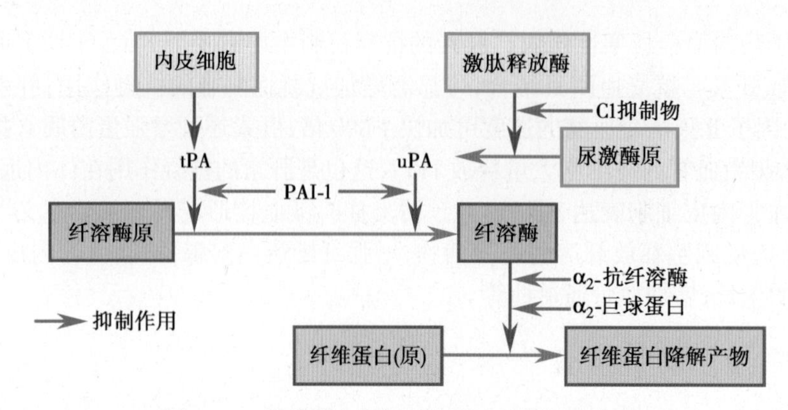

图3-11 纤维蛋白溶解系统激活与抑制示意图

tPA：组织型纤溶酶原激活物；uPA：尿激酶型纤溶酶原激活物；PAI-1：纤溶酶原激活物抑制剂-1

第四节 血 型

一、血型与红细胞凝集

拓展知识 3-5 关于人类红细胞ABO血型的发现

通常血型是指红细胞膜上特异性抗原的类型。到目前为止，人们相继发现了600余种红细胞抗原，其中203种抗原属于已知的25个血型系统，每个血型系统由一个或多个抗原组成，此抗原受控于1个单独的基因或多个紧密连锁的同种基因。除了红细胞外，白细胞、血小板和组织细胞等也都有特异性抗原，例如，白细胞和血小板上除了存在A、B、H、MN、P等红细胞抗原外，还有它们所特有的抗原。白细胞上最强的同种抗原是一种复杂的**人白细胞抗原**（human leukocyte antigen，HLA）系统，血小板的特异性抗原有PI、Zw、Ko等系统。另外，组织细胞还能分泌一些特异性抗原，以可溶性的形式存在于血浆、唾液、胃液、精液、汗液及泪液中。这些特异性抗原在输血、组织器官移植、法医学及人类学等学科领域中具有重要的意义。

若将血型不相容的两个人的血滴放在玻片上混合，其中的红细胞会凝集成簇，这种现象称为**红细胞凝集**（agglutination），红细胞凝集的本质是**抗原-抗体反应**（antigen-antibody reaction）。在凝集反应中，起抗原作用的红细胞膜上的特异性抗原称为**凝集原**（agglutinogen），能与红细胞膜上的凝集原发生反应的特异性抗体则称为**凝集素**（agglutinin）。凝集素是由γ-球蛋白构成的，它们溶解在血浆中。发生抗原-抗体反应时，由于每个抗体上具有10个与抗原结合的部位，抗体在若干个带有相应抗原的红细胞之间形成桥梁，因而使它们聚集成簇。在补体的作用下，红细胞的凝集伴有溶血。当人体输入血型不相容的血液时，在血管内可发生同样的情况，凝集成簇的红细胞可以堵塞毛细血管，溶血产生的大量血红蛋白会损害肾小管，同时常伴发过敏反应，其结果可危及生命。

二、红细胞血型

在红细胞的25个血型系统中，较重要的是ABO、Rh、MNS、Lutheran、Kell、Lewis、Duffy及Kidd等血型系统，它们都可产生溶血性输血反应，但与临床关系最密切的是ABO血型系统和Rh血型系统。

（一）ABO血型系统

1. ABO血型的分型　根据红细胞膜上是否存在凝集原A和凝集原B可将血液分为4种ABO血型。红细胞膜上只含凝集原A的为A型；只含凝集原B的为B型；A与B两种凝集原都有的为AB型；A与B两种凝集原都没有的，则称为O型。在人类血清中含有与上述凝集原相对应的凝集素，但不含有对抗其自身红细胞凝集原的凝集素。例如，在A型血的血清中，只含有抗B凝集素；B型血的血清中，只含有抗A凝集素；AB型血的血清中，一般没有抗A和抗B凝集素；而O型血的血清中则含有抗A和抗B凝集素。

ABO 血型系统还有亚型，与临床关系密切的是 A 型中的 A_1 与 A_2 亚型，在 A_1 型红细胞上含有 A 与 A_1 凝集原，而 A_2 型红细胞上仅含有 A 凝集原；在 A_1 型血清中只含有抗 B 凝集素，而 A_2 型血清中则含有抗 B 凝集素和抗 A_1 凝集素（表 3–4）。虽然在我国汉族人中 A_2 型和 A_2B 型分别占 A 型和 AB 型人群的 1% 以下，但是 A_1 型红细胞可与 A_2 型血清中的抗 A_1 凝集素发生凝集反应，因此，当 A_2 型血液输给 A_1 型的人时，血清中的抗 A_1 凝集素可与 A_1 型人的红细胞上的 A_1 凝集原发生凝集反应。而且 A_2 型和 A_2B 型红细胞比 A_1 型和 A_1B 型红细胞的抗原性弱得多，在与抗 A 抗体反应时，易使 A_2 型和 A_2B 型被误认为 O 型和 B 型。因此，在输血时仍应注意 A 亚型的存在。另外，在 ABO 血型系统中，还有 H 抗原，H 抗原是形成 A、B 抗原的结构基础，四种血型的红细胞上都含有 H 抗原，但其抗原性较弱，因此，血清中一般都不含有抗 H 抗体。在我国汉族人中，ABO 血型的分布情况为：A 型约占 31%，B 型为 28%，AB 型 10% 左右，O 型近 31%。

表 3–4 ABO 血型系统中的凝集原和凝集素

血型	红细胞上的凝集原	血清中的凝集素	血型	红细胞上的凝集原	血清中的凝集素
A 型：A_1	$A+A_1$	抗 B	AB 型：A_1B	$A+A_1+B$	无
A_2	A	抗 B+ 抗 A_1	A_2B	A+B	抗 A_1
B 型	B	抗 A+ 抗 A_1	O 型	无 A、无 B	抗 A+ 抗 B+ 抗 A_1

2. ABO 血型的分子基础　ABO 血型系统的血型抗原是红细胞膜上的糖蛋白或糖脂上所含的糖链。这些糖链都是由暴露在红细胞表面的少数糖基所组成的**寡糖链**（oligosaccharide），含有 4 种糖：**D– 半乳糖**（D–galactose）、**L– 岩藻糖**（L–fucose）、***N*– 乙酰 –D– 葡糖胺**（*N*–acetyl–D–glucosamine）和 ***N*– 乙酰 –D– 半乳糖胺**（*N*–acetyl–D–galactosamine）。由半乳糖 – 乙酰葡糖胺 – 半乳糖 – 葡萄糖组成的寡糖链，称为前驱物质；在前驱物质的第一个半乳糖基上接上一个 L– 岩藻糖，就成为 H 抗原；在 H 抗原第一个半乳糖的基础上，若再接上一个 *N*– 乙酰 –D– 半乳糖胺即成为 A 抗原，或者接上一个 D– 半乳糖则成为 B 抗原（图 3–12）。

血型是先天遗传的，ABO 血型系统中控制 A、B、H 凝集原生成的基因位于 9 号染色体（9q34.1–q34.2）的**等位基因**（allele）上。在一对染色体上只可能出现上述三个基因中的两个，其中一个来自父体，另一个来自母体，而它们决定了子代血型的**基因型**（genotype）。这两种基因型决定了生成的转糖基酶的种类，转糖基酶则决定了表现血型抗原特异性决定簇的寡糖链的组成，即这个人血型的**表现型**（phenotype）。如 A 抗原的合成过程为：首先在 *H* 基因编码的岩藻糖基转移酶的作用下，在前驱物质的半乳糖末端接上岩藻糖，产生 H 抗原；其次，以 H 抗原为底物，在 *A* 基因编码的 A 酶的作用下，把 *N*– 乙酰 –D– 半乳糖胺接在 H 抗原的半乳糖上构成 A 抗原。

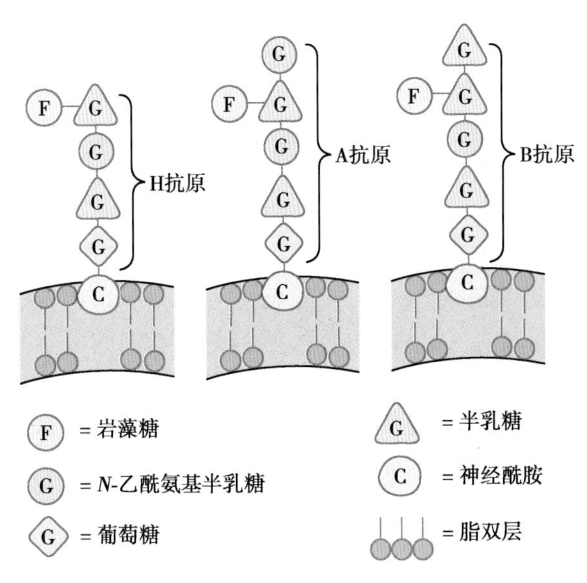

图 3–12 H、A、B 抗原物质的化学结构

表 3–5 显示 ABO 血型系统中决定每种血型表现型的可能基因型。从表中可以看出，*A* 基因和 *B* 基因是显性基因，*O* 基因则为隐性基因。因此，红细胞上表现型 O 只可能来自两个 *O* 基因，而表现型 A 或 B 由于可能分别来自 *AO* 和 *BO* 基因型，因而 A 型或 B 型的父母完全可能生下 O 型的子女。知道了血型的遗传规律，就可能从子女的血型表现型来推断亲子关系。例如，AB 血型的人不可能是 O 型子女的父亲或母亲。但必须注意的是，法医学上依据血型来

判断亲子关系时，只能作为否定的参考依据，而不能据此作出肯定的判断。由于血细胞上有许多血型系统，测定血型的种类愈多，作出否定性判断的可靠性也愈高。

表 3-5 ABO 血型的基因型和表现型

表现型	基因型	表现型	基因型
O	*OO*	B	*BB*，*BO*
A	*AA*，*AO*	AB	*AB*

新生儿的血液中具有 ABO 系统的血型抗原，但是还不具有 ABO 系统的抗体，在出生后的第一年中，此类抗体才逐渐出现在血浆中。

3. ABO 血型的检测　在一般输血中，ABO 系统的血型必须相合才能考虑输血。测定 ABO 血型的方法是：在玻片上分别滴上一滴抗 B、一滴抗 A 和一滴抗 AB 血清（采自 O 型血的人），在每一滴血清上再加一滴待测红细胞悬液，轻轻摇动，使红细胞和血清混匀，观察有无凝集现象（图 3-13）。

（二）Rh 血型系统

1. Rh 血型的分型与抗原　1940 年 Landsteiner 和 Wiener 用**恒河猴**（Rhesus monkey）的红细胞重复注射入家兔体内，引起家兔血清中产生抗恒河猴红细胞的抗体，再用含这种抗体的血清与白种人的红细胞混合，发现约有 85% 的白种人的红细胞可被这种血清凝集，表明这些人的红细胞上具有与恒河猴红细胞同样的抗原，故称为 **Rh 阳性血型**（Rh-positive blood group）；另有约 15% 的白种人的红细胞不被这种血清凝集，称为 **Rh 阴性血型**（Rh-negative blood group）。这种血型系统就称为 **Rh 血型系统**（Rh blood-group system）。在我国汉族人口中有 99% 的人属于 Rh 阳性血型，只有 1% 的人为 Rh 阴性血型。有些少数民族，Rh 阴性者比例较大，如苗族为 12.3%，塔塔尔族为 15.8% 等。

Rh 抗原只存在于红细胞膜上，不存在于其他组织细胞和体液中。Rh 血型系统是红细胞血型中最复杂的一个系统。现在已经发现 46 个 Rh 抗原，与临床关系密切的是 D、C、E、c、e 5 种抗原，其中，D 抗原的抗原性最强。因此，通常将红细胞上含有 D 抗原者称为 Rh 阳性，而红细胞上缺乏 D 抗原者称为 Rh 阴性。

拓展知识 3-6　Rh 血型系统的分子基础

2. Rh 血型的特点及其临床意义　Rh 血型系统与 ABO 血型系统相比有两个显著特点：其一，在人血清中不存在抗 Rh 的天然抗体，只有当 Rh 阴性的人接受 Rh 阳性的血液后，通过体液免疫才产生抗 Rh 的抗体。因此，Rh 阴性的受血者第一次输入 Rh 阳性的血液后，一般不会产生抗原 - 抗体反应，但却产生了抗 Rh 抗原的抗体；在第二次再输入 Rh 阳性血液时，就会发生抗原 - 抗体反应，输入的 Rh 阳性红细胞即被凝集而溶血。其二，Rh 系统的抗体主要是不完全抗体 IgG，分子较小，能透过胎盘。因此，当一个 Rh 阴性的母亲怀有 Rh 阳性的胎儿时，阳性胎儿的少量红细胞或 D 抗原如果进入母体，将会通过免疫反应而产生抗体，主要是抗 D 抗体。这种抗体可以透过胎盘进入胎儿的血液，使胎儿的红细胞发生凝集和溶血，导致胎儿死亡。但一般只有在分娩时才有胎儿红细胞进入母体，而母体血液中的抗体浓度是缓慢增加的，需要数月的时间，因此，当 Rh 阴性母亲生育第一胎后，常规及时输注特异性抗 D 免疫球蛋白，可防止 Rh 阳性胎儿红细胞致敏母体。

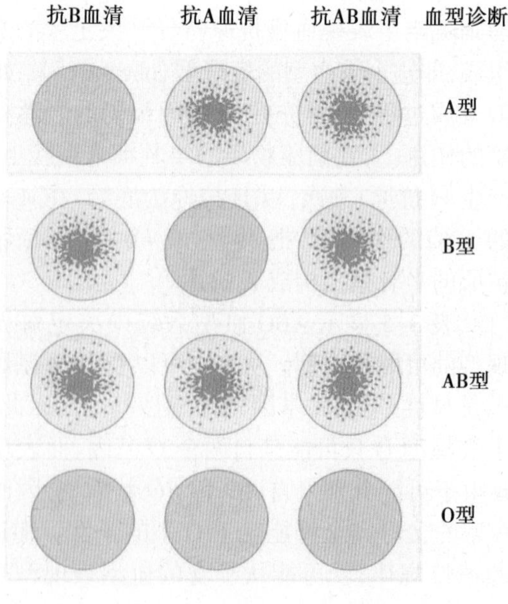

图 3-13 ABO 血型的检测

三、血量与输血

（一）血量

血量（blood volume）是指全身血液的总量。正常成人的血量相当于体重的7%~8%，即每千克体重有70~80 mL血液。一个体重60 kg的人，血量为4.2~4.8 L。人体在安静状态下，绝大部分血液在心血管中迅速地循环流动着，这部分血液称为循环血液（circulating blood）；还有一部分血液滞留在肝、肺、腹腔静脉和皮下静脉丛等处，流动较慢，这部分血液称为贮备血液（reservoir blood）。在机体剧烈运动、情绪激动或失血等情况下，贮备血液被动员到循环血液中，以补充或恢复循环血量。

输血作为一种治疗措施在临床上的应用越来越多，而血液的来源却非常紧张。这便有赖于义务献血的推广和血库的建立。《中华人民共和国献血法》明确鼓励义务献血及献血的标准。中国第一个血库是1944年在我国生理学家易见龙教授的主持下建立起来的，满足了当时抗日战争中对输血的需求。有些人担心献血会影响身体健康，根据机体对失血的代偿能力及血液中各种成分的更新能力，一次献血200 mL，不会对机体的正常生理功能造成影响。献血后，机体首先将贮备血液动员到循环血液中；其次，通过增强机体的造血功能，使血细胞生成增加，只需一个月左右的时间，血细胞即可以恢复到献血前的水平。

（二）输血

自James Blundell在1818年首次用输血抢救患者取得成功以来，**输血**（blood transfusion）挽救了无数患者的生命，现在，输血已经成为治疗某些疾病、抢救伤员生命及保证一些手术顺利进行等的重要手段。但是，由于人类血型的复杂性，因输血而造成的患者严重损害，甚至死亡等事故并不罕见。为了保证输血的安全和提高输血的效果，必须注意遵守**输血的原则**（principles of blood transfusion）。在准备输血时，必须进行如下实验：首先，鉴定血型，保证供血者与受血者的ABO血型相合，因为ABO血型系统不相容的输血常引起严重的反应；对于在生育年龄的妇女和需要反复输血的患者，还必须使供血者与受血者的Rh血型相合，特别注意Rh阴性受血者，以避免受血者在被致敏后产生抗Rh的抗体。其次，抗体检查和鉴定，主要检测受血者血清中是否存在血型不规则抗体，如抗C、抗E、抗s等抗体；若检查结果为阳性时，只要时间允许，在交叉配血前，应该对其进行特异性、免疫球蛋白类别等分析；如遇紧急的情况，可先进行交叉配血实验，暂时解决此次急需输血问题，之后再对患者血清的不规则抗体进行系统鉴定。第三，**交叉配血试验**（cross-match test），即把供血者的红细胞与受血者的血清进行配合试验，称为**主侧试验**（major test）；把受血者的红细胞与供血者的血清作配合试验，称为**次侧试验**（minor test）。交叉配血试验应在37℃下进行，以保证可能有的凝集反应得以充分显示（图3-14）。如果交叉配血试验的两侧都没有凝集反应，即为配血相合，可以进行输血；如果主侧有凝集反应，则为配血不合，不能输血；如果主侧不发生凝集反应，而次侧有凝集反应，只能在应急情况下输血，输血时不宜太快太多，并密切观察，如发生输血反应，应立即停止输注，或者制备成不含血浆的血液成分，如悬浮红细胞和洗涤红细胞进行输注。

随着科学技术的进步，输血疗法已经从原来的单纯输全血，发展为**成分输血**（transfusion of blood components）。成分输血就是把人血中的各种有效成分，如红细胞、粒细胞、血小板和血浆等分别制备成高纯度或高浓度的制品，根据患者的需要输注相应的成分。如慢性出血患者，血量不减少，主要是红细胞数量减少，最好输入浓集的红细胞悬液；大面积烧伤患者，主要是细胞外液的水分和蛋白质损失，最好输入血浆或血浆代用品，若输入全血，反而会因血细胞浓度过高，血液黏滞性过大而影响血液循环。成分输血具有提高疗效、减少不良反应和节约血源等优点。尽管输血技术和条件已经有了很大改善，输血的安全性也越来越高，但仍存在不同程度的不良反应和并发症，如发热反应、过敏反应、溶血反应、心脏负荷过重、细菌污染反应等。另外，供血者的某些疾病仍可能传播给受血者，如病毒性肝炎、艾滋病、疟疾等疾病。

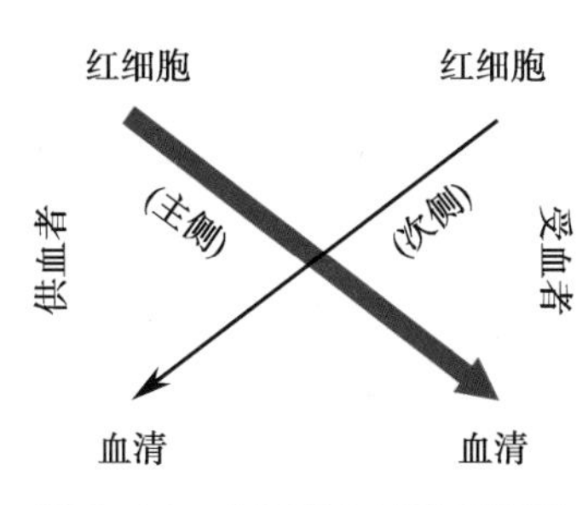

图3-14 交叉配血试验示意图

O 型血的人曾经被称为**“万能供血者”**(universal donor),是因为 O 型血的红细胞膜上没有 A 和 B 凝集原,当他们的血液输给其他血型的人时,其红细胞不会与受血者血浆中的凝集素发生凝集反应。其实,这种观点是不可取的,因为 O 型血的血浆中的抗 A 和抗 B 凝集素能与其他血型受血者的红细胞发生凝集反应。当输入的血量较大时,供血者血浆中的凝集素未被受血者的血浆足够稀释,受血者的红细胞会被广泛凝集;另外,ABO 以外血型系统的存在也会影响输血效果。同样,把 AB 型血的人称为**“万能受血者”**(universal recipient)也是不可取的。

拓展知识 3-7 中国关于义务献血的规定与第一个血库的建立

(冯丹丹 郭廖南 郭益民)

Summary

Blood is composed of cells and plasma. The blood cells are the erythrocytes (red blood cells), the leukocytes (white blood cells), and the platelets (thrombocytes), which are not complete cells but cell fragments. The hematocrit is defined as the percentage of blood volume that is occupied by blood cells. Plasma, the liquid portion of the blood, consists of a large number of organic and inorganic substances dissolved in water, which can be expressed by the osmotic pressure (crystalloid substance for crystal osmotic pressure and plasma protein for colloid osmotic pressure). Blood accounts for about 7%~8% of the weight of the body in adults, which corresponds to a blood volume of 4~6 liters. The blood functions are transportation, amortization, regulation of body temperature, physiological hemostasis, and protection against foreign substances and organisms.

All blood cells are derived from cells called hematopoietic stem cells. As these cells reproduce, a small portion of them remains exactly like the original hematopoietic stem cells and is retained in the bone marrow to maintain a supply of these. Most of the reproduced hematopoietic stem cells differentiate to form the other cells. The second phase of genesis of blood cells is called progenitor cell phase, which include multipotential progenitor cells and committed progenitor cell. The third phase is called precursors phase.

In normal men, the average number of erythrocytes is 5×10^{12}/L, and in normal women, 4.2×10^{12}/L. Normal erythrocytes are biconcave discs having a mean diameter of about 7.8 micrometers and a thickness at the thickest point of 2.5 micrometers and in the center of 1 micrometer. The average volume of the erythrocytes is 90 cubic micrometers. The physiological characteristics of erythrocytes include membrane permeability, plastically deformability, suspension stability, and osmotic fragility. The functions of erythrocytes are the carriage of oxygen/carbon dioxide and buffer. Production of normal erythrocytes requires protein, iron, folic acid, and vitamin B_{12}. Burst promoting activator and erythropoietin accelerate erythropoiesis.

The blood of a healthy person contains $(4.0\sim10.0)\times10^9$/L, leukocytes. The leukocytes are not a homogeneous population of cells. Three major groups, which are the granulocytes, monocytes (to form macrophages in tissue), and lymphocytes (for specific immune response), are distinguished on the basis of morphology, function, and site of origin. According to the staining properties of the granules, the granulocytes are classified as neutrophils (for phagocytosis), basophils (for anaphylactic reaction), and eosinophils (to attack parasites and appose anaphylactic reaction). All leukocytes are capable of ameboid movement, which permits them to emigrate through the walls of blood vessels (this process is also called diapedesis). They are attracted (chemotaxis) by bacterial toxins, the products of decomposition of bacteria or body cells, and antigen-antibody complexes; they can surround foreign bodies and take them into the cytoplasm (phagocytosis).

Healthy adults are found to have $(100\sim300)\times10^9$/L thrombocytes. They are produced in the bone marrow by the shedding of cytoplasmic buds of megakaryocytes. Thrombocyte formation is regulated by a glycoprotein hormone, thrombopoietin. The physiological characteristics of platelets include adhesion, aggregation, secretion reactions, absorption, contraction, and repair. The main function of thrombocytes is hemostasis.

The stoppage of bleeding is known as hemostasis (don't confuse this word with homeostasis). Whenever a vessel is severed or ruptured, hemostasis is achieved by several mechanisms: ① vascular spasm, ② formation of a platelet plug, ③ formation of a blood clot as a result of blood coagulation. Coagulation can be brought about by an extrinsic (tissue-based) pathway or intrinsic (plasma-based) pathway, each of which is made up of many steps involving clotting factors. The result of either extrinsic pathway or intrinsic pathway is the formation of a complex of activated substances collectively called prothrombin activator, which catalyzes the conversion of prothrombin into thrombin. The thrombin acts as an enzyme to convert fibrinogen into fibrin fibers that enmesh blood cells and plasma to form the clot. There are four plasma anti-clotting substances that oppose clot formation to limit this process and prevent it from spreading excessively. They are serine protease inhibitor, tissue factor pathway inhibitor, protein C system, and heparin. A fibrin clot is a transitory device until permanent repair of the vessel occurs. The fibrinolytic (or thrombolytic) system is the principal effector of clot removal. It constitutes a plasma proenzyme, plasminogen, which can be activated to the active enzyme plasmin by plasminogen activators. Once formed, plasmin digests fibrin, thereby dissolving the clot.

Agglutination would occur in the circulatory system following blood transfusion, when two such incompatible types of blood came into contact. The cause of agglutination is an antigen-antibody reaction. The erythrocyte membrane includes specific glycolipids which are called agglutinogens. The specific antibodies that react with these agglutinogens of the erythrocyte membrane are dissolved in the plasma which are called agglutinins. The ABO and Rh systems are of the greatest significances in clinical practice. In the ABO system, group O blood, although containing no agglutinogens, does contain anti-AB (anti-A and anti-B) agglutinins. Group A blood contains type A agglutinogens and anti-B agglutinins. Group B blood contains type B agglutinogens and anti-A agglutinins. Group AB blood contains both A and B agglutinogens but no agglutinins. Two of the three alleles A, B, O (H) are found in the diploid chromosome complement of each individual (genotype); they determine the blood-group phenotype together. Erythrocytes containing D antigen are therefore, for the sake of simplicity, called Rh-positive, and those lacking the D property are called Rh-negative. One difference between the Rh and the ABO systems is that the agglutinins of the ABO system are always present after the first few months of life, whereas anti-D antibodies do not appear unless the carrier has been exposed to Rh antigens. Another difference between the two systems lies in the fact that most of the antibodies of the Rh system are incomplete IgG antibodies which, in contrast to the complete IgM antibodies of ABO agglutinins, are small enough to pass the placental barrier. Before giving a transfusion to a person, it is necessary to do three experiments, which are blood typing, determination of antibodies, and cross-match test.

复习思考题

1. 血浆渗透压如何形成？有何生理意义？
2. 如何鉴别造血干细胞和造血祖细胞？
3. 造血干细胞有哪些基本特征？在临床治疗学上有什么意义？
4. 红细胞有哪些生理特性？各有何临床意义？
5. 根据红细胞生成、破坏及红细胞生成调节的基本理论，分析导致贫血的各种原因。
6. 为何 EPO 可以作为兴奋剂，提高耐力运动员的成绩？
7. 试述血小板在生理性止血中的作用。
8. 外源性凝血系统和内源性凝血系统有何异同点？
9. 血液中有哪些抗凝因素？它们如何发挥作用？

10. 简述纤溶系统的组成及其作用。
11. 简述ABO血型系统的分型特点。
12. 简述Rh血型的特点及临床意义。
13. 简述输血的原则。

数字课程学习……

学习要求 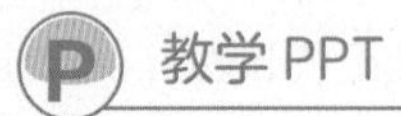 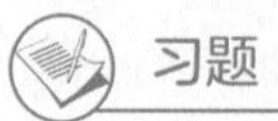 临床病例 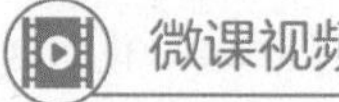

第4章

血液循环
(Circulation)

本章导读

生命不息,循环不止。血液循环是维持生命的基本条件。机体内的血液通过循环,运送营养物质、内分泌激素和其他生物活性物质到达相应的组织、器官和靶细胞,同时携带其代谢终产物由排泄系统排出体外,从而保证新陈代谢的不断进行,实现体液调节和血液的免疫防御功能,进而维持内环境理化性质的相对稳定。

心脏是如何工作的?它的工作依赖于心肌的电生理活动及与肌丝之间的兴奋-收缩耦联。心脏节律是如何形成的,又受到什么因素的调节?分析心脏周期性收缩和舒张活动并评价其生理功能,这具有重要的临床实践意义。心脏搏出血液,血液在密闭的脉管系统中形成血压,并向前运行,这个过程受到哪些因素的影响,机体内部又是怎样调节血液循环以适应不同新陈代谢情况的变化呢?我们会一一作出解答。在本章的最后,还简要介绍了心、肺、脑三个主要器官的血液循环特征,并简述其血流量的调节。

循环系统(circulation system)是个相对封闭的管道系统,由心血管系统(cardiovascular system)和淋巴系统(lymphatic system)组成。血液在心血管腔内循环流动,形成血液循环(circulation)。血液在心脏节律性收缩射血的推动下沿动脉分布到全身,在毛细血管,血液和周围组织进行物质和气体交换,然后沿静脉回流到心脏循环。

血液循环的主要功能是运输物质:运送营养物质和氧到全身,运送代谢产物和二氧化碳到排泄器官,保证机体新陈代谢的不断进行和内环境理化特性的相对稳定;运送内分泌激素、白细胞和其他生物活性物质到相应的靶细胞,实现体液调节和血液的免疫、防卫功能。

心脏(heart)和血管(vessel)还具有内分泌功能。例如,由心房、心室、血管内皮细胞分泌的钠尿肽在维持体内水电解质平衡、血压稳定和调节心血管、肾功能方面有重要作用;由血管内皮细胞、平滑肌细胞和心肌细胞分泌的内皮素具有强烈的血管收缩作用,对血管舒缩和心脏活动有广泛影响,也和多种心血管疾病的发生有关。

淋巴系统(lymphatic system)由淋巴管和淋巴器官组成,外周淋巴管收集部分组织液形成淋巴液,沿淋巴管向心脏流动汇入静脉,对血液循环起辅助作用。

作为整体的一部分,循环系统的活动受神经和体液因素的调节,使血液循环和机体的代谢需求相适应,保证机体的整体协调。

拓展知识 4-1 近代生理学之父威廉·哈维和血液循环理论

第一节 心脏的生物电活动

心脏(heart)的主要功能是泵血。心脏舒张时,静脉血液回流入心脏;心脏收缩时,心室内的血液被射出到动脉。心脏泵血功能的实现取决于心肌细胞的生物电活动。与骨骼肌的收缩活动由运动神经发动不同,心脏的节律舒缩是由心肌细胞的自发性电节律引起的。因此,为了说明心脏自发兴奋和舒缩的发生原理,必须先了解心肌细胞的生物电活动规律。

心肌细胞(cardiac myocyte)分为两类:一类是构成心房和心室壁的工作心肌细胞(working cardiomyocyte),这类细胞内含有丰富的排列有序的肌原纤维,具有兴奋性、传导性和收缩性,执行收缩和舒张功能,但是无自动节律性;另一类是具有自动节律性或起搏功能的**自律性心肌细胞**(autorhythmic cardiomyocyte),它们在没有外来刺激的条件下,会自发地产生节律性兴奋冲动,这类细胞也具有兴奋性和传导性,但是细胞内肌原纤维稀少且排列不规则,故收缩性很弱,这类细胞的主要功能是产生和传播兴奋,控制心脏活动的节律。自律性心肌细胞构成心脏的特殊传导系统,包括窦房结、房室交界区、房室束、左右束支和**浦肯野纤维**(Purkinje fiber),其自律性依次递减。正常心脏的自律性兴奋由窦房结发出,传播到右、左心房,然后经房室交界区、房室束、浦肯野纤维传播到左、右心室,引起心房、心室先后有序的节律性收缩。这样,通过这两类心肌细胞各司其职,互相配合,共同完成心脏的有效泵血功能。

拓展知识 4–2 心肌细胞电生理学发展简史

一、心肌细胞的电活动

心肌细胞膜内外存在着电位差,称为**跨膜电位**(transmembrane potential)。工作心肌细胞在安静状态时的跨膜电位称为**静息电位**(resting potential,RP)。特殊传导系统的心肌细胞,因为有自律活动(自动去极化),不会有静息状态,只能用其最大极化状态时的膜电位值来代表,称为最大复极电位(maximal repolarization,MRP)。当心肌细胞兴奋时,产生一个可以扩布的电位变化,称为**动作电位**(action potential,AP),包括**去极化**(depolarization)和**复极化**(repolarization)两个过程。图 4–1 显示心脏各部分心肌细胞的动作电位,可见不同类型心肌细胞的动作电位形态各异:工作心肌(心房与心室肌)细胞动作电位的去极化速度快且幅度大,其复极化相时程长,具有一个平台期;窦房结细胞和房室结细胞动作电位的去极化速度慢且幅度低;浦肯野细胞动作电位形态与工作心肌细胞相似,但能够发生自动去极化。按照动作电位 0 期去极化速率快慢可将心肌细胞区分为**快反应细胞**(fast response cells)和**慢反应细胞**(slow response cells)。快反应细胞有工作心肌细胞、房室束及其左右束支和浦肯野细胞;慢反应细胞包括窦房结和房室交界区中的结区细胞。按照动作电位 4 期是否发生自动去极化可将心肌细胞区分为自律心肌细胞和非自律心肌细胞。自律心肌细胞包括窦房结、房室结、房室束及其左右束支和浦肯野细胞。正常情况下,工作心肌细胞不发生自动去极化,故又可称为快反应非自律性细胞,而浦肯野细胞可发生自动去极化,故可称为快反应自律细胞。心脏各部分心肌细胞电生理特征的不同使其在心脏兴奋和收缩过程中发挥不同作用,保证了心脏的正常起搏、传导及心房、心室协调有序的兴奋和收缩,完成泵血功能,也是心电图波形形成的基础。以下将讨论各种类型心肌细胞电活动的原理。

(一)工作心肌细胞的电活动

1. 静息电位 人和哺乳动物的心室肌细胞静息电位为 –90~–80 mV,其形成原理和骨骼肌、神经纤维的静息电位相似,主要是钾的电 – 化学平衡电位(详见第二章)。

工作心肌细胞在静息状态下,其细胞膜对 K^+ 通透性较高,这是由于细胞膜上的非门控 K^+ 通道,即**内向整流钾通道**(inward rectifier potassium channel,I_{K1} 通道)持续开放的结果。K^+ 循膜内外浓度梯度外流造成膜内带负电、膜外带正电的极化状态,当膜内外的电位差达到 K^+ 的平衡电位时,K^+ 外流即停止,此时的膜电位即为静息电位。后面将提到,当心肌细胞膜电位发生去极化时,I_{K1} 通道的通透性会降低,这被称为内向整流,I_{K1} 通道内向整流的特性是心肌细胞动作电位复极缓慢的重要原因。

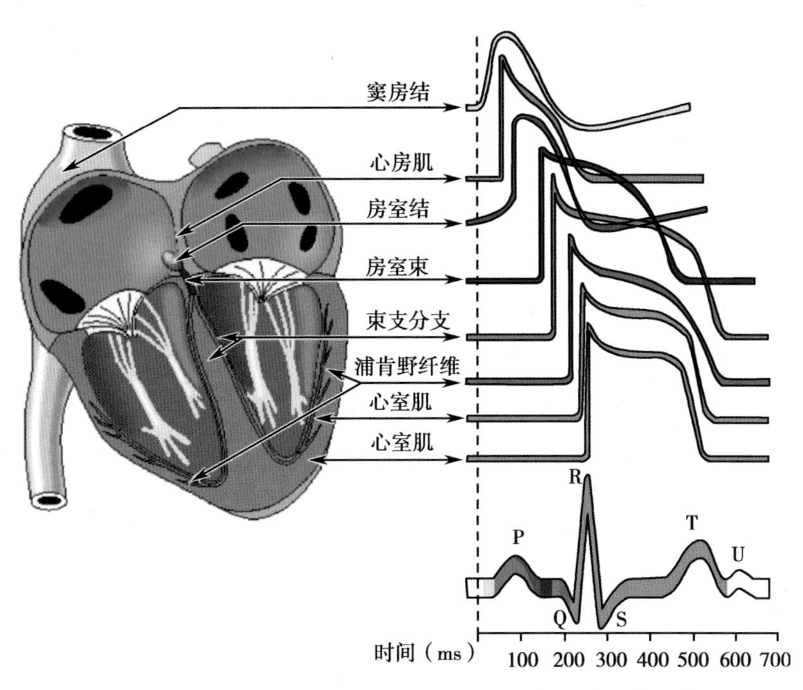

图 4-1　心脏各部分心肌细胞的动作电位图形及其与心电图波形的时间关系

在静息状态下，除了 I_{K1} 外，工作心肌细胞对 Na^+ 也有一定的通透性，其中包括顺膜内外浓度差少量漏入细胞内的钠背景电流（Na^+ background current）、钠泵活动引起的**泵电流**（pump current，I_{pump}）和钠－钙交换电流（N_a^+–C_a^{2+}exchange current，I_{Na-Ca}）等，所以静息电位实际测定数值（绝对值）总是略低于 K^+ 的平衡电位。

2. 心室肌细胞动作电位　特征是去极化（0 期）迅速，复极化过程缓慢，分为 1、2 和 3 期。随后，膜电位复极化至静息电位并稳定于该电位水平（4 期）（图 4–2）。

（1）去极化过程　心室肌细胞受刺激（例如接受从房室束或束支传来的电节律）而发生兴奋，膜内电位由 –90 mV 迅速去极化到 +30 mV，形成动作电位的升支。这个时期也称为心室肌细胞动作电位的 0 期。0 期时间短，约 1 ms。去极化速度很快，最大去极化速度（V_{max}）达到 200~300 V/s。

0 期去极化的发生原理主要是细胞外 Na^+ 经**电压门控钠通道**（voltage-gated Na^+ channel，I_{Na} 通道）内流。刺激使受刺激部位膜电位发生一定程度的去极化，这将使 I_{Na} 通道开放，Na^+ 循膜内外浓度差内流，造成膜电位进一步去极化，从而激活更多钠通道和引起更进一步去极化，当去极化达到**阈电位**（threshold potential，TP）水平时（约 –70 mV），大量 I_{Na} 通道被激活，Na^+ 迅速涌入细胞，使膜电位快速去极化至接近 Na^+ 平衡电位的水平。与此同时，去极化也启动了 I_{Na} 通道的失活。I_{Na} 通道开放后迅速关闭，至 0 期去极化到达顶峰时，I_{Na} 通道已接近完全关闭。由于 I_{Na} 通道激活快，失活也快，故称为快钠通道。

心室肌细胞的去极化速度快，幅度大，通过局部电流使邻近的心肌细胞很快去极化，达到阈电位水平而兴奋，所以传导速度快。在病理状态下，有时兴奋可以在一小块心肌内形成反复的循环折返激动（re-entry）而形成一个异常的高频兴奋灶，引起异常的心动过速。这时应用抑制 I_{Na} 的 I 类抗心律失常药物（如奎尼丁等），可减慢兴奋传导速度，抑制由折返激动引起的快速性心律失常。

河豚毒（tetrodotoxin，TTX）是高选择性的快钠通道阻滞剂，阻断 I_{Na} 的传导。需指出的是，体内有许多快钠通道蛋白的亚型，神经细胞和骨骼肌细胞的快钠通道蛋白和心肌细胞不同。前两者对 TTX 的敏感性比心肌高数百到数千倍。因此，TTX 不能被用作 I 类抗心律失常药物。

（2）复极化过程　与神经细胞或骨骼肌细胞的动作电位相比较，心室肌细胞动作电位的特点是复极化过程复杂而缓慢。因而动作电位时程（action potential duration，APD）很长，达 200~300 ms，复极化过程

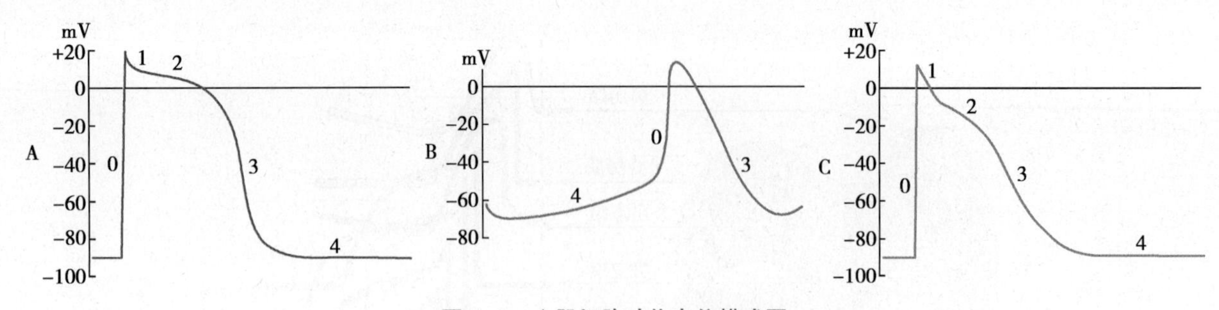

图 4-2 心肌细胞动作电位模式图

A. 心室肌；B. 窦房结；C. 心房肌横轴。B 的扫描速度为 A、C 的一半

（引自 Hoffman BF，Cranefield PF. Electrophysiology of the heart，1960）

可以分为 1、2、3 三个时相。神经细胞或骨骼肌细胞兴奋过程中，在电压依赖性钠通道再生性激活、膜电位快速去极化的同时，细胞膜对 K^+ 通透性也迅速增大，K^+ 外流造成快速复极化。心室肌细胞复极过程缓慢的重要原因是去极化过程中，I_{K1} 通道发生内向整流，细胞膜对 K^+ 的通透性降低。

整流是一种物理现象，指的是在相同的驱动力推动下，正向和逆向的电流幅值大小不同。前已述及，I_{K1} 通道是非门控型钾通道，经常处于开放状态，K^+ 在浓度和电位梯度的驱动下循此通道进出细胞，当膜电位等于 K^+ 的平衡电位（静息电位）时，循浓度梯度的 K^+ 外流与循电位梯度的 K^+ 内流相当，净的跨膜 K^+ 电流为 0；当膜电位从静息电位水平进一步增大（超极化）时，驱动 K^+ 内流的电位梯度超过驱动 K^+ 外流的电位梯度，出现内向 K^+ 电流，内向 K^+ 电流的大小与超极化程度成正比。当膜电位从静息电位水平去极化时，驱动 K^+ 外流的浓度梯度超过驱动 K^+ 内流的电位梯度，出现外向 K^+ 电流，按一般电学规律外向 K^+ 电流的大小应随去极化程度的增加而增加，事实上不然。当膜电位从静息电位稍微去极化时，I_{K1} 外流略微增加，但当膜电位去极化达到 -20 mV 以上时，I_{K1} 外流的幅值趋近于零。也就是说，I_{K1} 的电流 - 电压关系曲线不是一条直线，在超极化时接近直线，在去极化时电流 - 电压关系曲线向内移位，故名内向整流，其通道也就称为内向整流钾通道（图 4-3）。I_{K1} 通道存在内向整流现象的原因是去极化时，I_{K1} 通道孔的内口被细胞内的 Mg^{2+} 和多胺类离子所阻塞，细胞内 K^+ 不容易（甚或不能）通过 I_{K1} 通道跨膜向细胞外流动。

在 I_{K1} 通道发生内向整流的基础上，其他通道的依次激活也参与了心肌细胞动作电位复极化的过程。

1）1 期（快速复极初期） 在本期中，膜电位迅速复极到 0 mV 电位水平，这一过程是由**瞬时性外向电流**（transient outward current，I_{to}）所引起，其主要成分是 K^+。I_{to} 通道在 0 期膜电位去极化到 -40~-30 mV 时被激活开放，但迅即失活关闭。I_{to} 通道可以被钾通道阻滞剂 4- 氨基吡啶（4-aminopyridine，4-AP）选择性阻断。

2）2 期（平台期或缓慢复极期） 本期复极缓慢，膜电位停滞在 0 mV 水平，形成**平台**（plateau），持续 100~150 ms，是心室肌动作电位时程长的主要原因。平台期的形成涉及多种离子流，但主要由 Ca^{2+} 的内流和 K^+ 的外流处于相对平衡状态而形成。在平台期初期，由于钙通道激活，内流比较显著；在平台期的过程中，钙内流逐步减弱，而钾外流逐步增强，形成一个微弱的净外向电流，膜电位缓慢地复极而形成平台期的晚期。

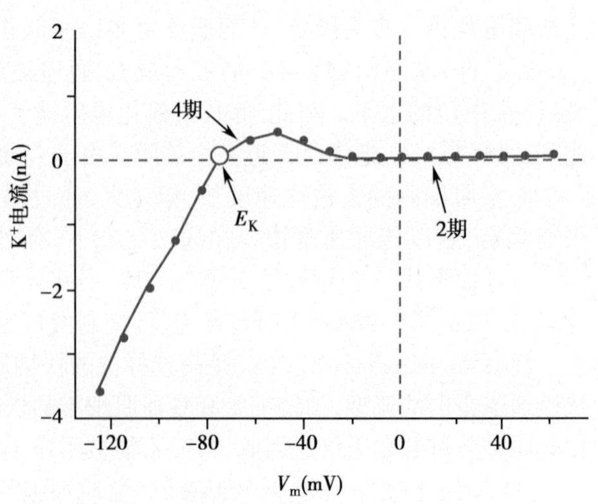

图 4-3 心肌 I_{K1} 通道的电流 - 电压关系曲线

在平台期，Ca^{2+} 通过 **L 型钙通道**（L type calcium channel，I_{Ca-L} 通道）内流，它在膜电位去极到 -40 mV

水平时激活开放，但它的激活、失活和复活都很慢，故称 L 型(long lasting)。I_{Ca-L} 通道虽然在动作电位 0 期激活，但 Ca^{2+} 内流量要到 2 期才达最大值，随即开始失活，内流量逐步减少到停止，导致 2 期结束，3 期开始。

通过 I_{Ca-L} 通道内流的 Ca^{2+} 对启动心肌细胞的收缩十分重要。可以说，心肌细胞的每一次收缩都依赖于通过 I_{Ca-L} 通道流入细胞的 Ca^{2+}，流入的 Ca^{2+} 通过触发细胞内肌质网储存的 Ca^{2+} 释放，即钙诱导钙释放(calcium-induced calcium release，CICR)而引起心肌细胞收缩。因此，在应用 I_{Ca-L} 型钙通道阻滞剂(如普萘洛尔)作为Ⅱ类抗心律失常药物时，要注意它对心肌的负性肌力作用。

在平台期 K^+ 的外流主要通过**延迟整流钾通道**(delayed rectifier K channel，I_K 通道)。I_K 通道在膜电位去极化到 −40 mV 时激活开放，但通道的开放速率缓慢，而且该通道也具有内向整流特性，去极化超过 0 mV 时，外向的 I_K 通道电流不但不增大，反而减小，故名延迟整流钾通道。在 2 期中，Ca^{2+} 内流量的逐步减少和 K^+ 外流量的逐步增加，使 2 期形成一个缓慢的复极过程。当 Ca^{2+} 内流停止，而 K^+ 外流显著增加时，动作电位由 2 期转入 3 期，所以 K^+ 的外流启动 3 期复极。

3) 3 期(快速复极末期)　此期复极过程加速，膜电位由 0 mV 水平快速恢复到静息电位 −90 mV，完成复极化过程，占时 100~150 ms。3 期复极加速主要是 I_{Ca-L} 通道失活关闭，Ca^{2+} 内流停止，而 K^+ 外流又进行性增加所致。在 3 期初，主要是 K^+ 循 I_K 通道外流，而当膜电位复极到 −60 mV 左右，I_{K1} 通道因去极化而引起的内向整流的阻塞情况逐步解除，K^+ 也可以循 I_{K1} 通道外流，加速了 3 期的终末复极。在 3 期中，K^+ 的外流造成复极，而复极又加速 K^+ 的外流，所以也是一个再生性过程(图 4-4)。

由于 3 期复极主要由于 K^+ 外流引起，所以阻断 K^+ 外流的Ⅲ类抗心律失常药物(如胺碘酮)可以通过延长 APD 而发挥抗心律失常作用。

(3) 4 期(静息期)　在 3 期末，膜电位虽然恢复到静息电位水平，但在动作电位期间流入细胞的 Na^+、Ca^{2+} 和流出细胞的 K^+ 所造成的细胞内外离子分布变化尚未恢复。在 4 期初，细胞膜上的**钠－钾泵**(Na^+–K^+ pump)和钠－钙交换加强转运，排出 Na^+、Ca^{2+} 和摄回 K^+。此外，位于细胞膜上的**钙泵**(calcium pump)也加强运转，将进入细胞内的 Ca^{2+} 泵出细胞。

心肌细胞膜上的钠－钾泵和钠－钙交换都参与静息电位的形成，两者都具有**生电性**(electrogenic action)。钠－钾泵是 Na^+–K^+–ATP 酶，每分解 1 分子 ATP，泵出 3 个 Na^+，泵入 2 个 K^+，净泵出一个正电荷，产生泵电流，使细胞内电位变负。钠－钙交换的方式取决于细胞内、外 Na^+、Ca^{2+} 的浓度和膜电位水平。在交换过程中，3 个 Na^+ 和 1 个 Ca^{2+} 跨细胞膜交换，所以也是生电性的。动作电位过程中进入细胞内的 Ca^{2+} 主要通过钠－钙交换排出细胞，保持细胞内环境的稳定。

应该指出，在兴奋过程中，虽然有多种离子跨膜运动，造成膜电位的巨大变化，但每次兴奋过程中，流入、流出细胞的离子的绝对数量不是很大，不会引起细胞内环境的巨大变化。

3. 心房肌细胞动作电位　也属于快反应动作电位。但其细胞膜上钾通道的种类更多，复极时 K^+ 外流较快，所以其平台期不明显，动作电位时程比心室肌的短，仅 150~200 ms。

心房肌细胞膜上存在**乙酰胆碱敏感钾通道**(acetylcholine sensitive potassium channel，I_{K-ACh} channel)。迷走神经兴奋时，其末梢释放乙酰胆碱，引起 I_{K-ACh} 通道开放，K^+ 外流增加，可以引起静息电位过度极化，APD 缩短。

由于心房肌细胞钾通道种类众多且受自主神经递质影响，易发生变化而导致心律失常。而一旦心律失常发生，如心房发生纤维性颤动，即**房颤**(atrial fibrillation，AF)，每分钟心房兴奋可以到达 500 次以上，这样高频率的兴奋活动会导致心房肌多种离子通道的活动变化发生**电重构**(electrical remodeling)，使心脏不易恢复

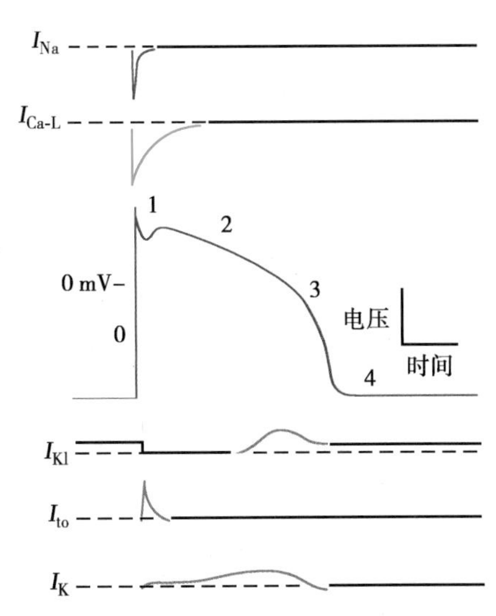

图 4-4　心室肌细胞跨膜电位及其形成的离子流基础示意图

正常的窦性心律，房颤持续进行，所谓房颤导致房颤。换言之，引起房颤发生的原因和房颤得以持续进行的原理可能是不一样的，这一点在临床医学上十分重要。

（二）自律心肌细胞的电活动

特殊传导系统的心肌细胞具有自动节律性，属于自律细胞，包括窦房结（sinoatrial node，SAN）、房室结、房室束及其左右束支和浦肯野细胞，它们自律性的高低依次递减，即窦房结的自律性最高，房室结次之，房室束及其左右束支和浦肯野细胞自律性最低。所有自律性心肌细胞的电活动都有一个共同特点，就是在没有外来刺激的条件下，其膜电位会发生**4期自动去极化**（phase-4 spontaneous depolarization），称为**舒张期去极化**（diastolic depolarization）。4期自动去极化达到阈电位时就产生一个新的动作电位，这被称为自律性。自律性的高低用单位时间内（每分钟）所能产生兴奋的数目衡量。浦肯野细胞兴奋时产生的动作电位是快反应动作电位，所以它的传导速度最快，而窦房结、房室结细胞产生的是慢反应动作电位，传导速度最慢。

1. 窦房结细胞的自律活动和动作电位　窦房结的起搏细胞在分化上比较原始（prime），外观苍白（pale），具有起搏功能（pacemaker），故名P细胞。P细胞是心脏的主导起搏点，自律性最高。其自律活动的发生原理涉及多种离子流，既有外向电流的衰减，也有内向电流的增加，从而造成快速的4期舒张期去极化。

P细胞的细胞膜上 I_{K1} 通道缺乏，因此其最大复极电位（maximal repolarization potential，MRP）距离 K^+ 平衡电位甚远，仅为 -60 mV 左右。另一方面，其细胞膜上的 I_{Na} 通道也不发达（即使有少量 I_{Na} 通道，也因为P细胞的最大复极电位较正而处于失活状态），所以P细胞动作电位的产生依赖于慢钙通道激活，产生的是慢反应动作电位。当P细胞的膜电位由最大复极电位 -60 mV 自动去极化达到 I_{Ca-L} 的阈电位（约 -40 mV）时，引起 I_{Ca-L} 通道激活开放，Ca^{2+} 从细胞膜外流入细胞内，使P细胞去极化，产生动作电位。由于 I_{Ca-L} 电流量远小于 I_{Na}，流入细胞的速度也慢，所以P细胞的动作电位去极化幅值小（仅为 -70~-60 mV），去极化速率慢（不超过 10 V/s），是典型的慢反应动作电位。P细胞缺乏 I_{to} 通道，当去极化达到 -40 mV 左右时，I_K 通道也激活开放，循此外流的 K^+ 引起P细胞复极化。

总之，在P细胞的动作电位形成原理中，Ca^{2+} 内流引起去极，K^+ 外流引起复极，比较单纯。当P细胞复极到最大复极电位后，开始自动去极化。从电学理论看，当内向电流和外向电流相等时，膜电位静息不变。内向电流逐渐增加或者外向电流逐渐减少都可以引起去极化。P细胞的自动去极化速度较快，主要涉及3种离子流，分别讨论如下（图4-5）。

（1）I_K　I_K 通道在P细胞去极化时激活开放，在复极化到 -50~-40 mV 时逐渐去激活关闭，I_K 逐步衰减。外向 K^+ 电流的逐渐衰减造成内向电流幅值相对地逐渐增加，引起复极期去极化。

（2）I_f　另一个重要的离子流是 I_f。这是一个首先在心脏浦肯野细胞膜上发现的离子流，是浦肯野细胞主要的起搏离子流。它是一个以 Na^+ 为主的混合内向电流，引起这种内向电流的是心肌细胞膜上的一种非常特殊的离子通道（I_f 通道）。其他的电压门控型离子通道都因细胞膜去极化而激活开放，唯独它因为超极化而开放，去极化则引起关闭，十分滑稽有趣（funny），故而被称为 I_f 通道。后来的研究发现这种通道不仅在膜电位超极化时激活，还受到胞内 cAMP 的正性调控，所以称为超极化激活 cAMP 门控的阳离子通道（hyperpolarization-activated cAMP-gated cation channel，HCN 通道）。交感神经递质去甲肾上腺素可升高心肌细胞内 cAMP 浓度从而提高窦性心律，迷走神经递质乙酰胆碱则降低胞内 cAMP 浓度从而使窦性心律减慢。HCN 通道的选择性抑制剂盐酸伊伐雷定（ivabradine HCl）已在临床上应用，该药能减慢窦性心率，对缓解心绞痛

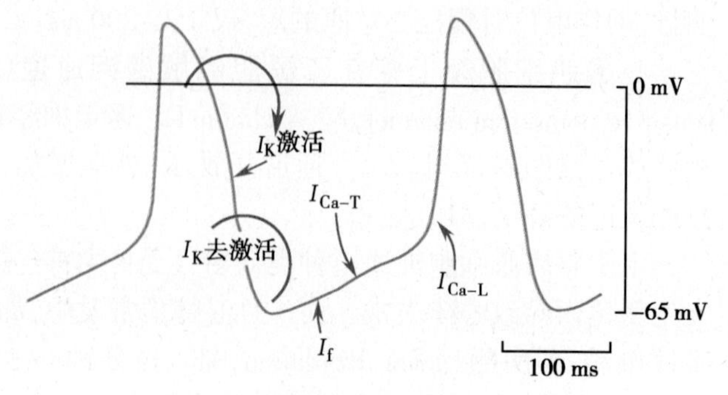

图4-5　窦房结P细胞舒张期去极化和动作电位发生原理

有效。

(3) I_{Ca-T} 第三个参与窦房结P细胞起搏活动的是**T型钙电流**(transient calcium current,I_{Ca-T})。心肌细胞的跨膜钙电流有两种,一种是L型(I_{Ca-L}),形成窦房结细胞动作电位的去极化;另一种是T型(I_{Ca-T}),比较微弱而短暂(transient),故名。I_{Ca-T}通道的激活膜电位为-60~-50 mV(I_{Ca-L}通道的激活电位为-40 mV)。窦房结P细胞复极到MRP -60 mV时,I_{Ca-T}通道被激活开放,Ca^{2+}循之内流,引起舒张期去极化。当舒张期去极化达到I_{Ca-L}通道的阈电位水平时,I_{Ca-L}通道激活开放,产生一个新的动作电位。

2. 浦肯野细胞的自律活动和动作电位 浦肯野细胞的复极期去极化主要依赖I_f的激活。由于I_f的激活过程缓慢,所以浦肯野细胞的复极期去极化速率缓慢,自律性较低。

浦肯野细胞的动作电位是快反应动作电位。其形状和心室肌细胞动作电位相似,也分为0期、1期、2期、3期和4期五个时相。但和心室肌细胞比较,浦肯野细胞动作电位的平台期较长,所以在所有的心肌快反应细胞中,浦肯野细胞的动作电位时程最长。窦房结和浦肯野细胞电生理特性的对比见表4-1。

表4-1 窦房结和浦肯野细胞电生理特性对比

电生理特性	窦房结细胞	浦肯野细胞
最大复极电位	-60 mV	-90 mV
动作电位类型	慢反应	快反应
0期去极化速率	慢,<10 V/s	快,200~800 V/s
0期去极化离子流	I_{Ca-L}	I_{Na}
传导速度	慢,<0.05 m/s	快,2~4 m/s
自律性	高	低
4期去极化速率	快,100 mV/s	慢,20 mV/s
4期去极化离子流	多种离子流 主要外向I_K去激活衰减,速率快,幅度大	单一离子流 主要内向I_f激活增加,速率慢,幅度小

二、心肌的电生理特性

心肌细胞具有兴奋性、自动节律性、传导性和收缩性四个生理特征。其中兴奋性、自动节律性和传导性以心肌细胞膜的生物电活动为基础,属电生理特性。**收缩性**(contractility)则以收缩蛋白的功能活动为基础,是心肌的机械特性。心肌的兴奋通过兴奋-收缩耦联引起心肌的收缩,完成泵血功能。以下先讨论心肌的电生理特性。

(一) 兴奋性

心肌细胞对刺激产生兴奋的能力或特性称为**兴奋性**(excitability)。引起心肌细胞产生动作电位的刺激阈值越低,表示其兴奋性越高。

1. 决定和影响兴奋性的因素

(1) 静息电位或最大复极电位和阈电位之间的电位差 兴奋是静息电位(最大复极电位)去极化到阈电位水平而引起,两者的电位差距加大,则兴奋性降低;反之则兴奋性升高。例如在迷走神经兴奋时,其末梢释放的递质乙酰胆碱可使心房细胞膜上的乙酰胆碱敏感性钾通道开放,K^+循该通道外流,形成I_{K-ACh},使心房肌细胞的静息电位加大(超极化),更接近K^+的平衡电位,心房肌细胞的兴奋性因而降低。在生理情况下,阈电位水平很少变化;高血钙时,心室肌阈电位上移,静息电位和阈电位之间的电位差减小,使其兴奋性降低。

(2) 离子通道的性状 I_{Na}通道和I_{Ca-L}通道都有备用(或者静息)、激活和失活三种功能状态。处于何种状态,取决于当时的膜电位水平和在该电位的时间进程,即所谓**电压依从性**(voltage-dependence)和

时间依从性(time-dependence)。以 I_{Na} 通道为例，在膜电位去极化到 -70 mV 时开始再生性激活，随即失活关闭，一直要到动作电位复极化到 -60 mV 或更低，才能开始从失活状态恢复过来，称为**复活**(reactivation)，而 I_{Na} 通道要完全恢复到备用状态，需待膜电位回复到静息电位以后。I_{Ca-L} 通道的激活慢、失活慢，而复活更慢，其动作电位完全复极化后，兴奋性尚未完全恢复正常。钠、钙通道是否处于备用状态是心肌细胞是否具有兴奋性的前提。钠、钙通道的状态还会因为药物的影响而被激活或失活，这也是各种抗心律失常药发挥作用的基础。

2. 兴奋性的周期性变化　在心肌细胞兴奋过程中，离子通道发生了激活、失活和复活等一系列变化，相应地细胞的兴奋性也发生一系列周期性变化。下面以心室肌细胞为例进行说明。

(1) 有效不应期　从 0 期去极化开始到 3 期复极达 -55 mV，无论多强的刺激，心肌细胞都不能产生反应，称为**绝对不应期**(absolute refractory period，ARP)。这是由于 I_{Na} 通道都处在失活状态之故。从 -55 mV 复极到 -60 mV 这段时间内，给予强刺激可以产生局部兴奋，但不能产生动作电位，这是由于 I_{Na} 通道只有少量复活，不足以产生动作电位。因此，从 0 期去极化开始到复极化达 -60 mV 电位水平这段时间内，都不能产生动作电位，它们合称为**有效不应期**(effective refractory period，ERP)。

(2) 相对不应期　从 -60 mV 复极化到 -80 mV，若给予阈上刺激可以使心肌细胞产生动作电位，称为**相对不应期**(relative refractory period，RRP)。越是相对不应期的早期，引起动作电位所需要的刺激强度越大，潜伏期越长，产生的动作电位幅值越小，最大去极化速率越慢，动作电位时程越短。这是由于 I_{Na} 通道尚未恢复到正常的备用状态，而 I_K 通道尚未完全激活，外向 K^+ 流仍很大，所以复极化快，而动作电位时程短。

(3) 超常期　相当于膜电位从 -80 mV 复极化到 -90 mV 这段时期。由于膜电位接近阈电位，用稍低于阈强度的阈下刺激，就可以引发动作电位，表明兴奋性高于正常，故称**超常期**(supernormal period，SNP)。这是由于膜电位和阈电位距离较小，兴奋性较高。但应该指出，在超常期内 I_{Na} 通道尚未完全恢复到正常的备用状态，故产生的动作电位幅值小，最大去极化速率慢，动作电位时程也短。

关于慢反应动作电位，由于 I_{Ca-L} 通道复活速率很慢，往往在动作电位已经完全复极后，细胞仍处在不应期内，称为**复极后不应期**(postrepolarization refractory period)。

3. 兴奋性的周期变化和心肌收缩的关系

(1) 不发生强直收缩　由于心肌细胞的有效不应期长，相当于整个收缩期和舒张早期(图 4-6)，因此心肌不会发生像骨骼肌那样的完全强直收缩，保证心脏的收缩和舒张交替进行，有利于心室的充盈和射血，实现泵血功能。

(2) 期前收缩和代偿间歇　正常的心室搏动是由窦房结发出的节律性兴奋下传而引起的。如果在心室肌的不应期之后和下一次窦性兴奋到达之前，心室受到一次人工刺激或者来自异位起搏点的兴奋刺激，可以提前出现一次收缩，称为**期前收缩**(premature systole)或**期外收缩**(extrasystole)，也称过早搏动(早搏)。因为期前收缩本身也有不应期，所以如果室性期前收缩之后紧接有窦性兴奋下传到心室，落在期前收缩的不应期之内，这次窦性兴奋就不能引起心室收缩而出现一次“脱失”，直到下一次窦性兴奋到达心室才能再次收缩。这样，在一次心室期前收缩之后，往往有一段较长的舒张期，称为**代偿间歇**(compensatory pause)(图 4-7)。

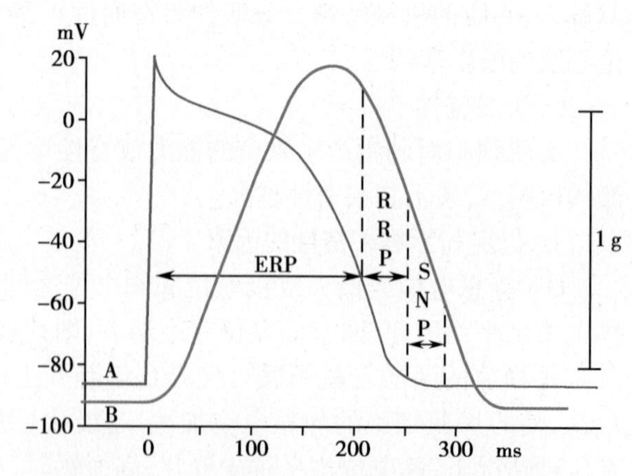

图 4-6　心室肌动作电位期间兴奋性的变化及其与机械收缩的关系

A. 动作电位；B. 机械收缩；ERP：有效不应期；RRP：相对不应期；SNP：超常期

从图 4-7 可见，室性期前收缩前的正常心室收缩(起源于窦房结)到代偿间歇后的下一次正常心室收缩之间的时间间距正好相当于两个心动周期。这是因为窦房结发出的正常节律性兴奋按其原

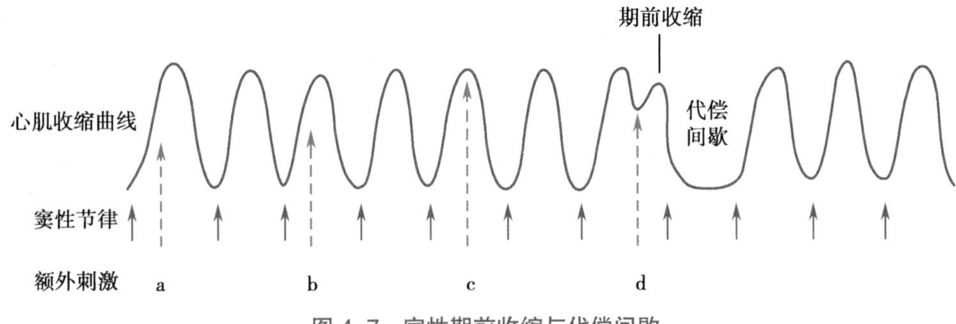

图 4-7　室性期前收缩与代偿间歇

有节律进行，不受室性期前收缩影响。所以在室性期前收缩之后的代偿间歇时间较长，称为完全性代偿间歇。

如果期前收缩的兴奋起源于心房，则情况有所不同。大多数房性期前收缩之后的代偿间歇时间较短。从房性期前收缩前的正常心室收缩（起源于窦房结）到代偿间歇后的下一次正常心室收缩之间的时间间隔多数短于两个心动周期，所以多数房性期前收缩之后的代偿间歇为不完全性代偿间歇。临床上，采用听诊方法或者心电图检查，观察代偿间歇是否完全，是区分房性和室性期前收缩的标志之一。

大多数房性期前收缩之后的代偿间歇时间较短，是因为窦房结和心房相连，房性期前收缩的兴奋多数情况下可以逆向传入到窦房结，使窦房结细胞也随之兴奋。窦房结细胞因为房性期前收缩而发生一次提前的兴奋后，以这个时间为起点，再开始其正常的窦性起搏活动。也就是说，房性期前收缩引起的心室收缩和下一次起源于窦房结的正常心室收缩之间的时间间距和正常窦性心率的时间间距相近，代偿间歇时间较短，为不完全性代偿间歇。而室性期前收缩引起的心室收缩时，窦房结还是以其固有节律在兴奋，仅是其中有一次冲动不能下传。缺失了一次窦性冲动引起的心室收缩，直至再下一次的窦性冲动方能引起心室收缩，所以代偿间歇时间较长，为完全性代偿间歇。

但是，如果房性期前收缩不能逆向传入窦房结，窦房结一直按其固有节律周期性发生兴奋冲动，则房性期前收缩之后也可以出现完全性代偿间歇。

（二）自动节律性

自动节律性（autorhythmicity）简称自律性。自律性的高低可用单位时间（分）内自动发生节律性兴奋的频率来衡量。

1. 心脏的起搏点　心脏特殊传导系统不同部位广泛存在自律细胞，但各部分心肌细胞的自律性存在着高低差异。窦房结 P 细胞的自律性最高，然后由高到低依次为房室交界区、房室束和末梢浦肯野细胞，它们的自律性频率分别为每分钟 100、50、40 和 25 次左右。

心脏的节律活动，依从于能控制该部分心肌的最高节律。生理情况下，窦房结的自律性最高，整个心脏的节律性搏动由它控制，称为**窦性节律**（sinus rhythm）。因此窦房结称为**主导起搏点**（dominant pacemaker）。而窦房结之外的其他自律组织在正常情况下的节律活动频率受窦房结控制，只起兴奋传导作用，称为**潜在起搏点**（latent pacemaker）。窦房结通过两种机制对潜在起搏点进行控制，使后者的起搏活动不至于成为**异位起搏点**（ectopic pacemaker），干扰正常的窦性节律活动。

（1）**抢先占领**（capture）　窦房结的自律性高于其他潜在起搏点，当潜在起搏点 4 期自动去极化尚未达到阈电位水平时，已被窦房结传来的冲动所激动而产生动作电位，其自身的自律性无法表现出来。

（2）**超速驱动阻抑**（overdrive suppression）　自律细胞受到高于其自身固有频率的刺激而发生兴奋时，称为超速驱动。超速驱动一旦停止，该自律细胞的自律性活动不能立即恢复，需要经过一段时间后才能呈现，这种超速驱动后自律活动暂时受压抑的现象称为超速驱动阻抑。超速驱动的频率和自律细胞的固有频率相差越大，受阻抑的时间也越长。超速驱动阻抑发生的原理十分复杂，在心脏不同部位原理不同。对心室肌的研究表明，超速驱动时细胞膜上的钠－钾泵活动增强，将高频活动时进入细胞内的大量 Na^+

及时排出，保持细胞内环境的稳定。超速驱动突然停止时，钠－钾泵活动仍处于增强状态，与进入细胞内 Na^+ 量的突然减少不匹配。超速驱动停止后的一段时间内，钠－钾泵过度运转，形成一个外向电流，它既对抗了自律细胞自动去极化时的内向电流，又可以导致细胞膜超极化，使最大复极电位和阈电位之间的电位差加大，自动去极化不易达到阈电位，因而出现一段时间的自律性阻抑。

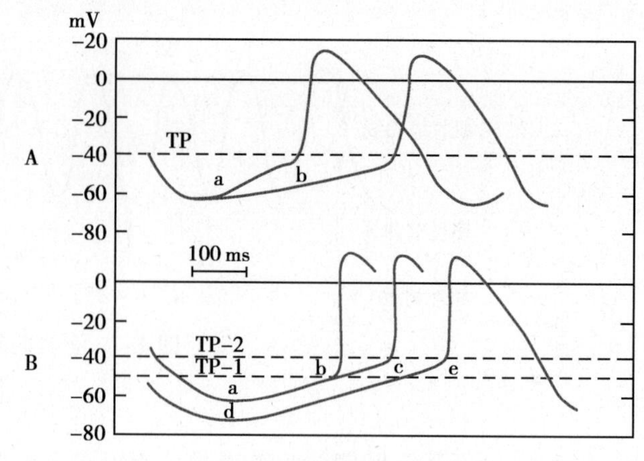

图 4-8 影响自律性的因素

A. 舒张期去极化斜率由 a 减小到 b 时，自律性降低；B. 最大复极电位水平由 a 达到 d，或阈电位由 TP-1 升到 TP-2 时，自律性均下降；TP：阈电位

2. 决定和影响自律性的因素　自律性的高低取决于 4 期自动去极化速度、最大复极电位与阈电位之间的差距（图 4-8）。

（1）最大复极电位与阈电位之间的差距　两者间差距越小，自动去极化越易达到阈电位，自律性越高。阈电位很少变化，迷走神经递质乙酰胆碱使 I_{K-ACh} 通道开放，K^+ 外流，最大复极电位绝对值增大，与阈电位差距变大，自律性降低。

（2）4 期自动去极化速度　速度越快，从最大复极电位去极化到阈电位所需时间越短，自律性越高。交感神经递质去甲肾上腺素通过兴奋 β_1 受体，促进 I_f 和 I_{Ca-L} 通道开放，使窦房结和心室浦肯野细胞的自律性增加，既可以加快窦性心率，也可能引发室性期前收缩。迷走神经递质乙酰胆碱，除了可以增加 K^+ 外流外，还可以抑制 I_f 和 I_{Ca-L} 通道，降低窦房结自律性。

3. 自律性和心律失常　正常心脏以规整的节律进行搏动。成人安静状态下心率为 60~100 次 /min。心率过快、过慢或者不规整称为**心律失常**（cardiac arrhythmia）。安静时心率低于 60 次 /min，称为**心动过缓**（bradycardia），高于 100 次 /min 称为**心动过速**（tachycardia）。

自律性异常引起的心律失常在临床上很常见，因起搏部位不同，可以分为：

（1）窦性心律失常　由窦房结起搏功能异常引起。起搏过快、过慢、不规整或者不能发出冲动（包括不能起搏或者起搏冲动不能传出到心房），分别产生窦性心动过速、窦性心动过缓、窦性心律不齐和窦性停搏（含窦房传导阻滞）。窦性停搏后，如果异位起搏点不能及时取代之发出冲动，心脏节律性搏动停止，将危及生命。

心脏节律性搏动突然停止，可见于突然发生完全性（三度）房室传导阻滞时。为防止这类心源性猝死，应该及时为这类病人心脏内植入或安装**人工起搏器**（pacemaker）。当病人心搏骤停时，人工起搏器可以发出电脉冲，刺激心室，使心室按起搏器设定的节律跳动，维持生命。早期的起搏器仅是感知心室停搏时间的长短，按照需要发出电脉冲来驱动心室收缩，维持生命。但这类起搏器不能保证心房、心室的先后顺序收缩，正常心房在心脏射血中的辅助泵功能不能发挥，心室收缩时射血量过低的情况时有发生，不能令人满意。在此基础上，目前临床最常用的是频率适应房室双腔顺序性起搏器（DDDR）。它能根据机体需要，使心房、心室按生理顺序先后起搏，发挥了心房在心室射血中辅助泵的作用，从而使心脏收缩的血流动力学比较接近正常。但由于起搏器电极尖端刺激的是心室心尖部（RVA），由它所引起的心室兴奋是从心尖传到心底，从右侧传到左侧，与正常的生理活动顺序相反，削弱了心室的收缩力量，仍不能令人满意。一直以来，各国的心脏科学工作者都致力于研究生理性起搏器，使起搏器控制的心脏搏动更接近生理情况，发挥最佳的心脏射血功能。研究表明，生物心脏起搏可利用细胞移植、细胞融合、基因修饰等方式对心脏电生理传导系统及自律性节点损伤进行替代或修复，但其临床应用仍需要漫长的探索。

拓展知识 4-3　人工心脏起搏器发展的里程碑事件

（2）异位性心律失常　由异位起搏点引起的心脏搏动和心律。一类是在窦性心动过缓或停搏的情况下，异位起搏点取而代之发出冲动，引起心脏搏动，称为**逸搏**(escape)。由逸搏控制心脏，引起的心律称为逸搏性心律。由于异位起搏点自律性低于窦房结，所以逸搏性心律的心率缓慢，低于窦性心律。

拓展知识 4-4　异位性心律失常的机制

(三) 传导性

心肌细胞具有传导兴奋的能力，称为**传导性**(conductivity)。兴奋的传导依靠局部电流刺激相邻细胞，使后者也发生兴奋。心肌细胞间兴奋的传导主要经闰盘的**缝隙连接**(gap junction)进行，因为该处电阻低，局部电流易于通过。心肌传导性的高低用兴奋的传播速度来衡量。

1. 心脏内兴奋传播的特点

(1) 兴奋通过特殊传导系统的有序传播　心脏正常的节律性兴奋由窦房结产生，传到右心房和左心房。心房内兴奋除由心房肌本身直接传播外，还有杂以浦肯野样细胞的**优势传导通路**(preferential pathway)，快速将兴奋传播到两侧心房，使两侧心房几乎同时收缩，右心房的兴奋略早于左心房，形成一个**功能合胞体**(functional syncytium)。优势传导通路同时将兴奋传播到房室交界区，经房室束、左右束支、浦肯野纤维网到心室心内膜下心肌，然后依靠心室肌本身的传导，将兴奋经室壁中层传到心室心外膜下心肌，引起左、右心室的兴奋收缩。

(2) 心脏内兴奋的传导速度　心脏各部分心肌细胞间的缝隙连接分布密度和类型不同，造成兴奋在心脏各部分的传导速度不同。心房肌的传导速度约为 0.4 m/s，优势传导通路为 1.0~1.2 m/s。房室交界区的传导性很低，尤其是其中间的结区细胞产生的动作电位是慢反应动作电位，传导速度仅为 0.02 m/s，兴奋通过房室交界区耗时约 0.1 s，称为**房室延搁**(atrioventricular delay)。房室延搁是正常的生理现象，它的产生是由于房室交界区心肌细胞直径小、缝隙连接不发达、电阻比较大，而房室交界区的房室结(atrioventricular note，AVN)细胞和窦房结细胞一样，属于比较原始的细胞，在电子显微镜下从形态上难以区分两者，如果去除心房肌对它的电紧张影响，则房室结细胞的自动节律性和窦房结无异，它产生的动作电位是慢反应动作电位。房室结的结构和功能特点决定了兴奋通过房室交界区的速率比较慢，心室的兴奋也难以通过房室交界区逆传到心房。房室延搁的存在具有重要的生理意义，它保证心室的收缩发生在心房收缩完毕之后，有利于心室的充盈和射血。兴奋传播通过房室交界区进入房室束、左右束支和浦肯野纤维网后，传导速度骤然加快，达到 2~4 m/s，将兴奋迅速传导到左、右心室。这是由于浦肯野细胞直径大、细胞内电阻小、动作电位 0 期最大去极化速率快(可达 200~800 V/s)、细胞间耦联紧密、缝隙连接又充分发育的缘故。左、右束支和浦肯野纤维依次兴奋室间隔、心尖和心底。浦肯野纤维深入室壁内层，兴奋心室肌细胞，然后由心室肌细胞以 0.4~0.5 m/s 的传导速度使室壁由内而外发生兴奋。由于室内传导系统传导兴奋迅速，所以左、右心室也几乎同时收缩，形成功能上的合胞体。左束支有一个小分支支配室间隔的左侧，造成该部位在心室中最先兴奋，所以左心室的兴奋略早于右心室。室间隔左侧心肌的最早兴奋，反映在心电图上，为心室兴奋产生的 QRS 综合波中 Q 波的产生原理。

(3) 房室交界区传导的生理、病理意义　房室交界中间部的结区兴奋时产生的慢反应动作电位是房室延搁重要的电生理基础。另外，前文已谈到，慢反应动作电位的不应期特别长，往往延续到动作电位完全复极后，称为复极后不应期。房室交界区的长不应期对来自心房的过高频率的兴奋冲动(例如心房颤动时颤动频率可以高达 500 次 /min)有一个阻滞过滤作用，落在房室交界区不应期中的兴奋不能下传到心室，只有在不应期过去后，心房的兴奋才能下传到心室，使心室有一定的时间充盈保证射血，对循环功能有一个保护作用。

但另一方面，正因为房室交界区传导速度慢，不应期长，对传导功能而言是一个薄弱环节，容易发生传导阻滞。房室传导阻滞是比较常见的一种疾病。如果发生完全性(三度)房室传导阻滞，就需要安装起搏器以保持血液循环，维持生命。

2. 影响传导性的因素

(1) 结构因素

1) 心肌细胞直径　直径大、细胞内容结构简单者，细胞内电阻较低，传导速度较快。例如浦肯野细胞直径可达 70 μm，细胞内肌丝较少，传导速度可达 4 m/s；而房室交界区中间部位的结区，细胞直径仅 3~4 μm，传导速度只有 0.02 m/s。

2）细胞间连接　心肌细胞间的兴奋传导通过缝隙连接完成。它是存在于相邻细胞间的膜通道结构。它不仅进行着细胞间信息的直接交流，也对细胞的新陈代谢、增殖和分化过程都起着重要调控作用。构成缝隙连接的**连接蛋白**（connexin，Cx）有多种，不同心肌细胞间缝隙连接的数量及连接蛋白有较大差异，这也是它们传导速度不同的一个重要因素。缝隙连接通道既是电压依从性的，也是化学依从性的。当心肌细胞受到损伤、细胞内酸中毒和 pH 下降时，通道关闭，细胞间兴奋传导减慢。

（2）生理因素　兴奋传导依赖局部电流来完成。传导速度快慢取决于兴奋细胞电活动引起的电位变动大小，以及未兴奋部位的细胞能否接受刺激而发生兴奋。

1）心肌细胞动作电位 0 期去极化速度和幅度　动作电位 0 期去极化速度越快，幅度越大，所形成的局部电流就越大，影响范围越广，相邻细胞去极化达到阈电位的速度就越快，传导速度也就越快。快反应动作电位去极化速率快，幅值大，所以浦肯野细胞、心房和心室肌的传导速度快，而产生慢反应动作电位的窦房结、房室细胞传导速度慢。

以快反应细胞动作电位为例，其 0 期去极化依赖于快钠通道的功能状态。前文已经谈到，快钠通道有激活、失活和备用三种状态，当心肌细胞膜处于正常极化状态，静息电位（或最大复极电位）为 –90 mV 时，快钠通道处于正常备用状态，一旦兴奋，通道可以充分激活开放，Na^+ 快速内流，动作电位 0 期去极化速率可以达到最大值。如果心肌细胞膜电位部分去极化，快钠通道就处于部分失活状态，兴奋时不能充分开放，Na^+ 内流减少，动作电位 0 期去极化速率降低。如果膜静息电位去极化至 –60~–55 mV 时，Na^+ 通道部分失活不能开放。心肌细胞膜电位部分去极化到 –40 mV，快钠通道全部失活，不能开放，不能产生快反应动作电位，传导停止。

2）邻近未兴奋部位心肌的兴奋性　邻近未兴奋部位的心肌细胞在静息电位和阈电位的电位差增大时，兴奋性降低，膜去极化达到阈电位所需时间延长，传导减慢。若邻近心肌细胞膜快钠通道处在失活状态则不能引起兴奋，导致传导阻滞。若邻近心肌细胞膜快钠通道处于部分失活状态（如处于相对不应期或超常期内），则兴奋时产生的动作电位 0 期去极化速率慢，幅度小，传导减慢。

3. 传导性和心律失常　传导异常可以导致心律失常。传导异常可以分为冲动传导障碍和冲动传导途径异常两大类。

（1）冲动传导障碍　如果发生在均一的心肌组织中（如心房肌或心室肌），通常不会引起心律失常。冲动传导障碍发生在两类心肌之间，则可以引起心律失常。如窦房结和心房肌之间发生间歇性的完全传导阻滞（窦房传导阻滞），则窦房结发出的节律性兴奋冲动，有时不能传到心房，心房发生间歇性的停搏，形成心律失常。同样，完全房室传导阻滞会导致心室停搏而猝死，对这类病人需要及时安装人工起搏器以保障心室节律性搏动。

（2）冲动传导途径异常　正常心脏的兴奋冲动从窦房结开始，依次传到心房、心室，不会发生逆向传导。如果兴奋冲动在心脏内循着一条环形通路往返传导，循环不已，则成为折返激动。折返激动传导经过的环形通路可长可短，但总是短于心脏的正常传导系统，所以它形成一个发放高频兴奋冲动的异位起搏点，引起快速型心律失常。

折返激动引起的快速型心律失常，其心率快慢取决于折返途径的长短和兴奋冲动传导速度的快慢，从每分钟 100 余次到 500 次以上不等。心率越快，对心脏泵血功能的负面影响越大。**颤动**（fibrillation）时心率超过 500 次 /min，而且往往有多个环形通路同时存在，被涉及的心腔的泵血功能完全丧失。

三、心电图

正常心脏的节律性兴奋自窦房结发出后，按一定的途径和时程，依次传向心房、房室交界区和心室。与此伴随而产生的生物电活动，其传播方向、途径、顺序和时间都具有一定规律性，具有很强的可重复性。人和动物的机体是容积导体，心脏的生物电活动可以传播到全身，用记录电极放置在身体任何部位，均可记录到有规律的心脏电位变化，即为**心电图**（electrocardiogram，ECG）。心电图的波形因电极放置部位不同而不同，放置于体表的记录电极所获得的心电波形称为体表心电图。

为了便于积累资料和分析对比，1905 年 Einthoven 创立了 12 个导联的心电图记录方法（图 4-9）。其中包括 3 个标准肢体双极导联（分别为Ⅰ导联、Ⅱ导联和Ⅲ导联），3 个加压单极肢体导联（分别为 aVR 导联、aVL 导联和 aVF 导联）和 6 个单极胸前导联（V_1~V_6 导联）。其中肢体导联是从心脏的冠状面（额面）观察心脏电活动，胸前导联是从心脏的水平面（横截面）观察心脏电活动。大量临床实践证明，这种简单的两维导联方式在诊断心脏疾病中十分有用，因而被广泛接纳采用，Einthoven 也荣获了 1924 年的诺贝尔生理学或医学奖。经过一百余年、亿万次的临床实践，心电图已经成为一种有效、可靠的心脏疾病检查诊断方法，并且还在不断地改进提高中。如诊断心脏后壁疾病，有时除了使用常规的 6 个单极胸前导联 V_1~V_6

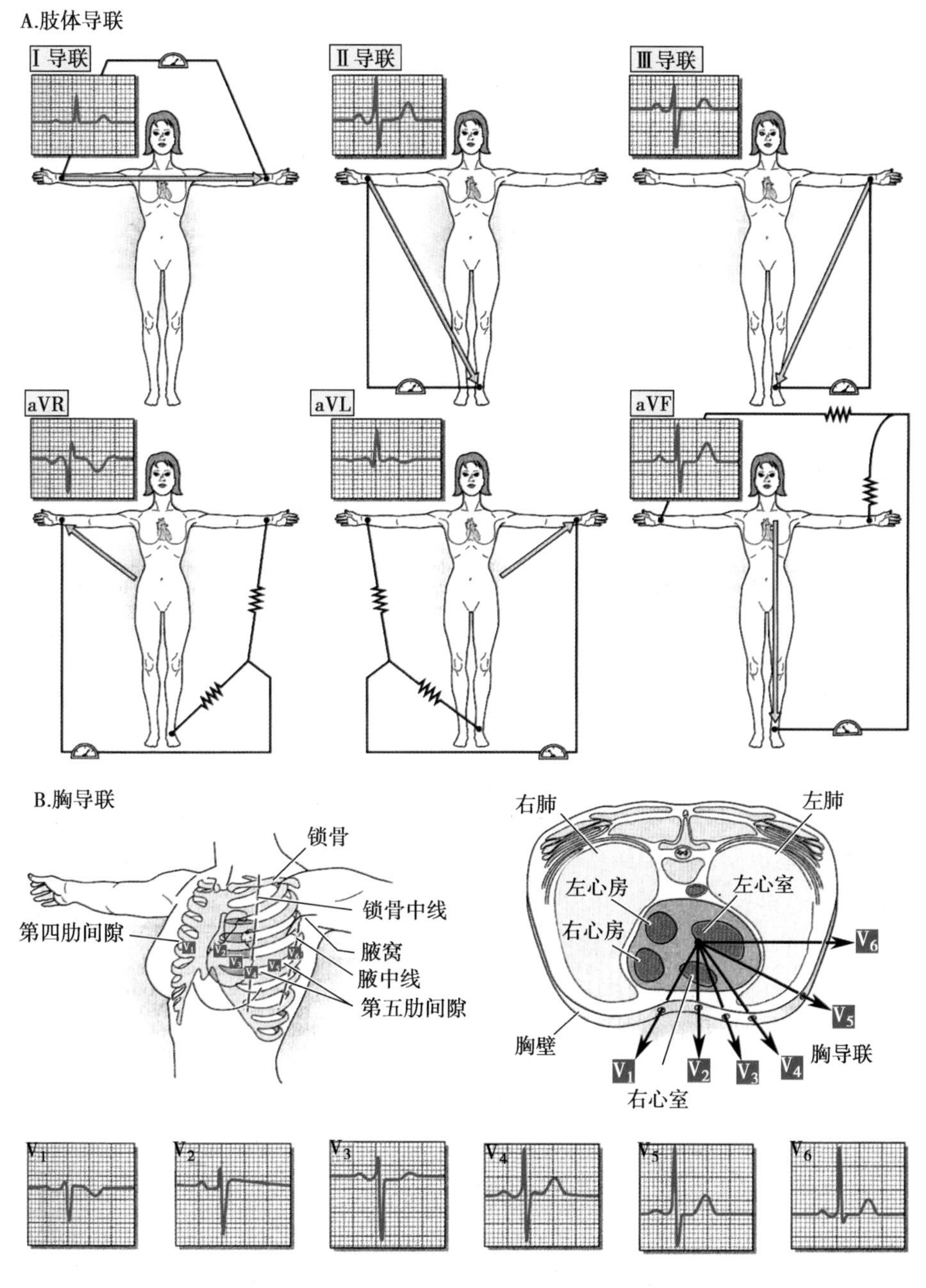

图 4-9　人体心电图记录的标准导联示意图

以外，还需要加做 V_7~V_9 单极胸导联等。

应该说明，心电图反映的是心脏节律性兴奋的发生、传播和恢复过程中的生物电变化，与心脏泵血功能无直接关系。

拓展知识 4-5 心电图机和心电研究的发展之路

（一）正常心电图的波形、间期及其意义

由于各种导联是从不同的平面、不同的角度来记录心电图，所以心脏电活动在不同的导联所呈现的图像有很大的不同，但是不同导联心电图的波形和间期的构成是相同的。下面以标准肢体双极Ⅱ导联（以左下肢为正极，以右上肢为负极）记录的心电图为例，介绍各个波形和间期的名称和意义。

正常心电图由 P 波、QRS 波群和 T 波组成，有时在 T 波之后还有一个小的 U 波。心电图记录纸上有横线和纵线划出的小方格，其高和宽均为 1 mm，作为测量时间和电压的坐标，以横线表示时间，纵线表示电压。通常情况下，纸的走速和放大器灵敏度调节为横向每小格 0.04 s，纵向每小格代表 0.1 mV（必要时可以改变纸的走速和放大器的灵敏度，但必须在记录纸上写明或明确定标），因此可以在记录纸上直接读出心电图各波段的电压幅值和时间（图 4-10）。

1. P 波　由右心房和左心房的相继去极化产生，波形小而圆钝，波幅小于 0.25 mV，时间 0.08~0.11 s。在肺源性心脏病造成右心房肥大时，P 波的前半增大，波幅大于 0.25 mV，形成高耸的 P 波，称为“肺型 P 波”；二尖瓣狭窄造成左心房肥大时，P 波时间≥0.11 s，呈双峰切迹，两峰距≥0.04 s，称为“二尖瓣 P 波”。如果心脏的起搏点由窦房结转移到房室结，则心房的兴奋顺序变成自下而上，呈现“逆行 P 波”。如果出现心房扑动或心房颤动，则正常的 P 波消失，代之出现的是快速规则的心房扑动波 F 波（flutter）和更快速而不规则的心房颤动波 f 波（fibrillation）。总之，在分析心电图记录时，首先要辨认 P 波，便可以知道心脏的起搏点是否正常。如果异常起搏点起源于心室，则不存在 P 波。

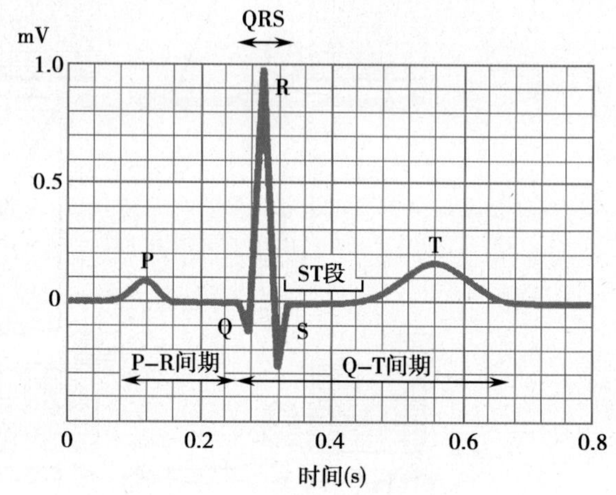

图 4-10　正常人心电模式图

在 P 波前有窦房结的去极化，但其电位变化太微弱，用一般心电图记录方法难以显示。故心电图用 P 波间接反映窦房结的电位变化。

2. P-R 间期（P-R interval）　指从 P 波起点到 QRS 波群起点之间的时间，一般为 0.12~0.20 s。它反映兴奋从窦房结产生后，经过心房、房室交界区、房室束、束支、浦肯野纤维到达心室肌所需要的时间。其中大部分时间是在房室交界区内的传导。如果用心电极导管经静脉插入右心房，到达房室交界区和右心室，就可以记录到代表心房兴奋的 A 波和代表心室兴奋的 V 波。在 A 波和 V 波之间有一个小的代表房室束（又名 His 束）兴奋的 H 波。据此可将房室传导时间分为 A-H 间期（代表心房兴奋到房室束兴奋所需要的时间）和 H-V 间期（代表房室束兴奋到心室兴奋所需要的时间），借此可以判断房室传导阻滞发生在什么部位。这种在心腔内记录的电图称为**希氏束电图**（His bundle electrocardiogram，HBE）。

在常规心电图，一度房室传导阻滞表现为每个 P 波后面都继以 QRS 波群，只是 P-R 间期延长；二度房室传导阻滞的心电图表现为有的 P 波后不继以 QRS 波，代表该次心房兴奋不能下传到心室，心室的兴奋缺失。三度房室传导阻滞表现为 P 波后不继以 QRS 波。即或有 QRS 波出现，它和窦房结兴奋产生的 P 波之间无因果关系，这是室性自主心律。如果室性自主心律过慢，不足以保证心、脑必要的血液供应，必然危及生命，需要抢救。

3. QRS 波群　反映左、右心室按一定顺序的去极化过程，历时 0.06~0.10 s。QRS 波群中第一个向下的波称为 Q 波，第一个向上的波称为 R 波，在 R 波后面向下的波称为 S 波。由于各个导联在机体容积导

体中所处的电场位置不同，所以在不同导联中这三个波并不一定都出现。QRS 波群增宽，反映兴奋在心室内传导时间延长，可能有室内传导阻滞或者心室肥厚；QRS 波群幅值增大，提示心室肥厚或者是室性期前收缩（QRS 波宽大畸形）。房性期前收缩或者起源于房室交界区的期前收缩，由于它们在心室内的传导途径正常或基本正常，所以其 QRS 波群的形态正常或基本正常。

窦性节律向左、右心室的传导，是由房室束的束支、浦肯野细胞将兴奋传导给心内膜下心室肌，再由心室肌细胞将兴奋从心内膜下心肌传导到心外膜下心室肌。在这个传导过程中，心内膜下心室肌最先兴奋去极化，其细胞表面带负电，而尚未兴奋的心室壁中层 M 细胞和心外膜下心室肌细胞表面带正电，所以面对左心室外膜的左胸前导联 QRS 波群的主波向上，面对右心室外膜的右胸前导联正对的是左、右心室综合心电向量的负侧，所以右胸前导联记录的心电图 QRS 主波向下。如果左束支或者右束支传导发生阻滞，则心室的兴奋顺序发生变化，心电图的 QRS 波群会呈现规律性的形态改变，据此可以做出左、右束支传导阻滞的诊断。

如果是室性期前收缩，由于在心室内传导途径改变，传导速度减慢，QRS 波群宽大畸形，而且在它的前面没有与之有关的 P 波。

4. S–T 段（S–T segment） 指 QRS 波群终点到 T 波起点之间的线段。正常心电图 S–T 段位于近基线的等电位水平，前文已经指出，QRS 波群代表左、右心室各部分依次发生兴奋，相当于各部分心室肌细胞动作电位的 0 期和 1 期的时间。S–T 段则相当于心室肌细胞动作电位的 2 期（平台期），这时心室各部分之间没有明显的电位差，所以反映在心电图上 S–T 段处在等电位水平。当心肌缺血或心肌梗死时，心室肌细胞动作电位形态会发生明显变化（梗死则不能产生动作电位），因缺血和梗死的发生部位和程度不同，心电图 S–T 段会出现明显的特征性改变，如上抬、下移离开基线或呈现特殊的图像，具有重要的临床诊断意义。

5. T 波 由心室复极化产生。波幅一般为 0.1~0.8 mV，历时 0.05~0.25 s。T 波方向和 QRS 波群的主波方向应该一致。在 QRS 波群主波向上的导联中，T 波波幅不应低于 R 波的 1/10。T 波是由于各部分心室肌的复极化过程的电位差综合而成，相当于心室肌细胞动作电位 3 期。

前面已经介绍，窦性节律在心室的传导过程中，心内膜下心室肌最先兴奋发生去极化，心外膜下心肌后兴奋发生去极化，呈现出外（心外膜侧）正内（心内膜侧）负的心室肌去极化向量，因而左胸前导联记录到的心电图 QRS 波群主波向上。心室壁复极化的次序则与去极化的次序相反，心外膜下心室肌先于心内膜下心肌复极化，再一次呈现外正内负的复极化向量，因而左胸前导联记录的 T 波方向与 QRS 波群方向一致，为向上的波形。

心外膜下心肌先于心内膜心肌发生复极化，是因其动作电位时程较短的缘故。动物实验发现，心室肌细胞的动作电位时程长短不一，中层 M 细胞动作电位时程最长，心内膜下心肌次之，心外膜下心室肌动作电位时程最短。而在体的心脏兴奋激动时，产生大量热量，心内膜下心室肌散热较快；而心外膜下心室肌散热较慢，温度高导致代谢快，这更加速了心外膜下心室肌的复极化过程，动作电位时程缩短。

常见的 T 波异常包括 T 波低平、T 波双向和 T 波倒置等。

S–T 段和 T 波反映的是心室复极化过程中的电位变化。各种生理和病理因素，凡影响复极过程者都可以造成 S–T 段和 T 波变化（包括心肌细胞动作电位复极化改变和整个心室复极化先、后的顺序改变），所以不能单凭心电图改变而下结论，必须密切结合临床整合情况仔细分析，谨慎判断。

心房 T 波（atrial T wave，Ta）紧接在 P 波之后，方向与 P 波方向相反。心房复极电位微弱，波幅低。在时间上和 PR 段、QRS 波群重合在一起而被掩盖，一般不能看到。如果房室传导完全阻滞、房室脱节或心房肥大时，有时在心电图上可以看到 Ta 波。

6. Q–T 间期（Q–T interval） 指从 QRS 波起点到 T 波终点的时间。代表心室开始兴奋去极化至完全复极的时间。Q–T 期间的时间长短和心率呈负相关，这主要是由于心室肌动作电位时程因心率增快而缩短的缘故。

7. U 波 在 T 波后 0.02~0.04 s 有时可以记录到一个低而宽的电位波动，称为 U 波。其方向与 T 波一致。波宽 0.1~0.3 s，波幅常低于 0.5 mV。U 波的成因和生理意义尚不十分清楚。

（二）心电图和心肌细胞动作电位的关系

上面讨论了心电图各波和间期发生的基本原理，以下作一简单的归纳总结。

体表心电图是心肌细胞电活动的合力（也称综合向量）在体表的反映。窦房结、房室交界区、房室束、束支的电活动在常规心电图上不能反映出来，需要用特殊的技术方法才能记录到。末梢浦肯野纤维网深入到心室壁，其电活动难以和心室肌电活动分离进行观察。

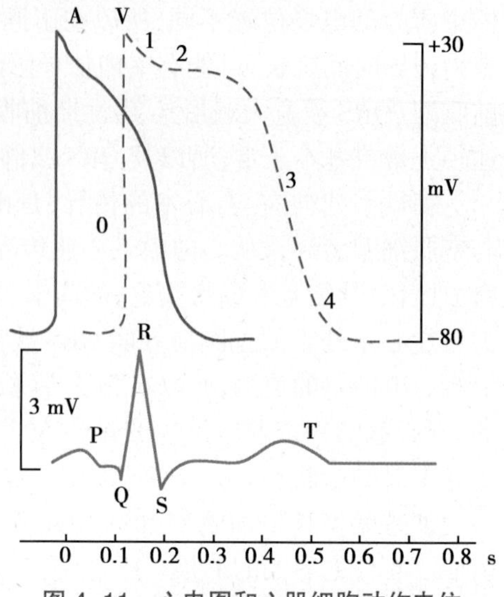

图 4-11　心电图和心肌细胞动作电位在时间上的相互关系示意图

图 4-11 是一个示意图，用以说明心电图和心肌细胞动作电位关系。心房肌的去极化对应于 P 波；心房肌的复极化（Ta 波）对应于 P-R 段，并部分重叠于 QRS 波群内；心室肌的去极化从室间隔左侧开始，然后扩布到心尖、心底，其电合力较大，且方向多次快速改变，在心电图上反映成为波幅较大、时间较短的 QRS 波群。在心室肌动作电位 2 期的早期，各部分心室肌之间没有电位差，形成位于心电图基线（等电位线）上的 S-T 段；心室肌动作电位 2 期晚期和 3 期，心室肌的复极化过程较慢，由于各部分心室肌的复极化过程先后不一，存在电位差，故而形成 T 波。由于心外膜下心室肌动作电位时程短于心内膜下心室肌，所以心室去极化过程从心内膜下开始，而复极化却从心外膜下开始，去极化和复极化电活动的合力方向一致，所以 T 波和 QRS 波群的主波方向一致。U 波的生成原理不明，有人认为反映末梢浦肯野纤维的复极化过程，但尚缺乏有力证据。

第二节　心脏的泵血功能

心脏是一个由心肌细胞组成并具有瓣膜结构的空腔器官。心房、心室的有序节律性收缩和舒张，造成各自心腔内压力、容积发生周期性变化，心脏各种瓣膜循压力差开启、关闭，使血液循单一方向循环流动。心脏对血液的驱动作用称为**泵血功能**（pump function）。心脏由左、右两个心泵组成，右心将血液泵入肺循环，左心将血液泵入体循环。每侧心泵都由心房、心室组成；心房收缩力较弱，帮助血液由心房流入心室，起初级泵作用；心室收缩力强，是心脏泵血的动力源。在心脏周期性舒缩过程中，瓣膜有序开闭，产生**心音**（heart sound）。

心脏的舒张允许静脉血液回流到心脏，使心脏得以充盈，为下一次泵血（射血）做准备。心脏的舒张不是一个单纯的被动充盈过程，而是有主动和被动两个成分。心室收缩泵出血液以后，在静脉回流正常的条件下，心室恢复到原来的容积和压力的能力称为舒张性。只有舒张性正常，心脏才能完成正常的泵血功能，所以目前有的生理学者，将心肌的收缩性和舒张性并列为心脏舒缩功能的两大特性。两者的任一特性受损，都可以造成心泵功能受损，导致心力衰竭，分别称为**收缩期心力衰竭**（systolic heart failure）和**舒张期心力衰竭**（diastolic heart failure）。

一、心肌细胞的收缩和舒张

（一）心肌细胞微细结构的特点

心肌和骨骼肌同属横纹肌，其结构和功能的单位是肌节。两种肌肉的结构相似，但心肌有其特点。在肌节中，肌球蛋白构成粗肌丝，肌动蛋白、原肌球蛋白和肌钙蛋白构成细肌丝。肌球蛋白和肌动蛋白是收缩蛋白，原肌球蛋白和肌钙蛋白属调节蛋白。肌球蛋白的两端由**肌联蛋白**（connectin）固定在肌节 Z 线上。肌联蛋白是大分子蛋白质，具有黏弹性，使肌节不易被拉长；在心肌细胞收缩时被压缩，储藏着弹回原状的势能，在心肌收缩后舒张时，这一势能转化为动能，产生**弹性回复力**（restoring force），促进心肌细胞舒张，对心室舒张初期的静脉血液回流具有抽吸力，促进回流。

心肌细胞线粒体丰富，可以大量合成ATP，使心肌有充沛的能量供应，保证了持续终生的心脏搏动的需要。

（二）心肌细胞收缩－舒张的分子机制

心肌细胞的兴奋－收缩耦联和骨骼肌相似，但其最大的特点就是对 Ca^{2+} 的依赖性。心肌细胞内 Ca^{2+} 浓度的升高和降低决定了心肌的收缩和舒张活动。每次心脏搏动都由细胞内 Ca^{2+} 浓度的周期性变化引起，这种周期性变化称为钙循环（calcium cycling）。

图4-12说明心肌细胞收缩和细胞内 Ca^{2+} 浓度的关系。第一行是人为钳制心肌细胞膜电位的记录，第二行是由上述膜电位变化引发的 Ca^{2+} 内流（I_{Ca-L}）的记录。从图可以看出，I_{Ca-L} 的幅值在膜电位从 -30 mV 到 0 mV 的电压范围内逐步增大，这是由于 I_{Ca-L} 通道的激活开放逐渐增大的缘故。当膜电位从 0 mV 水平进一步去极化时，由于膜电位逐渐趋近 Ca^{2+} 的电－化学平衡电位，推动 Ca^{2+} 跨膜内流的动力逐步减小，所以 I_{Ca-L} 的幅值也逐步减小。

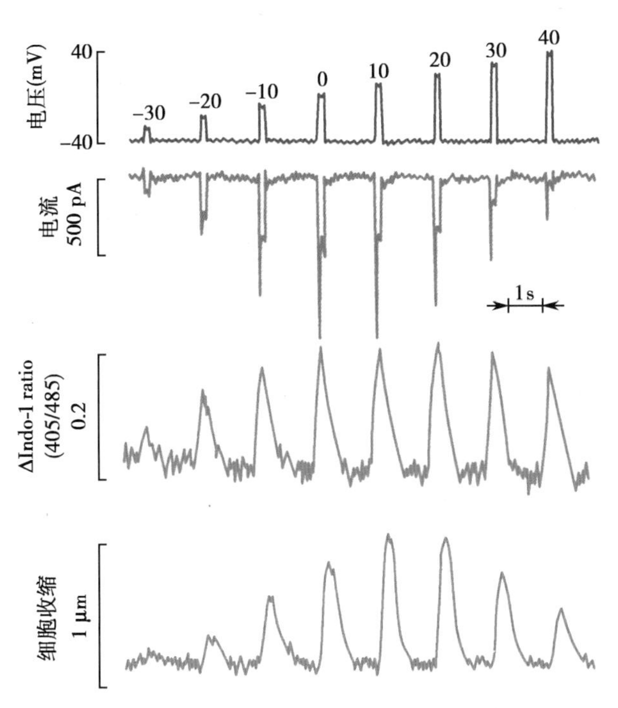

图4-12　心肌细胞的兴奋－收缩耦联

本图显示在单个心肌细胞，电压钳方式下（第一行显示钳制的膜电位水平）所记录的电压依赖性钙内流（第二行），及同步观察到的胞质钙浓度变化（第三行）和细胞收缩（第四行）。［引自 Williams AJ，Eur Heart J，1997，18（suppl A）：A27］

第三行和第四行分别是由 I_{Ca-L} 内流所引起的细胞内游离 Ca^{2+} 浓度变化和由 Ca^{2+} 浓度变化引起的心肌细胞收缩曲线。从第三行可以看出，细胞内游离 Ca^{2+} 浓度因 I_{Ca-L} 的内流而升高，然后迅即降低。这种瞬间的游离 Ca^{2+} 浓度变化称为**钙瞬变**（calcium transient）。从图中可以看出，钙瞬变的幅值随 I_{Ca-L} 的幅值变化而变化，而不是随着钳制膜电位的数值而变化；而心肌细胞的收缩幅值则是随着钙瞬变幅值的变化而变化。这充分说明了心肌细胞收缩对 Ca^{2+} 的依赖性。

在清楚了心肌细胞收缩对 Ca^{2+} 的依赖性后，下面我们来具体讨论心肌细胞的兴奋－收缩耦联过程（图4-13）。

在心肌细胞的兴奋－收缩耦联过程中，细胞外的 Ca^{2+} 主要通过在动作电位2期中L型钙通道的激活开放而内流，有很小一部分通过钠－钙交换内流。在微细结构上，心肌细胞横管（T管）膜上的L型钙通道内口和肌质网（sarcoplasmic reticulum，SR）上的钙释放通道**兰尼碱受体**（ryanodine receptor，RyR）十分靠近。RyR是一种很大的离子通道，比细胞膜上的快钠通道和L型钙通道要大10倍。由L型钙通道内流的少量的 Ca^{2+} 可以触发RyR释放贮存在肌质网中大量的 Ca^{2+}，称为**钙诱发钙释放**（calcium induced calcium release，CICR），使细胞质内的游离 Ca^{2+} 浓度陡升。细胞内游离 Ca^{2+} 浓度由静息时的 10^{-7} mol/L 陡升至 10^{-5} mol/L，引起心肌细胞收缩。据估计，细胞内游离 Ca^{2+} 浓度的陡升，80%~90% 来自RyR的钙释放，10%~20% 来自 I_{Ca-L} 的内流。

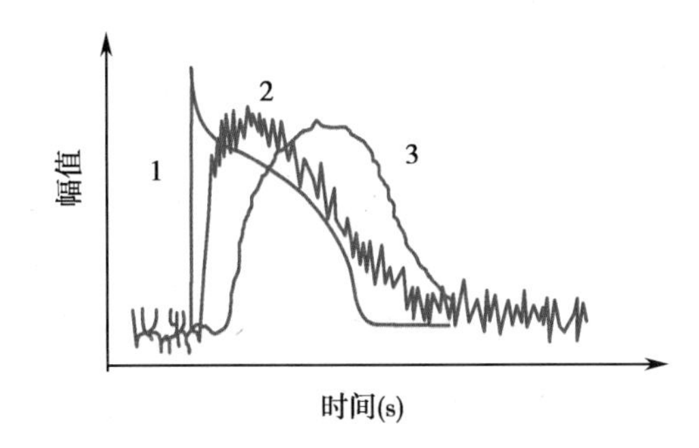

图4-13　心肌细胞动作电位、钙瞬变和细胞收缩的关系

1. 心肌细胞动作电位；2. 钙瞬变；3. 细胞收缩

细胞内游离 Ca^{2+} 浓度的陡升，促使 Ca^{2+} 和**肌钙蛋白 C**（troponin C，TnC）结合，引起一连串的反应。TnC 和 Ca^{2+} 结合后，它和肌钙蛋白 I（troponin I，TnI）的结合加强，而 TnI 和肌动蛋白的结合减弱，原肌球蛋白移位，使肌动蛋白能够和肌球蛋白结合，引起心肌细胞收缩（参见第二章）。心肌细胞的 TnC 分子只有一个和 Ca^{2+} 结合的特异部位，Ca^{2+}-TnC 形成的量取决于胞质内游离 Ca^{2+} 浓度和 TnC 对 Ca^{2+} 的亲和力。所以，在一定的范围内，细胞内游离 Ca^{2+} 浓度越高，Ca^{2+}-TnC 形成的量就越多，心肌细胞的收缩就越强。

应该指出，通常情况下，心肌细胞内游离 Ca^{2+} 浓度只能使 1/2 的 TnC 和 Ca^{2+} 结合，所以心肌细胞具有很大的收缩贮备。

钙瞬变引起的细胞内游离 Ca^{2+} 浓度升高是瞬间的，游离 Ca^{2+} 浓度旋即降低，它们分别引起了心肌细胞的收缩和舒张。细胞内游离 Ca^{2+} 浓度的降低主要依赖 3 个机制：①位于肌质网膜上的钙泵逆浓度差主动地将 Ca^{2+} 从细胞质泵回肌质网内（肌质网内游离 Ca^{2+} 浓度约为 10^{-3}mol/L），胞质内 Ca^{2+} 浓度的降低，约 90% 是被泵回肌质网。换言之，由 RyR 释放到胞质的游离 Ca^{2+} 基本上全部被泵回肌质网。②位于细胞膜上的钠－钙交换将钙瞬变过程中升高的游离 Ca^{2+} 的 10% 排出细胞（每泵出一个 Ca^{2+}，泵入一个 Na^{+}）。换言之，兴奋过程中从细胞外流入细胞的 Ca^{2+}（主要是 I_{Ca-L}）主要依靠钠－钙交换排出细胞。③此外，细胞膜上也存在着钙泵，可泵出少量的胞质内 Ca^{2+} 到细胞外，约占 1%。

胞质内游离 Ca^{2+} 浓度的陡升引起 Ca^{2+} 和肌钙蛋白结合，导致心肌细胞的收缩；胞质内游离 Ca^{2+} 浓度的降低使 Ca^{2+} 和肌钙蛋白解离，引起心肌细胞内肌动蛋白和肌球蛋白的结合解离，称为去收缩。去收缩是一种主动耗能的舒缓过程，再加上肌联蛋白在收缩停止后弹性恢复力的作用，造成心肌细胞的主动舒张过程。这种主动舒张过程在生理学上称为主动性舒缓。由于它是一个耗能的过程，所以在缺血或者心肌肥大时，由于能量供应不足，心肌细胞不能很好地舒缓。

位于肌质网膜上的钙泵称为肌质网钙 ATP 酶（sarcoplasmic reticulum calcium ATP-ase，SERCA），是一种 ATP 酶，每分解 1 分子 ATP，可以逆浓度差将 2 个 Ca^{2+} 泵回肌质网，然后贮存于**贮钙蛋白**（calsequestrin）中。SERCA 的活性受胞质内 Ca^{2+} 浓度调节。胞质内游离 Ca^{2+} 浓度越高，SERCA 的活性也越高，从而可以相应地把升高的 Ca^{2+} 泵回肌质网。这是一种自身调节机制。SERCA 的活动是一个耗能的过程，能量供应不足时，它的活动减弱，胞质游离 Ca^{2+} 不能充分地泵回肌质网，造成胞质内游离 Ca^{2+} 浓度超过正常，出现**钙超载**（calcium overload），造成舒张障碍。

另一方面，SERCA 的活性受到**受磷蛋白**（phospholamban，PLB）调控。PLB 抑制 SERCA 的活性，所以 SERCA 又名**受磷蛋白调控的钙泵**（PLB-modulated Ca^{2+} pump）。交感神经兴奋时，心脏 β 受体激动，通过蛋白激酶 A（PKA）使 PLB 磷酸化，磷酸化后的 PLB 对 SERCA 的抑制作用减弱，SERCA 对胞质内游离 Ca^{2+} 的摄取加快加强，造成胞质内 Ca^{2+} 浓度迅速降低，心肌细胞的舒张速率加快。

交感神经的兴奋不仅增加 I_{Ca-L} 的内流量，而且增加肌动蛋白和肌球蛋白的亲和力，加快心肌细胞的收缩，另一方面通过减少对 SERCA 的抑制，使心肌细胞的舒张速率加快。这种加速舒张作用是交感神经强心作用的特点。

（三）心肌收缩的特点

心肌细胞的兴奋－收缩耦联有它自己的特点，心肌电生理特性也和骨骼肌不同，这决定了心肌收缩有不同于骨骼肌的特点。而心肌收缩的特点又决定了心脏泵血功能的特点。

1. 心肌收缩依赖于细胞外 Ca^{2+}　心肌细胞的肌质网不发达，贮钙量较少，所以心肌细胞几乎每一次搏动都要依赖细胞外 Ca^{2+} 的流入。心肌收缩对细胞外 Ca^{2+} 的依赖性是它和骨骼肌收缩的不同之处。在无钙溶液中，心肌细胞很快停止收缩，停在舒张状态。从心肌的兴奋－收缩耦联机制可知，其收缩和舒张取决于胞质内游离 Ca^{2+} 的浓度，而肌质网释放 Ca^{2+} 量取决于 Ca^{2+} 的流入量。细胞外 Ca^{2+} 流入越多，心肌收缩越强。没有细胞外 Ca^{2+} 的流入，心肌收缩随即停止。

2. "全或无"式收缩　骨骼肌收缩的功能单位是运动单位（motor unit），一块肌肉收缩的强弱取决于肌肉中参加收缩的运动单位的多少和每个运动单位的收缩强度。心肌和骨骼肌不同，前面已经提到，心房和心室分别都是一个功能合胞体，一个细胞的兴奋可以迅速传播到全心房或全心室，引起整个心房或心室的收缩，称为“全或无”式收缩。但是“全或无”式收缩并不意味着心脏的收缩强度不能改变，因为单个心肌细胞的收缩强度是可以变化的。心肌细胞的收缩强度变化决定了心脏收缩力量的强弱。

3. 不发生完全强直收缩　前面已经谈到，心肌细胞的有效不应期特别长，相当于心肌的整个收缩期和舒张早期，因此心肌不可能在收缩期内再接受刺激而产生一次新的兴奋和收缩。也就是说，心肌不会发生完全强直收缩。心肌的这一特点保证了心脏进行交替的收缩和舒张活动，使心脏能够有效地充盈和射（泵）血。

二、心脏的泵血机制

（一）心动周期的概念

心脏一次收缩和舒张构成的一个机械活动周期，称为**心动周期**（cardiac cycle）。在一个心动周期中，心房和心室各自具有**收缩期**（systole）和**舒张期**（diastole）。如图 4–14 所示，心房和心室的心动周期在发生顺序上虽有先后，但周期的时间长度相同。由于心室在心脏泵血活动中起主要作用，故通常心动周期是指心室的活动周期。心动周期可作为分析心脏机械活动的基本单位。

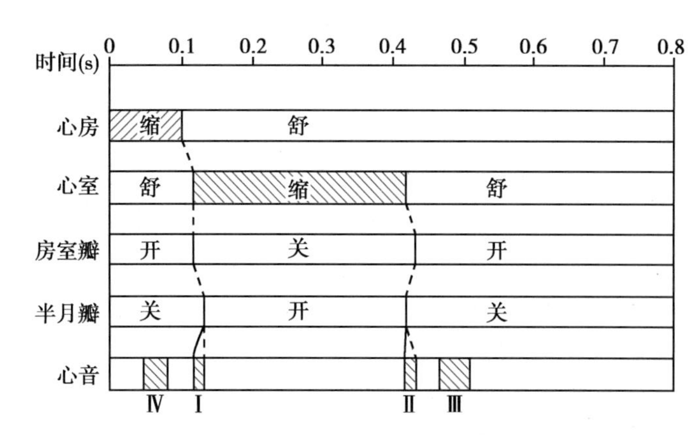

图 4–14　心动周期中心房和心室活动的顺序和时间关系

心动周期的长度和心率成反变。如成年人的心率为 75 次 /min，则心动周期为 0.8 s，其中左、右心房收缩期为 0.1 s，舒张期为 0.7 s。心房收缩期结束后，左、右心室同步收缩，持续 0.3 s，心室舒张期为 0.5 s。心室舒张期的前 0.4 s 期间，心房也处于舒张期，这一时期称为全心舒张期。心率增快时，心动周期缩短，收缩期和舒张期都相应缩短，但以舒张期缩短更为明显，使心动周期中收缩期所占时间比例增大。因此，长时间的心率增快，使心肌工作时间相对延长，休息时间相对缩短，不利于心脏持久地活动。

（二）心脏的泵血过程

左、右心室的泵血活动基本相似，现以左心室为例说明心脏的泵血过程（图 4–15）。

1. 心室收缩期

（1）**等容收缩期**（isovolumic contraction phase）　心室开始收缩，室内压迅速升高。当室内压超过房内压时，推动房室瓣关闭，阻止了血液反流回心房。房室瓣的关闭产生第一心音，是心室收缩期开始的标志。由于这时室内压尚低于主动脉压，半月瓣仍处在关闭状态，心室成为一个封闭的腔。由于血液的不可压缩性，尽管心室肌在强烈收缩，室内压急剧升高，但心室的容积不变，故名等容收缩期。此期持续约 0.05 s。当主动脉压增高或心肌收缩力降低时，等容收缩期延长。

（2）**射血期**（ejection phase）　当心室收缩引起的室内压升高超过主动脉压时，血液循压力梯度冲开半月瓣进入主动脉，称为射血期。射血期又因为射血速度的快慢而分为两期。

1）**快速射血期**（rapid ejection phase）　在射血期的前期，由于心室肌的强烈收缩，心室内压急剧上升达到峰值，血液迅速由心室流向主动脉，心室容积迅速缩小，称为快速射血期。此期历时约 0.1 s，射血量约占心室总射血量的 2/3。

2）**减慢射血期**（reduced ejection phase）　在快速射血后，心室内血液量减少，心室肌收缩减弱，室内压自峰值逐渐下降，射血速度减慢。此期历时约 0.15 s。

在快速射血期的中期或稍后，心室内压已略低于主动脉压，但由于心室肌的收缩，心室内血液具有较高的动能，故仍可在惯性作用下逆压力梯度继续流入主动脉。

在心室射血的后期，心室的主动性舒缓已经开始。这个主动性舒缓过程经历心动周期的等容舒张期直到快速充盈期之末才完成。之后是心室的被动性充盈和扩张，这体现了心室的顺应性(compliance)，被动性充盈持续到这个心动周期结束，下个心动周期开始之前为止。

2. 心室舒张期

(1) **等容舒张期**(isovolumic relaxation phase) 心室收缩完毕后开始舒张，室内压下降，当室内压降低到低于主动脉压时，血液向心室方向反流，推动半月瓣迅速关闭。半月瓣的关闭产生第二心音，是心室舒张期开始的标志。半月瓣关闭后，室内压仍高于房内压，房室瓣处在关闭状态，心室再次成为封闭的腔。心室继续舒张引起室内压急剧下降而心室容积不变，称为等容舒张期，历时0.06~0.08 s。

当心室舒张功能减弱，主动性舒缓过程延长时，等容舒张期延长。

(2) 心室充盈期 随着心室肌的舒张，室内压进一步下降，当室内压低于房内压时，积聚在心房内的血液即冲开房室瓣进入心室，使心室充盈。

1) **快速充盈期**(rapid filling phase) 房室瓣开启初期，房室压力梯度大，再加上心室舒张时的抽吸作用，血液快速流入心室，心室容积快速上升。在此期间进入心室的血液量占总充盈量的2/3，是心室充盈的主要阶段，称为快速充盈期，历时约0.11 s。

2) **减慢充盈期**(reduced filling phase) 随着心室血液充盈量的增加，房室压力梯度减小，心室充盈速度减慢，心室容积进一步增大，称为减慢充盈期，历时约0.22 s。

3. **心房收缩期**(atrial systole phase) 在心室舒张的最后0.1 s，下一个心动周期的心房收缩期开始，使心室充盈量进一步增加。心房收缩前，心脏处于全心舒张期，房室瓣开启，半月瓣关闭，血液从静脉经心房流入心室，使心脏不断充盈。在全心舒张期回流入心室的血液约占心室充盈量的95%。心房收缩期历时0.1 s。心房壁较薄，收缩力不强，由心房收缩推动进入心室的血液量通常只占心室充盈总量的25%左右。心房收缩时，静脉入口处的环形肌也收缩，再加上血液向前流动的惯性，所以虽然静脉入心房处没有瓣膜，心房内的血液也很少反流回静脉。心房收缩引起房内压和室内压都有轻度升高。

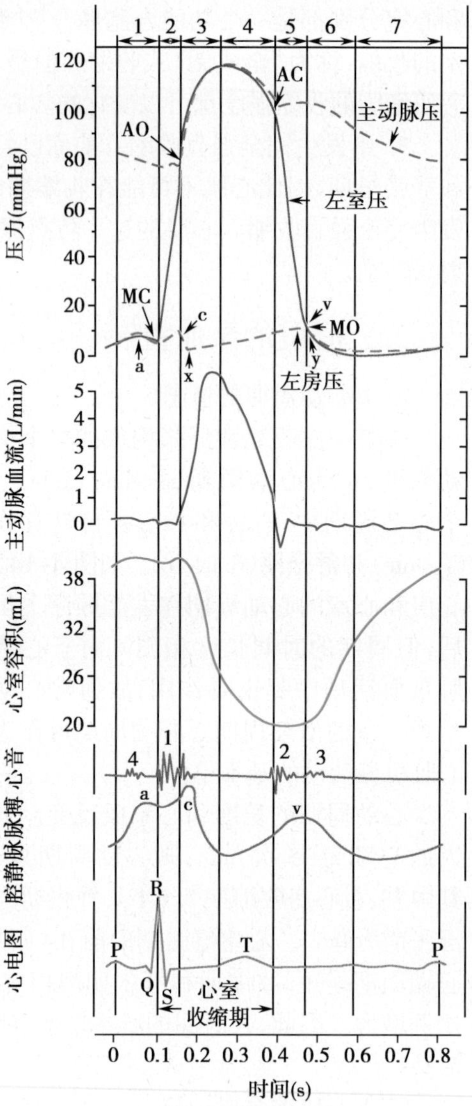

图4-15 犬心动周期各时相中左心内压力、容积和瓣膜等的变化

1. 心房收缩期；2. 等容收缩期；3. 快速射血期；4. 减慢射血期；5. 等容舒张期；6. 快速充盈期；7. 减慢充盈期。AO和AC分别表示主动脉瓣开启和关闭，MO和MC分别表示二尖瓣开启和关闭

综上所述，推动血液在心房和心室之间，以及心室和主动脉之间流动的主要动力是压力梯度。心室肌的收缩和舒张是造成室内压变化，以及室内压、房内压和主动脉压之间形成压力梯度的根本原因。心室肌的收缩造成的室内压上升推动射血，而心室肌的舒张造成的室内压急剧下降所形成的抽吸力是心室快速充盈的主要动力。房室瓣和半月瓣的开启和关闭完全取决于瓣膜两侧的压力梯度，是一个被动的过程。但瓣膜的活动保证了血液的单方向流动和室内压的急剧变化，有利于心室射血和充盈。如果瓣膜关闭不全，血液将发生反流，等容收缩期和等容舒张期心室内压的大幅度升降也不能实现，心脏的泵血功能将被削弱。

右心室泵血活动的过程和左心室相同，但因肺动脉压较低，仅为主动脉压的1/6，故右心室射血的阻力较低。在心动周期中，右心室内压变化幅度比左心室小得多。

（三）心房在心脏泵血活动中的作用

1. 心房的接纳和初级泵作用　心房在心动周期的大部分时间里都处于舒张状态，其主要作用是接纳、储存从静脉不断回流的血液。在心室收缩射血期间，这一作用的重要性尤为突出。在心室舒张的大部分时间里，心房也处在舒张状态（全心舒张期），这时心房只是静脉血液反流回心室的一条通道。只有在心室舒张期的后期，心房才收缩。虽然心房壁薄，收缩力量不强，收缩时间短，其收缩对心室的充盈仅起辅助作用，但是心房的收缩使心室舒张末期容积增大，心室肌收缩前的初长度增加，肌肉收缩力量加大，从而提高心室的泵血功能效益。如果心房不能有效收缩，房内压将增加，不利于静脉回流，间接影响心室射血。因此，心房收缩起着初级泵的作用，有利于心脏射血和静脉回流。当心房发生纤维性颤动而不能正常收缩时，初级泵作用丧失，心室充盈量减少，在安静状态下心室的射血量不至于受到严重影响，但是，在心率增快或心室顺应性下降而影响心室舒张期的被动充盈时，由于心室舒张末期容积减少，心室舒张末期内压增高，心室的射血量将会降低。为了保证心房在心脏射血中初级泵的作用，目前人工起搏器（pacemaker）多采用房室双腔顺序起搏，以求心房、心室按顺序收缩，接近正常的心脏泵血活动。

2. 心动周期中心房内压的变化　心动周期中心房内压力曲线依次出现 a、c、v 三个小的上升波和 x、y 两个下降波（图 4–15）。心房收缩时，房内压升高，形成 a 波，随后心房舒张，压力回降。心室开始收缩，房室瓣关闭，由于心室内血液的推顶，使瓣膜向心房腔凸起，造成房内压轻度上升，形成 c 波。随着心室射血，心室体积缩小，心底部下移，房室瓣也随之被向下牵拉，使心房容积趋于扩大，房内压下降，形成 x 波。此后，因静脉血不断回流入心房，而房室瓣尚未开启，使心房内血液量不断增加，房内压缓慢升高直到心室等容舒张期结束，由此形成缓慢上升的 v 波。最后，房室瓣开放，血液由心房迅速进入心室，房内压下降，形成 y 波。由此可见，心房内压力变化的 a、c、v 三个波，只有 a 波由心房收缩所引起，可作为心房收缩的标志。右心房也出现相似的压力变化，并可传递至大静脉，使大静脉内压也发生相应的波动。在心动周期中，心房压力波的变化幅度较小。

三、心脏泵血功能的评价

心脏的主要功能是泵血，以适应机体的代谢需要。对心脏泵血功能进行评价，在医学实践中十分重要。心脏在单位时间内的射血量是反映心泵功能的基本指标，但必须结合其他一些指标，才能对心脏泵血功能作出正确的评价。

（一）心输出量

1. 每搏输出量和射血分数　一侧心室在一次搏动中射出的血液量，称为**每搏输出量**（stroke volume，SV），简称**搏出量**。搏出量等于心室舒张末期容积和心室收缩末期容积之差。正常成年人在安静状态下左室舒张末期容积为 120~130 mL，搏出量为 60~80 mL，平均约 70 mL。由此可见，每次心脏搏动，心室只射出心室腔内的一部分血液。搏出量与心室舒张末期容积的百分比称为**射血分数**（ejection fraction，EF），即：

$$射血分数 = 搏出量(mL)/心室舒张末期容积(mL) \times 100\%$$

射血分数反映心室泵血的效率，正常人在安静状态下，射血分数为 55%~65%。心脏在正常工作范围内活动时，搏出量始终和心室舒张末期容积相适应。当心室舒张末期容积增加时，搏出量也相应增加，射血分数基本不变。

在医疗实践中，射血分数比搏出量更有临床意义。例如，在心室收缩功能减退而心室腔异常扩大时，其搏出量可能和正常人没有明显差别，但它和已经增大的心室舒张末期容积的比例不正常，射血分数明显下降，说明心室收缩功能明显减弱。

左心室射血供应躯体全身，所以**左心室射血分数**（left ventricular ejection fraction，LVEF）十分重要，是临床常用的心功能指标。左心室收缩力量受损引起收缩性心力衰竭时，LVEF 值降低。左心室舒张功能受损而引起舒张性心力衰竭时，LVEF值可以保持或接近正常，故曾被称为射血分数正常的心力衰竭。但由于这时心脏舒张功能受损，左心室舒张末期容积小于正常而压力高于正常，进而引起左心房和肺静脉压升高，导致肺淤血，出现和收缩期心力衰竭相同的“充血性心力衰竭综合征”的各种临床表现。所以LVEF值降低不是左心衰竭必定存在的表现。但是，不论收缩期心力衰竭还是舒张期心力衰竭，心输出量都是降低的，不能满足机体的需要(休息或运动时)。

2. 每分输出量和心指数　一侧心室每分钟射出的血液总量，称为**每分输出量**(minute volume)，简称**心输出量**(cardiac output，CO)，等于心率和每搏输出量的乘积。左、右心室在整个循环体系中呈串联关系，故心输出量基本相等。健康成年男性，静息状态下平均心率为75次/min，平均搏出量为70 mL(60~80 mL)，则心输出量约为5 L/min(4.5~6.0 L/min)。

心输出量和机体代谢水平相适应，可因性别、年龄、身材大小和活动情况不同而有差异。女性比同体重男性的心输出量约低10%，青年人心输出量大于老年人。成年人在剧烈运动时，心输出量可高达25~35 L/min，全身麻醉下可以降低到2.5 L/min。

在对比不同个体的心泵功能时，需要用体表面积对心输出量实测值进行校正，得到单位体表面积的心输出量数值，称为**心指数**(cardiac index，CI)。心指数也因代谢、年龄等不同而变化。中等身材的成年人体表面积为1.6~1.7 m^2，安静和空腹情况下心输出量为5~6 L/min，故心指数为3.0~3.5 L/(min·m^2)。这时的心指数也称为静息心指数，是评定不同个体心功能的常用指标。静息心指数在10岁左右时最大，可达4 L/(min·m^2)，以后随年龄增长而逐渐下降，到80岁时可降至2 L/(min·m^2)。肌肉运动时，心指数随运动强度的增加成比例地增高。妊娠、进食、情绪激动时，心指数也有不同程度的增高。

(二)心脏做功量

心输出量固然可以作为反映心脏泵血功能的指标，但相同的心输出量并不完全等同于相同的工作量或消耗相同的能量。如左、右心室尽管心输出量相等，但其做功量和能量消耗显然不同。因此，心脏做功量比心输出量更能全面地对心脏泵血功能进行评价。

1. 每搏功和每分功　心脏收缩推动血液进入动脉，一方面造成动脉血管内具有较高的压力，另一方面使血液以较快的速度流动。因此，心脏射血所释放的机械能转化为动脉血管内的压强能和血流的动能。心室一次收缩所做的功称为**每搏功**或**搏功**(stroke work)，它可以用搏出血液所增加的压强能和动能来表示。前者等于搏出量乘以射血压力，所以：

$$每搏功 = 搏出量 \times 射血压力 + 动能$$

一般情况下，动能在左室搏功中所占比例很低(<1%)，而且血液流速变化不大，故动能部分可以略而不计。射血压力为射血期左心室内压和舒张末期室内压力之差。由于射血期中左心室内压是不断变化的，测量计算比较困难，故实际应用时可以简化，用平均动脉压代替射血期左心室内压，左心房平均压代替左心室舒张末期压力，便可计算出每搏功。具体计算如下：

$$每搏功(g·m) = 搏出量(mL) \times 血液相对密度 \times (平均动脉压 - 平均心房压)(mmHg) \times (13.6\ g/mL) \times (1/1\,000)$$

如搏出量为70 mL，收缩压为120 mmHg，舒张压为80 mmHg，平均左房内压为6 mmHg，血液相对密度为1.055，则每搏功为87.7 g·m。

每分功(minute work)是指左心室每分钟做的功。等于每搏功乘以心率。若心率为75次/min，每搏功为87.7 g·m，则每分功为6.58(kg·m)/min。

心脏的收缩不仅仅是射出一定量的血液，还会使这部分血液具有较高的压强能和较快的流速。在搏出量相同的条件下，随着动脉血压的升高，心肌收缩的强度和心脏的做功量将增加。实验证明，心肌的耗氧量和心肌的做功量相平行，心室射血期压力和动脉压的变动对心肌耗氧量的影响大于心输出量变动的影响。因此，用心脏做功量来评定心脏泵血功能要比单纯用心输出量更为全面，尤其在对动脉压高低不等的个体之间，以及同一个体动脉血压发生变动前后的心脏泵血功能进行比较时更是如此。

正常情况下，左、右心室心输出量基本相等，但肺动脉平均压仅为主动脉的1/6左右，故右心室做功量也只有左心室的 1/6。

2. 心脏的做功效率　在心动周期中，心肌消耗的能量不仅用于对外射出血液，完成机械功(外功)，还把大部分能量用于完成离子跨膜主动运转、产生兴奋和启动收缩、产生和维持心室壁张力、克服心肌组织内部的黏滞阻力等，这部分能量不用于对外做功，称为内功，最后转化为热能释放。心脏所做的外功占心脏总能量消耗的百分比称为**心脏的效率**(cardiac efficiency)。心肌能量来源主要是物质的有氧氧化，故心肌耗氧量可作为心脏能量消耗的良好指标。心脏的效率可用下列公式计算：

心脏的效率 = 心脏完成的外功 / 心脏消耗总能量

正常心脏的最大效率为 20%~25%，心肌耗氧量主要取决于心肌的张力和张力持续的时间。动脉血压升高时，为射出相同量的搏出量，心室必须加强收缩，收缩期室壁张力增高，心肌耗氧量增加，心脏效率降低。充血性心力衰竭时，外周血管收缩，心室射血的阻力加大，收缩期室壁张力增高；另一方面射血分数降低，心室舒张末期容积加大，舒张期室壁张力也增高，都导致心肌耗氧量增加，心脏的效率降低，最大效率可降至 5%。

(三) 心脏泵功能的储备

健康成年人静息状态下心输出量为 5 L/min 左右，剧烈运动时心输出量可以增加 5~6 倍，达 25~30 L/min。说明健康人心脏泵血功能有很大的储备。心输出量随机体代谢需要而增加的能力，称为泵功能储备或**心力储备**(cardiac reserve)。储备量的大小，可以反映心脏的健康程度。心脏每分钟能够射出的最大血量称最大输出量。有些运动员，心脏的最大输出量可达 35 L/min 以上，为静息时的 8 倍，比普通健康人能更好地耐受剧烈运动。而某些心脏病患者出现心功能不全时，静息时心输出量和正常人差别不明显，而在运动时心输出量不能相应增加，出现心悸、气急等症状，说明心力储备降低。因此，心力储备的大小可以反映心脏泵血功能对机体代谢需求的适应能力。心力储备的大小主要取决于每搏输出量和心率能够提高的程度。

1. 搏出量的储备　搏出量是心室舒张末期容积和收缩末期容积之差，两者都有一定的储备量，共同构成搏出量的储备。正常静息时，心室舒张末期容积约 125 mL，搏出量约 70 mL。由于心肌组织胶原纤维的存在，心室不能过分扩大，一般只能达到 140 mL 左右，因此舒张期储备只有 15 mL。而当心肌作最大收缩时，心室收缩末期容积可缩小到 15~20 mL，使搏出量增加 35~40 mL。因此，收缩期储备是搏出量储备的主要成分。收缩期储备通过提高心肌收缩力而实现。

2. 心率储备　在一定范围内增快心率并保持搏出量不变，心输出量增加，可达静息状态时的 2~2.5 倍。因此，心率储备是心力储备的另一个因素。但心率过快时，由于舒张期过短，充盈不足，导致每搏输出量下降，反而使心输出量降低。健康成人心输出量随心率加快而增多的最高心率为 160~180 次 /min。运动员心肌纤维粗、收缩力强，射血充分，并有较大的收缩期储备；另一方面，运动员在静息状态下的心率低于一般健康人，心肌收缩能力强，心室射血速度和舒张速度都快，心率达 200~220 次 /min 时心输出量才开始下降，其心率储备也大。

收缩性心力衰竭患者，搏出量减少，心泵功能储备明显降低。心肌收缩减弱，心室舒张末期容积增大，收缩期储备和舒张期储备都降低。舒张性心力衰竭患者，因为舒张功能障碍，所以心室舒张末期容积减小，心室舒张末期压力升高，阻碍静脉回流，收缩期储备和舒张期储备也都降低。要增加心输出量，只有增加心率，严重患者在静息状态下已经动用了心率储备。另外，这类患者的心率增快至 120~140 次 /min 时心输出量就开始下降，更使心泵储备降低。

四、影响心输出量的因素

心输出量等于搏出量乘以心率，凡能影响搏出量和心率的因素都可以影响心输出量。在心率不变的条件下，搏出量的多少取决于心室肌缩短的程度。后者取决于心肌收缩的力量(动力)和阻碍心肌缩短的力量(阻力)的大小。心肌收缩的力量决定于前负荷的大小和心肌收缩能力的高低，阻碍心肌缩短的力量则决定于后负荷的大小。

(一) 前负荷

1. 心肌收缩的前负荷与异长自身调节 **前负荷**(preload)指肌肉收缩前所承载的负荷,它使肌肉在收缩前处于某种程度的拉长状态,具有一定的**初长度**(initial length)。心室肌收缩前的初长度就是心室舒张末期容积,它反映心室前负荷的大小。由于心室压力的测量比心室容积的测定较为方便和精确,在生理情况下心室舒张末期容积和压力又有一定的相关性,所以实际工作中常用心室舒张末期压力来反映前负荷。在一定范围内,心室舒张末期容积(压力)越大,初长度越长,心室肌的收缩力量越强,搏出量和搏功越大。这一现象在20世纪初首先由Frank和Starling在离体心脏实验中发现,被称为Frank-Starling定律。

以左心室舒张末期压力为横轴,左心室每搏功为纵轴作图,可以得到两者相互关系的曲线,称为**心室功能曲线**(ventricular function curve),也称Frank-Starling曲线。

心室功能曲线大致可以分为3段:①充盈压在12~15 mmHg的范围内,是心室的最适前负荷。一般情况下左心室充盈压为5~6 mmHg(相当于6.8~8.0 cmH_2O),处于心功能曲线左侧的升支段,距最适前负荷还有一段距离。因而,心搏功随充盈压的增加而增加,说明心室肌有较大的初长度储备。这种通过心肌细胞本身初长度的改变而引起心肌收缩强度的变化,称为**异长自身调节**(heterometric autoregulation)。它保证了心搏出量能随回心血量的增加而增加,使心室舒张末期容积和压力维持在正常范围之内,在左、右心室心输出量保持基本相同中也起着重要的调节作用。②充盈压在15~20 mmHg(相当于20~27 cmH_2O)的范围内,曲线趋于平坦,说明通过初长度变化调节其收缩功能的作用较小。③充盈压再升高,曲线平坦或轻度下倾,但并不出现降支。只有当心室出现严重的病理变化时,心搏功才会随充盈压进一步增加而下降(图4-16)。

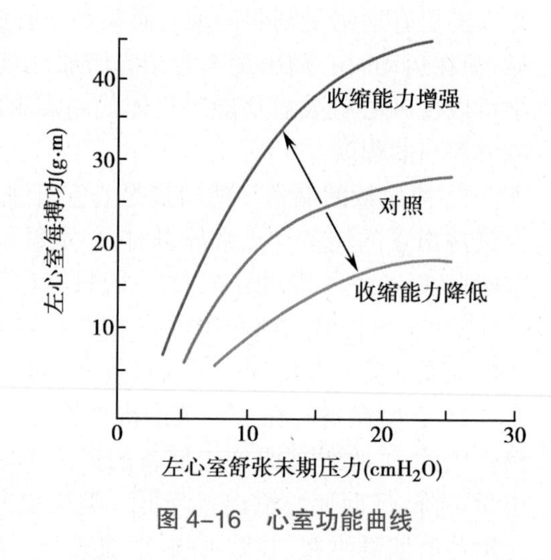

图4-16 心室功能曲线

异长自身调节或心室功能曲线反映了心肌纤维初长度能够调节心肌的收缩力,使心搏出量能够和回心血量相匹配,具有重要的生理意义。其原理可以从以下两个方面考虑:①肌节内粗、细肌丝的有效重叠程度:骨骼肌细胞在自然状态下肌节长度为2.0~2.2 μm,粗、细肌丝处在最合适的重叠状态,收缩时能产生最大的收缩力。如果将骨骼肌节拉长至2.4 μm以上,粗、细肌丝重叠程度减少,收缩力随之下降。当肌节长度被拉长到3.6 μm时,粗、细肌丝不再重叠,收缩力降至零。心肌和骨骼肌不同,其初长度变化范围有限。在自然状态下,随着心脏的收缩和舒张,心室肌的肌节长度变化在1.8~2.0 μm范围内。如果强行将肌节拉长至2.6 μm或更长,心肌将断裂。由于心肌的可伸展性较小,其初长度的增加不至于导致收缩力减弱,所以心室功能曲线没有下降支。心肌肌节的可伸展性较小和肌节内的肌联蛋白的黏弹性有关,限制了肌节的被动拉长。此外,心肌间质内有大量胶原纤维,加之心室壁由多层肌纤维构成,肌纤维有多种走势和排列方向,也使心室壁不易被伸展。②心肌细胞初长度对兴奋-收缩耦联的影响:实验发现,在同样幅值的钙瞬变(C)条件下,当心肌的肌节长度(SL)为2.15 μm时,其收缩力(f)远大于肌节长度为1.65 μm时的收缩力(图4-17)。

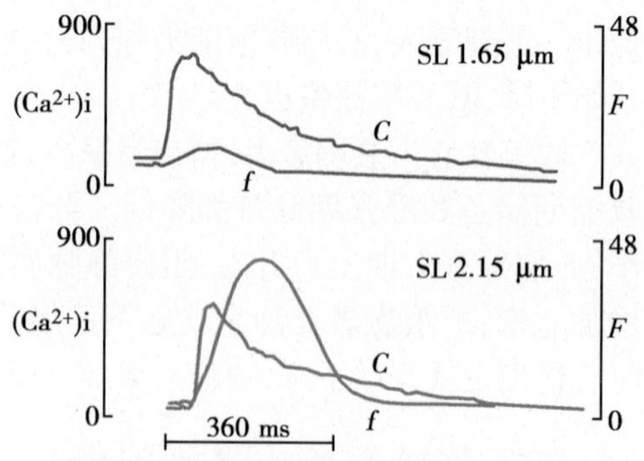

图4-17 肌节长度对心肌收缩力的影响

图示在同样幅值钙瞬变(C)的条件下,肌节(SL)长2.15 μm的心肌收缩力(f)远大于肌节长1.65 μm的心肌

(引自Backx PH, et al. Am J Physiol, 1993, 264: H1098~H1110.)

这一实验表明,心肌的收缩强度不仅取决于钙瞬变幅值的大小,也取决于收缩前肌节的长度。随后的研究发现,心肌在最适初长度情况下兴奋时,Ca^{2+}内流量较多,肌钙蛋白和

Ca^{2+} 的亲和力也较高，所以收缩力较强。其内在机制还有待进一步研究。

异长自身调节的生理意义在于对搏出量进行精细调节，使心室射血量和静脉回心血量相平衡。在静脉回心血量突然增加或减少、或动脉血压突然升高、或左右心室搏出量不匹配等使充盈量发生微小变化时，都可通过异长自身调节改变搏出量，使之与充盈量保持平衡。但对于持久、剧烈的循环功能变化，如运动时心搏出量的变化，则需要靠神经－体液因素来进行调节。

2. 影响前负荷的因素　心室舒张末期容积（充盈量）取决于舒张过程中静脉回心血量和上一次心脏射血后心室内剩余血量两者之和。

(1) 静脉回心血量　在多数情况下，静脉回心血量的多少是决定心室前负荷大小的主要因素。静脉回心血量又受到心室充盈时间、静脉血回流速度、心室舒张功能、心室顺应性和心包腔内压力等因素的影响。

1) 心室充盈时间　当心率增快时，心动周期（尤其是心室舒张期）缩短，因而心室充盈时间缩短，心室充盈不完全，静脉回心血量减少；反之，心室充盈时间延长，心室充盈完全，则静脉回心血量增多。但如果在心室完全充盈后继续延长心室充盈的时间，则不能进一步增加静脉回心血量。

2) 静脉回流速度　在心室充盈持续时间不变的情况下，静脉回流速度越快，静脉回心血量就越多；反之，则静脉回心血量越少。在全心舒张期，静脉回流速度取决于外周静脉压与心房、心室内压之差。当外周静脉压增高（如循环血量增多、外周静脉管壁张力增高等）和（或）心房、心室内压降低时，静脉回流速度加快。

3) 心室舒张功能　前文已经介绍，心室舒张有主动舒缓和被动充盈两个过程，主动舒缓过程依赖于肌质网膜上的钙泵 SERCA 逆浓度差将 Ca^{2+} 从肌质中回摄入肌质网，如果能量供应不足，肌质网再摄入 Ca^{2+} 的能力和速率下降，会使得细胞质内的游离 Ca^{2+} 浓度不能及时迅速下降，出现胞质内钙超载，心肌细胞不能正常地快速舒缓，舒张功能受损，导致静脉回流受阻。此外，肌联蛋白的病理变化导致弹性回复力降低也可以引起舒缓功能的受损。

4) 心室顺应性（ventricular compliance，C_V）　是指单位压力的变化能够引起的容积改变（$C_V=\Delta V/\Delta P$）。心动周期中心室的被动充盈扩张进程依赖于其顺应性。

顺应性的倒数称为**心室硬度**（ventricular stiffness，S_V），即单位容积的变化引起的压力变化（$S_V=\Delta V/\Delta P$）。顺应性降低，心室被动舒张充盈（相当于心动周期中的减慢充盈期和心房收缩期）减少，充盈量降低。

舒张功能的两个过程，主动舒缓功能的减弱和被动充盈的减少都可以造成静脉回心血量减少，心输出量减少，最后可以导致舒张性心力衰竭。随着年龄的增加，心脏的舒张功能出现生理性减退，超过 60 岁的人群舒张功能不全的发生率远高于青年及中年人群。

5) 心包　是心脏的外膜，能限制心室容量的扩大，影响心室的顺应性，心包内压升高（如心包积液时），使心室充盈受限，静脉回心血量减少。

(2) 射血后心室内的剩余血量　在心动周期中，如果动脉血压突然升高，搏出量会暂时减少，射血后心室内的剩余血量增加，如果静脉回心血量不变，则心室充盈量会增加。

（二）后负荷

后负荷（afterload）是肌肉开始收缩时才遇到的负荷或阻力。肌肉收缩时产生的主动张力用于克服后负荷，当张力大小等于后负荷时肌肉开始缩短，张力不再增加。后负荷越大，肌肉必须产生更大的主动张力才能克服这种阻力而开始缩短。对于左心室收缩和射血而言，后负荷就是主动脉压。心室收缩时，在左室内压未超过主动脉压前，心室肌不能缩短，表现为等容收缩，室壁张力增加，室内压急剧上升，当室内压超过主动脉压时，心室肌才能缩短射血。主动脉压越高，即后负荷越大，则心室等容收缩期越长，射血时间推迟，射血期缩短，同时心肌缩短的程度和速度降低，射血速度减慢，搏出量减少。动脉血压降低，则有利于心室射血。因此，心室搏出量和动脉血压成反变关系。

在整体条件下，当主动脉压在 80~170 mmHg 范围内变化时，心输出量无明显改变。只有当动脉血压高于 170 mmHg 时，心输出量才开始下降。这是体内多种调节机制协同作用的结果。当动脉血压突然增高时，因搏出量减少，左心室内残余血量增多，在右心室正常泵血的情况下，左心室舒张末期容积增大，通过异长自身调节使心肌收缩力增强，搏出量增大，心室舒张末期容积逐渐恢复。此后，尽管主动脉压仍维持在高水平，但搏出量不再减少，这是心肌收缩力增强的结果。

如果动脉血压持续升高，心室肌将因收缩活动长期加强而出现心肌肥厚等病理变化，最后可因失代偿而出现泵血功能减退，导致心力衰竭，搏出量显著降低。这时若给予扩血管药物以降低后负荷，可以提高心输出量。

（三）心肌的收缩能力

1. 心肌的收缩能力与等长自身调节　前负荷、后负荷是影响心脏泵血功能的外在因素，肌肉内部的功能状态是决定肌肉收缩的内在因素。心肌不依赖于前、后负荷而改变其收缩功能（包括强度和速度）的内在特性称为心肌的**收缩能力**（contractility），又称为心肌的**变力状态**（inotropic state）。当心肌收缩能力增强时，心肌在任一初长度下进行等长收缩时产生的最大张力和张力的上升速率都增加，在一定的后负荷条件下进行等张收缩时缩短的速度增快。在完整心室，心肌收缩能力增强可使心室功能曲线向左上方移位（见图 4-16）。这表明在同一前负荷或同一舒张末期容积的条件下，等容收缩期的心室内压峰值增高，射血后心室容积缩小的程度增加，同时，室内压的上升速率和射血期容积缩小的速率都增加，使搏出量和搏功都增加，心脏泵血功能明显增加。这种通过改变心肌收缩功能调节心脏泵血功能的机制，称为**等长自身调节**（homeometric autoregulation）。

2. 影响心肌收缩能力的因素　心肌收缩能力受多种因素影响，凡能影响兴奋 - 收缩耦联过程各个环节的因素都能影响收缩能力，其中活化横桥数目和肌球蛋白头部 ATP 酶的活性是调节收缩能力的主要因素。前文已经谈到，在一定的初长度条件下，粗、细肌丝的重叠程度决定了在此初长度下能结合的横桥连接数，但并非所有连接的横桥都能激活。因此，在同一初长度条件下，心肌可以通过增加活化横桥连接数目来提高心肌的收缩力量。活化横桥连接在全部横桥连接中所占的比例，取决于兴奋后胞质内 Ca^{2+} 的浓度和（或）肌钙蛋白对 Ca^{2+} 的亲和力。儿茶酚胺激活 β 肾上腺素受体，通过 cAMP，激活 L 型 Ca^{2+} 内流，通过钙诱导钙释放机制，使胞质 Ca^{2+} 浓度升高，心肌收缩能力增强。钙增敏剂（如茶碱）可以增加肌钙蛋白对 Ca^{2+} 的亲和力，使肌钙蛋白对胞质 Ca^{2+} 的利用率增加，活化的横桥数目增多，心肌收缩能力增加。甲状腺激素和体育锻炼可以提高肌球蛋白的 ATP 酶活性，增强心肌收缩能力。老年人或甲状腺功能低下的患者，因为肌球蛋白分子结构改变，ATP 酶活性降低，故心肌的收缩能力减弱。

3. 心肌收缩能力的评定　不能采用衡量心脏泵血功能的指标如搏出量、搏功等，因为后者受前、后负荷的影响很大。目前常用许多速度指标来评定收缩能力，如等容收缩期心室内压变化速率（dP/dt）、射血期心室容积变化速率（dV/dt）和心室直径变化速率（dD/dt）等。它们对收缩能力的变化较为敏感，而且受负荷的影响较小，现已被广泛采用。

前文已经提到，心室收缩时只有当室壁张力等于后负荷时肌肉才能开始缩短射血，在射血过程中张力不再增加，因此心室射血期的室壁张力可以直接反映心室后负荷。心肌的收缩张力是决定心肌耗氧量的主要因素，影响心肌的做功效率。心室壁张力的大小可用 Laplace 定律进行计算，即

$$\text{室壁张力} = \frac{\text{室内压力} \times \text{心室半径}}{2 \times \text{室壁厚度}}$$

由上式可知，室壁张力取决于室内压力和心室的半径。室内压力越高，即后负荷越高，室壁张力越大。当动脉血压升高时，心室必须增强收缩，产生更大的室壁张力才能射血。另一方面，心室半径增大时，要维持室内压力就必须增大室壁张力，因而使心脏效率下降。例如，当心室舒张末期容积（前负荷）增大时，舒张末期心室壁被动张力增大，阻碍心肌收缩时心肌缩短的负荷（后负荷）也增大，使心脏效率下降。上述心室舒张末期容积增大导致后负荷增加的情况主要见于病理状态下的心脏。在健康心脏，这一不利影响可以被异长自身调节引起的心肌收缩力增强所掩盖。

（四）心率

正常健康成人在安静状态下，心率在 60~100 次 /min 之间，有明显的个体差异。不同年龄、性别和不

同生理情况下，心率都不同。新生儿的心率较快，可达 130 次 /min 以上。随着年龄的增加，心率逐渐减慢。成年人中，女性的心率比男性稍快。经常进行体力劳动和体育锻炼的人，安静时心率较慢。同一个人，安静或睡眠时心率较慢，运动或情绪激动时心率加快。

心输出量是每搏输出量和心率的乘积。在一定范围内，心率增快，心输出量增加。但如果心率过快，超过 180 次 /min 时，心室充盈时间过短，心室充盈不足，导致搏出量显著下降时，心输出量减少。反之，当心率过慢时，虽然左心室有足够时间来充盈，但充盈量因心室扩张有限而达最大值，搏出量接近上限而每分输出量却减少。

心率变化除了影响心室充盈量外，也影响心肌收缩力。实验证明，心室肌在进行等长收缩时，随着刺激频率的增加，心肌收缩产生的张力峰值逐渐增大。当刺激频率为 150~180 次 /min 时，心肌收缩的张力峰值达到最大值。再进一步增加刺激频率，心肌收缩产生的张力反而降低。这种在生理范围内心率增快引起心肌收缩力增加的现象，称为**阶梯现象**（staircase phenomenon）。

图 4-18 是 8 个正常人和 8 个由二尖瓣关闭不全引起心力衰竭患者的心肌标本对刺激频率的反应。正常人心肌标本的等长收缩张力峰值在刺激频率为 170 次 /min 时达到最高，而心力衰竭患者的心肌标本的等长收缩张力峰值在刺激频率超过正常心率时不但不增加，反而减少。正常的阶梯现象也称为正的频率 - 张力关系，心力衰竭心肌的收缩张力随刺激频率的增加而减少，称为负的频率 - 张力关系。

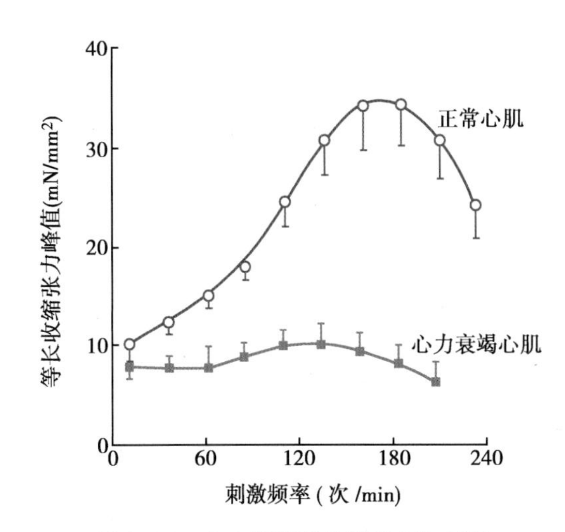

图 4-18　人心肌等长收缩张力和刺激频率的关系

正常心肌 8 例，心力衰竭心肌 8 例

（引自 Mulieri LA et al. Circulation，1993，88：2700–2704.）

负的频率 - 张力关系是心力衰竭心脏泵功能缺陷的一个重要特征。临床上经常见到心力衰竭患者的心泵功能不全在心率缓慢（如 60 次 /min）时还不明显，但心率加速时，心泵功能不全会明显地表现出来。这种负的频率 - 张力关系现象不仅表现在整体心脏，在游离单个心肌细胞也反映同样规律。研究表明，这种正的或负的频率 - 张力关系现象和兴奋时细胞内的钙瞬变幅值有关。正常心肌细胞的钙瞬变幅值随着刺激频率的增加而增加。心力衰竭心脏的心肌细胞则相反，当刺激频率超过正常心率时，兴奋时产生的钙瞬变幅值不但不增加，反而减少，因而引起的收缩力量也减小。心力衰竭心肌细胞在刺激频率增加时，钙瞬变幅值反而减少的原因是心力衰竭心肌细胞的肌质网贮 Ca^{2+} 量减少，兴奋时细胞内钙诱导钙释放的机制障碍，动作电位时内流的 Ca^{2+} 不能正常地诱发 RyR 通道释放 Ca^{2+}。除此而外，心力衰竭心肌细胞的 Ca^{2+} 浓度变化不能很好地激活肌丝，引起后者收缩，也是收缩力下降的一个原因。

五、心音

心动周期中，心肌收缩、瓣膜关闭、血流变速对心血管壁的冲击及血流的涡流引起振动，所产生的声音称为心音。心音通过周围组织传递到胸壁，用耳朵直接贴附在胸壁上或用听诊器放置在胸壁上均可听见心音。用传感器把这些机械振动转换成电信号记录下来，便是**心音图**（phonocardiogram）。

正常心脏搏动产生 4 个心音，即第一、第二、第三和第四心音，多数情况下，用听诊器的方法只能听到第一和第二心音。第一心音发生在心室收缩期，音调低、持续时间相对较长，标志着心室收缩开始。第一心音是由于心室收缩时血液冲击房室瓣使之关闭并引起心室壁振动，以及心室射出的血液撞击动脉壁引起的振动等形成的。第一心音的强弱可以反映心室收缩力量的强弱。第二心音发生在舒张早期，音调高，持续时间短，标志着心室舒张开始。第二心音是由于肺动脉瓣和主动脉瓣迅速关闭，血流冲击大动脉根部和心室内壁振动而产生的。

在某些正常人偶尔可听到第三心音和第四心音。第三心音发生于心室快速充盈期末，是低频、低振幅的心音。它是由于快速充盈期之末，血流突然减慢，使心室壁和瓣膜发生振动，在某些健康儿童和青年人可以听到第三心音。第四心音是由于心房收缩，心室被动充盈所造成的血液和心室壁振动而形成的，故也称**心房音**（atrial sound）。正常情况下一般听不到第四心音，仅见于心音图记录。

心音听诊在判断心脏收缩力量强弱和瓣膜功能方面具有重要价值。瓣膜关闭不全或狭窄时，血流产生涡流，因而产生杂音。根据杂音产生时间、性质和音响，可以推断瓣膜病变的性质和程度。此外，听心音还可以判断心率和心脏节律是否正常，所以是临床医学的重要诊断手段。

第三节　血 管 生 理

循环系统是分布于全身的、连续的、封闭的管道系统，由心血管系统和淋巴系统两部分组成。其中，心血管系统包括心脏、动脉、毛细血管和静脉。血液由心脏泵出，流经动脉、毛细血管和静脉，然后返回心房，如此循环往复。淋巴系统则由淋巴管和淋巴器官构成，其中的淋巴液从外周流向心脏方向，最后汇入静脉，构成血液的一部分。

一、血管的分类及功能

在组织学上，血管可分为动脉、静脉和毛细血管。动脉将由心脏泵出的血液输送到全身各处的毛细血管，血液在此处与周围组织细胞进行物质交换后，经由静脉回流到心房。动脉和静脉管壁从内向外一般可依次分为内膜、中膜和外膜。血管内膜由**内皮细胞**（endothelial cell，EC）和内皮下层组成。内皮细胞作为血管的内衬面，为血液流动提供光滑的表面；此外，内皮细胞构成具有通透性的屏障，使血液中的液体、气体和大分子物质等可选择性地透过此屏障，发挥物质交换作用；内皮细胞还具有内分泌功能，能合成和分泌多种生物活性物质（见表 4–2）。血管中膜主要由弹性纤维、胶原纤维及**血管平滑肌**（vascular smooth muscle cell，VSMC）三种成分组成，其厚度及组成成分的比例因血管种类不同而异。弹性纤维可使动脉扩张和回缩，血管平滑肌的收缩和舒张可调节器官和组织的血流量。外膜由疏松结缔组织组成，其中包括弹性纤维、胶原纤维及成纤维细胞。

（一）血管的功能性分类

根据组织学结构的差异，血管可分为大动脉、中动脉、小动脉、微动脉、毛细血管、微静脉、小静脉、中静脉和大静脉。但在生理学上，一般按其生理功能的不同分为以下几类。

1. **弹性贮器血管**（windkessel vessel）　是指主动脉、肺动脉主干及其最大的分支。这些血管的管壁坚厚，富含弹性纤维，有明显的可扩张性和弹性。左心室收缩射血时，主动脉压升高，一方面促进动脉内的血液向外周流动，另一方面使主动脉扩张、容积增大，暂时贮存了一部分血液。因此，在射血期，从左心室泵出的血液只有一部分进入外周，另一部分则被贮存在大动脉内。在心室舒张期，主动脉瓣关闭，已被扩张的大动脉管壁弹性回缩，推动先前（射血期）贮存在大动脉内的血液继续向前，使心室的间断射血成为血液在血管中的连续流动。大动脉的这种功能称为弹性贮器作用（windkessel effect）（图 4–19）。

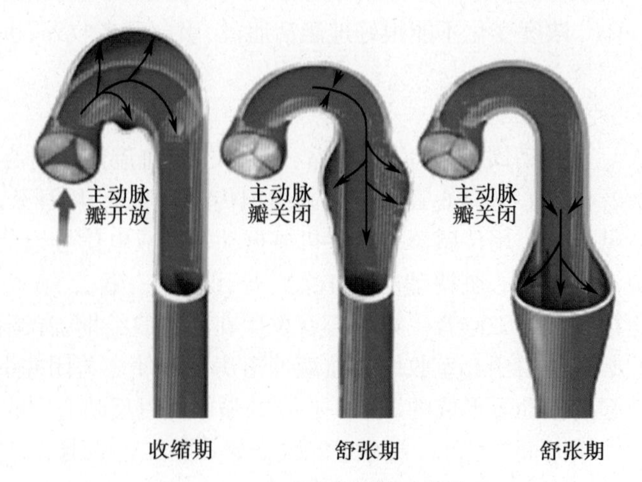

图 4–19　主动脉的弹性贮器作用

2. **分配血管**（distribution vessel）　主要指中动脉，即从弹性贮器血管以后到分支为小动脉前的动脉管道，其中膜的平滑肌较多，故管壁收缩性较强，主要功能是将血液输送至各器官组织。

3. **毛细血管前阻力血管**(precapillary resistance vessel) 小动脉和微动脉的管径较细,对血流的阻力较大,称为毛细血管前阻力血管。微动脉是最小的动脉分支,直径一般只有几十微米。微动脉管壁含有丰富的血管平滑肌,在生理状态下保持一定的紧张状态,以维持血管的形态和功能,其舒缩活动可引起血管口径的明显变化,从而改变血流阻力和所在组织器官的血流量,对维持动脉血压的稳定起着重要的作用。

4. **毛细血管**(capillary) 广泛分布于各组织器官内的微细血管,连接动脉和静脉,成网状分布。毛细血管管径较细,管壁仅由单层毛细血管内皮细胞组成,其外只有一薄层基膜包绕,故其通透性很高,是血管内血液和血管外组织液进行物质交换的主要场所,在功能上属于**交换血管**(exchange vessel)。在毛细血管起始部环绕着一层平滑肌,被称为毛细血管前括约肌(precapillary sphincter)。实际上,毛细血管前括约肌是位于末梢微动脉管壁末端的平滑肌,属于阻力血管的一部分。它的舒缩活动可以控制毛细血管的开放或关闭,从而控制毛细血管开放的数量。

5. **毛细血管后阻力血管**(postcapillary resistance vessel) 主要指**微静脉**(venules)。微静脉的管径较小,可对血流产生一定的阻力,但其产生的阻力在血管系统总阻力中只占很小比例。微静脉的舒缩活动可影响毛细血管前阻力和毛细血管后阻力的比值,继而影响毛细血管压、血容量和滤过作用,改变血管内和组织间隙的体液分布。

6. **容量血管**(capacitance vessel) 是指静脉系统。与同级的动脉相比较,静脉的数量较多,口径较粗,管壁较薄,可扩张性较大,故其容量较大,且较小的压力变化就可使容积发生较大的变化。在安静状态下,60%~70% 的循环血量分布在静脉系统中。当静脉的口径发生较小变化时,其贮存的血容量即可发生很大变化,使回流到心房的血流量明显改变。因此,静脉在血管系统中起着血液贮存库的作用,也称为容量血管。

7. **短路血管**(shunt vessel) 在血管床中还存在小动脉和小静脉之间的直接吻合,称为短路血管或**动 – 静脉短路**(arteriovenous shunt),它的管壁较厚,内含平滑肌,主要分布于手指、足趾、耳廓等处的皮肤中,在功能上与体温调节有关。当周围环境温度升高时,短路血管开放增多,小动脉内的血液不经过毛细血管而直接流入小静脉,上述部位皮肤血流量增加,因此皮肤温度升高,散热量增加。相反,当环境温度降低时,短路血管关闭,减少皮肤的散热量,有利于保存热量。此外,短路血管的开放会相对减少组织对氧的摄取,在某些病理状态下(如感染性休克和中毒性休克),短路血管大量开放,会加重组织器官的缺氧。

(二) 血管的内分泌功能

血管内皮、平滑肌、外膜合成和分泌的主要血管活性物质及其作用见表 4–2。

表 4–2 内皮、平滑肌、外膜合成和分泌的主要血管活性物质及其作用

合成部位	血管活性物质	主要作用
血管内皮	一氧化氮(NO)	舒张血管,降低心肌收缩力,抑制血小板黏附和聚集
	前列环素	舒张血管,抑制凝血过程
	腺苷	与 NO 协同发挥舒张血管作用
	内皮素	收缩血管,促进血管平滑肌增殖
	血栓烷 A_2	收缩血管,促进血小板聚集(与前列环素作用相拮抗)
血管平滑肌	硫化氢(H_2S)	舒张血管,降低心肌收缩力,抑制血管重构,保护心肌等
	内皮素	收缩血管,促进血管平滑肌增殖
	血管紧张素 Ⅱ	收缩血管,引起渴感
血管外膜	外膜源性舒张因子(ADRF)	舒张血管

1. 血管内皮细胞的内分泌功能　血管内皮细胞中存在着复杂的酶系统，可以合成和分泌多种生物活性物质，参与血管收缩和舒张、凝血、免疫功能及细胞增殖的调节。正常情况下，血管内皮细胞释放的各种活性物质维持一定的平衡，对于调节血液循环、维持内环境稳定和生命活动的正常进行具有十分重要的意义。

血管内皮细胞合成和释放的舒血管物质包括**一氧化氮**（nitric oxide，NO）、前列环素（PGI_2）、**腺苷**（adenosine）等，它们与血管内皮细胞合成和释放的主要缩血管活性物质，如**内皮素**（endothelin，ET）、**血栓烷 A_2**（thromboxane A_2，TXA_2）等在调节血管舒缩活动方面相互制约，保持动态平衡。血管内皮细胞一旦受损，损伤刺激使内皮细胞合成和释放的缩血管活性物质增多，而舒血管活性物质（如 NO 等）合成和释放减少，引起血管收缩，因此容易诱发高血压、动脉粥样硬化等疾病。

(1) 舒血管活性物质

1) 一氧化氮（NO）　是重要的内源性信号分子。目前已知体内多种组织细胞均能产生 NO。NO 是由 L- 精氨酸和 O_2 在一氧化氮合酶（nitric oxide synthase，NOS）催化下产生的。NO 为气体分子，具有高度的脂溶性，可扩散至血管平滑肌细胞并激活胞内的鸟苷酸环化酶（guanylate cyclase，GC），使环鸟苷酸（cGMP）含量升高，通过蛋白激酶活化而使细胞内 Ca^{2+} 外流，胞内 Ca^{2+} 浓度降低，促进血管舒张。此外，NO 还具有降低心肌收缩力、抑制血小板黏附和聚集等作用。

拓展知识 4-6　一氧化氮的发现历程

2) 前列环素　内皮细胞膜的磷脂可被磷脂酶水解产生花生四烯酸（AA），后者可在环氧化酶 -2（cyclooxygenase-2，COX-2）的作用下生成前列环素。前列环素通过与血管平滑肌细胞膜上的相应受体结合，激活腺苷酸环化酶（adenylate cyclase，AC），使胞内的环腺苷酸（cAMP）含量升高，发挥舒张血管平滑肌的作用。此外，前列环素还具有抑制血小板聚集，抑制凝血的作用。

3) 腺苷　内皮细胞可通过降解腺苷三磷酸（ATP）和腺苷二磷酸（ADP），产生腺苷（adenosine）。腺苷可通过与靶细胞膜上的腺苷受体（adenosine receptor）结合，在血管发挥其生物学效应。与心血管系统密切相关的腺苷受体主要为 A_1 和 A_2 型，腺苷激活 A_1 受体，可增加 NOS 的活性，与 NO 协同发挥舒张血管的作用；其也可通过 A_2 受体激活腺苷酸环化酶（AC），发挥与前列环素类似的舒血管作用。

(2) 缩血管活性物质

1) 内皮素　内皮细胞也可产生多种缩血管物质，其中研究得较深入的是内皮素（endothelin，ET）。内皮素有 4 种亚型，即 ET-1、ET-2、ET-3 和血管肠收缩肽。其中 ET-1 在血管内皮细胞中生成，与心血管功能关系密切。内皮素可通过与靶细胞膜上的内皮素受体（endothelin receptor，ETR）结合而发挥其生物学效应的，ETR 可分为 ET_AR、ET_BR、ET_CR 三类。其中 ET_AR 主要分布于血管平滑肌，对 ET-1 有高选择性亲和力。ET-1 与血管平滑肌细胞膜上的 ET_AR 结合后，激活磷脂酶 C（PLC），分解磷脂酰肌醇产生肌醇三磷酸（IP_3）和二酰甘油（DAG），后两者促使胞内钙离子浓度升高，引起血管平滑肌收缩。ET-1 是已知最强烈的缩血管物质，给动物注射 ET-1 可引起持续的升血压效应，因而有人怀疑 ET-1 可能参与高血压的发病。ET_BR 对三种内皮素都敏感，被激活后引起的效应是使血管舒张。内皮素还是一种作用很强的促有丝分裂剂，能明显促进血管平滑肌增殖。

2) 血栓烷 A_2　部分来源于内皮细胞膜磷脂的花生四烯酸（AA），其可在酶的作用下生成血栓烷 A_2，与上述 PGI_2 的合成过程具有共同前体，但血栓烷 A_2 具有收缩血管和促进血小板聚集的作用，其生理功能与 PGI_2 相拮抗，两者比例的平衡对维持血管正常功能具有重要意义。正常情况下，前列环素与血栓烷 A_2 的平衡关系有利于血小板的凝聚，但又能防止大血栓形成，从而维持血管通畅。

2. 血管平滑肌细胞的内分泌功能　在人体发育过程中，血管平滑肌细胞存在两种表型：收缩型（分化型）和合成型（未分化型）。收缩型是血管平滑肌的成熟类型，分化程度高，主要起维持血管弹性，收缩血管的作用，其增殖和迁移能力较弱；合成型常见于胚胎期和正处于生长发育的器官，分化程度低，参与细胞外基质的分泌过程，促进血管的损伤修复。血管平滑肌细胞同时参与血管活性物质（内皮素、血管紧张素Ⅱ等）的合成过程，并将血管活性物质运输至全身，参与肾素 – 血管紧张素 – 醛固酮等系统的调节过程。

硫化氢(H_2S)作为气体信号分子,在心血管系统发挥着广泛的生物学效应。心血管系统的内源性H_2S主要通过胱硫醚裂解酶(CSE)催化产生,而该酶仅在血管平滑肌细胞表达。血管平滑肌细胞合成和分泌的H_2S可通过激活平滑肌细胞膜上的ATP调节的K^+通道K_{ATP},发挥其舒张血管的作用。此外,其还具降低心肌收缩力、抑制血管重构、保护心肌等作用。

3. 血管外膜的内分泌功能　既往认为,血管外膜的功能是对血管起保护、支撑和营养作用。近年的研究发现,外膜还可以分泌多种血管活性物质,以旁分泌的方式调节血管的舒缩功能及结构变化。外膜周围的脂肪组织可以通过局部合成和分泌血管紧张素原、血管紧张素Ⅱ,参与构成血管壁肾素–血管紧张素系统。外膜脂肪组织还能释放外膜源性舒张因子(adventitia-derived relaxing factor,ADRF),通过激活血管平滑肌细胞K_{ATP}通道及激活酪氨酸激酶而引起血管舒张。

二、血流动力学

血流动力学(hemodynamics)是指血液在心血管系统中流动的力学,主要研究血流量、血流阻力、血压及其之间的相互关系。血液是一种流体,因此血流动力学基本原理与一般流体力学的原理相同,但由于血管系统是比较复杂的弹性管道系统,血液是含有血细胞和胶体物质等多种成分的液体而不是理想液体,因此血流动力学既具有一般流体力学的共性,又有其自身的特点。

(一) 血流量和血流速度

血流量(blood flow)指在单位时间内流经血管某一截面的血量,也称为容积速度。单位通常为mL/min或L/min。**血流速度**(blood velocity)指血液中一个质点在管内移动的线速度。当血液在血管内流动时,血流速度与血流量成正比,与血管的横截面积成反比。

1. 泊肃叶定律　泊肃叶研究了液体在管道系统中流动的规律。通过**泊肃叶定律**(Poiseuille's law)可以计算出流量。该定律表示为:

$$Q=\frac{\pi\Delta Pr^4}{8\eta L} \quad \text{或} \quad Q=K\frac{r^4}{L}(P_1-P_2)$$

其中,Q是液体流量,ΔP是管道两端的压力差,r为管道半径,L是管道长度,η是液体的黏滞度。K为常数,与液体黏滞度η有关。由该式可知单位时间内的血流量与血管两端的压力差(P_1-P_2)及血管半径的4次方成正比,而与血管的长度成反比。在其他因素相同的情况之下,如果甲血管的半径是乙血管的2倍,那么,前者的血流量是后者的16倍。所以血管管径是决定血流量多少的重要因素。

2. 层流和湍流　血液在血管内的流动方式分为**层流**(laminar flow)和**湍流**(turbulence)。层流是一种规则运动,在层流的情况下,液体中每个质点的流动方向一致,与管道长轴平行,但各质点的流速不同,在管道轴心处流速最快,越近管壁的轴层流速越慢,各轴层速度矢量为一抛物线图。泊肃叶定律适用于层流状态。正常情况下,血液循环中血液流动的方式以层流为主。当血流速度增加到一定程度时,层流状态即被破坏,此时血液中各个质点的流动方向不再一致,出现漩涡,称为湍流(图4–20)。湍流时,泊肃叶定律已不再适用。湍流的形成条件以**雷诺数**(Reynold's number,Re)来判断。该参数定义为:

$$Re=\frac{VD\rho}{\eta}$$

其中,Re无量纲。V为血液的平均流速(cm/s),D代表管腔直径(cm),ρ为血液密度(g/cm^3),η代表血液黏滞度(泊)。通常当Re数超过2 000时,即可发生湍流。由上式可知,在血流速度快、血管口径大、血液黏滞度低的情况下,容易发生湍流。正常情况下,心室内存在着湍流,一般认为这有利于血液的充分混合。病理

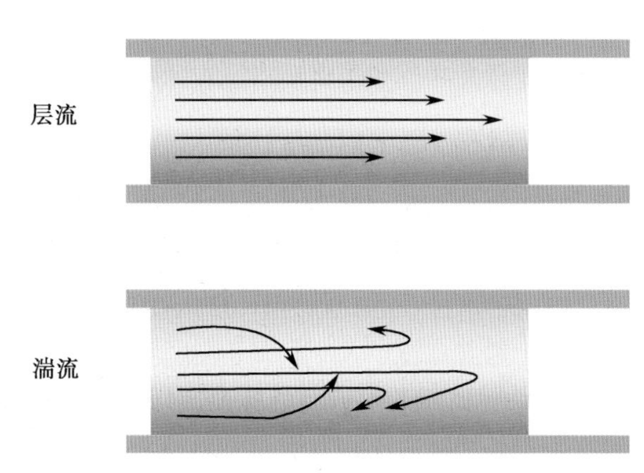

图4–20　层流和湍流情况下各层血液的流速

情况下，如房室瓣狭窄、主动脉瓣狭窄及动脉导管未闭等，均可因湍流形成而产生在体表上可闻及的病理性杂音。

(二) 血流阻力

血流阻力(blood resistance)指血液在血管内流动时所遇到的阻力。其产生的原因是血液流动时发生摩擦。摩擦消耗的能量一般表现为热能，这部分热能不能再转换成血液的势能或动能。因此血液流动时的能量逐渐消耗，促使血液流动的压力逐渐降低。湍流时，血液在血管中的流动方向不一致，阻力更大，故消耗的能量更多。

血流阻力一般不能直接测量，而是要通过测量血流量和血管两端的压力差计算得出。三者关系可用下式表示：

$$Q=\frac{(P_1-P_2)}{R}$$

其中，Q代表血流量，P_1-P_2代表血管两端压力差，R代表血流阻力。由此可见，血流阻力与血管两端的压力差成正比，与血流量成反比。结合泊肃叶定律，可得到计算血流阻力的公式：

$$R=\frac{8\eta L}{\pi r^4}$$

式中，R代表血流阻力，η代表血液黏滞度，L为血管长度，r为血管半径。由该式可知，血流阻力与血液黏滞度、血管长度成正比，与血管半径的4次方成反比。当血管长度相同时，血液黏滞度越大，血管直径越小，血流的阻力也就越大。在同一血管床内，L与η在一段时间内变化不大，影响血流阻力的最主要因素为血管口径。因此体内各段血管以微动脉处(即毛细血管前阻力血管)的阻力最大。机体对血流量的分配调节就是通过控制各器官阻力血管的口径进行的。

血液黏滞度(blood viscosity)的变化也可以影响血流阻力。在其他因素恒定的情况下，血液黏滞度越高，血管阻力越大。正常血液的黏滞度为水的4~5倍。影响血液黏滞度的主要因素有：

1. 血细胞比容　即血液中血细胞占全血容积的百分比，是决定血液黏滞度最重要的因素。男性血细胞比容平均值约为42%，女性约为38%。血细胞比容越大，血液黏滞度就越高。

2. 血流的切率(shear rate)　是指在层流的情况下，相邻两层血液流速的差和液层厚度的比值。切率也就是图4-20中层流状态时抛物线的斜率。匀质液体的黏滞度不随切率的变化而改变，称为牛顿液。相反，全血为非匀质液体，其黏滞度则随切率的减小而增大，称为非牛顿液。切率较高时，层流现象更为明显，即红细胞集中在中轴，其长轴与血管纵轴平行，红细胞移动时自身发生的旋转及红细胞相互间的撞击都很少，故血液黏滞度较低。相反，当切率较低时，红细胞容易发生聚集，血液黏滞度增高。

3. 血管口径　大的血管口径不影响血液黏滞度，但当血液在直径小于0.3 mm的微动脉内流动时，只要血流的切率足够高，则血液黏滞度随着血管口径的变小而降低。该现象称为Fåhraeus-Lindquist效应，其产生机制尚不清楚，但具有使血液在小血管中的流动阻力下降的生理意义。

4. 温度　血液的黏滞度随温度的降低而升高。人体的体表温度比深部温度低，故血液流经体表部分时黏滞度会升高。如果将手指浸在冰水中，局部血液的黏滞度可成倍增加。

三、动脉血压与动脉脉搏

血压是指血管内的血液对于单位面积血管壁的侧压力，即压强。按照国际标准计量单位规定，压强的单位为帕(Pa)或千帕(kPa)，但习惯上用毫米汞柱(mmHg)表示，1 mmHg=0.133 3 kPa。大静脉压力较低，通常以厘米水柱(cmH_2O)为单位，1 cmH_2O=0.098 kPa。

(一) 动脉血压

1. 动脉血压的形成　**动脉血压**(arterial blood pressure)是血液在动脉内流动时对单位面积动脉管壁的侧压力。动脉血压一般指主动脉压。由于大动脉中血压落差小，所以通常用上臂测得的肱动脉血压值代表动脉血压值。动脉血压的形成与下列因素密切相关。

(1) 循环系统存在血液充盈　是形成动脉血压的前提条件。血液在循环系统中充盈的程度可用循环系统平均充盈压(mean circulatory filling pressure)表示。在动物实验中,采用电刺激引起心室颤动,使心脏暂时停止射血,血流暂停。此时在循环系统中各部位所测得的血压值都是相同的,这一血压值即循环系统平均充盈压。麻醉状态下犬的循环系统平均充盈压约为 7 mmHg,人的循环系统平均充盈压估计接近这一数值。循环系统平均充盈压的高低取决于血量和循环系统容积之间的相对关系。若血量增多或循环系统容积变小,则循环系统平均充盈压增高;相反,若血量减少或循环系统容积增大,则循环系统平均充盈压降低。

(2) 心脏射血　是形成动脉血压的必要条件。心室收缩时所释放的能量分为两部分,一部分推动血液流动,是血液的动能;另一部分形成对血管壁的侧压力即压强,使血管壁扩张,是血液的势能,即压强能。在心脏舒张期,大动脉发生弹性回缩,将一部分势能转化成推动血液流动的动能,使血液继续流向外周。由于心脏射血是间断的,因此在心动周期中,动脉血压的变化也具有周期性。另外,在血液循环中,动脉血压是逐渐降低的,因为血液从大动脉流向心房的过程中不断消耗能量。安静状态下,体循环中毛细血管的前阻力血管处血压下降幅度最大。

(3) 外周阻力　小动脉和微动脉对血流有着较大的阻力,它们是循环系统外周阻力的主要部分。由于外周阻力的存在,心室每次搏动输出的血液中,只有大约 1/3 的血液在心室收缩期流到外周,其余的血液暂时贮存在主动脉和大动脉中,因而使得动脉血压升高。如果没有外周阻力,那么在心室收缩期射入大动脉的血液将会迅速全部地流到外周,无法使动脉血压升高。

(4) 主动脉和大动脉的弹性贮器作用　当心室收缩射血时,主动脉和大动脉被动扩张,会暂时贮存一部分血液,使得收缩压不至于过高。当心室舒张时,主动脉和大动脉发生弹性回缩,使血液继续向外周流动,并使舒张压维持在一定水平。

2. 动脉血压的测量方法　测量动脉血压的方法有直接法和间接法。生理学实验中测量动物血压的经典方法,是将导管的一端插入动脉、静脉或心腔,另一端连接到一装有水银的 U 形管,从 U 形管两边水银面高度的差读出测定部位的血压值。目前已出现各种类型的压力换能器,可将压强能的变化转变为电能的变化,并能精确测算出心动周期中每一瞬间的血压数值。而在临床上常采用听诊法间接测量肱动脉的收缩压和舒张压。在某些情况下也可将导管插入血管直接测量血压。

拓展知识 4-7　听诊法测量动脉血压

3. 动脉血压的正常值及高血压　**收缩压**(systolic pressure)指心室收缩时,主动脉压力急剧升高,在收缩期的中期达到最高值时的血压。**舒张压**(diastolic pressure)指心室舒张时,主动脉压力下降,在舒张末期动脉血压的最低值时的血压。收缩压和舒张压的差值称为脉搏压,简称为**脉压**(pulse pressure)。**平均动脉压**(mean arterial pressure)指一个心动周期中每一瞬间动脉血压的平均值。由于心动周期中舒张期较长,所以平均动脉压偏近舒张压,大约等于舒张压加 1/3 脉压(图 4-21)。我国健康成人在安静状态时的收缩压为 100~120 mmHg(13.3~16.0 kPa),舒张压为 60~80 mmHg(8.0~10.6 kPa),脉压为 30~40 mmHg(4.0~5.3 kPa)。动脉血压存在着个体、年龄和性别差异。随着年龄的增长,血压逐渐升高。此外,正常人血压呈明显的昼夜波动,表现为夜间血压最低,清晨起床活动后血压迅速升高,在上午 6—10 时及下午 4—8 时各有一个高峰,继之缓慢下降,呈现“双峰双谷”现象(图 4-22)。严重高血压患者其血压的昼夜节律可消失。

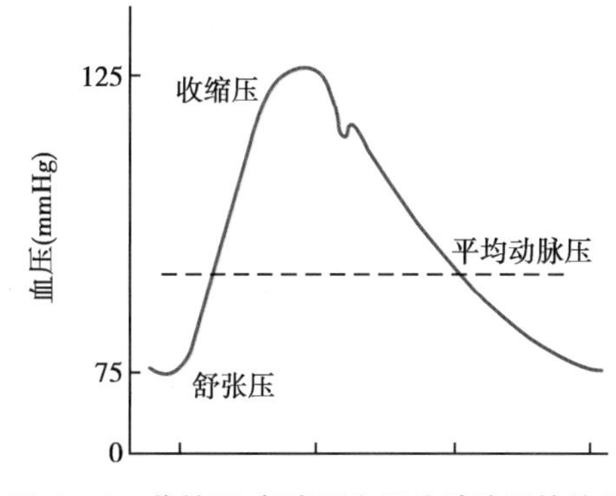

图 4-21　收缩压、舒张压和平均动脉压的关系

血液从主动脉流向外周的过程中,由于不断克服血管对血流的阻力而消耗能量,血压会逐渐降低(图 4-23)。在各段血管中血压降低的幅度与该段血管对血流阻力的大小成正比。在主动脉和大动脉段,血压下降较小。如主动脉的平均压为 100 mmHg(13.3 kPa),到直径为 3 mm 的动脉处,平均压

仍在 95 mmHg(12.6 kPa)。到小动脉时,血流阻力大,血压降低的幅度也变大,在体循环中,动脉段的血流阻力最大,血压降低也最显著。如动脉起始端的血压为 85 mmHg(11.3 kPa),而毛细血管起始端血压仅为 30 mmHg(4.0 kPa),提示血液流经动脉后压力降低了 55 mmHg(7.3 kPa)。而血液经静脉回流至腔静脉汇入右心房时压力近乎于 0 mmHg。

高血压(hypertension)是以体循环动脉压增高为主要特征的临床综合征,可分为原发性高血压和继发性高血压。原发性高血压又称高血压病。除了可引起高血压本身有关的症状外,长期高血压还是多种心血管疾病的重要危险因素。

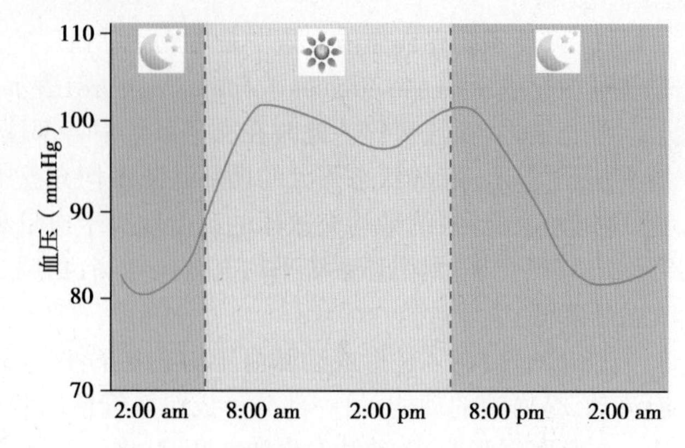

图 4-22 动脉血压的昼夜波动:双峰双谷现象

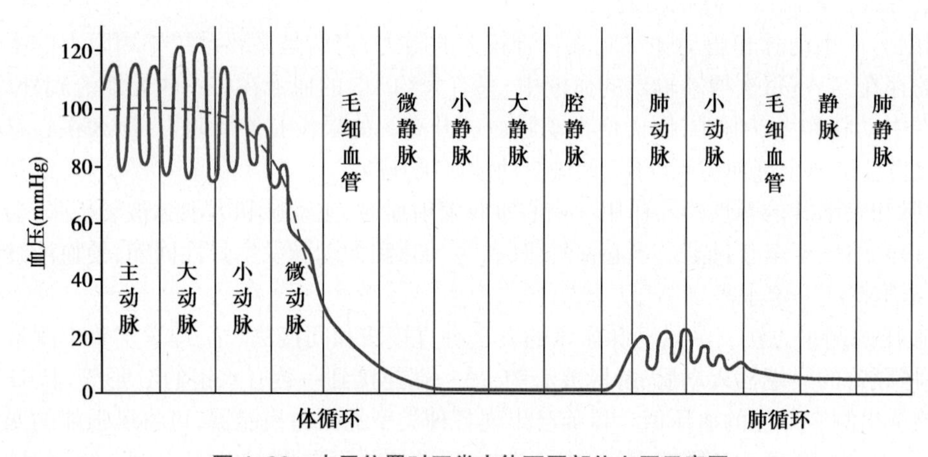

图 4-23 水平位置时正常人体不同部位血压示意图

高血压的诊断标准不是一成不变的,而是随着最新流行病学的调查结果和循证医学的证据在不断修订。目前最新的标准为 2020 年国际高血压学会(ISH)发布的全球范围内适用的《ISH 2020 国际高血压实践指南》,指南认为收缩压≥140 mmHg 和(或)舒张压≥90 mmHg 者,即为高血压;收缩压 <90 mmHg 和(或)舒张压 <60 mmHg 者,即为低血压(表 4-3)。除此之外,美国心脏病学会(ACC)和美国心脏协会(AHA)在 2017 年发布了一套《ACC/AHA 2017 美国高血压防治指南》,该指南对高血压的定义更为严格,将正常血压范围定为收缩压 <120 mmHg 和舒张压 <80 mmHg,当收缩压≥130 mmHg 和(或)舒张压≥80 mmHg 时,即为高血压。

表 4-3 血压的分类(ISH 2020 国际高血压实践指南)

血压分类	收缩压(mmHg)		舒张压(mmHg)
正常	<130	和	<85
高血压前期	130~139	和(或)	85~89
1 期高血压	140~159	和(或)	90~99
2 期高血压	≥160	和(或)	≥100
低血压	<90	和(或)	<60

血压持续升高可引起心、脑、肾、血管等器官的继发性病变。当血压增高时,心室压力负荷(后负荷)加重,长期高血压,可导致心肌肥厚,最终可发展为心力衰竭;长期高血压也会导致动脉硬化,尤其是脑动

脉硬化时，易引发脑血管意外，如脑血栓形成、脑出血等。

拓展知识 4-8　血压分类（ACC/AHA 2017 美国高血压防治指南）

4. 影响动脉血压的因素　在生理情况下，动脉血压的变化是多种因素相互作用的综合结果（表 4-4）。凡是参与动脉血压形成的因素，都可以影响动脉血压。一旦其中一个因素发生了变化，其他因素也将随之发生变化。为方便讨论分析，下面在对影响动脉血压的各种因素进行分析时，均假定其他条件不变，单独分析某一因素变化时对动脉血压可能产生的影响。

表 4-4　动脉血压的影响因素

影响因素	改变	收缩压	舒张压	脉压	备注
每搏输出量	增加	↑↑	↑	增大	心脏每搏输出量的变化主要影响收缩压
	减少	↓↓	↓	减小	
心率	加快	↑	↑↑	减小	心率的改变主要影响舒张压
	减慢	↓	↓↓	增大	
外周阻力	升高	↑	↑↑	减小	舒张压的高低主要反映外周阻力大小
	降低	↓	↓↓	增大	
主动脉和大动脉的顺应性	下降	↑	↓	增大	主动脉和大动脉弹性下降致弹性贮器作用减弱
循环血量与血管系统容量的比例	变大	↑	↑		循环血量增加或血管容积减小
	减小	↓	↓		循环血量减少或血管容积增大

（1）心脏每搏输出量的变化主要影响收缩压　当心脏每搏输出量增加时，心室收缩期射入主动脉的血量增多，动脉管壁所承受的侧压力也就增大，故收缩压明显升高。由于动脉血压升高，血流速度随之加快，在心室舒张末期存留在大动脉中的血量增加不多，故舒张压升高的幅度相对较小，脉压也就增大，平均动脉压也升高。反之，当每搏输出量减少时，收缩压降低比舒张压明显，故脉压减小。因此，在一般情况下收缩压的高低可反映心脏每搏输出量的多少。

（2）心率的改变主要影响舒张压　心率直接影响心动周期的长短，从而影响收缩期和舒张期的时程，其中主要是对舒张期时程的影响。心率加快时，心室舒张期缩短更加明显，因此在心室舒张期从大动脉流向外周的血液量减少，存留在主动脉内的血量增多，致使舒张压升高。而动脉血压升高可使血流速度加快，因此在心室收缩期内有较多的血液流到外周，收缩压升高的幅度较小，脉压减小。如果心率过快，使心室充盈不足，导致心输出量减少，动脉血压反而下降。当心率减慢时，舒张压下降的幅度较大而收缩压下降的幅度较小，因而脉压增大。

（3）外周阻力的改变主要影响舒张压　**外周阻力**（peripheral resistance）增大时，心室舒张期内大动脉存留的血液增多，因而舒张压升高。然而，因外周阻力增加引起动脉血压升高，从而使血流速度加快，在心室收缩期向外周流动的血量不会明显减少，因此收缩压升高的幅度比舒张压小，脉压也相应减小。反之，当外周阻力减小时，舒张压和收缩压均降低，但舒张压降低的幅度更为明显，此时脉压增大。可见，在一般情况下，舒张压的高低可以反映外周阻力的大小。

（4）主动脉和大动脉的弹性贮器作用可使心动周期中动脉血压的波动幅度减小　如前所述，由于主动脉和大动脉的弹性贮器作用，使得动脉血压的波动幅度明显小于心室内压力的波动幅度。老年人由于动脉管壁硬化，管壁的胶原纤维增多而弹性纤维减少，导致血管顺应性降低，大动脉的弹性贮器作用减弱，对动脉血压变化的缓冲作用也就减弱，因而收缩压增高而舒张压降低，脉压明显加大。

（5）循环血量与血管系统容量的比例　正常情况下，循环血量与血管系统容量是相适应的，产生一定的循环系统平均充盈压，血管系统的充盈程度变化不大。失血后，循环血量减少，此时如果血管系统容量变化不大，那么体循环平均充盈压会降低，使动脉血压降低。其他情况下，如果循环血量不变而血管系统容量增大，也会导致动脉血压下降。

在以上因素中，影响动脉血压最主要的因素是心输出量和外周阻力，因此能使心输出量和外周阻力发生改变的因素也都能影响动脉血压。例如，运动时每搏输出量和心率均增加，动脉血压显著升高。长期紧张焦虑使血管外周阻力增高，动脉血压亦升高。另外，循环血量的多少能影响循环系统的充盈度，故也能影响血压。大动脉的弹性贮器作用则与动脉血压的波动幅度有关。

（二）动脉脉搏

在每个心动周期中，随着心脏的舒缩活动，动脉内压力和容积发生周期性变化而导致动脉管壁发生的周期性搏动，称为**动脉脉搏**(arterial pulse)。用手指可以触到身体浅表部位的脉搏。中医的“切脉”就是通过感触桡动脉搏动情况来判断机体的某些变化。

1. 动脉脉搏的波形　用脉搏描记仪记录到的浅表动脉脉搏波形图称为脉搏图。一般来说，动脉脉搏的波形由上升支和下降支组成(图4-24)。

(1) 上升支　在心室快速射血期，动脉血压迅速上升，血管壁被扩张，构成了脉搏曲线的上升支。其斜率和幅度受射血速度、心输出量及射血所遇阻力的影响。阻力大、心输出量小、射血速度慢，则斜率小、幅度低；反之则斜率大、幅度高。

(2) 下降支　心室射血后期，射血速度减慢，进入主动脉的血量少于流向外周的血量，因而被扩张的大动脉开始回缩，动脉血压逐渐降低，这构成了脉搏曲线的下降支的前段。随后，心室舒张，动脉血压继续下降，这就是脉搏曲线下降支的后段。其中在心室舒张、主动脉瓣关闭的瞬间，主动脉内的血液向心室方向反流，管壁回缩使下降支有一切迹，称为**降中峡**(dicrotic notch)。反流的血液使主动脉瓣迅速关闭，同时使主动脉的根部容积增大，还受到闭合的主动脉瓣的阻挡，因而形成一个折返波，在脉搏图上表现为降中峡后面一个短暂向上的小波，称为降中波。下降支的形状可大致反映外周阻力的高低。外周阻力高，则脉搏曲线下降支的下降速率慢，切迹的位置则较高；反之，则下降速度快，切迹位置较低。切迹以后的下降支坡度小，较为平坦。

某些心血管系统疾病会导致动脉脉搏波形的异常。如主动脉粥样硬化时，血管顺应性降低，主动脉弹性贮器作用减弱，动脉血压的波动幅度增大，脉搏波上升支的斜率和幅度也加大；而主动脉狭窄时，射血阻力增大，上升支的斜率和幅度均较小(图4-25)；主动脉瓣关闭不全时，由于心室舒张期主动脉内血液反流，主动脉内血压急剧降低，降支不出现降中峡。

2. 动脉脉搏波向外周动脉的传播速度　动脉脉搏沿着动脉管壁传向末梢血管，其传播速度远比血流速度要快。动脉管壁的顺应性越大，脉搏传播速度就越慢。大动脉脉搏波的传播速度为7~10 m/s，小动

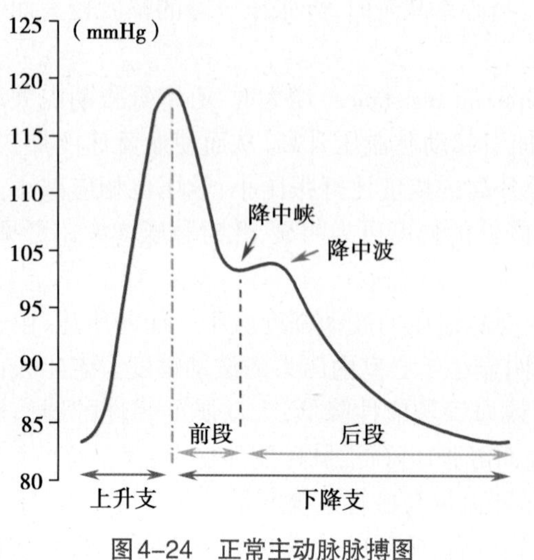

图4-24　正常主动脉脉搏图

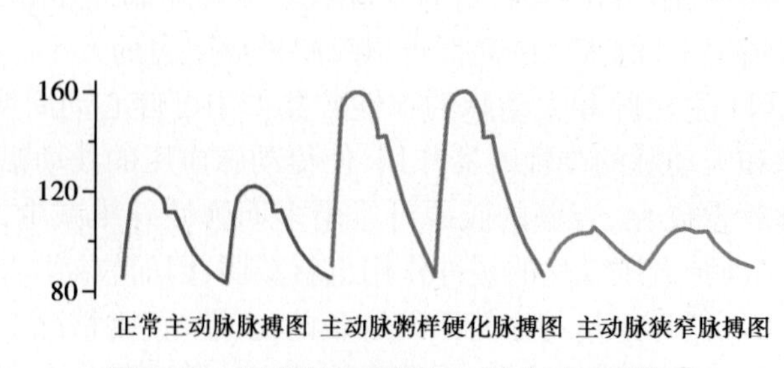

图4-25　正常及病理情况下的主动脉脉搏图

脉为 15~35 m/s。由于小动脉和微动脉的血流阻力最大，所以微动脉之后脉搏搏动大大减弱，到毛细血管段，脉搏基本消失。老年人因动脉硬化，管壁顺应性降低，其脉搏传播速度可增高到 10 m/s。

四、静脉血压和静脉回心血量

静脉是血液回流到心脏的通道，同时又被称为容量血管，具有血液贮存库的作用。安静状态下体循环 60%~70% 的血液量容纳在静脉系统。静脉的收缩和舒张可有效调节回心血量和心输出量，使循环功能适应不同生理条件下的需要。

（一）静脉血压

体循环的血液经动脉、毛细血管到达微静脉时，血压降低到 15~20 mmHg。进入右心房时，血压最低，接近于零。通常将右心房和胸腔内大静脉血压称为**中心静脉压**（central venous pressure），而将其余各器官静脉的血压称为**外周静脉压**（peripheral venous pressure）。中心静脉压数值较低，正常变动范围为 5~12 cmH_2O。其高低取决于心脏射血能力和静脉回心血量之间的相互关系。若心脏射血能力强，能及时将回流入心脏的血液射入动脉，中心静脉压就较低。如果心脏射血能力减弱，右心房和腔静脉淤血，中心静脉压就升高。另一方面，如果静脉回流速度加快，中心静脉压也会升高。中心静脉压升高时，静脉回流将会减慢，较多的血液滞留在外周静脉，外周静脉压随之升高。由于中心静脉压可以反映回心血量和心脏的射血功能，故在临床上也常作为评价有效循环血量和心功能及控制补液速度和补液量的客观指标。若中心静脉压 <5 cmH_2O，提示血容量不足，应迅速补充血容量；若中心静脉压 >12 cmH_2O，提示容量血管过度收缩，存在发生充血性心力衰竭的可能，应严格控制补液量；若中心静脉压 >20 cmH_2O，提示存在明显的充血性心力衰竭，此时应暂停补液或严格控制补液速度，尤其在老年人输液时应特别注意。

（二）重力对静脉压的影响

血管内的血液由于自身的重力作用于管壁可产生静水压，各部分血管静水压的高低取决于体位。平卧时由于身体各个部分的位置大都处于和心脏相同的水平，因而各部位静水压也就大致相同。当人体由平卧转为直立时，足部血管的血压就比卧位时高，增高的部分相当于从足到心脏这一段血柱所产生的静水压，约为 90 mmHg（12 kPa）（图 4-26）。而心脏水平以上部分血管内的压力则比卧位时低，例如颅顶脑膜矢状窦内压力可降到 −10 mmHg（−1.33 kPa）。

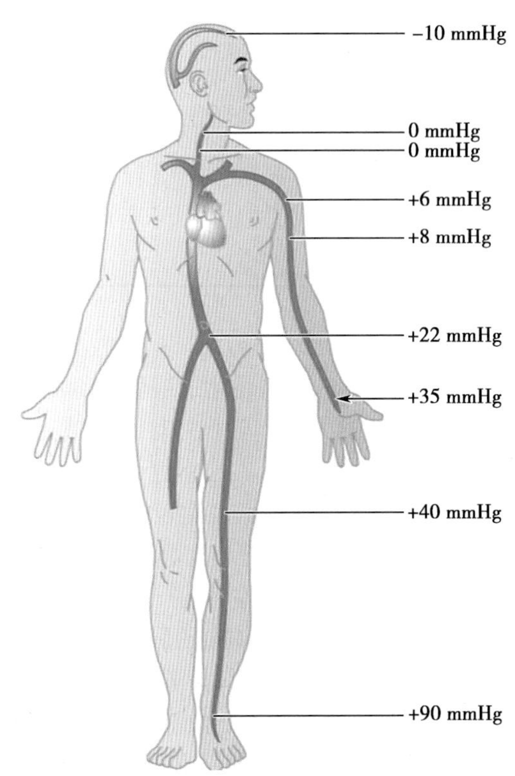

图 4-26 直立体位对不同部位静脉血压的影响

对于处于同一个水平的动脉和静脉而言，两者由于重力所引起的静水压是相同的，但是其对静脉的影响远远大于动脉，这是因为静脉壁薄，其充盈程度受到跨壁压的影响较大。**跨壁压**（transmural pressure）指血液对管壁的压力与血管外组织对管壁的压力之差。一定的跨壁压是保持血管充盈扩张的必要条件，当跨壁压减小到一定程度时，血管就不能保持膨胀状态而发生塌陷。静脉管壁较薄，管壁中弹性纤维和平滑肌都较少，因此当跨壁压降低时就容易发生塌陷，此时静脉容积也减少；相反，当跨壁压增大时，静脉充盈扩张，容积增大。人在直立时，身体心脏水平以下部位的静脉充盈扩张，可以比卧位时多容纳大约 500 mL 血液，导致静脉血液回流减少、中心静脉压降低、搏出量与心输出量减少，收缩压降低。这些变化会引发机体的神经和体液调节机制，使阻力血管收缩，心率加快，血压很快可以恢复。许多动物由于四足站立，多数容量血管都处于心脏水平以上，所以体位改变时血量分配的变化就不像人类那么明显。

（三）静脉回心血量

1. 静脉对血流的阻力　血液从微静脉回流到右心房，压力仅降低约 15 mmHg，可见静脉对血流的阻力很小，约占整个体循环总阻力的 15%。血流阻力小是与静脉的功能相适应的。

微静脉是毛细血管后阻力血管，其舒缩活动可影响毛细血管前阻力和毛细血管后阻力的比值，继而改变毛细血管的血压。微静脉收缩时，毛细血管后阻力升高，如果毛细血管前阻力不变，则毛细血管前阻力和后阻力的比值变小，于是毛细血管血压升高。因而，微静脉的舒缩活动可以决定毛细血管压力和体液在血管和组织间隙的分布情况，并间接地调节循环血量。

当静脉跨壁压改变的时候，静脉的扩张状态发生改变，因而静脉对血流的阻力也随之改变。大静脉处于扩张状态时，对血流的阻力很小；但是当血管塌陷时，其管腔截面积减少，血流阻力增大。此外，血管周围组织对静脉的压迫作用也可增加静脉对血流的阻力。例如，颈部皮下的颈外静脉直接受到外界大气压的压迫，锁骨下静脉在跨越第一肋骨时受肋骨的压迫，腹腔内的大静脉受到腹腔器官的压迫等。

2. 静脉回心血量及其影响因素　单位时间内的静脉回心血量取决于外周静脉压和中心静脉压的差值，以及静脉对血流的阻力。因而，凡是能影响外周静脉压、中心静脉压及静脉阻力的因素，都能够影响静脉回心血量（表 4–5）。

表 4–5　影响静脉回心血量的因素

影响因素	变化	回心血量	备　注
体循环平均充盈压	增加	升高	反映心血管充盈程度的指标，血管充盈程度愈高，静脉回心血量愈多
	减少	降低	
心收缩力	增强	升高	心脏收缩力强，射血量多，室内压小，回心血量增多
	减弱	降低	
体位改变	卧位	升高	直立时，下肢静脉跨壁压增大，容纳血量增多，回心血量减少
	直立	降低	
骨骼肌的挤压作用	节律性舒缩	升高	肌肉的节律性舒缩产生类似“泵”的效应，加快静脉回流
	持续性收缩	降低	
呼吸运动	吸气	升高	吸气时，胸膜腔内负压增大，胸腔大静脉和右心房扩张，静脉回流增加；呼气时情况相反
	呼气	降低	

（1）体循环平均充盈压　是反映循环系统充盈程度的指标。循环系统内血液充盈程度愈高，静脉回心血量就愈多，故当血量增加或者容量血管收缩时，静脉回心血量就增多；反之，静脉回心血量减少。

（2）心收缩力　心脏收缩时，将血液射入动脉，舒张时，则将血液抽吸回心脏。心脏收缩力强时，射血时心脏排空就较完全，在心室舒张期室内压力就较低，因而对心房和静脉内血液的抽吸力量就较大，回心血量较多。反之，则回心血量较少。右心衰竭时，右心室射血能力显著减弱，心室舒张期右心室内压较高，血液于是淤积在右心房和大静脉内，回心血量显著减少，患者可出现颈静脉怒张、肝充血肿大、下肢水肿等体征。左心衰竭时，左心房压和肺静脉压升高，于是血液淤积在肺部，造成肺淤血和肺水肿。

（3）体位改变　当体位由卧位变为立位时，身体低垂部分的静脉因跨壁压增大而扩张，容纳的血液增多，回心血量减少。站立时，下肢静脉容纳血量增加的多少受到静脉瓣、肌肉收缩运动和呼吸运动等的影响。体位改变对静脉回心血量的影响，在高温环境中更加明显。高温时，皮肤血管舒张，皮肤血管容纳的血液增多，此时若长时间站立不动，回心血量就会明显减少，导致心输出量减少和脑血供不足，可引起头晕甚至昏厥。对于长期卧床的病人，由于静脉管壁的紧张性较低、可扩张性较高，同时腹壁和下肢肌肉的

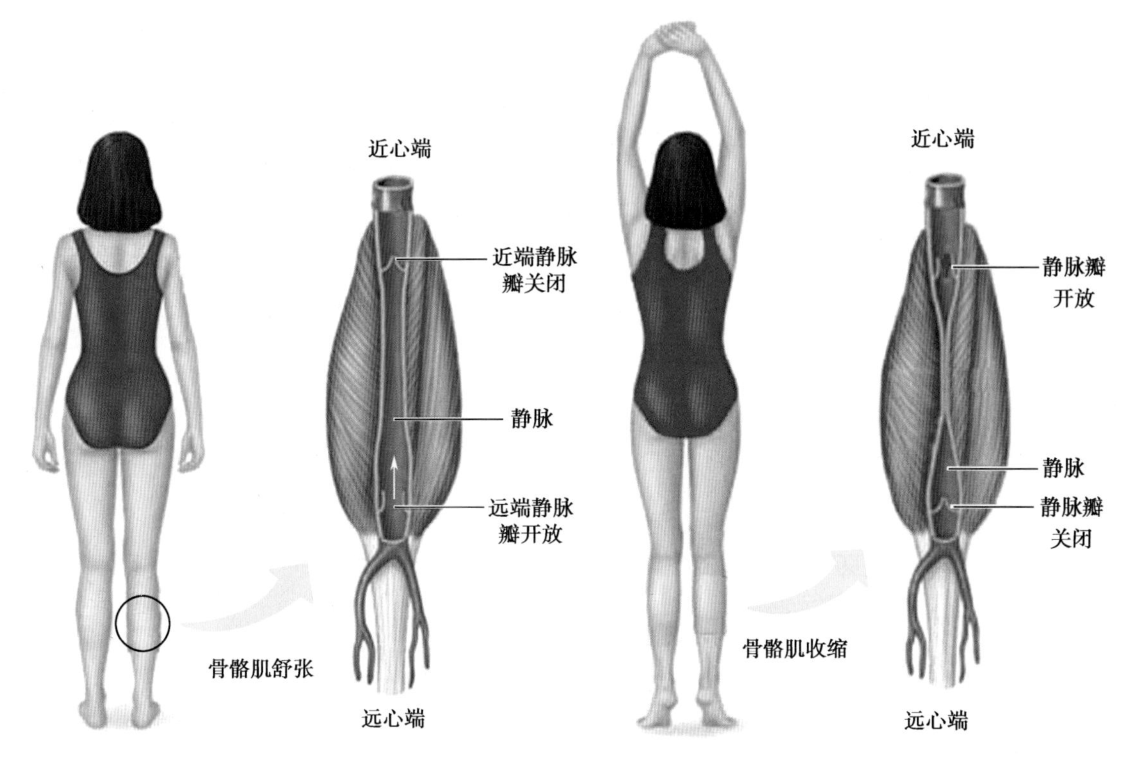

图 4-27 “肌肉泵”

收缩力减弱，对静脉的挤压作用减小，因而由平卧位突然站立时，可因大量的血液淤滞于下肢，回心血量过少而发生昏厥。

(4) 骨骼肌的挤压作用　人体在立位且下肢进行肌肉运动时，肌肉的收缩可对肌肉内部和肌肉间的静脉产生挤压作用，因而使静脉回流加快；同时静脉内的瓣膜使血液只能向心脏方向流动而不能倒流。因此，骨骼肌和静脉瓣膜对静脉回流起着“泵”的作用，称为“静脉泵”或者“肌肉泵”（图 4-27）。当下肢肌肉进行节律性的舒缩活动，如步行时，肌肉泵的作用更为明显，由于肌肉收缩可将静脉内的血液挤向心脏，而肌肉舒张时，静脉内压力降低，有利于微静脉和毛细血管内的血液流入静脉并使之充盈。这种作用对于立位时降低下肢静脉压和减少血液在下肢静脉内的潴留有十分重要的意义。例如，站立不动时，足部的静脉压为 90 mmHg（12 kPa），步行时则降低到 25 mmHg（3.3 kPa）以下；跑步时，两下肢肌肉泵每分钟挤出的血液可以达到数升。在这种情况下，下肢肌肉泵的做功在一定程度上加速了全身的血液循环，辅助了心脏的泵血。但是，如果肌肉维持在紧张性的收缩状态而不是节律性的舒缩状态，那么静脉持续受压，静脉回流反而减少。

(5) 呼吸运动　由于胸膜腔内压为负压，因此胸腔内大静脉的跨壁压较大，经常处于充盈扩张状态。吸气时，胸腔容积加大，胸膜腔负压值进一步增大，使胸腔内的大静脉和右心房更加扩张，压力也进一步降低，这有利于外周静脉内的血液回流至右心房，故回心血量明显增加。呼气时，胸膜腔负压减小，由静脉回流入右心房的血量也就相应减少。因此，呼吸运动对静脉回流也起着“泵”的作用（图 4-28）。然而，呼吸运动对肺循环静脉回流的影响和对体循环的影响不同。吸气时，随着肺的扩张，肺部的血管容积增大，能贮留较多的血液，因而肺静脉回流到左心房的血量减少，左心室的输出量也就相应地减少。呼气时的情况则相反。

五、微循环

血液循环最基本的功能是运输营养物质到组织，并带走组织中的代谢废物。微循环是机体与外界环境进行物质和气体交换的直接场所，其在维持组织细胞的新陈代谢和内环境稳态中起着重要作用。

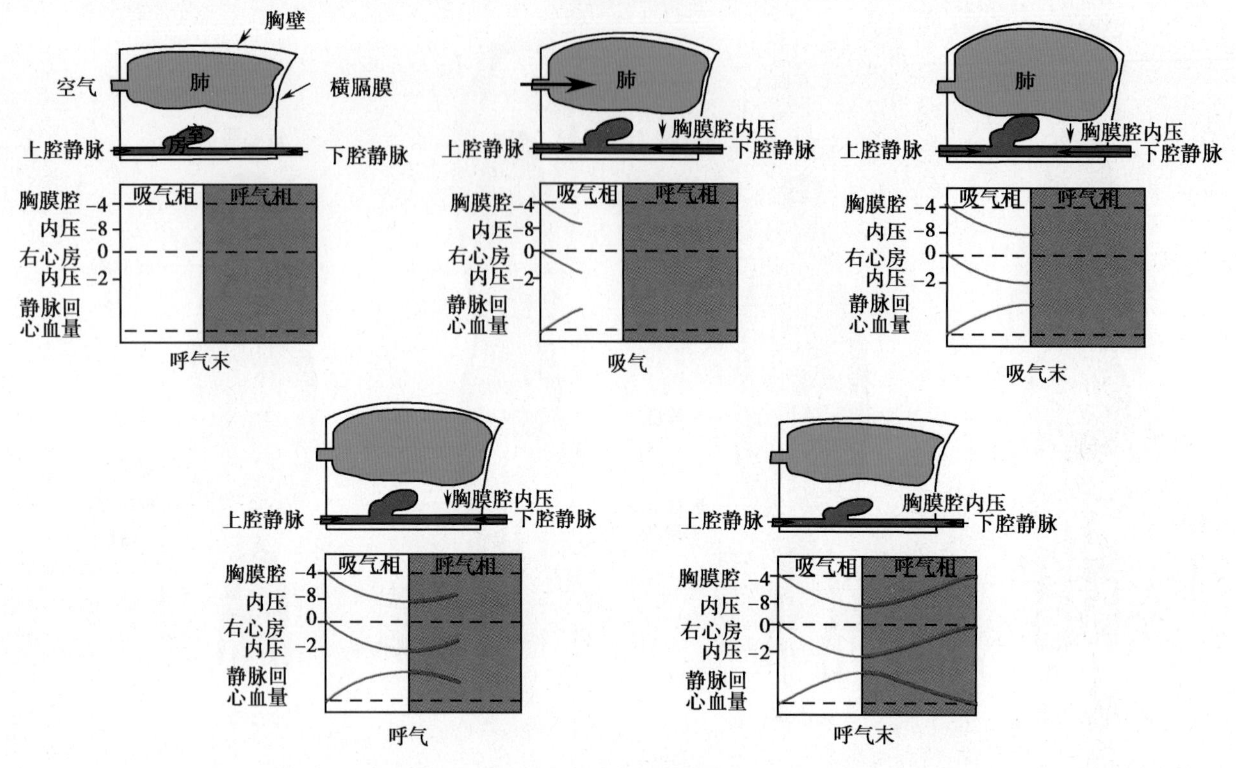

图4-28 “呼吸泵”

(一) 微循环的组成

典型的微循环由微动脉、后微动脉、毛细血管前括约肌、真毛细血管、直捷通路、动－静脉吻合支和微静脉等部分组成(图4-29)。由于各个器官和组织的结构和功能不同,故微循环的结构也各异。如手指甲皱皮肤的微循环形态比较简单,微动、静脉之间仅由呈袢状的毛细血管相连。骨骼肌和肠系膜的微循环形态则复杂得多。

微动脉管壁有环行的平滑肌,其舒缩活动调节微循环的血流量。微动脉分支成为管径更细的动脉,称为**后微动脉**(metarteriole)。每根后微动脉供血给一根至数根真毛细血管。在真毛细血管起始端通常有1~2个平滑肌细胞,形成环状的**毛细血管前括约肌**,其舒缩状态可以控制毛细血管的开放或关闭,从而控制毛细血管开放的数量及进入毛细血管的血流量。真毛细血管内的血液经微静脉进入静脉,最细的微静脉管径不超过30 μm,管壁没有平滑肌,属于交换血管。较大的微静脉则有平滑肌,属于毛细血管后阻力血管。微静脉的功能在于其舒缩状态可以影响毛细血管血压,从而影响体液交换和静脉回心血量。微动脉和微静脉之间还可以通过**直捷通路**(thoroughfare channel)和动－静脉吻合支相互沟通。直捷通路指血液经后微动脉和通血毛细血管(即后微动脉的移行延伸部分)进入微静脉的通路。直捷通路常见于骨骼肌中,因其管道直、血流快、管壁厚的特点,故通常处于开放状态,其功能在于使血液快速、直捷地通过微循环流回心脏。

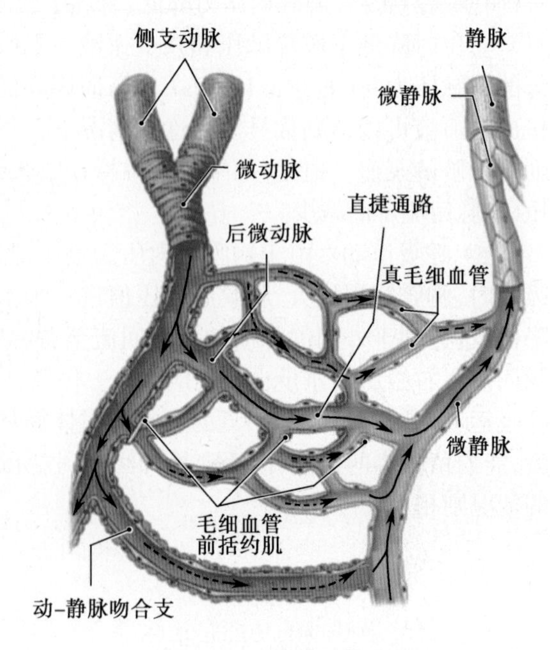

图4-29 微循环模式图

（二）微循环的血流动力学

1. 毛细血管压 血液在各级动脉中流动时，由于不断克服阻力，当进入真毛细血管后，血压明显降低。毛细血管的动脉端血压为 30~40 mmHg，毛细血管中段血压为 25 mmHg，静脉端为 10~15 mmHg。这为组织液在毛细血管处的生成和回流提供了动力。

2. 毛细血管血流和血流阻力 微循环中的血流方式一般为层流，其血流量与微动静脉血压差成正比，与微循环中总血流阻力成反比。由于微动脉占总血流阻力的比例较大，因此微动脉处的血流阻力在微循环血流量的调节方面起主要作用。

3. 毛细血管运动 通常情况下，流过毛细血管的血液是不连续的。因为后微动脉和毛细血管前括约肌不断发生交替性、间歇性的收缩和舒张活动（5~10 次 /min），称为**血管舒缩活动**（vasomotion），其意义在于控制毛细血管的开放和关闭。当括约肌收缩时，毛细血管关闭，导致毛细血管周围组织代谢产物积聚、氧分压降低。积聚的代谢产物和低氧状态，尤其是后者反过来可以导致局部的后微静脉和毛细血管前括约肌舒张，于是毛细血管开放，局部组织积聚的代谢产物被血流清除。随后后微动脉和毛细血管前括约肌又收缩，使毛细血管关闭。可见，舒缩活动主要与局部组织的代谢活动有关。安静状态下，骨骼肌组织同一时间内只有 20%~35% 的毛细血管处于开放状态。当组织代谢活动增强时（如跑步、体力劳动等），更多的毛细血管开放，使血液和组织、细胞之间发生物质交换的面积增大，距离缩短，从而满足组织的代谢需求。

（三）微循环的功能

微循环的基本功能就是进行物质交换。组织、细胞与血液间的物质交换是通过组织液作为中介进行的。组织液充满组织、细胞之间的空隙（组织间隙），是组织、细胞直接所处的环境。组织、细胞通过细胞膜与组织液发生物质交换，而组织液和血液之间则通过毛细血管壁进行物质交换。扩散是血液和组织液之间进行物质交换最重要的方式。滤过和重吸收虽然在物质交换中只占很小一部分，但在组织液的生成中起重要的作用（图 4-30）。

1. **扩散**（diffusion） 指液体中溶质分子的热运动。毛细血管内外液体中的分子，只要其直径小于毛细血管壁的孔隙，就能够通过管壁进行扩散。分子的扩散是随机方向的杂乱运动，因而当血液流经毛细血管时，血液内的分子可以扩散入组织液，组织液内的分子也可以扩散入血液。故某种物质在管壁两侧的浓度差是该物质进行扩散的驱动力，即从浓度高的一侧向浓度低的一侧发生净移动。

溶质分子在单位时间内通过毛细血管壁进行扩散的速率与该分子在血浆和组织液中的浓度差、毛细血管壁对该分子的通透性、毛细血管壁的有效交换面积等因素成正比，与毛细血管壁的厚度（即扩散距离）成反比。脂溶性物质，例如 O_2 和 CO_2，可以直接通过毛细血管的细胞膜进行扩散，因而扩散速率极快。非脂溶性物质，例如 Na^+、Cl^- 和葡萄糖等，则不能直接通过细胞膜，而需要通过毛细血管壁的孔隙进行扩散，因此毛细血管壁对这些溶质的通透性与其分子大小有关。分子愈小，通透性愈大，反之亦然。尽管毛细血管壁孔隙的总面积不及毛细血管壁总面积的千分之一，但由于分子热运动的速度非常快，是毛细血管

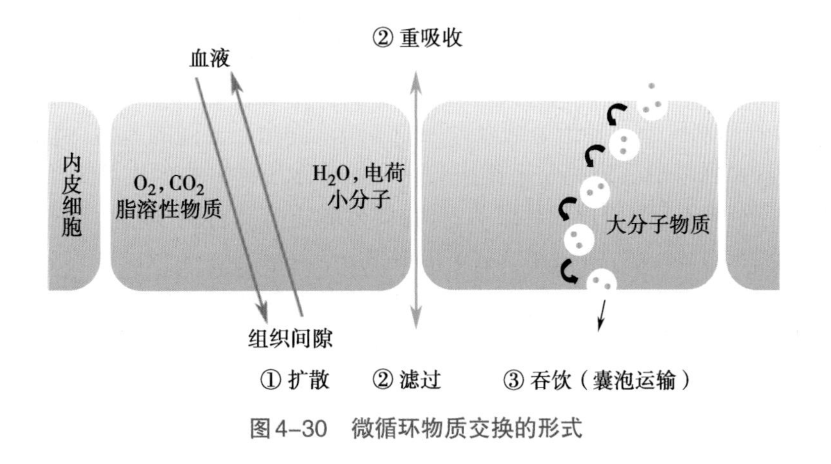

图 4-30 微循环物质交换的形式

内血流速度的数十倍，因此血液流经毛细血管时，血浆和组织液中的溶质分子仍有充分的时间进行物质交换。

2. 滤过和重吸收　由于管壁两侧静水压和胶体渗透压的差异引起的溶质分子在毛细血管随液体从内向外的移动称为**滤过**（filtration），而反向移动则称为**重吸收**（reabsorption）。当毛细血管壁两侧的静水压不等时，水分子就会通过毛细血管壁由压力高的一侧向压力低的一侧移动，水中的溶质分子，如果分子直径小于毛细血管壁的孔隙，也可以随同水分子一起滤过。当胶体渗透压不等时，水分子可由渗透压低的一侧向渗透压高的一侧移动，由于血浆蛋白质等胶体物质较难以通过毛细血管壁的孔隙，因此血浆的胶体渗透压可以限制血浆中的水分子向毛细血管外移动。

3. 吞饮　较大分子物质（如血浆蛋白）既不能直接扩散，也不能通过毛细血管壁孔隙，其可被毛细血管内皮细胞膜包围并**吞饮**（pinocytosis）入细胞，形成吞饮囊泡，继而通过毛细血管壁被运送至细胞的另外一侧，并被排至细胞外。

六、组织液

组织、细胞之间的空隙称为组织间隙，其内液体称为组织液。组织液绝大部分呈胶冻状，不能自由流动，因而不会因重力作用而流到身体的低垂部位。组织液中也有极小一部分呈液态，可自由流动。组织液凝胶的基质是由胶原纤维及透明质酸细丝构成的。组织液中各种离子的成分与血浆相同，但由于毛细血管具有选择通透性，故其蛋白质浓度明显低于血浆。

（一）组织液的生成

组织液是血浆滤过毛细血管壁而生成的，同时组织液也可被毛细血管重吸收。滤过和重吸收的动态平衡取决于4个因素：毛细血管压（P_c）、组织液静水压（P_{if}）、血浆胶体渗透压（π_c）和组织液胶体渗透压（π_{if}）。其中，毛细血管压和组织液胶体渗透压是促使液体由毛细血管内向外滤过的力量，而组织液静水压和血浆胶体渗透压则是促使液体由毛细血管外向内重吸收的力量（图4-31）。滤过的力量和重吸收的力量之差，称为**有效滤过压**（effective filtration pressure，EFP）。可用下式表示：

有效滤过压＝（毛细血管压＋组织液胶体渗透压）－（组织液静水压＋血浆胶体渗透压）

$$EFP=(P_c+\pi_{if})-(P_{if}+\pi_c)$$

如有效滤过压为正值，则液体从毛细血管向组织液滤过；如为负值，则液体从组织液向毛细血管重吸收。单位时间内通过毛细血管壁滤过的液体量等于有效滤过压和滤过系数 K_f 的乘积。滤过系数的大小取决于毛细血管壁对液体的通透性和滤过面积。不同组织的毛细血管滤过系数差别很大，脑和肌肉的滤过系数都很小，而肝和肾小球的滤过系数很大。总的来说，流经毛细血管的血浆，有0.5%~2%在动脉端以滤过的方式进入组织间隙，约有90%在静脉端被重吸收，其余约10%（包括滤过的白蛋白分子）进入毛细淋巴管，形成淋巴液。

（二）影响组织液生成的因素

正常情况下，血浆滤过和重吸收之间保持动态平衡，故血量和组织液量能保持相对稳定。如果组织液生成过多或者重吸收减少，组织间隙就有过多的液体潴留，形成组织水肿。影响组织液生成的主要有以下4个因素。

1. 毛细血管壁两侧静水压差　是指毛细血管压和组织液静水压之间的差值，是促进毛细血管内液体滤出的力量。全身或局部的静脉压升高是毛细血管壁两侧静水压差升高的主要原因，局部静脉压升高常见于血栓阻塞静脉腔、肿瘤或瘢痕压迫静脉壁等；体循环静脉压升高常见于右心衰竭，肺循环静脉压升高常见于左心衰竭。

2. 毛细血管壁两侧胶体渗透压差　是指血浆胶体渗透压和组织液胶体渗透压之间的差值，是毛细血管内外液体交换中限制血浆液体向外滤出的力量。在某些肾疾病发生时，血浆蛋白（尤其是白蛋白）浓度降低，血浆胶体渗透压相应下降，使毛细血管壁两侧胶体渗透压差降低，有效滤过压增大，严重时可引起水肿。

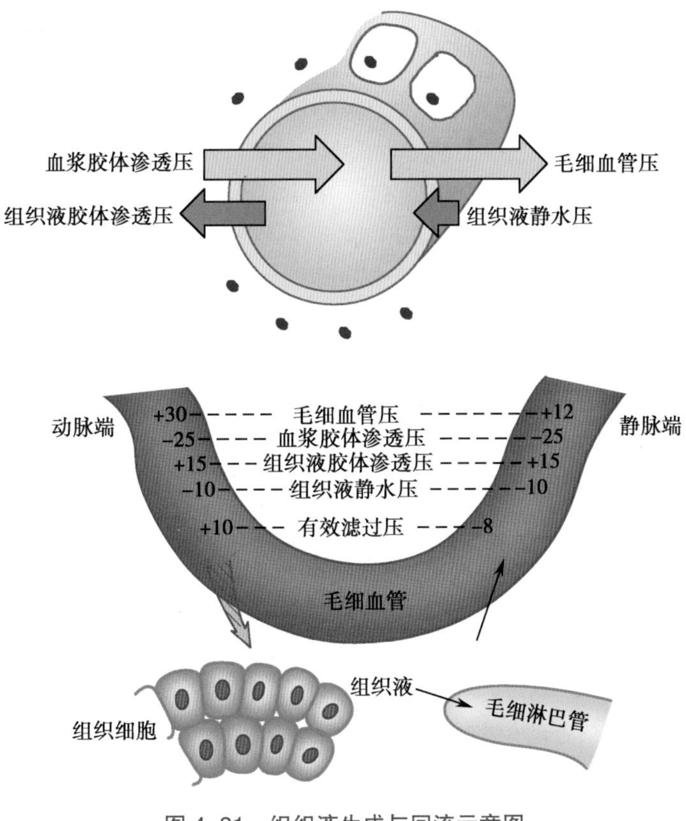

图 4-31　组织液生成与回流示意图
（图中数值单位为 mmHg）

3. 毛细血管壁通透性　在烧伤、感染、过敏等情况下，毛细血管的通透性可明显增高。此时，血浆蛋白不仅可从毛细血管壁滤出，也可从微静脉壁滤出，引起血浆胶体渗透压下降，组织液胶体渗透压升高，有效滤过压增大，引起组织液生成增多。

4. 淋巴回流　淋巴管内淋巴回流的畅通，可将毛细血管滤出液中所含的少量蛋白质回收至血液循环中，组织液生成增多时亦能代偿性增加淋巴回流，防止组织液在组织间隙中过多积聚。在病理情况下，如丝虫病时，淋巴管道发生阻塞，淋巴回流受阻，在组织间隙中积聚的组织液明显增多，这种由于淋巴管阻塞引起的水肿称为淋巴水肿（lymphedema）。

七、淋巴液的生成和回流

淋巴系统是组织液回流入血的一条重要的旁路。毛细淋巴管的盲端起始于组织间隙，相互吻合成网，并逐渐汇合成大的淋巴管，淋巴管收集全身的淋巴液，最后由右淋巴导管和胸导管导入静脉。淋巴回流的生理功能在于将组织液的蛋白质分子、不能被毛细血管重吸收的大分子物质及组织中的红细胞和细菌等回收到血液中。淋巴系统也是从胃肠道吸收营养物质的主要途径之一，对脂肪的吸收起着重要的作用，由肠道吸收的脂肪 80%~90% 都经由这一途径被输送入血。同时淋巴回流可调节体液平衡，具有防御和免疫功能。

（一）毛细淋巴管的结构和通透性

图 4-32 显示毛细淋巴管的内皮细胞通过结合细丝连接到外周结缔组织，在毛细淋巴管起始端，内皮细胞的边缘相互覆盖，形成只能向管腔内开启的单向活瓣，阻止进入淋巴管的组织液反流入组织间隙。组织间隙中的胶原纤维和毛细淋巴管之间的胶原细丝可以拉开相互重叠的内皮细胞边缘，使内皮细胞之间出现较大的缝隙，便于组织液进入毛细淋巴管。

(二) 淋巴液的生成和回流

淋巴液来源于组织液,通过毛细淋巴管稍膨大的盲端吸收,其吸收的动力来源于组织液与毛细淋巴管内淋巴液之间的压力差。压力差升高则淋巴液产生的速度加快。组织液一旦进入淋巴管就成为淋巴液,因而其成分与该处的组织液非常相近。毛细淋巴管彼此吻合成网,逐渐汇合成较大的集合淋巴管,集合淋巴管壁平滑肌的收缩活动和淋巴管腔内的瓣膜共同构成"淋巴管泵",可促进淋巴回流。

正常成年人在安静状态下每小时大约有 120 mL 的淋巴液进入血液循环。来自右侧头颈部、右臂和右胸部的约 20 mL 的淋巴液经由右淋巴导管导入静脉,其余 100 mL 的淋巴液都通过胸导管导入静脉。人体每天生成 2~4 L 的淋巴液,大致相当于全身的血浆总量。

(三) 影响淋巴液生成和回流的因素

组织液和毛细淋巴管内淋巴液之间的压力差是促使组织液进入毛细淋巴管的动力。因此,凡是能增加组织液压力的因素都能增加淋巴液的生成,如毛细血管血压升高、血浆胶体渗透压降低、组织液胶体渗透压及毛细血管通透性增高等。"淋巴管泵"可促进淋巴回流。此外,外周骨骼肌的节律性收缩、相邻动脉的搏动及外部物体对组织的压迫等,都可以促进淋巴回流。在病理情况下,如丹毒、肉芽肿形成、丝虫病等均可引起淋巴回流障碍,造成淋巴窦和淋巴管扩张,使组织间隙内存在大量淋巴液贮积,形成淋巴水肿。由于淋巴液内含蛋白质,可刺激纤维组织增生,而增生的纤维组织又可加重淋巴液的滞留。如此反复作用将引起皮下组织增生,皮肤粗糙增厚,如晚期丝虫病患者下肢、阴囊处的皮肤因淋巴水肿造成的增生,外观与幼象的皮肤相似,故称"象皮肿"(图 4-33)。

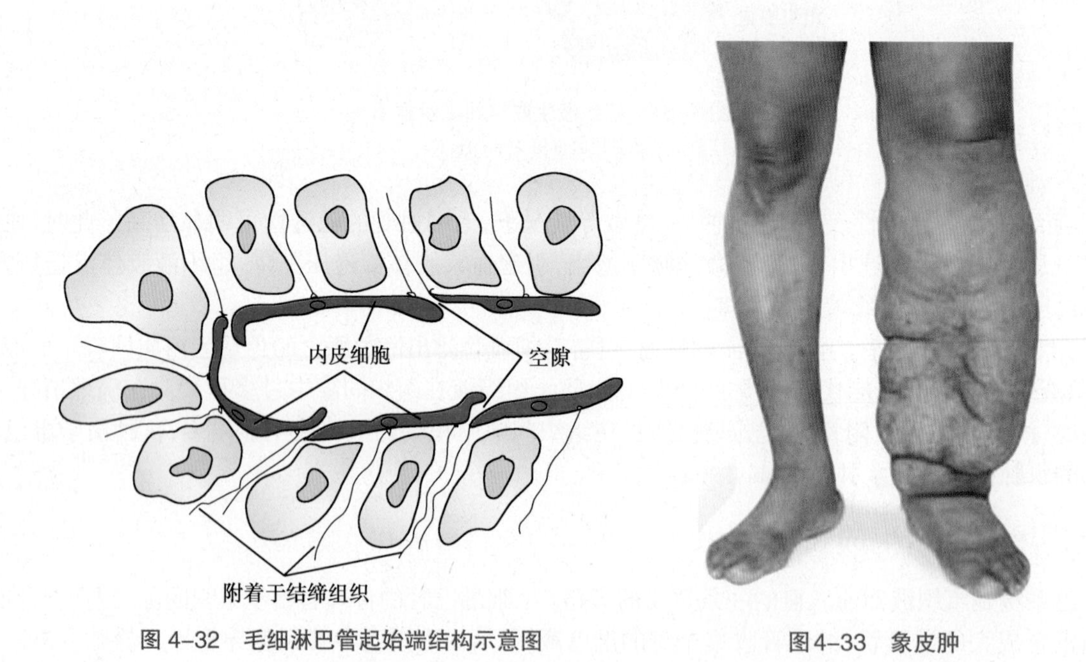

图 4-32 毛细淋巴管起始端结构示意图

图 4-33 象皮肿

第四节 心血管活动的调节

心血管系统的基本功能是为机体各部分器官组织提供足够的血流。不同器官组织对血液供应的需求有很大差异,且随其功能和代谢状态而发生变化。例如,安静时每 100 g 肾组织血流量高达 360 mL/min,而每 100 g 骨骼肌的血流量仅为 4 mL/min;运动时骨骼肌代谢活动可比平时提高 60 倍,其对血液的需求量也大幅增加,可达平时血流量的 20 倍;当环境温度明显升高时,机体通过辐射、传导和对流方式散热减少,机体通过增加皮肤血流量来增加散热;进食后,为适应营养物质的消化与吸收,消化器官血流量明显增加;在大量失血的情况下,心血管系统通过调节以尽可能保证脑和心脏等生命器官(vital organ)的血液供应,而骨骼肌、皮肤及消化道和肾等内脏器官血供则减少。显然,心血管系统必须具有良好的调节功能，以保证不同状态下机体各部分有相应量的血液供应。

本节讨论心血管系统是如何调节以满足全身组织在不同功能和代谢状态下的血供需要的。对任何器官组织来说，其血流量都与灌注压（动脉端与静脉端的血压之差）成正比，与血管阻力成反比。灌注压主要取决于动脉血压，因而维持一定的动脉血压是全身组织能够获得适当血液供应的前提。机体通过神经和体液机制调节心脏每搏输出量、心率、总外周阻力和循环血量，从而维持动脉血压的相对稳定；同时，还通过改变局部微血管平滑肌舒缩状态来调节局部血流阻力，从而满足不同情况下各器官组织对血流量的需求，协调各器官组织的血量分配。

拓展知识 4-9　基础状态下不同器官组织的血流量

一、神经调节

心脏和血管平滑肌接受交感和副交感自主神经支配，自主神经系统能迅速改变心率和心肌收缩力及血管的收缩与舒张活动，从而维持和快速地调整动脉血压，并能协调各器官之间的血量分配，使之与整体的需要相适应（图 4-34）。

（一）心脏的神经支配

1. 心交感神经　支配心脏的交感神经节前神经元位于胸部脊髓（T_{1-5}）灰质侧角，其发出的节前纤维在颈上、颈中和颈下交感神经节（也称星状神经节）与节后神经元发生突触联系，节前纤维末梢释放乙酰胆碱，它与节后神经元上的 N 型乙酰胆碱受体结合从而兴奋节后神经元。节后纤维组成上、中、下心交感神经进入心脏，支配心室肌、心房肌和自律性组织。心交感节后神经末梢释放的递质是去甲肾上腺素，它

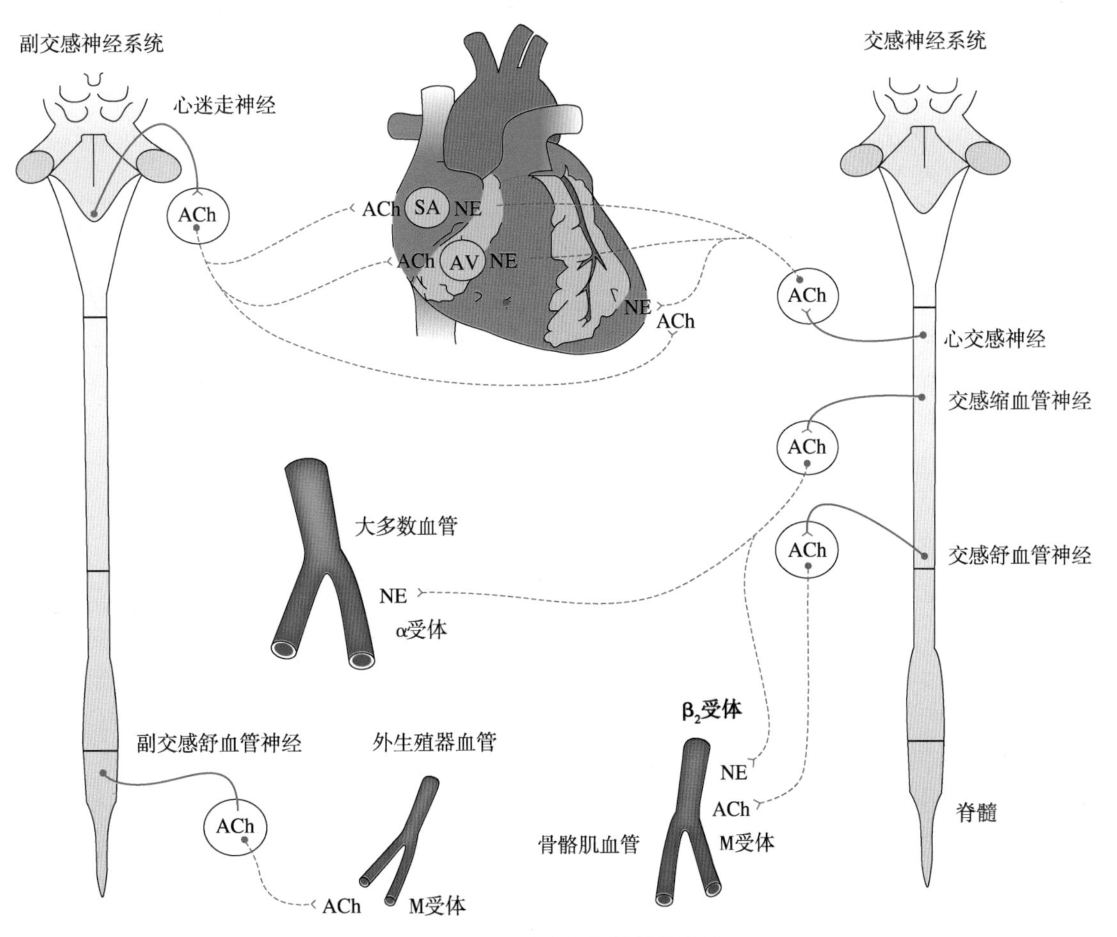

图 4-34　心脏和血管的神经支配

SA. 窦房结；AV. 房室结；NE. 去甲肾上腺素；ACh. 乙酰胆碱

（改自 Rhoades RA，Bell DR. Medical Physiology：Principles for Clinical Medicine. 6th ed.）

与心肌细胞膜上的 β_1 受体结合，通过兴奋性 G 蛋白（Gs）激活腺苷酸环化酶，使细胞内 cAMP 浓度升高，继而激活蛋白激酶 A 和细胞内蛋白质磷酸化过程，导致心率加快、房室交界的传导速度加快和心肌收缩力增强，心交感神经的这些作用分别被称为**正性变时作用**（positive chronotropic action）、**正性变传导作用**（positive dromotropic action）和**正性变力作用**（positive inotropic action）。具体机制如下：①正常心脏节律受窦房结细胞控制，去甲肾上腺素作用于窦房结自律性细胞，增加动作电位 3 期的 I_K 电流，从而使复极化速度加快，动作电位时程缩短；使 I_f 和 I_{Ca-T} 等起搏电流幅度增大，导致 4 期自动去极化速度加快，其结果是使心率加快，产生正性变时作用；②房室交界是心脏传导速度最慢的区域，去甲肾上腺素作用于房室交界的慢反应自律性细胞，增加动作电位 0 期 I_{Ca-L} 电流，使去极化速度加快和幅度增大，因而兴奋的传导速度加快，引起正性变传导作用；③对于主要执行收缩功能的心肌工作细胞，使 I_{Ca-L} 增大，通过钙诱发钙释放（CICR）机制使细胞内 Ca^{2+} 浓度增加，导致心肌收缩力增强；同时，还促使肌钙蛋白对 Ca^{2+} 的释放和加速肌质网对 Ca^{2+} 的重摄取，故也能加速心肌舒张过程，导致正性变力作用。心交感神经对心脏的兴奋作用可被 β_1 受体拮抗剂普萘洛尔所阻断，达到降低心率、心肌收缩力和传导速度的效果，减少心输出量，降低血压。因此在临床上，β_1 受体拮抗剂是治疗高血压、心力衰竭等疾病的常用药物。

2. 心迷走神经　节前神经元位于延髓的迷走神经运动背核（dorsal motor vagus，DMV）和疑核（nucleus ambiguous，NA），节前纤维组成迷走神经干，在心内神经节与节后神经元发生突触联系。节前纤维末梢释放乙酰胆碱（acetylcholine，ACh），它与节后神经元上的 N 型乙酰胆碱受体结合从而兴奋节后神经元。节后纤维主要支配心脏自律性组织和心房肌，心室肌也有少量的迷走神经节后纤维支配。左、右两侧迷走神经对心脏各部分的影响有所不同，右侧迷走神经对窦房结的影响占优势，左侧迷走神经对房室交界和左心室的作用较明显。迷走神经节后纤维末梢释放的递质也是 ACh，它与心肌细胞上的 M 受体结合，通过抑制性 G 蛋白（Gi）使腺苷酸环化酶活性受到抑制，主要使心率减慢和房室传导速度减慢，对心房肌和心室肌的收缩力也有一定的抑制作用。迷走神经对心脏的这些作用分别称为**负性变时作用**（negative chronotropic action）、**负性变传导作用**（negative dromotropic action）和**负性变力作用**（negative inotropic action），这些作用可被 M 受体阻断剂阿托品所阻断。

交感神经和迷走神经对心脏的作用是相互对抗又相互联系的。平时，心交感神经保持一定程度的活动，称为**交感紧张**（sympathetic tone）；迷走神经也保持一定的紧张性，称为**迷走紧张**（vagal tone），而且与交感紧张相比，迷走紧张较强。去除神经支配的窦房结自动节律约为 100 次 /min，但正常人安静时心率约为 75 次 /min，就是由于迷走紧张较交感紧张强。如果同时阻断迷走和交感神经的作用，则人的心率比平时加快。心脏交感神经末梢上存在有 M 型胆碱能受体，迷走神经末梢释放的 ACh 与之结合可使交感神经末梢释放的去甲肾上腺素量减少。一些心交感神经末梢除释放去甲肾上腺素外，还释放神经肽 Y、血管活性肠肽、降钙素基因相关肽和阿片肽等，参与心肌和冠状动脉生理功能的调节。

（二）血管的神经支配

血管平滑肌的舒缩活动称为血管运动，受自主神经、体液因素和局部代谢产物等调节。支配血管的自主神经可分为缩血管神经与舒血管神经。

1. 缩血管神经　都属于交感神经，故称**交感缩血管神经**（sympathetic vasoconstrictor）。交感缩血管神经的节前神经元位于胸腰段脊髓（T_1~L_2）灰质侧角，节前纤维在椎旁（支配躯干和四肢血管）和椎前（支配内脏血管）交感神经节与节后神经元形成突触。节前纤维末梢释放 ACh，与神经节细胞（节后神经元）上的 N 型 ACh 受体结合引起节后神经元兴奋。节后纤维末梢释放的递质是去甲肾上腺素，与血管平滑肌上的 α 受体结合引起血管收缩，与 β_2 受体结合引起血管舒张，但去甲肾上腺素与 α 受体结合的能力远大于与 β 受体结合的能力，同时多数血管上 α 受体密度都高于 β 受体密度，因此交感缩血管神经兴奋主要表现为缩血管效应。交感缩血管神经平时就持续发放低频率冲动（1~3 次 /s），称为**交感缩血管紧张**（sympathetic vasoconstrictor tone）。这种交感缩血管紧张使血管平滑肌保持一定程度的收缩，当交感缩血管神经紧张下降时，血管舒张，血流阻力降低；而当交感缩血管神经活动增强时，血管收缩，血流阻力升高。例如，在家兔实验中，如果切断一侧颈交感神经从而消除支配同侧耳廓血管的交感缩血管神经活动，则可见该侧耳廓血管扩张、血流增加和温度升高；而如果电刺激另一侧颈交感神经以增强耳廓血管的交感缩血管紧张性，则可见该侧耳廓的血管收缩、血流减少和温度降低。

多数血管只接受交感缩血管纤维的单一支配，但是不同部位的血管交感缩血管纤维的密度不同。皮肤血管密度最高，其次是骨骼肌血管和内脏血管，脑血管最少。在同一器官的血管中，大动脉或大静脉交感缩血管神经支配较少，微小动脉较多。如果全身交感缩血管神经活动增加，则皮肤、骨骼肌和内脏的血管收缩明显，外周阻力增加，动脉血压升高；又由于容量血管收缩致静脉回流量增加，其结果是皮肤、骨骼肌和内脏的血流减少，而心脑等重要器官的血流得以维持。因此交感缩血管神经的生理意义就在于调节外周阻力和动脉血压，以及重新分配各器官组织的血流量。

2. 舒血管神经　小部分血管除接受交感缩血管神经的支配外，还有舒血管神经支配。舒血管神经主要有以下几种。

(1) 交感舒血管神经　主要支配骨骼肌的微动脉，其节前神经元也位于胸腰段脊髓灰质侧角，节前纤维在椎旁交感神经节换神经元。与交感缩血管纤维不同的是，其节后纤维末梢分泌 ACh 而不是去甲肾上腺素，ACh 与血管平滑肌上的 M 受体结合引起血管舒张。交感舒血管神经的另一特点是平时没有紧张性活动，只有在处于情绪激动、恐慌和准备搏斗或逃跑时，这些神经才发放冲动，使骨骼肌血管舒张，血流量增加。交感舒血管神经的中枢在大脑皮质。

(2) 副交感舒血管神经　少数血管还受副交感舒血管神经的支配，如面神经中支配脑膜血管的纤维、迷走神经中支配肝血管的纤维和盆神经中支配外生殖器的纤维。其末梢释放的递质主要是 ACh，与血管的 M 受体结合引起血管舒张。但也有一些节后纤维的递质既非去甲肾上腺素也非 ACh，被称为非肾上腺素能 - 非胆碱能（non-adrenergic-non-cholinergic，NANC）神经，现已知道一氧化氮（NO）是 NANC 神经释放的递质之一。支配阴茎海绵体的盆神经末梢释放 NO，NO 激活海绵体血管平滑肌的可溶性鸟苷酸环化酶，使 cGMP 浓度增加而引起血管舒张充盈，导致阴茎勃起，治疗勃起障碍的药物西地那非（sildenafil）便是通过抑制 cGMP 的降解而发挥其疗效的。副交感舒血管神经的作用是调节个别器官的血流量，对整个血液循环的外周阻力影响很小。

(3) 脊髓背根舒血管纤维　当皮肤某处受到伤害性刺激（如划伤）时，受损部位及其临近组织迅速出现血管扩张充血，这是由背根神经介导的局部反射引起的。支配受损伤部位的背根神经 C 纤维（也称伤害性感受器）被伤害性刺激激活，感觉信号一方面沿轴突向中枢传导，另一方面还沿其分支向末梢传导，使之释放 P 物质（substance P）、ATP、组胺或降钙素基因相关肽（CGRP）等介质，这些介质作用于受损伤部位临近的血管，引起微动脉舒张。这种仅通过轴突的外周部位完成的反应称为**轴突反射**（axon reflex）。轴突反射并不仅限于表皮组织，在呼吸道和胃肠道也存在类似的机制，参与组织的炎症反应（称神经源性炎症，neurogenic inflammation）。

（三）心血管中枢

心交感神经、心迷走神经和交感缩血管纤维平时保持一定程度的紧张性活动，这些紧张性活动起源于中枢神经系统，中枢神经系统通过提高或降低外周自主神经的紧张性活动而调节心脏和血管功能。在生理学上将与心血管功能调控有关的神经元集中的部位称心血管中枢，但控制心血管功能的神经元并不是集中在中枢神经系统的一个部位，而是分布在从脊髓到皮质的各个水平上，它们在心血管活动调节中各具有不同的作用，又互相密切联系。

1. 延髓心血管中枢　延髓是心血管活动的基本调节中枢。早在 19 世纪后叶，生理学家们就观察了在不同水平横断动物脑干对血压的影响，发现在脑桥和延髓之间横断脑干对动物血压无明显影响，而延髓和脊髓之间切断的动物血压立即下降到 40 mmHg 左右，从而证明延髓是调节心血管功能的基本中枢所在。现已知道延髓心血管中枢主要包括以下几个部分（图 4-35）。

(1) **头端延髓腹外侧区**（rostral ventrolateral medulla，RVLM）　位于延髓头端的腹外侧部，在斜方体与舌下神经根之间、锥体的两侧。RVLM 是前交感神经元集中的部位。所谓前交感神经元（presympathetic neurons）也称交感兴奋性神经元（sympathoexcitatory neurons），它们发出的下行纤维直接支配脊髓灰质侧

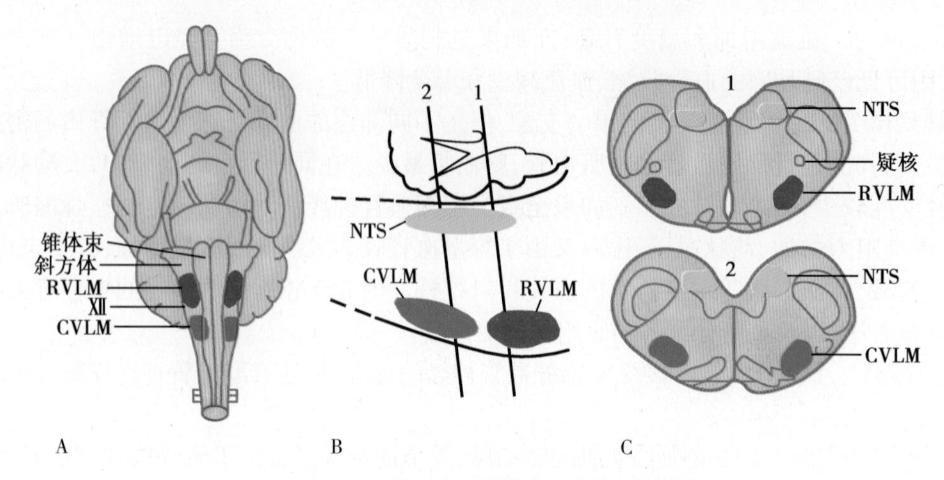

图 4-35 大鼠延髓心血管中枢位置示意图

A. 延髓的腹侧观；B. 延髓的矢状切面；C. 延髓的两个冠状切面（1、2 代表切面的位置）。
RVLM，头端延髓腹外侧区；CVLM，尾端延髓腹外侧区；NTS，孤束核；Ⅻ，舌下神经根

角的交感节前神经元。RVLM 的前交感神经元平时保持一定程度的紧张性活动，其下行纤维末梢释放谷氨酸和去甲肾上腺素，作用于脊髓交感节前神经元上相应的受体从而引起交感节前神经元兴奋。刺激 RVLM 可引起外周交感神经活动增强，心率加快，阻力血管收缩和血压升高；而如果损毁两侧的 RVLM，则动物的血压可降低到 40 mmHg，相当于颈髓被横断的动物血压水平，外周交感神经几乎没有任何电活动。因此，RVLM 是维持交感神经紧张性活动的关键部位，也就是说，RVLM 中前交感神经元的紧张性活动是交感缩血管神经和心交感神经紧张性活动的来源。有人称 RVLM 为血管运动中枢、缩血管区和心加速区。后面将提到的一些心血管反射、高位中枢如下丘脑防御反应区和大脑皮质等对心血管功能的调节也是通过与 RVLM 的联系而实现的。

(2) **尾端延髓腹外侧区**(caudal ventrolateral medulla，CVLM) 位于延髓腹外侧区的后部(图 4-35)，刺激该区可引起外周交感神经活动减弱、心率减慢、阻力血管舒张和血压降低，故 CVLM 也被称为舒血管区。实际上，CVLM 是孤束核与 RVLM 间的中转站，是动脉压力感受器反射通路上的一个重要环节。孤束核发出的纤维直接投射到 CVLM，通过释放兴奋性氨基酸增强 CVLM 神经元的活动，而 CVLM 神经元发出的纤维投射到 RVLM，释放抑制性递质 γ- 氨基丁酸(GABA)，抑制 RVLM 前交感神经元的活动，进而导致外周交感神经和心血管活动减弱。

(3) 心迷走中枢 支配心脏的迷走神经节前神经元位于延髓的疑核(NA)和迷走神经运动背核(DMV，见图 4-34)，这些神经元平时就保持一定程度的紧张性活动。刺激心迷走中枢可引起迷走神经活动增强和心率减慢，故也被称为心抑制区。心迷走中枢接受来自孤束核的纤维投射，这些纤维的末梢释放兴奋性氨基酸，使迷走节前神经元兴奋并进而产生心抑制效应，这是动脉压力感受器反射引起心率改变的主要机制。

(4) 传入神经接替核 位于延髓背侧部的**孤束核**(nucleus tractus solitarius，NTS)是内脏传入神经的接替核。它接受来自颈动脉窦和主动脉弓等心血管感受器的传入信息，又将这些信息传递到 CVLM、心迷走中枢和下丘脑等广泛区域，从而调节心血管活动。

2. 延髓以上的心血管中枢 在延髓以上的脑干部分、中脑、小脑、下丘脑乃至大脑皮质中都存在与心血管活动有关的神经元，它们一般是通过兴奋或抑制延髓交感缩血管中枢和心迷走中枢而调节心血管活动的。它们在平时的自主神经和心血管紧张性活动中并不起重要调节作用，而是在行为活动和情绪反应过程中对自主神经和心血管活动进行复杂的整合作用，引起相应的具有特定“形式”(pattern)的心血管反应。例如，下丘脑是对各种内脏功能进行整合的较高级部位，在体温调节、摄食、水平衡、睡眠与觉醒和性行为中都起重要作用，而在这些生理活动中都包含有相应的心血管活动的改变。刺激边缘系统和下丘脑的“防御反应区”可引起警觉状态、骨骼肌紧张加强及准备进攻的姿势等行为变化，同时也出现交感

神经兴奋、心率加快、心脏搏动加强、皮肤和内脏血管收缩而骨骼肌血管舒张及血压升高等心血管反应。这些心血管活动改变是与机体所处状态相协调的，使骨骼肌有充分的血液供应，以适应防御、攻击、搏斗或逃跑等行为需要。有人认为，防御反应神经通路经常被激活可能与高血压等心血管疾病有关。

（四）心血管反射

心血管活动神经调节的主要方式是心血管反射(cardiovascular reflex)，当机体处于不同状态，如运动、应急或应激反应时，自主神经系统能够迅速地提高动脉血压，并根据行为活动的需要调整各器官的血流量。

1. 颈动脉窦和主动脉弓压力感受器反射　体内最重要且目前了解较清楚的心血管反射是**动脉压力感受器反射**(arterial baroreceptor reflex)。当动脉血压突然发生波动时，动脉压力感受器可监测到血压的变化，并通过传入神经将这一信息传递到心血管中枢，引起心交感神经、交感缩血管神经和心迷走神经传出活动改变，最终的效果是使血压能迅速恢复正常。显然，动脉压力感受器反射对于维持动脉血压的相对稳定具有重要意义。

拓展知识 4–10　压力感受器离子通道的研究进展

(1) 动脉压力感受器(arterial baroreceptor)　反射的感受器装置是位于颈动脉窦和主动脉弓血管外膜下的感觉神经末梢(图 4–36)，故也把动脉压力感受器反射称为窦 – 弓反射。实际上压力感受器的适宜刺激并非动脉血压本身，而是血液对动脉管壁的机械牵张。在颈动脉窦和主动脉弓的传入神经末梢上可能有对牵张敏感的离子通道，关于这类离子通道的分子本质仍在探索之中。颈动脉窦和主动脉弓的传入神经汇合成窦神经和主动脉神经(在兔称减压神经)，分别加入舌咽神经和迷走神经，终止于延髓的孤束核。

动脉压力感受器的主要特征是在一定的血压范围内传入神经活动与血压呈正相关(图 4–37)。当动脉血压低于 50 mmHg 时，压力感受器传入神经几乎没有放电活动；动脉血压在 60~180 mmHg 范围内变化时，压力感受器传入神经的放电频率随压力增加而增加；动脉血压超过 180 mmHg，即使继续升高，压力感受器传入神经活动也不再继续增加。因此，动脉压力感受器反射是在 60~180 mmHg 动脉压范围内发挥作用。

(2) 动脉压力感受器反射的神经通路　压力感受器传入神经的中枢突终止于延髓孤束核，在这里，传

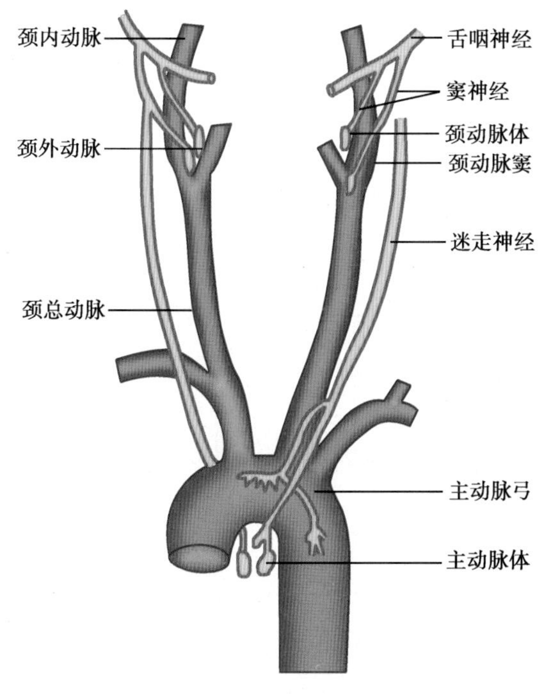

图 4–36　颈动脉窦和主动脉弓部位的压力和化学感受器

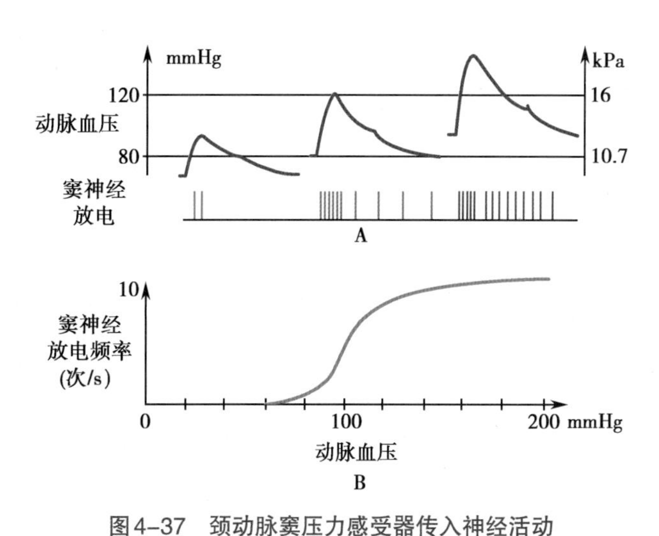

图 4–37　颈动脉窦压力感受器传入神经活动与动脉血压的关系

A. 低、中、高三个动脉脉搏波时单个窦神经纤维放电情况；B. 窦神经放电频率与动脉压的关系

入神经末梢释放谷氨酸兴奋孤束核的神经元，后者投射到尾端延髓腹外侧区（CVLM），通过释放谷氨酸兴奋 CVLM 的交感抑制性神经元，这些神经元又投射到头端延髓腹外侧区（RVLM）的交感兴奋性神经元，通过释放 γ- 氨基丁酸（GABA）抑制 RVLM 的交感兴奋性神经元的活动，从而使心交感神经和交感缩血管神经的活动减弱，此为压力感受器 – 交感反射（baroreceptor-sympathetic reflex）。孤束核的神经元还投射到心迷走中枢（疑核和迷走神经运动背核），通过释放谷氨酸兴奋心迷走神经节前神经元，使心迷走神经活动增加，此为压力感受器 – 迷走反射（baroreceptor-vagal reflex）。

（3）反射效应　当动脉血压突然升高时，压力感受器传入神经冲动增多，经上述神经通路使心迷走神经紧张性活动增加，心交感和交感缩血管神经的紧张性活动减弱，导致心率减慢，心收缩力减弱，阻力血管扩张，外周阻力降低，其结果是动脉血压从升高的水平上迅速降低，接近原先正常的水平。反之，当动脉血压突然降低时，压力感受器传入神经冲动减少，可使心迷走神经紧张性降低，心交感和交感缩血管神经紧张性增强，导致心率加快，心肌收缩力增强，外周阻力血管收缩，其结果是血压能迅速回升（图 4–38）。

（4）动脉压力感受器反射的生理意义　动脉压力感受器反射是一种负反馈调节机制，其最主要的生理意义是纠正短时间内血压的突然变化，即缓冲血压的快速波动。动脉压力感受器反射平时就发挥作用，使动脉血压在一定的水平上保持相对稳定，从而使各器官的血流量也保持相对稳定，因此生理学中也将动脉压力感受器反射称为血压缓冲系统，而压力感受器的传入神经也被称为缓冲神经。切除两侧缓冲神经的动物，动脉血压经常出现较大幅度的波动，在受到外界刺激或改变体位、进食或排便等情况下，血压波动幅度更大，证明压力感受器反射对于纠正动脉血压的快速波动是非常重要的。

动脉压力感受器反射还可能参与动脉血压的长期调节。动物实验发现，如果单纯切断双侧缓冲神经，则动物的血压波动性增大，而长时间里血压的平均值并不明显增高；但是，如果给动物高盐饮食，则切除缓冲神经的动物平均血压明显高于缓冲神经完整的动物，这提示压力感受器反射也参与水电解质平衡和动脉血压的长期调节。研究已证实，当动脉血压持续升高时，动脉压力感受器反射可抑制肾交感神经活动，使肾排水排钠增加，这有助于减少血容量和使血压逐步向正常水平回落。

在动物实验中可将颈动脉窦与体循环隔离开来，但仍保留窦神经与中枢的联系。在这一研究模型，改

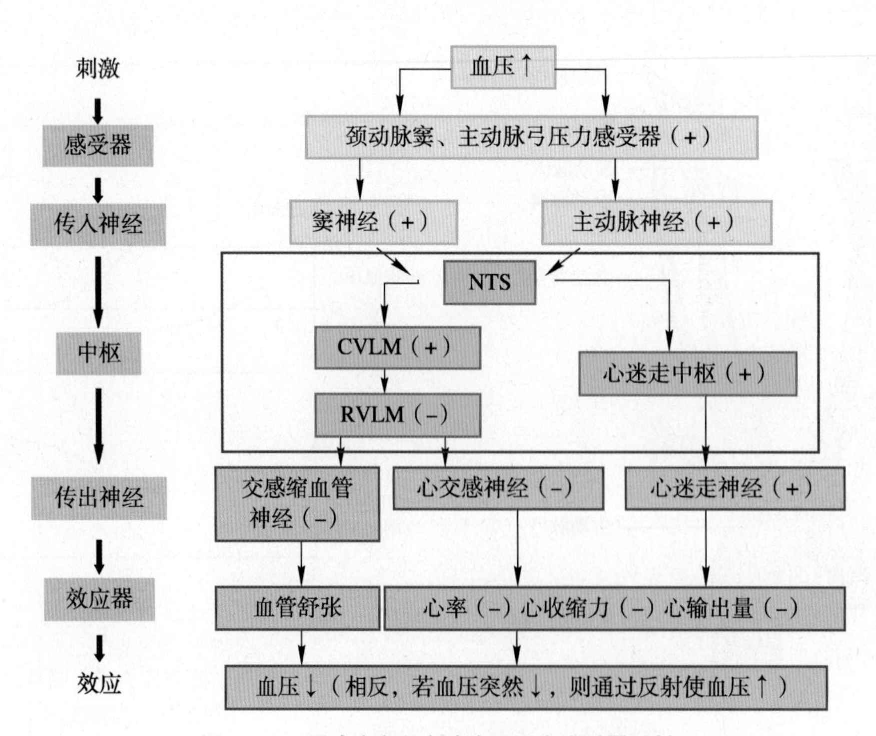

图 4–38　颈动脉窦和主动脉弓压力感受器反射

该图展示动脉血压突然升高时的反射效应，若血压突然下降，则效应相反

变窦内压可引起体循环动脉压变化，以窦内压为横坐标，动脉血压为纵坐标，可以得到压力感受器反射功能曲线（图 4–39）。由图可见，窦内压在 60~180 mmHg 范围内变动时，动脉血压与窦内压呈负相关，而当窦内压 <60 mmHg 或 >180 mmHg 时，动脉血压不受窦内压变化的影响，表明颈动脉窦压力感受器反射的阈压（threshold pressure）是 60 mmHg，其饱和压（saturation pressure）是 180 mmHg，该反射是在 60~180 mmHg 压力范围内工作。在压力感受器反射功能曲线最陡处，窦内压与动脉血压相等（约 100 mmHg），这被称为压力感受器反射的**调定点**（set-point），压力感受器反射的作用即是使动脉血压维持在调定点水平。在实验性高血压动物或高血压患者，可见压力感受器反射功能曲线向右上方移位，调定点升高，表明压力感受器反射是在新的调定点基础上发挥调节作用，这种现象称为压力感受器反射的**重调定**（resetting）。重调定的机制比较复杂，它可以发生在感受器水平，也可以发生在中枢部位。

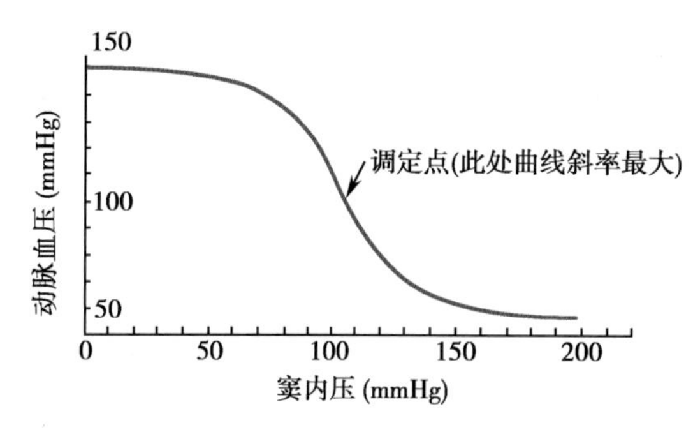

图 4–39 压力感受器反射功能曲线

2. 颈动脉体和主动脉体化学感受器反射　当血液的某些化学成分发生改变时，如缺氧、CO_2 分压过高（高碳酸血症）、H^+ 浓度过高（酸中毒）等，都可刺激**动脉化学感受器**（arterial chemoreceptor），引起呼吸和心血管活动的反射性变化。动脉化学感受器包括颈动脉体和主动脉体。颈动脉体位于颈总动脉分叉处，主动脉体位于主动脉与肺动脉之间的组织中（见图 4–36）。化学感受器主要由对化学刺激敏感的上皮细胞、丰富的营养血管和感觉神经末梢组成，传入神经分别汇入窦神经和迷走神经，终止于延髓孤束核。平时动脉化学感受器的血流量很大，当血氧含量明显降低或 CO_2 含量显著增高时，或者动脉血压过低导致化学感受器组织血流明显减少时，这些感受器被激活，其感觉信号经孤束核中转到延髓内的呼吸和心血管中枢。化学感受器反射的主要效应是引起呼吸加深、加快（详见第 5 章）。其对心血管活动的直接效应是交感缩血管神经活动增强，使骨骼肌和内脏等组织的阻力血管收缩和血压升高，故可称为动脉化学感受器 – 交感反射（arterial chemoreceptor-sympathetic reflex）或化学感受性升压反射。在血压升高的同时又因压力感受器反射而使心迷走神经兴奋和心率减慢。

动脉化学感受器反射对心血管活动的调节被认为是一种移缓济急的应急反应。在严重低氧、血容量不足等情况下，通过化学感受器反射，在使外周阻力增加从而血压升高的同时，使心输出量重新分配，以保证心和脑的血液供应。但是，有证据提示动脉化学感受器 – 交感反射可能参与高血压的发病。例如，在慢性睡眠呼吸暂停（sleep apnea）病人，间歇性低氧可反复激活动脉化学感受器 – 交感反射，导致交感紧张性增强、血液儿茶酚胺增多和血压升高。

3. 心肺感受器引起的心血管反射　在心房、心室和肺循环的大血管壁存在许多感受器，总称为**心肺感受器**（cardiopulmonary receptor），可分为两类，一类是牵张感受器，当心房、心室或肺循环大血管中压力升高或血容量增多时被激活。因它们位于循环系统压力较低的部位，故也被称为低压力感受器；而与之对应，颈动脉窦和主动脉弓压力感受器则被称为高压力感受器。当血容量增加时，低压力感受器被激活，其传入冲动经迷走神经传递到中枢神经系统，引起交感神经活动降低，阻力血管舒张，迷走神经活动增强和心率减慢等效应，这一反射最早是 Bainbridge 发现的，所以也称为 Bainbridge 反射。低压力感受器传入冲动还导致肾交感神经活动减弱和入球小动脉舒张，并抑制下丘脑分泌抗利尿激素；同时血容量增加对心房的牵张作用增强，还可直接导致心房钠尿肽分泌增加，这些因素综合作用的结果是排尿增加，这一反射被称为心 – 肾反射（cardiac-renal reflex）。在太空失重的情况下，由于不受重力影响，心脏和大血管中的压力较正常时反而升高，心肺感受器激活，尿量增多，血容量相对减少。因此，低压力感受器的生理意义是缓冲因压力或血容量改变而引起的血压波动。

另一类心肺感受器是化学感受器，可被一些化学物质如缓激肽、腺苷、过氧化氢等刺激，经心交感神经传入，反射性引起交感活动增强和血压升高，称为心交感传入反射（cardiac sympathetic afferent reflex）。

发生心肌缺血时,心交感传入反射增强有利于维持血压。

4. 脑缺血反应 当脑的血流量减少时,出现心交感神经和交感缩血管神经紧张性增强,外周阻力血管强烈收缩,动脉血压升高而心率减慢,这被称为脑缺血反应(brain ischemic response)。引起这种反应的机制可能是脑血流减少时,头端延髓腹外侧区(RVLM)CO_2 和酸性代谢产物增多而氧含量降低,直接刺激其中的交感兴奋性神经元。这与严重低氧、血容量严重不足或动脉血压过低的情况下,通过动脉化学感受器反射所引起的心血管效应十分相似,其意义在于提高血压,改善脑的血液供应。脑缺血反应的一种特殊情形是 Cushing 反应或 Cushing 反射,当颅内压增高时,因脑血管受压迫而使脑血流减少,这可引起脑缺血反应,使动脉血压升高,从而克服颅内压对脑血管的压迫作用,使脑血流得以维持。

5. 躯体交感反射 用低频低强度电刺激躯体传入神经,可抑制交感神经活动,产生降压效应;而高频高强度电刺激躯体传入神经,可兴奋交感神经,产生升压效应。由躯体传入神经引起的交感心血管反射被称为躯体交感反射(somatosympathetic reflex),可能是针刺穴位之所以能够调整心血管功能的原因。

二、体液调节

内分泌激素如肾素－血管紧张素系统、血管升压素、儿茶酚胺和心房钠尿肽等,经血液循环被运输到全身,可广泛作用于心血管系统。同时,组织或细胞也产生多种血管活性物质,对局部血管发挥调节作用。例如,炎症时组织或血浆中产生的激肽(kinin)和组胺等介质具有强烈的舒血管作用,并能增加毛细血管的通透性,可导致局部组织水肿;血管内皮细胞释放的前列环素、NO 和内皮素等,以旁分泌的形式作用于血管平滑肌,对局部血管有重要的调节作用(表 4-6)。

表 4-6 主要的心血管调节因子

调节因子	产生部位	主要作用
肾素－血管紧张素－醛固酮系统(RAAS)		
肾素	球旁细胞	水解血管紧张素原
血管紧张素原	肝	Ang Ⅰ的前体
血管紧张素Ⅰ(Ang Ⅰ)	血管紧张素原水解	Ang Ⅱ的前体
血管紧张素Ⅱ(Ang Ⅱ)	Ang Ⅰ在转换酶作用下水解	收缩血管,增强交感神经活动,刺激醛固酮释放和调节水电解质平衡,增强心肌收缩力
血管紧张素Ⅲ(Ang Ⅱ)	Ang Ⅱ在氨基肽酶作用下水解	与 Ang Ⅱ作用相似,但作用较弱
醛固酮	肾上腺皮质球状带细胞	促进肾小管对水和 Na^+ 的重吸收
血管升压素	下丘脑室旁核、视上核	促进远端肾小管重吸收水和钠,收缩血管
肾上腺素和去甲肾上腺素	肾上腺髓质、交感神经末梢	增强心肌收缩力(β_1 受体),收缩阻力血管(α 受体),舒张骨骼肌和冠脉血管(β_2 受体)
心房钠尿肽	心房肌	舒张血管,利尿利钠
内皮素	血管内皮细胞	收缩局部血管(ET_A 受体)
前列环素	血管内皮细胞	抑制血小板凝聚,舒张局部血管
血栓烷 A_2	血小板	促进血小板凝聚,收缩局部血管
NO	血管内皮细胞	舒张局部血管

(一) 肾素－血管紧张素系统

拓展知识 4-11 肾素－血管紧张素系统的发现过程

肾素－血管紧张素系统(renin-angiotensin system,RAS)是人体重要的体液调节系统。早先的研究发现，给动物注射肾组织提取液能升高血压，后来证实这种升压作用是肾球旁细胞（juxtaglomerular cell）合成和分泌的**肾素**（renin）引起的。肾素的合成与分泌受多种因素的调控，肾血流量不足（如动脉压降低、血容量减少）、交感神经活动增强或血浆儿茶酚胺增加都可刺激肾素分泌。肾素是一种蛋白酶，当它进入血液后，将血浆中由肝合成的**血管紧张素原**（angiotensinogen）水解为十肽的**血管紧张素Ⅰ**（angiotensin Ⅰ，Ang Ⅰ），也称Ang（1–10）。Ang Ⅰ在血浆或组织中的一系列酶的作用下发生链式水解反应，生成许多不同的肽段。其经典的反应途径是：①Ang Ⅰ经过肺循环时，在肺血管内皮表面的血管紧张素转换酶（angiotensin converting enzyme，ACE）的作用下，其C末端水解切去2个氨基酸残基，产生一个八肽的血管紧张素Ⅱ（Ang Ⅱ），也称Ang（1–8）；②Ang Ⅱ在血浆和组织中的ACE2、氨基肽酶A和中性内肽酶（NEP）的作用下，其N末端切去一个氨基酸残基，生成七肽的血管紧张素Ⅲ（Ang Ⅲ），也称Ang（2–8）；③Ang Ⅲ在氨基肽酶N的作用下再失去一个氨基酸残基而生成六肽的Ang Ⅳ并进一步降解（图4–40）。此外，Ang Ⅰ或Ang Ⅱ也可在ACE2、脯氨酰肽链内切酶（PEP）和脯氨酸羧基肽酶（PCP）等的作用下失去C末端的残基而形成Ang（1–7）。

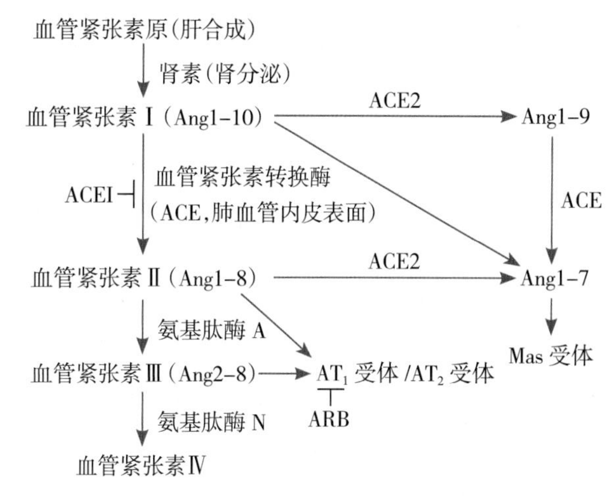

图4–40　肾素–血管紧张素系统

ACEI. 血管紧张素转换酶抑制剂；AT. 血管紧张素受体；ARB. 血管紧张素受体阻滞剂

血管紧张素Ⅰ仅作为血管紧张素Ⅱ的前体发挥作用；血管紧张素Ⅱ和Ⅲ可作用于血管平滑肌和肾上腺皮质球状带细胞上的血管紧张素受体，包括AT_1和AT_2，而发挥调节效应。AT_1和AT_2是具有7个跨膜片段的G蛋白耦联型受体，AT_1有两种亚型即AT_{1A}和AT_{1B}。AT_{1A}广泛分布于血管壁及脑等组织，而AT_{1B}的分布局限于垂体和肾上腺皮质。血管紧张素Ⅱ和Ⅲ与AT_1结合引起的心血管效应主要有以下几个方面：

1. 缩血管作用　血管紧张素Ⅱ和Ⅲ与血管平滑肌上的AT_{1A}受体结合，可使阻力血管和容量血管收缩，使血压升高，增加回心血量；但血管紧张素Ⅲ的缩血管作用强度只有血管紧张素Ⅱ的40%左右。

2. 增强交感神经活动　血管紧张素Ⅱ和Ⅲ与交感神经末梢上的AT_1受体结合，可促进交感神经末梢释放去甲肾上腺素；血管紧张素Ⅱ作用于脑内自主神经中枢，可使交感神经活动增强。

3. 调节水电解质平衡　血管紧张素Ⅱ可刺激肾上腺皮质球状带细胞合成和释放醛固酮，从而促进肾小管对水和Na^+的重吸收，起保钠保水和增加血容量的作用。血管紧张素Ⅱ还作用于中枢神经系统，刺激血管升压素释放和引起或增强渴感，并导致饮水行为。由于肾素、血管紧张素和醛固酮之间存在密切的联系，因此提出了**肾素–血管紧张素–醛固酮系统**（renin-angiotensin-aldosterone system，RAAS）的概念。

4. 增强心肌收缩力　血管紧张素Ⅱ与心肌细胞AT_1受体结合，可促进肌质网释放Ca^{2+}，从而使心肌收缩力增强。

RAS及RAAS系统对于心血管系统的功能特别是动脉血压的长期调节具有重要意义，临床上常采用血管紧张素转换酶抑制剂或血管紧张素受体阻滞剂治疗高血压（图4–40）。值得一提的是，许多组织如中枢神经系统、肾、心脏、血管壁、子宫和胎盘等都能合成、分泌和降解肾素–血管紧张素，被称为局部肾素–血管紧张素系统。局部肾素–血管紧张素系统对相应组织器官的生理功能和病理过程的调节作用是许多研究者感兴趣的问题。

（二）血管升压素

血管升压素（vasopressin）又称**抗利尿激素**（antidiuretic hormone），是由下丘脑视上核和室旁核的神经分泌大细胞合成的多肽，经下丘脑垂体束运输到神经垂体。在血浆有效渗透压升高（如禁水）、血容量降低

（如失血）和应激等情况下，神经分泌大细胞活动增强，其位于神经垂体的轴突末梢将血管升压素释放入血液。

血管升压素通过激活与G蛋白耦联的V_1和V_2受体而发挥作用。V_1和V_2受体分别存在于血管平滑肌和肾小管上。血管升压素通过与肾小管上皮细胞上的V_2受体结合促进水和Na^+的重吸收，减少尿量，从而维持细胞外液量，所以也被称为抗利尿激素（见第9章）。

血管升压素与血管平滑肌上的V_1受体结合可使大部分血管收缩，所以称为血管升压素。在生理情况下，血液中血管升压素的主要作用是促进肾小管对水和Na^+的重吸收，但在禁水或失血等情况下，血管升压素的缩血管作用对于动脉血压的维持也有一定的意义。

（三）肾上腺素和去甲肾上腺素

肾上腺素（adrenaline，epinephrine）和**去甲肾上腺素**（noradrenaline，norepinephrine）在化学结构上都属于儿茶酚胺类。循环血液中的肾上腺素和去甲肾上腺素主要来自肾上腺髓质的分泌，也有少部分去甲肾上腺素是交感神经末梢释放后进入血液的。

肾上腺素和去甲肾上腺素对心血管的作用既有共性，又有特殊性，这是由于两者对肾上腺素能受体亚型的结合能力不同引起的。肾上腺素能受体分为α和β两类，它们在组织中的分布不同。心肌细胞膜上的受体为β_1受体，激活后可使心肌兴奋活动加强；血管平滑肌上有α和β_2受体，α受体可使血管收缩，β_2受体则使血管舒张。肾上腺素既能激活α受体又能激活β（β_1和β_2）受体，所以能使心率加快和心肌收缩力增强，在临床上被用作强心药，但它的缩血管作用较弱，甚至可使部分血管舒张。去甲肾上腺素主要与血管平滑肌上的α受体结合，与β_2受体的结合能力较弱，因而静脉注射去甲肾上腺素可使全身血管广泛收缩，动脉血压升高。虽然去甲肾上腺素也能激活心肌细胞上的β_1受体而增强心肌兴奋活动，但由于血压升高刺激压力感受器，可反射性地引起心率减慢。在临床上去甲肾上腺素被用作升压药。

（四）心房钠尿肽

心房钠尿肽（atrial natriuretic peptide）是由心房肌细胞分泌的一种多肽，能促进肾小球滤过和肾小管分泌，因而具有强烈的利尿和排钠作用。心房钠尿肽还抑制血管平滑肌对缩血管物质的反应，引起血管舒张和血压降低，并能抑制肾素分泌因而减少血管紧张素Ⅱ形成和醛固酮分泌，还抑制血管升压素合成与分泌。

研究发现，如果人为地提高中心静脉压或心房压，则血浆心房钠尿肽的浓度增加，反之亦然；而离体的心房肌受到牵张时可释放心房钠尿肽。这些证据说明使心房肌释放心房钠尿肽的生理刺激是心房充盈。在血容量增加时，心房肌释放心房钠尿肽增加，产生利尿排钠效应。心房钠尿肽和血管升压素共同调节机体的水电解质平衡。

（五）血管内皮生成的血管活性物质

血管内皮生成和释放的舒张血管物质主要包括一氧化氮和前列环素等，而研究得较深入的收缩血管物质则有内皮素和血栓烷A_2等（详见本章第三节）。

（六）其他因素

心血管系统中还存在多种心血管活性多肽、气体信号分子、细胞因子和生长因子等，作用于心肌、血管内皮或平滑肌细胞，对心血管活动进行复杂而精细的调控。

拓展知识4-12 内皮素与高血压

三、组织血流量的自身调节

前面我们讨论了自主神经系统、体液因素及各种反射机制对心血管活动的调节，通过这些调节，机体得以维持动脉血压也就是组织灌注压的相对稳定。在生理情况下，机体内各器官组织的血流量主要取决于其自身的代谢活动，血流量总是与代谢活动相适应；而当动脉血压在一定范围内发生波动时，许多器官的血管床能发生代偿性的收缩或舒张，使血流量保持相对稳定。这些调节不依赖于自主神经支配和全身性体液因素，而是存在于器官组织本身，是通过微小血管的舒缩活动而实现的，所以称为器官血流量的**自**

身调节(autoregulation)。不同器官自身调节血流量的能力有高有低，脑、心和肾的自身调节能力较高。自身调节的机制与代谢产物及血管平滑肌本身的特性有关。

(一) 代谢机制

微血管平滑肌的舒缩活动受组织中的 O_2、CO_2、H^+、K^+ 及腺苷等代谢产物浓度的调节。当器官的功能和代谢活动增强时，组织中 O_2 含量降低而代谢产物增多，可使后微动脉及毛细血管前括约肌舒张，因而血流量能随代谢水平而相应增加。当动脉血压突然升高时，因组织的灌注压升高使得组织血流量暂时增加，其结果是组织中氧的含量增加而代谢产物被清除，导致微血管平滑肌收缩，血流阻力增加，因而组织血流量又迅速恢复到原先水平；相反，当动脉血压突然降低时，组织血流量可暂时降低，组织中氧的含量随之降低而代谢产物蓄积，可导致微血管平滑肌舒张，血流阻力降低，其结果是血流量也迅速增加到原先水平。

(二) 肌源性机制

血管平滑肌尤其是微小动脉的平滑肌平时保持一定程度的紧张性收缩。当动脉血压突然升高时，血管平滑肌因受到的牵张刺激增强而发生收缩反应，这被称为**肌源性收缩**(myogenic contraction)。肌源性收缩导致血流阻力增大；相反，当动脉压突然降低时，血管平滑肌因受到的牵张刺激减弱而发生舒张反应，导致血流阻力降低，其结果是当灌注压发生波动时组织的血流量能保持相对稳定。血管的肌源性收缩与平滑肌受牵张时细胞内钙增加有关。

四、动脉血压的长期调节

自主神经系统通过改变外周血管阻力和心脏泵血能力而快速地调节动脉血压，协调机体各部分的血供分配，以适应整体的需求，属于血压的短期调节(short-term control of arterial pressure)。而在动脉血压的长期调节中，肾发挥十分重要的作用。在体内细胞外液量(包括血量)增多时，血压升高，此时肾排水排钠增加，将过多的体液排出体外，从而使血压恢复正常水平。因此这一调节机制也被称为**肾-体液系统**(renal-body fluid system，详见第9章尿液的生成与排泄)。有人提出肾-体液系统存在一个调定点，该调定点决定了体液总量和动脉血压的长期水平。

肾-体液系统受肾素-血管紧张素-醛固酮系统、血管升压素、心房钠尿肽和内皮素等激素的调控(详见第9章)。需要指出的是，交感神经和动脉压力感受器反射对肾-体液系统也有影响，可能也参与动脉血压的长期调节和高血压的病理生理过程。

第五节　特殊器官循环

一、冠脉循环

心脏的血液供应来自**冠脉循环**(coronary circulation)。在平时，心输出量的近5%经冠脉循环分配给心脏本身；在运动、高血压等情况下，随着心脏做功的增加，心肌对血供的需求也增大。若心肌供血不足，将导致心脏泵血功能减弱，同时心脏的C类传入神经激活引起心绞痛(angina pectoris)。

(一) 冠脉循环的解剖特点

心肌的血液供应来自左、右冠状动脉。左冠状动脉主要供应左心室的前部，右冠状动脉主要供应左心室的后部和右心室。冠状动脉的血液流经毛细血管和静脉后，主要经由冠状窦和心前静脉回流入右心房。

冠脉循环具有以下结构特点：①左、右冠状动脉主干都行走在心脏表面，其分支常以垂直于心脏表面的方向穿入心肌，并在心内膜下层分支成网，这种分支方式使冠脉血管容易在心肌收缩时受到压迫，因而在心室收缩期心肌供血减少，心室舒张期心肌供血增加。心率加快时，由于舒张期缩短明显，不利于心肌供血。②心肌的毛细血管极为丰富，毛细血管数与心肌纤维数成1∶1的比例，因此心肌与冠脉血液间物质交换迅速。③冠状动脉之间的侧支吻合较细小，当冠状动脉突然阻塞时不容易很快建立侧支循环，常可导致心肌梗死。但如果冠状动脉阻塞是缓慢形成的，侧支可逐渐扩张建立新的侧支循环。在冠脉循环的小动脉与心脏外的小动脉间也有少量的吻合支，在慢性冠心病患者可见这些吻合支的数目增多而且扩张，这有助于心肌供血。

（二）冠脉循环的生理特点

1. 灌注压高，途径短，血流快，血流量大　冠状动脉直接开口于升主动脉根部，灌注压高，且血流途径较短，因而血流速度快，血流量大。冠脉循环的血液从主动脉的根部，经全部冠状血管流回右心房，只需几秒钟就可完成。在安静状态下，人冠脉血流量约为每百克心肌每分钟 70 mL，中等体重的人，总的冠脉血流量约为 225 mL/min，占心输出量的 4%~5%，而心脏的重量只占体重的 0.5%。体力劳动时，心肌耗氧量增大，冠脉血流可达平时的 4 倍。

2. 动 – 静脉血氧含量差大　即使是在平时，冠脉循环的动 – 静脉血氧含量差也比其他组织的大得多，当动脉血流经心脏后，其中大部分（约 70%）的氧被心肌摄取，因此心脏活动增强时，心肌靠提高从单位血液中摄取氧的潜力较小，更多的是依靠冠脉血管扩张以增加血流量来满足心肌对氧的需求。

3. 血流量随心动周期波动　冠脉血流的动力（即灌注压）是主动脉和右心房之间的压力差，血流的阻力取决于冠脉血管的舒缩状态；另外，心腔内的压力和心肌收缩对血管的压迫作用也是冠脉血流的阻力。在心脏的舒缩周期中，主动脉压和心腔内压力发生周期性波动，导致冠脉血流量也随之周期性波动。图 4–41 显示的是犬的左、右冠状动脉血流在一个心动周期中的变化。当左心室等容收缩开始时，主动脉压低而心室壁张力高，左冠状动脉受压而致血流量突然减少；在左心室射血期，主动脉压升高，左冠状动脉受压程度相对减小，冠脉血流量增加；进入减慢射血期，主动脉压下降，冠脉血流量再次下降。在等容舒张期开始时，心肌对冠脉的挤压作用减弱或消失，冠脉血流阻力减小，而此时主动脉压仍处于较高状态，故冠脉血流量突然增加，到舒张早期，冠脉血流量最多，然后又逐渐减少。一般来说，左心室在收缩期的血流量只有舒张期的 20%~30%。当心肌收缩加强时，心室收缩期血流量所占比例更小。值得指出的是，在心室收缩期，左心室内的压力可稍高于主动脉内的压力，压迫左心室心内膜下的血管，因而这部分血管只有在心室舒张期才有血流。正是由于这个原因，左心室心内膜区容易发生缺血损伤。

因此，动脉舒张压的高低和心舒张期的长短是影响冠脉血流量的重要因素。体循环外周阻力增大时，动脉舒张压升高，冠脉血流量增加。心率加快时，由于心舒张期缩短明显，所以冠脉血流量减少。

（三）冠脉血流量的调节

在调节冠脉血流量的各种因素中，最重要的是心肌本身的代谢水平。交感神经和副交感神经也支配冠脉血管，但平时它们的调节作用是次要的。一些体液因素（如肾上腺素和 NO 等）对冠脉血流量也有一定影响。

1. 冠脉血流量的自身调节　冠脉血流量与心肌代谢水平成正比，当心肌耗氧量增加或心肌组织中的氧分压降低时，都可引起冠脉血管舒张，增加血流量。多种代谢产物，包括局部氧含量降低、酸性产物（CO_2、H^+ 和乳酸等）增加、腺苷和前列腺素等，都可能参与这一调节机制，其中腺苷可能起主要作用。当心肌代谢增强而使局部组织中氧分压降低时，心肌细胞中的 ATP 分解为 ADP 和 AMP，在冠脉血管周围的间质细胞中有 5′– 核苷酸酶，后者可使 AMP 分解产生腺苷。腺苷具有强烈的舒张冠脉血管的作用，还能减轻缺血再灌注引起的心肌损伤。

2. 神经调节　冠脉血管受交感和迷走神经的支配，刺激心交感神经可使冠脉先收缩后舒张。先出现的冠脉收缩是支配冠脉血管的交感神经纤维兴奋的直接效应，是交感神经末梢释放

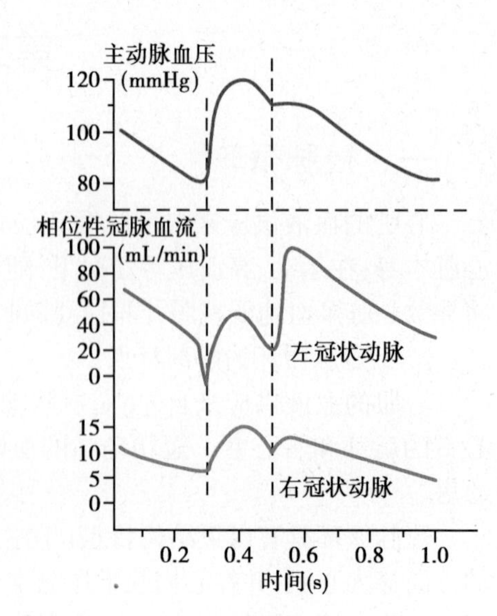

图 4–41　一个心动周期中左、右冠脉血流量与主动脉血压变化的关系

的去甲肾上腺素与血管平滑肌上的 α 受体结合所引起的；后出现的冠脉舒张是由于心肌收缩加强、耗氧量增加、代谢产物增多所引起的继发反应。平时，心交感神经的缩血管作用往往被强大的继发性舒血管作用所掩盖，因而交感神经兴奋常引起冠脉舒张。

迷走神经对冠脉的直接作用是使冠脉舒张，但实际上它对冠脉血流的影响很小，这可能是由于迷走神经对冠脉的直接舒张作用被心脏活动减弱引起的继发性缩血管作用所掩盖。

3. 体液调节　肾上腺素和去甲肾上腺素可与冠脉血管平滑肌的 α 或 β 受体结合而引起冠脉收缩或舒张，但它们主要是通过增强心肌代谢活动而间接引起冠脉舒张和血流量增加。血管紧张素Ⅱ、血管升压素、内皮素及血栓烷 A_2 等可引起冠脉收缩和血流量减少，而 NO、组胺、前列环素、缓激肽、5- 羟色胺等可使冠脉舒张和血流量增加。

二、肺循环

进入肺的血管包括肺循环血管和体循环的支气管血管两部分。**肺循环**（pulmonary circulation）指的是从右心室和肺动脉经肺泡毛细血管和肺静脉到左心房的血液循环，其功能是完成血液与肺泡气之间的气体交换，使右心室射出到肺动脉中的静脉血转变为肺静脉中的动脉血而汇入左心。支气管血管的功能是为支气管和肺提供氧气和营养物质，并带走肺组织代谢产生的 CO_2。支气管血管的静脉血汇入肺循环的肺小静脉，使进入左心的动脉血中掺入 1%~2% 的静脉血。以下主要讨论肺循环的特点和调节机制。

（一）肺循环的生理特点

1. 循环途径短、血流阻力小　肺动脉主干长 4 cm，随即分为左、右两支，再分为若干小支进入肺泡壁形成毛细血管网，最后汇入肺静脉流回左心房。整个肺循环途径比体循环短得多。肺动脉分支短、管径大、管壁薄而可扩张性大，加之胸腔内压力较低，因此肺循环的阻力小。

2. 血压较低　肺循环的血压较低。在正常人，肺动脉收缩压和舒张压分别为 22 mmHg 和 8 mmHg，平均压约为 13 mmHg。肺循环毛细血管平均压约为 7 mmHg，低于血浆胶体渗透压（25 mmHg），这有利于减少血浆渗出和气体交换。在左心衰竭时，肺静脉压和肺毛细血管压升高，可导致液体积聚在肺泡或肺的组织间隙中而形成肺水肿（pulmonary edema）。

3. 肺血管顺应性大，肺的血容量变化大　与体循环相比较，肺血管的顺应性大。平时肺循环中的血容量为 450 mL，占全身总血量的 9%。用力呼气时，肺循环血容量可减少至 200 mL 左右，而深吸气时可增加到 1 000 mL 左右。因其容量大，变化范围也大，故肺循环有“贮血库”的作用。当机体失血时，肺循环可将一部分血液转移到体循环，起代偿作用。肺循环的血容量还受呼吸周期的影响，并对左心室输出量和动脉血压产生影响。吸气时，胸腔内压力低，由腔静脉回流入右心房的血量增多，右心室射血量增加，又由于肺血管扩张，肺循环血容量增大而由肺静脉回流入左心房的血量减少；呼气时则发生相反的过程。因此，吸气开始时左心室输出量减少，体循环动脉血压下降，而呼气时左心室输出量增加，动脉血压升高。在呼吸周期中出现的这种血压波动被称为特 – 赫波（Traube–Hering wave）。

（二）肺循环血流量的调节

1. 神经调节　肺血管受交感和迷走神经支配。刺激交感神经可产生缩血管作用，肺血管阻力增大，血流量减少；刺激迷走神经则可引起轻度的舒血管作用，肺血管阻力稍有降低，血流量略有减少。

2. 肺泡气氧分压和血氧分压　肺泡气或血氧分压降低都能使肺血管收缩。当支气管或小支气管发生炎症、痉挛甚至阻塞时，该支气管树范围内的肺泡通气不足，肺泡气中氧分压降低，可使这些肺泡的血管平滑肌收缩，血流阻力增大，血流量减少，这有利于较多的血液流经通气充足的肺泡，进行有效的气体交换。血氧分压降低时，可使体循环血管舒张，而肺血管则收缩。研究表明，肺血管平滑肌上存在对氧敏感的 K^+ 通道，低氧可使这类 K^+ 通道抑制，K^+ 外流减少，细胞膜去极化从而导致收缩性增强。长期生活在高海拔地区的人由于氧分压低，引起肺血管广泛收缩，导致肺血管阻力增大，产生肺动脉高压（pulmonary hypertension），右心室负荷增加，可造成右心室肥厚乃至右心衰竭。

3. 血管活性物质对肺血管的影响　能使肺血管收缩的血管活性物质有腺苷（作用于 AT_1 受体）、血管紧张素Ⅱ、内皮素、5-HT、肾上腺素和去甲肾上腺素等；能使肺血管舒张的物质有缓激肽、组胺和血管升压素等，它们对肺血管的舒张作用一般都与内皮细胞合成与释放NO有关。

三、脑循环

脑组织的血液循环称为脑循环（cerebral circulation）。脑的血液供应主要来自两侧的颈内动脉（约占2/3）和椎动脉（约占1/3），脑静脉汇合成脑静脉窦，经颈内静脉汇入腔静脉。如果脑部血管突然破裂或血管阻塞导致血液不能流入大脑，将引起脑组织损伤，即缺血性或出血性脑卒中。

（一）脑循环的特点

1. 脑血流量大，耗氧量多　大脑调节自身血液供应的能力被称为脑自身调节，尽管脑灌注压发生变化，但它仍能保持足够和稳定的脑血流量。由于脑组织代谢水平较高，且细胞活动所需能量主要来源于糖的有氧氧化，因而脑对血供的需求较大。正常成年人在安静状态下，每百克脑组织的血流量为50~60 mL/min，整个脑的血流量约为750 mL/min。可见，脑的重量虽仅占体重的2%，但血流量却占心输出量的15%左右。安静时每百克脑组织耗氧为3~3.5 mL/min，脑的总耗氧量约为50 mL/min，相当于全身耗氧量的20%左右。脑组织对缺血缺氧十分敏感，当每100 g脑组织血流低于40 mL/min时就可出现脑功能异常；脑血流中断数秒钟就可出现意识丧失，中断5~6 min以上将导致不可逆的脑损伤。

2. 脑血流量变化小　脑位于容积固定的骨性颅腔内，其中为脑、脑血管和脑脊液所充满，故脑血管舒缩活动受到相当的限制，脑血流量的变化范围也就较小。

3. 脑循环中存在血－脑屏障　脑循环的毛细血管壁内皮细胞相互接触紧密，并有一定的重叠，管壁上没有小孔。毛细血管和神经元之间并不直接接触，而是被神经胶质细胞隔开，这一结构特征对于物质在血液和脑组织之间的扩散起着屏障作用，称为**血－脑屏障**（blood-brain barrier）。

（二）脑血流量的调节

脑血流量取决于脑的动－静脉压力差、颅内压、血液黏滞度和脑血管舒缩状态。在调节脑血流量的各种因素中，脑血管的自身调节是主要因素。

1. 脑血管的自身调节　大脑调节自身血液供应的能力被称为脑自身调节，尽管脑灌注压发生变化，但脑仍能保持足够和稳定的脑血流量。平均动脉血压在60~140 mmHg范围内波动时，脑血管可通过自身调节机制使脑血流量保持恒定。平均动脉压降低到60 mmHg以下时，脑血流量减少，可出现脑功能障碍；平均动脉压超过140 mmHg时，脑血流量随动脉血压而增加。

2. 脑的代谢对脑血流的影响　脑各部分的血流量与该部分脑组织的代谢活动成正相关。当脑的某一部分活动加强时，该部分的血管舒张、血流量增多。如握拳时，对侧大脑皮质运动区的血流量增加。脑组织代谢活动引起的局部脑血流增加，与局部代谢产物（如H^+、K^+和腺苷等）增多及氧分压降低有关。

正是由于这一特点，临床上常通过检查局部脑血流来帮助诊断神经系统疾病，尤其是确定病灶部位，研究中也通过检测人或动物局部脑血流变化进行脑功能定位。目前临床上有多种检查局部脑血流的方法，如单光子发射计算机断层成像（single photon emission computed tomography，SPECT）、正电子发射断层成像（positron emission tomography，PET）和功能性磁共振成像（functional magnetic resonance imaging，fMRI）等。由于局部脑血流量与该脑区的功能与代谢活动呈正相关，因而这些检查方法也被称为功能性脑成像（functional brain imaging）。

3. 血液CO_2和O_2分压对脑血流的影响　血液CO_2分压升高或O_2分压降低时，脑血流量增加。其机制有两个方面：①血液中的CO_2进入脑组织，在碳酸酐酶作用下与H_2O结合生成H_2CO_3，后者再解离出H^+，H^+浓度增加和O_2分压降低都使脑血管舒张；②通过化学感受器反射，使交感缩血管传出纤维活动增强，外周阻力血管收缩，动脉血压升高，脑组织灌注压升高。

4. 颅内压对脑血流的影响　正常情况下，颅内压低于10 mmHg。颅内压增高时，因其对脑血管特别是静脉血管的压迫作用，可直接导致脑血流量减少。颅内压超过33 mmHg就可使脑血流明显减少，继而引起代偿性的脑缺血反应，即交感缩血管神经紧张性增加，外周阻力血管收缩，动脉血压升高而心率减慢。在出血性脑卒中的急性期，由于血肿形成导致颅内压快速升高，自主调节障碍，脑灌注压降低，临床上多以控制血压为主，而不是进行积极的降压治疗，目的是维持脑血流量。

5. 神经调节　脑血管受交感缩血管纤维（来自颈上神经节）和副交感舒血管纤维（来自蝶腭神经节）的支配，它们在平时脑血流的调节中所起的作用很小。脑血管还受感觉神经纤维（来自三叉神经节）支配，脑脊液丢失（如腰椎穿刺时）引起的剧烈头痛，可能与脑血管或神经根受牵拉激活这些感觉神经纤维有关。

（三）血 – 脑脊液屏障和血 – 脑屏障

脑室和蛛网膜下腔中充满脑脊液（cerebrospinal fluid），人的脑脊液体积约为 150 mL。动物实验发现，脑脊液近 2/3 由脑室脉络丛上皮分泌而产生，另外 1/3 来自室管膜细胞的分泌和血浆自毛细血管壁的滤过。在脑室系统，脑脊液和脑组织之间为室管膜所分隔；而在脑表面，脑脊液和脑组织之间为软脑膜所分隔。室管膜和软脑膜的通透性都很高，因此脑脊液的成分与脑组织间液的成分基本相同；但脑脊液与血浆及其他部位的组织液有一定差异。例如脑脊液中蛋白质含量极微，葡萄糖含量也较血浆少；Na^+、Mg^{2+}的浓度较血浆中高，而 K^+、HCO_3^- 和 Ca^{2+} 则较血浆中低。可见，血液和脑脊液之间的物质交换存在着主动转运过程。

脑组织的毛细血管内皮细胞间及脉络丛的上皮细胞间的紧密连接可有效地阻挡蛋白质从血液进入脑组织，也能减慢小分子物质的通过，这被称为血 – 脑屏障（blood-brain barrier）。有人把毛细血管壁上存在的屏障称为血 – 脑屏障，把脉络丛上皮中存在的屏障称为血 – 脑脊液屏障（blood-cerebrospinal fluid barrier），实际上这两个屏障是相似的。脂溶性物质如 O_2、CO_2、某些麻醉药、甾体激素和乙醇等容易通过血 – 脑屏障；水溶性物质的通透性有很大差别，并不一定和分子的大小有关，而是取决于是否存在该物质的主动转运机制。如 H^+、HCO_3^-、甘露糖和蔗糖等都难以通过血 – 脑屏障，而葡萄糖和氨基酸则较容易通过，这是由于脑毛细血管内皮细胞上具有葡萄糖与氨基酸的转运体（GLUT–1）。在先天性 GLUT–1 缺陷的婴儿，虽然血糖浓度正常，但脑脊液中葡萄糖浓度较低，这些婴儿的发育迟缓，常发生抽搐。脑毛细血管内皮上还有其他一些转运蛋白。缺血性脑卒中的病理生理学特征之一是血 – 脑屏障的破坏，包括紧密连接组成蛋白的表达减少和组织学改变及内源性血 – 脑屏障转运蛋白功能变化。

血 – 脑屏障的存在，对于保持脑组织的微环境稳定和防止血液中有害物质侵入脑内具有重要的生理意义。如血液中的去甲肾上腺素、乙酰胆碱、多巴胺和某些氨基酸等物质不易进入脑内，从而保证脑内神经元的正常功能活动不致因血液中上述物质浓度变化而受影响。由于脑脊液中的物质很容易通过室管膜或软脑膜进入脑组织，临床上将不易通过血 – 脑屏障的药物直接注入脑脊液，使其能很快进入脑组织，以达到治疗目的。

需要指出的是，中枢神经系统有 4 个范围较小的部位缺乏上述的血 – 脑屏障，它们是神经垂体、延髓背侧的后缘区（area postrema）、终板血管器（the organum vasculosum of the lamina terminalis，OVLT）和穹隆下器官（the subfornical organ），它们被总称为室周器官（circumventricular organs）。后缘区、终板血管器和穹隆下器官有多种神经肽和其他递质的受体，被认为是脑的化学感受区。血液中的物质（如血管紧张素 Ⅱ、血管升压素和白细胞介素 –1 等）可直接作用于这些部位，继而影响脑的功能。

（杨　晶　向秋玲　富冀枫　王庭槐　戎伟芳）

Summary

The principal function of the cardiovascular system is to provide sufficient blood flow to tissues throughout the body. Blood flow varies considerably in different tissues and in different physiological conditions. This is achieved through neurohumoral as well as local autoregulatory mechanisms.

Neural regulation of cardiovascular function

Heart and vessels are innervated by sympathetic and parasympathetic divisions of the autonomic nervous system. The principal function of the autonomic innervation is rapid control of arterial pressure and redistribution of the cardiac output by evoking rapid changes in rate and force of cardiac contraction and in the diameter of blood vessels.

Cardiac sympathetic fibers exert positive inotropic, chronotropic and dromotropic actions on the heart. In contrast, vagal parasympathetic fibers are inhibitory. Both sympathetic and vagal parasympathetic fibers innervating the heart have certain levels of tonic activity. So do sympathetic vasoconstrictor fibers. Sympathetic vasoconstrictor tone originates in vasomotor centers located in the rostral ventrolateral medulla (RVLM) whereas vagal tone originates from vagal preganglionic neurons located in the dorsal motor vagus and the nucleus ambiguous. Other important brainstem regions involved in neural regulation of circulation include the caudal ventrolateral medulla (CVLM) and the nucleus tractus solitarius (NTS), which are essential components of the neural circuits mediating various cardiovascular reflexes. Higher centers including the cerebral cortex, the hypothalamus, the midbrain and the cerebellum play a more integrative role in cardiovascular adjustments associated with emotional and behavioral changes.

The arterial baroreceptor reflex is by far the most prominent cardiovascular reflex. A rise in arterial pressure stimulates baroreceptors located in the carotid sinus and the aortic arc and the signal is transmitted to NTS and is then relayed to presympathetic neurons in RVLM (through CVLM) and cardiac parasympathetic preganglionic neurons resulting in reduced sympathetic tone and elevated vagal tone. The net effects are vasodilation and decreased heart rate and strength of heart contraction. The primary function of the arterial baroreceptor reflex is therefore to stabilize arterial pressure.

The arterial chemoreceptors are sensitive to oxygen lack, carbon dioxide excess and hydrogen ion excess. The signals from the chemoreceptors excite the vasomotor centers in RVLM and this elevates the arterial pressure due to widespread vasoconstriction. Bradycardia may occur due to baroreceptor reflex. The net influence of arterial chemoreceptor reflex on circulation is similar to those of the brain ischemic response or the Cushing reflex, the purpose of which is to maintain blood flow to vital organs such as the brain.

The cardiopulmonary receptors are activated by increased central venous pressure and by chemical substances. Cardiopulmonary receptor activation causes a reflex inhibition of sympathetic tone, reduced secretion of vasopressin and increased release of atrial natriuretic peptide, which tend to restore blood volume back to normal.

Humoral regulation of cardiovascular functions

Angiotensin Ⅱ is an important circulating vasoconstrictor. It is formed from angiotensin Ⅰ liberated by the action of renin from the kidney on circulating angiotensinogen. Angiotensin Ⅱ not only has a generalized vasoconstrictor action but also stimulates aldosterone secretion. The renin-angiotensin Ⅱ-aldosterone system is a homeostatic mechanism that operates to maintain the extracellular fluid and plays an essential role in long-term regulation of arterial pressure. In addition, there are renin-angiotensin systems in many different organs, which may have important implications both in physiology and in disease.

Vasopressin, or antidiuretic hormone, is synthesized in the cell body of magnocellular neurons in the paraventricular and supraoptic nuclei of the hypothalamus and transported down the axons of these neurons to their endings in the posterior pituitary gland, where it is released into the blood in response to elevation of the effective osmotic pressure of the plasma, decrease in blood volume, trauma and stress. Vasopressin causes vasoconstriction when it binds to V_1 receptors on vascular smooth muscles; but its principal effect is retention of water by the kidney through activating V_2 receptor on the membrane of collecting-duct cells.

Circulating catecholamines are largely released from the adrenal medulla in response to increased sympathetic activity. Norepinephrine has a generalized vasoconstrictor action through interacting with αadrenoreceptors, whereas epinephrine can cause both vasoconstriction and vasodilation by activating α and β adrenoreceptors, respectively.

The atrial natriuretic peptide is released by the

atrium in response to stretch due to increased central venous pressure or blood volume. It antagonizes the actions of various vasoconstrictor agents, and more importantly, increases water and sodium excretion by the kidney.

Endothelial cells respond to flow changes, stretch, a variety of circulating substances and inflammatory mediators and they release vasoactive substances including NO and endothelins, which act locally to relax or constrict smooth muscles.

Autoregulation of tissue blood flow

Most vascular beds have an intrinsic capacity to compensate for moderate changes in perfusion pressure by changes in vascular resistance, so that blood flow remains relatively constant. Autoregulation of tissue blood flow is due in part to the intrinsic contractile response of smooth muscle to stretch (myogenic mechanism) and in part to the formation of metabolic vasodilators in tissue cells (metabolic mechanism).

Circulation in special organs

The coronary circulation: The heart has a relatively large blood flow compared with most other tissues. Coronary blood flow, and the flow to the left ventricle in particular, fluctuates with the cardiac cycle, being low during systole due to vessel compression. The flow through the coronary system is regulated primarily by local metabolic vasodilators such as adenosine.

The pulmonary circulation: The primary function of the pulmonary circulation is to oxygenate the venous blood from the right ventricle and to remove CO_2 from it through gas exchange between blood and air across the diffusion barrier in the alveoli. Blood volume within the pulmonary circulation can vary considerably because of the distensibility of pulmonary vessels. Pulmonary arterioles are sensitive to changes in PO_2 in the alveoli and in blood with hypoxia evoking vasoconstriction. This has important implications in normal physiology and in diseases.

The cerebral circulation: The cerebral blood flow is autoregulated extremely well when arterial pressure fluctuates within the range of 60 to 160 mmHg and regional blood flow is always proportional to the rate of metabolism in that brain region. In situations when oxygen supply to the brain is compromised, a brain ischemic response will occur to cause peripheral vasoconstriction and elevation of arterial pressure.

复习思考题

1. 心肌和骨骼肌的收缩原理有何异同？为什么心室功能曲线没有下降支？
2. 请描述心肌兴奋－收缩耦联的全过程。从这点出发你认为有哪些可能的因素会增强或减弱心脏收缩力量？
3. 请比较窦房结细胞和浦肯野细胞的起搏原理。为什么窦房结能成为全心的起搏点？
4. 房室交界区和浦肯野纤维的传导功能有何不同？为什么有这些不同？
5. 请描述心动周期中心室内压的变化及其与心脏射血的关系。
6. 试述影响动脉血压的因素。
7. 请运用所学知识，考虑测量血压时需要排除哪些影响因素？
8. 临床上测量中心静脉压有什么意义？
9. 某人过马路时，被迎面而来的轿车撞倒，股动脉破裂出血 800~1000 mL。试问伤者的体内发生什么生理改变？为什么？
10. 何谓压力感受器反射？其生理意义如何？

数字课程学习……

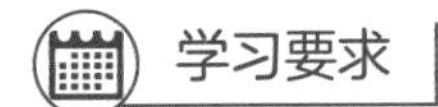

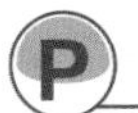
教学 PPT

习题

临床病例

微课视频

第5章

呼　吸
(Respiration)

本章导读

呼吸与生俱来，一呼一吸，这个动作如此的简单，却承载着生命的重量，是机体维持正常代谢和生命活动所必需的基本功能之一，当呼吸停止，生命也随之结束。机体与外界环境之间的气体交换过程，称为呼吸。在高等动物和人体，呼吸的全过程由三个相互衔接并同时进行的环节组成，即外呼吸（肺通气和肺换气）、气体在血液中的运输和内呼吸（组织换气及细胞的生物氧化）。在不同功能状态下，机体对 O_2 的需求和代谢产生的 CO_2 量都可发生显著的变化，因此呼吸功能也必须发生适应性的调节。显然，呼吸的全过程是涉及呼吸、循环、神经等多个系统协调配合的生理过程。

那么，气体是如何进出肺的呢？肺通气的动力是什么？肺通气的过程必须克服哪些阻力呢？当机体的呼吸停止时，如何重建患者的呼吸呢？如何来评价一个人肺功能的好坏？肺泡内气体如何完成与肺毛细血管之间的气体交换？肺泡内气体与肺毛细血管之间的气体交换受哪些因素的影响？气体是如何经血液进行运输的？节律性活动的呼吸活动是怎么形成的？它又受哪些因素的影响呢？以上种种，就是我们将要在这一章和大家一起探讨的问题。

呼吸（respiration）是机体与外界环境之间的气体交换过程。机体在新陈代谢过程中需要不断地从外界环境摄取 O_2，同时排出代谢产生的 CO_2。由于体内贮存的 O_2 量很少，成年人约为 1 500 mL，而维持基础代谢所需的 O_2 约为 250 mL/min，仅能维持机体代谢数分钟。因此，呼吸必须不断进行；呼吸一旦停止，生命即将结束。

在人和高等动物，呼吸的全过程包括三个相互衔接又同时进行的环节（图 5–1），即外呼吸、气体在血液中的运输和内呼吸。外呼吸（external respiration）包括肺通气（肺与外界环境之间的气体交换过程）和肺换气（肺泡与肺毛细血管之间的气体交换过程）；内呼吸（internal respiration）包括组织细胞与组织毛细血管之间的气体交换及组织细胞内的氧化代谢；气体在血液中的运输是衔接外呼吸和内呼吸的中间环节。因此呼吸系统的功能与循环系统的功能是紧密相连的，O_2 和 CO_2 在肺部与外界环境之间进行交换依赖于肺循环，而在全身器官组织与细胞进行交换则依赖于体循环。

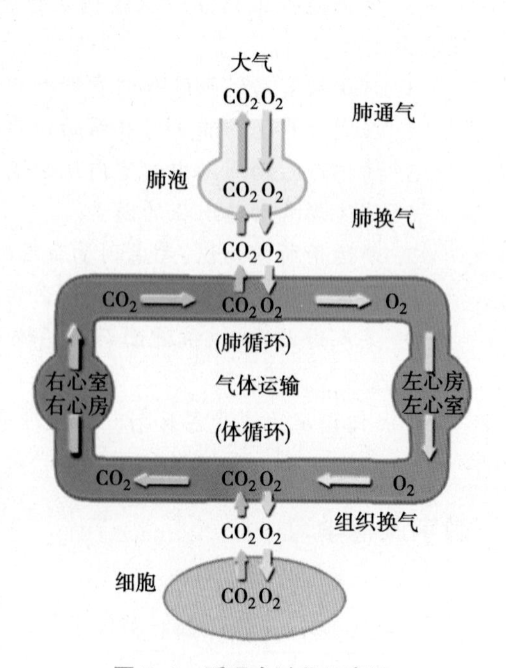

图 5–1　呼吸全过程示意图

第一节 呼吸道和肺的结构与功能

一、呼吸道

（一）呼吸道的结构与功能

呼吸道（respiratory tract）包括由鼻、咽、喉组成的上呼吸道和由气管及下属各级支气管组成的下呼吸道。以气管为0级，从支气管到肺泡囊共分支23级（图5-2），以主支气管为1级，则第n级分支的支气管数目为：$f(n)=2^n$，如第5级的支气管数为32。支气管的左、右分支常不对称。随着呼吸道的不断分支，数目逐渐增多，管径变小，管壁变薄，呼吸道的总横切面积增大。通常0~16级的呼吸道因管壁较厚而不具备气体交换的功能，称为气体传导区，该区也是产生气道阻力的主要部位。17~19级管壁明显变薄，具有气体交换的功能，称为呼吸性细支气管。20~22级为肺泡管，23级是肺泡囊。在呼吸性细支气管、肺泡管和肺泡囊上均分布有肺泡，这些区域具有气体交换功能，称为呼吸区。

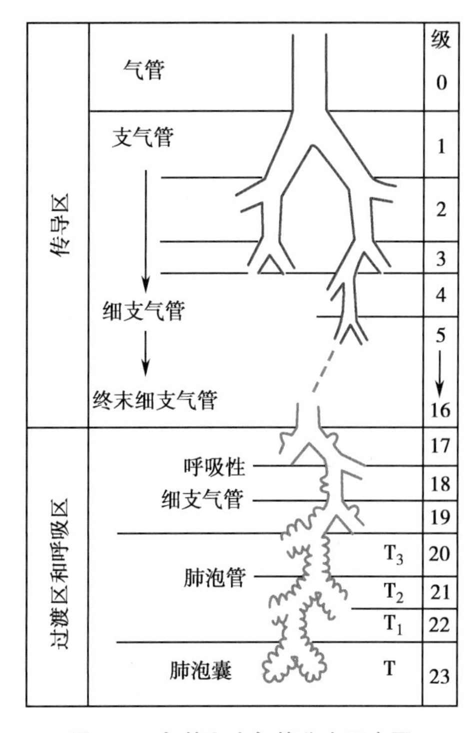

图5-2 气管和支气管分支示意图

呼吸道的生理功能主要有：传送气体，调节气道阻力，加温加湿和清洁过滤吸入的气体，呼吸道末梢段的气体交换及抗氧化性损伤等。

（二）气道阻力

气道阻力（airway resistance）是指气体流经呼吸道时气体分子之间及气体分子与气道壁之间的摩擦力。气道阻力产生于气体流动时，并随流速加快而增加，属于动态阻力。其大小一般用维持单位时间内气流量所需的压力差来表示：

气道阻力 =| 大气压 − 肺内压 |（cmH_2O）/ 单位时间内气体流量（L/s）

健康人平静呼吸时的总气道阻力为1~3 $cmH_2O\cdot(L^{-1}s)$。90%的气道阻力产生在直径大于2 mm的呼吸道，其中产生于鼻、声门及气管和支气管的气道阻力分别约占总阻力的50%、25%及15%。仅10%的气道阻力产生于直径小于2 mm的细支气管。这主要是因为小气道的总横截面积远超过大气道的横截面积，而且小气道内气流的线速度较慢。气道阻力受气流速度、气流形式和气道口径等因素的影响，以气道口径对气道阻力的影响最大。

1. 气流速度　气流速度越快，气体的对流加速阻力越大，气道阻力越大；反之，气流速度越慢，气道阻力越小。

2. 气流形式　呼吸道内的气流形式有层流和湍流，一般肺通气过程中的气流形式通常是混合性或过渡性的。气流为层流时阻力小，湍流时阻力大。当气流速度太快或管道不规则时易发生湍流，使气道阻力增加。

3. 气道口径　气道阻力在呼吸过程中的周期性变化主要与小气道的口径变化有关。气流为层流时气道阻力的大小与呼吸道半径的4次方成反比，即$R\propto 1/r^4$。影响气道口径的主要因素有：①跨壁压，即呼吸道内外的压力差。吸气时，由于胸内负压增大，使跨壁压增大，管径被动扩大，气道阻力变小；反之，呼气时气道阻力则增大。②肺实质对气道壁的牵引，小气道的弹力纤维和胶原纤维与肺泡壁的纤维彼此穿插，对气道壁发挥牵引作用，吸气时，因肺的扩展而使弹性成分对小气道的牵引作用增强，故吸气时的气道口径大于呼气时。③自主神经的调节，气道平滑肌接受迷走神经和交感神经的双重支配，两者均有紧张性作用。迷走神经兴奋时气道平滑肌收缩，管径变小，气道阻力增大；交感神经兴奋时气道平滑肌舒张，管径变大，气道阻力降低。故临床上常用β_2受体激动剂解除支气管痉挛，降低气道阻力，缓解呼吸困难。气道平滑肌还受血管活性肠肽等多种肺内神经肽的调节。④化学因素的影响：儿茶酚胺和前列腺素E_2可使气道平滑肌舒张，前列腺素$F_{2\alpha}$（$PGF_{2\alpha}$）、组胺和5-羟色胺等可使气道平滑肌收缩。

拓展知识5-1 气道阻力与哮喘

（三）呼吸道的防御反射

咳嗽和喷嚏（cough and sneeze）均属于防御性呼吸反射。呼吸道内壁黏膜上皮细胞存在感受器，能接受机械性和化学性刺激。当感受器受到刺激时，冲动由迷走神经传入至延髓，然后经传出神经到声门和呼吸肌等处，引起一系列协调而有次序的动作（图5-3）。咳嗽动作先为短促而深的吸气，然后声门关闭，腹肌和肋间内肌强烈收缩，使肺内压显著升高，可高达100 mmHg。随后声门突然开放，在高压力差推动下，气流从肺快速冲出，将呼吸道内的异物和痰液等咳出，发挥清洁、保护和维持呼吸道畅通的作用。当上呼吸道黏膜的感受器受到刺激时引发咳嗽反射，而鼻黏膜内的感受器受到刺激则引发喷嚏。

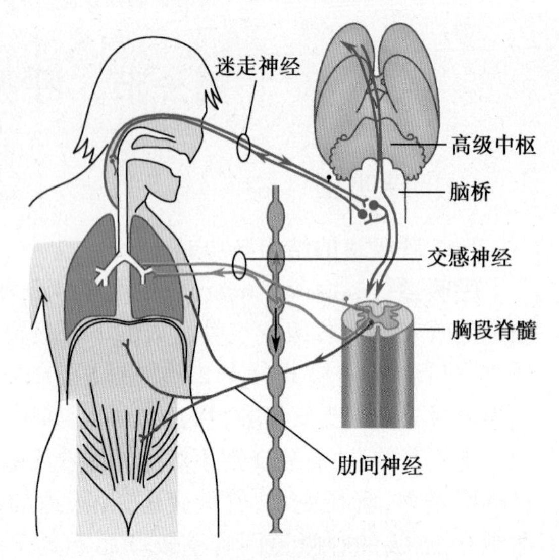

图5-3 咳嗽和喷嚏反射

二、肺泡

肺泡（alveoli）是肺部气体交换的场所。新生儿肺泡数量少，出生时约有0.24亿个肺泡，在其后肺泡数量快速增长，肺泡表面积和肺容量增加，8岁时达到成人水平（3亿个肺泡）。正常成年人肺泡总面积约为70 m^2。肺泡的大小与肺扩张程度有关。

（一）呼吸膜

呼吸膜（respiratory membrane）也称为肺泡－毛细血管膜，由6层结构组成（图5-4），即含肺表面活性物质的极薄的液体层、肺泡上皮细胞层、上皮基膜层、肺泡上皮基膜和毛细血管基膜之间含有胶原纤维及弹性纤维的间质、毛细血管基膜层和毛细血管内皮细胞层。肺泡与血液通过呼吸膜进行气体交换，故又称为气－血屏障。呼吸膜总厚度很薄，平均约为0.6 μm，最薄处只有0.2 μm，非常利于气体扩散。此外，全肺的呼吸膜面积极大，而分布于肺毛细血管的总血量不多，为60~140 mL，因此血液层很薄，有利于气体交换。红细胞在挤过直径为5 μm的肺毛细血管时通常能接触到毛细血管壁，这样O_2和CO_2不必经过大量的血浆层即可进入红细胞或肺泡，气体交换加速。

（二）肺泡表面张力与肺表面活性物质

在液－气界面上，液体分子之间的引力远大于液体分子与气体分子之间的引力，使液体表面有尽可能缩小的倾向。这种存在于液－气界面的能使液体表面积缩小的力称为表面张力（surface tension）。

正常情况下，肺泡内壁极薄的液体层与肺泡中气体构成的液－气界面将产生**肺泡表面张力**（alveolar surface tension）。

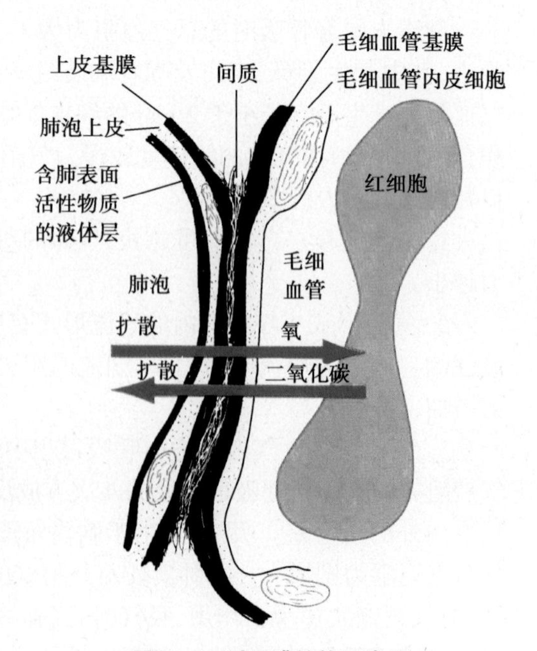

图5-4 呼吸膜结构示意图

在离体猫肺实验中，分步注入一定量的空气或生理盐水使肺扩张，记录使肺容积增加的压力值。再逐步抽出气体或液体，记录相应的压力值。以压力为横坐标，容积为纵坐标，所得到的曲线即压力－容积曲线（图 5-5）。从两条压力－容积曲线可以看出，要引起相同的容积变化，注气时所需的压力更大，即肺的弹性阻力更大。这与注气时需克服的阻力除了肺的弹性回缩力外，还有肺泡表面张力有关；而注入生理盐水消除了液－气界面，使得肺泡表面张力不再存在。根据 Laplace 定律，肺泡内的回缩压（P）、表面张力（T）和肺泡半径（r）三者的关系为 $P=2T/r$。由于肺泡的大小不等，如果大小肺泡内的表面张力相等，气体将从小肺泡流向大肺泡，导致大肺泡膨胀破裂、小肺泡萎陷（图 5-6）。同时由于肺泡表面张力合力指向肺泡中央，对肺泡周围的毛细血管中的液体产生“抽吸”作用，导致肺间质和肺泡腔内水分潴留（肺水肿），妨碍气体交换的正常进行。但生理情况下并未出现上述现象。由此推断，在肺内一定存在某种物质可以调节大小肺泡内的表面张力。研究证实该物质为**肺表面活性物质**（pulmonary surfactant）。

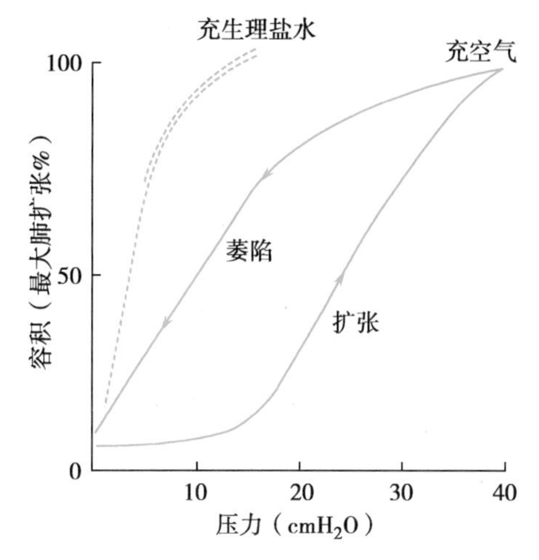

图 5-5 分别用空气和生理盐水改变肺容积时的肺顺应性曲线

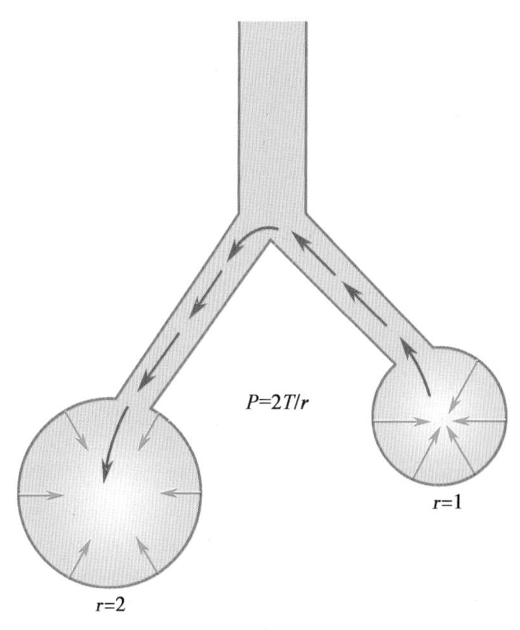

图 5-6 相连通大小液泡的压力与气流方向

P：回缩压；r：液泡半径或肺泡半径；T：表面张力

肺表面活性物质是一种由肺泡Ⅱ型上皮细胞合成和分泌的、含脂质和蛋白质的混合物。其中 90% 为脂质，脂质中的 60% 是**二棕榈酰卵磷脂**（dipalmitoyl phosphatidyl choline，DPPC）；蛋白质占 10%，称为肺表面活性物质相关蛋白，包括 A、B、C、D 四种组分，参与维持 DPPC 的生理功能和分泌与清除等环节。DPPC 为双极性分子，一端是不溶于水的非极性疏水脂肪酸，另一端是亲水的极性胆碱基团。这样 DPPC 分子可以单分子层垂直排列于肺泡液－气界面，妨碍液体分子之间的相互吸引，从而降低肺泡表面张力。

肺表面活性物质的生理作用主要是降低肺泡表面张力，可将肺泡表面张力下降至原来的 1/7~1/4，因而具有重要的生理意义：①减小吸气阻力，可使吸气阻力减少 80%~90%，减少吸气做功，增加肺顺应性。②维持大小肺泡容量的稳定。由于肺表面活性物质的密度随肺泡半径的变小而增加，也随半径的增大而降低。故在小肺泡或呼气时，肺表面活性物质的密度大，降低肺泡表面张力的作用增大，肺泡表面张力变小，即半径小的小肺泡或呼气时肺泡内的回缩压也变小，从而防止肺泡塌陷；在大肺泡或吸气时，肺表面活性物质的密度减小，肺泡表面张力增加，即半径大时肺回缩压也变大，可防止肺泡过度膨胀，从而保持肺泡容量的稳定。③维持肺组织适当的扩张与回缩。④减少表面张力对肺毛细血管中液体的吸引作用，防止肺水肿，使肺泡保持相对干燥。

促进肺表面活性物质合成的因素有：糖皮质激素、甲状腺激素、雌激素和肾上腺素等。肺扩张刺激是出生后促进和调控肺表面活性物质分泌的主要因素。而低温、胰岛素和雄激素可抑制肺表面活性物质的合成。

临床上成年人患肺炎、肺血栓、出血性休克和高碳酸血症等疾病及体外循环等情况下，可因肺表面活性物质减少而引起肺不张。新生儿尤其是早产儿（胎儿六七个月开始合成肺表面活性物质，随胎龄增长而增加)因肺表面活性物质不足导致肺泡表面张力增大,发生肺不张并形成肺泡内透明质膜,引起**新生儿呼吸窘迫综合征**(neonatal respiratory distress syndrome,NRDS)。临床上必要时可通过羊水检查肺表面活性物质的含量。当肺表面活性物质含量过低时,可通过延长妊娠或使用药物(糖皮质激素等)促进其合成。对于新生儿或早产儿也可采用吸入外源性肺表面活性物质达到治疗目的。

拓展知识 5-2 新生儿呼吸窘迫综合征

第二节 肺通气原理

肺与外界环境之间的气体交换过程称为肺通气(pulmonary ventilation)。气体进出肺取决于推动气体流动的动力和阻碍气体流动的阻力之间的相互作用。动力必须克服阻力,肺通气才能进行。

一、肺通气的动力

肺内压(intrapulmonary pressure)是指肺泡内的压力。气体总是从压力高处向压力低处流动,而肺是与外界直接相通的,当肺内压低于大气压时气体入肺,引起吸气;反之则气体出肺,引起呼气。在自然呼吸时,肺内压的变化是由于肺的扩大与缩小引起的;但肺本身没有骨骼肌,无主动张缩的能力。因此,肺的扩大和缩小是由胸廓的扩大和缩小引起的,而后者又通过呼吸肌的收缩和舒张实现。可见,大气压与肺内压的压力差是肺通气的直接动力,呼吸运动是肺通气的**原动力**(primary force)。

(一) 呼吸运动

呼吸运动(respiratory movement)是指由呼吸肌的收缩与舒张所引起的胸廓节律性扩大和缩小,包括吸气运动和呼气运动。主要的吸气肌有膈肌和肋间外肌,主要的呼气肌有肋间内肌和腹肌。此外,还有辅助吸气肌,如斜角肌和胸锁乳突肌等。

生理情况下,吸气由吸气肌收缩引起。膈肌位于胸腔和腹腔之间,构成胸腔的底,静止时向上隆起,形成穹隆。膈肌收缩使隆起的穹隆顶下移,增大胸腔的上下径。成年人膈肌每下降 1 cm,胸腔容积增大约 250 mL。膈肌最大可下降 10 cm,使胸腔容积增大约 2 500 mL。肋间外肌起自上一肋骨的下缘,斜向前下方走行,止于下一肋骨的上缘。当肋间外肌收缩时,下位肋骨和胸骨向上提,肋骨下缘向外侧偏转,胸腔的前后径和左右径增大。平静呼吸时,由膈肌和肋间外肌收缩引起吸气,其中膈肌收缩引起的胸腔容积增大约占一次通气量的 4/5。因此,膈肌是最重要的吸气肌。

平静呼吸(eupnea)是指正常人在安静状态下的呼吸。平静呼吸平稳均匀,频率为 12~20 次 /min。平静吸气是由吸气肌收缩引起的主动运动,但呼气不需要呼气肌收缩,而是由膈肌和肋间外肌舒张引起,故呼气是被动的。**用力呼吸**(forced breathing)是指劳动或运动时的呼吸。用力吸气时,除膈肌和肋间外肌收缩外,还有斜角肌和胸锁乳突肌等辅助吸气肌收缩,使胸廓进一步扩大,吸气运动增强。用力呼气时,除吸气肌舒张外,还有肋间内肌和腹肌等呼气肌收缩使胸腔及肺容积进一步缩小,肺内压升高,加强呼气。由此可见,用力呼吸时吸气和呼气都是主动的。用力呼吸也称为深呼吸。

根据参与活动的呼吸肌的主次,呼吸运动分为**腹式呼吸**(abdominal breathing)和**胸式呼吸**(thoracic breathing)。通常将以膈肌舒缩运动为主的呼吸运动称为腹式呼吸,以肋间外肌舒缩活动为主的呼吸运动则称为胸式呼吸。

正常成人的呼吸运动通常呈腹胸混合式呼吸,其中某种形式可占优势;只有在胸部或腹部活动受限时才出现某一形式的呼吸运动。如妊娠后期女性及腹腔巨大肿块、腹膜炎症等患者,主要依靠肋间外肌舒缩而呈胸式呼吸。胸膜炎或胸腔积液时,由于疼痛的影响,更倾向于采用腹式呼吸;婴儿因肋骨斜度小,呼吸时不易扩大胸廓的前后与左右径,故主要是腹式呼吸。

(二) 肺内压的变化

在吸气初期肺内压低于大气压,空气入肺。随着肺内气体量的逐渐增加,肺内压逐渐升高,至吸气末,若呼吸暂停、声带开放及呼吸道畅通,此时肺内压与大气压相等,吸气停止。反之,在呼气初期,肺内压高于大气压，气体出肺，肺内气体量逐渐减少，肺内压随之下降，至呼气末肺内压降至大气压水平，呼气停止。呼吸过程中肺内压变化的程度与呼吸运动的缓急、深浅和呼吸道的阻力大小有关。如果以大气压为0，则在平静呼吸过程中，吸气时肺内压为 -2~-1 mmHg，呼气时为 1~2 mmHg。而在用力呼吸时，如紧闭声门、尽力吸气时肺内压可低至 -100~-30 mmHg，用力呼气时可高达 +60~+140 mmHg。

由此可见，肺通气的直接动力是肺内压的周期性变化造成肺内压和大气压之间的压力差（图 5-7）。了解这一点具有重要的临床意义，患者一旦呼吸停止，在保持呼吸道畅通的前提下，采用人为的方法使肺内压和大气压之间产生压力差，即可保持肺通气，这就是**人工呼吸**（artificial respiration）。人工呼吸分为正压法和负压法，正压呼吸是人为地提高气道开口处的压力，使之高于肺内压，将气体压入肺内，形成吸气；借助胸廓的弹性回缩形成呼气。口对口人工呼吸属于正压人工呼吸，而人为节律性举臂压背（俯卧压背）或仰卧压胸为负压人工呼吸。不同类型的呼吸机可对病人实施正压或负压通气。在实施人工呼吸时，应注意保持呼吸道的通畅，否则操作无效。

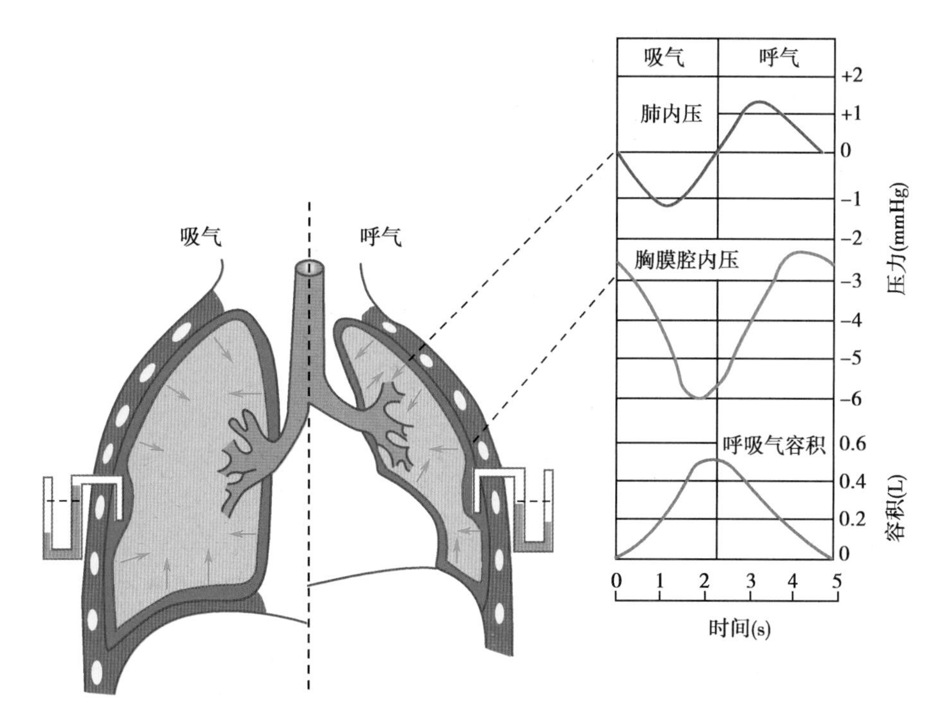

图 5-7　吸气和呼气时肺内压、胸膜腔内压及呼吸气容积的变化过程

吸气和呼气时，肺内压、胸膜腔内压及呼吸气容积的变化过程（右）和胸膜腔内压直接测定示意图（左）

（三）胸膜腔内压

在呼吸运动过程中肺容积随胸廓容积变化，但肺与胸廓是两个独立的器官，肺随胸廓运动而产生的张缩取决于胸膜腔的结构特点和胸膜腔内压。**胸膜腔**（pleural cavity）是存在于脏层胸膜与壁层胸膜之间的密闭、潜在的腔隙，内无气体，仅有一层约 10 μm 厚的浆液。后者从壁层和脏层胸膜的体循环血管中因压力梯度通过有渗透性的胸膜进入胸膜腔，然后通过壁层胸膜的淋巴管微孔经淋巴回流重吸收。浆液具有润滑作用，能减少在呼吸运动过程中两层胸膜间的摩擦；同时浆液分子的内聚力又能使两层胸膜紧贴，这样肺就可以随胸廓的运动而张缩。因此，胸膜腔的密闭和两层胸膜间浆液分子的内聚力对于维持肺的扩张状态和肺通气具有重要意义。

胸膜腔内的压力称为**胸膜腔内压**（intrapleural pressure）。其数值可用直接法或间接法进行测定。直接法是将与检压计相连的注射针头斜刺入胸膜腔，从检压计的液面直接读取胸膜腔内压力。由于直接法对机体有损伤，故一般用于动物实验中。间接测量法是让受试者吞下带有薄壁气囊的导管至下胸段食管。由于位于胸腔段的食管壁薄而柔软，因而在呼吸过程中食管与胸膜腔两者的压力变化值基本一致，采用食管内的压力间接反映胸膜腔内压。

测量表明，平静呼气末胸膜腔内压为 -5~-3 mmHg，吸气末为 -10~-5 mmHg（图 5-7）。可见，胸膜腔内压在平静呼吸时始终低于大气压，称为胸膜腔负压。而在用力呼吸时，胸膜腔内压波动将大幅增加。在关闭声门、用力吸气时，胸膜腔内压可降至 -90 mmHg；用力呼气时，可升高到 +110 mmHg。

胸膜腔负压是如何形成的？由于胸膜腔内没有气体，少量浆液所产生的压力可忽略不计。因此，胸膜腔内压只可能是由作用于胸膜上的力所形成，该力又与肺和胸廓的自然容积不同有关。在生长发育过程中，人胸廓的发育快于肺，故胸廓的自然容积大于肺的自然容积。由于两层胸膜紧紧贴在一起，肺被牵引而始终处于扩张状态。而被扩张的肺产生向内的回位力牵引胸廓使之容积缩小。当胸廓的容积小于本身自然容积时，胸廓将产生向外扩展的回位力。在肺的内向回位力和胸廓的外向回位力的作用下，形成胸膜腔内压。在平静呼气末，肺的内向回位力和胸廓的外向回位力大小相等、方向相反，此时胸膜腔内压等于肺内压与肺回缩压的代数和，即

$$\text{胸膜腔内压} = \text{肺内压} - \text{肺回缩压}$$

在吸气末或呼气末，肺内压等于大气压。若以大气压为 0，则

$$\text{胸膜腔内压} = - \text{肺回缩压}$$

吸气时，肺扩张，肺的回缩力增大，胸膜腔负压更负。呼气时，肺缩小，肺回缩力变小，胸膜腔负压也减小。正常情况下，肺总是表现出回缩倾向，因而胸膜腔内压总为负值。

胸膜腔负压除维持肺的扩张外，同时也作用于胸腔内壁及可扩张性大的上、下腔静脉和胸导管，促进静脉血和淋巴液的回流。因此，临床上在胸膜破裂造成开放性**气胸**（pneumothorax）时，肺将因本身的回缩力而萎陷，使肺通气功能下降；同时，静脉血和淋巴液回流受阻致循环血量减少。此时治疗的关键是使胸膜腔密闭、抽出气体以恢复胸膜腔内负压。

二、肺通气的阻力

肺通气过程中，动力必须克服阻力才能进行肺通气。肺通气的阻力可分为弹性阻力和非弹性阻力，平静呼吸时弹性阻力约占 2/3，非弹性阻力约占 1/3。

（一）弹性阻力与顺应性

弹性阻力（elastic resistance，*R*）是指弹性组织对抗外力作用所引起的变形的力，其大小可用**顺应性**（compliance，*C*）来度量，顺应性指在外力作用下弹性组织的可扩张性。若组织容易扩张，则顺应性大，表明弹性阻力小；反之，组织难于扩张时则顺应性小，弹性阻力大。可见顺应性与弹性阻力成反比关系。在空腔器官，顺应性的大小可用单位压力变化（ΔP）（即跨壁压的变化）所引起的容积变化（ΔV）来表示，即：

$$\text{顺应性}(C) = \frac{\text{容积变化}(\Delta V)}{\text{压力变化}(\Delta P)} (\mathrm{L/cmH_2O})$$

肺和胸廓为弹性组织，产生弹性阻力，其大小亦可用顺应性来表示。

1. 肺的弹性阻力与顺应性 肺的弹性阻力包括肺弹性纤维的回缩力和肺泡表面张力。肺的弹性阻力可用**肺顺应性**（lung compliance）表示，即外力作用下肺扩张的难易程度。

$$\text{肺顺应性}(C_L) = \frac{\text{肺容积的变化}(\Delta V)}{\text{跨肺压的变化}(\Delta P)} (\mathrm{L/cmH_2O})$$

$$\text{跨肺压} = \text{肺内压} - \text{胸膜腔内压}$$

图 5-5 所示的压力 - 容积曲线即为典型的肺顺应性曲线，曲线的斜率反映不同容量时肺顺应性或弹性阻力的大小。曲线斜率大，表示肺顺应性大，弹性阻力小；曲线斜率小，则肺顺应性小，弹性阻力大。正常成年人在平静呼吸时，肺顺应性约为 0.2 $\mathrm{L/cmH_2O}$，位于斜率最大的曲线中段，表明平静呼吸时肺弹性阻力小，呼吸省力。

影响肺顺应性的因素有：

(1) 肺容积 前已述及,肺容积不同时肺顺应性将随之改变。此外,肺总量不同,肺顺应性的数值差异很大。例如,比较新生儿与成人的肺顺应性,以上式计算,将得出成人的肺顺应性远大于新生儿的结论。事实上,新生儿与成人相比,肺的弹性阻力相差不大,提示在肺总量显著不同时,肺顺应性不足以客观反映肺的弹性阻力,即肺顺应性受肺总量的影响。在不同肺总量的个体,当吸入相同容积气体时,肺总量较大者肺的扩张程度较小,弹性回缩力也较小,仅需较小的跨肺压变化即可,肺顺应性较大;而肺总量较小者,其扩张程度较大,弹性回缩力也较大,需较大的跨肺压变化,故肺顺应性较小。如果将肺顺应性除以肺总容量,这就是**比顺应性**(specific compliance)。由于平静呼吸是从功能余气量开始的,故肺的比顺应性可用下式表示:

$$\text{比顺应性} = \frac{\text{平静呼吸的肺顺应性(L/cmH}_2\text{O)}}{\text{功能余气量(L)}}$$

比顺应性排除了肺总量对肺顺应性的影响。测算结果表明,新生儿与成人的比顺应性的数值较接近。若比顺应性发生改变,则提示肺弹性阻力发生了变化。

(2) 肺部疾病及肺表面活性物质 当肺充血、肺组织纤维化或肺表面活性物质减少时,肺的弹性阻力增加,肺顺应性降低,患者出现吸气困难;而在肺气肿时,肺弹性纤维被破坏使肺回缩力减小,肺弹性阻力减小,肺顺应性增大,患者出现呼气困难。

(3) 呼吸时相 在吸气或呼气时,由于肺的扩张与缩小存在滞后现象,使肺顺应性曲线不重合,提示肺顺应性的大小随呼吸时相而变化。滞后现象产生的原因是:在吸气(充气)初期肺泡表面积增大,肺表面活性物质减少,弹性阻力增大,顺应性曲线平坦;进一步吸气(充气)时因肺表面活性物质募集而浓度升高,降低肺泡表面张力的作用增强,肺顺应性变大,曲线变陡。呼气(放气)时肺容积变小,肺表面活性物质浓度增加,肺顺应性变大,曲线左移。

(4) 重力 当人由直立位变为平卧位时,因重力作用使肺受到挤压,扩张性降低,肺顺应性降低。但同时功能余气量亦减少,此时肺的比顺应性保持不变。

此外,呼吸频率也可影响肺顺应性。

2. 胸廓的弹性阻力和顺应性 当胸廓处于自然位置时,肺容量约相当于肺总量的67%(相当于平静吸气末的肺容量),胸廓既没有扩大,也无缩小,因而不表现出弹性阻力。肺容量小于肺总量的67%时,即平静呼气时,胸廓的容积小于其自然容积,其弹性回缩力向外,构成吸气的动力,同时也是呼气的阻力。肺容量大于肺总量的67%时,如用力吸气时,胸廓因牵引向外而扩大,胸廓倾向于回缩,其弹性阻力向内,成为吸气的阻力,呼气的动力。因此,与肺弹性阻力总是为吸气的阻力不同,胸廓的弹性阻力可以是吸气或呼气的阻力,也可以是动力。胸廓的弹性阻力可用**胸廓顺应性**(compliance of chest wall, C_{ChW})表示:

$$\text{胸廓顺应性}(C_{ChW}) = \frac{\text{胸腔容积的变化}(\Delta V)}{\text{跨胸壁压的变化}(\Delta P)}(\text{L/cmH}_2\text{O})$$

正常人胸廓顺应性也是0.2 L/cmH$_2$O。在肥胖、胸廓畸形、胸膜增厚和腹腔内占位病变等情况下,胸廓顺应性降低。

(二) 非弹性阻力

平静呼吸时非弹性阻力占总阻力的30%,用力呼吸时非弹性阻力的比例增加。非弹性阻力(inelastic resistance)包括气道阻力、惯性阻力和黏滞阻力。其中气道阻力占非弹性阻力的80%~90%。

(三) 呼吸功

在呼吸过程中,呼吸肌为克服弹性阻力和非弹性阻力实现肺通气所做的功称为**呼吸功**(work of breathing),通常以单位时间内的压力变化乘以容积变化来计算。正常人平静呼吸时,呼吸功主要用于吸气,呼吸耗能仅占全身总耗能的3%。劳动或运动时,呼气肌也参与收缩,呼吸频率、深度增加,呼吸功增大。病理情况下,肺通气的弹性或非弹性阻力增大时,也可使呼吸功增大。剧烈运动时,呼吸耗能可升高25倍。因此,能否为呼吸提供足够的能量在很大程度上制约个人的运动能力。不过由于在剧烈运动时全身总耗能也将增大15~20倍，故呼吸耗能仍只占总耗能的3%~4%。

三、肺通气功能的评价

肺通气是呼吸的重要环节之一，应用肺量计（肺功能仪）进行测定，可得到肺容积曲线（图5-8）。所测得的肺容积及肺通气量等指标可用于评价肺通气的功能。

（一）肺容积

肺容积（pulmonary volume）是指不同状态下肺所容纳的气量。有4种互不重叠的基本肺容积，全部相加后等于肺总量。

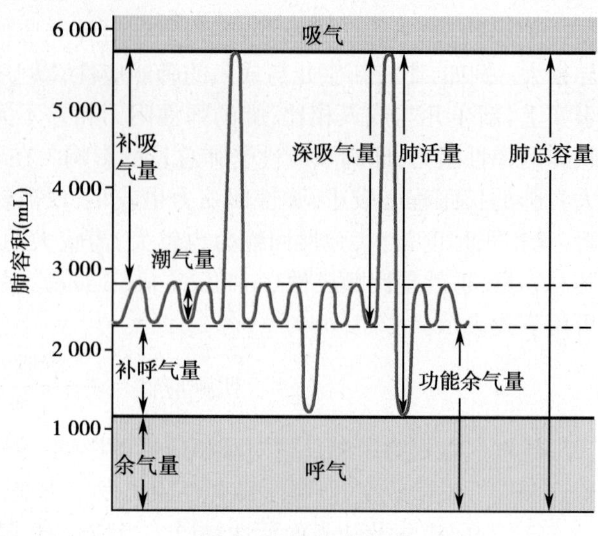

图5-8 肺容积曲线

1. 潮气量（tidal volume，TV） 每次吸入或呼出的气量。正常成人平静呼吸时潮气量约为500 mL。

2. 补吸气量（inspiratory reserve volume，IRV） 平静吸气末，再尽力吸气所能吸入的气量。正常成人补吸气量为1 500~2 000 mL。

3. 补呼气量（expiratory reserve volume，ERV） 平静呼气末，再尽力呼气所能呼出的气量。正常成人补呼气量为900~1 200 mL。

4. 余气量（residual volume，RV） 最大呼气末存留于肺内不能再呼出的气量。正常成人余气量为1 000~1 500 mL。支气管哮喘和肺气肿患者，余气量增加。

（二）肺容量

肺通气时表现的多种相组合的气量称为**肺容量**（pulmonary capacity），可作为评价肺通气功能的指标。

1. 深吸气量（inspiratory capacity，IC） 在平静呼气末做最大吸气时所能吸入的气量，等于潮气量和补吸气量之和。深吸气量一般与肺活量呈平行关系，是衡量最大通气潜力的重要指标。胸廓、胸膜、肺组织和呼吸肌等发生病变时，肺通气功能下降，深吸气量减少。

2. 功能余气量（functional residual capacity，FRC） 平静呼气末存留于肺内的气量，等于余气量与补呼气量之和。正常成人约为2 500 mL。肺气肿患者的功能余气量增加，肺实质性病变时减小。由于功能余气量对吸入气体的稀释作用，使得吸气时肺内空气中PO_2不致太高，PCO_2不致太低；反之，呼气时，PO_2不致降得太低，PCO_2不致升得太高，以保证肺换气的进行。因此，功能余气量的生理意义是缓冲呼吸过程中肺泡气PO_2和PCO_2的变化幅度。

3. 肺活量（vital capacity，VC） 指最大吸气后作最大呼气所能呼出的气量。肺活量等于潮气量、补吸气量和补呼气量之和，相当于肺总量减去余气量。肺活量与身材、性别、年龄、体位和呼吸肌强弱等有关。正常成年男性平均约3 500 mL，女性约2 500 mL。卧位时的肺活量比立位时约小300 mL。肺活量反映了肺一次通气的最大能力，一般来说肺活量越大，肺的通气功能越好，是肺功能测定的常用指标。

用力肺活量（forced vital capacity，FVC）指最大吸气后，以最快速度用力呼气时所呼出的最大气量。该指标避免了肺活量不限制呼气时间的缺陷，排除了气道阻塞病人在延长呼气时测得的肺活量正常的假象，能更客观地反映肺的通气功能，是反映肺通气功能较好的指标。

用力呼气量（forced expiratory volume，FEV）是指最大吸气后以最快速度用力呼气时在一定时间内所呼出的气量，一般以它所占用力肺活量的百分数来表示，即FEV/FVC。其中，第1秒钟内呼出的气量称为第1秒用力呼气量（the first second of a forced expiration，FEV_1），是临床反映肺通气功能最常用的指标，正常时FEV_1/FVC约为80%。在哮喘等阻塞性肺部疾病患者，FEV_1的降低比FVC更明显，因而FEV_1/FVC降低；而在肺纤维化等限制性肺部病变患者，因FVC降低使FEV_1亦下降，故FEV_1/FVC仍可正常甚至超过

80%。因此，FEV_1/FVC 是慢性阻塞性肺疾病肺功能分级的重要指标，也常用于鉴别阻塞性肺病和限制性肺病。

呼吸系统的功能随年龄的增长而减退，特别是呼吸储备和气体交换功能下降。胸壁僵硬、呼吸肌力变弱、肺弹性回缩力下降是造成老年人呼吸功能降低的主要原因。老年人最大呼气流速约降低 30%。FEV_1 平均约每年减少 30 mL。70~80 岁时 FEV_1 约降低 30%。

4. 肺总量（total lung capacity，TLC）　指肺所能容纳的最大气量，等于潮气量、补吸气量、补呼气量和余气量之和，也等于深吸气量与功能余气量之和。肺总量可随性别、年龄、身材、运动锻炼情况和体位而变化，成年男性平均约 5 000 mL，女性约 3 500 mL。

（三）肺通气量和肺泡通气量

1. 每分通气量（minute ventilation volume）　指每分钟吸入或呼出的气量，等于潮气量乘以呼吸频率。每分通气量也称为肺通气量(pulmonary ventilation)。平静呼吸时，正常成年人呼吸频率为每分钟 12~18 次，潮气量为 500 mL，则每分通气量为 6~9 L。每分通气量随性别、年龄、身材和活动量的不同而有所差异。

2. 最大随意通气量（maximal voluntary ventilation）　也称最大通气量，指以最大力量、最快速度每分钟吸入或呼出的最大气量。它反映单位时间内充分发挥全部通气能力所能达到的通气量，是估算机体能进行多大运动量的重要生理指标。正常成年人最大通气量一般可达 70~120 L。比较平静呼吸时每分通气量与最大通气量，可以了解通气功能的贮备能力，后者通常用通气贮量百分比表示：

$$通气贮量百分比 = (最大通气量 - 每分通气量)/ 最大通气量 \times 100\%$$

通气贮量百分比的正常值≥93%，<70% 为通气功能严重损害。

3. 肺泡通气量（alveolar ventilation）　指每分钟吸入肺泡的新鲜空气量或每分钟能与血液进行气体交换的量，等于(潮气量 - 无效腔气量)× 呼吸频率。肺泡通气量比每分通气量小，其差值为无效腔气量 × 呼吸频率。这是因为每次吸入的气体，一部分将留在从上呼吸道至呼吸性细支气管以前的呼吸道内，由于该段呼吸道内的气体不能直接与血液进行气体交换，而呼气时又先将这部分气体排出体外，因此将这一段呼吸道称为**解剖无效腔**（anatomical dead space），正常成人其容积约为 150 mL。此外，进入肺泡的气体，也可因血流在肺内分布不均而未能全部与血液进行气体交换，该部分未能与血液发生气体交换的肺泡容量称为**肺泡无效腔**（alveolar dead space）。肺泡无效腔与解剖无效腔之和称为**生理无效腔**（physiological dead space）。健康人在平卧位时的生理无效腔等于或接近于解剖无效腔。但做最大吸气时，因肺实质牵引作用使解剖无效腔增大；病理情况下，如支气管扩张时解剖无效腔增大，肺动脉部分梗死时肺泡无效腔增大。

肺泡通气量是反映肺通气效率的重要指标。肺泡通气量受潮气量和呼吸频率的影响，如表 5-1 所示，在一定的呼吸频率范围内，与浅而快的呼吸相比，深而慢的呼吸的肺泡通气量更大，肺泡气体更新率更高，呼吸更为有效。

表 5-1　不同潮气量和呼吸频率时的每分通气量和肺泡通气量

	潮气量（mL）	呼吸频率（次 /min）	每分通气量（mL/min）	肺泡通气量（mL/min）
平静呼吸	500	12	6 000	4 200
浅快呼吸	250	24	6 000	2 400
深慢呼吸	1 000	6	6 000	5 100

第三节　肺换气和组织换气

新鲜空气经肺通气进入肺泡后与血液进行气体交换。O_2 从肺泡扩散入血液，CO_2 从血液扩散入肺泡，称为肺换气。当血液流经组织细胞时，O_2 从血液扩散入细胞，CO_2 则从细胞扩散入血液，即为组织换气。

一、气体交换的原理

气体分子不停地进行着无定向的运动,但总的结果是从分压高处向分压低处扩散。影响气体扩散的因素有:

(一)气体的分压差

在混合气体中,某种气体组分所产生的压力称为该气体的分压,其大小不受其他气体影响。在温度恒定时,每种气体的分压取决于它自身的浓度和混合气体的总压力。气体分压可按下式计算:

$$气体分压=混合气总压力\times 该气体所占的容积百分比$$

例如,大气压是760 mmHg,则空气中O_2的分压为760×20.84%=159 mmHg,CO_2的分压为760×0.04%=0.3 mmHg。

两个区域之间的分压差(ΔP)是气体扩散的动力,分压差大,则扩散速率大;反之,分压差小,则扩散速率低。同时气体的分压差也决定了气体扩散的方向。表5-2列出了肺泡、血液及组织中各气体的分压。

表5-2 肺泡、血液及组织中各气体的分压

单位:mmHg

	肺泡气	静脉血	动脉血	组织
PO_2	104	40	100	30
PCO_2	40	46	40	50
PN_2	569	573	573	573
PH_2O	47	47	47	47

(二)气体的扩散速率

分子量(molecular weight,*MW*)小的气体扩散快,在溶液中溶解度大的气体扩散速度快。溶解度(*S*)与分子量的平方根之比($S/\sqrt{MW}$)称为**扩散系数**(diffusion coefficient),因为CO_2在血浆中的溶解度(51.5)约为O_2的(2.14)24倍,CO_2的分子量(44)大于O_2(32),这样CO_2的扩散系数是O_2的20倍。此外,气体扩散速率还与扩散面积(*A*)、温度(*T*)成正比,与扩散距离(*d*)成反比。由于CO_2扩散速度快,故临床上易出现缺O_2而CO_2潴留少见。

影响气体扩散速率的因素可以表示为:

$$气体扩散速率\propto\frac{\Delta P\cdot T\cdot A\cdot S}{d\cdot\sqrt{MW}}$$

二、肺换气

(一)肺换气过程

当低PO_2高PCO_2的静脉血流经肺毛细血管时,肺泡气中的O_2便顺着分压差扩散到血液,而静脉血中的CO_2则向肺泡扩散,使得血液的PO_2逐渐升高,PCO_2逐渐降低,最后接近肺泡气的PO_2和PCO_2(图5-9)。O_2和CO_2的扩散速度极快,仅需约0.3 s

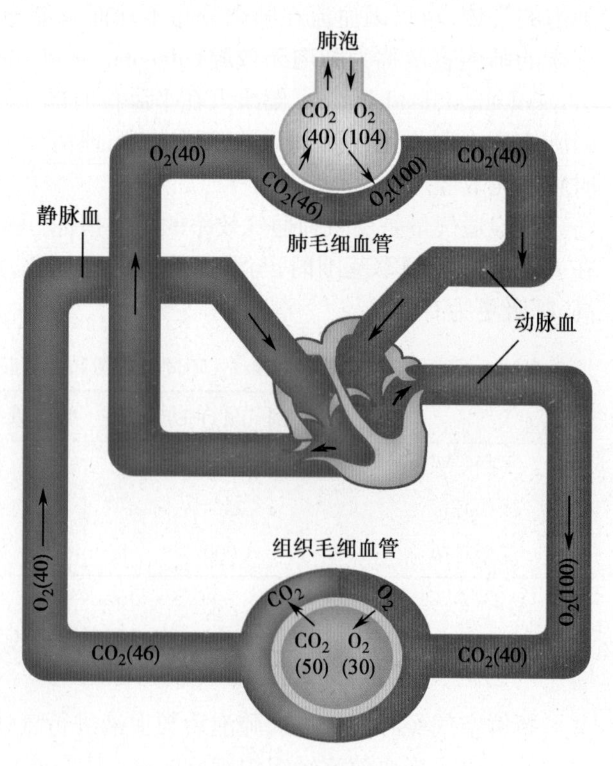

图5-9 肺换气和组织换气示意图

数字为气体分压(单位:mmHg)

即可完成肺部气体交换，这样静脉血在流经肺部之后就变成了动脉血。一般血液流经肺毛细血管的时间约为 0.7 s，因此当血液流经肺毛细血管全长约 1/3 时，肺换气过程基本上已完成。

一般将气体在 1 mmHg 分压差作用下，每分钟通过呼吸膜扩散的气体毫升数称为**肺扩散容量**(pulmonary diffusion capacity，D_L)，即

$$D_L=V/|P_A-P_C|$$

上式中 V 是每分钟通过呼吸膜的气体容积(mL/min)，P_A 是肺泡气中该气体的平均分压，P_C 是肺毛细血管血液内该气体的平均分压。肺扩散容量是衡量呼吸气通过呼吸膜能力的指标。正常人安静时 O_2 的 D_L 平均约为 20 mL/(min·mmHg)，CO_2 的 D_L 为 O_2 的 20 倍。运动时 D_L 增加；肺疾病情况下，D_L 可因有效扩散面积减小(如大叶性肺炎)或扩散距离增加(如肺间质水肿)而降低。

(二) 影响肺换气的因素

1. 气体分压差　如前所述，气体分压差与气体扩散速率成正比，是气体交换的动力，同时决定气体的扩散方向。

2. 气体的分子量　扩散气体分子量越大，气体交换的速度越慢。

3. 气体的溶解度　气体的溶解度越大，气体交换的速度越快。

4. 气体的温度　气体的温度越高，气体交换的速度越快。

5. 呼吸膜的面积　呼吸膜即肺泡－毛细血管膜的面积越大，气体扩散速率越快。正常成人肺泡总扩散面积约 70 m^2。在安静状态下，仅需 40 m^2 的呼吸膜便足以完成气体交换，因此呼吸膜有 30 m^2 的贮备面积。运动时肺毛细血管开放数量和开放程度增加，气体扩散面积增大，以适应机体代谢速度的加快。肺不张、肺实变、肺气肿或毛细血管关闭和阻塞时均能使呼吸膜有效扩散面积减小，气体交换减少。当呼吸膜的面积减小至正常的 1/4~1/3 时，即使处于安静状态，肺换气也会显著减少。

6. 呼吸膜的厚度　呼吸膜由 6 层结构组成(图 5-4)，但总厚度不到 1 μm，最薄处只有 0.2 μm，气体易于扩散。此外，肺毛细血管平均直径不足 8 μm，血液层很薄。红细胞膜通常能接触到毛细血管壁，使 O_2 和 CO_2 不经大量的血浆层即可到达红细胞或进入肺泡，扩散距离短，交换速度快。病理情况下，如肺纤维化、肺水肿时，呼吸膜增厚或扩散距离增加都会降低扩散速率，减少扩散量，尤其在运动时因血流加速缩短了气体在肺部的交换时间。这时，呼吸膜的厚度或扩散距离的改变对肺换气的影响更加明显。因此，肺纤维化和肺水肿的病人在运动时气体交换明显降低，呼吸困难加重。

7. 通气/血流比值　由于肺泡内气体是与流经肺部的血液进行气体交换，因此通气与血流必须匹配，气体交换才能正常进行。每分肺泡通气量($\dot{V}_A$)与每分肺血流量($\dot{Q}$)(心输出量)的比值称为通气/血流比值(ventilation/perfusion ratio，$\dot{V}_A/\dot{Q}$)。正常成人安静时的肺泡通气量约为 4 200 mL/min，心输出量约为 5 000 mL/min，因此，全肺 $\dot{V}_A/\dot{Q}$ 的平均水平为 0.84。当 $\dot{V}_A/\dot{Q}$ 比值为 0.84 时，意味着肺泡通气量与肺血流量比例适宜，气体交换的效率最高。如果 $\dot{V}_A/\dot{Q}$ 比值增大，表明通气过度或血流不足，使得部分肺泡气未能与血液进行充分的气体交换，造成肺泡无效腔增大。反之，$\dot{V}_A/\dot{Q}$ 下降，则意味着通气不足或血流相对过剩，造成部分血液流经通气不良的肺泡，混合静脉血中的气体未得到充分更新，相当于**功能性动－静脉短路**(functional arterial-venous shunt)。因此，$\dot{V}_A/\dot{Q}$ 是反映肺换气效率的重要指标。$\dot{V}_A/\dot{Q}$ 增大或减小，都将妨碍气体的有效交换，导致动脉血 PO_2 下降。临床上，肺气肿是造成肺通气功能障碍最常见的疾病，病人肺泡壁破坏致使吸入肺泡的空气不能与毛细血管血液有效交换而出现生理无效腔增大；同时，因许多细支气管阻塞而发生功能性动－静脉短路，从而大大降低了肺换气的效率。

健康成年人肺各个局部区域的 $\dot{V}_A/\dot{Q}$ 存在明显差异，这与肺泡通气量和肺毛细血管血流量的不均匀分布有关。由于重力和膈肌收缩等因素的影响，胸内负压自上而下逐渐降低，肺尖部的跨肺压大，其扩张程度增大，处于压力－容积曲线的上段，肺顺应性较小。故人在直立位时，肺泡通气量由上(肺尖部)至下(肺底部)逐渐递增，肺底部的肺泡通气量是肺尖部的 3 倍。肺血流量亦逐渐递增，肺底部的血流量是肺尖部的 10 倍。因此在肺尖部的肺泡通气量的减少小于肺血流量的减少，即肺尖部的 $\dot{V}_A/\dot{Q}$ 较大，可达 3 以上；而肺底部的肺泡通气量增加小于肺血流量的增加，即肺底部的 $\dot{V}_A/\dot{Q}$ 较小，可低至 0.6(图 5-10)。尽管正

常情况下因肺泡通气和血流的不均匀分布，导致肺不同部位的$\dot{V}_A/\dot{Q}$的不一致，但由于呼吸膜面积远远超过肺换气的实际需要，因而并不影响正常的气体交换。

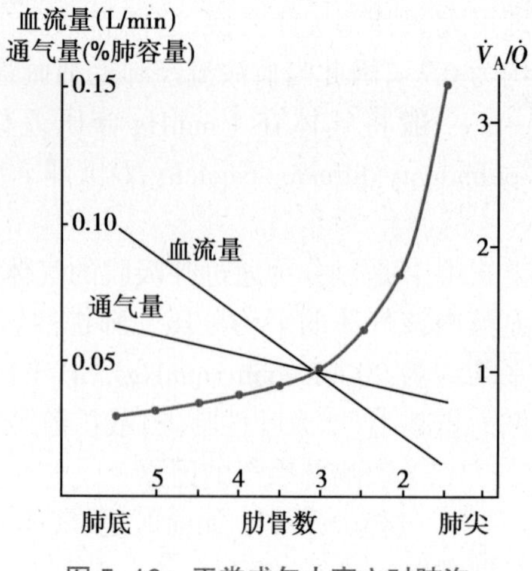

图 5-10 正常成年人直立时肺泡通气与肺血流的分布

三、组织换气

组织换气是体循环毛细血管中的血液与组织细胞之间的气体交换，其发生机制及影响因素与肺换气相似。所不同的是气体交换发生于液相(血液、组织液、细胞内液)之间，而且扩散膜两侧 O_2 和 CO_2 的分压差会随细胞内氧化代谢的强度、局部血流量和毛细血管的功能状态等发生变化。

由于组织细胞不断利用 O_2 并产生 CO_2，因此组织细胞内的 PO_2 可低至 30 mmHg，PCO_2 可高达 50 mmHg。动脉血流经组织毛细血管时，O_2 顺分压差从血液向组织细胞扩散，CO_2 则从组织细胞向血液扩散，这样高 PO_2 低 PCO_2 的动脉血又变成了低 PO_2 高 PCO_2 的静脉血(见图 5-9)。

第四节 气体在血液中的运输

经肺换气摄取的 O_2 必须通过血液循环运输到机体各组织供细胞利用，而细胞代谢产生的 CO_2 经组织换气也必须经血液循环运输到肺部排出体外。因此，血液是 O_2 和 CO_2 的运输媒介。

一、氧的运输

正常情况下，血液中 98.5% 的 O_2 与红细胞内的**血红蛋白**(hemoglobin，Hb)结合形成氧合血红蛋白，称为化学结合；仅 1.5% 的 O_2 是直接溶解于血浆中，即物理溶解。因此，O_2 运输的主要形式是氧合血红蛋白。但物理溶解状态的 O_2 是 O_2 进出红细胞的重要形式，而血浆 PO_2 就是由物理溶解状态的 O_2 所形成的。

(一) Hb 与 O_2 的结合

Hb 分子由 1 个珠蛋白和 4 个血红素(又称亚铁原卟啉)组成(图 5-11)。每个珠蛋白有 4 条多肽链，每条多肽链与 1 个血红素结合构成一个亚单位。每个血红素则由 4 个吡咯基构成一个环，中心含 1 个 Fe^{2+}。Hb 中的 Fe^{2+} 能与进入红细胞内的 O_2 结合形成**氧合血红蛋白**(oxyhemoglobin，HbO_2)。因此，1 分子 Hb 能结合 4 分子 O_2。Hb 中的 Fe^{2+} 与 O_2 结合后仍然是 Fe^{2+}，故上述结合过程没有发生氧化，而是氧合作用。Hb 与 O_2 的结合具有反应速度快、可逆和不需酶催化的特点，主要受氧分压变化的影响。

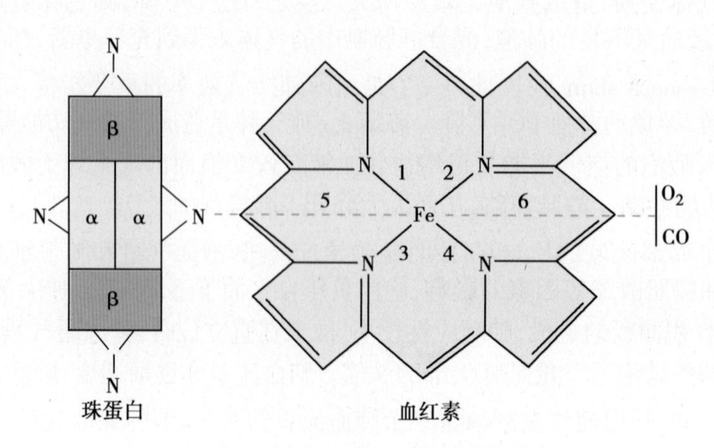

图 5-11 血红蛋白组成示意图

当血液流经 PO_2 高的肺部时，Hb 与 O_2 结合，形成 HbO_2；当血液流经 PO_2 低的组织时，HbO_2 迅速解离，释放 O_2，成为去氧 Hb。其反应式为：

$$Hb+O_2 \underset{PO_2\text{低}}{\overset{PO_2\text{高}}{\rightleftharpoons}} HbO_2$$

Hb 的相对分子质量是 $(6.4\sim6.7)\times10^4$，1 分子 Hb 可以结合 4 分子 O_2，在 100% O_2 饱和状态下，1 g Hb 最大可以结合 1.39 mL 的 O_2。由于正常红细胞内含有少量不能结合 O_2 的高铁 Hb，故 1 g Hb 实际结合的 O_2 量低于 1.39 mL，通常以 1.34 mL 计算。100 mL 血液中 Hb 所能结合的最大 O_2 量称为 Hb 的**氧容量**(oxygen capacity)，而 100 mL 血液中 Hb 实际结合的 O_2 量称为 Hb 的**氧含量**(oxygen content)。Hb 的氧含量与氧容量的百分比称为 Hb 的**氧饱和度**(oxygen saturation)。由于血液中溶解的 O_2 通常极少，可忽略不计。因此，Hb 氧容量、Hb 氧含量和 Hb 氧饱和度可分别视为血氧容量、血氧含量和血氧饱和度，正常动脉血氧饱和度为 93%~98%，混合静脉血氧饱和度为 70%~75%。HbO_2 呈鲜红色，去氧 Hb 呈暗紫色。当血液中去氧 Hb 含量达 5 g/100 mL 血液以上时，皮肤、黏膜呈暗紫色，称为**发绀**(cyanosis)。出现发绀常表示机体缺氧，但也有例外，如在 CO 中毒时，CO 与 Hb 结合形成大量的**碳氧血红蛋白**(carboxyhemoglobin，HbCO)，血液呈樱桃红色，机体缺 O_2，但不发绀。红细胞增多(如高原性红细胞增多症)时，去氧 Hb 含量可达 5 g/100 mL 以上而出现发绀，但机体并不一定缺 O_2。

（二）氧解离曲线

Hb 氧饱和度或血液的氧含量取决于血液的 PO_2。以 PO_2 为横坐标，Hb 氧饱和度为纵坐标，所得到的曲线称为血红蛋白氧解离曲线，简称**氧解离曲线**(oxygen dissociation curve)。该曲线既表示不同 PO_2 时 O_2 与 Hb 的分离，同样也反映不同 PO_2 时 O_2 与 Hb 的结合情况(图 5-12)。Hb 有两种构型，去氧 Hb 为紧密型(tense form，T 型)，HbO_2 为疏松型(relaxed form，R 型)。R 型 Hb 对 O_2 的亲和力为 T 型的 500 倍。由于 Hb 的 4 个亚单位之间和亚单位内部由盐键连接，当 Hb 分子中某个亚单位与 O_2 结合或解离时，将引起盐键逐步断裂或形成，使 Hb 发生变构效应，其他亚单位与 O_2 的亲和力也随之升高或降低，这是 Hb 氧解离曲线呈 S 形和波尔效应的基础。氧解离曲线呈 S 形具有重要的生理意义，各段的特点及其功能意义如下。

1. 氧解离曲线的上段　相当于 PO_2 60 mmHg 以上，曲线较平坦，是 Hb 与 O_2 结合的部分，表明该段随 PO_2 变化时 Hb 氧饱和度变化很小。例如，当 PO_2 为 100 mmHg 时(相当于动脉血 PO_2)，Hb 氧饱和度为 97.4%。如将吸入气 PO_2 提高到 150 mmHg，Hb 氧饱和度为 100%，仅增加了 2.6%；而 PO_2 为 60 mmHg 时，Hb 氧饱和度仍高达 90%。因此，在高原、高空或轻度呼吸功能不良时，只要 PO_2 不低于 60 mmHg，Hb 氧饱和度仍能保持在 90% 以上，血液仍可携带足够量的 O_2，不致发生明显的低氧血症。氧解离曲线上段的变化小，提示 Hb 对血液氧含量具有缓冲作用，能为机体摄取足够的 O_2 提供较大的安全系数。

2. 氧解离曲线的中段　PO_2 在 40~60 mmHg 之间的曲线较陡，表示 PO_2 的轻度下降即可引起 Hb 氧饱和度的较大下降，从 HbO_2 释放较多的 O_2。例如动脉血 PO_2 为 100 mmHg 时，Hb 氧饱和度为 97.4%，血 O_2 含量约为 19.4 mL/100 mL；而混合静脉血的 PO_2 为 40 mmHg，Hb 氧饱和度约为 75%，血 O_2 含量约为 14.4 mL/100 mL，即每 100 mL 动脉血在流过组织时释放了 5 mL 的 O_2。氧解离曲线的中段斜率较大，有利于组织的供氧。

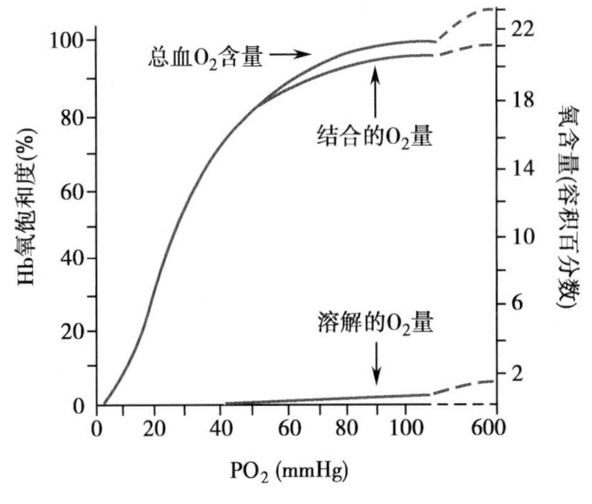

图 5-12　氧解离曲线

测定条件：温度 37℃，血液 pH 7.4，PCO_2 40 mmHg，Hb 浓度 150 g/L

3. 氧解离曲线的下段　相当于 PO_2 在 15~40 mmHg 之间的 Hb 氧饱和度，是曲线斜率最大的一段，即 PO_2 稍有降低，HbO_2 就可大大下降。在组织活动加强时，PO_2 可降至 15 mmHg，HbO_2 解离加速，Hb 氧饱和度降至更低水平，以供给组织更多的 O_2。此时血氧含量仅为

4.4 mL/100 mL。即每100 mL血液能供给组织15 mL的O_2，为安静时的3倍。可见该段曲线代表O_2的储备，能适应组织活动增强时对O_2的需求。

（三）影响氧解离曲线的因素

多种因素影响Hb和O_2的结合与解离，使Hb对O_2的亲和力发生变化，氧解离曲线的位置偏移。通常用P_{50}（the PO_2 at which hemoglobin is half saturated with O_2）表示Hb对O_2的亲和力，P_{50}是使Hb氧饱和度达50%时的PO_2，正常值为26.5 mmHg。P_{50}增大，则氧解离曲线右移，表明Hb对O_2的亲和力降低，有利于释放O_2；反之，P_{50}降低，则氧解离曲线左移，表明Hb对O_2的亲和力增加，有利于结合O_2（图5-13）。影响氧解离曲线的因素主要有：

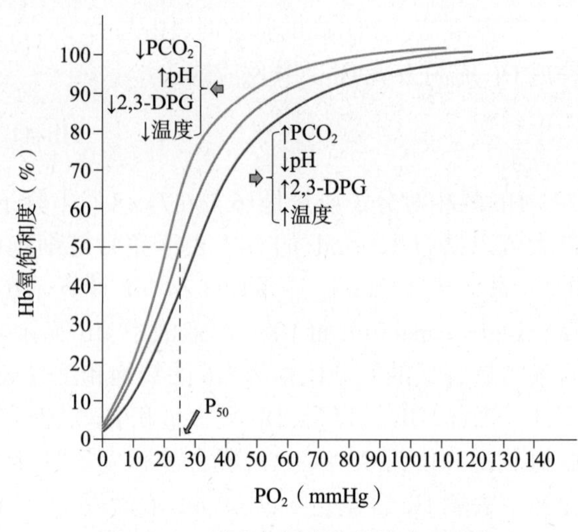

图5-13 影响氧解离曲线的主要因素

1. H^+浓度和PCO_2　血液中的H^+浓度或PCO_2升高时，Hb对O_2的亲和力降低，P_{50}增大，氧解离曲线右移；反之，氧解离曲线左移。H^+浓度或PCO_2对Hb氧亲和力的这种影响称为**波尔效应**（Bohr effect）。其机制是H^+或CO_2增加能使去氧Hb的分子构型稳定，从而降低了Hb对O_2的亲和力。波尔效应的生理意义是，H^+浓度或PCO_2既可促进肺毛细血管血液的氧合，又利于组织毛细血管血液释放O_2。因此，当血液流经肺部时，CO_2从血液向肺泡扩散，血液PCO_2下降，H^+浓度也降低，氧解离曲线左移，即Hb对O_2的亲和力增大，结合的O_2量增多。当血液流经组织时，CO_2从组织扩散进入血液，血液PCO_2和H^+浓度升高，氧解离曲线右移，HbO_2解离加速，释放O_2供给组织利用。

2. 温度　运动或发热时体温升高，Hb对O_2的亲和力降低，P_{50}增大，氧解离曲线右移，促进O_2的释放；反之，温度降低使氧解离曲线左移，不利于O_2的释放。温度对氧解离曲线的影响可能与温度升高时H^+的活度增加有关。组织代谢活动增强（如运动）时，局部组织温度升高，CO_2和酸性代谢产物增加，均有利于HbO_2解离，因此组织可获得更多的O_2，以适应代谢增加的需要。如果温度降低至20℃，此时若PO_2为60 mmHg，Hb氧饱和度仍高达90%，但组织可因HbO_2对O_2的释放减少而导致缺氧。因此，在临床低温麻醉手术时应加以考虑。

3. 2，3-二磷酸甘油酸（2，3-diphosphoglycerate，2，3-DPG）　是红细胞内无氧酵解的产物，带负电荷的2，3-DPG易与存在于Hb两条β链之间的正电荷结合，促使Hb向紧密型转变，降低Hb对O_2的亲和力。此外，因红细胞膜对2，3-DPG的通透性很低，红细胞内2，3-DPG的增加也提高了H^+的浓度，使Hb对O_2的亲和力降低，P_{50}增大，氧解离曲线右移；反之，红细胞内2，3-DPG浓度降低，Hb对O_2的亲和力增加，P_{50}变小，氧解离曲线左移。在高原缺O_2时，无氧糖酵解增加，红细胞内2，3-DPG增加，氧解离曲线右移，有利于HbO_2释放O_2供给组织利用。而在血库贮存过久的血液，由于糖酵解停止，红细胞2，3-DPG含量下降，氧解离曲线左移，Hb不易与O_2解离。因此，用大量贮存血液给病人输血，虽然Hb含量并未下降，但运O_2功能明显下降。

可见，当血液中PCO_2、H^+浓度、2，3-DPG和温度升高时，氧解离曲线右移，有利于供O_2给组织；反之，氧解离曲线左移。

4. 其他因素　Hb与O_2的结合也与Hb本身的性质有关。若Hb分子中的Fe^{2+}氧化成Fe^{3+}形成高铁Hb，便会失去携O_2的能力。胎儿的Hb由2条α链和2条γ链组成，对O_2的亲和力高，有助于胎儿血液流经胎盘时从母体摄取O_2。但如果Hb异常，如地中海贫血患者因遗传性因素造成Hb中珠蛋白链合成障碍，使红细胞易于破坏造成贫血，运O_2功能明显降低。CO与Hb的亲和力约为O_2的250倍，且当CO与Hb分子中一个血红素结合后，可增加其余3个血红素对O_2的亲和力，因而CO与Hb结合后既降低Hb与O_2的结合，也妨碍HbO_2解离O_2。

拓展知识5-3　胎儿血红蛋白

二、二氧化碳的运输

（一）CO_2 的运输形式

安静状态下，成人代谢过程中每分钟约产生 200 mL CO_2，经组织换气扩散进入血液。血液中物理溶解的 CO_2 较少，占 CO_2 总运输量的 5%。其余 95% 以化学结合的形式运输，包括碳酸氢盐(88%)和氨基甲酰血红蛋白(7%)。

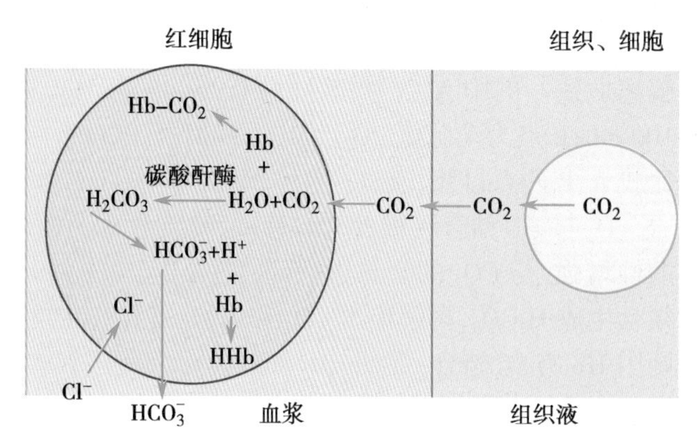

图 5-14　CO_2 在血液中运输示意图

1. 碳酸氢盐(HCO_3^-)　从组织扩散入血的 CO_2 首先溶解于血浆，与水在碳酸酐酶的作用下生成 H_2CO_3，后者再解离成 HCO_3^- 和 H^+，H^+ 被血浆缓冲系统缓冲。溶解于水的 CO_2 绝大部分经单纯扩散进入红细胞，红细胞内的碳酸酐酶含量远远高于血浆，在红细胞内生成 H_2CO_3 的速度比血浆快 13 000 倍。由于红细胞内 HCO_3^- 浓度不断增加，HCO_3^- 顺浓度差经红细胞膜扩散进入血浆。由于红细胞膜不允许正离子自由通过，而允许小的负离子 Cl^- 通过，经细胞膜上特异的 HCO_3^-–Cl^- 载体转运，Cl^- 由血浆扩散进入红细胞，即**氯转移**(chloride shift)，以维持正负离子的平衡。在红细胞内 HCO_3^- 与 K^+ 结合，在血浆中则与 Na^+ 结合生成碳酸氢盐。在上述反应中产生的 H^+，主要与 Hb 结合而缓冲(图 5-14)。

碳酸酐酶的催化作用是双向的，如下式所示：

$$CO_2 + H_2O \rightleftharpoons H_2CO_3 \rightleftharpoons HCO_3^- + H^+$$

在肺部，反应向相反方向(向左)进行。由于肺泡气的 PCO_2 比静脉血低，故血浆中溶解的 CO_2 首先扩散入肺泡。同时红细胞内的 HCO_3^- 与 H^+ 生成 H_2CO_3，碳酸酐酶又加速 H_2CO_3 分解成 CO_2 和 H_2O，CO_2 从红细胞扩散入血浆，而血浆中的 HCO_3^- 便进入红细胞以补充消耗了的 HCO_3^-，Cl^- 则扩散出红细胞。这样，以 HCO_3^- 形式运输的 CO_2，在肺部被释放出来。

2. 氨基甲酰血红蛋白(carbaminohemoglobin，HHbNHCOOH)　小部分 CO_2 可与红细胞内 Hb 的自由氨基结合形成氨基甲酰血红蛋白，这一反应不需酶的催化，且 CO_2 与 Hb 的结合松散，因而迅速、可逆。

$$HbNH_2O_2 + H^+ + CO_2 \underset{\text{肺部}}{\overset{\text{组织}}{\rightleftharpoons}} HHbNHCOOH + O_2$$

调节上述反应的主要因素是氧合作用。HbO_2 与 CO_2 结合形成 HHbNHCOOH 的能力比去氧 Hb 的小。肺的 PCO_2 较低，PO_2 较高，HbO_2 生成增多，HHbNHCOOH 解离释放 CO_2 和 H^+，反应向左进行。在外周组织，PCO_2 较高，PO_2 较低，HbO_2 解离释放出 O_2，反应向右进行。

虽然以氨基甲酰血红蛋白形式运输的 CO_2 仅占总运输量的约 7%，但在肺部排出的 CO_2 中却有 20%~30% 是从氨基甲酰血红蛋白释放出来的，提示这种运输形式的效率较高。

（二）CO_2 解离曲线

CO_2 解离曲线(carbon dioxide dissociation curve)是表示血液中 CO_2 含量与 PCO_2 关系的曲线(图 5-15)。与氧解离曲线不同的是，血液 CO_2 含量随 PCO_2 升高而增加，几乎呈线性关系且没有饱和点。因此，CO_2 解离曲线的纵坐标不用饱和度而用浓度表示。

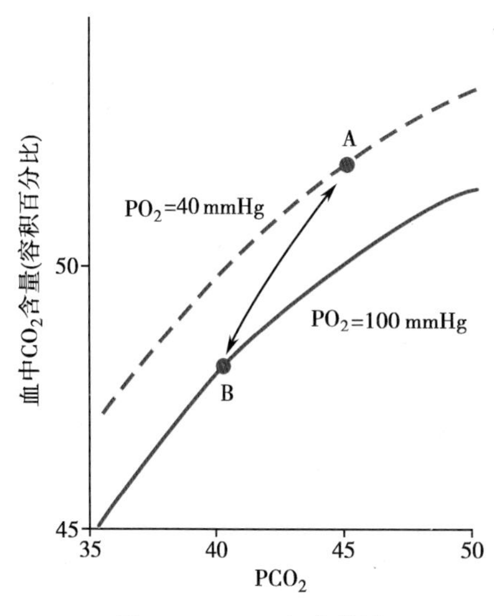

图 5-15　CO_2 解离曲线

A. 静脉血；B. 动脉血

该曲线的水平受血液 PO_2 的影响。血液 PO_2 升高时 CO_2 解离曲线向下移位，在同一 PCO_2 下，血中 CO_2 含量降低；血液 PO_2

降低时 CO_2 解离曲线向上移位，血中 CO_2 含量增加。因此，静脉血 CO_2 解离曲线的水平高于动脉血 CO_2 解离曲线。图中 A 点为静脉血 PO_2 为 40 mmHg、PCO_2 为 45 mmHg 时血液中 CO_2 的含量，约为 52 mL/100 mL；B 点为动脉血 PO_2 为 100 mmHg、PCO_2 为 40 mmHg 时血液中 CO_2 的含量，约为 48 mL / 100 mL。比较 A、B 两点得知，血液流经肺部时，每 100 mL 血液释出 4 mL CO_2。

O_2 与 Hb 结合可促使 CO_2 释放，该现象称为**霍尔丹效应**（Haldane effect）。这是由于 Hb 与 O_2 结合后酸性增强，与 CO_2 的亲和力下降，使结合于 Hb 的 CO_2 释放；同时酸性的氧合 Hb 释放 H^+，后者与 HCO_3^- 结合生成 H_2CO_3，再解离出 CO_2 和 H_2O。因此，在组织，霍尔丹效应可促使血液摄取并结合 CO_2；在肺部，则因 Hb 与 O_2 结合，促使 CO_2 释放。综上所述，O_2 和 CO_2 的运输是相互影响的，CO_2 通过波尔效应影响 O_2 的结合和释放，O_2 又通过霍尔丹效应影响 CO_2 的结合和释放。

第五节　呼吸运动的调节

呼吸运动受意识控制，在一定程度上是一种随意运动。但同时又不因睡眠而中断，也不受各种躯体活动的干扰，即呼吸运动亦是一种自动的节律性活动。呼吸的深度和频率随体内外环境的变化而改变。例如，肌肉活动时代谢增强，呼吸运动加深加快，肺通气量增大，以摄取更多的 O_2，排出更多的 CO_2。呼吸运动是由于呼吸肌的节律性收缩与舒张引起的，但呼吸肌属骨骼肌，本身没有自律性。那么，这种自动的节律性的呼吸是怎样产生的？呼吸的深度和频率又如何能随内外环境变化而改变？本节将围绕这些问题进行讨论。

一、呼吸中枢

呼吸中枢（respiratory center）是指中枢神经系统内产生呼吸节律和调节呼吸运动的神经细胞群。在对呼吸中枢定位的诸多实验中，最具有代表意义的是 1923 年由英国生理学家 Lumsden 对猫的脑干进行的分段横切实验。该实验观察到在脑桥与中脑之间切断（图 5-16，A 平面），呼吸运动基本正常，提示大脑皮质等高级中枢不是产生节律性呼吸的必需部位；在脊髓与延髓间切断（图 5-16，D 平面），保留脊髓以下的部分，则动物呼吸停止，提示脊髓不能产生自动的节律性的呼吸。但支配呼吸肌的下运动神经元位于脊髓，后者为联系高位呼吸中枢和呼吸肌的中继站及整合某些呼吸反射的初级中枢；而在延髓与脑桥间横断（图 5-16，C 平面），保留延髓及以下的部分，此时可见到喘息样呼吸，表明延髓是呼吸节律产生的部位。如果在脑桥的上中部之间切断（图 5-16，B 平面），呼吸变深、变慢；此时再切断两侧迷走神经，呼吸表现为长吸式，提示脑桥有呼吸调整作用。而在延髓与脑桥同时存在时，呼吸节律正常，表明正常呼吸节律的形成还有赖于延髓与脑桥的共同配合。事实上，呼吸中枢分布在大脑皮质、间脑、脑桥、延髓和脊髓等部位，它们在呼吸节律的产生和调节中所起的作用不同，通过各级中枢之间的相互协调和相互制约，共同实现机体的正常呼吸运动。

呼吸中枢的多个神经元呈现与呼吸周期相关的节律性放电，称为呼吸神经元，其中于吸气相放电的神经元称为**吸气神经元**（inspiratory neuron），于呼气相放电的神经元称为**呼气神经元**（expiratory neuron）。此外，有些神经元于吸气相开始放电，至呼气相早期结束，或于呼气相开始放电，至吸气相早期结束，称为跨时相神经元。

呼吸神经元在低位脑干的分布相对集中，可分为 3 组（图 5-16）：①**延髓背侧呼吸组**（dorsal respiratory group，DRG）：位于延髓的背内侧部，沿纵轴方向排列，主要包括孤束腹外侧核和中缝核的一部分。DRG 主要含吸气神经元，兴奋时使吸气肌收缩，引起吸气。②**延髓腹侧呼吸组**（ventral respiratory group，VRG）：位于延髓的腹外侧部，从尾端到头端相当于后疑核、疑核和面神经后核及它们的邻近区域，其主要作用是引起呼气肌收缩，产生主动呼气，还可调节咽喉部辅助呼吸肌的活动及延髓和脊髓内呼吸神经元的活动。研究证实，在 VRG 相当于疑核头端平面的**前包钦格复合体**（pre-Bötzinger complex，pre-BötC）可能是哺乳动物呼吸节律起源的关键部位。③脑桥呼吸组：相对集中于脑桥背侧前端的**臂旁内侧核**（medial

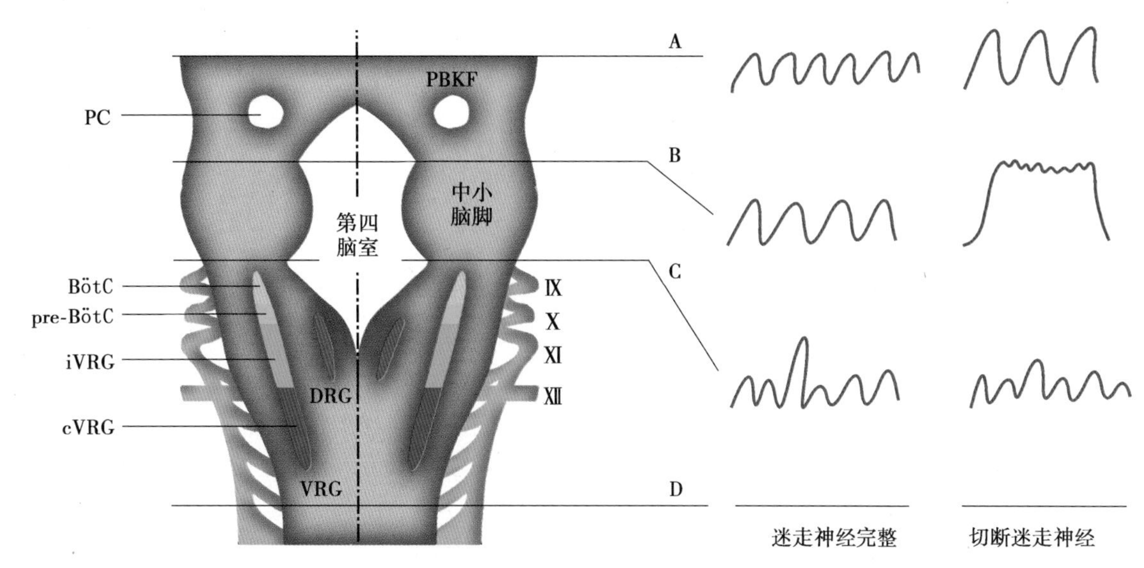

图 5-16　脑干呼吸中枢核团（左）和在不同平面横切脑干后呼吸运动的变化（右）

BötC：包钦格复合体；cVRG：尾段腹侧呼吸组；DRG：背侧呼吸组；iVRG：中段腹侧呼吸组；PBKF：臂旁内侧核和 Kölliker-Fuse（KF）核；PC：呼吸调整中枢；pre-BötC：前包钦格复合体；VRG：腹侧呼吸组；Ⅸ、Ⅹ、Ⅺ、Ⅻ分别为第 9、10、11、12 对脑神经；A、B、C、D 为脑不同平面横切

parabrachial nucleus）及其相邻的 Köllike-Fuse（KF）核，两者合称 PBKF 核群。PBKF 核群主要含呼气神经元，与延髓的呼吸神经核团之间存在双向联系，组成调控呼吸运动的神经元网络。呼吸调整中枢的作用是限制吸气，促使吸气向呼气转换。

脑桥以上的高位中枢，如大脑皮质、边缘系统和下丘脑等对呼吸具有调整作用。大脑皮质可通过皮质脊髓束和皮质脑干束在一定程度上随意控制呼吸运动神经元的活动，保证其他与呼吸有关的重要活动的完成，如说话、唱歌、哭笑和咳嗽等，并在一定限度内可随意屏气或加深加快呼吸。因此，大脑皮质属随意呼吸调节系统。而低位脑干的呼吸相关神经元经复杂的相互作用产生的节律性呼吸，通过相应的传出纤维到达脊髓前角呼吸神经元，属不随意的自主呼吸节律调节系统。由于这是两个独立的下行通路系统，临床上可观察到自主呼吸和随意呼吸分离的现象。例如在脊髓前外侧下行的自主呼吸通路受损，自主节律呼吸受影响甚至停止，此时患者可通过随意呼吸或人工呼吸来维持肺通气。但若未进行人工呼吸，一旦病人入睡，可以发生呼吸停止。

二、呼吸节律

前已述及，呼吸节律（breathing rhythm）起源于延髓，但是其确切部位尚不完全清楚。目前比较公认的呼吸节律形成机制主要有以下两种。

1. 起步神经元学说　认为在延髓中存在**起步神经元**（pacemaker neuron），Smith 等学者在新生鼠及胎鼠证实，延髓头端腹外侧区的 pre-BötC 是呼吸节律起源的关键部位，其中含有 6 种呼吸神经元。进一步实验观察到这些神经元具有自动去极化的起步特征。

2. 神经元网络学说　认为呼吸节律的产生依赖于延髓内呼吸神经元之间复杂的相互联系和相互作用。Richter 等学者提出由中枢吸气活动发生器和吸气切断机制构成呼吸神经元网络。认为当吸气活动发生器中的吸气神经元兴奋时，该兴奋分别传至：①脊髓吸气肌运动神经元，引起吸气肌收缩，产生吸气；②脑桥的臂旁内侧核，加强其活动；③吸气切断机制，使其兴奋。而呼吸节律发生器负责吸气切断的机制接受来自吸气神经元、臂旁内侧核和肺牵张感受器的冲动。随着吸气的进行，来自上述 3 个方面的冲动逐渐增多，当达到吸气切断机制的兴奋阈值时，吸气切断机制兴奋，发出冲动传至吸气活动发生器或吸气神经元，以负反馈形式终止其活动，使吸气停止，转为呼气。显然，该模型仍有许多不完善，尚待进一步研究。

拓展知识 5–4 呼吸节律产生机制的探索

三、呼吸的反射性调节

呼吸的节律性活动除受呼吸中枢的控制外，也受呼吸器官及血液循环等其他器官系统感受器传入冲动的反射性调节。

（一）机械感受性反射

1. 肺牵张反射（pulmonary stretch reflex） 该反射由 Breuer 和 Hering 在 1868 年首次提出，因此又称为**黑 – 伯反射**（Hering–Breuer reflex），包括：

（1）肺扩张反射（pulmonary inflation reflex） 指肺充气或扩张到一定程度时抑制吸气的反射。感受器位于从气管到细支气管的平滑肌中，属牵张感受器，具有阈值低、适应慢的特点。当肺扩张时，呼吸道受牵拉扩张，呼吸道平滑肌中的感受器兴奋，冲动经迷走神经粗纤维传入延髓。在延髓内通过相关的神经联系激活吸气切断机制，使吸气停止，转入呼气。因此，肺扩张反射的意义是避免吸气过长，加速吸气和呼气的转换，加快呼吸频率。在动物实验中如果切断迷走神经，将出现吸气延长、加深，呼吸频率变慢。肺扩张反射存在明显的种属差异，兔的最强，人的最弱。平静呼吸时，肺扩张反射不参与人的呼吸调节。但在新生儿存在这一反射，在出生 4~5 天后，该反射将显著减弱。病理情况下，如各种因素使肺顺应性降低，肺扩张对气道壁的牵张刺激增强，激活肺扩张反射，使呼吸变浅、变快。

（2）肺萎陷反射（pulmonary deflation reflex） 指肺萎陷到一定程度时反射性地使呼气停止，引起吸气。感受器位于气道平滑肌内，传入神经纤维走行于迷走神经干中。肺萎陷反射在肺明显缩小时才出现。对防止呼气过深和肺不张等可能起一定作用，例如气胸造成肺萎陷时可兴奋肺萎陷反射的感受器，反射性增强呼吸。

2. 呼吸肌本体感受性反射 当呼吸肌内的肌梭受到牵拉刺激时，可反射性引起呼吸运动加强。例如，实验动物或某些病人因治疗需要而切断脊神经背根时将引起相应的呼吸肌活动暂时性减弱，表明呼吸肌本体感受性反射参与正常呼吸运动的调节。

3. 肺毛细血管旁（J）感受器引起的呼吸反射 在肺毛细血管旁和肺泡之间的间质中存在**肺毛细血管旁感受器**（juxtapulmonary-capillary receptor，J 感受器），其传入纤维到达延髓，反射性引起呼吸暂停，继而呼吸浅快。在心肺疾病如肺炎、肺水肿、肺栓塞时，可能通过兴奋 J 感受器引起呼吸急促。

4. 防御性呼吸反射 当呼吸道受到机械性或化学性刺激时，分布于呼吸道黏膜上皮内的感受器兴奋，引起咳嗽反射、喷嚏反射等防御性反射，以清除刺激物，避免其进入肺泡。

（二）化学感受性反射

化学感受性反射是指化学因素如动脉血或脑脊液中的 CO_2、H^+ 和 O_2 变化时通过兴奋化学感受器所引起的反射。机体通过呼吸运动调节血液中 CO_2、H^+ 和 O_2 水平，动脉血中 CO_2、H^+ 和 O_2 水平的变化又通过化学感受性反射调节呼吸运动，以维持内环境的相对稳定。

1. 化学感受器（chemoreceptor） 是指其适宜刺激为 CO_2、H^+ 和 O_2 等化学物质的感受器，分为外周化学感受器（peripheral chemoreceptor）和中枢化学感受器（central chemoreceptor）。

（1）中枢化学感受器 位于延髓腹外侧浅表部位，一般沿腹侧表面血管分布，分为左右对称的头、中、尾三个化学敏感区（图 5–17）。延髓的头端区和尾端区具有化学感受性，中间区则无化学感受性。但动物实验中若阻滞或损伤中间区后，动物出现通气量降低，此时再刺激头端区和尾端区不再出现通气改变，提示中间区可能是头端区和尾端区传入冲动向脑干呼吸中枢投射的中继站。最新研究表明，在斜方体后核、孤束核、蓝斑和下丘脑等部位也有化学敏感神经元。

如果在实验中用含高浓度 CO_2 的人工脑脊液灌流脑室，肺通气明显加强。但若保持人工脑脊液的 H^+ 浓度不变，用含高浓度 CO_2 的人工脑脊液灌流脑室，则肺通气基本不变。反之，增加人工脑脊液中的 H^+ 浓度，肺通气加强。以上结果提示，中枢化学感受器的生理性刺激是脑脊液和局部细胞外液中的 H^+，而不是 CO_2 本身。但血液中的 CO_2 能以单纯扩散的方式迅速通过血脑屏障，在脑脊液中碳酸酐酶的作用

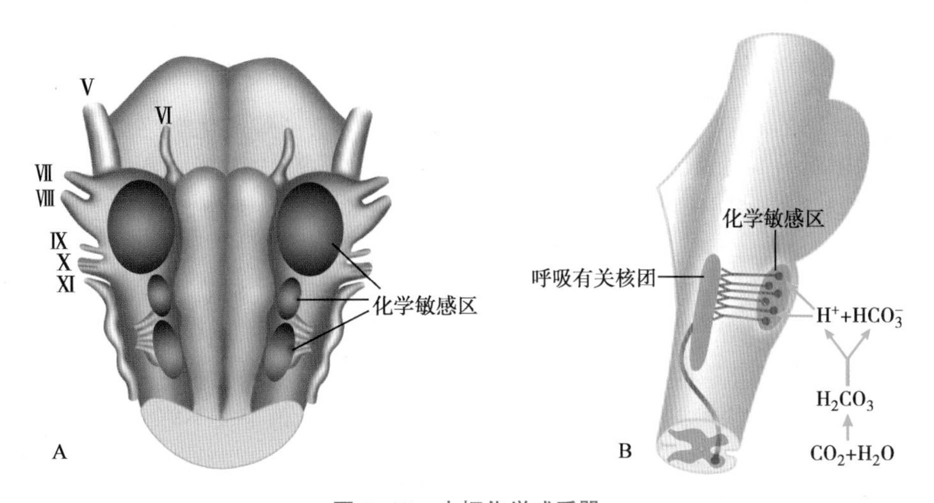

图 5-17 中枢化学感受器

A. 延髓腹外侧的三个化学敏感区；B. 血液或脑脊液 PCO_2 升高刺激中枢化学感受器的机制

下，CO_2 与水生成 H_2CO_3，后者再离解出 H^+，使中枢化学感受器周围液体中的 H^+ 浓度升高，刺激中枢化学感受器，继而兴奋呼吸中枢。因此，CO_2 增加可通过兴奋中枢化学感受器而兴奋呼吸。但脑脊液中碳酸酐酶含量很少，CO_2 与水生成 H_2CO_3 的反应很慢。因此，中枢化学感受器对 CO_2 变化反应的潜伏期较长。另外，血液中的 H^+ 不易透过血－脑屏障，故血液 pH 的变化对中枢化学感受器的刺激作用较弱，也较缓慢。

中枢化学感受器对 CO_2 的敏感性比外周化学感受器高 25 倍，但不能感受缺 O_2 的刺激。中枢化学感受器的生理作用可能是通过影响肺通气来调节脑脊液的 H^+ 浓度，使中枢神经系统的 pH 环境保持相对稳定。

（2）外周化学感受器　当动脉血 PO_2 降低、PCO_2 或 H^+ 浓度升高时，外周化学感受器颈动脉体和主动脉体兴奋，冲动经窦神经（舌咽神经的分支）和主动脉神经（走行于迷走神经干内）传入延髓，反射性地引起呼吸加深加快和血液循环的变化。虽然颈动脉体和主动脉体均参与呼吸和循环的调节，但颈动脉体主要调节呼吸，而主动脉体在循环调节方面更为重要。由于颈动脉体处于颈内动脉与颈外动脉分叉处，是血液进入脑内的必经之处，因此也称为化学因素监测站。

实验证明，外周化学感受器敏感的是动脉血中的 PO_2 降低、PCO_2 增高和 H^+ 浓度增加，而对动脉血中的 O_2 含量降低不敏感。因此，临床上贫血或 CO 中毒时，血 O_2 含量下降，若血流量充分，PO_2 保持正常，则化学感受器传入冲动并不增加。此外，PO_2 降低、PCO_2 增高和 H^+ 浓度增加对化学感受器的刺激存在相互影响。临床上机体发生循环或呼吸衰竭时，常常是 PCO_2 升高和 PO_2 降低同时出现，而协同作用的存在可加强对化学感受器的刺激，从而增强代偿性呼吸。

2. CO_2、H^+ 和 O_2 对呼吸的调节

（1）CO_2 对呼吸运动的调节　过度通气时，动脉血 PCO_2 下降过多可导致呼吸暂停，提示维持呼吸中枢的兴奋性需要一定水平的 PCO_2，即 CO_2 是调节呼吸最重要的生理性化学因素。

当吸入气中 CO_2 在一定范围内增加或呼吸暂停等导致动脉血 PCO_2 升高时，CO_2 可通过两条途径刺激呼吸：①兴奋外周化学感受器，冲动经窦神经和迷走神经传入延髓，兴奋呼吸中枢；②通过使脑脊液中 H^+ 浓度增加，刺激中枢化学感受器再兴奋呼吸中枢。两者共同作用，反射性地使呼吸加深、加快，肺通气量增加。由于中枢化学感受器对 CO_2 的敏感性高于外周化学感受器，在 CO_2 通气反应中以中枢化学感受器的作用为主。但因中枢化学感受器的反应较慢，所以当动脉血 PCO_2 突然增高时，外周化学感受器在引起快速呼吸反应中可起重要作用。此外，当中枢化学感受器对 CO_2 的敏感性降低时，外周化学感受器的作用将加强。

体内 CO_2 过多，如吸入气 CO_2 含量超过一定水平时，肺通气量不能相应增加，则造成肺泡气和动脉血

的 PCO_2 迅速升高,可抑制中枢神经系统包括呼吸中枢的活动,出现呼吸困难、头痛、头昏,严重时昏迷甚至死亡,称为 CO_2 麻醉。

(2) H^+ 对呼吸运动的调节　动脉血 H^+ 浓度增高时可直接兴奋外周化学感受器,使呼吸加深加快。尽管中枢化学感受器对 H^+ 的敏感性比外周化学感受器高,但 H^+ 难以通过血 – 脑屏障,故血液中 H^+ 的变化对中枢化学感受器的刺激作用较弱,也较缓慢。因此,血液中 H^+ 浓度增加对呼吸的兴奋作用主要是通过外周化学感受器实现的。

(3) 缺 O_2 对呼吸运动的调节　各种原因使动脉血中 PO_2 降低时,缺 O_2 可直接抑制呼吸中枢;同时 PO_2 降低又可兴奋外周化学感受器,使呼吸中枢兴奋。因此,缺 O_2 对呼吸中枢的直接作用是抑制,间接作用是兴奋。呼吸中枢的活动将取决于缺 O_2 的程度。轻度缺 O_2 时,间接的兴奋作用大于直接的抑制作用,呼吸中枢兴奋,呼吸加深、加快,肺通气增加。这种变化发生在动脉血 PO_2 下降到 80 mmHg 以下时,可见动脉血 PO_2 对正常呼吸的调节作用不大。但在某些特殊情况下低 O_2 对呼吸的刺激有重要意义,如慢性呼吸衰竭的病人,肺换气功能严重受损,导致低 O_2 和 CO_2 潴留。中枢化学感受器对长时间的 CO_2 潴留产生适应,而外周化学感受器对低 O_2 刺激的适应很慢,此时低 O_2 对外周化学感受器的刺激维持着呼吸中枢的兴奋。如果采用吸入纯 O_2 来改善缺氧,则取消了低 O_2 对外周化学感受器的刺激,可导致呼吸暂停。当缺 O_2 进一步加重,则缺 O_2 对呼吸中枢的直接抑制作用加强,外周化学感受器反射不足以克服缺 O_2 对呼吸中枢的抑制作用,将导致呼吸停止。故慢性呼吸衰竭病人的给 O_2 浓度为 25%~30%,并在吸氧时加入 5%CO_2,以便维持呼吸中枢的兴奋性。

(4) CO_2、H^+ 和 O_2 在呼吸运动调节中的相互作用　前面讨论 CO_2、H^+ 和 O_2 对肺通气的影响时是改变一个因素而保持其他两个因素不变。在这种条件下,CO_2、H^+ 和 O_2 各自引起的肺通气反应程度大致接近。实际上,在自然呼吸情况下,一种因素的改变会引起另外一种或两种因素相继改变,或几种因素同时改变,因此三者之间具有相互作用。例如,在三大因素中以 CO_2 对呼吸运动的刺激作用最强,且比其单因素作用时更明显;H^+ 的作用次之;缺 O_2 的作用最弱。当 PCO_2 升高时,H^+ 浓度也随之升高,两者的作用发生总和,使肺通气反应比单纯 PCO_2 升高时更强。而 H^+ 浓度增加时,因肺通气增加而使 CO_2 排出增加,导致 PCO_2 下降,H^+ 浓度也有所降低,因此可部分抵消 H^+ 的刺激作用,使肺通气量的增加比单因素 H^+ 浓度升高时小。PO_2 降低时,也因肺通气量增加,呼出较多的 CO_2,使 PCO_2 和 H^+ 浓度降低,从而减弱缺 O_2 的刺激作用。

四、特殊条件下的呼吸生理

当人体处于运动、高海拔、潜水、失重和高温等特殊环境时,呼吸运动除遵循一般的调节规律外,也具有其自身特点。

(一) 高海拔低气压对呼吸的影响

在高原低气压地区,吸入气 PO_2 降低,刺激外周化学感受器,进而兴奋呼吸中枢,使呼吸加深加快,肺通气量增加,以升高肺泡气 PO_2,改善机体缺氧。同时 CO_2 排出增多,动脉血中 PCO_2 降低,H^+ 浓度降低。H^+ 浓度降低可抑制呼吸中枢和化学感受器的敏感性,减弱缺 O_2 的代偿效应。同时血中 CO_2 和 H^+ 浓度降低使氧解离曲线左移,不利于 O_2 的释放,因而将造成机体一定程度的缺 O_2。但长期生活在高原环境的人,对缺 O_2 的耐受力会逐渐增强以适应低氧环境,这一过程称为习服,包括:①增加肾 HCO_3^-的排出,在一定范围内使血中 H^+ 浓度增加,解除对呼吸中枢的抑制,加强化学感受器反射,保证较大的肺通气量;②血中 HCO_3^-降低,可增加 CO_2 的刺激作用;③低 O_2 使促红细胞生成素分泌增加,红细胞生成增加,有利于 O_2 的运输;④红细胞内 2,3-DPG 增加及 CO_2 和 H^+ 浓度的相对增加使氧解离曲线右移,促进 O_2 的释放。

(二) 潜水(或高气压)对呼吸的影响

潜水时海水深度每增加 10 m 或淡水深度每增加 10.4 m,环境压力将增加 1 个大气压。体内占体重 60% 的为不可压缩的液体,但肺内的空气可被压缩。例如人在潜入 20 m 深的海水时,肺内的气体容积将被压缩为海平面的 1/3,使肺容积小于余气量,造成肺泡塌陷;同时随着压力增加,呼吸运动将变得深而慢，其机制可能是气体压力升高后密度增加，使呼吸阻力增加。

（三）运动时呼吸的变化及调节

运动时呼吸加深加快，肺通气量增大，其增加的程度随运动量而异。潮气量可由安静时的 500 mL 增加到 2 000 mL，呼吸频率可从 12~20 次 /min 加快到 50 次 /min，每分通气量可高达 100 L 以上，O_2 的吸入量和 CO_2 排出量均相应增加。运动时肺通气量的增加常表现为，运动之始通气量骤升，随后升高变缓稳定在某一水平。运动停止时，也是通气量先骤降，随后缓慢下降，最后恢复到运动前的水平。运动开始时通气骤升也与运动锻炼过程中逐渐形成的条件反射有关。而运动时，肌肉、关节的本体感受器受到刺激，其传入冲动也可以反射性地刺激呼吸。此外，也与化学感受器反射有关。因为在中度运动时，虽然动脉血 H^+浓度、PCO_2、PO_2 的均值保持相对的稳定，但它们随呼吸运动而发生周期性波动的幅度变大，可对化学感受器形成有效刺激。

拓展知识 5-5　异常呼吸

（向　阳　管茶香）

Summary

Respiration is an important sign of life and it is the exchange of gas between the body and the environment. It includes three processes: external respiration (pulmonary ventilation and gas exchange in lungs), gas transport in the blood and internal respiration.

Pulmonary ventilation is the exchange of gas between the alveolus and the environment. The rhythmic contraction and relaxation of the respiratory muscles lead to the expansion or reduction of the chest cavity, which results in the expansion or reduction of the alveoli to change the alveolar pressure. During inspiration, alveolar pressure is lower than the atmospheric pressure so air flow into the lung (inhalation). During expiration, opposite changes occur because the alveolar pressure is greater than the atmospheric pressure so air flows out of the lung (exhalation).Therefore the original impetus of pulmonary ventilation is respiratory movement and the direct impetus is the pressure difference between alveolar pressure and atmospheric pressure.

The intrapleural pressure (IP) is very important in the process of pulmonary ventilation. It means the pressure in the pleural space and is made of two factors: alveolar pressure (AP) acting on alveolar cell wall (namely visceral pleura) and recoil force (RF) of lung. They can be expressed as follows: IP=AP-RF. Hence, the intrapleural pressure is a slightly negative pressure. The physiological significance of negative pressure in pleural space is that it is required to hold the lungs in expansion and to enhance venous return and lymphatic return.

During the process of pulmonary ventilation, only when the driving force overcomes the resistance, ventilation can take place. There are two kinds of resistance to pulmonary ventilation. One is the elastic resistance of pulmonary ventilation, and another is the non elastic resistance of pulmonary ventilation.

The elastic resistance of pulmonary ventilation can be classified into two categories: alveolar surface tension and elastic recoil of the lung. Alveolar surface tension is more important. The common index to reflect the elastic resistance of the lung is the compliance of lung, which is the inverse of elastic resistance. Type II alveolar epithelial cells synthesize and secrete pulmonary surfactant (PS). The physiological functions of PS are to reduce the alveolar surface tension thereby allowing easier lung expansion, stabilizing the different sized alveoli in lungs, preventing alveolar collapse and the infiltration of fluid into the alveoli.

The inelastic resistance of pulmonary ventilation includes airway resistance, inertia resistance and tissue viscosity resistance. The airway resistance is a major element of inelastic resistance. Many factors can lead to contraction of bronchial smooth muscle and the reduction of the bronchi radius. These changes can appear in asthma.

With regard to how to evaluate the function of

pulmonary ventilation, there are many indexes. Timed vital capacity and alveolar minute volume are good indexes for the function of pulmonary ventilation and the efficiency of pulmonary ventilation respectively. Some indexes can be used to differentiate obstructive and restrictive pulmonary ventilation dysfunction.

The exchange of gases between the alveoli and blood in the capillary vessels is called pulmonary gas exchange. The diffusion constant is proportional to the difference in gas partial pressure, temperature, solubility of the gas and alveoli area. Whereas inversely proportional to the respiratory membrane thickness and the square root of the molecular weight. Ventilation-perfusion is another important factor affecting gas exchange.

In the body, gas exchange with tissues must be carried out through blood transportation. This has two transport forms: physically dissolved and chemically combined gases. The physically dissolved form is an obligatory form for oxygen (O_2) and carbon dioxide (CO_2) into and out of the blood. But the chemically combined form is the major form of transportation for oxygen and carbon dioxide. O_2 is mainly transported in combination with hemoglobin, and CO_2 is mainly transported as bicarbonate, both within the erythrocytes.

Respiratory movements can be voluntary but are mostly generated as automatic rhythmical movements. Cooperation of centers in the medulla and pons provides reflex control of the normal breathing rhythm.

Respiratory movement is regulated by both mechanical and chemical stimuli. Mechanical stimuli are mainly those evoking the pulmonary stretch reflex (pulmonary stretch reflex includes inflation reflex and deflation reflex and it prevents over expansion of the lungs during strenuous exercise) and the respiratory reflex of respiratory muscle. There are two types of chemoreceptor: peripheral chemoreceptors located in the carotid and aortic bodies and central chemoreceptors located near the ventral surface of the medulla. The peripheral chemoreceptors are sensitive to a decrease in arterial PO_2 or pH and an increase in PCO_2. When the blood PCO_2 rises, CO_2 will also rapidly penetrate the blood-brain barrier and enter the cerebrospinal fluid. Subsequently CO_2 will promptly be hydrated to produce H_2CO_3, H^+ will dissociate from H_2CO_3. So the local H^+ will stimulate central chemoreceptors in the end. The control centre responds to both sets of chemoreceptors by sending signals to regulate the rate and depth of respiration to maintain the homeostasis of CO_2, O_2 and H^+.

复习思考题

1. 当肺表面活性物质减少时将产生哪些不利影响？
2. 如何评价肺通气的功能？
3. 增大无效腔，呼吸运动有何改变，为什么？
4. 肺换气的正常进行取决于哪些条件？
5. 血中 CO_2 浓度变化对呼吸会产生哪些影响？为什么？
6. 为什么临床上易出现缺 O_2，而 CO_2 潴留不明显？
7. 某患者因外伤造成胸膜破裂，形成气胸。此时，该患者的呼吸和循环活动将怎样变化？可采取哪些救治措施？为什么？
8. 影响氧解离曲线位置偏移的是什么，有何临床意义？

数字课程学习……

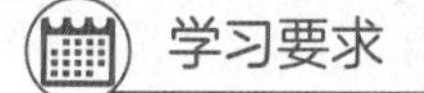 学习要求　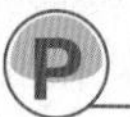 教学 PPT　 习题　 临床病例　 微课视频

第6章

消化和吸收
(Digestion and Absorption)

本章导读

机体在进行新陈代谢过程中，必须不断从外界摄取营养物质，营养物质来自食物。食物依次进入口腔、食管、胃、小肠和大肠，经过机械性消化和化学性消化后，大分子物质变成小分子物质吸收入血，而食物残渣由肛门排出体外。

食物是如何从大分子团块变成小分子食糜的？这将依赖于消化道的运动和消化腺的分泌。不同器官的运动形式对食物的机械性消化，以及唾液、胃液、胰液、胆汁、小肠液对食物的化学性消化，既具有共性也具有特性。这些活动又受到哪些因素的影响？三大营养物质的消化产物、无机盐、维生素、水等吸收的部位、吸收的途径如何？食物是如何从口腔最终进入大肠，而不是逆流？通过本章的学习，大家可以寻求到答案。另外，通过对本章消化系统生理功能的认识，可以为未来学习消化道器质性病变和功能异常等知识奠定基础。

人体进行正常的生命活动，不仅要通过呼吸从外界获得足够的氧气，还必须摄取营养物质，以供组织细胞更新和完成各种生命活动的物质和能量需要。营养物质来自食物。食物中的营养物质包括蛋白质、脂肪、糖类、维生素、水和无机盐。除了水、无机盐和大多数维生素可以直接被人体吸收利用外，蛋白质、脂肪和糖类等结构复杂的大分子有机物，必须先在消化管内分解成为结构简单的小分子物质，才能透过消化管黏膜进入血液循环。食物在消化管内分解成可以被吸收的小分子物质的过程称为**消化**(digestion)。消化后的小分子物质及水、无机盐和维生素通过消化管黏膜进入血液和淋巴循环的过程称为**吸收**(absorption)。

食物的消化方式有两种，即**机械性消化**(mechanical digestion)和**化学性消化**(chemical digestion)。机械性消化是指通过消化管平滑肌的运动，将食物磨碎，同时与消化液充分混合，并以一定的速度向消化管远端推送的过程。化学性消化是指在消化腺所分泌的消化酶作用下，将食物中的大分子物质分解成可以被吸收的小分子物质的过程。在整个消化的过程中，两种消化方式同时进行，密切配合。还应看到，食物在消化过程中不仅是被消化的对象，它对消化器官也是一种有效的刺激物，对消化器官的功能起触发和调节作用。

消化系统除对食物进行消化和吸收外，消化器官还能分泌多种胃肠激素，具有重要的内分泌功能。消化系统同时也是人体最大的免疫器官，对防止肠腔内病原微生物、未降解蛋白质等抗原的入侵发挥积极的免疫屏障作用。

第一节　消化活动概述

人和高等动物的消化系统由消化管和与其相连的消化腺组成。通过其活动分别对食物进行机械性消化(消化管运动)和化学性消化(消化腺分泌)。

一、胃肠道的神经支配

消化系统各器官的功能活动相互配合,以及消化系统的活动与人体其他系统的功能协调一致,都是在神经和体液因素的调节下实现的。支配消化道的神经有外来的自主神经系统(autonomic nervous system)和位于消化管壁内的壁内神经丛组成的内在神经系统(intrinsic nervous system)。自主神经系统包括交感神经和副交感神经,其中副交感神经对消化功能的影响更大。

(一) 交感神经和副交感神经

除口腔、咽、食管上段及肛门外括约肌受躯体神经支配外,消化道的其他部位均受交感神经和副交感神经双重支配(图 6-1)。

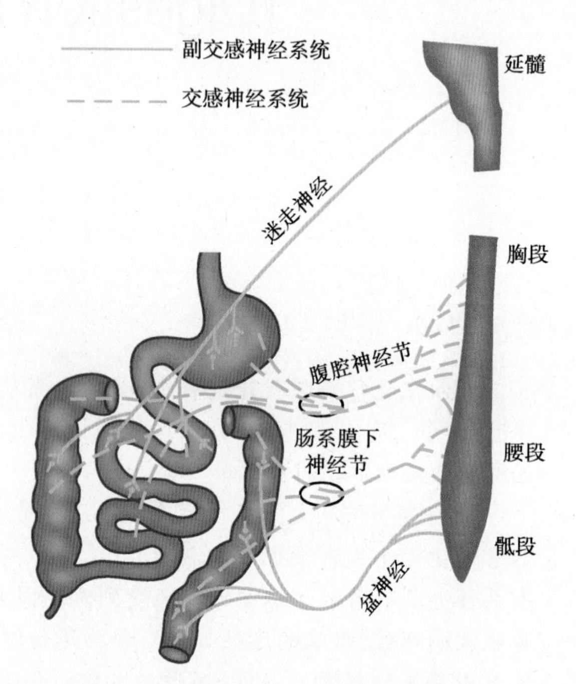

图 6-1　胃肠的自主神经支配示意图

交感神经(sympathetic nerve)起自脊髓胸腰段侧角细胞,在相应的神经节换神经元后,发出节后肾上腺素能纤维。一般来说,交感神经兴奋,引起消化管运动减弱,消化液分泌减少。但会引起胆总管括约肌、回盲括约肌与肛门内括约肌的收缩。胃肠交感神经中约有 50% 的纤维为传入纤维,其作用和内脏感觉有关。

支配消化道的副交感神经(parasympathetic nerve)有迷走神经、盆神经,其节前纤维直接进入胃肠组织,与内在神经元形成突触,发出节后纤维支配腺细胞、上皮细胞和平滑肌细胞。副交感神经兴奋时,大多数节后纤维释放乙酰胆碱,使消化管运动增强,消化液分泌增多,胆囊收缩,括约肌松弛,胆汁排放。少数胃肠副交感神经的节后纤维为非胆碱能、非肾上腺素能纤维,它们的作用视具体部位而异。迷走神经中约有 75% 的神经纤维为传入纤维,可将胃肠感受器信号传入高位中枢,引起反射调节。

一般来说,交感神经和副交感神经对同一器官的调节表现为既相互拮抗又相互协调,但以副交感神经的作用占优势。此外,自主神经对消化道平滑肌的作用效果还受消化管平滑肌原有紧张性的影响,如原有的紧张性较高时,刺激两种神经均引起抑制效应;相反,原有紧张性较低时,刺激两种神经均引起兴奋效应。

(二) 内在神经系统

胃肠壁内的**内在神经丛**(intrinsic nervous plexus)又称**肠神经系统**(enteric nervous system),是由存在于食管中段至肛门的绝大部分消化管壁内无数的神经元和神经纤维组成的复杂神经网络(图 6-2)。其中有感觉神经元,感受胃肠道内化学、机械和温度等刺激;有运动神经元,支配胃肠道平滑肌、腺体和血管;还有大量的中间神经元。它们把胃肠壁的各种感受器及效应器联系在一起,形成了一个相对独立的局部反射系统,在胃肠活动调节中具有重要的作用。当食物刺激消化管壁时,不需要中枢参与就可通过壁内神经丛完成局部反射。当切断外来神经后,局部反射仍可进行,但正常情况下,壁内神经丛的活动受外来神经的调节。

内在神经丛分两大类:位于黏膜下层的**黏膜下神经丛**(submucosal plexus)和位于环行肌与纵行肌之

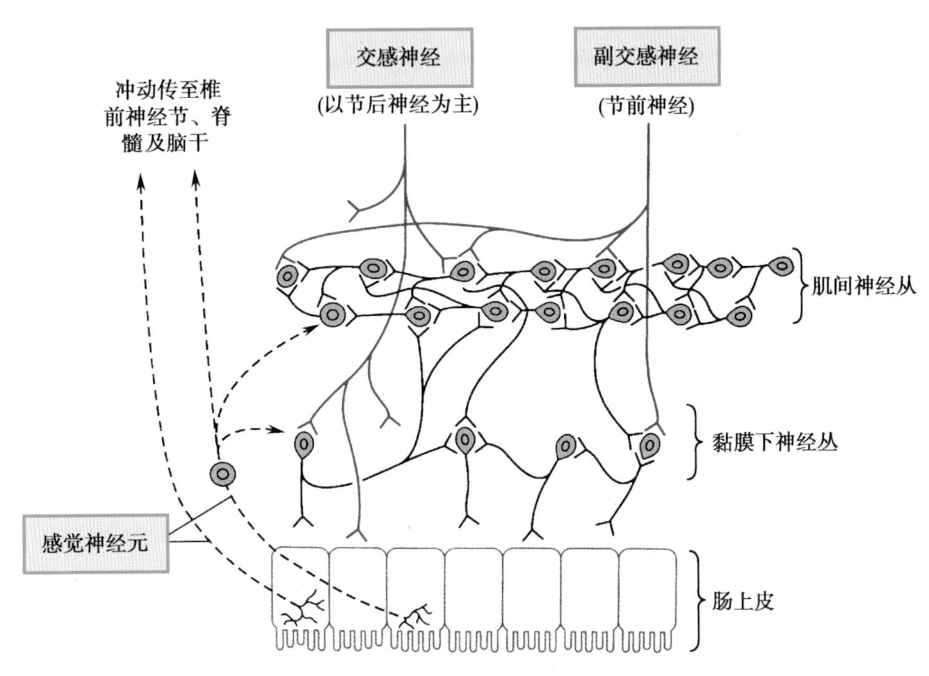

图6-2　胃肠壁内神经丛及其与外来神经的联系

间的**肌间神经丛**(myenteric plexus)。内在神经系统释放的神经递质和神经调质很多,几乎包含了所有中枢神经系统中的递质和调质。黏膜下神经丛中的运动神经元释放乙酰胆碱(acetylcholine,ACh)和血管活性肠肽(vasoactive intestinal peptide,VIP),主要调节腺细胞和上皮细胞功能,也有些支配黏膜下血管。肌间神经丛中,部分是以乙酰胆碱和P物质(substance P)为递质的兴奋性神经元,也有以VIP和一氧化氮(NO)为递质的抑制性神经元。肌间神经丛的运动神经元主要支配平滑肌细胞。两神经丛之间有中间神经元相互联系,同时都接受外来神经纤维支配,并有感觉神经元的传入。创伤、手术或精神因素等均可能损伤胃肠道神经,引起胃排空障碍,甚至导致胃瘫痪。

拓展知识 6-1　胃瘫痪

二、消化管平滑肌的生理特性

消化管中,除口腔、咽、食管上段的肌肉和肛门外括约肌是横纹肌外,其他部分的肌肉都是平滑肌。消化管平滑肌在功能分类上属于单个单位平滑肌,这种平滑肌细胞之间通过紧密的缝隙连接(gap junction)可以进行同步性活动,即整体性反应。消化管平滑肌与其他肌肉组织一样,也具有兴奋性、传导性和收缩性,但由于其结构、生物电活动和功能不同又有其自身的特点。

(一) 一般生理特性

1. 兴奋性低,收缩缓慢　消化管平滑肌与骨骼肌相比兴奋性较低,收缩的潜伏期、收缩期、舒张期均较长。

2. 自动节律性　消化管平滑肌在离体后,置于适宜的环境中,仍能进行自动节律性收缩,但其节律缓慢且不规则,通常每分钟数次至10余次。

3. 紧张性　消化管平滑肌经常保持轻微的持续收缩状态,与保持消化管腔内一定的基础压力、维持胃肠等器官的形态和位置有关;消化管的各种运动也是在紧张性收缩的基础上进行的。

4. 富有伸展性　消化管平滑肌能适应需要进行很大程度的伸展。这使中空的容纳器官(特别是胃)能多容纳食物而不发生明显的压力变化。

5. 对不同刺激的敏感性　消化管平滑肌对切割和电刺激较不敏感,对温度、化学、机械牵张刺激的敏感性却很高。例如,温度下降,平滑肌活动减弱;微量的乙酰胆碱能引起其收缩,微量的肾上腺素则使其舒张。

（二）生物电活动的特性

消化管平滑肌的电活动比骨骼肌要复杂得多，其电变化可分为静息电位、慢波电位和动作电位。

1. 静息电位　消化管平滑肌的静息电位很不稳定，其实测值为 -60~-50 mV。静息电位产生机制也比较复杂，主要是由于 K^+ 外流，另外还有 Na^+、Cl^-、Ca^{2+} 等的参与。细胞周围的某些激素和递质浓度的变化可影响静息电位水平，如去甲肾上腺素或肾上腺素能使膜超极化，而乙酰胆碱或促胃液素使膜去极化。

2. **慢波电位**（slow wave potential）　在静息电位基础上自动产生的节律性的低振幅去极化和复极化，称为慢波电位或**基本电节律**（basic electrical rhythm）。慢波起源于平滑肌的纵行肌和环行肌之间的 Cajal 细胞。其波幅一般为 5~15 mV，持续几秒至十几秒，其发生频率因部位而异。慢波电位本身不能引起肌肉收缩，但它产生的去极化可使膜电位接近阈电位水平，一旦达到阈电位，就可以触发动作电位。

3. 动作电位　消化管平滑肌的动作电位是在慢波电位的基础上发生的，产生机制主要是 Ca^{2+} 内流。一旦爆发动作电位即可引起肌肉收缩。

平滑肌细胞存在两个临界膜电位值，即机械阈（mechanical threshold）和电阈（electrical threshold）。当慢波去极化达到机械阈时，平滑肌细胞出现小幅收缩；当慢波去极化达到或超过电阈时，可触发动作电位的产生，平滑肌细胞收缩增强，收缩幅度与动作电位频率呈正相关（图 6-3）。总之，动作电位在慢波基础上产生，而收缩主要在动作电位基础上产生。因此，平滑肌收缩的起步电位是慢波，其决定了消化道运动的节律和方向。

因而，消化管平滑肌细胞的电活动是胃肠道活动的动力学基础。临床的胃肠电图检查是以消化管平滑肌细胞的生物电活动的改变作为消化生理和病理生理变化的一项指标。

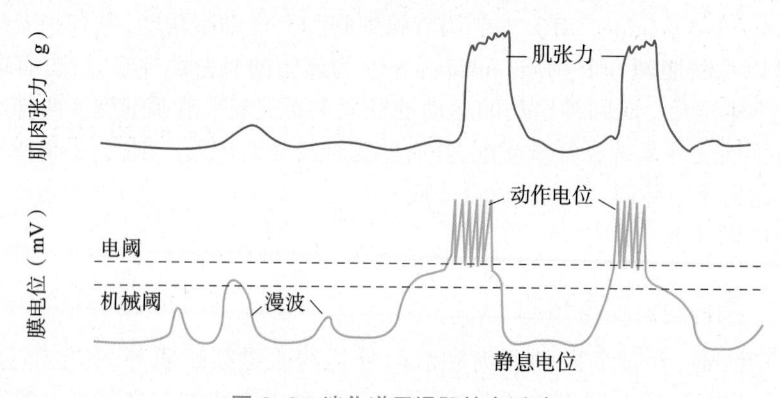

图 6-3　消化道平滑肌的电活动

三、消化管的分泌功能

在消化管附近有唾液腺、肝和胰腺，在消化管黏膜内还有许多散在的腺体，它们向消化管内分泌各种消化液，包括唾液、胃液、胆汁、胰液、小肠液和大肠液。成人每日分泌消化液的总量为 6~8 L，其主要成分是水、无机盐和各种有机物，特别是各种消化酶，由它们完成对食物的化学性消化（表 6-1）。

消化腺分泌消化液是腺细胞的主动活动过程，一般包括 3 个步骤：①腺细胞从血液中摄取原料；②在细胞内合成分泌物，经浓缩再以颗粒和小泡等形式储存于细胞内；③腺细胞膜上存有受体，不同的刺激物与相应的受体结合，引起细胞内一系列反应，最终以出胞方式排出分泌物。

消化液的主要作用有：①稀释并溶解食物，以利于消化和吸收；②改变消化管腔内的 pH，为消化酶发挥作用提供适宜的环境；③消化液中的消化酶能水解食物中复杂的大分子营养物质，使之成为可以吸收的小分子物质；④保护消化管黏膜，防止机械、化学和生物因素的损害。

表 6–1　各种消化液的分泌量、pH 和主要的消化酶

消化液	分泌量(L/d)	pH	主要消化酶	酶的底物	酶的水解产物
唾液	1.0~1.5	6.6~7.1	唾液淀粉酶	淀粉	麦芽糖
胃液	1.5~2.5	0.9~1.5	胃蛋白酶	蛋白质	朊、胨、多肽
胰液	1.0~2.0	7.8~8.4	胰淀粉酶	淀粉	麦芽糖、寡糖
			胰脂肪酶	三酰甘油	脂肪酸、甘油、甘油酯
			胰蛋白酶	蛋白质	氨基酸、寡肽
			糜蛋白酶	蛋白质	氨基酸、寡肽
胆汁	0.8~1.0	6.8~7.4	无		
小肠液	1.0~3.0	7.6~8.0	肠激酶	胰蛋白酶原	胰蛋白酶
大肠液	0.6~0.8	8.3~8.4			

四、消化管的内分泌功能

由胃肠黏膜的内分泌细胞合成并分泌的激素，统称为**胃肠激素**(gastrointestinal hormone)。其化学结构属于肽类，相对分子质量在 2 000~5 000 之间。已经证明，从胃到大肠的黏膜内，有 40 多种内分泌细胞，它们分散地分布在胃肠黏膜细胞之间，可分泌多种胃肠激素(表 6–2)。其中，对消化器官功能影响较大的胃肠激素主要有**促胃液素**(gastrin)、**促胰液素**(secretin)、**胆囊收缩素**(cholecystokinin，CCK)等。

表 6–2　主要胃肠激素分泌细胞的名称及分布部位

胃肠激素	分泌细胞名称	分布部位
促胃液素	G	胃窦、十二指肠
胆囊收缩素	I	小肠上部
促胰液素	S	小肠上部
胃动素	Mo	小肠
抑胃肽	K	小肠上部
生长抑素	D	胰岛、胃、小肠、结肠
胰岛素	B	胰岛
胰高血糖素	A	胰岛
血管活性肠肽	D_1	胰腺、胆囊、胃肠壁血管周围、肠系膜神经节
胰多肽	PP	胰岛、胰腺外分泌部、胃、小肠、结肠

(一) 胃肠激素

1. 胃肠激素的作用方式　由胃肠内分泌细胞分泌的胃肠激素，绝大多数通过血液循环到达靶细胞发挥作用。作用方式有多种：①内分泌(endocrine)，从内分泌细胞释放后作用于相应靶细胞产生生理效应。②旁分泌(paracrine)，分泌后通过细胞间液扩散到邻近细胞起作用。③神经内分泌(neuroendocrine)，由神经末梢释放后发挥作用，如胃肠肽能神经释放的激素。④胞内分泌(intracrine)，内分泌细胞分泌的激素在细胞质中作用于其自身。⑤腔分泌(solinocrine)，从内分泌细胞释放后，沿细胞间缝隙弥散入胃肠腔起作用。⑥自分泌(autocrine)，胃肠激素从内分泌细胞分泌后，直接作用于自身细胞。

2. 胃肠激素的生理作用　主要表现在以下 5 个方面：①调节消化腺分泌和消化管运动；②调节其他

激素的释放，例如抑胃肽有促进胰岛素分泌的作用；③营养作用（trophic action），指一些胃肠激素具有促进消化管黏膜组织生长和促进代谢的作用；④影响免疫功能，胃肠肽对免疫细胞的增生、介质和细胞因子的产生与释放、免疫球蛋白生成、白细胞趋化与吞噬、溶酶体释放及免疫细胞氧化代谢等有广泛影响；⑤调节肠上皮细胞对水和电解质的分泌和吸收。

现将促胃液素、促胰液素、胆囊收缩素的主要生理作用及引起释放的主要因素归纳于表 6–3。

表 6–3 三种胃肠激素的主要作用及引起释放的因素

激素名称	主要生理作用	引起释放的主要因素
促胃液素	促进胃液（以胃酸和胃蛋白酶原为主）、胰液、胆汁分泌，加强胃肠运动和胆囊收缩，促进消化道黏膜生长	迷走神经兴奋、胃幽门和小肠上部蛋白质的分解产物
促胰液素	促进胰液（以分泌 H_2O 和 HCO_3^- 为主）、胆汁、小肠液分泌，胆囊收缩，抑制胃肠运动和胃液分泌	小肠上部的盐酸、蛋白质分解产物、脂酸钠
胆囊收缩素	促进胃液、胰液（以消化酶为主）、胆汁、小肠液分泌，加强大、小肠运动和胆囊收缩，促进胰腺外分泌组织生长	小肠上部的蛋白质分解产物、脂酸钠、盐酸、脂肪

拓展知识 6–2 血糖稳态与胃肠激素

（二）脑 – 肠肽

研究发现，一些最初在胃肠道内发现的肽，也存在于神经系统内；而原来认为只存在于中枢神经系统中的神经肽，也在胃肠被发现。这些双重分布的肽类被称为**脑 – 肠肽**（brain-gut peptide）。迄今已被确认的脑 – 肠肽有 20 余种，如促胃液素、胆囊收缩素、促胰液素、胰高血糖素、血管活性肠肽、抑胃肽、P 物质、神经降压素、生长抑素等。脑 – 肠肽概念的提出，揭示了神经系统和消化系统之间存在着密切的内在联系。脑 – 肠肽具有广泛的生物学活性，如调节消化管活动和消化腺分泌、调节代谢、调节摄食活动、调节免疫功能、细胞保护作用和调节行为活动等。

（三）APUD 细胞

胃肠道黏膜层内有 40 余种内分泌细胞，这些细胞具有摄取胺前体、进行脱羧而产生肽类和活性胺的能力，具有这种能力的细胞称为 **APUD 细胞**（amine precursor uptake and decarboxylation cell）。神经系统、甲状腺、肾上腺髓质、垂体等组织中也含有 APUD 细胞。

五、影响消化活动的因素

正常情况下，消化活动主要受神经、体液因素的影响和调节。此外，心理、社会和环境等因素也是影响消化活动的重要因素。

心理、社会因素对消化功能的影响是十分明显和广泛的。不良的心理刺激不仅影响胃肠运动功能，还影响消化腺的分泌。例如，有的人在愤怒时，唾液分泌减少而出现口干，这时如果进食有可能影响食团吞咽。有人观察到，咽喉部的异物阻塞感与愤怒和焦虑情绪有关。实验研究发现，在愤怒和焦虑时，胃肠黏膜出现充血变红，胃肠蠕动加快，胃酸分泌大大增加，可诱发或加重胃肠溃疡，有时还发生胃肠痉挛，引起腹痛。人如果过分悲伤、失望和恐惧，消化液分泌抑制，可出现厌食、恶心，甚至呕吐。精神性呕吐就是心理因素对胃肠功能影响的结果。另外，忧虑、沮丧的情绪可使十二指肠 – 结肠反射受到抑制，因而缺少集团蠕动，引起便秘的发生。

不良的心理因素不仅影响消化系统的功能，甚至可导致某些消化器官疾病的发生，并影响其过程。临床上常见到一些消化系统疾病的发生和发展往往在心理情绪变化之后，有些病人的病情已经好转或痊愈，但由于不良的心理刺激又可使病情恶化；相反，精神乐观、情绪稳定可使消化器官活动旺盛，从而促进食欲，有益健康。近代心身医学的研究认为，心理、社会因素对消化功能的影响主要是通过神经系统、内分泌系统和免疫系统作用实现的。

第二节 口腔内消化

消化过程从口腔开始。口腔内的消化主要是机械性消化，通过咀嚼使食物由大块变成小块，被唾液湿润形成食团而便于吞咽，而食物的化学变化却很小，仅有小部分糖类在唾液淀粉酶的作用下，分解成麦芽糖。

一、咀嚼和吞咽

口腔内的机械性消化是通过咀嚼和吞咽实现的。

（一）咀嚼

咀嚼（mastication）是通过咀嚼肌协调而有序地收缩，使下颌向上颌方向反复运动完成的反射动作，它受意识控制。咀嚼的作用是通过牙齿对食物的切割、研磨和舌的搅拌使食物变成小块并与唾液充分混合，最后形成食团以便吞咽。牙齿缺失或进食过快的人，因食物在口腔内消化不够，会加重胃肠负担。咀嚼还能加强食物对口腔的刺激，反射性引起胃、肠活动增强和消化液分泌增加，为下一步消化及吸收过程做好准备。

（二）吞咽

吞咽（swallowing）是将口腔内的食团通过咽部和食管推送到胃的过程。根据食团经过的部位不同可将吞咽分为3个连续的阶段。

第一阶段由口腔至咽。这是在大脑皮质控制下的随意动作，主要依靠舌的翻卷运动，将食团由舌背推至咽部。

第二阶段由咽至食管上端。当咽部感受器受到食团刺激时，反射性地引起咽部肌群的有序收缩，使软腭和悬雍垂上举，咽后壁前凸，封闭鼻咽通道；声带内收从而关闭声门，喉头上移并紧贴会厌，封闭咽与气管之间的通道，使呼吸暂停，避免食物进入呼吸道。由于喉头上移，咽肌收缩，食管上口张开，使食团从咽推入食管（图6–4）。

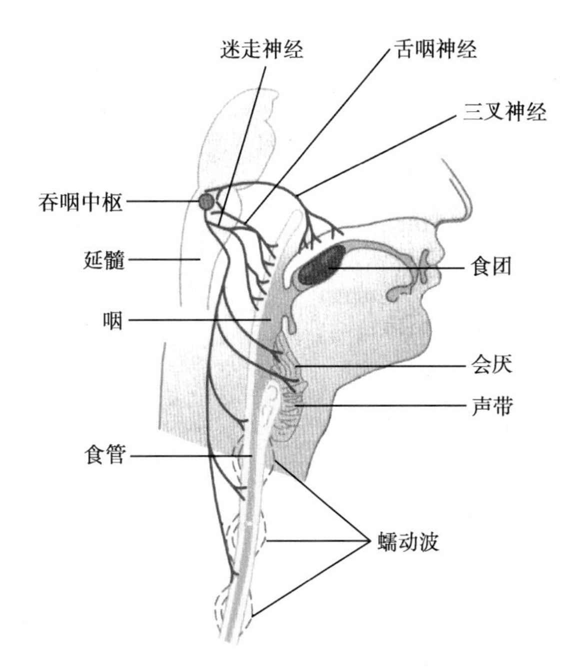

图6–4 吞咽动作模式图

第三阶段沿食管下行至胃。食团进入食管后，引起食管产生蠕动，将食团推送入胃。**蠕动**（peristalsis）是消化管平滑肌共有的一种运动形式，由平滑肌的顺序舒缩引起，形成向前推动的波形运动。表现为食团上端的食管出现收缩波，而食团下端的食管出现舒张波，食团被挤入舒张部分，由于蠕动波依次下行，食团不断下移被推送入胃（图6–5）。

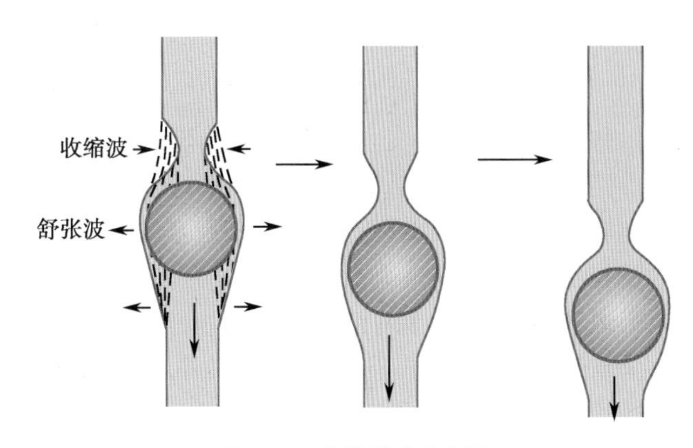

图6–5 食管蠕动示意图

在食管和胃之间，有一宽3~5 cm的高压区，其内压力比胃高0.67~1.33 kPa（5~10 mmHg），在正常情况下，可阻止胃内容物逆流入食管，起到生理括约肌的作用，此段食管称为食管下括约肌（lower esophageal sphincter，LES）。当食物经过食管时，刺激食管壁的感受器，反射性地引起食管下括约肌舒张，使食物顺利入胃。食管下括约肌舒张可能是由于迷走神经抑制性纤维释放 VIP 或 NO 所致。食物入胃后引起促胃液素、胃动素释放，加强该括约肌的收缩，防止胃内容物逆流入食管。新生儿和婴幼儿的食管下括约肌发育不成熟，控制能力差，常发生胃食管反流。而老年人由于食管下括约肌萎缩，压力下降，也易造成胃食管反流。

正常情况下，完成吞咽过程所需的时间，与食物的性状及人体的体位有关。液体食物需时短，而固体食物需时较长，但一般不超过 15 s。

吞咽是由一连串依一定顺序发生的反射动作实现的，统称吞咽反射（swallowing reflex）。吞咽反射的基本中枢位于延髓，其传入纤维在第Ⅴ、Ⅸ、Ⅹ对脑神经中，支配舌咽部肌肉的传出纤维在第Ⅴ、第Ⅸ和第Ⅻ对脑神经中，支配食管的传出纤维在第Ⅹ对脑神经中。在昏迷、深度麻醉和患某些神经系统疾病时，可引起吞咽障碍，口腔、上呼吸道分泌物或食物容易误入气管。

二、唾液的分泌

口腔内的化学性消化是在唾液腺分泌的唾液作用下实现的。人的口腔附近有 3 对大的唾液腺：腮腺、颌下腺和舌下腺（图 6–6）。此外，口腔黏膜中还有许多小的唾液腺，它们均有导管开口于口腔黏膜，这些腺体的分泌物总称为唾液（saliva）。新生儿及婴幼儿唾液腺不发达，3~4 月龄时唾液分泌开始增加，尚不能及时吞咽而发生生理性流涎。

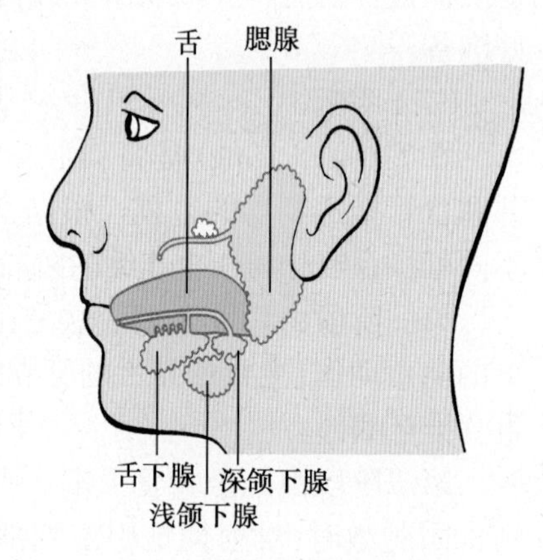

图 6–6　唾液腺的分布位置

（一）唾液的成分和作用

1. 唾液的成分　唾液是无色、无味、近中性（pH 为 6.6~7.1）的低渗或等渗液体。其中水约占 99%，还有少量的有机物和无机物。有机物主要包括黏蛋白、球蛋白、唾液淀粉酶和溶菌酶。无机物主要有 Na^+、K^+、HCO_3^- 和 Cl^- 等。正常人每日分泌的唾液量为 1.0~1.5 L。

2. 唾液的作用　①湿润口腔和食物：以利咀嚼、吞咽和引起味觉。②消化淀粉：唾液中的唾液淀粉酶（最适 pH 为 6.9）可将淀粉水解成麦芽糖，当其随食物入胃后，仍可继续发挥作用，直到食物 pH 低于 4.5 时为止。③清洁或保护口腔：清除口腔内残余食物，当有害物质进入口腔时可引起唾液大量分泌，起到中和、冲洗和清除有害物质的作用；唾液中的溶菌酶还有杀菌作用。④排泄功能：进入体内的某些物质如铅、汞等可部分随唾液排出，有些致病微生物（如狂犬病病毒）也可以从唾液排出。

（二）唾液分泌的调节

唾液分泌的调节完全是神经反射性调节，包括非条件反射和条件反射。食物对口腔产生机械的、化学的和温度的刺激，通过神经中枢引起的唾液分泌，为非条件反射（图 6–7）。

唾液分泌的基本中枢在延髓，高级中枢在下丘脑、大脑皮质等处。支配唾液腺的传出神经为第Ⅶ、Ⅸ对脑神经的副交感神经和交感神经，以前者为主。副交感神经末梢释放递质为乙酰胆碱，作用于腺细胞膜 M 受体上，引起细胞内 IP_3 生成，触发细胞内钙库释放 Ca^{2+}，使腺细胞功能增强、肌性上皮细胞收缩、血管扩张、细胞代谢增加，最终使唾液分泌增加。M 受体阻断剂阿托品可阻断上述作用，抑制唾液分泌。交感神经的节后纤维释放去甲肾上腺素，作用于腺细胞膜上的 β 受体，引起细胞内 cAMP 水平增高，使某些唾液腺分泌增加。副交感神经兴奋时引起唾液分泌的量较多而黏蛋白较少，交感神经兴奋引起唾液分泌的量较少而黏蛋白较多。在平日的进食活动中，食物的形状、颜色、气味、进食环境乃至语言文字描述，都能形成条件反射，引起唾液分泌。例如，当人们闻到或吃到喜欢的食物时，唾液分泌量往往比闻到或吃到不喜欢的食物时多。“望梅止渴”的故事就是条件反射引起唾液分泌的典型例子。另外，来自食管、胃和十二指肠上部的反射也能引起唾液分泌，如在发生恶心时唾液分泌亦增多。

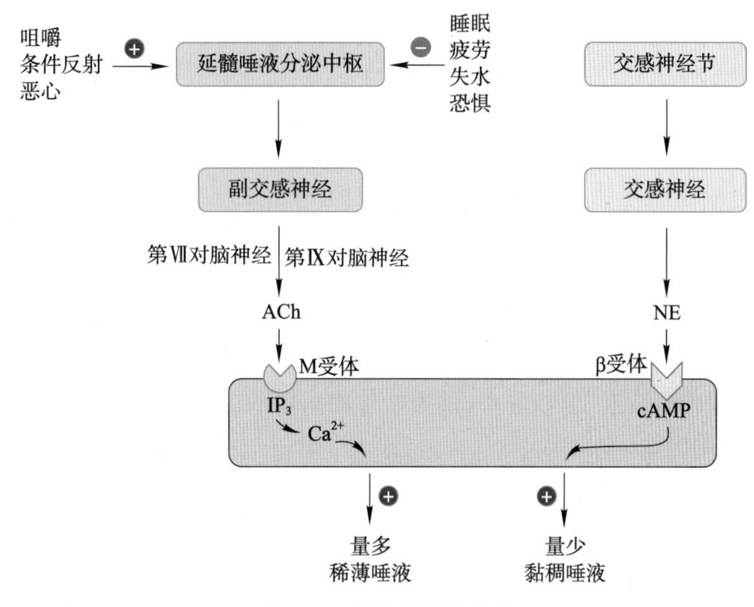

图 6-7 唾液分泌的调节

第三节 胃内消化

胃(stomach)是消化管中最膨大的部分,成人的胃一般可容纳 1~2 L 食物。胃的主要功能是暂时储存食物,并进行初步的消化。新生儿胃容量为 30~60 mL,1~3 月龄时为 90~120 mL。但是由于进乳后幽门即开放,胃内容物陆续进入十二指肠,故实际容量不受上述影响。胃内消化包括机械性消化(胃的运动)和化学性消化(胃液分泌)。通过机械性消化将食物进一步磨碎,并与胃液混合,成为食糜(chyme);通过化学性消化,将食物中的蛋白质初步分解。此后,胃内容物将被逐步、分批地排入十二指肠。

一、胃的运动

胃运动主要完成以下三方面的功能:①容纳进食时摄入的大量食物。②对食物进行机械性消化。③以适当的速率向十二指肠排出食糜。

(一)胃运动的形式

1. 紧张性收缩 胃壁平滑肌经常处于一定程度的缓慢持续收缩状态,称为紧张性收缩(tonic contraction)。胃紧张性收缩对于维持胃的形态和位置具有重要意义。在胃充盈后,紧张性收缩加强,使胃内压上升,一方面促使胃液渗入食物内部,有利于化学性消化;另一方面由于胃内压增加,使胃与十二指肠之间的压力差增大,可协助食糜向十二指肠方向推送。

2. 容受性舒张 当咀嚼和吞咽时,食物刺激口、咽和食管等处的感受器,通过迷走神经的传入和传出的反射过程(迷走-迷走反射),引起胃底和胃体平滑肌的舒张,胃容积增大,称为胃的容受性舒张(receptive relaxation)。胃内无食物时,胃容积约为 50 mL;进食后,由于胃的容受性舒张,胃容积可增大到 1.0~2.0 L,而胃内压升高却很少。胃容受性舒张的生理意义是完成容纳和储存食物的功能,同时保持胃内压基本不变。引起胃容受性舒张的传出神经纤维是迷走神经中的抑制性纤维,其节后纤维末梢释放的递质可能是某种肽类物质或 NO。

3. 蠕动 食物入胃约 5 min,胃即开始蠕动。蠕动波从胃的中部开始,逐渐向幽门方向传播,一个蠕动波约 1 min 到达幽门。通常是一波未平,一波又起。其频率大约为每分钟 3 次。蠕动波初起时,波幅较小,在向幽门传播过程中,波幅和波的传播速度逐渐增加,当到达胃窦接近幽门时,收缩力加强,传播速度也加快,导致幽门开放,将部分食糜(1~2 mL)排入十二指肠。如果蠕动波超越食物先到达胃窦,引起胃窦终末部的有力收缩,胃窦内食物反而被挤回胃体(图 6-8)。这种来回地推进和后退,有助于块状食物在胃内进一步被磨碎。胃的蠕动受平滑肌慢波控制，胃肌的收缩出现在慢波后 6~9 s，动作电位后 1~2 s。

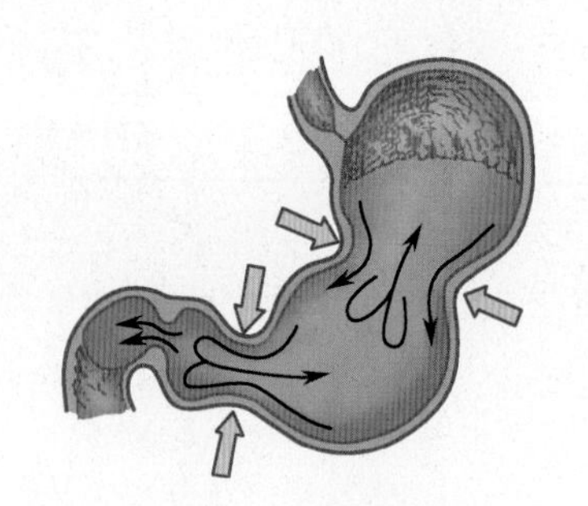

图 6-8　胃的蠕动
小部分液体食糜被推挤过幽门进入十二指肠，大部分食糜则被强力推回到胃体进一步磨碎及混匀

（二）胃运动的调节

1. 神经调节　迷走神经兴奋时其末梢释放乙酰胆碱，使胃的慢波和动作电位频率增加，胃蠕动加强加快。交感神经兴奋时其末梢释放去甲肾上腺素，使胃的慢波和动作电位频率降低，胃蠕动减弱。正常情况下，以迷走神经的作用为主。另外，食物对胃壁的机械、化学刺激，可通过内在神经丛局部地引起平滑肌紧张性加强，蠕动波传播速度加快。

2. 体液调节　促胃液素和胃动素可使胃的慢波和动作电位频率加快，胃蠕动加强加快。胆囊收缩素、促胰液素、抑胃肽等抑制胃的运动。

（三）胃排空及其影响因素

食物由胃排入十二指肠的过程称为**胃排空**（gastric emptying）。食物入胃后，5 min 左右就开始胃排空。胃排空的动力是胃的运动（主要是蠕动）及由此形成的胃与十二指肠之间的压力差。胃排空受下列因素影响。

1. 食物的物理性状和化学组成　胃排空的速度与食物的物理性状和化学组成有关。一般来说，稀的、液态的食物比稠的、固态的食物排空快，颗粒小的食物比大块的排空快。在三种营养物质中，排空速度由快到慢依次为糖类、蛋白质、脂肪。对于混合食物，完全从胃排入十二指肠一般需要 4~6 h。

2. 胃内影响排空的因素

(1) 迷走 - 迷走反射和壁内神经丛反射　当食物入胃后，牵张胃壁，对胃构成机械刺激，由迷走神经中的传入纤维将冲动传至中枢，再通过迷走神经中的传出纤维兴奋引起胃的紧张性收缩和蠕动增强，此反射称**迷走 - 迷走反射**（vagovagal reflex）。壁内神经丛反射是指当胃黏膜感受器受刺激时，通过壁内神经丛内的感觉神经元将信号直接或间接传递给运动神经元，最终引起胃运动加强。

(2) 促胃液素　迷走神经兴奋及食物的某些化学成分（主要是蛋白质消化产物），可引起胃黏膜中 G 细胞释放促胃液素。促胃液素一方面促进胃的运动，另一方面加强幽门括约肌的收缩，因此，总的效应是延缓胃排空。

3. 十二指肠内抑制排空的因素

(1) 肠 - 胃反射　当食糜进入十二指肠后，食糜内的酸、脂肪、渗透压及机械扩张等因素，都可刺激十二指肠壁上的感受器，反射性抑制胃的运动，延缓胃排空。这个反射称**肠 - 胃反射**（enterogastric reflex）。该反射的传出冲动可通过迷走神经、壁内神经丛甚至还可能通过交感神经等多种途径到达胃。肠 - 胃反射对酸刺激特别敏感，当 pH 降到 3.5~4.0 时，即引起该反射。

(2) 十二指肠激素　当大量食糜，特别是盐酸和脂肪进入十二指肠后，可引起小肠黏膜释放促胰液素、抑胃肽等激素（统称**肠抑胃素**），与肠 - 胃反射一道共同抑制胃的运动，从而延缓胃排空。

随着十二指肠内容物中的盐酸被中和，消化产物被吸收，抑制胃运动的神经因素和体液因素渐渐减弱，促进胃运动的因素又占优势，使胃运动逐渐增强，又开始胃排空。如此反复，从而使胃排空与小肠内消化和吸收的速度相适应。

（四）消化间期的胃运动

人在空腹时，胃运动呈现以间歇性强力收缩伴有较长的静息期为特征的周期性运动，并向肠道方向扩布。胃肠道在消化间期的这种运动称为**移行性复合运动**（migrating motor complex，MMC），MMC 的每一周期为 90~120 min，可分为 4 个时相（图 6-9）：Ⅰ相，只能记录到慢波电位，而不出现胃肠收缩，持续 45~60 min；Ⅱ相，出现不规律的锋电位，胃肠开始有散发的蠕动，持续时间为 30~45 min；Ⅲ相，每个慢波电位上均叠加有成簇的锋电位，胃肠出现规则的高振幅收缩，持续 5~10 min；Ⅳ相，从Ⅲ相转入下一周期Ⅰ相的过渡期，持续约 5 min。目前一般认为Ⅰ相与一氧化氮有关，Ⅲ相与胃动素的分泌有关。

Ⅲ相的强力收缩通过胃肠道时，可将胃肠内容物清除干净，起着“清道夫”的作用。消化间期胃肠运

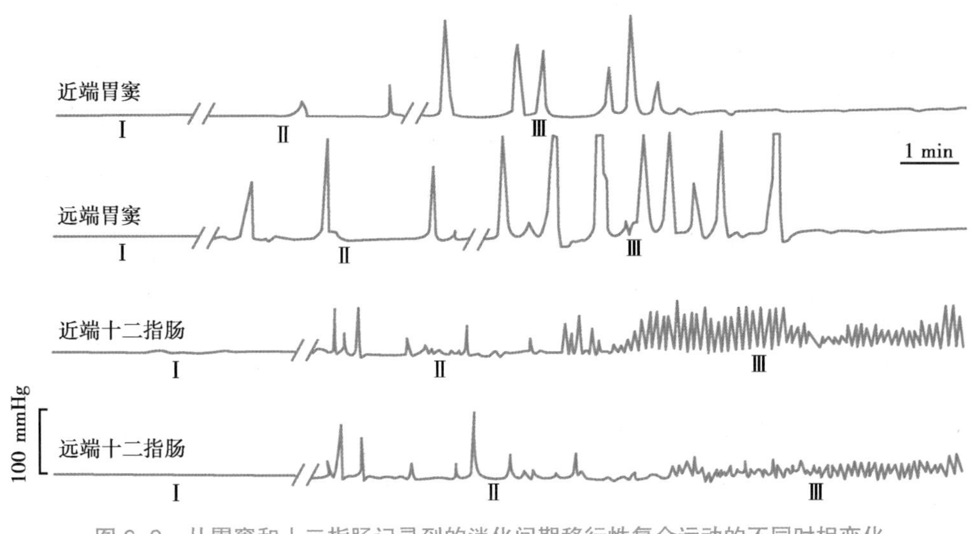

图 6-9 从胃窦和十二指肠记录到的消化间期移行性复合运动的不同时相变化

图示Ⅲ相波从近端胃窦移行至远端胃窦并扩布到十二指肠

Ⅱ相波为短暂过渡时相，本图未显示Ⅳ相

动如发生减退，可引起功能性消化不良及肠道内细菌过度繁殖等病症。

(五) 呕吐

呕吐(vomiting)是将胃及部分肠内容物经口腔强力驱出的动作。当舌根、咽部、胃、胆总管、泌尿生殖器官及前庭器官等处的感受器受刺激时，均可反射性引起呕吐。人在呕吐前常有恶心、流涎、呼吸急促和心跳加快等症状，呕吐时先深吸气，接着声门和鼻咽通路关闭，胃窦、膈肌和腹肌强烈收缩，胃和食管下端舒张，将胃内容物从口腔驱出。剧烈呕吐时，十二指肠和空肠上段也强烈收缩，使十二指肠内压高于胃内压，十二指肠内容物倒流入胃。因此，呕吐物中有时混有胆汁和小肠液。

呕吐是一系列的复杂的反射活动。传入冲动沿迷走神经、交感神经、舌咽神经中的感觉纤维传入中枢。由中枢发出的冲动，沿迷走神经、交感神经、膈神经和脊神经传至胃、小肠、膈肌和腹壁等处。呕吐中枢在延髓网状结构的背外侧缘，刺激该区能引起喷射性呕吐。颅内压增高时，可直接刺激呕吐中枢引起呕吐。

呕吐可将胃内有害物质排出，因此可以看做是一种具有保护意义的防御性反射。但呕吐对人体也有其不利的一面，持续剧烈的呕吐，不仅影响进食和正常的消化活动，而且由于消化液大量丢失，可导致水、电解质和酸碱平衡紊乱。

二、胃腺的分泌

食物在胃内的化学性消化是通过胃液作用实现的。胃液主要由胃腺分泌。胃黏膜有 3 种外分泌腺，包括贲门腺(cardiac gland)，位于胃与食管连接处，为黏液腺，分泌黏液；泌酸腺(oxyntic gland)，位于胃底和胃体，由壁细胞、主细胞和黏液颈细胞组成，分别分泌盐酸、胃蛋白酶原和黏液；幽门腺(pyloric gland)，分布于幽门部，分泌碱性黏液。胃黏膜内还含有多种内分泌细胞，分泌促胃液素、生长抑素等胃肠道激素。

(一) 收集胃液的方法

1. 胃管法　胃液的收集通常是用胃管经口插入胃内直接抽取，通常在收集空腹胃液后，给受试者以一定量的食物或注射促分泌的药物，如组胺、促胃液素等，以观察胃的分泌反应。

2. 人工胃瘘法　研究动物的胃液分泌，常用特制的套管置于狗胃上，套管的一端通于腹壁外，形成人工胃瘘(artificial gastric fistula)。平时将瘘管外口堵住，收集胃液时取出管塞。此法的缺点是收集的胃液不纯净，常混有食物残渣等。后来改为在安装胃瘘管的同时，在狗的颈部切开食管，安装一个食管瘘，让吃下的食物从食管瘘口流出体外，不进入胃内，而胃液则经胃瘘流出。这种实验方法称为假饲(sham

feeding)(图 6-10)。

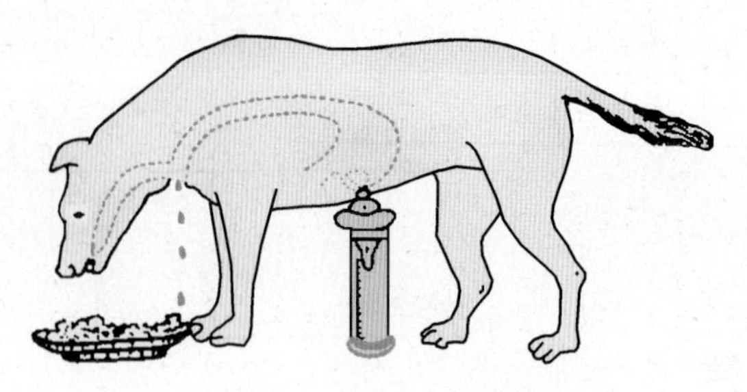

图 6-10 用假饲的方法获取胃液

3. 小胃法 即从狗的胃体部用手术方法分离其中一部分,将其缝合成一个小胃,通过一个瘘管开口于腹壁皮外。另将主胃的切口缝合,仍与食管及小肠相通,进行正常消化。这样,从小胃可收集到纯净的胃液。

一种小胃的制作方法是把黏膜层完全切开,保留一部分浆膜和肌层,这样既保留了小胃的血液供应,又保留了支配小胃的迷走神经,这种有神经支配的小胃称为巴甫洛夫(巴氏)小胃(Pavlov pouch)(图 6-11A)。它被用来研究神经和体液因素对胃分泌和运动的影响。

另一种小胃的制作方法是在分离的过程中,把小胃的外来神经切断(只有部分交感神经随血管进入小胃),这种无神经支配的小胃称为海登汉(海氏)小胃(Heidenhain pouch)(图 6-11B)。它被用来研究血液循环中的激素对胃分泌和运动的影响。

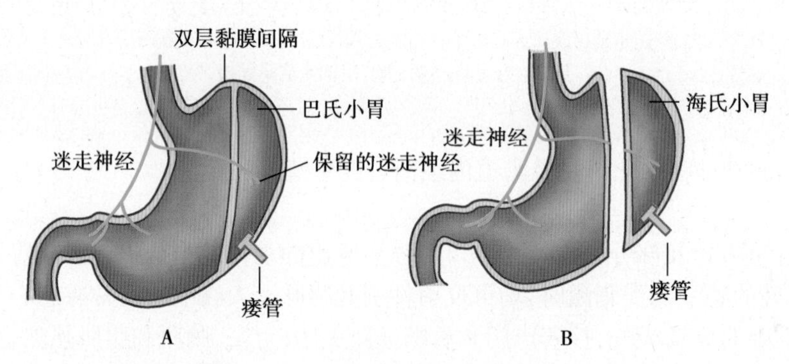

图 6-11 巴氏小胃(A)与海氏小胃(B)

（二）胃液的性质、成分和作用

纯净的胃液是 pH 为 0.9~1.5 的无色液体。正常成人每日分泌量为 1.5~2.5 L。胃液中除水外,主要成分有盐酸、胃蛋白酶原、内因子和黏液。

1. 盐酸 又称胃酸,由泌酸腺中的壁细胞分泌。以两种形式存在:一种是解离状态的游离酸;另一种是与蛋白质结合的盐酸蛋白盐,称结合酸。游离酸与结合酸酸度的总和称为总酸度。纯胃液中游离酸占绝大部分。胃液中盐酸的排出量通常以单位时间内分泌盐酸的毫摩尔(mmol)数表示,称为盐酸排出量(output of gastric acid)。正常人空腹时盐酸排出量为 0~5 mmol/h。在消化期,盐酸的排出量明显增加。在食物或药物的刺激下,正常人最大盐酸排出量可达 20~25 mmol/h。

(1) 盐酸分泌的机制 胃液中 H^+ 的浓度最高可达 150 mmol/L,比血浆中 H^+ 浓度高约 300 万倍。由此可知,壁细胞分泌 H^+ 是逆着巨大浓度差进行的主动过程。现已证明,H^+ 的分泌是靠细胞顶膜上的质子泵(proton pump)实现的。质子泵兼有转运 H^+、K^+ 和催化 ATP 水解的功能。一般认为,壁细胞中的 H^+ 来自胞质内水的解离,生成 H^+ 和 OH^-。H^+ 在质子泵的作用下,主动分泌到小管内,OH^- 在细胞内有待被中和。由于壁细胞内含有丰富的碳酸酐酶(carbonic anhydrase,CA),它能将从血浆中摄取的和细胞代谢产生的 CO_2 与 OH^- 化合,形成 HCO_3^-。HCO_3^- 则与血浆中的 Cl^- 进行交换进入血液。而血浆中的 Cl^- 则进入壁细胞,再通过分泌小管膜上特异性的 Cl^- 通道进入小管腔,在小管内与 H^+ 形成 HCl(图 6-12)。当需要时再由壁细胞分泌入胃腔。

由于质子泵已被证实是各种因素引起胃酸分泌的最后通路,因此,选择性抑制质子泵的药物(如奥美拉唑)已被临床用来有效地抑制胃酸分泌。

(2) 盐酸的生理作用 主要有以下几方面:①将无活性的胃蛋白酶原激活成有活性的胃蛋白酶,同时为胃蛋白酶发挥作用提供酸性环境;②使食物中蛋白质变性,易于分解;③杀死随食物入胃的细菌;④盐

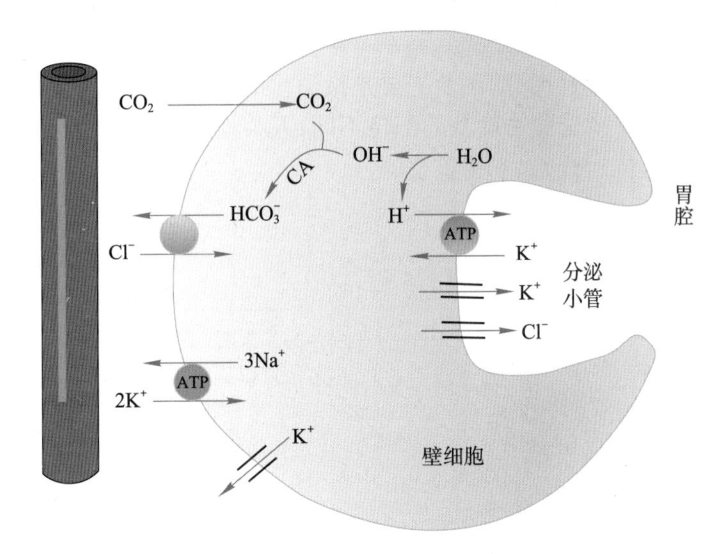

图 6-12 壁细胞分泌盐酸的基本过程

酸进入小肠后，促进胰液、胆汁和小肠液的分泌；⑤盐酸在小肠内有利于小肠对铁和钙的吸收。因此，盐酸分泌不足时可引起食欲不振、腹胀、消化不良和贫血等。若盐酸分泌过多，又会对胃和十二指肠黏膜产生侵蚀作用，成为诱发溃疡病的原因之一。

2. 胃蛋白酶原（pepsinogen） 是由泌酸腺中的主细胞合成、分泌的，在盐酸的作用下转变成有活性的胃蛋白酶（pepsin）。胃蛋白酶又可反过来对胃蛋白酶原起激活作用，形成局部正反馈。胃蛋白酶能水解蛋白质中芳香族氨基酸（苯丙氨酸和酪氨酸）的肽链，主要水解产物是䏡、胨及少量的多肽和氨基酸。胃蛋白酶的最适 pH 为 2，随着 pH 的升高，胃蛋白酶的活性降低，当 pH 超过 5.0 时，即发生不可逆的变性而失去活性。

3. 黏液和碳酸氢盐 胃的黏液（mucus）是由胃腺中的黏液细胞、胃黏膜表面的上皮细胞、黏液颈细胞、贲门腺和幽门腺共同分泌的。黏液中的主要成分是糖蛋白。胃黏液具有较强的黏滞性和形成凝胶的特性，它形成厚约 500 μm 的凝胶状薄层覆盖在胃黏膜表面。胃黏液具有润滑作用，减少坚硬食物对胃黏膜的机械损伤。

胃内的 HCO_3^- 主要是由胃黏膜的非泌酸细胞分泌的，仅有少量的 HCO_3^- 是从组织间隙渗入胃内的。胃 HCO_3^- 的分泌速率约为 H^+ 分泌速率的 5%。

胃黏液形成的凝胶层可大大限制胃液中的 H^+ 向胃黏膜扩散的速度。而且，黏液中还有由胃黏膜上皮细胞分泌的 HCO_3^-，可以中和向黏膜下层逆向扩散的 H^+，这样就在胃黏液层形成一个 pH 梯度。在靠近胃腔面的一侧，pH 约为 2，呈强酸性；而在靠近黏膜上皮细胞的一侧，pH 为 7 左右，呈中性或偏碱性。这不但避免了 H^+ 对胃黏膜的直接侵蚀，而且使胃蛋白酶原在该处不能被激活，从而有效地防止了胃液对胃黏膜本身的消化作用。这种由黏液和碳酸氢盐共同形成的抗损伤屏障，称为**黏液－碳酸氢盐屏障**（mucus-bicarbonate barrier）。目前公认，消化性溃疡的发病是幽门螺杆菌感染，进而破坏黏液－碳酸氢盐屏障所致。

拓展知识 6-3 马歇尔以身试菌的故事

4. 内因子（intrinsic factor） 是一种糖蛋白，由泌酸腺中的壁细胞分泌，其相对分子质量约 60 000。内因子的作用是：保护维生素 B_{12} 免受小肠内蛋白水解酶的破坏并促进维生素 B_{12} 的吸收。内因子发挥上述作用是通过两个活性部位实现的，其中一个活性部位与维生素 B_{12} 结合，形成内因子－维生素 B_{12} 复合物，从而保护维生素 B_{12}；另一个活性部位则与回肠黏膜上皮细胞的特异性受体结合，促进维生素 B_{12} 的吸收。壁细胞受损或减少时，内因子分泌减少，维生素 B_{12} 的吸收减少，引起巨幼细胞贫血。

（三）胃液分泌的调节

空腹时胃液很少分泌。故胃液分泌的调节主要是指消化期神经和体液因素对胃液分泌的调节。

1. 消化期的胃液分泌　按接受食物刺激的部位不同，人为地分为头期、胃期和肠期（图 6–13）。实际上，进食时这三个时期几乎是同时开始、互相重叠的。

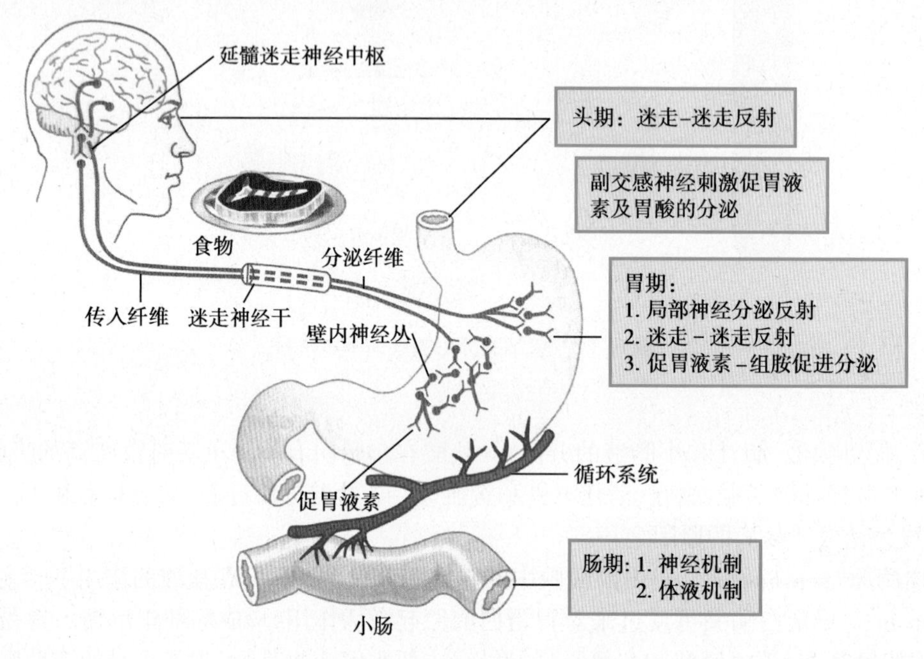

图 6–13　消化期胃液分泌的调节机制

（1）头期　胃液分泌的**头期**（cephalic phase）是指食物入胃前，位于头部的感受器（眼、耳、鼻、舌、口腔、咽等）受刺激，反射性引起胃液分泌增加。头期胃液分泌的机制有两个方面：一是由于条件刺激信号作用于头部某些器官的感受器，通过条件反射引起胃液分泌增加；二是由于咀嚼和吞咽食物时，刺激了口腔、舌、咽等处感受器，通过非条件反射引起胃液分泌增加，反射的中枢包括延髓、下丘脑、边缘叶和大脑皮质等。这些反射的主要传出神经是迷走神经。迷走神经不但直接刺激壁细胞分泌盐酸，还可作用于胃窦黏膜中的 G 细胞，通过促胃液素的释放间接刺激胃腺分泌。研究表明，支配 G 细胞的迷走神经节后末梢释放一种肽类物质——铃蟾肽（bombesin）或称**促胃液素释放肽**（gastrin-releasing peptide，GRP）作为递质，而不是乙酰胆碱。在人的头期胃液分泌调节中迷走神经的直接作用更为重要。

头期胃液分泌约占进食后分泌量的 30%，酸度及胃蛋白酶原含量均很高。头期胃液分泌量与食欲有很大关系。

（2）胃期　胃液分泌的**胃期**（gastric phase）是指食物入胃后，继续刺激胃液分泌，又一次出现胃液分泌的高峰。胃期胃液分泌的神经机制主要是：①食物扩张了胃底、胃体的感受器，通过迷走 – 迷走反射和壁内神经丛局部反射，直接或间接通过促胃液素引起胃腺分泌；②扩张刺激胃幽门部，通过壁内神经丛作用于 G 细胞释放促胃液素；③食物的化学成分（如蛋白质消化产物）直接刺激 G 细胞，引起促胃液素的释放。

胃期胃液分泌量约占进食后总分泌量的 60%，胃液酸度高，但胃蛋白酶原的含量比头期要少。

（3）肠期　胃液分泌的**肠期**（intestinal phase）是指食糜进入十二指肠后，继续引起胃液分泌轻度增加。在切除外来神经后，食物对小肠的刺激仍可引起胃液分泌，提示在肠期胃液分泌调节中，神经反射的作用不大，主要是由于食糜刺激十二指肠黏膜引起促胃液素等激素释放的结果。有人认为，食糜入肠可使小肠黏膜释放一种**"肠泌酸素"**（entero-oxyntin），刺激胃腺进而引起胃液分泌。静脉注射氨基酸也可引起胃液分泌，说明小肠吸收的氨基酸也可能参与了肠期的胃液分泌调节。

肠期胃液分泌的特点是：量少，约占进食后胃液分泌总量的 10%，酸度和胃蛋白酶原的含量也较少。

2. 刺激胃酸分泌的主要因素(图 6-14)

(1) 迷走神经　迷走传出神经纤维支配壁细胞,末梢释放 ACh。ACh 可直接作用于壁细胞 M_3 受体引起胃酸分泌;也有纤维支配肠嗜铬样(ECL)细胞和 G 细胞,分别引起组胺和促胃液素的释放,间接促进壁细胞分泌胃酸。支配 ECL 细胞的纤维末梢释放的是 ACh,而支配 G 细胞的纤维末梢释放的是 GRP。另外,支配 δ 细胞的迷走神经纤维末梢释放 ACh,抑制生长抑素的分泌,消除其对促胃液素分泌的抑制作用,间接促进胃酸分泌。

(2) 促胃液素(gastrin)　是胃窦、十二指肠及空肠上段黏膜内 G 细胞释放的一种肽类激素。胃肠腔内化学物质(主要是蛋白质消化产物氨基酸及其胺类衍生物)可刺激 G 细胞释放促胃液素。促胃液素可强烈刺激壁细胞分泌胃酸,一方面直接通过壁细胞 CCK_B 受体实现;另一方面间接通过作用于 ECL 细胞刺激组胺分泌进而引起壁细胞分泌胃酸,后者作用更为重要。

(3) 组胺(histamine)　由 ECL 细胞分泌,与壁细胞的 H_2 型受体结合而促进胃酸的分泌。西咪替丁(cimetidine)及类似的药物(H_2 受体阻断剂)可阻断组胺与壁细胞上 H_2 受体结合而抑制胃酸的分泌,有助于消化性溃疡的愈合。ECL 细胞上存在乙酰胆碱受体、促胃液素受体和生长抑素受体。乙酰胆碱、促胃液素可通过作用于各自的受体,引起 ECL 细胞释放组胺,从而刺激胃酸的分泌,而生长抑素会抑制组胺的释放间接抑制胃酸分泌。

3. 抑制胃液分泌的因素　在消化期胃液分泌的调节过程中,除了上述促进胃液分泌的因素外,还受许多抑制性因素的调节。消化期内抑制胃酸分泌的因素主要有以下 3 种(图 6-14)。

(1) 盐酸　当胃窦内 pH 降至 1.2~1.5 时,对胃酸分泌可产生抑制作用。其机制为:①盐酸直接抑制胃窦黏膜中的G细胞,减少促胃液素的释放;②盐酸引起胃黏膜内 D 细胞释放生长抑素,后者间接地抑制促胃液素和胃酸的分泌。

当十二指肠内的 pH 降到 2.5 以下时,对胃酸分泌也产生抑制作用。已知胃酸可刺激小肠黏膜释放促胰液素,后者对促胃液素引起的胃酸分泌有明显的抑制作用。此外,还可能与十二指肠球部在盐酸刺激下释放出的**球抑胃素**(bulbogastrone)有关,但其化学结构尚未确定。

由此可见,盐酸通过负反馈机制调节胃腺分泌,对防止胃酸过度分泌,保护胃肠黏膜有重要的生理意义。

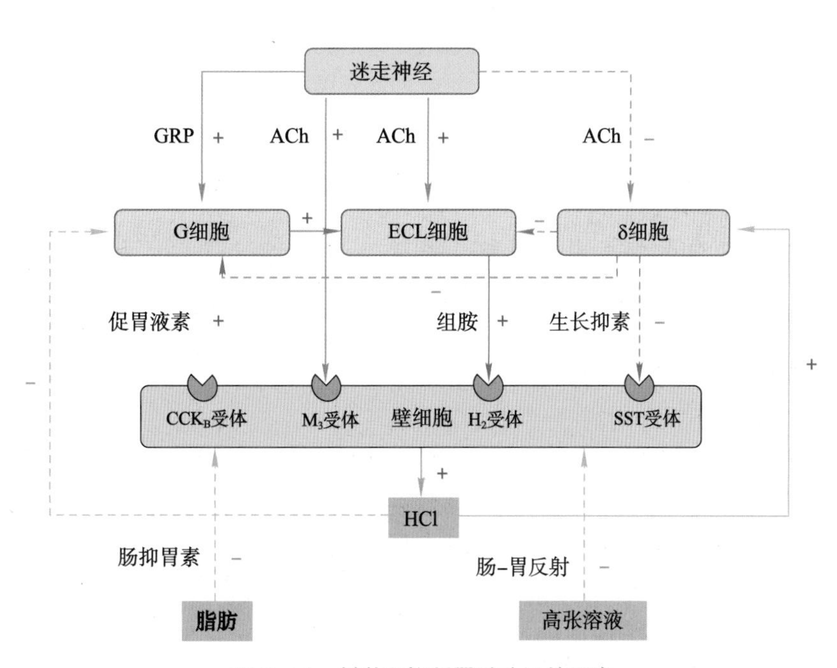

图 6-14　刺激和抑制胃酸分泌的因素

(2) 脂肪　进入十二指肠的脂肪及其消化产物主要刺激肠黏膜产生某些抑制性激素，进而抑制胃液的分泌。20 世纪 30 年代，我国生理学奠基人林可胜教授等研究了脂肪进入小肠后抑制胃液分泌的机制，他在实验过程中从小肠黏膜中提取一种物质，并将此物质注入实验动物血液中后，发现胃液分泌的量、酸度和消化能力均降低，他将该物质命名为"肠抑胃素"。但由于至今未能提纯出该激素，故目前倾向于认为它可能不是一个独立的激素，而是几种具有此种作用的激素（如抑胃肽、神经降压素等）的总称。

(3) 高张溶液　十二指肠内的高张溶液可激活小肠内渗透压感受器，通过肠 - 胃反射抑制胃分泌，以及通过刺激小肠黏膜释放一种或几种胃肠激素而抑制胃分泌。

拓展知识 6–4　林可胜教授与"肠抑胃素"

第四节　小肠内消化

小肠内消化是整个消化过程中最重要的阶段。食物消化和吸收的主要部位在小肠，口腔内消化和胃内消化都是为小肠内消化打基础的。小肠内消化包括机械性消化和化学性消化。食糜在小肠内一般停留 3~8 h，通过小肠内多种消化液（胰液、胆汁和小肠液）的化学性消化和小肠运动的机械性消化，使营养物质彻底分解，成为可以被吸收的小分子物质。未消化的食物残渣被推送到大肠，形成粪便排出体外。

一、小肠的运动

小肠的运动功能是继续研磨食糜，使食糜与小肠内消化液混合，并与肠黏膜广泛接触，以利于营养物质的吸收，同时推进食糜从小肠上段向下段移动。

小肠在消化间期也存在周期性的移行性复合波（MMC）。小肠的 MMC 起源于胃，胃的Ⅲ相蠕动收缩波通常以 5~10 cm/min 的速度，由胃体移行至胃窦、十二指肠和空肠，约 90 min 可到达回肠末端。有时收缩波从胃发生，但并不扩布到回肠，而是在近端小肠就消失了。此外，小肠的 MMC 还可被十二指肠肝胰壶腹开口处的起步区域所加强。

（一）小肠运动的形式与意义

1. 紧张性收缩　是小肠进行其他各种运动的基础。紧张性收缩增强时，有利于小肠内容物的混合与推进；紧张性收缩减弱时，肠管扩张，肠内容物混合与推进减慢。

2. **分节运动**（segmentation）　是以小肠壁环行肌收缩和舒张为主的节律性运动。在食糜所在的一段肠管上，环行肌以一定的间隔在许多点同时收缩或舒张，把肠管内食糜分成许多节段，数秒后，收缩的部位开始舒张，而舒张的部位又开始收缩，将每段食糜又分成两半，邻近的两半重新组合成新的节段，如此反复进行（图 6–15）。分节运动的作用是：①将食糜与消化液充分混合，以便消化酶对食物进行消化；②使食糜与肠壁紧密接触，为吸收创造有利条件；③挤压肠壁促进血液和淋巴回流，以利吸收。

在小肠各段，分节运动的频率不同，即小肠上部活动频率较高，下部较低。在人类，十二指肠的分节运动频率为 11 次 /min，回肠末端为 8 次 /min，这有利于将食糜向大肠方向推进。这种分节运动的梯度现象和肠平滑肌的基本电节律有关。分节运动在空腹时几乎不出现，进食后出现并逐渐增强。

3. 蠕动　小肠的任何部位均可发生蠕动，其速度为 0.5~2.0 cm/s，近端蠕动速度较远端快。通常每个蠕动波将食糜向前推送一段距离后即消失。蠕动的意义在于使经过分节运动作用后的食糜向前推进，到达一个新的节段后再开始分节运动。食糜在小肠内被推进的

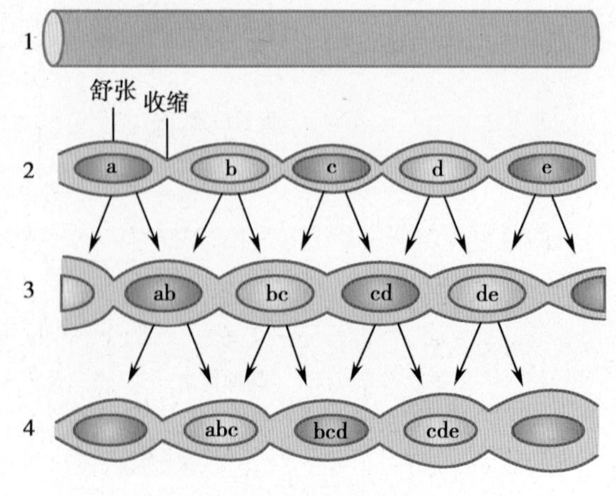

图 6–15　小肠分节运动模式图

速度大约只有 1 cm/min，从幽门部到回盲瓣需要 3~5 h。

小肠还有一种进行速度快、传播远的蠕动称为蠕动冲（peristaltic rush），它可将食糜从小肠始端一直推送到小肠末端，有时可至大肠。蠕动冲可由吞咽动作及食糜进入十二指肠引起，有些药物（如泻药）的刺激，也可引起蠕动冲。在十二指肠和回肠末端还可出现一种与蠕动方向相反的运动，称为逆蠕动（antiperistalsis），这种运动方式可使食糜在两段肠中往返运行，更有利于消化和吸收。

（二）回盲括约肌的功能

在回肠末端与盲肠交界处，约 2 cm 长的一段，其环行肌显著加厚，称回盲括约肌（ileocecal sphincter）。回盲括约肌在平时保持轻度收缩状态，可阻止回肠内容物向盲肠排放。当蠕动波到达回肠末端时，回盲括约肌舒张，回肠内容物进入盲肠。当内容物充胀盲肠时，刺激肠黏膜引起回盲括约肌收缩。回盲括约肌这种活瓣样作用，一方面可防止回肠内容物过快地进入大肠，从而延长食糜在小肠内停留时间，有利于小肠内容物充分消化吸收；另一方面可阻止大肠内容物反流进入回肠。

（三）小肠运动的调节

1. 肠道内在神经丛的作用　当机械和化学刺激作用于肠壁感受器时，通过局部反射可引起小肠蠕动。小肠平滑肌的肌间神经丛中主要有两类神经元。一类神经元含血管活性肠肽、腺苷酸环化酶激活肽、一氧化氮合酶等，它们可以是中间神经元或抑制性神经元；另一类神经元含乙酰胆碱、速激肽、P 物质等，它们可以是中间神经元或兴奋性神经元。这些神经元通过它们末梢释放的递质，调节小肠平滑肌的活动。

2. 交感神经和副交感神经的作用　一般来说副交感神经兴奋能加强肠运动，而交感神经兴奋则产生抑制作用。

3. 体液因素的调节　小肠壁内神经丛和平滑肌对各种化学物质具有广泛的敏感性，除上述的一些递质外，还有一些胃肠肽类激素和胺，如促胃液素、胆囊收缩素、脑啡肽和 5- 羟色胺等，都可直接作用于平滑肌细胞上的受体或通过神经介导而调节平滑肌运动。

二、小肠内消化液的分泌

（一）胰液的分泌

1. 胰液的性质、成分和作用　胰液由胰腺腺泡细胞和小导管的管壁上皮细胞分泌，经胰腺导管排入十二指肠。胰液是无色的碱性液体，pH 7.8~8.4，渗透压与血浆相等，每日分泌量为 1~2 L。胰液中除含有大量水分外，还含有无机物和有机物。无机物主要是碳酸氢盐，它们主要由胰腺小导管上皮细胞分泌。有机物主要是各种消化酶，由胰腺腺泡细胞分泌。

(1) 碳酸氢盐　胰液中碳酸氢盐的主要作用是中和进入十二指肠内的胃酸，使小肠黏膜免受强酸的侵蚀，同时也为小肠内多种消化酶发挥作用提供适宜的 pH 环境。

(2) 糖类水解酶　主要为胰淀粉酶（pancreatic amylase），对生、熟淀粉的水解效率都很高。水解产物为糊精、麦芽糖及麦芽寡糖。胰淀粉酶发挥作用的最适 pH 为 6.7~7.0。

(3) 脂类水解酶　胰脂肪酶（lipase）可将三酰甘油分解成单酰甘油、甘油和脂肪酸。胰脂肪酶发挥作用的最适 pH 为 7.5~8.5。如果胰脂肪酶缺乏，将引起脂肪消化不良。目前认为，胰脂肪酶只有在胰腺分泌的一种称为辅脂酶（colipase）的帮助下才能发挥作用，因为胆盐可清除乳化的脂滴表面的蛋白质，而辅脂酶对脂滴具有很强的亲和力，防止胆盐将胰脂肪酶从脂滴表面消除。因此，胰脂肪酶、辅脂酶和胆盐形成三元络合物是脂类在小肠内水解的关键环节。胰液中还含有一定量的胆固醇酯酶和磷脂酶 A2，它们分别水解胆固醇和卵磷脂。

(4) 蛋白质水解酶　主要有胰蛋白酶（trypsin）和糜蛋白酶（chymotrypsin）两种，其中胰蛋白酶水解碱性氨基酸羧基所组成的肽键，糜蛋白酶水解芳香族氨基酸羧基所组成的肽键，两者都能将蛋白质水解成眎和胨，当两者同时作用于蛋白质时，可将蛋白质分解成小分子多肽和氨基酸。

胰蛋白酶和糜蛋白酶刚分泌出来时都是以无活性的酶原形式存在，所以不会消化胰腺组织本身。进入小肠后，在小肠液中肠激酶（enterokinase）的作用下，胰蛋白酶原被激活成有活性的胰蛋白酶，此外，盐酸、胰蛋白酶本身及组织液也能将胰蛋白酶原激活。糜蛋白酶原需要在胰蛋白酶的作用下转化为有活性的糜蛋白酶才能水解蛋白质。

(5) 其他酶类 胰液中还有核糖核酸酶、脱氧核糖核酸酶、羧基肽酶,它们分别水解核糖核酸、脱氧核糖核酸、含有羧基末端的多肽。

由上述可知,胰液中所含的消化酶种类最多,消化能力最强,是人体消化液中最重要的一种。如果胰液分泌障碍,即使其他消化液分泌正常,也会严重影响蛋白质、脂肪的消化和吸收,由于大量的蛋白质、脂肪不能被消化和吸收,会产生胰性腹泻。由于脂肪的吸收障碍,又可影响脂溶性维生素的吸收,产生相应的维生素缺乏症。胰腺在出生后 3~4 个月发育较快,胰液分泌量随年龄生长而增加。酶类出现的顺序为:胰蛋白酶、糜蛋白酶、羧基肽酶、脂肪酶和淀粉酶。新生儿胰液中的脂肪酶直到 2~3 岁时才接近成人水平。婴幼儿期胰液的分泌易受各种疾病的影响而被抑制,发生消化不良。而老年人胰酶尤其是胰脂肪酶分泌减少,严重影响机体对脂肪的消化。

(6) 胰蛋白酶抑制因子 正常情况下,胰液中的蛋白质水解酶并不消化胰腺本身,除胰蛋白酶以酶原的形式分泌外,还和胰液中含有胰蛋白酶抑制因子(trypsin inhibitor)有关。其作用是使胰蛋白酶失活,并能部分抑制糜蛋白酶的活性,因而能抵抗少量活化的胰蛋白酶对胰腺本身的消化。但因其量少,作用小,当暴饮、暴食引起胰液大量分泌时,使胰腺管内压力升高,引起小导管和腺泡破裂,胰蛋白酶原大量溢入胰腺间质,并被组织液激活。此时,胰蛋白酶抑制因子的作用已不能抵抗大量胰蛋白酶对胰腺本身的消化,导致急性胰腺炎。

2. 胰液分泌的调节 进食可引起胰液大量分泌。胰液的分泌受神经和体液双重控制(图 6-16)。

(1) 神经调节 食物的形象、气味,食物对口腔、食管、胃和小肠的刺激,都可通过神经反射(包括条件反射和非条件反射)引起胰液分泌。反射的传出神经主要是迷走神经,刺激迷走神经可以通过其末梢释放的乙酰胆碱直接作用于胰腺,也可通过促胃液素的释放,再作用于胰腺(迷走 - 促胃液素机制),引起胰液分泌。迷走神经兴奋引起胰液分泌的特点是:水分和碳酸氢盐含量很少,而酶的含量很丰富。

内脏大神经中的胆碱能纤维可增加胰液分泌,但其肾上腺素能纤维则因使胰腺血管收缩,对胰液分泌产生抑制作用。

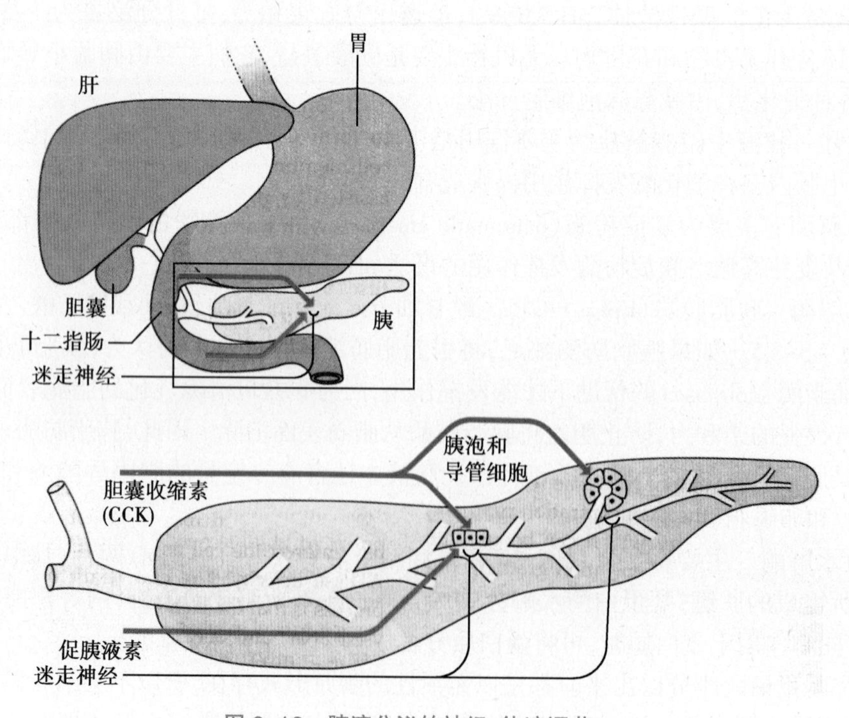

图 6-16 胰液分泌的神经、体液调节

(2) 体液调节　调节胰液分泌的体液因素主要有促胰液素和胆囊收缩素两种。

1) 促胰液素(secretin)　由小肠上段黏膜内的S细胞分泌。盐酸是引起促胰液素分泌的最强刺激因素。小肠内促胰液素释放的pH阈值为4.5。其他可刺激促胰液素释放的因素为蛋白质分解产物和脂肪酸。糖类几乎没有作用。

促胰液素主要作用于胰腺小导管的上皮细胞,使其分泌水分和碳酸氢盐,因而使胰液量大为增加,而酶的含量不高。

2) 胆囊收缩素(cholecystokinin,CCK)　由小肠黏膜中的I细胞释放的一种肽类激素。引起CCK释放的因素由强至弱为:蛋白质分解产物、脂肪酸、盐酸、脂肪。糖类没有作用。

CCK的主要作用是促进胰腺腺泡细胞分泌消化酶。其作用方式有二:一是直接作用于胰腺腺泡细胞CCK受体,引起胰酶分泌;二是通过迷走－迷走反射刺激胰酶分泌。

(3) 胰液分泌的反馈性调节　小肠上段黏膜可分泌一种具有刺激小肠黏膜I细胞释放CCK的肽,被命名为CCK释放肽。进食后,在蛋白质水解产物作用下,通过CCK释放肽可引起CCK释放和胰酶分泌增加,而分泌的胰蛋白酶则又可使CCK释放肽失活,反馈性地抑制CCK和胰酶的分泌。这种反馈性调节的生理意义在于防止胰酶的过度分泌。

慢性胰腺炎患者,由于胰酶分泌减少,上述反馈性抑制作用减弱,使CCK释放增加,刺激胰腺分泌,并产生持续性疼痛。应用胰酶补偿性治疗既可补充胰酶的不足,又可减少CCK的释放和胰腺的分泌,降低导管内压力,减轻疼痛。

(二) 胆汁的分泌

胆汁是由肝细胞分泌的。在消化期,胆汁经肝管、胆总管直接排入十二指肠;在非消化期,胆汁经胆囊管进入胆囊储存,待需要时再排入十二指肠。刚从肝细胞分泌出来的胆汁称肝胆汁,储存于胆囊内的胆汁称胆囊胆汁(图6-17)。

1. 胆汁的性质和成分　胆汁是较黏稠且味苦的液体,肝胆汁为金黄色或橘棕色,pH约7.4。胆囊胆汁因被浓缩颜色变深,又因碳酸氢盐在胆囊中被吸收而呈弱酸性(pH 6.8)。

胆汁中的成分较为复杂,除水外,有机成分主要有胆盐、胆色素、胆固醇、卵磷脂等。无机成分有钠、钾、钙、碳酸氢盐等。胆盐是胆汁酸与甘氨酸或牛磺酸结合后形成的钠盐或钾盐,是胆汁中参与消化吸收的主要成分。胆色素是血红蛋白的分解产物,包括胆红素和胆绿素。胆色素的种类和浓度决定了胆汁的颜色。胆汁中的胆盐、胆固醇和卵磷脂保持一定的比例是维持胆固醇呈溶解状态的必要条件。当胆汁中的胆固醇过多或胆盐、卵磷脂减少时,胆固醇容易沉积下来而形成结石。

2. 胆汁的作用　胆汁中不含消化酶,但胆汁对脂肪的消化和吸收有重要作用。

(1) 乳化脂肪　胆汁中的胆盐、胆固醇和卵磷脂可作为乳化剂,降低脂肪表面张力,使脂肪乳化成微滴,这就增加了胰脂肪酶的作用面积,使其分解脂肪的速度加快,从而促进脂肪的消化。

(2) 帮助脂肪的吸收　胆盐可与脂肪酸、单酰甘油、胆固醇等形成水溶性复合物,将不溶于水的单酰甘油、长链脂肪酸等脂肪分解产物运送到肠黏膜表面,从而促进它们的吸收。

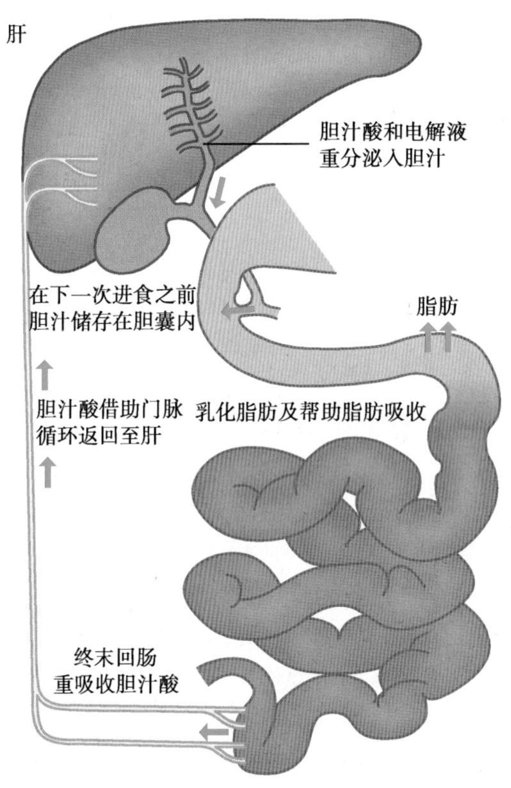

图6-17　胆汁酸的分泌、储存与循环

(3) 胆汁在促进脂肪分解产物吸收的同时也促进脂溶性维生素 A、D、E、K 的吸收。

(4) 胆汁在十二指肠中还可以中和一部分胃酸。

(5) 胆盐重吸收后可直接刺激肝细胞分泌胆汁。

3. 胆囊的功能　肝细胞是不断分泌胆汁的，但在非消化期，由于 Oddi 括约肌收缩及胆囊舒张，肝胆汁经胆囊管流入胆囊内储存，其中的水分和无机盐类可被胆囊黏膜吸收，故可使胆汁浓缩 4~10 倍。在消化期，胆汁可直接由肝及胆囊大量排出至十二指肠。在胆汁排出过程中，胆囊和 Oddi 括约肌的活动具有相互协调关系（图 6–18），即胆囊收缩时，Oddi 括约肌舒张；相反，胆囊舒张时，Oddi 括约肌收缩。

4. 胆汁的分泌及其调节（图 6–18）　消化道内的食物是引起胆汁分泌和排出的自然刺激物。高蛋白食物引起胆汁排放量最多，高脂肪或混合食物次之，糖类作用最小。

(1) 神经的调节　进食动作或食物对胃、小肠的刺激可通过迷走神经引起肝胆汁分泌的少量增加，胆囊收缩也轻度增强。迷走神经还可通过引起促胃液素的释放而间接引起胆汁分泌和胆囊收缩。

(2) 体液的调节

1) 促胃液素　可通过血液循环作用于肝细胞和胆囊，促进肝胆汁分泌和胆囊收缩。促胃液素也可通过刺激胃酸分泌，间接引起促胰液素释放而刺激肝胆汁分泌。

2) 促胰液素　主要作用于胆管系统，因此它引起胆汁的分泌量和 HCO_3^- 含量增加，而胆盐的分泌并不增加。

3) 胆囊收缩素　可引起胆囊强烈收缩，同时松弛 Oddi 括约肌，因此可促使胆囊胆汁大量排放。对胆管上皮细胞也有一定的刺激作用，使胆汁和 HCO_3^- 的分泌轻度增加。

4) 胆盐　胆汁中的胆盐或胆汁酸进入十二指肠后，90% 以上被回肠黏膜吸收入血，通过门静脉回到肝，再组成胆汁分泌入小肠，这一过程称为胆盐 / 胆汁酸的肠肝循环。每次进餐后可进行 2~3 次肠肝循环，胆盐 / 胆汁酸每循环一次仅损失 5% 左右。返回肝的胆盐 / 胆汁酸有刺激肝胆汁分泌的作用（图 6–18）。

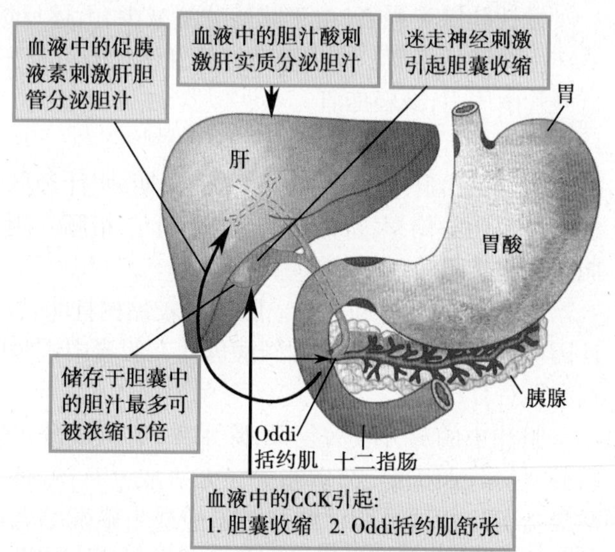

图 6–18　胆汁的分泌及其调节

（三）小肠液的分泌

小肠液是由十二指肠腺和小肠腺分泌的。十二指肠腺（Brunner gland，勃氏腺）分布在十二指肠的黏膜下层中，主要分泌黏稠的碱性液体；小肠腺（Lieberkuhn gland，李氏腺）分布于全部小肠的黏膜层内，其分泌液构成了小肠液的主要部分。

1. 小肠液的性质、成分和作用　小肠液呈弱碱性，pH 约为 7.6，渗透压与血浆相近。成人每日分泌量为 1~3 L。小肠液中除水和无机盐外，还有肠激酶和黏蛋白等。

小肠液中除肠激酶外，并不含其他消化酶，但在小肠上皮细胞的刷状缘和细胞内存在多种消化酶，如多肽酶、二肽酶、三肽酶、麦芽糖酶和蔗糖酶等。当营养物质被吸收入小肠上皮细胞后，这些酶能对消化不完全的产物再继续进行消化，从而阻止没有完全分解的消化产物吸收入血。这些酶可随脱落的肠上皮细胞进入肠腔内，但它们对肠腔内消化并不起作用。

小肠液的主要作用有：①保护十二指肠黏膜免受胃酸的侵蚀；②大量的小肠液可稀释消化产物，降低肠内容物渗透压，从而有利于小肠内的水分及营养物质的吸收；③小肠液中的肠激酶可使胰液中的胰蛋白酶原激活，从而促进蛋白质的消化。

小肠黏膜上皮细胞还可分泌免疫球蛋白，主要是 IgA、IgM，这些抗体覆盖在黏膜上，可防止病菌侵入肠壁。

2. 小肠液分泌的调节　食糜对肠黏膜的局部机械刺激和化学刺激都可引起小肠液分泌，其中以对扩张刺激最为敏感，小肠内食糜量越多，分泌也越多。一般认为，这些刺激主要是通过肠壁内神经丛的局部反射引起分泌的，外来神经的作用并不明显。促胃液素、促胰液素和血管活性肠肽等都有刺激小肠液分泌的作用。

第五节　大肠的功能

大肠的主要功能是吸收水和电解质，参与机体对水、电解质平衡的调节；完成对食物残渣的加工，形成并暂时贮存粪便；吸收由结肠内微生物产生的维生素 B 和维生素 K。

一、大肠的运动与排便

（一）大肠的运动形式

大肠运动少而缓慢，对刺激发生反应也较迟钝。这些特点都是与大肠的功能相适应的。

1. 袋状往返运动　是空腹时多见的一种运动形式，是由环行肌无规律地收缩引起的，可使结肠袋中的内容物向两个方向作短距离的位移。

2. 分节或多袋推进运动　是一个结肠袋或多个结肠袋收缩，将肠内容物向下一肠段推移的运动。

3. 蠕动　由一些稳定向前推进的收缩波组成，通常蠕动较缓慢。传播远的蠕动称为**集团蠕动**（mass peristalsis）。它常发生于进食后，一般开始于横结肠，可将一部分肠内容物迅速推送至降结肠或乙状结肠。集团蠕动多发生在进食后，当胃内食糜进入十二指肠时，刺激肠黏膜通过壁内神经丛反射引起，称为**十二指肠－结肠反射**（duodeno-colon reflex）。

（二）排便

食物残渣在大肠内停留一般在十余个小时，这一过程中，部分水分、无机盐和维生素被吸收。同时，经过细菌发酵和腐败作用形成的产物，加上脱落的肠黏膜上皮细胞和大量的细菌共同构成粪便（feces）。

粪便主要储存于结肠下部，平时直肠内并无粪便，粪便一旦进入直肠，可引起**排便反射**（defecation reflex）。其过程如下：粪便刺激直肠壁内的感受器，冲动经盆神经和腹下神经传到脊髓腰骶段的初级排便中枢，同时上传到大脑皮质，引起便意。大脑皮质可以控制排便活动，在条件允许的情况下，大脑皮质对脊髓初级排便中枢的抑制解除，这时，通过盆神经的传出冲动使降结肠、乙状结肠和直肠收缩，肛门内括约肌舒张，同时阴部神经传出冲动减少，肛门外括约肌舒张，使粪便排出体外。另外，排便时，腹肌和膈肌收缩，使腹内压增加，以促进排便过程。如果条件不允许，大脑皮质发出传出冲动，抑制脊髓排便中枢的活动，使排便受到抑制。

正常人的直肠对粪便的压力刺激具有一定的阈值，当达到此阈值时，会引起便意而排便。如果经常有意地抑制排便，就使得直肠对粪便的压力刺激变得不敏感，阈值升高，使粪便在结肠内停留时间延长，水分吸收过多而变得干硬，可导致便秘。经常便秘又可引起痔疮、肛裂等疾病。因此，应该养成定时排便的良好习惯。适当增加纤维素的摄取有预防便秘和结肠疾病发生的作用。食物进入消化道至粪排出时间随年龄增加而延长，母乳喂养的婴儿平均为 13 h，人工喂养的婴儿平均为 15 h，成人平均为 18~24 h。老年人因大肠吸收水分的功能下降、分泌黏液量减少、对直肠扩张的感知能力下降和肛门括约肌张力降低，容易发生便秘。

二、大肠液的分泌

大肠液是由大肠腺和大肠黏膜杯状细胞分泌的。pH 为 8.3~8.4。大肠液的主要成分为黏液和碳酸氢盐，还含有少量的二肽酶和淀粉酶，但它们的消化作用不大。大肠液的主要作用是润滑粪便，保护肠黏膜免受机械损伤。

大肠液的分泌主要是由食物残渣对肠壁的机械性刺激所引起的。刺激副交感神经可使分泌增加，而交感神经兴奋则使正在进行着的分泌减少。

三、肠道菌群

健康人的胃肠道内寄居着种类繁多的微生物，超过 99% 都是细菌，称为肠道菌群。在人类胃肠道内的细菌可构成一个巨大而复杂的生态系统，一个人结肠内就有 400 种以上的菌种。从口腔进入胃的细菌绝大多数被胃酸杀灭，剩下的主要是革兰阳性需氧菌。小肠菌群的构成介于胃和结肠之间。肠道菌群大致分为有益菌、有害菌和中性菌三大类。肠道菌群处于健康的平衡状态时，致病菌或者条件致病菌以很少的数目存在，它们产生的有毒代谢物不足以对宿主的健康产生危害。但是，当肠道内有益菌数量大量减少，有害菌数量疯狂增长，肠道菌群平衡被打破时，人体就会出现腹泻、便秘、消化不良等症状。婴幼儿肠道正常菌群脆弱，易受许多内外因素影响而致菌群失调，导致消化功能紊乱。长期大量使用抗生素，易导致肠道菌群失调。临床上强调避免滥用抗生素，对预防因破坏肠道菌群平衡所造成的肠道菌群失调是非常重要的。此外，随着近几年肠道微生态研究的发展，人类对肠道菌群的生理功能有了新的认识。

拓展知识 6-5　肠道菌群的种类和作用

第六节　吸　　收

消化管内的吸收（absorption）是指食物的消化产物、水分、无机盐和维生素透过消化管黏膜的上皮细胞进入血液和淋巴的过程。营养物质的吸收是在食物被消化的基础上进行的。正常人体所需要的营养物质和水都是经消化管吸收进入人体的，因此，吸收功能对于维持人体正常生命活动是十分重要的。

一、吸收的部位

由于消化管各部分组织结构不同，加之营养物质在消化管各段内被消化的程度和停留的时间各异，因此，消化管各段的吸收能力和吸收速度也不相同。营养物质在口腔和食管内几乎不被吸收，在胃内只吸收酒精和少量水分。营养物质的主要吸收部位是小肠（图 6-19）。一般认为，蛋白质、糖类和脂肪的消化产物大部分在十二指肠和空肠被吸收，胆盐（90%）和维生素 B_{12} 在回肠被吸收。食物经过小肠后，吸收过程已基本完成，结肠可吸收进入结肠内的 80% 的水和 90% 的氯化钠。

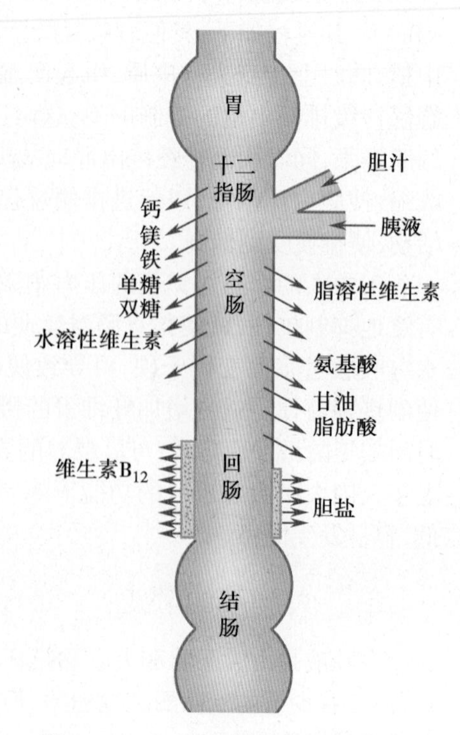

图 6-19　各种物质在小肠的吸收部位

小肠是营养物质吸收的主要场所，这是因为：①小肠有巨大的吸收面积。人的小肠长约 4 m，小肠黏膜形成许多环形皱褶，皱褶上有大量绒毛，绒毛表面的柱状上皮细胞还有许多微绒毛，这就使小肠的吸收面积比同样长度的圆筒面积增加约 600 倍，达到 200 m^2 左右（图 6-20）。②食物在小肠内已被充分消化成可以吸收的小分子物质。③食糜在小肠内停留时间长，为 3~8 h，使营养物质有充分的时间被消化吸收。④小肠黏膜绒毛内有丰富的毛细血管和毛细淋巴管，有利于吸收。

二、小肠内主要物质的吸收

（一）水的吸收

成人每日摄入的水为 1~2 L，由消化腺分泌的液体可达 6~8 L，所以每日由消化管吸收的水约 8 L，随粪便排出的水仅为 0.1~0.2 L。水的吸收是被动的（图 6-21）。各种溶质，特别是氯化钠吸

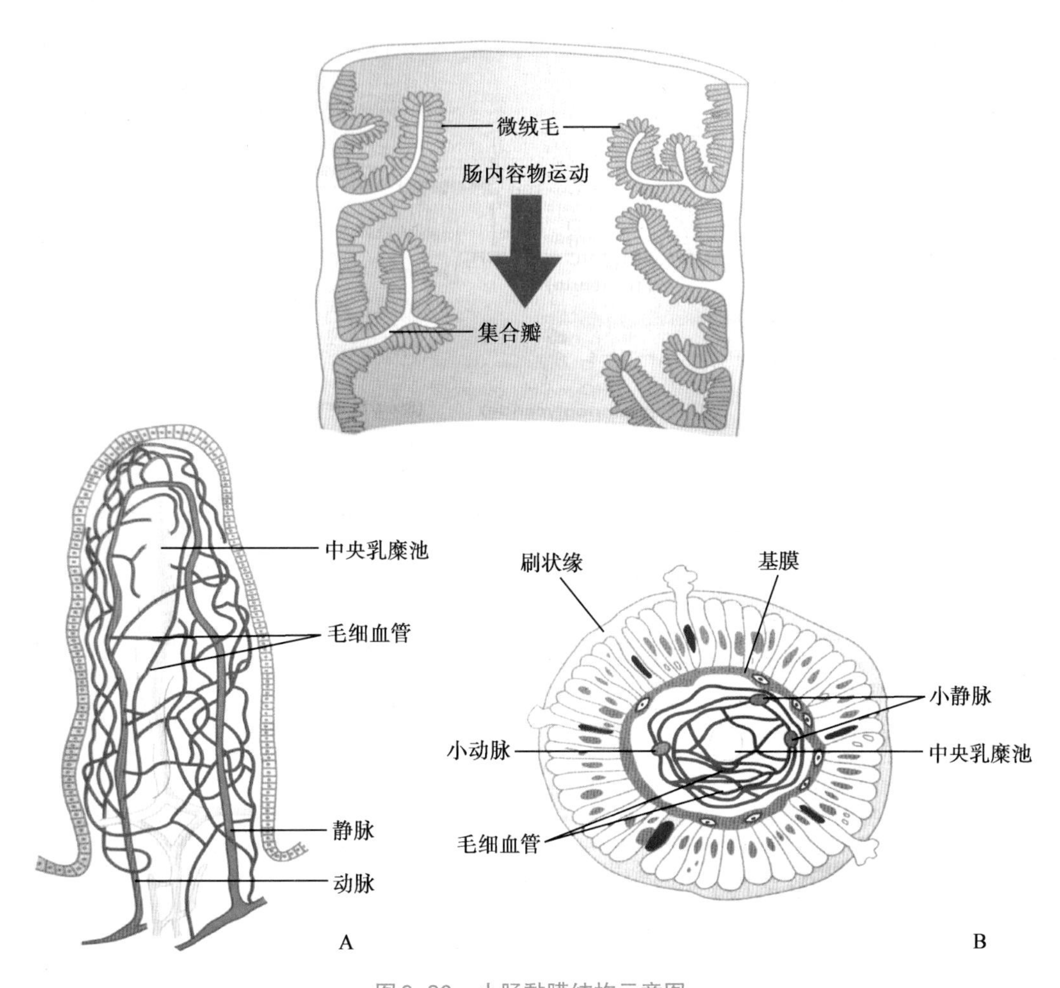

图6-20 小肠黏膜结构示意图

上图：小肠的纵面观；下图：A. 微绒毛的纵切面观；B. 微绒毛的横切面观

收后产生的渗透压梯度是水吸收的主要动力。严重呕吐、腹泻可使人体丢失大量水分和电解质，从而导致人体脱水和电解质紊乱。

（二）无机盐的吸收

各种无机盐吸收的难易程度不同。一价的碱性盐类如钠、钾、铵盐吸收速度很快，多价碱性盐类如镁、钙吸收很慢。

1. 钠的吸收　成人每天摄入的钠（5~8 g）和消化腺分泌的钠（20~30 g）有 95%~99% 被吸收入血。钠的吸收与肠黏膜上皮细胞基底侧膜上钠泵的活动分不开（图 6-21）。由于钠泵的活动，使肠黏膜上皮细胞内 Na^+ 浓度降低，加上细胞内电位较黏膜面低，因此，肠腔液内的 Na^+ 借助刷状缘上的载体，以易化扩散形式进入细胞内。由于 Na^+ 往往是和单糖或氨基酸共用同一载体，所以钠的主动吸收为单糖和氨基酸的吸收提供动力。

2. 钾的吸收　小肠中的大部分 K^+ 可借助浓度差被动转运。当肠腔内的水被吸收后，肠腔内的 K^+ 被浓缩，而浓度梯度升高，为 K^+ 通过肠黏膜上皮进入血液提供了动力，因此过去认为口服补钾不会引起高钾血症是不确切的，临床上仍要监测血清钾的浓度。

3. 钙的吸收　小肠各部位都有吸收钙的能力。食物中的钙只有小部分被吸收。钙只有呈离子状态才能被吸收，凡能使钙沉淀的因素，如与钙结合形成的硫酸钙、磷酸钙等，都能阻止钙的吸收。肠腔内酸性环境有利于钙的吸收，这是因为钙容易溶解于酸性液体中。1，25- 二羟维生素 D_3 能促进钙从肠腔进入肠黏膜细胞，又能协助钙从细胞进入血液。脂肪酸能与钙结合成钙皂，后者与胆汁酸结合形成水溶性复

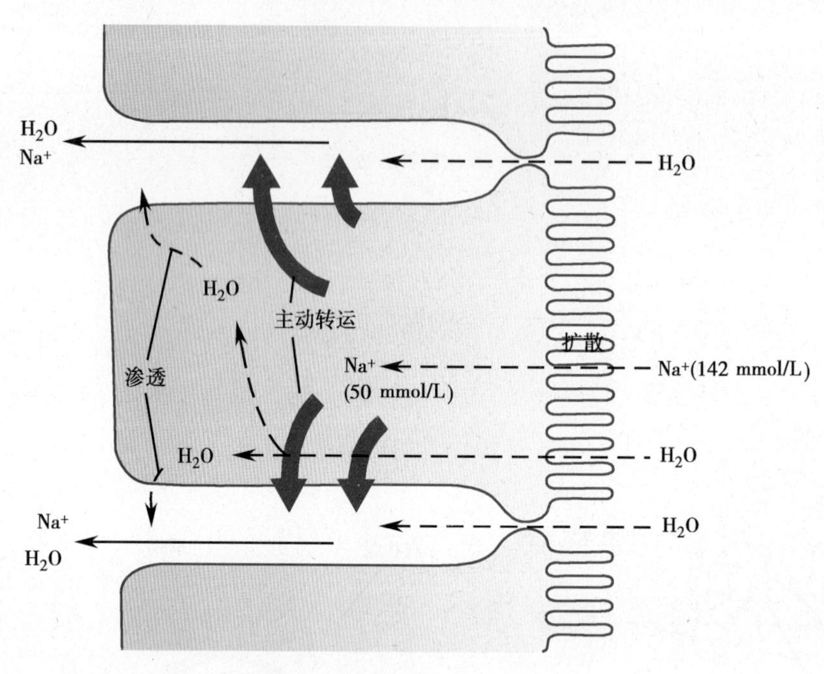

图 6-21 水和钠在小肠的吸收

合物而被吸收。儿童、孕妇和乳母因对钙的需要量增加而使其吸收量也增加。

钙的吸收是主动转运过程。进入肠黏膜细胞的钙通过位于细胞基底侧膜上的钙泵主动转运进入血液。还有一小部分钙在细胞基底侧膜通过 Ca^{2+}/Na^+ 交换机制入血。

4. 铁的吸收 人每日吸收的铁约 1 mg，仅为每日膳食中铁含量的 1/10 左右。铁的吸收与人体对铁的需要量有关。急性失血患者、孕妇、儿童对铁的需要量增加，铁的吸收也增加。食物中的铁大部分是三价铁，不易被吸收，必须还原成为亚铁才能被吸收。维生素 C 能将三价铁还原成亚铁，从而促进铁的吸收。铁在酸性环境中易于溶解，故胃酸有促进铁吸收的作用。胃次全切除或胃酸分泌减少的患者，由于影响铁的吸收可导致缺铁性贫血。

铁的吸收部位主要在十二指肠和空肠上段。肠上皮细胞释放的转铁蛋白（transferrin）与铁离子结合成复合物，然后以受体介导的入胞作用进入胞内。进入胞内的铁，一部分在细胞基底侧膜通过主动转运入血，其余与胞内铁蛋白（ferritin）结合，留在胞内不被吸收，以防铁的吸收过量。

5. 负离子的吸收 在小肠内吸收的负离子主要是 Cl^- 和 HCO_3^-。Cl^- 可伴随 Na^+ 在小肠的吸收而被动吸收。由钠泵产生的电位差可吸引肠腔内负离子向细胞内移动，负离子也可独立进行跨膜移动。胰液和胆汁中大量 HCO_3^- 可借助 CO_2 脂溶性的特性而通过上皮细胞被吸收。

（三）糖的吸收

糖类必须分解成单糖才能被吸收，吸收的途径是血液。各种单糖的吸收速率不同，以半乳糖和葡萄糖最快，果糖次之，甘露糖最慢。

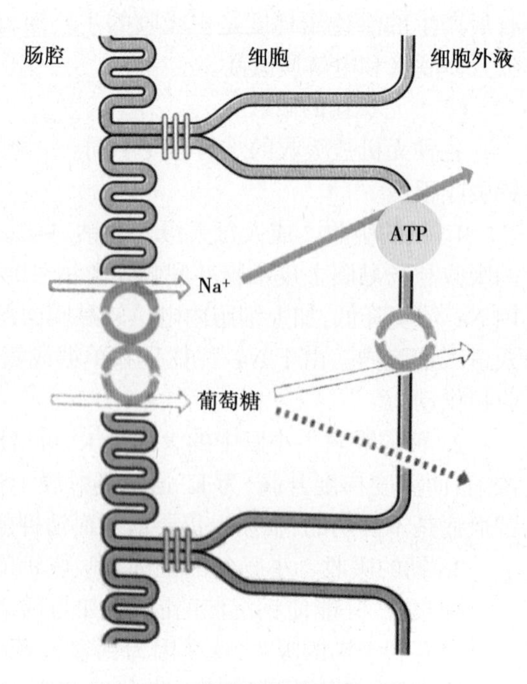

图 6-22 葡萄糖吸收过程示意图

葡萄糖的吸收是逆浓度差进行的主动转运过程，其能量来自钠泵，属于继发性主动转运（图 6-22）。在肠黏膜上皮细胞的刷状缘上存在着一种转运体蛋白，称作**钠依赖载体**（sodium dependent carrier），转运体每次可将 2 个 Na^+ 和 1 分子单糖同时转运入胞内。细胞基底侧膜上的 Na^+ 泵将胞内 Na^+ 主动转运出胞，维持胞内较低的 Na^+ 浓度，从而保证转运体不断转运 Na^+ 入胞，同时为单糖的转运提供动力，使之能逆浓度差转运入胞内。进入胞内的葡萄糖以易化扩散的方式通过基膜入血。各种单糖与转运体的亲和力不同，因此吸收速率也不同。

半乳糖和葡萄糖的吸收过程相同，由于果糖不能逆浓度差转运，故以易化扩散的方式被吸收。

（四）血糖指数的概念

血糖指数（glycemic index，GI）是用来表示食物被消化之后碳水化合物的吸收速度，定义为含 50 g 碳水化合物的食品引起的血糖反应曲线下的面积与含等量的碳水化合物的标准食品血糖反应之比，以百分含量表示。以葡萄糖或白面包为标准。

$$\text{血糖指数}=\frac{\text{被测食物餐后血糖反应曲线下增值面积}}{\text{参考食物餐后血糖反应曲线下增值面积}}\times 100\%$$

血糖反应曲线下增值面积是血糖反应曲线与空腹血糖水平基线之间的面积，参考食物为白面包。将白面包的血糖指数定作 100，其他食物的血糖指数值可由上述公式计算出。通过对大量食物进行血糖指数的测定结果表明，不同类型碳水化合物的餐后血糖反应不同，不同食物的血糖指数也各不相同。例如，淀粉类食物中面包、米饭和燕麦片的血糖指数分别为 100，81 和 78；麦芽糖、葡萄糖、蔗糖、乳糖和果糖的血糖指数分别是 152，138，83，57 和 26。人体对食品的血糖反应很大程度上取决于食品的消化速度，体外消化实验的结果与血糖指数有明显的相关性。

低血糖指数的饮食可减少餐后血糖和胰岛素反应。低血糖指数食品减少血糖浓度，减少胰岛素分泌，减少高甘油三酯血症病人血清中的甘油三酯浓度。高血糖指数的饮食增加了诱发 2 型糖尿病、心血管疾病的危险。吃低血糖指数（豆类）的食品，其运动坚持的时间明显比吃高血糖指数（土豆）的食品时间长。而高血糖指数食品可提高运动之后糖原补给的速度。目前，血糖指数主要作为现行食物交换系统的补充，供选择食物时参考。血糖指数从碳水化合物“质”的方面指导糖尿病病人选择食物，有助于糖尿病病人血糖的控制。在现行的食物交换系统中增加列入食物的血糖指数值，两者兼并指导糖尿病病人的膳食计划。

（五）蛋白质的吸收

蛋白质的消化产物一般以氨基酸的形式被吸收。吸收的部位主要在小肠上段，吸收的途径是血液。氨基酸的吸收过程与葡萄糖吸收相似，也是与钠吸收耦联进行的继发性主动转运过程。另外，小肠的刷状缘上有二肽和三肽的转运系统，因此，许多二肽和三肽也可完整地被小肠上皮细胞吸收。进入细胞内的二肽和三肽被细胞内的二肽酶和三肽酶水解成氨基酸，然后再进入血液。

（六）脂肪和胆固醇的吸收

脂肪消化后形成甘油（glycerol）、脂肪酸（fatty acid）、单酰甘油。肠腔内的胆固醇酯经胆固醇酯酶的作用形成游离的胆固醇。脂肪消化产物中的脂肪酸、单酰甘油和胆固醇等不溶于水，必须与胆汁中的胆盐结合形成水溶性混合微胶粒，然后透过肠黏膜上皮细胞表面的静水层到达细胞的微绒毛。在这里，单酰甘油、脂肪酸和胆固醇又从混合微胶粒中释出，透过微绒毛的细胞膜进入黏膜上皮细胞，而胆盐被留在肠腔内继续发挥作用。长链脂肪酸和单酰甘油进入上皮细胞后重新合成三酰甘油。胆固醇则在细胞内酯化形成胆固醇酯，两者再与细胞内生成的载脂蛋白（apolipoprotein）一起构成乳糜微粒（chylomicron），然后以出胞的方式进入细胞间隙，再进入淋巴（图 6–23）。

甘油和中、短链脂肪酸在小肠上皮细胞内不再变化，因能溶于水，可直接吸收进入血液。脂肪的吸收有血液和淋巴两种途径，因膳食中的动、植物油含长链脂肪酸较多，所以，脂肪的吸收以淋巴途径为主。

进入肠道的胆固醇，部分来自肝分泌的胆汁，这部分胆固醇呈游离状态，通过形成混合微胶粒，在小肠上部被吸收。来自食物的胆固醇部分是酯化的，酯化后的胆固醇必须在肠腔中经消化液中的胆固醇酯酶的作用形成游离的胆固醇才能被吸收。吸收后的胆固醇大部分在小肠黏膜中重新酯化生成胆固醇酯，

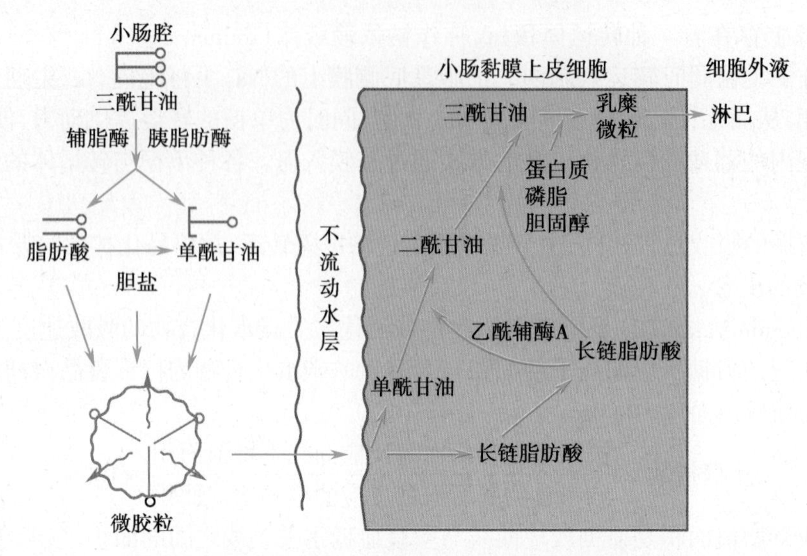

图6-23 脂肪在小肠内消化和吸收的主要方式

最后与载脂蛋白一起组成乳糜微粒经淋巴入血。

三、大肠的吸收功能

正常人每天有 1~1.5 L 食物残渣从小肠排入到大肠，大肠吸收其中绝大部分水和电解质，最终仅有约 0.15 L 液体经粪便排出。若粪便在大肠内停留时间过长，水被进一步吸收而引起便秘；若过多的液体进入大肠或大肠吸收功能减弱，则因水不能被正常吸收而导致腹泻。与小肠部位 Na^+ 与营养分子的同向转运机制不同，在大肠，肠上皮细胞在吸收 Na^+ 的同时还分泌 K^+ 和 HCO_3^-。越多液体进入到大肠，则大肠分泌 K^+ 和 HCO_3^- 越多，因此，对于严重腹泻患者，须防止 K^+ 和 HCO_3^- 丢失引起的低钾血症和代谢性酸中毒。另外，大肠能吸收肠内细菌合成的维生素 B 复合物和维生素 K，大肠也能吸收由细菌分解的食物残渣产生的短链脂肪酸。临床上利用大肠吸收原理进行直肠灌药治疗，这些药物不经过胃和小肠，可显著提高药物的生物利用度。

第七节 肝的主要生理功能

肝是人体最大的腺体，以镰状韧带为分界线，主要分为左、右两叶，右叶较大。肝的结构单元为肝小叶，由排列成索的肝细胞构成。肝有双重血液供应，1/4 来自肝动脉，3/4 来自门静脉。门静脉血携带胃肠道消化产物和脾的红细胞代谢产物，肝动脉血主要供应氧气。静脉回流由肝小叶中心静脉通过肝静脉而汇入下腔静脉。胆道系统由肝细胞间的毛细胆管开始，毛细胆管集合成小叶间胆管，再汇成左、右两支肝管由肝门出肝，出肝后汇合成肝总管。肝总管再与胆囊管会合成胆总管，开口于十二指肠降部。胆管起运输和排泄胆汁的作用，胆囊的作用则为浓缩胆汁和调节胆流。

肝为维持生命的重要器官，是人体新陈代谢的枢纽，其功能十分复杂。

（一）制造、分泌胆汁

肝细胞能不断地生成胆汁酸和分泌胆汁，胆汁在消化过程中可促进脂肪在小肠内的消化和吸收。每天有 800~1 000 mL 的胆汁经胆管输送到胆囊。胆汁中的胆盐对脂肪的消化与吸收有重要作用。肠中的结合胆盐在参与脂肪的消化与吸收之后，约 95% 在回肠末段被重吸收，经门静脉进入肝，再混合成胆汁排至肠腔，进行胆盐的肠肝循环。若无胆汁，食入的脂肪将有 40% 从粪便中丢失，且伴有脂溶性维生素的吸收不良。胆汁还有排泄有害物质的作用。

肝合成胆汁酸是一个具有反馈控制的连续过程，合成的量取决于胆汁酸在肠肝循环中返回肝的量。

如果绝大部分的分泌量又返回肝，则肝细胞只需合成少量（0.5 g）胆汁酸以补充它在粪便中的损失；反之，若返回量减少，则合成量将增加。肠内细菌能分解结合胆酸为游离胆酸，游离胆酸进一步被肠菌分解为脱氧胆酸和石胆酸。当回肠末段有病损或被手术切除过多，胆盐重吸收减少而大量从粪便排出时，或因胆道梗阻、肠腔中缺乏胆盐时，均可引起脂肪的消化和吸收障碍。

（二）在物质代谢中的作用

1. 肝与糖代谢　单糖经小肠黏膜吸收后，由门静脉到达肝，在肝内转变为肝糖原而储存。一般成年人肝内约含 100 g 肝糖原，仅够禁食 24 h 之用。肝糖原在调节血糖浓度以维持其稳定中具有重要作用。当劳动、饥饿、发热时，血糖大量消耗，肝细胞又能把肝糖原分解为葡萄糖进入循环血液，所以患肝病时血糖常有变化。

2. 肝与蛋白质代谢　由消化道吸收的氨基酸在肝内进行脱氨、转氨等作用，合成蛋白质。血浆中全部白蛋白、凝血酶原和其他凝血因子、纤维蛋白原和部分的 α、β- 球蛋白均在肝合成。人体许多组织能将氨基酸进一步脱氨基而生成氨，氨对身体具有毒性，肝能将氨转变为无毒的尿素而经肾排出。所以肝病时血浆蛋白减少，血氨升高。

肝合成的血浆蛋白质中数量最多的是白蛋白。白蛋白在维持血浆胶体渗透压上起重要作用。因此肝功能不良及蛋白质营养不良时，血浆白蛋白浓度降低，出现营养性水肿。

肝内有关氨基酸代谢的酶类十分丰富，所以氨基酸的转氨基、脱氨基、转甲基、脱硫和脱羧基作用，以及个别氨基酸特异的代谢过程在肝内旺盛地进行。肝有病变时，由于肝细胞内氨基酸代谢速度降低，可导致血浆氨基酸浓度升高及氨基酸从尿中丢失。

3. 肝与脂肪代谢　肝是脂肪运输的枢纽。消化吸收后的一部分脂肪进入肝，以后再转变为体脂而储存。饥饿时，储存的体脂可先被运送到肝，然后进行分解。在肝内，中性脂肪水解为甘油和脂肪酸，此反应可被肝脂肪酶加速，甘油可通过糖代谢途径被利用，而脂肪酸则完全被氧化为 CO_2 和水。肝还是体内脂肪酸、胆固醇、磷脂合成的主要器官之一，多余的胆固醇随胆汁排出。人体内血脂的各种成分是相对恒定的，其比例靠肝细胞调节。当脂肪代谢紊乱时，可使脂肪堆积于肝内形成脂肪肝。

4. 维生素代谢　肝在维生素代谢中起重要作用。肝可储存脂溶性维生素，人体 95% 的维生素 A 都储存在肝内，肝是维生素 C、维生素 D、维生素 E、维生素 K、维生素 B_1、维生素 B_6、维生素 B_{12}、烟酸、叶酸等多种维生素储存和代谢的场所。肝还直接参与维生素 A、维生素 K 的代谢。

5. 激素代谢　正常情况下血液中各种激素都保持一定含量，多余的则经肝处理而被灭活。患肝病时，可出现雌激素灭活障碍，引起男性乳房发育、女性月经不调及性征改变等。醛固酮和血管升压素灭活障碍，则可引起钠、水潴留而发生水肿。

（三）解毒功能

肝是人体的主要解毒器官，它能保护机体免受损害，使毒物成为比较无毒或溶解度大的物质，随胆汁或尿液排出体外。机体代谢过程中，门静脉收集腹腔的血液，血液中的有害物质及微生物抗原性物质将在肝内被解毒和清除。肝解毒主要有以下 4 种方式。

1. 化学作用　如氧化、还原、分解、结合和脱氧作用。例如，氨是一种有毒的代谢产物，它可以在肝内被合成尿素，随尿排出体外。有毒物质与葡糖醛酸、硫酸、氨基酸等结合可变成无毒物质。

2. 分泌作用　一些重金属如汞，以及来自肠道的细菌，可随胆汁分泌排出。

3. 蓄积作用　某些生物碱如士的宁、吗啡等可蓄积于肝，然后肝逐渐小量释放这些物质，以减少中毒过程。

4. 吞噬作用　如果肝受损，人体就易中毒或感染，肝细胞中含有大量的 Kupffer 细胞，有很强的吞噬能力，可吞噬病菌而起保护肝的作用。

（四）防御和免疫功能

肝是最大的网状内皮细胞吞噬系统。肝静脉窦内含有大量的 Kupffer 细胞，能吞噬血液中的异物、细菌、染料及其他颗粒物质。在肠黏膜因感染而受损伤等情况下，致病性抗原物质可穿过肠黏膜（称之为肠道免疫系统的第一道防线）而进入肠壁内的毛细血管和淋巴管，因此，肠系膜淋巴结和肝便成为肠道免疫系统的第二道防线。实验证明，来自肠道的大分子抗原可经淋巴结至肠系膜淋巴结，而小分子抗原则主要经过门脉微血管至肝。肝中的单核巨噬细胞可吞噬这些抗原物质，经过处理的抗原物质可刺激机体的免疫反应。因此，健康的肝可发挥其免疫调节作用。

（五）其他功能

肝还能调节循环血量。肝也是多种凝血因子合成的主要场所，人体内的12种凝血因子中，因子Ⅱ、Ⅶ、Ⅸ、Ⅹ都是由肝细胞合成的。肝病时可引起凝血因子缺乏而造成凝血时间延长及发生出血倾向。此外，机体热量的产生，水电解质的平衡等，都需要肝的参与。

此外，肝还有巨大的功能储备。动物实验证明，当肝被切除70%~80%后，并不出现明显的生理功能紊乱。肝部分切除后能迅速再生，并在达到原有大小时便停止再生，其机制尚不清楚。

（张国花　吴中海）

Summary

All cells in the body require a supply of water, electrolytes and nutrients. These must come from food, where they are present as carbohydrates, fats, proteins, etc. These complex molecules are broken down by the process of digestion and then absorbed into the blood stream. Digestion requires the food to be acted upon by enzymes and cofactors whose activity has to be facilitated by mechanical agitation of the gut contents. Absorption is a relatively slow process that requires controlled movement of material through the absorptive section of the gut. Gastrointestinal innervation includes the sympathetic and parasympathetic nerve. The gastrointestinal tract has a nervous system all its own called the enteric nervous system. Gastrointestinal smooth muscle is unique in that it has three types of membrane potential: resting potential, basic electrical rhythm, and action potential. There are a large number of endocrine cells secreting gut hormones in the gastrointestinal tract. These gut hormones are frequently peptides, and regulate the movements and secretions of the alimentary tract.

The stomach serves to store food, which we ingest faster then it can be digested. It also subjects food to physical and chemical disruption by attack with acid and enzymes, and delivers the resulting chyme to the intestines at a rate they can handle. These functions require a complex pattern of motility. There are three patterns of motility in the stomach smooth muscle: tonic contraction, receptive relaxation, and peristalsis. Gastric emptying is the process that the gastric contents are slowly pushed into the duodenum. It is accelerated by gastric contents and gastrin, while it is inhibited by the enterogastric reflex and duodenal hormones. Gastric juice contains hydrochloric acid (HCl), pepsins, mucus, and intrinsic factor. HCl activates pepsinogens and stimulates secretin secretion. Pepsins partially hydrolyze protein. Mucus and bicarbonate secreted by mucus cells create the "mucus-bicarbonate barrier" that protects the mucosa from the caustic action of gastric acid and pepsins. Intrinsic factor binds to and protects vitamin B_{12} for absorption in the terminal ileum. Gastric secretions are stimulated by acetylcholine, gastrin, and histamine. While HCl, fat, and hypertonic solutions inhibit gastric secretions in the gastrointestinal tract. Gastric juice secretion is divided into three phases: The cephalic phase, the gastric phase, and the intestinal phase. The control of the cephalic phase is neurohumoral. The secretion of the gastric phase is regulated via local reflexes of intrinsic nerves, vagal reflexes and gastrin release. The regulation of the intestinal phase is predominantly humoral factor.

The small intestine is the major site of digestion and absorption of nutrients. Patterns of motility of the small intestine are tense contraction, segmentation, and peristalsis. There are three major digestive juice in the small intestine, they are pancreatic juice, bile, and intestinal juices. The pancreatic juice, the important digestive juice, contains the required enzymes that are essential for the digestion of carbohydrates, proteins, and fats. The digestion of fat depends entirely on pancreatic lipase. The digestive enzymes of protein must be activated before functioning. The bicarbonate solution is secreted by the duct cells; the enzymes by the acinar cells. The secretion of pancreatic juice is regulated mainly by cholecystokinin (CCK) and secretin. The bile secreted by liver plays a vital role in the digestion and absorption of lipids. Bile is composed of bile salts, cholesterol, and lecithin. The enterohepatic bile circulation is regulated by neural and humoral factors. Among the factors that enhance bile secretion are secretin, CCK, gastrin, bile salt, and food rich in protein.

The processes of digestion yield a variety of small ions and molecules that must be absorbed, together with the large quantities of water and electrolytes . Most absorption takes place in the small intestine, with some further absorption of water and ions in the large intestine. The small intestine absorbs water; electrolytes such as Na^+, K^+, Cl^-; sugars such as glucose, galactose and fructose; amino acids and dipeptides; vitamins and mineral; and fats. Absorption from the small intestine is by diffusion, facilitated diffusion and active transport, activities enhanced by the structure of the mucosa. Carbohydrates, proteins are absorbed actively through intestinal epithelial cells along with Na^+ after being digested into simple sugar, dipeptides, tripeptides and amino acids respectively. Among the fat digestion products, glycerin is absorbed along with simple sugar. Others are absorbed with the help of bile salts and transported mainly via lymphatic system. Calcium is absorbed by diffusion into the intestinal epithelium and active transport across the basolateral membrane. All steps in the processes stimulated by 1,25-$(OH)_2$-vitamin D_3. Only ferrous iron is absorbed by carrier protein.

复习思考题

1. 支配消化管的神经有哪些？有何特点？
2. 消化管平滑肌有何生理特性？
3. 胃肠道激素有哪些？它们由何种细胞分泌？有何生理作用？
4. 何谓胃排空？影响胃排空的因素有哪些？
5. 胃液的主要成分有哪些？它们分别由何处分泌？其生理作用是什么？
6. 胃酸是如何分泌的？在生理情况下，为什么胃酸不对胃黏膜进行自身消化？
7. 试述消化期胃液分泌的调节机制。
8. 小肠的运动形式有哪些？在消化过程中起何作用？主要受哪些因素的调节？
9. 胰液主要成分有哪些？各有何生理作用？胰液的分泌是如何调节的？神经和体液因素对胰液分泌的调节各有何特点？
10. 胆汁中与消化有关的成分是什么？具有何生理作用？胆汁的分泌和排放受哪些因素的调节？

数字课程学习……

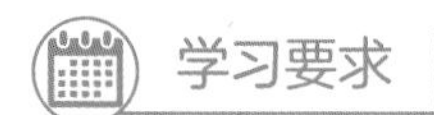

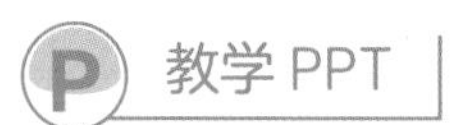

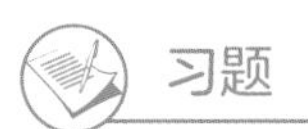

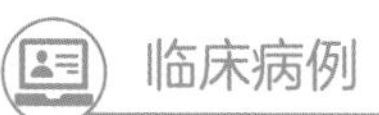

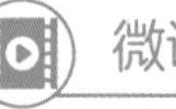
微课视频

第7章

能量代谢
(Energy Metabolism)

本章导读

机体从外界摄取的营养物质，经消化道消化后吸收入血液。然而，这些营养物质进入血液后到哪里去？它充当什么角色？有何作用？基本过程如何？科学家们经过多年的探索发现，营养物质随血流分布于全身的组织细胞，其主要作用是为机体组织、细胞的活动提供能量并以热能的形式维持体温。本章宏观地探讨能量的产生、转移、贮存和利用，从能量的来源和去路入手阐明三大营养物质（糖、脂肪和蛋白质）的供能特点，以及释放的能量是通过什么方式转移、贮存和利用的。ATP是细胞贮能和供能的关键性物质，然而，用什么方法可以计算其所释放的能量？在单位时间内机体究竟释放了多少能量？科学家们用直接测热法和间接测热法回答了这些问题。临床上常用的是间接测热法，其原理是利用定比定律的原理测定一定时间内机体的糖、脂肪和蛋白质各氧化分解了多少，从而间接测算机体在这段时间内所释放的总热量。本章还分析了影响能量代谢的因素。机体能量代谢量的多少主要取决于体表面积、肌肉活动、食物的特殊动力效应、精神活动和环境温度等。此外，年龄、性别、睡眠及激素水平等因素也与能量代谢有关。判断在基础条件下的能量代谢（基础代谢）是否正常对临床上协助诊断某些疾病具有重要的意义。

新陈代谢是生物体生命活动的基本特征之一。这就意味着生物体与环境之间持续不断地进行着物质与能量交换。新陈代谢包括**物质代谢**（material metabolism）和所伴随的**能量代谢**（energy metabolism）。物质代谢包括**合成代谢**（anabolism）和**分解代谢**（catabolism）。前者是指机体利用从外界环境中摄取的营养物质及分解代谢的部分产物合成自身结构，并贮存能量的过程；后者是指机体不断分解体内物质，同时释放能量的过程。通常把生物机体内物质代谢过程中所伴随的能量释放、转移、贮存和利用称为能量代谢。

第一节　机体能量的来源和去路

一、能量的来源

机体体温、心搏、呼吸和肠蠕动等过程的维持及其他生命活动所需的能量，只能来源于食物中以糖、脂肪和蛋白质为主的营养物质，这些营养物质分子结构中的碳氢键蕴藏着化学能，在氧化过程中碳氢键断裂，生成 CO_2 和 H_2O，同时释放能量。

（一）糖

一般情况下，糖（carbohydrate）为机体主要的供能物质。机体所需的总能量的 50%~70% 是由糖分解代谢提供的。糖的消化产物葡萄糖被吸收入人体后，一部分成为血糖供全身细胞利用；另一部分经合成代谢以肝糖原和肌糖原的形式储存在肝和肌肉内；还有小部分葡萄糖转化为脂肪或蛋白质。

葡萄糖转化供能的主要方式是产生**腺苷三磷酸**（adenosine triphosphate，ATP），其转化过程有两条途径：其一，在氧充足时，葡萄糖经有氧氧化彻底氧化分解为 CO_2 和 H_2O，同时释放大量能量。1 mol 葡萄糖完全分解可净合成 30~32 mol ATP。其二，在氧供不足时，葡萄糖经无氧酵解分解为乳酸，同时只释放少量能量。1 mol 葡萄糖经无氧酵解只净合成 2 mol ATP。上述糖分解的两条途径各有不同的生理意义，糖的有氧氧化是机体在正常情况下供能的主要途径，而糖酵解则是生物体在缺氧状况下供能的重要方式。在供氧充足的条件下，机体绝大多数组织都能得到足够的氧供应，能通过糖的有氧氧化获得能量。糖的有氧氧化受 ATP 含量的调节，从而适应机体或器官对能量需求的变化，即当 ATP 含量较高且能量供应充足时，糖有氧氧化的关键酶（如丙酮酸激酶、柠檬酸合成酶等）活性降低，氧化磷酸化减弱，糖的消耗减少，反之亦然。但是，当机体处在相对缺氧状态时，糖酵解加强，以供应急需的能量。如剧烈运动，骨骼肌的耗氧量增加，血液供应不足，骨骼肌处在相对缺氧状态而导致糖酵解增强，以保证骨骼肌能量的应急需要。又如在休克、肺心病和心力衰竭等，因循环和呼吸衰竭，组织缺氧，糖酵解过度，故易发生乳酸堆积而出现酸中毒，成为重要的死因之一。此外，某些组织细胞如视网膜、小肠黏膜、睾丸、肾上腺髓质、粒细胞和多种恶性肿瘤细胞等在充足供给葡萄糖时，即使不缺氧也常由糖酵解提供能量，而有氧氧化反而减少；成熟红细胞无线粒体，缺乏有氧氧化的酶系，能量几乎全部依靠糖酵解供应；脑组织糖原贮存少，并对缺氧敏感，其消耗的能量主要来自糖的有氧氧化，因此，当血糖低于正常值的 1/3~1/2 时，即可出现脑功能障碍，如发生低血糖性休克等。

（二）脂肪

除糖外，机体的另一供能物质是脂肪（fat）。脂肪是能源物质在体内最主要的储存形式，其主要功能是贮存和供给能量，人体所需的能量 30%~50% 来自脂肪。在体内氧化供能时，1 g 脂肪所释放的能量约为糖有氧氧化时释放能量的 2 倍。经消化道吸收入人体的脂肪及其分解产物，主要有两部分：一部分为类脂质，用以构成人体的细胞膜；另一部分以脂肪形式储存在皮下组织、腹膜壁层和内脏器官等处，当机体需要时可迅速分解利用。

机体组织利用脂肪酸供能的基本方式是 β-氧化。脂肪酸 β-氧化的最终产物也是 CO_2 和 H_2O，同时释放蕴藏的能量。此外，脂肪酸在肝内可生成酮体再供其他组织利用，**动脉血酮体比率**（arterial ketone body ratio，AKBR）可作为反映肝能量代谢状况的指标之一。当 AKBR>0.7 时，肝线粒体功能正常，机体靠氧化葡萄糖供能；当该比值在 0.4~0.7 之间时，线粒体功能受损，机体靠脂肪酸 β-氧化供能；当 AKBR<0.4 时，线粒体功能衰竭，三羧酸循环及氧化磷酸化过程停止，葡萄糖和脂肪酸均不能作为基质供能。新近研究发现，脂滴相关蛋白家族的核心成员围脂滴蛋白（perilipin）在脂代谢中发挥重要作用。该蛋白是定位于脂滴表面的高磷酸化蛋白，对脂肪组织中三酰甘油的代谢有双重调节作用，既可阻止脂肪酶接近脂滴而降低基础状态下脂肪的脂解，又可促进激素刺激的脂肪分解。围脂滴蛋白的表达与调控异常可能与肥胖及其相关代谢疾病（如糖尿病、胰岛素抵抗等）有重要关系。此外，脂肪三酰甘油酯酶（adipose triglyceride lipase，ATGL）是最近发现的启动脂肪动员的一个脂肪分解酶，在脂肪分解的调控中充当重要角色。

在饥饿状况下，糖供应不足时，机体供能主要依靠脂肪分解。脂肪分解过多，酮体生成也会增加，可发生酮血症。因此，对不能进食的患者，补充葡萄糖可预防酮血症的发生。然而，对于需要营养支持的肝硬化患者而言，由于体内存在不同程度的血糖、血脂和能量代谢异常，其餐后胰高血糖素和血糖均高于正常人群，若补充葡萄糖则加重糖代谢异常，故补充脂肪乳剂更为合理。

拓展知识 7-1 脂肪组织与肥胖

（三）蛋白质

一般情况下，机体不靠蛋白质供能。蛋白质的消化产物氨基酸在人体内的主要用途是合成自身结构以实现自我更新，或合成酶、激素等生物活性物质。只有在某些特殊情况下，如长期不能进食或能量极度消耗而体内的糖原和脂肪耗竭时，体内蛋白质才被分解为氨基酸，经脱氨基生成α-酮酸参与三羧酸循环而氧化分解供能，此能量主要用于维持必要的生理活动。氨基酸在体内氧化除了生成 CO_2 和 H_2O 外，还生成其他的化合物，如尿素、氨等。由于蛋白质在体内的氧化分解不完全，因而所释放的能量低于在体外燃烧时释放的能量。

二、ATP在能量代谢中的作用

机体的能量虽然来自食物，但机体的组织细胞并不能直接利用食物中的能量，而需要一个中间环节，这就是ATP。ATP广泛存在于所有细胞的胞质和核质中，是一种不稳定的化合物。它由腺嘌呤、核糖和三个磷酸根组成，其中最后两个磷酸根用高能磷酸键连接。ATP贮存能量的主要部位是高能磷酸键，当机体需要能量时，ATP水解为**腺苷二磷酸**（adenosine diphosphate，ADP）及磷酸，同时释放出能量。在生理条件下，1 mol ATP可释放52.3千焦耳（kilojoule，kJ）自由能。此外，体内营养物质氧化分解释放的能量可将ADP磷酸化重新生成ATP。可见，ATP既是体内重要的贮能物质，又是体内直接的供能物质。临床上可采用酶学和高效液相色谱的方法检测细胞的 Na^+-K^+-ATP酶活性和**能荷**（energy charge，即能量负荷）来了解ATP生成和利用的平衡关系。能荷是指在总的腺苷酸系统中所负荷的高能磷酸根程度。能荷＝(0.5×ADP+ATP)/(ATP+ADP+AMP)，细胞能荷值的高低可反映体内细胞能量代谢的状态。总之，ATP是机体参加许多生化耦联反应的中间化合物，它以“能量流”的方式，不断地消耗和获取能量，使机体完成一系列的生理过程。

三、能量的转移、贮存和利用

能源物质在体内氧化时所释放的能量约50%直接转变为热能，用于维持体温，并向外界散发。其余不足50%是可被机体利用的自由能，这部分能量不能为细胞直接利用，必须先以化学能的形式转移并贮存于ATP的高能磷酸键内。当能量过剩时，可通过ATP将高能磷酸键转移给肌酸，肌酸和磷酸合成**磷酸肌酸**（creatine phosphate，CP）而贮存起来；当ATP分解释放能量时，CP又将高能磷酸键转移给ADP而生成ATP，以补充组织细胞ATP的消耗，从而满足机体在应急生理活动中对能量的需求。ATP所释放的能量主要为机体合成代谢及各种生理活动所需要，如细胞生长过程中各种物质的合成、肌肉收缩、神经传导、细胞膜对各种物质的主动转运（消化道的吸收、肾小管的重吸收和分泌、离子浓度梯度的维持等）、腺体分泌等。可见，ATP是能源物质与生理功能之间的能量传递者，而CP则是暂时贮存能量，在能量的释放和利用之间起着缓冲作用，维持ATP浓度的相对稳定。

由于ATP是体内重要的贮能和直接的供能物质，它的合成和分解是体内能量转移、贮存和利用的重要环节。所以，临床上常把ATP作为治疗肌萎缩和肌无力、休克、昏迷、肝炎、神经炎、心肌炎和心脑血管病等疾病的辅助性药物。上述体内能量的来源和去路如图7-1所示。

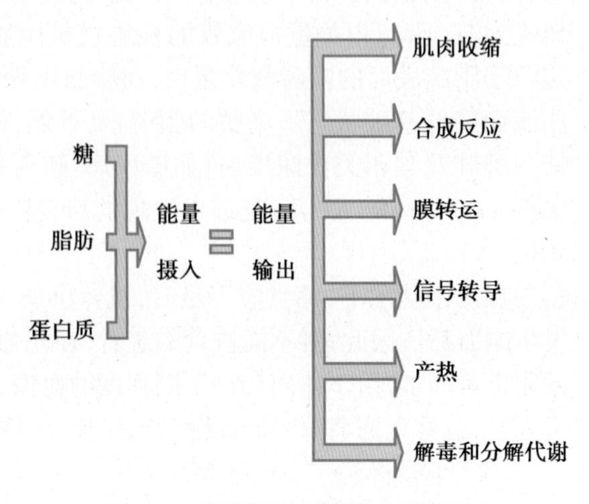

图7-1 机体能量来源和去路示意图

四、能量平衡

人体通过摄入三大产能化合物（糖、脂肪、蛋白质）给机体提供能量，维持机体的生理功能与生命活动，同时人体通过基础代谢、身体活动和食物热效应等消耗能量。在一段时间内，若机体摄入的能量等于消耗的能量，即达到能量平衡，则体重保持不变。若机体摄入的能量多于消耗的能量，除用于正常个体生长发育外，多余能量转变为体内脂肪的堆积，出现体重增加，引起肥胖。反之，若饥饿或摄入食物的能量少于消耗的能量，机体即动用储存的能量物质，则体重下降，出现消瘦。

临床上常用世界卫生组织（WHO）推荐的体重指数（body mass index，BMI）作为判断肥胖的简易指标，其计算公式为：BMI= 体重（kg）/ 身高的平方（m^2）。中国成人的 BMI 标准是：BMI<18.5 表示低体重；18.5≤BMI<24.0 表示正常体重；BMI≥24.0 表示超重，其中 24≤BMI<28.0 表示肥胖前期，BMI≥28.0 表示肥胖。在利用体重指数判断是否肥胖时，也存在一些特殊情况，比如某个人经过科学的训练后，因非常发达的肌肉而体重增加，但脂肪却很少，像这样的人可能算出来的体重指数在 30 以上，很明显这不属于肥胖，他不需要进行减重。有研究表明，体重指数增高，冠心病和脑卒中发病率也会随之上升，超重和肥胖是冠心病和脑卒中发病的独立危险因素。体重指数每增加 2，冠心病和缺血性脑卒中的相对危险分别增加 15.4% 和 18.8%。

第二节　能量代谢的测定

机体是一个开放系统，它与外界不断进行物质和能量交换。机体每天摄取的营养物质中的化学能，经复杂的化学变化后，这些能量除少部分贮存于 ATP 为机体各种生理活动提供能源外，大部分直接以热能的形式不断地向外界发散，即食物化学能 - 贮存能量 = 对外做功 + 散失热量。根据能量守恒定律，能量在由一种形式转化为另一种形式的过程中，既不增加，也不减少。因此，测定机体在一定时间内所消耗食物中的化学能或产生的热量与所做的外功，即可测算出机体在单位时间内所消耗的能量——**能量代谢率**（energy metabolic rate）。能量代谢的测定对劳动卫生、营养学、运动生理学、预防医学和临床医学等均具有重要的意义。

测定机体在单位时间内发散的总热量有两种方法：直接测热法（direct calorimetry）和间接测热法（indirect calorimetry）。

一、直接测热法

直接测热法是利用一种特殊测量装置直接测量整个机体单位时间内向外界环境散发的总热量，如果不做外功，这个热量就是单位时间机体代谢的全部能量。其原理是单位时间内由机体散发的热能使一定量水的温度升高，根据流过管道的水量和温度差，将水的比热考虑在内，即可算出机体散发的总热量。直接测热装置的主体为一大隔热室，机体散发的热可使室内铜管中循环的水温升高。

由于直接测热法装置庞大，结构复杂，仪器精密，操作繁琐，难于推广，故现已被间接测热法所代替。

二、间接测热法

（一）原理

定比定律指出：在化学反应中，反应物的量与生成物的量之间呈一定比例关系。例如，氧化 1 mol 葡萄糖，需要 6 mol O_2，同时产生 6 mol CO_2 和 6 mol H_2O，并释放一定的能量（△H），其反应式是：$C_6H_{12}O_2+6O_2 \rightarrow 6CO_2+6H_2O+\triangle H$。可见，在同一种化学反应，一定数量的某种物质在氧化供能时，不管中间过程及条件有多大差异，这种定比关系保持不变。体内氧化 1 mol 葡萄糖与体外燃烧 1 mol 葡萄糖的反应式完全相同，因此定比定律也适用于体内营养物质的氧化供能反应。

间接测热法的原理就是利用定比定律的关系，只要测出一定时间内机体中氧化分解糖、脂肪和蛋白质各有多少，就可以间接测算出机体在这段时间内所释放的总热量。利用此方法测算单位时间内机体的产热量需要应用以下几个基本概念和数据。

（二）测定参数及数据

1. 食物的热价　1 g 某种食物在体内氧化（或在体外燃烧）时所释放的能量，称为**食物的热价**（thermal equivalent of food），又称为**食物的卡价**（caloric value of food）。食物的热价可分为物理热价和生物热价两种。

物理热价是指食物在体外燃烧（弹式热量计测量）时所释放的热量，生物热价则是指食物在体内氧化时所释放出的热量。三大营养物质的热价见表 7-1。

表 7-1 营养物质氧化的有关数据

营养物质	产热量（kJ/g）		消耗量（L/g）	CO_2 产量（L/g）	氧热价（kJ/L）	呼吸商（RQ）
	物理热价	生物热价				
糖	17.2	17.2	0.83	0.83	21.1	1.00
脂肪	39.8	39.8	2.03	1.43	19.7	0.71
蛋白质	23.4	18.0	0.95	0.76	18.9	0.80

从表中可见，糖和脂肪的生物热价和物理热价相同，而蛋白质的生物热价小于物理热价，这是由于蛋白质在体内不能彻底氧化分解，部分能量含在尿素、尿酸和肌酐等代谢产物中从尿中排出，还有少量含氮产物在粪便中排出。

2. 食物的氧热价　某种营养物质在体内氧化时消耗 1 L O_2 所产生的热量，称为该物质的**氧热价**（thermal equivalent of oxygen）。三大营养物质的氧热价见表 7-1。食物的氧热价在能量代谢的测定方面有重要意义。因为这个概念应用于整个机体，可根据人体在一定时间内的耗氧量计算出该人的能量代谢。

3. 呼吸商　在一定时间内，机体的 CO_2 产量与耗 O_2 量的比值（CO_2/O_2），称为某种物质的**呼吸商**（respiratory quotient，RQ）。即 RQ=CO_2 产量 / 耗 O_2 量（用 mol 数或 mL 数表示）。

由于糖、脂肪和蛋白质等营养物质所含的碳、氢、氧不同，在体内氧化时的耗 O_2 量和 CO_2 产量也不同，故根据各种物质的化学反应式计算出来的 RQ 亦各异。

（1）糖　糖的 RQ 为 1.00，因为糖氧化时产生的 CO_2 分子数与消耗 O_2 的分子数相同。如葡萄糖氧化：$C_6H_{12}O_6+6O_2 \longrightarrow 6CO_2+6H_2O+\triangle H$，RQ=6/6=1.00。

（2）脂肪　脂肪的 RQ 小于 1.00，因为脂肪分子中 O_2 的含量远比碳和氢少。如甘油三酯（triglyceride，TG）氧化：$C_{57}H_{104}O_6+80O_2 \longrightarrow 57CO_2+52H_2O+\triangle H$，RQ=57/80=0.71。

（3）蛋白质　机体可利用的蛋白质种类很多，测定其 RQ 比较困难，故只能通过蛋白质分子中的碳和氢被氧化时的需 O_2 量和 CO_2 产生量，间接推算其 RQ 约为 0.80。

（4）混合食物　一般情况下，人们吃的是混合食物，其 RQ 约为 0.85。

（5）测定 RQ 的意义　测定 RQ 可以帮助估计在某一段时间内机体氧化营养物质的种类和它们的大致比例。例如，RQ 接近于 1.0，提示体内氧化的营养物质以糖类为主；若 RQ 接近于 0.71，则表示机体以脂肪氧化供能为主；而机体处在长期饥饿情况下，能量将主要来自本身蛋白质的分解，此时 RQ 接近于 0.80。当机体的糖大量地向脂肪转化时，糖分子含氧量高于脂肪和蛋白质，其代谢释放的氧较多，使氧耗量减少，故 RQ 加大，可达 1.30。糖尿病患者由于含氧量少的脂肪和蛋白质转化为含氧量较多的糖，使氧耗量增多，故 RQ 减少，可低于 0.71。此外，测定 RQ 可推测器官的代谢过程，如以单位时间的血流量和动静脉间的 O_2 和 CO_2 差值计算脑的 RQ 为 0.91~0.97，表明脑的供能物质以糖为主。

4. 非蛋白呼吸商　糖和脂肪氧化（非蛋白质代谢）时的 CO_2 产生量与耗 O_2 量的比值，称为**非蛋白呼吸商**（non-protein respiratory quotient，NPRQ）。研究工作者已从 0.707~1.00 范围内的非蛋白呼吸商，算出糖和脂肪两者氧化的百分比及相对应的氧热价，如表 7-2。

（三）测定机体耗 O_2 和 CO_2 产生量的方法

1. 开放式测定法　即气体分析法。在自然呼吸空气的条件下，收集受试者一定时间内的呼出气，利用气体分析仪测出呼出气中 O_2 和 CO_2 的容积百分比，将其与吸入气中 O_2 和 CO_2 的容积百分比进行比较，根据两者之差和该时间内呼出气量即可计算出耗 O_2 和 CO_2 产生量（图 7-2）。

表 7-2 非蛋白呼吸商和氧热价

非蛋白呼吸商	氧化的百分数(%)		氧热价(kJ/L)	非蛋白呼吸商	氧化的百分数(%)		氧热价(kJ/L)
	糖	脂肪			糖	脂肪	
0.707	0.00	100.0	19.61	0.80	33.4	66.6	20.09
0.71	1.10	98.9	19.62	0.81	36.9	63.1	20.14
0.72	4.76	95.2	19.67	0.82	40.3	59.7	20.19
0.73	8.40	91.6	19.72	0.83	43.8	56.2	20.24
0.74	12.0	88.0	19.78	0.84	47.2	52.8	20.29
0.75	15.6	84.4	19.83	0.85	50.7	49.3	20.34
0.76	19.2	80.8	19.88	0.86	54.1	45.9	20.40
0.77	22.8	77.2	19.93	0.87	57.5	42.5	20.45
0.78	26.3	73.7	19.98	0.88	60.8	39.2	20.50
0.79	29.9	70.1	20.03	0.89	64.2	35.8	20.55
0.90	67.5	32.5	20.60	0.96	87.2	12.8	20.91
0.91	70.8	29.2	20.65	0.97	90.4	9.58	20.96
0.92	74.1	25.9	20.70	0.98	93.6	6.37	21.01
0.93	77.4	22.6	20.76	0.99	96.8	3.18	21.07
0.94	80.7	19.3	20.82	1.00	100.0	0.0	21.12
0.95	84.0	16.0	20.86				

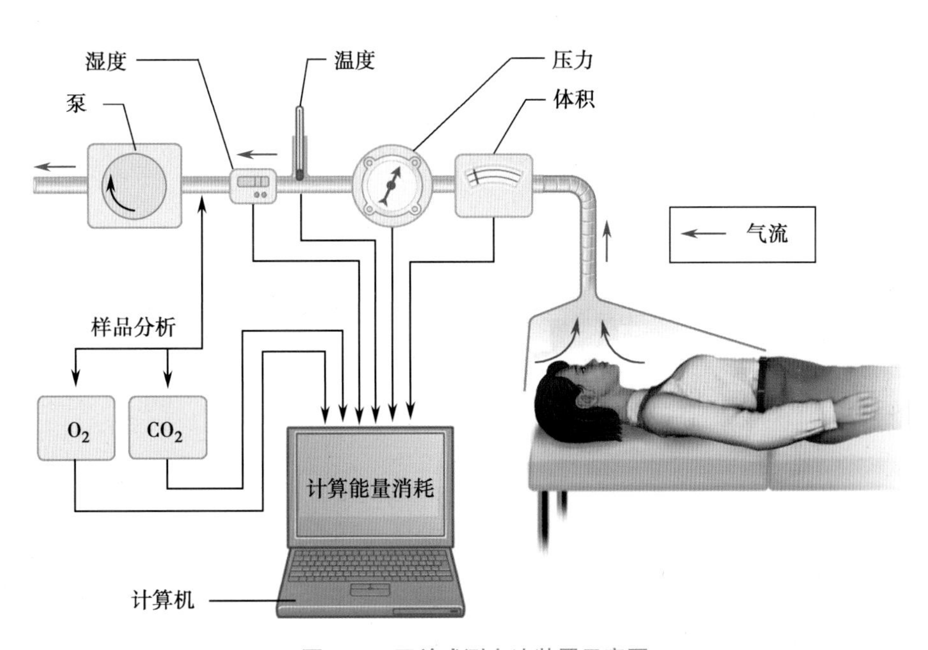

图 7-2 开放式测定法装置示意图

2. 闭合式测定法 受试者从一个特殊封闭装置(临床上通常采用肺量计)中摄取 O_2,呼出的 CO_2 被该装置中的 CO_2 吸收剂吸收。随着呼吸的进行,一定时间后(通常测试 6 min),测算容纳 O_2 的容器中 O_2 的减少量,同时测定 CO_2 吸收剂在实验前后的重量差,即可计算出该时间内耗 O_2 和 CO_2 产生量。

（四）间接测热法的测算

1. 理论测算法

(1) 测算原则 实验测得的尿氮量和一定时间(通常为 24 h)内的耗 O_2 量和 CO_2 产生量,根据表 7-1 和表 7-2 中所列的相应数据,就可计算出该时间的产热量。

(2) 测算步骤 ①测出机体在一定时间内的耗 O_2 量和 CO_2 产生量,并测出尿氮排出量;②根据尿氮含量(蛋白质分子中含 16% 的氮,1 g 尿氮相当于氧化分解 6.25 g 蛋白质)算出蛋白质的氧化量和蛋白质食物的产热量,在总的耗 O_2 量和 CO_2 产生量中扣除蛋白质氧化代谢的份额,再根据所剩的耗 O_2 量和 CO_2 产量计算出 NPRQ;③查出表 7-2 中该 NPRQ 所对应的氧热价,进而算出非蛋白食物的产热量;④算出总产热量,即蛋白质食物产热量与非蛋白质食物产热量之和。

间接测热法理论上的测算程序繁琐,需要测定尿氮和呼吸商,故实际工作中很难推广,多采用简化法计算。

2. 简化测算法 将机体总 RQ 看成 NPRQ,测定一定时间(通常为 24 h)内的耗 O_2 量和 CO_2 产生量,即可计算出机体的产热量。因为一般情况下,人体内蛋白质氧化供能很少,且较稳定,故尿氮量的测定可省略。用简化法计算的产热量数值与理论测算的产热量数值颇为相近,其误差值在 1%~2%。

3. 临床简便测算法 一般情况下,人们吃的都是混合食物,其 NPRQ 为 0.82,与此相应的氧热价为 20.19 kJ/L,因此,只需测出受体者在一定时间内的耗 O_2 量后,便可计算出这段时间内的产热量。即:24 h 产热量 =20.19 kJ/L × 耗 O_2 量(L)。由于该测算法最为简单方便,且所得数值与理论测算法也较接近,因而被广泛应用。

拓展知识 7-2 食物营养成分表中的卡路里计算

第三节 影响能量代谢的因素

一、体表面积

不同身材的个体,其能量代谢量有较大差异。若以每千克体重产热量进行比较,则身材矮小的人每千克体重的产热量要高于身材高大的人。研究表明,若以每平方米体表面积的产热量进行比较,则不论身材大小,单位时间内产热量都非常接近。因此,为了排除身材大小对代谢率的影响,能量代谢率通常以每小时每平方米体表面积的产热量 $kJ/(m^2 \cdot h)$ 表示。

人体表面积的大小可从身高和体重两项数值来推算。我国人体的体表面积可根据 Stevenson 算式进行计算:

$$体表面积(m^2)=0.0061 \times 身高(cm)+0.0128 \times 体重(kg)-0.1529$$

此外,在实际应用中,体表面积还可根据图 7-3 直接查出来。其做法是将受试者的身高和体重连成直线,此直线与体表面积交点的数值,即为该受试者的体表面积。

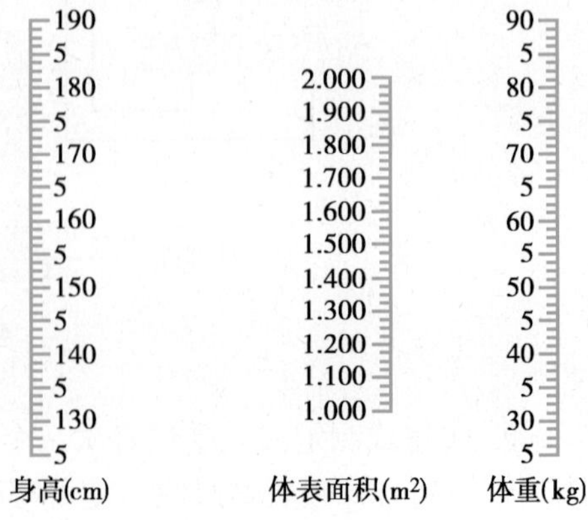

图 7-3 体表面积测算图

二、肌肉活动

肌肉活动是影响能量代谢最显著的因素。机体任何轻微活动,如劳动、体育锻炼、走路跑步等各种活动,都要消耗能量而提高能量代谢率。因为不管是运动开始,还是运动停止后,能量代谢均维持较高水平。例如,在运动初期将出现**氧债**(oxygen debt),机体的摄 O_2 量少于肌肉代谢的实际耗 O_2 量,把亏欠的这部分 O_2 量称为氧债,此时机体只能动用贮备的高能磷酸键和进行无氧酵解来供能;运动停止后的一定时间内,循环、呼吸功能还维持在较高水平上，其目的是摄入更多的 O_2，以偿还氧债。在运动或劳动时，耗 O_2 量显著增加，这是因为肌肉活动需要能量供给，而能量则来自营养物质的氧化所致。在剧烈运动或强劳动时，其机体产热量比平静时可增加数倍到数十倍。不同强度劳动或运动时，能量代谢率的变化情况见表 7–3。

表 7–3 不同活动状态下的能量代谢率

机体活动情况	能量代谢率[kJ/(m^2·min)]	机体活动情况	能量代谢率[kJ/(m^2·min)]
躺卧	2.73	扫地	11.36
开会	3.40	打排球	17.04
擦窗	8.30	打篮球	24.22
洗衣	9.89	踢足球	24.96

从表中可看出，随着劳动或运动强度的增加，机体产热量也随着增加，提示机体耗 O_2 量与肌肉活动强度呈正比关系。因此，可将能量代谢率作为评价劳动强度的指标。

拓展知识 7–3 运动与能量代谢调控

三、食物的特殊动力效应

人们在进食后的一段时间内（从进食后 1 h 开始，2~3 h 达到最高，延续 7~8 h），即使在安静状态，机体的产热量也要比进食前增加。这种由食物引起机体“额外”产生热量的作用称为食物的特殊动力效应(specific dynamic effect of food)。不同食物产生的特殊动力效应不同：蛋白质类食物额外增加的热量可达 30%；糖和脂肪的特殊动力效应分别增加热量为 6% 和 4%；混合食物的这种作用较小，仅为 10% 左右。关于食物特殊动力效应的机制尚未清楚，目前认为可能是由于肝内氨基酸的脱氨基过程和尿素的形成而引起“额外”消耗能量所致。由于这种“额外”消耗的能量只能增加机体的热量，不能用于做功，因此在计算能量时应注意。

四、精神活动

与人在平静地思考问题时比较，当人处于精神紧张（烦恼、恐惧或情绪激动）时，能量代谢率可显著升高。这是由于精神紧张时机体出现无意识的肌紧张增强，以及交感神经兴奋，促进代谢的激素（肾上腺素、甲状腺激素等）释放增加，使机体代谢活动增强所致。研究表明，虽然脑组织血流量大，代谢水平高，但不同精神活动状态下，脑组织本身的能量代谢率变化不大，如睡眠时与精神活动活跃时比较，脑组织中葡萄糖的代谢率几乎没有差异。

五、环境温度

环境温度的变化是影响能量代谢的另一个因素。环境温度对能量代谢的影响曲线呈“U”形，即环境温度降低或升高，均可使能量代谢增加。当环境温度 <20℃时，能量代谢开始增加，在 10℃以下明显增加，这是由于寒冷刺激反射性地引起肌紧张增强甚至出现寒战。同时甲状腺激素、肾上腺素、去甲肾上腺素分泌增加，促进机体代谢加速，最终导致能量代谢增加。当环境温度 20~30℃时，人在安静状态下的能量代谢最稳定，主要是肌肉松弛的结果。当环境温度 >30℃时，能量代谢也会增加，这可能是由于酶的活性增强、体内化学反应速度加快、发汗功能旺盛和呼吸、循环功能增强等因素所致。

六、其他因素

除上述影响能量代谢的因素外，还有年龄、性别、睡眠、激素等因素也影响能量代谢。儿童在生长发育期间由于细胞的合成代谢快，故能量代谢率较高。老年人细胞内新陈代谢相对减弱，能量代谢率逐渐下降。可见年龄的增长与能量代谢率成反变关系。能量代谢率在同龄男性比女性高，平均增加10%~15%（图7-4），这是因为男性激素可促使能量代谢提高，而女性激素对能量代谢率无明显的影响。这种差异在青春期后显得更加突出。睡眠可使能量代谢降低10%~15%，其原因是睡眠时骨骼肌紧张性下降及交感神经系统的活动水平降低。生长激素、甲状腺激素、肾上腺素和去甲肾上腺素等水平的升高，可使能量代谢明显增加。

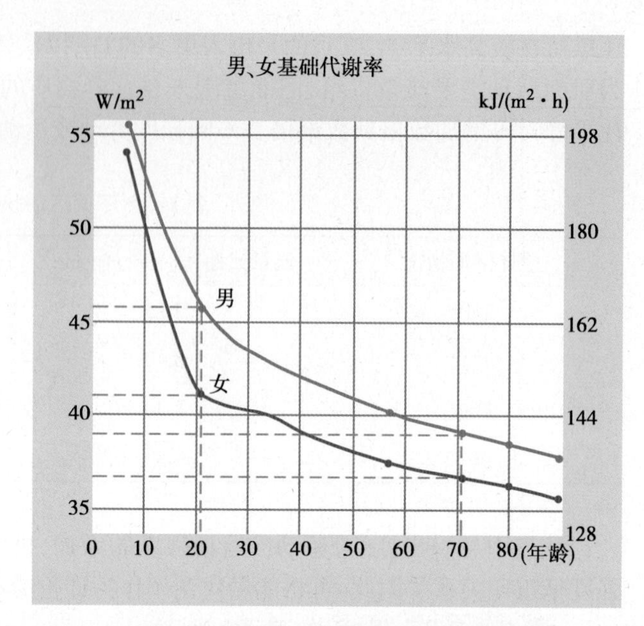

图7-4 性别与能量代谢关系示意图

近年来发现脂肪组织不但贮能，还能分泌多种细胞因子影响能量的贮存、动员及燃烧，在机体能量平衡调节中发挥重要作用。脂肪组织可分泌瘦素、肿瘤坏死因子α、白细胞介素-6、胃促生长素(ghrelin)，以及近期发现的抵抗素(resistin)等，这些因子均参与能量代谢的调节。例如，瘦素可通过兴奋阿片促黑激素皮质素原神经元抑制神经肽Y，调节多种神经内分泌激素分泌，引起食欲降低及机体能量消耗增加从而减轻体重。瘦素还通过中枢-交感-肾上腺素能系统，激动脂肪细胞膜上的β_3肾上腺素能受体，使大量的贮存能量转变为热能释放，从而达到降低体脂的目的。新近的研究结果表明，小分子脑肠肽胃促生长素对能量平衡起调节作用。连续给大鼠静脉注射胃促生长素，可使大鼠以脂肪为主的体重增加，利用脂肪产热减少，这种作用可能是由于胃促生长素减弱瘦素对摄食的抑制及增强胃肠道活动和胃酸分泌产生的。胃促生长素促进摄食的作用可能与兴奋下丘脑的神经肽Y神经元，增加神经肽Y基因的表达，从而增加摄食有关。

第四节 基础代谢

一、基础代谢及基础代谢率的测定

（一）基础代谢和基础代谢率

在基础状态下的能量代谢称为**基础代谢**(basal metabolism)。所谓基础状态是指人处在清醒而又非常安静，不受肌肉活动、环境温度、食物及精神紧张等因素影响时的状态。这时人体各种生理活动和代谢都比较稳定，代谢率比一般安静时的代谢率低8%~10%，能量消耗仅限于维持体温、心搏、呼吸、肠蠕动及其他基本生命活动的需要。

单位时间内每平方米体表面积的基础代谢称为**基础代谢率**(basal metabolic rate，BMR)，通常以kJ/(m^2·h)表示。

（二）测定BMR的基本条件

临床上，测定BMR通常要求具有的基本条件是：①清晨空腹，即距前次进食12~14 h或以上，以排除食物的特殊动力效应的影响；②清醒安静、卧床和肌肉放松，以避免肌肉活动的影响；③排除紧张、焦虑和恐惧心理，以避免精神紧张等因素的影响；④保持室温在20~25℃之间，以排除环境温度的影响，受试者体温也要正常；⑤测定BMR的前一晚必须保证足够的睡眠。

（三）BMR的测定方法及其正常值

在测定过程中，首先用肺量计测定受试者6 min的耗O_2量，再乘以RQ为0.82时的氧热价(20.19 kJ/L)，就可求出机体1 h的产热量，此值再除以体表面积即为BMR。我国人正常的BMR水平，男女各年龄组的平均值如表7-4所示。

表 7-4 中国人正常 BMR 平均值 单位:kJ/(m^2·h)

年龄(岁)	11~15	16~17	18~19	20~30	31~40	41~50	51 以上
男	195.5	193.4	166.2	157.8	158.7	154.1	149.1
女	172.5	181.7	154.1	146.5	146.4	142.4	138.6

表示 BMR 的方式有:①用绝对数值表示,即以实测的数值来表达。②用相对数值表示,临床上习惯以正常 BMR 的标准值作为 100%,并以实测值与表 7-4 所列的正常标准值相比较,即相差的 % 表达。这种表达方式对受试者是否正常可一望而知。

$$BMR\%=\frac{\text{实际值}-\text{正常平均数值}}{\text{正常平均数值}}\times 100\%$$

相差值在 ±10%~±15% 以内属正常,如果相差值超过 20%,才有可能是病理情况。现举例说明 BMR 的测定法:

某受试者,女性,25 岁,身高 160 cm,体重 50 kg,在基础状态下 6 min 耗 O_2 量为 1.5 L,混合食物,求该女性的 BMR 是多少?

$$1\ \text{h 耗}\ O_2\ \text{量}=1.5\ \text{L}\times 10=15\ \text{L}$$

$$1\ \text{h 产热量}=20.19\ \text{kJ/L}\times 15\ \text{L}=302.85\ \text{kJ}$$

$$\text{体表面积}(m^2)=0.0061\times\text{身高}(cm)+0.0128\times\text{体重}(kg)-0.1529$$

$$=0.0061\times 160+0.0128\times 50-0.1529=1.46\ m^2$$

体表面积为 1.46 m^2,从而 1 h 每平方米体表面积的产热量,即 BMR 实测值为:

$$BMR=302.85\div 1.46=207.43\ \text{kJ/}(m^2\cdot h)$$

查表 7-4 可知,25 岁女子的正常 BMR 平均值为 146.5 kJ/(m^2·h),受试者与正常 BMR 平均值比较超过正常值为:207.43-146.5=60.93 kJ/(m^2·h)

超出正常值的百分率数为:60.93 ÷ 146.5 × 100% ≈ 42%,即 +42%

本例的 BMR 比正常标准值高 42%,表示该女子在基础状态下的能量代谢明显增高,这是由于细胞代谢增强或机体的耗氧量增加所致。临床上常见于甲状腺功能亢进、嗜铬细胞瘤、白血病、恶性肿瘤等疾病。

二、测定 BMR 的临床意义

在生理情况下,BMR 随性别、年龄等不同因素而发生变动。其他条件不变时,男子的 BMR 比女子高;幼年比成年人高;年龄越大,BMR 越低。但是,在符合 BMR 测定的前提下,同一个体的 BMR 是相当稳定的。此外,妊娠期有不同程度的升高,禁食时常常降低。

测定 BMR 是临床上经常采用的一种辅助检查手段,以帮助诊断某些疾病。例如,甲状腺功能减退(简称甲减)时,BMR 将比正常值低 20%~40%;甲状腺功能亢进(简称甲亢)时,BMR 可比正常值高 25%~80%。因此,BMR 测定是临床诊断甲状腺功能的重要辅助方法之一。此外,肾上腺皮质和脑垂体功能异常时,BMR 也随之异常;发热时,BMR 也升高(体温每升高 1℃,BMR 一般增加 13%);艾迪生病、神经性厌食、肾病综合征等,BMR 将明显降低。

(李 翔 符史干)

Summary

All vital processes involve myriad chemical reactions. The chemical processes of the body collectively constitute metabolism. The energy metabolism means the liberation, transformation and utilization of energy produced by the material metabolism in the body. Thousands of chemical reactions are involved but they fall into two categories: catabolic metabolism and anabolic metabolism.

The carbohydrates, fats and proteins may become the source of energy of the body. These foods can be oxidized in the cell and in this process release large amounts of energy. The animal organism oxidizes carbohydrates, fats and proteins principally to CO_2, H_2O and the energy necessary for life processes. CO_2, H_2O and energy are also produced when food is burned outside the body. It has been pointed out that carbohydrates, fats and proteins can all be used by cells to synthesize large quantities of ATP and that the ATP can in turn be used as an energy source for many other cellular functions, including synthesis and growth, muscular contraction, glandular secretion, nerve conduction, active absorption, etc. Energy is stored by forming high energy phosphate bonds. The ATP and the creatine phosphate contain all high energy phosphate bonds. Creatine phosphate can transfer energy interchangeably with ATP.

Direct and indirect calorimetries are two methods of energy metabolism measurement. The metabolic rate can be determined by simply measuring the quantity of heat liberated form the body by a special calorimeter (direct calorimetry). Energy production can also be calculated by measuring the products of the energy-producing biologic oxidations, i.e., CO_2, H_2O or by measuring the O_2 consumed. This is indirect calorimetry and depends on knowledge of the fat and carbohydrate composition of the diet.

The metabolic rate is affected by many factors. The most important one is muscular exertion. O_2 consumption is elevated not only during exertion but also for as long afterward as is necessary to replenish the O_2 debt. The metabolic rate falls approximately 10~15 per cent below normal during sleep, but can increase above normal when a person is aroused. Recently ingested food also increases the metabolic rate. After a meal containing a large quantity of carbohydrate or fat, the metabolic rate usually increases by only about 4%. However, after a meal containing large quantity of protein, the metabolic rate usually increases by about 30%. Another factor that stimulates metabolic rate is the environmental temperature. When the environmental temperature is lower than body temperature, heat-conserving mechanisms such as shivering are activated and the metabolic rate rises. When the temperature is high enough to raise the body temperature, there is a general acceleration of metabolic processes. In addition, the metabolic rate is also related to body surface area, age, sex and hormones such as thyroid hormone, epinephrine and norepinephrine, growth hormone etc.

Even when a person is at complete rest, considerable energy is required to perform all the chemical reactions of the body. This minimum level of energy required to exist is called the basal metabolic rate (BMR). Because the level of physical activity is highly variable among different individuals, measurement of the BMR provides a useful means of comparing one person's metabolic rate with that of another. The usual method for determining BMR is to measure the rate of oxygen utilization over a given period of time under basal conditions.

复习思考题

1. 简述机体能量的来源及ATP的作用。
2. 间接测热法的基本原理是什么？如何测算机体的产热量？
3. 影响能量代谢的主要因素有哪些？举例说明之。
4. 测定BMR的基本条件是什么？有何临床意义？

数字课程学习……

 学习要求 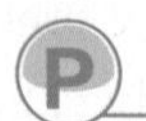 教学PPT  习题  临床病例  微课视频

第8章

体　温
(Body Temperature)

本章导读

体温作为临床四大生命体征之一,是判断人体健康状态的重要指标。体表温度易受环境影响而变化,而体核温度相对稳定,后者为生理学所指的体温。

本章将向你介绍:常见体温测量部位,体温的正常值和测量方法,具有临床实践意义。体温并非恒定不变的,有哪些因素会影响其正常波动呢?体温取决于体热平衡水平。机体的产热器官、产热方式、产热调节如何?散热器官、散热方式、散热调节又如何?为了在不同环境温度中维持体温相对恒定,体温调节系统是如何工作的?如果调节失当,或高温、严寒环境,对机体有什么影响呢?低体温在临床医学有哪些应用?这些问题通过本章的学习你会找到答案。

人属于恒温动物,体温的相对恒定是保证机体生命活动正常进行的必要条件。在长期的进化过程中,人类已逐步建立了一套自我调节的反应方式,以适应生存环境(如大气、气压、温度、湿度等)改变的需要。机体根据内外环境变化调整自身生理功能的过程称为适应(adaption)。机体通过调整体内各种活动,以适应内外环境变化的能力称为适应性(adaptability)。正常体温适应环境温度而维持相对稳定,这是机体体温调节活动的结果。

第一节　正 常 体 温

一、体核温度和体表温度

机体可分为核心和表层两个部分,分别指功能意义上的深部组织和表层组织。机体深部组织(脑、心、肺和腹腔内脏等)的温度称为**体核温度**(body core temperature)。实际上,即使裸露在低至13℃或高达54℃的干燥空气中,机体仍能保持恒定的体核温度。体核温度相对稳定,各部位之间差异小。但因为各组织器官的代谢水平不同,其温度亦略有不同:肝温度最高,为38℃左右;脑组织温度也接近38℃;肾、胰、十二指肠等温度略低;直肠温度则更低些。由于血液循环的结果,机体深部各个器官的温度趋同,故体核血液的温度可以代表内脏器官温度的平均值。

机体表层组织(皮肤、皮下组织和肌肉等)的温度称为**体表温度**(body shell temperature)。体表温度不稳定,可随着环境温度和衣着情况发生较大变化。不同部位的体表温度之间的差异大,通常头部最高,胸腹次之,四肢末端最低,且由里向外逐渐递减。

体核温度一般高于体表温度,随着环境温度的变化,体核温度范围和体表温度范围会发生相对改变。

在寒冷环境中，体核温度范围缩小，主要集中在头部与胸腹内脏，体表温度范围则随之扩大；而在炎热环境中，体核温度范围则扩展至四肢。

二、体温测定

生理学所说的**体温**（body temperature），是指机体核心部分的平均温度，即体核温度。体核温度不易测试，临床上常用腋窝、口腔和直肠等处的温度来代表体温。腋窝温度的正常值为36.0~37.4℃。测定时，要求被测者将其上臂紧贴其胸廓以使腋窝紧闭形成人工体腔，机体深部热量通过血液流动逐渐使腋窝温度升至接近于体核温度的水平。由于腋窝不是密闭体腔，易受环境温度、出汗和测量姿势的影响。故测定腋窝温度需要5~10 min，并需保持腋窝处于干燥状态。测定腋窝温度方便易行，因此在临床上和日常生活中被广泛应用。口腔（舌下部）温度的正常值为36.7~37.7℃。因测量较方便及所测温度值较准确，口腔温度的测定也是临床上常用的方法；但不宜用于不能密切配合的病人，如哭闹的小儿和躁狂的患者。同时应注意，口腔温度易受经口呼吸、进食和喝水等因素的影响。直肠温度的正常值为36.9~37.9℃，测定时需将温度计插入直肠6 cm以上。直肠温度易受下肢温度影响，当下肢冰冷时，回流至髂静脉的下肢血液温度较低，会降低直肠温度。在进行体温测定时，就可信度而言，依次为直肠温度 > 口腔温度 > 腋窝温度。

玻璃水银体温计是临床上常用的测温装置，主要用于测定口腔温度和腋窝温度；而带热探头的电子装置常用于测定直肠温度。在实验研究中也常测定鼓膜温度和食管温度。鼓膜温度与下丘脑温度十分接近，可用鼓膜温度反映脑组织温度。食管中央部分的温度与右心的温度大致相似，比直肠温度低约0.3℃。

三、体温的正常波动

在生理情况下，体温可随昼夜、性别、年龄、肌肉活动、精神紧张和环境温度等因素而波动，但波动幅度一般不超过1℃。

（一）昼夜的影响

人体体温在一昼夜中呈周期性波动（图8-1）：清晨2—6时体温最低，午后1—6时最高。体温的这种昼夜周期性波动称为昼夜节律（circadian rhythm）。研究表明，夜间活动的动物，其最高温度见于夜间；新生儿只有在体温调节功能完善时才出现昼夜节律；昼夜节律与肌肉活动及耗O_2量无关，而且在外周传入信息（如自然光线变化、环境温度变化、定时活动、钟表、视频音频等）消除后仍能基本维持。提示体温的昼夜节律是机体的一种内在节律。目前认为，体温的昼夜节律主要受下丘脑视交叉上核的控制。实验证明，若毁损该部位，体温的昼夜节律消失。

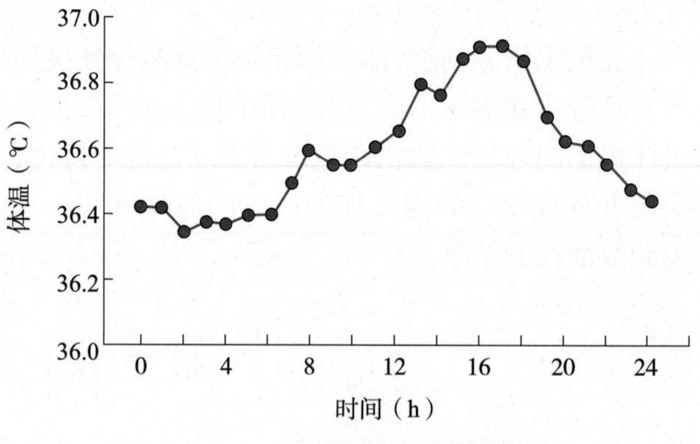

图8-1　体温的昼夜节律变化

（二）性别的影响

成年女性的体温平均比男性高0.3℃。而且，其体温还随月经周期发生变动（图8-2）：月经期及月经后排卵日之前的体温较低，排卵日最低，排卵后到下次月经期前体温升高0.3~0.6℃。排卵后的体温升高主要是黄体分泌孕激素所致。若

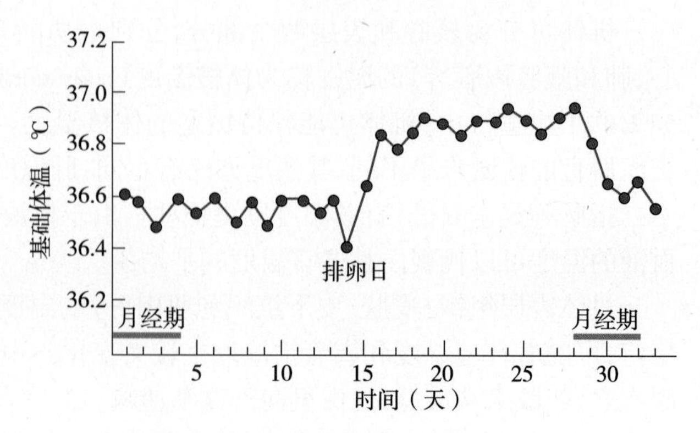

图8-2　女性月经周期基础体温的变化

将每天测量的基础体温连接成线，呈双相曲线提示有排卵；若体温无上升改变，呈单相曲线则提示无排卵。故每天测定基础体温有助于判断是否排卵，以指导避孕、诊断早孕和判断孕早期安危、观察黄体功能等。

（三）年龄的影响

儿童的体温稍高于成年人，而老年人的体温则比青壮年低，这些体温波动与基础代谢率有关。新生儿，特别是早产儿，由于其体温调节机构发育尚未完善，调节能力较差，体温易受环境因素的影响而变动。所以对婴幼儿应加强保温护理。老年人对外界温度变化代偿的能力较差，亦应注意保暖。

（四）肌肉活动的影响

肌肉活动时产热量增多，体温升高，个别人可升高 2℃左右。所以，测量体温前应让受试者先休息一段时间后再进行，测定小儿体温时应防止其哭闹。

（五）其他因素的影响

精神紧张、环境温度、进食等均能影响基础代谢率，继而影响体温。麻醉药通常可抑制体温调节中枢或者影响其传入途径的活动，也可扩张皮肤血管，导致体温降低。因此，术中和术后一段时间内都应注意患者的保温护理。解热镇痛药主要通过扩张皮肤血管并促进出汗，使发热患者的体温趋向正常，但不能降低正常人的体温。

四、皮肤温度

体表最外层皮肤表面的温度称为皮肤温度（skin temperature）。皮肤温度在很大程度上受局部血流量的影响。例如，在寒冷环境中或人处于情绪激动时，交感神经紧张性增高，皮肤血管收缩，皮肤血流量减少，皮肤温度降低。所以，皮肤温度在一定程度上可以反映血管舒缩的功能状态，临床上常用红外线热成像仪检测手的温度，以辅助诊断外周血管疾病。不同部位的皮肤温度相差较大。在环境温度为 23℃时，足、手、躯干、额部的皮肤温度分别为 27℃、30℃、32℃和 33~34℃。可见，四肢末梢皮肤的温度最低，而越近躯干、头部则皮肤温度愈高。因此，血液循环欠佳的四肢末梢如手指、脚趾及足跟等成为冬季时节冻疮的好发部位。

第二节　体热平衡

机体产热（heat production）和散热（heat loss）的相对平衡状态称为体热平衡，这是体温调节系统调控的结果。

一、产热

（一）产热器官

机体的热量来源于体内代谢，特殊情况下还可来源于比机体温度更高的环境。体内营养物质代谢释放的化学能，50% 以上以热能形式直接用于维持体温，其余不足 50% 的化学能经贮存、转化与利用，最终也变成热能参与体温的维持（用于完成机械外功的部分除外）。人体的主要产热器官是内脏、骨骼肌和脑（表 8–1）。内脏中，以肝的代谢最旺盛，产热量最大。检测发现，安静时肝血液的温度比主动脉的高 0.4~0.8℃。尽管每块骨骼肌在安静状态下产热量不多，但由于骨骼肌的总重量占全身体重的 40% 左右，具有巨大的产热潜力。当骨骼肌的活动强度稍有增强，机体的产热量即可急骤增加。因此，机体安静时以内脏产热为主，而活动时则以骨骼肌产热为主。

表 8–1　几种组织器官的产热百分比

组织器官	安静时产热量（%）	活动时产热量（%）
脑	16	3
内脏	56	22
骨骼肌	18	73
其他	10	2

（二）产热方式

机体主要通过代谢、运动、食物特殊动力效应等方式增加产热量。

1. 代谢产热　代谢包括活动水平较低的基础代谢和活动水平较高的增强代谢。①基础代谢产热：因机体细胞数量巨大，故基础状态下的代谢产热量相当大；②增强代谢产热：当细胞所处环境超越基础状态时，细胞的代谢活动增强，如细胞本身的化学活动增强（常见于细胞温度增加时）可导致代谢增强，又如甲状腺激素、生长激素、雄激素、肾上腺素、去甲肾上腺素等增多或交感神经兴奋，作用于细胞也可引起代谢增强，结果产热增多。这种产热方式泛称非寒战产热（non-shivering thermogenesis），棕色脂肪组织（brown adipose tissue）是非寒战产热作用最强的组织，在许多哺乳类动物，其产热量约占非寒战产热的70%。棕色脂肪主要分布在人体的肩胛骨间、颈背部、腋窝、纵隔及肾周围等处，其细胞内含有丰富的线粒体和大量的中性脂肪小滴，受交感神经末梢支配。交感神经兴奋可通过β受体介导，引起脂肪小滴在线粒体中氧化而快速产热，神经节阻断剂或β受体阻断剂的使用可消除非寒战产热。新生儿不能发生寒战且其棕色脂肪组织所占比例较大，故非寒战产热对新生儿的保温有特殊意义。

2. 运动产热　骨骼肌活动可分为随意运动和寒战。①随意运动产热：骨骼肌随意运动可导致代谢明显增加，其产热量可高达机体总产热量的73%；②寒战产热：**寒战**（shivering）是指机体处于寒冷环境时，骨骼肌发生的不随意节律性收缩，其节律为9~11次/min。寒战的特点是屈肌和伸肌同时收缩，基本不做外功，但产热量很高。通常在寒战之前，骨骼肌由于寒冷刺激先出现**寒战前肌紧张**（pre-shivering tone），在此基础上因寒冷刺激的持续作用而发生寒战，代谢率可增加4~5倍，以维持产热和散热之间的平衡。

3. 食物特殊动力效应产热　人在进食后一段时间内产热量“额外”增加的现象（见第7章）。

（三）产热调节

体液因素和神经因素均参与产热活动的调节。

1. 体液调节　如上所述，多种激素可刺激细胞增加代谢率，其中以甲状腺激素的作用最为重要。长时间的寒冷刺激可使甲状腺活动明显增强而分泌大量的甲状腺激素，使代谢率增加20%~30%。甲状腺激素作用的特点是起效慢，但作用时间长。去甲肾上腺素、肾上腺素、生长激素等也可刺激产热，其特点是起效快，但维持时间短。

2. 神经调节　当寒冷信息通过传入神经传至下丘脑时，一方面通过交感神经－肾上腺髓质系统的活动增加代谢率，另一方面通过躯体神经系统引起寒战以增加产热量。前述的甲状腺激素产热效应实际上也是通过神经－体液调节实现的。

二、散热

（一）散热器官

人体的热量可通过皮肤、呼吸道、泌尿道、消化道等器官向外界散发。在一般环境温度下，体热约有1.5%随粪、尿散失，约有14%从呼吸道散失，这些散热不受体温调节机制的调控；而大部分的体热（约85%）通过皮肤散发，皮肤散热受机体体温调节机制的调控。因此，皮肤是主要的散热部位并在体热平衡中发挥重要作用。

（二）散热方式

传递到皮肤的热量，通过**辐射**（radiation）、**传导**（conduction）、**对流**（convection）和**蒸发**（evaporation）等方式散发到外界。

1. 辐射散热　机体以热射线（红外线）的形式将体热传给外界的散热方式称为**辐射散热**。所有高于绝对温度的物体都具有这种波长为5~20 μm的红外热射线。人体向各个方向发散热射线，反之，周围物体也将热射线发散给机体。在21~25℃安静休息时，裸露个体丢失的热量约有60%是通过辐射散发的。辐射散热量的多少取决于皮肤与周围环境的温度差和有效散热面积。皮肤温度高于环境温度，其差值越大，散热量越多；反之，机体则吸收外界物体的热量。此外，有效散热面积越大，散热量越多。人体采用不同的姿势时，其有效散热面积可有较大的变化。

2. 传导散热 机体热量直接传给较冷接触物的散热方式称为**传导散热**。机体深部的热量以传导方式传到皮肤继而直接传给所接触的较冷物体，如衣服、书桌、床等。正常情况下机体通过固体物传导散热的量很少，仅占总散热量的3%左右。传导散热的多少取决于皮肤与接触物的温度差、接触物的热导率、接触面积等。温度差越大，热导率越高，接触面积越大，则散热量越多。衣服的热导率很低，但如被浸湿则其传导散热大大增加。水的热导率高，热容量大，因此临床上常用冰袋、冰帽给发热患者降温。此外，脂肪的热导率较低，肥胖者和女性因皮下脂肪较多，故他们由深部向表层传导的热量要少些。

3. 对流散热 是指通过空气流动来交换热量的一种散热方式。皮肤的热量先传给机体表面的薄层空气并使之升温，如这层空气的温度升至与皮肤温度相等，则传导散热停止。但实际上，由于空气对流，这些流走的温暖空气被较冷空气替代，使传导散热得以继续进行。因此，对流是传导散热的一种特殊形式。对流散热的多少主要取决于风速，也受皮肤与周围环境温度差、机体有效散热面积的影响。一般而言，风速越大，散热量越多，这就是日常生活中采用风扇降温的机制。

衣服的热导率很低并阻止空气对流，同时衣着也阻碍水蒸气向外界散发，故用于保温御寒。空调降温也与多种机制有关：皮肤与空气温度差的增大导致辐射散热、传导散热及对流散热均增加，冷风直吹人体时尚可进一步增强对流散热。

以上散热方式只有在皮肤温度高于环境温度时才有散热意义。当环境温度高于皮肤温度时，机体通过这些直接的方式吸纳环境的热量。此时，蒸发便成了机体唯一有效的散热方式。

4. 蒸发散热 机体通过蒸发水分来散发体热称为**蒸发散热**。在常温下，体表每蒸发1 g水可使机体散发2.43 kJ的热量。蒸发散热分为**不感蒸发**（insensible perspiration）和**发汗**（sweating）两种形式。人体即使不发汗，其皮肤和呼吸道仍不断有水分渗出而被蒸发掉，这种感觉不到的水分蒸发称为**不感蒸发**。在环境温度30℃以下时，人体24 h不感蒸发的水量约为1000 mL，其中通过皮肤蒸发的水分为600~800 mL，通过呼吸道黏膜蒸发的水分为200~400 mL。当环境温度升高、人体活动增加或发热时，不感蒸发量可以增加；婴幼儿因其不感蒸发的速率高于成人，故在缺水状态下更易发生脱水。因此，脱水患者在计算补液量时必须考虑不感蒸发的量。发汗是汗腺主动分泌汗液的过程，发汗后通常伴随有汗液蒸发并带走大量的热量，故又称**可感蒸发**（sensible perspiration）。但需注意的是，汗液只有在汽化时才有散热作用。蒸发散热受温度、风速、空气湿度的影响。环境温度高，发汗速度加快；但人若在高温环境中停留时间过长，可因汗腺疲劳而导致发汗速度明显减慢。皮肤温度高，风速大，则汗液汽化加快，散热增多。值得注意的是，空气湿度增大时，虽发汗增多，但汗液不易蒸发，导致体热贮积，可反射性地引起大量出汗。先天性汗腺缺乏症或大面积烧伤的患者存在汗腺分泌障碍，在热环境中由于皮肤不能散热，体温可明显上升。

（三）散热调节

机体通过神经、体液机制调节皮肤血流量和发汗活动，进而调节散热量。

1. 皮肤血流量的调节 皮肤散热量的多少，关键取决于皮肤与周围环境的温度差。机体深部的热量可以通过热传导和血液循环的方式到达皮肤，以后者为主。皮肤血液循环的特点是：分布到皮肤的动脉穿透皮下脂肪等隔热组织，在乳头下层形成动脉网，经异常曲折的毛细血管延续为丰富的静脉丛；在皮下有大量的动－静脉吻合支；皮肤血管受交感神经的调控。这些结构特点有利于机体根据实际需要来调节散热量，例如，在炎热的环境中，交感神经紧张性降低，皮肤血管舒张，动－静脉吻合支开放，皮肤血流量明显增多，皮肤温度升高，散热量增加；在寒冷的环境中则相反。

2. 发汗活动的调节 安静状态下，当环境温度升至30℃左右时，人体汗腺便开始分泌汗液。而在活动时，气温即使低于20℃，亦可出现发汗。人体的汗腺分为大汗腺（apocrine gland）和小汗腺（eccrine gland）两种。大汗腺局限于腋窝、乳晕、外阴部、外耳道和足部等处，开口于毛根附近。它于青春期时开始发育并活动，可能与性功能有关。小汗腺见于全身皮肤（除口唇、唇红区、龟头、包皮内面、阴蒂外），其中掌心和足底最多，头部、手背次之，四肢躯干稀少，但以四肢躯干的发汗能力最强。

发汗是一种反射活动。中枢神经系统从脊髓到大脑皮质都有调控发汗的中枢，其中以下丘脑发汗中枢(center of sweating)的作用最重要。视前区–下丘脑前部的神经冲动传至脊髓,然后经交感神经的胆碱能纤维控制小汗腺的分泌细胞。另外,有部分手、足及前额等处的小汗腺接受肾上腺素能纤维的支配。大汗腺不受神经支配,但可接受血中肾上腺素的刺激而出现分泌活动。

拓展知识 8-1 汗腺结构

汗腺的分泌可由温热性刺激和精神紧张引起。由温热性刺激引起的发汗称为**温热性发汗**(thermal sweating),见于全身各处,主要受下丘脑发汗中枢控制,支配神经是交感胆碱能神经纤维,其主要意义在于通过汗液蒸发散发体热,调节体温。注射乙酰胆碱可促进发汗;而阿托品及其他胆碱能药物则抑制发汗,因此在炎热季节应谨慎使用此类药物,以防诱发中暑。由精神紧张或情绪激动引起的发汗称为**精神性发汗**(mental sweating),主要见于掌心、足底、腋窝和前额等处,受大脑皮质运动前区控制,支配神经则是肾上腺素能神经纤维,是机体应激反应的表现之一。这两种发汗活动并不是截然分开的,而是经常以混合形式出现。实际上,汗腺在一定程度上也接受血液中肾上腺素和去甲肾上腺素的刺激。当运动增加机体产热时,同时也通过交感神经–肾上腺髓质活动增强来增加发汗散热,从而调节体温。

汗腺分泌时,其分泌管腔内的压力高达 37.3 kPa(250 mmHg)以上,可见汗液分泌是一种主动过程。刚从汗腺上皮细胞分泌出来的液体为分泌原液。小汗腺的分泌原液等同于无血浆蛋白的血浆,当它流经导管管腔时,在醛固酮的作用下,其 Na^+、Cl^- 被重吸收,因此最后排出的汗液是低渗的。NaCl 重吸收的比例与发汗速度有关,发汗速度越快,分泌原液中被重吸收的 NaCl 比例就越小。汗液中水分占 99%,而固体成分不到 1%。在固体成分中,大部分为 NaCl,也有少量 KCl、尿素和乳酸等。如机体大量出汗而丢失体液,失水多于失盐,引起血浆晶体渗透压升高,常可导致高渗性脱水。因汗液毕竟含有一定的盐,故大汗后补水的同时需注意补盐,否则有可能从高渗性脱水转化为低渗性脱水。实际上,运动后保健以摄入含 30~40 mmol/L NaCl 的 5%~10% 糖溶液为宜。

可见,汗腺活动具有调节体温、排泄物质的作用。此外,汗液可与皮脂腺分泌的皮脂一起组成皮脂膜,起到保护皮肤的作用。大汗腺的分泌物为浓稠的乳状液体,含有蛋白质、糖类和脂肪,这些有机物质很容易被皮肤表面的微生物如葡萄球菌分解,产生令人不愉快的气味,表现为腋臭。

出汗是一种正常的生理现象,但局部或全身皮肤出汗量异常增多则为多汗症。依病因可分为由神经系统疾病、内分泌失调和激素紊乱等引起的疾病性多汗症和精神因素引起的功能性多汗症两种,而依临床表现可分为较少见的全身性多汗症和常见的局部性多汗症。中医学认为多汗症属于虚汗范畴,主要因体虚所致。

拓展知识 8-2 血浆和汗液的成分比较

第三节 体 温 调 节

体温调节包括自主性体温调节和行为性体温调节。**自主性体温调节**(autonomic thermoregulation)是指在体温调节中枢的控制下,机体通过改变体内产热和散热活动来维持体温相对恒定的调节方式。**行为性体温调节**(behavioral thermoregulation)是指机体通过有意识的行为活动,减少环境温度变化对人体体温的影响,从而维持体温相对恒定的调节方式。如在不同温度的环境中,人通过增减衣服或人工改变环境温度来祛暑御寒。行为性体温调节以自主性体温调节为基础,是对自主性体温调节的有效补充。通常所说的体温调节,主要是指自主性体温调节。

自主性体温调节是由体温反馈控制系统完成的。如图 8-3 所示,控制系统包括调定点和体温调节中枢,它的传出信息可调节受控系统如肝、骨骼肌、皮肤血管和汗腺等活动,试图维持机体温度在一定水平;温度感受器检测受干扰因素影响后的体温输出(受控)变量,并不断将反馈信息传回控制系统,进而调整控制信息以精确控制受控系统的活动,从而维持体温的恒定。

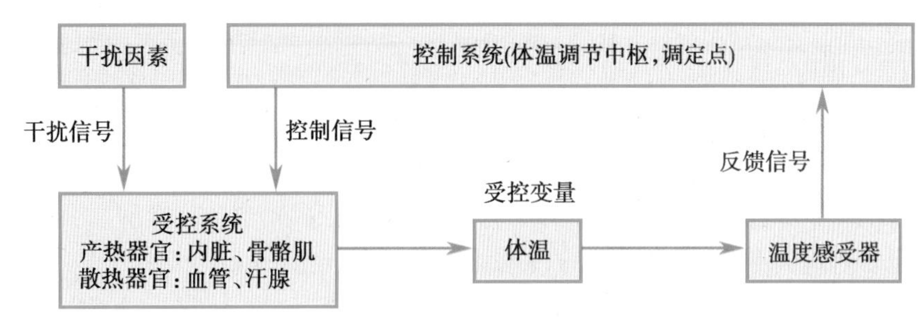

图 8-3 体温调节示意图

一、温度感受器

温度感受器是感受所在部位温度变化的特殊结构。按其分布位置可分为**外周温度感受器**(peripheral thermoreceptor)和**中枢温度感受器**(central thermoreceptor)。

(一)外周温度感受器

外周温度感受器泛指分布于中枢神经系统以外的感受温度变化的游离神经末梢,包括**热感受器**(warm receptor)和**冷感受器**(cold receptor),见于全身皮肤、黏膜、内脏和肌肉等处。当局部温度升高时,热感受器兴奋;反之,冷感受器兴奋。热感受器和冷感受器在各自的敏感温度放电频率最高。研究表明,冷感受器多于热感受器,尤其是皮肤,冷感受器为热感受器的 5~11 倍,提示皮肤和深部温度感受器的功能主要在于感受冷刺激,防止体温过低。

(二)中枢温度感受器

存在于中枢神经系统内的对温度变化敏感的神经元称为中枢温度感受器,见于脊髓、延髓、脑干网状结构及下丘脑等处。用电生理学方法记录单纤维放电时,因局部升温而放电频率增加的神经元称为**热敏神经元**(warm-sensitive neuron),因局部降温而放电频率增加的神经元称为**冷敏神经元**(cold-sensitive neuron)。在下丘脑的**视前区 – 下丘脑前部**(preoptic anterior hypothalamus,PO/AH)以热敏神经元居多,而在脑干网状结构和下丘脑弓状核则以冷敏神经元较多。实验表明,下丘脑的两种温度敏感神经元在局部温度变化仅 0.1℃时就改变放电频率,而且不出现适应现象。PO/AH 中某些温度敏感神经元除感受局部脑温变化外,尚对其他部位(如脑干、脊髓、外周等处)传入的温度变化信息发生反应,提示中枢和外周的温度信息均可会聚到这些神经元。此外,致热原(pyrogen)、单胺类物质及多种多肽类物质也可直接作用于这些神经元,引起体温的改变。

二、体温调节中枢与调定点学说

体温调节中枢存在于从脊髓到大脑皮质的整个中枢神经系统。在多种恒温动物中采用不同水平横断脑干的实验方法显示,只要保持下丘脑及其以下结构完整,体温就可以维持正常,说明下丘脑是调节体温的基本中枢。切除下丘脑的动物,其表现很像变温动物。进一步的实验表明,PO/AH 是体温调节中枢整合的中心部位。证据如下:①广泛破坏 PO/AH,体温调节反应显著减弱或消失;② PO/AH 既是温度感受部位,又是体内各个部位传入的温度信息的会聚部位;③ PO/AH 对温度信息进行整合的形式相似于整体的体温调节反应的形式;④致热原等化学物质能直接作用于 PO/AH 而引起体温调节反应。

关于体温稳态的维持,目前多用调定点学说来解释。该学说认为,体温的调节类似于恒温器的调节,PO/AH 的温度敏感神经元可能是起调定点作用的结构基础。这些神经元为调节体温于恒定状态而设定了一个参考温度值(如 37℃),此值即为调定点(set-point)。当体温偏离调定点水平时,机体通过产热和散热活动的改变而促使体温恢复到调定点的水平。某些原因可导致调定点的值发生偏移,这称为调定点的重调定。重调定后,热敏神经元和冷敏神经元的活动便发生相应改变,机体以新的调定点数值为基准进而改变产热和散热活动,最终达到新的动态平衡,体温即被稳定于该新调定点的水平(图 8-4)。

三、体温调节反应

当机体处于过冷环境中，可通过增加产热量并减少散热量来维持体温的相对稳定（图8-5）；反之，在炎热环境中，机体减少产热量，增加散热量。外周温度感受器检测到的体温信息经脊神经、脑神经、交感神经及副交感神经等的传入纤维输送到脊髓、脑干，会同沿路的中枢感受器信息，最后汇聚到起调定点作用的神经元，下丘脑体温调节中枢和发汗中枢整合从调定点部位传来的偏差信息后发出指令性传出信号，通过下列多条途径调节效应器的活动：交感神经系统参与皮肤血管舒缩反应、发汗反应和棕色脂肪分解产热，躯体神经系统参与行为性体温调节和寒战，内分泌系统参与代谢水平改变，所有这些活动共同维持体温于相对稳定的状态。

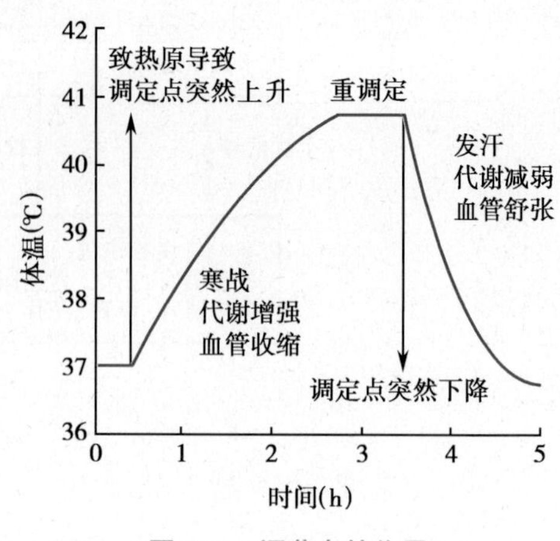

图8-4 调节点的作用

机体长期或反复暴露于高温环境中而逐渐适应的现象称为热习服（heat acclimation），如热带作业人群、矿工、炉前工常产生热习服，表现为对高温的忍耐能力大大增强。主要生理变化有发汗量增加，皮肤血流量增加，血浆量增加，醛固酮分泌增多因而汗及尿中丢失的 NaCl 减少等。而机体长期或反复暴露于冷环境中而逐渐适应的现象称为冷习服（cold acclimation），主要变化表现为基础代谢率增加，非寒战产热增加，皮下脂肪层增厚，Na^+-K^+-ATP 酶活性增高等。

四、体温调节异常

（一）发热

发热（fever）泛指体温超过正常体温上限值的现象，是临床常见的症状之一，可分为感染性发热和非

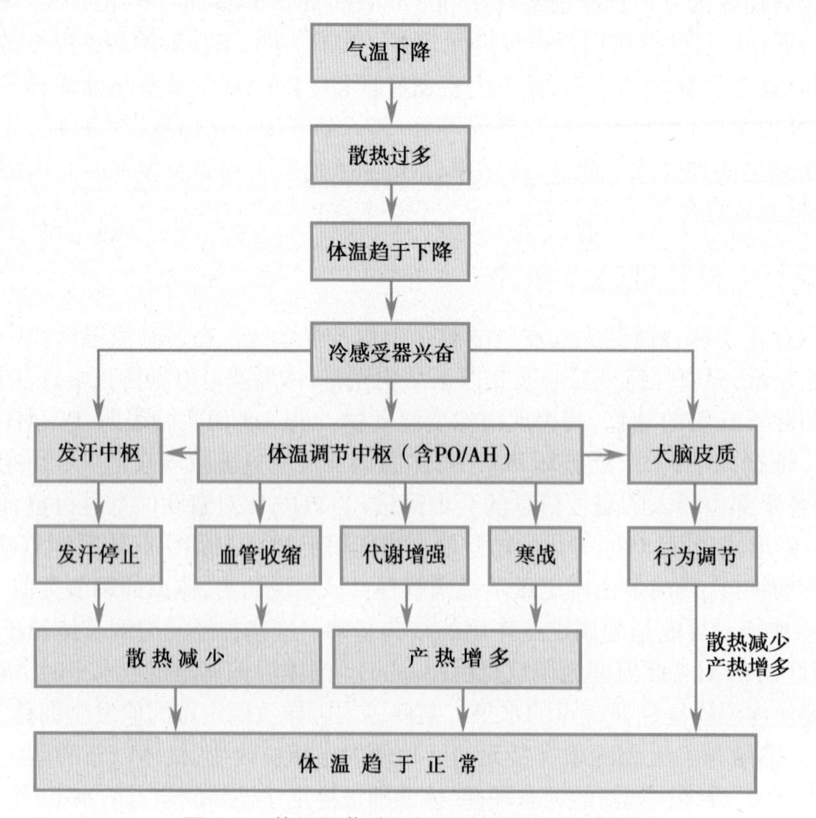

图8-5 体温调节过程（以环境温度下降为例）

感染性发热。感染性发热由传染病、感染等引起，占发热中的绝大多数。非感染性发热可由变态反应性疾病、组织坏死、恶性肿瘤、基础代谢率增高、环境过热或中枢本身功能异常等引起。

多种蛋白质、蛋白质分解产物和某些其他物质(如脂多糖毒素等)均能引起 PO/AH 的调定点上移而导致发热，具有此作用的物质统称为致热原(pyrogen)。当调定点上移时，所有提升体温的机制包括增加产热和减少散热等开始发挥作用，几小时内体温即可升高到新的调定点水平。例如，感染时致热原可引起 PO/AH 热敏神经元对温度反应的阈值升高，而冷敏神经元的阈值降低，调定点因而上移(重调定，如图 8–4 中的 40.7℃)，于是引起畏寒、代谢增强、皮肤血管收缩、寒战等反应，体温升高到新调定的发热水平并维持之(图 8–6)，直至致热因素消除才会出现体温的自然回降。动物实验表明，有些致热原在注射入下丘脑时可直接并立刻作用于体温调节中枢而提升调定点。其他致热原如细菌源性致热原则为间接起作用并需要数小时的潜伏期，这与内毒素可使单核细胞、中性粒细胞分泌 IL–1 等内源性致热原有关。

拓展知识 8–3 发热患者的物理降温方法

(二) 中暑

人体忍耐高温的限度很大程度上取决于空气湿度。如空气干燥且有足够气流促进快速蒸发散热，人体可在 54.4℃的气温中坚持数小时；但如湿度为 100% 或浸于水中，环境温度升高至 34.4℃以上时，体温即随之上升。

当体温超过临界温度达到 40.6~42.2℃范围时，人体可能发生中暑。如进行重体力劳动，即使环境温度低至 29.4~32.2℃也会引发中暑。中暑表现为发热、头晕、头痛、胸闷、口渴、腹部不适，有时伴有呕吐、谵妄，如体温未能尽快降低则可有意识丧失。这些症状常常因大汗时水电解质丢失过多引起的循环性休克而有所加重。高热本身可损伤组织尤其是脑，很高的体温即使只有几分钟有时也是致命的。因此，立即快速降温是当务之急，可采用酒精擦浴、吹风等方法，甚至可将人体置于冷水中。

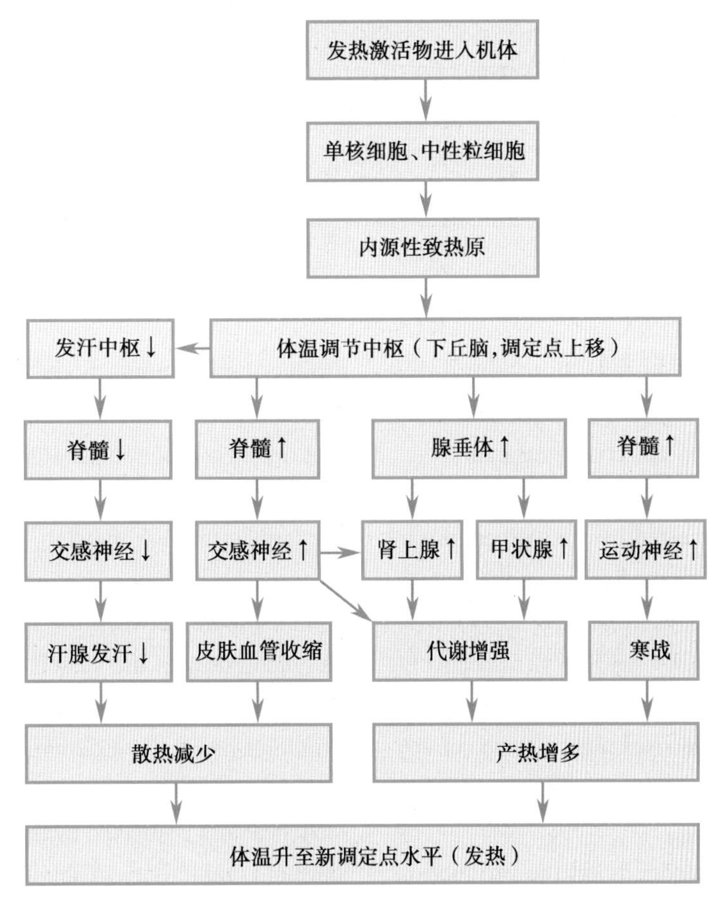

图 8–6 致热原引起发热示意图

病理研究发现，死于高热的患者可见局部出血和全身细胞尤其是脑细胞的不可逆实质变性。肝、肾和其他器官的损害也是常见的死亡原因。

第四节 低温医学

（一）低体温

在较低温度下，细胞的新陈代谢减慢，氧气及能量消耗减少，而机体的生理功能并未受损。一旦复温，机体可恢复正常活动。因此，许多动物在食物匮乏的冬天选择冬眠方法过冬。目前医学上已经模拟动物冬眠的原理，创造了低温麻醉法等人工冬眠技术。降温方法主要为物理降温，如体表法，一般先将患者全身麻醉，再用冰块或水使其体温降至30℃，即可进入“人工冬眠”状态；又如血液降温法，应用人工心肺机和变温器，在体外循环下进行全身性降温，适用于心血管手术。降温必要时可辅以冬眠药物。低体温状态有利于手术，也有利于减少手术对机体的不良影响。低温临床治疗已在外科、皮肤科、妇产科、眼科、耳鼻喉科、神经内科等多学科得到应用。如浅低温用于多种手术及脑缺血、脑缺氧和脑出血患者的治疗；但对于一些特殊情况，如婴儿复杂心脏畸形矫治术或成人主动脉弓部瘤等，为了手术方便仍然应用深低温停循环技术。冬眠动物对病菌有免疫力，能抵抗辐射，特别是患有癌症的动物在冬眠时，癌症生长极慢。科学家们正在研究控制冬眠的物质，有朝一日我们可利用此物质结合冷冻技术来治疗癌症，或掌握生命的发条，使人能够进入“冬眠”。

（二）机体处于寒冷环境

若机体浸于冰水20~30 min，除非立即救治，否则可发生心搏骤停而导致死亡；此时体内温度将降至约25℃。如能进行快速体外加温，人体生命常可无恙。

下丘脑调节温度的能力与体温有关。体温如低于34.4℃，调节能力将大为减弱；低于29.4℃时，则调节能力将丧失。部分原因是体温每降低5.6℃，则细胞代谢产热率降低约2倍。机体反应先是嗜睡、反应迟钝，接着昏迷，这些都抑制中枢神经系统的有意识产热活动并阻止寒战。

当机体暴露于极低气温下，表层组织可被冻伤。这种情形特别容易发生于血液循环不良的耳垂、手指和脚趾。严重时可进一步演变为坏疽，此时需手术切除治疗。

（辛 敏 莫书荣）

Summary

The temperature of human body includes core temperature and shell temperature. The body temperature in physiology means core temperature, i.e., the mean temperature of deep body. In fact, the body temperature is usually indicated by the temperature in the armpit, the mouth (under the tongue) or the rectum. These values normally vary from 36.0 ℃ to 37.4 ℃, or 36.7 ℃ to 37.7 ℃, or 36.9 ℃ to 37.9 ℃ respectively. Under normal conditions, the body temperature is easily affected by circadian rhythm, sex, age, muscle activity and other factors, but does not normally vary by more than 1℃.

Body heat balance depends on the production and loss of the body heat. The main organs of heat production in human body are the liver, the brain, the heart and the skeletal muscles. The production of heat occurs through metabolism, muscle activity and is controlled by neural and humoral factors. The heat is lost largely through the skin. The volume of heat loss from the body depends mainly upon the differences in temperature between the skin and its surroundings. The blood flow of the vessels in the skin controlled by sympathetic nerves can regulate the skin temperature. Skin loses heat to the external environment by means of radiation, conduction, convection and evaporation. As such, heat loss is affected by the effective radiative area, thermal conductivity of the object, velocity of wind, humidity and sweating, etc.

Sweating is an active process of sweat gland activity. It is divided into thermal sweating and mental sweating. There are two types of sweat gland: apocrine gland and eccrine gland. The main sweating center is located in hypothalamus.

Thermoregulation includes autonomic thermoregulation and behavioral thermoregulation. Thermoreceptors are divided into peripheral thermoreceptors and central thermoreceptors. They can receive cold and hot stimuli. The temperature information converges to the nervous center, especially PO/AH. The efferent impulse changes the heat production and the heat loss so as to regulate the body temperature.

Fever, which means the body temperature is above the normal range, can be caused by infectious and non-infectious factors. Pyrogens, which are some proteins and their breakdown products or lipopolysaccharide toxins, can cause the set point of the hypothalamic thermostat to rise. Then, more heat production and less heat loss drive the body temperature to a new high level. When the body temperature rises to 40.6~42.2℃, the person is likely to develop heatstroke. Its main symptoms are dizziness, sometimes vomiting and delirium, and eventually loss of consciousness. At this time, the body temperature needs to be decreased immediately. By contrast, in hypothermia, the metabolic rate of cells will slow down and the energy consumption will decrease, which is beneficial to clinic treatment, especially surgery. But if the body temperature is too low, it can be harmful to the body.

复习思考题

1. 体温的正常值及体温与人体生命的关系如何，怎样合理选择测定体温的部位？
2. 试述产热器官和产热方式。
3. 试述机体散热的方式及其影响因素与临床应用。
4. 在炎热环境中，人体的功能会发生哪些变化？为什么？
5. 请根据所学的生理学知识，谈谈机体在寒冷雪山上如何适应恶劣的天气。

数字课程学习……

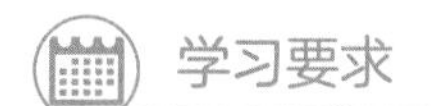
学习要求

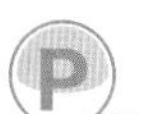
教学 PPT

习题

临床病例

微课视频

第 9 章

尿液的生成与排泄
(Formation and Excretion of Urine)

本章导读

众所周知,肾是人体的重要器官,基本功能是生成尿液,借以清除体内代谢产物及某些废物、异物等,同时经重吸收功能保留水分及其他有用物质。那么肾是如何生成尿液和排泄尿液的呢?本章第一部分通过介绍尿液生成的过程来解答这一疑问。

我们在日常生活中观察到,大量饮水后,尿量会增加,尿液的颜色会变淡,这些现象与尿液浓缩和稀释及尿生成的调节有关。尿液浓缩和稀释主要是在肾髓质中进行的,髓质越发达,髓袢越长,浓缩尿的能力越强。尿液的浓缩和稀释与肾髓质呈现和保持高渗状态有密切关系。本章第二部分阐述了尿液浓缩与稀释的基本原理。凡是影响肾小球滤过、肾小管和集合管重吸收、分泌及排泄的因素均可以影响尿液的生成。这些调节主要是通过神经和体液因素来实现的。通过本章学习,你将会弄清楚大量饮水后尿量及尿液颜色的改变、糖尿病患者出现糖尿和多尿症状,以及失血性休克患者出现尿量减少等现象的机制。

除了泌尿功能之外,肾还能够合成和释放肾素、促红细胞生成素等。所以,肾还是一个重要的内分泌器官。肾性高血压、肾性贫血和肾性骨病等也与肾的功能息息相关。

肾的功能如此重要,那么在临床上用哪些指标来评判肾的功能呢?在本章我们还将介绍如何通过测定某些物质的清除率来了解肾的功能。

肾是机体最重要的排泄器官,通过尿的生成和排出,实现排出机体的绝大部分代谢终产物、进入机体过剩的物质和异物,调节水、电解质和酸碱平衡,调节动脉血压等功能,从而维持机体内环境的稳态。若肾功能发生障碍,代谢产物将蓄积于体内,机体出现水、电解质、酸碱平衡紊乱,从而影响新陈代谢的正常进行,严重时可危及生命。肾也是一个内分泌器官,它能合成和释放多种生物活性物质,如促红细胞生成素和肾素等等。

第一节　肾的结构及功能概要

一、肾的功能结构

肾是实质性器官,位于腹腔后上部,脊柱两旁,左右各一。成人每个肾质量为 120~150 g,大小和外形像一个紧握拳头大的蚕豆。肾内侧凹面为**肾门**(hilum),是肾动脉、肾静脉、肾盂、神经及淋巴管等结构出入的门户。肾门向肾内凹陷形成一个较大的腔,称**肾窦**(renal sinus)。如果将肾进行纵切,一分为二,可以看到有两个区域，外侧为**皮质**（cortex），内侧为**髓质**（medulla）。髓质可以分为多个圆锥形的实体，叫**肾锥体**（renal pyramids）。每个锥体的基底朝向皮质，尖端称**肾乳头**（renal papilla），伸向肾窦。在肾窦内有 7~12 个漏斗状的**肾小盏**（minor calices），每个肾小盏包绕 1~2 个肾乳头，它收集每一乳头小管来的尿液。2~3 个肾小盏合成一个**肾大盏**（major calices）。肾大盏汇合成扁平漏斗状的**肾盂**（renal pelvis），肾盂出肾门移行为输尿管（ureter）。肾盏、肾盂和输尿管壁内含有平滑肌，其收缩运动推动尿液流向膀胱。

（一）肾单位和集合管

人体每个肾含有 80 万 ~100 万个**肾单位**（nephron），每个肾单位都有单独形成尿液的功能。因此肾单位是肾的基本功能单位。肾不能再生新的肾单位，在肾损伤、疾病或正常衰老情况下，肾单位数量将逐渐减少。40 岁以后，功能性肾单位的数量每 10 年大约减少 10%。这种丢失不会对生命构成威胁，因为剩余的肾单位可以发生适应性的变化，不会妨碍排泄适量的水分、电解质和废弃的产物。但是当各种原发、继发性疾病引起肾单位的数量减少到一定程度时，机体在排泄代谢废物，调节水、电解质和酸碱平衡等方面将出现障碍，严重者可出现肾衰竭。

每个肾单位包括**肾小体**（renal corpuscle）和**肾小管**（renal tubule）两部分。肾小体呈球形，由**肾小球**（glomerulus）和**肾小囊**（renal capsule）组成。肾小球为一团毛细血管簇，从入球小动脉开始，由此分支成 40~50 条平行而互相吻合成网的毛细血管，最后又汇合成为出球小动脉。肾小球外被以包囊，称为肾小囊。肾小囊延续即为肾小管。肾小管的初始段高度屈曲，称为**近曲小管**（proximal convoluted tubule），位于肾皮质。随后小管伸直下降，走行于髓质内，然后折返上升，又返回皮质，再度弯曲称为**远曲小管**（distal convoluted tubule），最后通入集合管（collecting duct）（图 9-1）。

根据肾小体在肾皮质中所处的位置不同，将肾单位分为**皮质肾单位**（cortical nephron）和**近髓肾单位**（juxtamedullary nephron）两类。

1. 皮质肾单位　肾小体位于皮质的外 2/3 处。肾小球的体积较小，入球小动脉的直径比出球小动脉大，其直径之比约为 2∶1。髓袢较短，只走行在外髓质层，有的甚至不到髓质。皮质肾单位的整个肾小管系统被管周毛细血管网所包绕，有利于肾小管的重吸收。人类皮质肾单位占肾单位总数的 85%~90%。

2. 近髓肾单位　肾小体位于肾皮质的深部。肾小球的体积较大，出球小动脉的直径等于或大于入球小动脉。髓袢较长，可达到内髓。出球小动脉分支形成两类毛细血管：一类为管周毛细血管网，缠绕于近曲小管和远曲小管周围，有利于肾小管重吸收；另一类由较深部的管周毛细血管发出，为细长呈袢状的

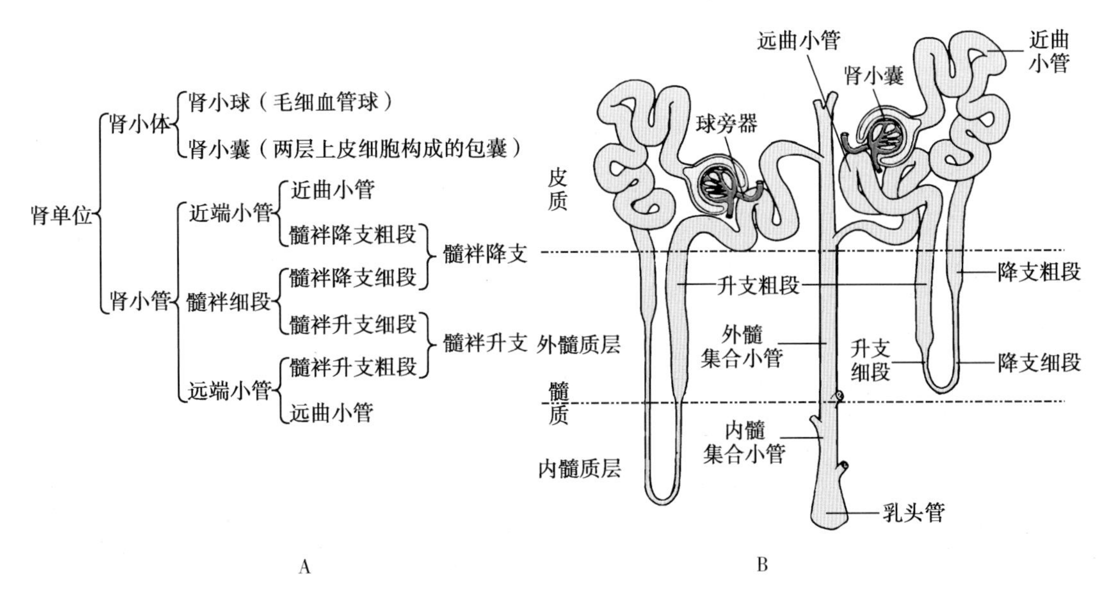

图 9-1　肾单位模式图

A. 肾单位的组成；B. 肾单位结构示意图

直小血管(vasa recta),延伸向下直到髓质,和髓袢并肩排列,在维持髓质高渗中起重要作用。直小血管有吻合支相通,并返回到皮质,注入皮质静脉。人类近髓肾单位占肾单位总数的 10%~15%。它们在尿液的浓缩与稀释过程中起重要作用。

集合管是连接远端小管之间的管道,不包括在肾单位内,但在功能上和远端小管密切相关。它在尿生成过程中,特别是在尿液浓缩过程中起着重要作用。每一集合管接受多条远端小管运来的液体,许多集合管又汇入乳头管,最后形成的尿液经肾盏、肾盂、输尿管进入膀胱,由尿道排出体外。

(二) 球旁器

球旁器(juxtaglomerular apparatus,JGA)由**球旁细胞**(juxtaglomerular cell)、**致密斑**(macula densa)和**球外系膜细胞**(extraglomerular mesangial cell)组成(图 9-2)。球旁细胞也称颗粒细胞(granular cell),主要是入球小动脉管壁中一些特殊分化的平滑肌细胞,具有上皮样特征,内含分泌颗粒,颗粒内含肾素(renin)。致密斑位于髓袢升支粗段的末端部分或远曲小管的始段。此段肾小管处于入球小动脉和出球小动脉的夹角之间,并与球旁细胞和球外系膜细胞相接触。此处的上皮细胞为高柱状,使该部呈斑状隆起,故称致密斑,能够感受小管液中 Na^+ 浓度的变化,并通过某种形式的信息传递,调节肾素的释放和该肾单位肾小球滤过率。这一调节过程称为**管 – 球反馈**(tubuloglomerular feedback,TGF)。球外系膜细胞是位于入球和出球小动脉之间的一群细胞,具有吞噬和收缩等作用。

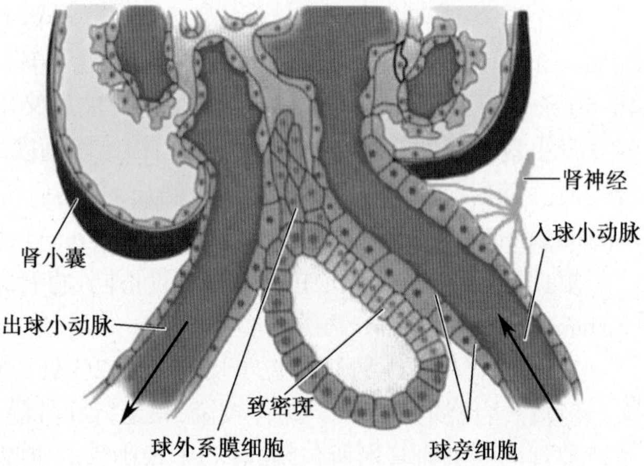

球旁器主要分布在皮质肾单位,因而皮质肾单位含肾素较多,而近髓肾单位几乎不含肾素。肾素分布的这种差异,也提示两种肾单位在功能上有所不同。

图 9-2　球旁器示意图

(三) 肾的神经支配

肾具有丰富的神经支配,从胸 12 至腰 2 脊髓节段发出的交感神经纤维分布于肾动脉及其分支(尤其是入球和出球小动脉的平滑肌细胞)、肾小管及球旁细胞。肾交感神经末梢释放去甲肾上腺素,调节肾血流量、肾小球滤过率、肾小管的重吸收和肾素释放。一般认为肾无副交感神经支配。

二、肾血流量的特点及其调节

(一) 肾的血液供应

肾动脉由腹主动脉垂直分出,经肾门进入肾,然后分支形成叶间动脉、弓形动脉、小叶间动脉和入球小动脉。入球小动脉分支并相互吻合形成肾小球毛细血管网。在此处血浆中大量的液体和溶质(除血浆蛋白)都被滤过,开始尿的形成。由肾小球毛细血管网再汇集成出球小动脉离开肾小体。出球小动脉再次分支形成第二次毛细血管网,缠绕于肾小管和集合管周围,即管周毛细血管。管周毛细血管再汇合成小静脉,流经小叶间静脉、弓形静脉、叶间静脉、肾静脉,入下腔静脉返回心脏(图 9-3)。

(二) 肾血流量的特点

肾的血液供应十分丰富。正常成人安静状态下,流经两肾的血流量每分钟约 1 200 mL,相当于心输出量的 20%~25%。其中,约 94% 的血液供应肾皮质,5% 左右供应外髓质部,剩余不到 1% 供应内髓质部。

肾血液循环是很独特的,因为它有两套毛细血管床:肾小球毛细血管和管周毛细血管,它们以串联方式相连,通过出球小动脉而分开,这有助于调节两套毛细血管的静水压。在肾小球毛细血管中血压高,有利于肾小球毛细血管中血浆的滤过;管周毛细血管中血压低,有利于肾小管的重吸收。通过调整入球和出球小动脉的阻力,肾能有效地调节肾小球和管周毛细血管中的血压,从而改变肾小球的滤过作用和肾

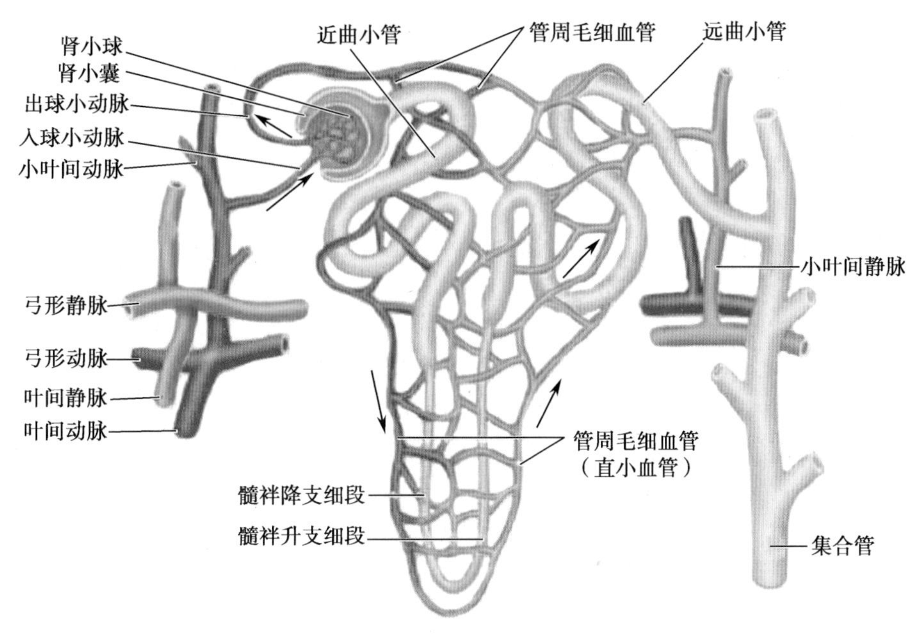

图 9-3　肾单位的血液供应

小管的重吸收，以保持机体内环境的稳态。

（三）肾血流量的调节

1. 肾血流量的自身调节　在离体去神经肾灌注实验中观察到，当肾动脉的灌注压由 20 mmHg 提高到 80 mmHg 的过程中，肾血流量随肾灌注压的升高而增加；而当灌注压在 80~180 mmHg 范围内变动时，肾血流量能够保持相对恒定（图 9-4）。这种不依赖肾外神经和体液因素，肾血流量能够在一定的动脉血压变动范围内保持相对恒定的现象，称为肾血流量的自身调节。

关于自身调节的机制，目前存在肌源性学说和管－球反馈学说。

（1）**肌源性学说**（myogenic theory）　认为当肾灌注压增高时，肾小球入球小动脉血管平滑肌因灌注压增加而受到牵张刺激，引起平滑肌紧张性增强，血管口径相应地缩小，血流的阻力便相应地增大，保持肾血流量稳定；而当灌注压减小时则发生相反的变化。在灌注压低于 80 mmHg 时，平滑肌舒张已达到极限；而灌注压高于 180 mmHg 时，平滑肌收缩达到极限。因此，动脉血压在 80 mmHg 以下和 180 mmHg 以上时，肾血流量的自身调节便不能维持，肾血流量将随血压的变化而变化。只有在 80~180 mmHg 的血压变化范围内，入球小动脉平滑肌才能发挥自身调节作用，保持肾血流量的相对恒定。如果用罂粟碱、水合氯醛或氰化钠等药物抑制血管平滑肌的活动，自身调节消失。

（2）管－球反馈学说　认为小管液流量的变化影响肾血流量和肾小球滤过率。管－球反馈的机制可能与肾局部的肾素－血管紧张素系统有关。当肾血流量和肾小球滤过率降低时，小管液在髓袢的流速变慢，NaCl 在髓袢升支的重吸收增加，导致流经远曲小管致密斑处的 NaCl 浓度降低，致密斑将信息反馈至肾小球，一是降低入球小动脉阻力，升高肾小球毛细血管静水压；二是使球旁细胞释放肾素，然后相继激活血管紧张素家族而生成**血管紧张素Ⅱ**（angiotensin Ⅱ，Ang Ⅱ），Ang Ⅱ选择性地作用于出球小动脉，使出球小动脉收缩，升高肾小球毛细血管静水压。两方面的效应共同使肾血流量和肾小球滤过率增高并恢复正常。反之亦然。由于血管紧张素系统

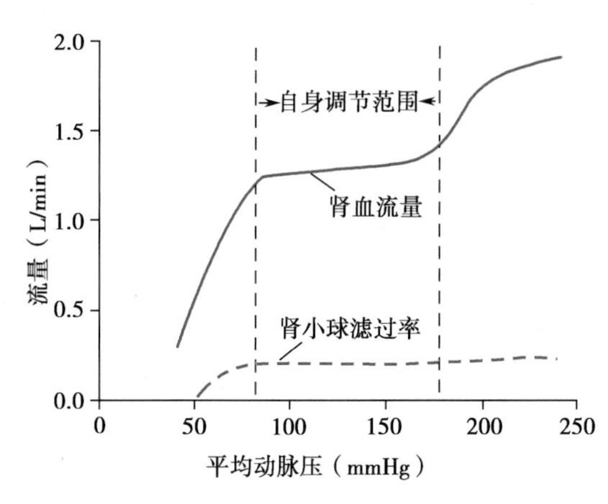

图 9-4　肾血流量的自身调节

在肾血流量和肾小球滤过率的调节过程中起重要作用，对于肾性高血压患者尤其是双侧肾血管病变或钠衰竭状态的失代偿性慢性心力衰竭者，不宜使用血管紧张素转换酶抑制剂或 Ang Ⅱ 的受体阻断剂治疗，原因是它们降低肾小球毛细血管静水压和肾小球滤过率，可引起急性肾衰竭。此外，肾局部产生的腺苷、一氧化氮（NO）和前列环素（PGI）等也可能参与管－球反馈的调节过程。

2. 肾血流量的神经和体液调节　入球小动脉和出球小动脉的血管平滑肌受肾交感神经支配。当肾交感神经兴奋时，肾血管收缩，使肾血流量减少。

体液因素中，肾上腺素与去甲肾上腺素都能使肾血管收缩，肾血流量减少。血管升压素、腺苷、血管紧张素Ⅱ和内皮素等也能使肾血管收缩，心房钠尿肽、NO、PG 等可使肾血管舒张。

总之，在正常血压变化范围内，肾主要依靠自身调节来保持血流量的相对稳定，以维持正常的泌尿功能。在紧急情况下，如恐惧、大出血、疼痛、深麻醉等，肾则通过交感神经及肾上腺髓质激素等减少肾血流量，使血液重新分配到脑、心脏等重要器官，这对维持脑和心脏的血液供应有重要意义。肾血流量的神经、体液调节使肾血流量与全身的血液循环调节相配合。

三、肾在内环境稳态中的作用

（一）排泄代谢终产物、外来化合物、药物和激素的代谢物

代谢终产物如尿素（氨基酸代谢产物）、肌酐（肌肉的肌酸代谢产物）、胆红素（血红蛋白终末产物）、尿酸（核酸代谢产物），以及各种激素的代谢产物都是通过肾排出体外的。此外，服用的药物、食物添加剂，进入体内的毒素等多数物质也必须由肾排出，以保证人体内环境的稳态。

拓展知识 9-1　药物对肾的损害

（二）调节水和电解质的平衡

为了维持内环境的稳态，水分和电解质的摄入和排出必须精确匹配。例如，钠的摄取量从每日 30 mmol/L 增加到每日 300 mmol/L 时，在增加钠摄取的 2~3 天内，可引起钠轻度蓄积，给肾发出增加对钠排泄的信号，并触发激素变化和其他代偿反应，以致重新建立起摄取和排出之间的平衡。因此，肾钠的排泄量也增加到大约每日 300 mmol。许多人对钠的摄入可以增加到每日 1500 mmol/L（约高出正常的 10 倍），或减少到每日 10 mmol/L（低于正常的 1/10），而细胞外液体容量和血浆钠浓度却只有很小的变化。水分和其他电解质，如氯、钾、钙、氢、镁和磷酸离子也都是这种情况。说明肾在保持内环境稳态过程中具有惊人的调节能力。

究竟我们每日应当饮多少水是适宜的？研究表明平均每日饮水量不应小于 2 100 mL，也就是约 8 杯（每杯 250 mL），天热和运动后还要酌情增加。值得注意的是，含有咖啡因等成分的饮品，会由于利尿作用反而消耗水分。

（三）调节红细胞的生成

肾皮质的管周细胞分泌促红细胞生成素，它可刺激红细胞的生成。缺 O_2 是肾分泌促红细胞生成素的重要刺激因素。在人体血液循环中的促红细胞生成素几乎都是肾分泌的。严重的肾病或摘除肾的患者和进行肾透析的患者发生严重的贫血就是促红细胞生成素减少的结果。

（四）调节 1,25- 二羟维生素 D_3 的生成

维生素 D 属于固醇化物，有 D_2 和 D_3 两种形式。通常维生素 D_2 和 D_3 本身都有生理活性，它们必须先在肝转变成 25 羟维生素 D_3，然后再至肾转变成 1,25- 二羟维生素 D_3 才能发挥其对钙、磷代谢的作用。慢性肾衰竭时，可因 1,25- 二羟维生素 D_3 合成不足而引起钙、磷代谢改变，导致肾性骨病。

（五）葡萄糖的合成

肾可以利用乳酸、甘油和某些氨基酸等非糖物质合成糖原，这个作用称为糖异生作用。当长期处于饥饿状态时，体液 pH 降低可促使肾糖异生增强，一方面有利于维持血糖浓度的恒定，另一方面，肾糖异生可加强肾的排氢保钠，对防止酸中毒有重要作用。

（六）调节动脉血压

肾通过对钠和水的排泄，在动脉血压的长期调节中起重要作用。此外，肾借助分泌血管活性因子，如肾素，通过肾素－血管紧张素系统生成血管活性产物（如血管紧张素Ⅱ），在动脉血压的短期调节中也发挥作用。

（七）调节酸碱平衡

肾和肺及机体的体液缓冲系统一起，通过排出由代谢所产生的酸，如硫酸和磷酸，以及调节体液缓冲系统的储备，对酸碱平衡起着重要的调节作用。

此外，肾也能合成花生四烯酸衍生物，如前列腺素（prostaglandin，PG）、血栓烷 A_2（thromboxane A_2）等。

第二节 肾小球的滤过功能

尿的生成包括三个基本过程：①血浆在肾小球处滤过，形成超滤液（ultrafiltrate）；②超滤液流经肾小管和集合管时被选择性重吸收；③肾小管和集合管的分泌，最后形成终尿。本节主要介绍肾小球的滤过作用。

一、肾小球的滤过作用

肾小球滤过是指血液流经肾小球毛细血管时，除蛋白质外，血浆中其余成分均能被滤过进入肾小囊腔内生成超滤液，是尿生成的第一步。

（一）肾小球滤过液的成分

在动物实验中应用微穿刺方法获取肾小囊内的液体进行化学分析，结果显示滤过液中除蛋白质含量极少外，其他成分都与血浆相类似。肾小球毛细血管和其他毛细血管一样对蛋白质是不通透的。其他一些分子质量相对低的物质，如钙、脂酸也不能被滤过，因为它们能部分与血浆蛋白相结合。由肾小球滤过进入肾小囊腔内的液体称为超滤液，也称**原尿**（initial urine）。

（二）肾小球滤过率和滤过分数

单位时间内（每分钟）两肾生成的超滤液量称为**肾小球滤过率**（glomerular filtration rate，GFR）。成年人肾小球滤过率大约为 125 mL/min，即每天从肾小球滤出的血浆量可达 180 L，约为体重的 3 倍。GFR 的下降可能是肾疾病患者的第一个临床症状，也可能是唯一的症状。所以，当我们怀疑一个人有肾疾病时，最重要的就是测量 GFR。

血液在流经肾小球时，并非所有血浆都被滤过到肾小囊内，而是仅占其中的一部分。肾小球滤过率与肾血浆流量的比值称为**滤过分数**（filtration fraction，FF），即被肾小球滤过的肾血浆流量的部分。据测定肾血浆流量约为 660 mL/min，则滤过分数为 $(125/660) \times 100\% = 19\%$。这就意味着血液流经肾时，大约有 1/5 的血浆经肾小球毛细血管滤出，进入肾小囊形成超滤液。肾小球滤过率和滤过分数均可作为衡量肾功能的重要指标。

二、滤过膜及其通透性

肾小球毛细血管内的血浆经滤过进入肾小囊，其间的结构称为**滤过膜**（filtration membrane）。滤过膜包括三层结构：毛细血管内皮细胞层、毛细血管基膜层、肾小囊脏层上皮细胞层（图 9-5）。这三层结构形成了肾小球的滤过屏障。尽管滤过膜具有三层结构，但比一般毛细血管的通透性大得多，据估计可大数百倍。虽然滤过膜具有很高的通透性，但在正常条件下并不能滤过血浆蛋白。

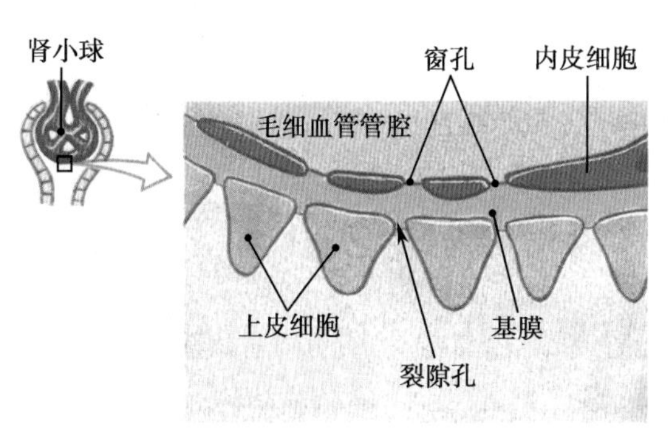

图 9-5 肾小球滤过膜的结构

毛细血管内皮细胞层厚 30~50 nm，其上有许多直径

70~90 nm 的小孔，称为**窗孔**（fenestrate），小分子溶质和小分子量蛋白质可自由通过，但血细胞不能通过；内皮细胞表面有带负电荷的糖蛋白，可阻止血浆中带负电荷蛋白质滤过。基膜层是由胶原和蛋白聚糖原纤维细丝所组成的微纤维网结构，厚 240~360 nm，网孔直径 2~8 nm，故可滤过大量的水和小分子溶质，对大分子物质的滤过起到机械屏障作用。此层在遗传性肾炎、糖尿病肾病等肾疾病时受影响。肾小囊脏层上皮细胞是不连续的，有许多长的足状突起附着在基膜上。各足状突起之间形成滤过裂隙膜，膜上有直径 4~11 nm 的小孔。肾小囊脏层上皮细胞上也带有负电荷，对血浆蛋白的滤过起排斥作用。

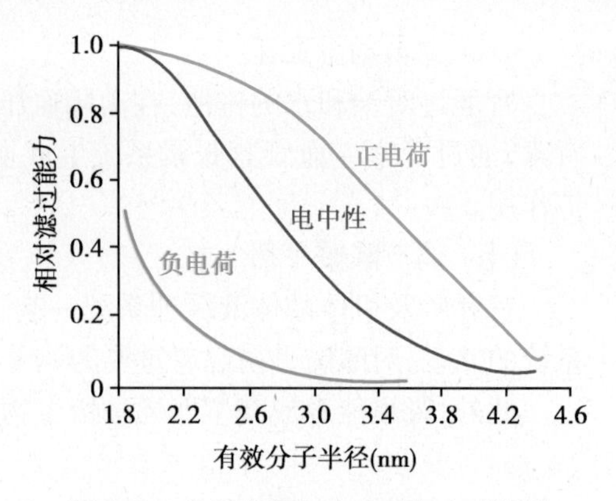

图 9-6　分子半径与电荷对肾小球滤过能力的影响

滤过能力值为 1.0 指物质可被自由滤过，如 H_2O；滤过能力值为 0 则指不能被滤过

不同物质通过肾小球滤过膜的能力主要取决于两方面，即被滤过的分子大小及其所带的电荷（图 9-6）。通常有效半径小于 2.0 nm 的中性物质，如葡萄糖分子（相对分子质量为 180）的有效半径为 0.36 nm，可被自由滤过。有效半径大于 4.2 nm 的大分子物质则不能滤过。有效半径在 2.0~4.2 nm 之间的各种物质分子则随着有效半径的增加，被滤过的量逐渐减少。此外，肾小球对某物质的通透性与该物质所带电荷的种类也密切相关。带负电荷的分子比同等大小带正电荷的分子更难被滤过。举例来说，有效半径为 3.6 nm 的血浆白蛋白很难被滤过，因为白蛋白带负电荷。

在某些病理情况下，毛细血管基膜上负电荷减少或消失，结果带负电荷的血浆白蛋白可以被滤过，出现**蛋白尿**（proteinuria）或**白蛋白尿**（albuminuria）。

肾小球的滤过率和滤过面积也有密切关系，正常人两侧肾的肾小球滤过面积约为 1.5 m^2，这么大的面积非常有利于血浆的滤过。在生理情况下，人两侧肾的肾小球保持恒定的开放，因而滤过面积保持相对稳定。在肾病理情况下，如肾小球肾炎、肾小球毛细血管变窄或完全阻塞，行使功能的肾小球数目下降，滤过面积减少，尿量减少甚至出现少尿或无尿。肾衰竭患者可采用透析或肾移植进行治疗。

拓展知识 9-2　人工肾的发明

三、肾小球滤过的动力——有效滤过压

肾小球滤过的动力是肾小球**有效滤过压**（effective filtration pressure）。与体循环毛细血管床生成组织液的情况类似，肾小球有效滤过压是指促进超滤的动力与对抗超滤的阻力之间的差值。超滤液的动力包括肾小球毛细血管静水压和肾小囊内胶体渗透压，而超滤的阻力包括肾小球毛细血管的血浆胶体渗透压和肾小囊内压（通常指静水压，简称囊内压）。所以

肾小球有效滤过压 =（肾小球毛细血管静水压 + 肾小囊内胶体渗透压）-（血浆胶体渗透压 + 囊内压）

正常情况下，肾小球毛细血管静水压等于肾小球毛细血管血压，约为 45 mmHg，肾小球滤过液蛋白质浓度极低，以至可以忽略不计，故肾小囊内胶体渗透压接近 0 mmHg，肾小球毛细血管始端胶体渗透压约为 25 mmHg，囊内压约为 10 mmHg，则肾小球毛细血管始端的

有效滤过压 =（45+0）-（25+10）=10 mmHg

肾小球毛细血管不同部位的有效滤过压并不相同，越靠近入球小动脉端，有效滤过压越高，这是因为肾小球毛细血管的胶体渗透压不是固定不变的。血液从入球小动脉经过肾小球毛细血管到出球小动脉，大约有 1/5 的液体被滤入肾小囊中，从而浓缩了未滤过的血浆蛋白质，使滤过的阻力逐渐增加，因而有效滤过压就逐渐减小（图 9-7）。当有效滤过压下降到零时，就达到**滤过平衡**（filtration equilibrium），不能生成超滤液了。

四、影响肾小球滤过的因素

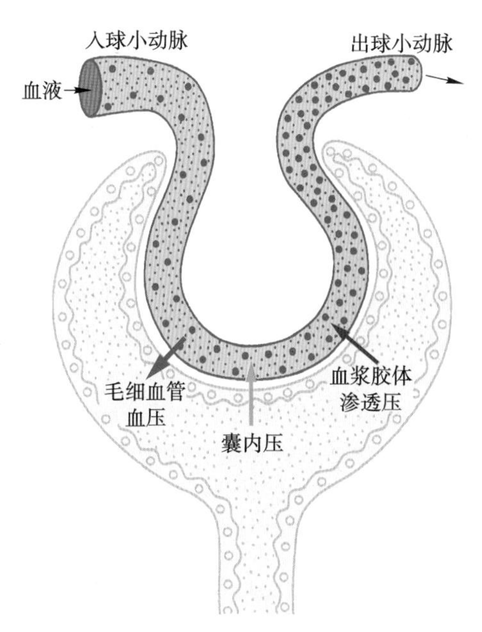

图 9-7 肾小球有效滤过压示意图

影响肾小球滤过的因素主要有三方面：肾小球毛细血管滤过系数、有效滤过压和肾血浆流量。现分述如下：

（一）肾小球毛细血管滤过系数

肾小球毛细血管**滤过系数**（filtration coefficient，K_f）是毛细血管通透性（k）和滤过面积（s）的乘积，相当于在单位有效滤过压的驱动下，单位时间内从滤过膜滤过的液体量。K_f 增加可以提高 GFR，K_f 减小则降低 GFR。尽管如此，在正常条件下，K_f 可能并不是影响 GFR 的主要因素。而在疾病情况下，则可能因为 K_f 的改变对滤过产生重要影响。功能性肾小球毛细血管数目减少（减少了滤过面积），或增加肾小球毛细血管膜的厚度而降低了通透性，都可使 K_f 减小（如慢性未被控制的高血压和糖尿病），从而使肾小球滤过率下降。

（二）有效滤过压的改变

凡是影响有效滤过压的因素都能影响肾小球滤过率。

1. 肾小球毛细血管血压　在正常条件下肾小球毛细血管血压约为 45 mmHg。肾小球毛细血管血压的变化是生理状态下调节 GFR 的主要方式。增加肾小球毛细血管血压则提高 GFR，反之，GFR 则降低。肾小球毛细血管血压通常受三种因素的影响：动脉血压、入球小动脉的阻力、出球小动脉的阻力。增加动脉血压，则升高肾小球毛细血管血压，增大有效滤过压，使 GFR 增大。当全身动脉血压在 80~180 mmHg 范围内波动时，由于肾血流量存在自身调节机制，肾血流量保持相对稳定，GFR 不会受大的影响；但超出这一范围的变化，动脉血压升高或降低，肾小球毛细血管血压发生相应变化，肾小球滤过率也必然会发生相应变化。当动脉血压降至 40~50 mmHg 及以下，GFR 会降至零，将导致无尿。高血压病晚期，因入球动脉发生器质性病变而狭窄时，亦可使肾小球毛细血管血压明显降低，引起肾小球滤过率减少而导致少尿，甚至无尿。

入球小动脉阻力增加，则肾小球毛细血管血压降低，GFR 减少。相反，入球小动脉舒张，则肾小球毛细血管血压增加，GFR 也增加；出球小动脉收缩，肾小球毛细血管血液流出的阻力增加，从而使肾小球毛细血管血压升高，只要在输出阻力增加期间肾血流不太降低的情况下，GFR 会轻度地增加。

如果出球小动脉强烈收缩，肾血流量降低，肾小球毛细血管胶体渗透压增加，并超过由于出球小动脉收缩而引起的肾小球毛细血管的血压下降，则引起 GFR 减少。

2. 囊内压　在正常情况下肾小囊内压比较稳定，通常约为 10 mmHg。囊内压升高，GFR 则降低；反之，GFR 则增加。在病理情况下，如钙或尿酸沉积造成尿道结石，多发生在输尿管，会引起囊内压升高，导致有效滤过压降低，使 GFR 减少。此外，某些药物如磺胺容易在小管液酸性环境中析出结晶，堵塞肾小管而引起囊内压升高，导致有效滤过压和 GFR 下降。

3. 血浆胶体渗透压　在正常情况下，血浆胶体渗透压不会发生显著的变化。当全身血浆蛋白浓度降低时，有效滤过压会相应地升高，GFR 增加，导致尿量增多。如临床上给患者快速输入生理盐水，引起尿量增多，这与血浆蛋白被稀释、血浆胶体渗透压降低有关。但对于因肝、肾疾病引起低蛋白血症的患者，其尿量并不明显增多，其原因在于此时肾小球滤过膜的通透性降低，且体循环组织液生成增加，因而常见腹水或组织水肿的临床症状。

（三）肾血浆流量的变化

肾血浆流量对 GFR 的影响是通过改变滤过平衡点而非有效滤过压实现的。如肾血浆流量增加时，肾小球毛细血管胶体渗透压上升速度减慢，有滤过作用的毛细血管段延长，GFR 也增大。肾血浆流量减少时，血浆胶体渗透压上升速度增快，有滤过作用的毛细血管段变短，GFR 降低。在缺氧、中毒性休克等病理情况下，由于交感神经兴奋，肾血流量和肾血浆流量减少，GFR 显著减少，尿量减少。

第三节　肾小管和集合管的重吸收与分泌

肾小球超滤液进入肾小管后称为**小管液**（tubular fluid）。小管液通过肾小管和集合管的重吸收和分泌作用形成终尿（final urine）。与肾小囊内超滤液相比，终尿的质和量发生了很大的变化。某些物质被选择性地从小管液中转运至血液，即所谓的**重吸收**（reabsorption）；而有些物质由肾小管和集合管上皮细胞产生或从血液中转运到管腔内，即所谓的**分泌**（secretion）。

一、肾小管和集合管重吸收和分泌的特征与方式

（一）肾小管和集合管重吸收的特征

1. 重吸收量大　肾小球超滤液经过肾小管和集合管被大量地重吸收。举例来说，两个肾生成的肾小球超滤液为 125 mL/min，而终尿约为 1 mL/min，可见有 99% 的水分在流经肾小管和集合管时被重吸收。就溶质来说，肾小球超滤液中除血浆蛋白外，其他物质的浓度基本上和血浆中的浓度一致。但是在终尿中，许多物质被重吸收。例如，血浆中葡萄糖的浓度是 1 g/L，每日所滤过的葡萄糖量大约是 180 L/d × 1 g/L，即 180 g/d，但流经集合管的滤液中并无葡萄糖，所以肾小管重吸收葡萄糖也是 180 g/d。由此可见，肾小管处理肾小球超滤液的能力是非常巨大的。这也意味着，重吸收发生很小的变化就会导致排尿量发生很大的变化。举例来说，肾小管重吸收减少 1%，即从每日 178.5 L 减少到 176.7 L，则将引起尿量从每日 1.5 L 增加到 3.3 L，增加了 1 倍多。实际上，在正常生理条件下肾小管重吸收和肾小球滤过之间是相互协调的，避免尿的排泄发生很大的波动。

拓展知识 9-3　尿量的异常

2. 重吸收的选择性　与肾小球滤过作用的非选择性不同，肾小管重吸收是有高度选择性的。某些物质，如葡萄糖和氨基酸，几乎被肾小管完全重吸收，尿中排泄率几乎为零。超滤液中的水和电解质，如钠、氯和重碳酸离子，也是高度被重吸收。某些代谢产物（如尿素）只有小部分被重吸收，而肌酐则完全不被重吸收。由此可见，肾小管的重吸收是可变的、有选择性的，这取决于机体的需要，是精细控制体液成分的基本方式。

（二）重吸收的方式

重吸收的方式则有被动重吸收和主动重吸收两种。

1. 被动重吸收　主要包括单纯扩散、渗透和膜蛋白介导的易化扩散，是一种顺电化学梯度进行转运的过程，不需要直接消耗代谢能量进行重吸收。如尿素、水和 HCO_3^- 的重吸收都是被动性的。水的重吸收永远是按照渗透压的物理机制被动性进行的。渗透意味着水从低溶质浓度区（高水浓度区）扩散到高溶质浓度区（低水浓度区）。尿素也是被动重吸收，当水从肾小管被重吸收时，小管腔中尿素浓度增加，形成了有助于尿素重吸收的浓度梯度。肾小球滤过的尿素有一半被动重吸收，其余尿素则进入尿液中。HCO_3^- 和 Cl^- 也都是通过电化学梯度从管腔中被动重吸收的。

2. 主动重吸收　包括原发性主动重吸收和继发性主动重吸收，是逆电化学梯度进行转运的过程，需要从代谢获得能量进行重吸收。直接利用 ATP 水解释放的能量的重吸收称为原发性主动重吸收。借助于离子梯度间接耦联能源的重吸收称为继发性主动重吸收。肾小管对葡萄糖、氨基酸的重吸收都是继发性主动重吸收的例子。通过胞饮形式对蛋白质的重吸收，也属于主动重吸收的过程。

（三）肾小管和集合管分泌的特征

肾小管和集合管分泌的方式主要是通过扩散和跨细胞途径进行的。肾小管分泌的最重要物质是 K^+ 和 H^+，但是也分泌有机阴离子，如胆碱和肌酐。许多外来物质，如青霉素也可被分泌。分泌过程既可从血液转运到细胞内（跨基底侧膜分泌），也可从细胞转运到管腔（跨管腔膜分泌）。肾小管分泌也可以某种方式和重吸收相耦联进行。

二、肾小管和集合管中各物质的重吸收与分泌

(一) Na^+、Cl^- 和水的重吸收

小管液中 65%~70% 的 Na^+、Cl^- 和水在近端小管被重吸收，约 20% 的 Na^+、Cl^- 和 15% 的水在髓袢被重吸收，约 12% 的 Na^+、Cl^- 和不等量的水在远曲小管和集合管被重吸收。

1. 近端小管　是 Na^+、Cl^- 和水重吸收的主要部位。在近端小管的前半段，Na^+ 主要是与 H^+ 的分泌及与葡萄糖、硫酸盐、氨基酸和有机酸等一起被重吸收的。通过 Na^+ 耦联同向转运体，Na^+ 与这些溶质进行跨管腔膜转运。例如，小管液中的 Na^+ 和葡萄糖在与管腔膜上的 Na^+– 葡萄糖同向转运体结合后，Na^+ 顺着电化学梯度携同葡萄糖同向转运进入细胞内。细胞内的葡萄糖通过扩散跨基底侧膜进入血液。Na^+ 则借助基侧膜上的 Na^+–K^+ 泵的作用主动泵出细胞而进入细胞间隙，以保持细胞 Na^+ 浓度的低水平。由于小管液中 Na^+ 不断地进入细胞内，又不断地被泵出至细胞间隙，使细胞间隙中的 Na^+ 浓度升高，从而使渗透压升高。通过渗透压差，水进入细胞间隙。由于 Na^+ 和水进入细胞间隙，使间隙中的静水压增高，通过这一压力促使 Na^+ 和水进入相邻的毛细血管而被重吸收。小管液中的 Na^+ 还可以与细胞内的 H^+ 由管腔膜的 Na^+–H^+ 交换体进行反向转运，H^+ 被分泌进入小管液中，而 Na^+ 则顺浓度梯度进入上皮细胞内。由于 Na^+–H^+ 交换使 H^+ 进入小管液，HCO_3^- 便被重吸收，但是 Cl^- 却不被重吸收，使小管液中的 Cl^- 浓度高于细胞间隙中的 Cl^- 浓度。

由于近端小管前半段对水的大量吸收，致使近端小管后半段小管液 Cl^- 浓度较细胞间隙中 Cl^- 浓度高，这样就提供了驱动力，使 Cl^- 顺着浓度梯度以被动扩散方式跨越紧密连接进入细胞间隙(即细胞旁途径)而被重吸收。由于 Cl^- 被动扩散进入细胞间隙后，小管液中正离子相对增多，造成管腔内外电位差，管腔内带正电荷。因此，Na^+ 顺电位梯度通过细胞旁途径被动重吸收。此外，近端小管后半段对 Na^+ 的重吸收也可通过 Na^+–H^+ 交换的反向转运实现。Cl^- 的重吸收也可通过和阴离子的反向转运进入上皮细胞内，阴离子包括甲酸盐(formate)和草酸盐(oxalate)。进入细胞内的 Cl^- 则通过 K^+–Cl^- 同向转运和 Cl^- 通道跨越基侧膜出细胞进入毛细血管而被重吸收(图 9–8)。

通常认为近端小管对水的重吸收取决于渗透梯度。但是根据实验观察，跨近端小管并不存在渗透压梯度。因为显微穿刺分析表明，沿着整个小管全长，小管液的渗透压基本上维持等张状态，与周围皮质间隙液一致。但为什么近端小管对水能显著地重吸收呢？一个可能的解释是近端小管对水的重吸收是和溶质的重吸收紧密耦联的。如果认为溶质重吸收可以首先进行的话，溶质跨细胞的净运动在细胞的基底侧膜外造成了一个轻度高张环境，而溶质从管腔被重吸收迁移出去便产生了轻度低张的小管液。尽管净渗透梯度可能相当小(3~4 mOsm/kg)，但是在近端小管促进水重吸收已足够了。因此小管液中的水通过跨上皮细胞和紧密连接两条途径不断进入细胞间隙，从而使细胞间隙静水压升高，而管周毛细血管压力较低，胶体渗透压较高，水便从细胞间隙进入毛细血管而被重吸收。近年来发现在近端小管上皮细胞的管腔膜和基底侧膜有大量水通道蛋白(aquaporin 1，AQP1)，它对水的重吸收、体液平衡和渗透压的调节起重要作用。

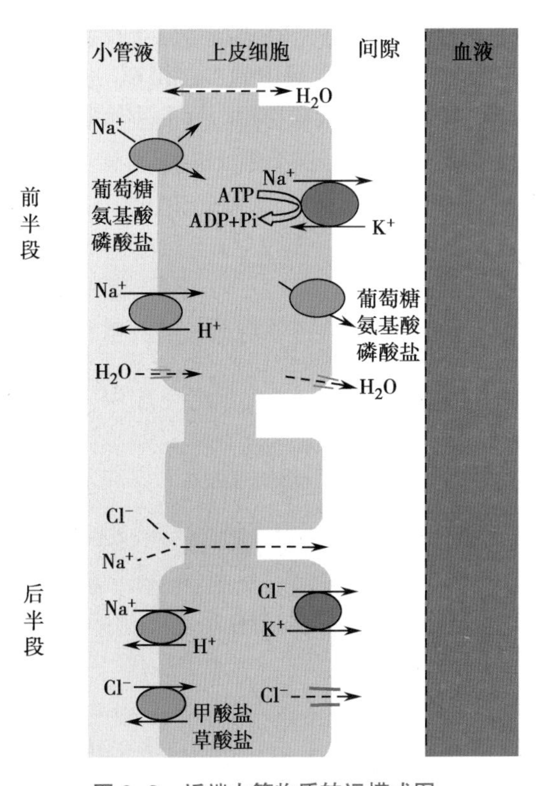

图 9–8　近端小管物质转运模式图

2. 髓袢　髓袢降支和升支细段有很薄的上皮细胞层，无刷状缘，细胞内几乎没有线粒体，代谢水平低。髓

袢降支细段对水具有很高的通透性，对溶质的通透性则很低。髓袢周围组织液为高渗状态，这意味着水跨降支细胞进入间隙而被重吸收。小管液在沿髓袢降支细段流动时，渗透压逐渐升高。髓袢升支细段对水不通透，而对 Na^+ 和 Cl^- 通透，NaCl 便不断扩散至组织间隙液中，故流经髓袢升支细段时，小管液渗透压逐渐降低。

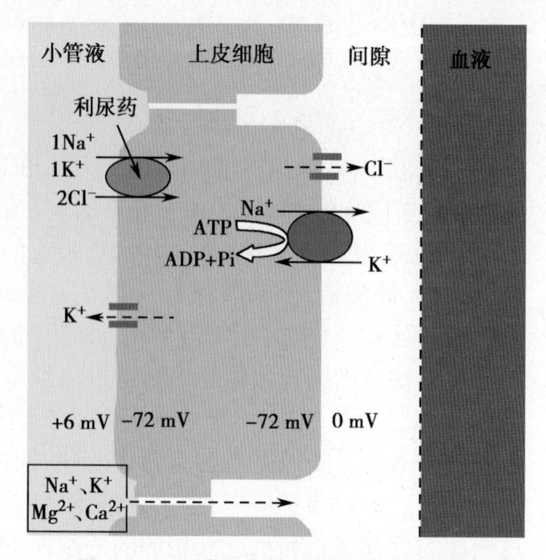

图 9-9　髓袢升支粗段物质转运模式图

髓袢升支粗段具有很厚的上皮细胞，其有很高的代谢活性，除了主动重吸收 Na^+ 外，对 Cl^- 和 K^+ 也具有主动重吸收作用。髓袢升支粗段重吸收钠的机制是：①髓袢升支粗段上皮细胞基侧膜上的 Na^+-K^+ 泵是维持细胞内低 Na^+ 浓度的动力，有助于 Na^+ 的重吸收。②升支粗段中 Na^+ 跨管腔膜的迁移是通过 Na^+-$2Cl^-$-K^+ 同向转运体介导的。管腔膜上这种同向转运体利用 Na^+ 顺浓度梯度扩散进入细胞释放的势能驱动 K^+ 和 Cl^- 逆浓度梯度进入细胞。③ Na^+、Cl^-、K^+ 进入细胞后，Na^+ 被 Na^+-K^+ 泵泵出到组织间隙液，Cl^- 则经过氯通道进入组织液，K^+ 顺着浓度梯度经顶端膜返回至小管液中。④ K^+ 返回至管腔内造成一个大约 +6 mV 的正电位。该正电位进一步促进阳离子 Na^+、K^+、Mg^{2+} 和 Ca^{2+} 顺着电位差经细胞旁途径而被动重吸收(图 9-9)。临床上利尿药呋塞米(furosemide)和依他尼酸(ethacrynic acid)可抑制 Na^+-$2Cl^-$-K^+ 同向转运体，从而抑制 NaCl 重吸收达到利尿目的。

拓展知识 9-4　髓袢升支粗段管腔膜 Na^+-K^+-$2Cl^-$ 同向转运体理论的提出

髓袢升支粗段对水不通透。因此，小管液在流经髓袢升支粗段后，为低渗液体。这种水盐重吸收分离的现象是不同条件下尿液稀释和浓缩的重要基础。

3. 远曲小管和集合管　此处对 Na^+、Cl^- 和水的重吸收可根据机体水和盐平衡的状况进行调节。Na^+ 的重吸收主要受醛固酮的调节，水的重吸收则主要受抗利尿激素的调节。

(1) 远曲小管　在远曲小管上皮细胞顶端膜存在 **Na^+-Cl^- 共转运体**(Na^+-Cl^-cotransporter, NCC)，主动重吸收 NaCl，小管液中的 Na^+ 和 Cl^- 进入细胞内，细胞内的 Na^+ 由钠泵泵出(图 9-10A)。噻嗪类利尿药可抑制 NCC，产生利尿作用。远曲小管对水仍不通透，因而随 NaCl 的重吸收，小管液渗透压继续降低。

(2) 集合管　集合管上皮细胞有主细胞(principal cell)和闰细胞(intercalated cell)两种细胞类型。主

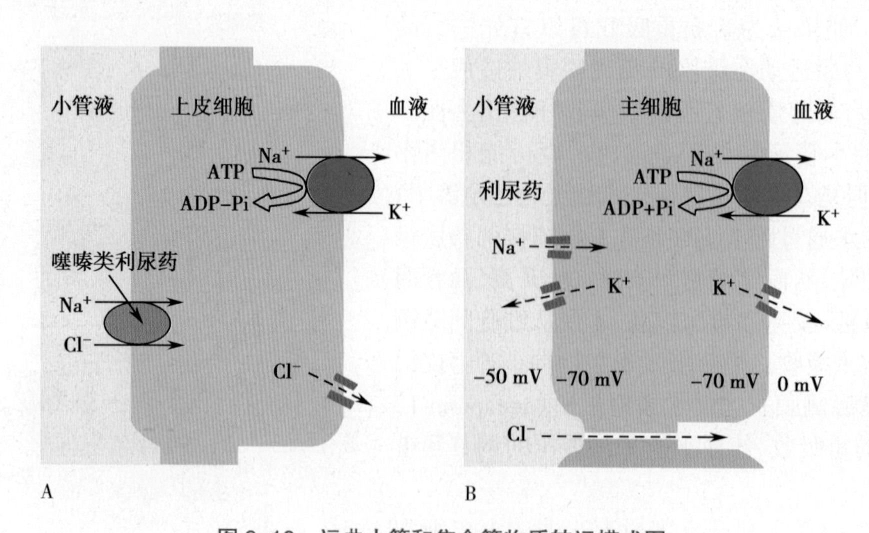

图 9-10　远曲小管和集合管物质转运模式图

A. 远曲小管前段 NaCl 的重吸收机制；B. 远曲小管后段与集合管主细胞 Na^+ 和 K^+ 的转运

细胞重吸收 NaCl 和水，分泌 K^+。闰细胞主要分泌 H^+，但也涉及 K^+ 的重吸收。主细胞（图 9-10B）基底侧膜中的钠泵活动可造成和维持细胞内低 Na^+ 并成为小管液中 Na^+ 经顶端膜**上皮钠通道**（epithelial sodium channel，ENaC）进入细胞的动力来源。而 Na^+ 的重吸收又造成小管液呈负电位，可驱使小管液中的 Cl^- 经细胞旁途径而被动重吸收，也成为 K^+ 从细胞内分泌入小管腔的动力。利尿药阿米洛利（amiloride）可抑制 ENaC，既可减少 Na^+ 的重吸收，又能减少 Cl^- 经细胞旁途径的被动转运。远曲小管和集合管上皮细胞的紧密连接对 Na^+、K^+、Cl^- 等的通透性较低，因此这些离子不易透过该部位返回小管液。

集合管对水的重吸收取决于主细胞对水的通透性。主细胞顶端膜和胞质中的囊泡内含水通道蛋白（AQP2），而在基底侧膜中则有 AQP3、AQP4 分布。上皮细胞对水的通透性取决于顶端膜 AQP2 的数量，抗利尿激素参与这一调节过程。

远曲小管和集合管对 Na^+、Cl^- 和水的重吸收可根据机体水、盐平衡的状况进行调节。Na^+ 的重吸收主要受醛固酮的调节，水的重吸收主要受抗利尿激素（又称血管升压素）的调节。

（二）HCO_3^- 的重吸收及 H^+ 的分泌

1. 近端小管　HCO_3^- 是机体的重要碱储备，是 H^+ 的结合者，有抗酸作用。正常情况下，从肾小球滤过的 HCO_3^-，约有 85% 是在近端小管被重吸收的，但是 HCO_3^- 的重吸收机制与其他溶质的重吸收机制有显著的差别（图 9-11）。血浆中的 HCO_3^- 以 $NaHCO_3$ 形式滤过到肾小囊中后，被解离为 Na^+ 和 HCO_3^-。HCO_3^- 很难透过管腔膜，与小管液内的 H^+ 结合生成 H_2CO_3。H_2CO_3 分解成 CO_2 和 H_2O。CO_2 为脂溶性物质，极易跨膜扩散进入细胞。在细胞内碳酸酐酶（CA）的催化下，CO_2 与 H_2O 结合生成 H_2CO_3，并解离成 H^+ 和 HCO_3^-。细胞内大部分 HCO_3^- 随 Na^+ 被动转运进入细胞间隙中被重吸收，小部分 HCO_3^- 则通过 Cl^--HCO_3^- 交换的方式进入细胞间隙。两种转运方式均需由基底侧膜中的钠泵提供能量。所以小管液中的 HCO_3^- 是以 CO_2 的形式被重吸收的，故 HCO_3^- 的重吸收优于 Cl^- 的重吸收。

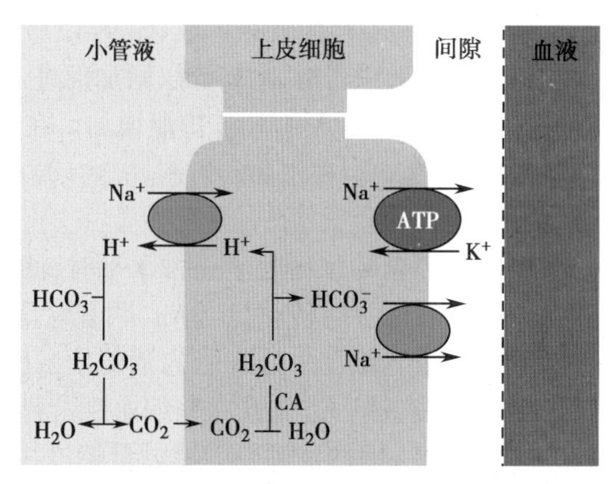

图 9-11　近端小管 HCO_3^- 的重吸收及 H^+ 的分泌示意图

近端小管是分泌 H^+ 的主要部位，主要通过管腔膜上 Na^+-H^+ 反向转运体由细胞内分泌到小管液中。此外，也有小部分 H^+ 由近端小管管腔膜上的 H^+-ATP 酶主动分泌入小管液中。

2. 髓袢　髓袢对 HCO_3^- 重吸收主要在髓袢升支粗段，其机制与近端小管相同。

3. 远曲小管和集合管　闰细胞分泌 H^+ 是通过 H^+-ATP 酶所介导的。它是一个主动转运过程。闰细胞能够逆着很大的浓度梯度（高达 1 000 : 1）分泌 H^+。细胞内的 CO_2 和 H_2O 在碳酸酐酶催化下形成碳酸（H_2CO_3），然后碳酸解离为 H^+ 和 HCO_3^-。H^+ 被分泌到管腔小管液中，HCO_3^- 通过基底侧膜被重吸收。每分泌一个 H^+，就有一个 HCO_3^- 跨基侧膜重吸收。闰细胞分泌 H^+ 使小管液 H^+ 浓度增高，从而使尿液 pH 降低，它们在维持体液的酸碱平衡中起着重要的作用。

肾小管和集合管上皮细胞的碳酸酐酶活性受 pH 影响，当 pH 降低时，其活性增加，生成更多的 H^+，有利于肾排氢保碱。碳酸酐酶抑制剂乙酰唑胺（acetazolamide）可抑制 H^+ 的分泌。

（三）K^+ 的重吸收和分泌

肾小球滤过的 K^+ 有 65%~70% 在近端小管被重吸收，25%~30% 在髓袢被重吸收。但目前对 K^+ 重吸收的机制尚未完全了解。K^+ 可以自由地从肾小球滤过，所以滤液中的 K^+ 浓度和血浆中 K^+ 浓度基本相等（4~5 mmol/L）。由于小管滤液中 K^+ 浓度低于管壁细胞内的 K^+ 浓度，所以 K^+ 的重吸收是逆浓度差的主动转运。又因为细胞内的 K^+ 浓度比细胞外液高 20~40 倍，K^+ 顺着浓度差被动扩散通过基底侧膜进入血液。

约 90% 的远端小管后半段和集合管上皮细胞是主细胞，该细胞能分泌 K^+。肾对 K^+ 的排出量主要与 K^+ 的分泌有关。因此，凡能影响主细胞基侧膜上钠泵活性和管腔膜对 Na^+、K^+ 通透性的因素，均可影响 K^+

的分泌。如酸中毒时可引起高血钾，碱中毒时可引起低血钾。

（四）NH_3 和 NH_4^+ 的分泌

NH_3 的分泌与 H^+ 的分泌密切相关。肾产生的氨（NH_3）是由**谷氨酰胺**（glutamine）在谷氨酰胺酶的作用下脱氨生成的。在细胞内，生成的 NH_3 与铵离子（NH_4^+）和 H^+ 处于平衡状态，如下式：

$$NH_3+H^+ \rightleftharpoons NH4^+$$

NH_3-NH_4^+ 作为一对缓冲对是以 NH_4^+ 的方式从尿中排出。NH_3 是一种脂溶性的物质，能从细胞间隙扩散到管腔。在此处与闰细胞分泌的 H^+ 相结合，称之为"扩散性诱陷"（diffusion trapping）。由于形成的 NH_4^+ 是非脂溶性的，不能扩散出管腔。NH_3 不断地转变成 NH_4^+，结果通过浓度梯度使 NH_3 连续地从间隙液向管腔扩散（图 9-12）。

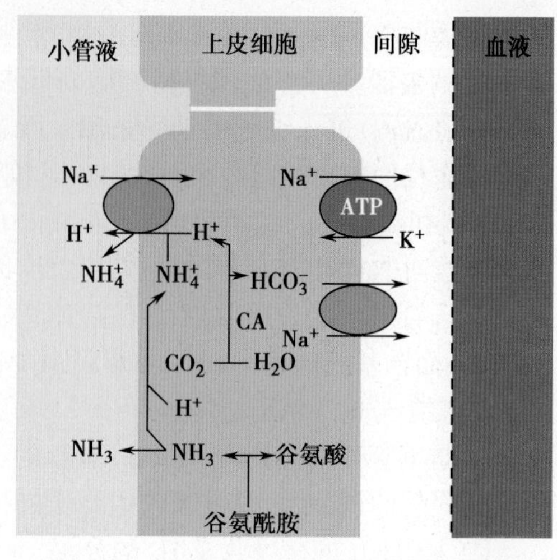

图 9-12 肾小管 NH_3 和 NH_4 的分泌示意图

机体慢性酸中毒时，NH_3 分泌增加促进 H^+ 分泌，加强肾排酸保碱，此时患者尿中 NH_4^+ 排泄增加。在 NH_4^+ 生成过程中可能需要有酶诱导的参与，因此过程进行较为缓慢，但它是一个很重要的机制。

（五）葡萄糖和氨基酸的重吸收

血浆葡萄糖的浓度处于正常水平时，滤液中的葡萄糖在近端小管中完全被重吸收。在管腔膜上它和 Na^+ 一起进行协同转运。当 Na^+ 顺着电化学梯度进行转运时，利用 Na^+ 的梯度作为能量来源，葡萄糖伴随着转运进入细胞。当细胞内葡萄糖浓度升高后，葡萄糖顺着浓度梯度从细胞内以易化扩散的方式转运至间隙液，然后进入管周毛细血管。肾小管对葡萄糖的重吸收是有一定限度的。当血糖浓度超过 180 mg/100 mL，即两肾葡萄糖滤过量超过 230 mg/min 时，部分肾小管重吸收葡萄糖的能力已达极限，尿中即开始出现葡萄糖，此时的血浆葡萄糖浓度称为**肾糖阈**（renal glucose threshold）。每一肾单位的肾糖阈并不完全一样。当血糖浓度进一步增高时，葡萄糖的滤过量和尿中葡萄糖浓度也随之增高。当血糖浓度增高到肾小球滤过的葡萄糖量与尿中排出的葡萄糖量之差保持不变时，则表示全部肾小管对葡萄糖重吸收已达极限。此差值即为葡萄糖的**转运极限量**（transport maximum）。正常人两肾葡萄糖转运的极限量：男性平均为 375 mg/min，女性平均为 300 mg/min。肾之所以有葡萄糖转运的最大值，可能与近端小管 Na^+- 葡萄糖同向转运体的数量有限有关。当所有转运体都参加了荷载时，葡萄糖的转运量就不会再增加了。

肾小管滤液中氨基酸的重吸收与葡萄糖的重吸收机制相类似，同样是通过和 Na^+ 一起协同转运而被重吸收的，可能两者的转运体有所不同。

（六）钙的重吸收和排泄

近端小管约重吸收 70% 的 Ca^{2+}。在近端小管，Ca^{2+} 的重吸收有 80% 是由溶剂拖曳方式经旁路途径进入细胞间隙的，另外 20% 是跨细胞途径被重吸收的。近端小管上皮细胞内的 Ca^{2+} 浓度远低于小管液，且细胞内电位相对小管液为负，Ca^{2+} 顺电化学梯度从小管液扩散进入上皮细胞内，细胞内的 Ca^{2+} 则经基底侧膜上的 Ca^{2+}-ATP 酶和 Na^+-Ca^{2+} 交换机制逆电化学梯度转运出细胞。

髓袢主要是髓袢升支粗段约重吸收 20% 的 Ca^{2+}，而髓袢降支细段和升支细段对 Ca^{2+} 均不通透。髓袢升支粗段小管液为正电位，该段膜对 Ca^{2+} 有通透性，故可能存在被动重吸收，也可能存在主动重吸收。

远曲小管和集合管约重吸收 9% 的 Ca^{2+}。在远曲小管和集合管，小管液为负电位，故 Ca^{2+} 的重吸收是通过跨细胞途径被重吸收的。

不到 1% 的 Ca^{2+} 随尿排出。肾对 Ca^{2+} 的排泄受甲状旁腺激素、细胞外液量及血浆 pH 等多种因素影响。如代谢性酸中毒时，Ca^{2+} 的重吸收增加，从而使 Ca^{2+} 的排泄量减少。

（七）其他物质的重吸收和分泌

HPO_4^{2-}、SO_4^{2-} 的重吸收可能也是与 Na^+ 结合于同一转运体进行协同转运而被重吸收的。正常时由肾小管滤出的微量蛋白质则通过肾小管上皮细胞的吞饮作用而被重吸收。

近端小管也是分泌有机酸和碱，如胆盐、草酸盐、尿酸盐和儿茶酚胺的重要部位。体内代谢的终末产物，以及有害的毒素和某些药物，如青霉素、水杨酸盐和大多数利尿药等，都在近端小管被分泌到小管液中由尿排出。

第四节 尿液的浓缩和稀释

随着体内液体量的变化，尿液的渗透浓度可发生较大幅度的变动。当体内缺水时，尿液被浓缩，尿液的渗透浓度比血浆渗透压高，为**高渗尿**（hyperosmotic urine）。当体内液体量过多时，尿液被稀释，其渗透浓度比血浆渗透压低，为**低渗尿**（hypoosmotic urine）。正常人尿液的渗透浓度可在 50~1200 mmol/L 范围内波动，表明肾具有较强的浓缩和稀释能力。肾浓缩和稀释尿液的功能对调节机体水的平衡具有极其重要的作用。根据机体是否缺水，正常成人 24 h 尿量在 1.5~2.5 L 之间波动，如果超过 2.5 L 称为多尿，少于 400 mL 称为少尿，不足 100 mL 则为无尿。

尿液的浓缩和稀释与水和溶质的重吸收密切相关。尿液的稀释可理解为肾小管和集合管从小管液中重吸收溶质，而不重吸收水分。尿液的浓缩形成机制则较为复杂，需要把水分从小管液中重吸收，将溶质保留下来。由于水分只能被动重吸收，由渗透梯度所驱动，因此肾必须组建一个高渗透压的外环境，并借助此高渗压力来重吸收小管液中的水分。髓袢结构是产生这种高渗环境的基础。要理解髓袢在这方面的功能，关键是认识髓袢作为一个**逆流倍增器**（countercurrent multiplier）所发挥的作用。

一、尿液浓缩和稀释的原理

用冰点降低法测定鼠肾组织的渗透浓度，发现肾皮质部的渗透浓度和血浆是相等的，由肾髓质外层向乳头部逐渐升高，内髓质部的渗透浓度为血浆渗透浓度的 4 倍（图 9-13）。髓袢的形态和功能是形成肾髓质渗透浓度梯度的重要条件，而且常常用逆流倍增和逆流交换现象来解释肾髓质高渗梯度的形成。

（一）逆流交换与逆流倍增作用

将物理学上的一个“U”形连通管，其升降两支并列互相靠近，管内有流动方向相反的液体，称为逆流系统（图 9-14）。如果在“U”形管底部加温，当液体在升支中向上流动过程中，将有一部分热量逐渐放散到降支中去，这样升支中离开的液体的水温越来越低；在降支中由于水向下流动的过程中，不断吸收由升

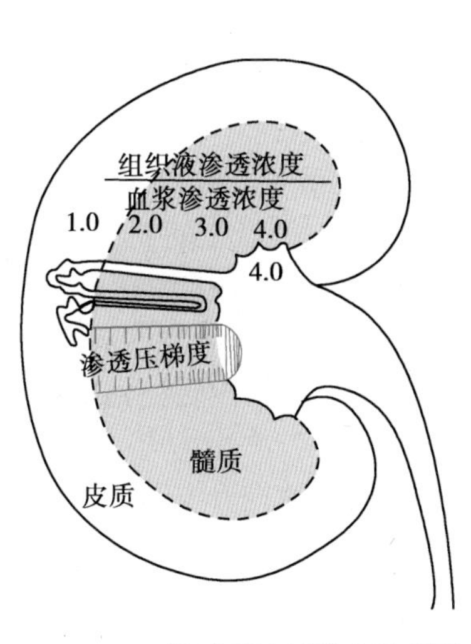

图 9-13 肾髓质渗透梯度示意图

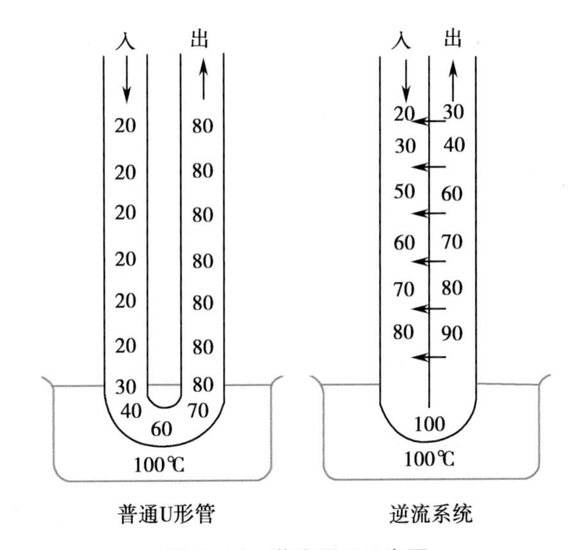

图 9-14 逆流原理示意图

支所放出的热量，所以温度越向下越高。当水流到管底返折处，温度达最高值（倍增）。这种升降两管间热量进行扩散的过程称为**逆流交换**（counter-current exchange）。

肾的髓袢和直小血管也呈“U”形排列，其作用与此相类似，只不过不是热量的扩散，而是溶质的扩散。在图 9-15 的模型中可见到，含有 NaCl 的液体从甲管进入，通过下面的弯曲折返而流入乙管，然后从乙管流出。在液体流动时，由于 M1 膜能主动将 NaCl 从乙管泵入甲管，而且 M1 膜对水通透性很低，甲管中的液体向下流动时，NaCl 浓度就会不断增加，甲管下端溶液 NaCl 浓度达到最高。当液体从下往上流经乙管时，NaCl 浓度则不断降低。这样不论甲管还是乙管，NaCl 浓度自上而下均逐渐增高。这种由于逆流交换而形成顶端和底端具有较大浓度梯度的现象，即称为**逆流倍增**（counter-current multiplication）。如果有渗透浓度很低的溶液从丙管向下流动时，由于 M2 膜对水能通透而对溶质不通过，水就会因渗透作用而进入乙管。这样丙管中的溶质浓度自上而下逐渐增加。

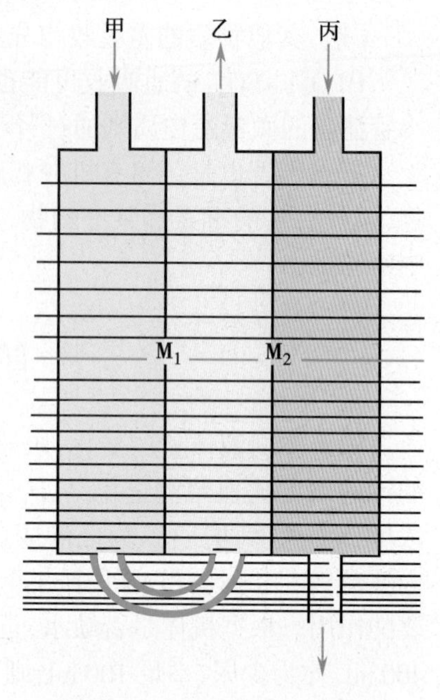

图 9-15　逆流倍增作用模型
甲管内液体向下流动，乙管内液体向上流动，丙管内液体向下流动。M1 膜能将液体中的 NaCl 由乙管泵入甲管，对水的通透性很低，M2 膜对水易通透而对溶质不通透

在肾结构中，髓袢降支细段与甲管相似，髓袢升支粗段与乙管相似，集合管则与丙管相似。髓袢升支粗段的通透性类似于 M1 膜，集合管的通透性类似于 M2 膜。因此，肾髓质部渗透梯度的建立可以用逆流倍增模型来解释。

（二）肾髓质间隙高渗梯度形成原理

髓质间隙在尿的浓缩和稀释过程中起着决定性作用。髓质间隙的渗透压梯度为肾小管中的水分重吸收提供了驱动力。测定表明，髓质间隙液体中溶质的主要成分是 NaCl 和尿素。这些溶质在髓质的分布是不均匀的。在皮质和外髓连接处的间隙液体具有和血浆类似的渗透浓度（300 mmol/L），其中溶质基本上是 NaCl。间隙液体的渗透浓度随着深入髓质而逐渐增加。在乳头处渗透浓度最高，约为 1200 mmol/L。此处分布的溶质通常认为是 NaCl 和尿素。肾髓质间隙液体高渗透浓度的形成取决于下列因素。

1. 在间隙环境中 NaCl 选择性积存　这是由于髓袢升支粗段管壁细胞对 Na^+ 主动重吸收及对 Cl^- 继发性主动重吸收，将 Na^+ 和 Cl^- 转运到髓质间隙，而对水通透很少，因而造成髓质高渗状态。此外，集合管也可将少量 NaCl 主动转运至髓质间隙，有助于髓质间隙渗透压的增高。

NaCl 的主动重吸收对于髓质间隙高渗梯度形成的作用可用图 9-16 解释（图中各数字表示该处的渗透浓度，单位为 mmol/L）：

(1) 假定近端小管中的液体经过髓袢向远端小管流动。此时小管液、髓质间隙渗透压均与血浆渗透压相同，为 300 mmol/L。

(2) 当小管液流经髓袢升支时，由于升支粗段中 NaCl 主动重吸收，大量 Na^+ 和 Cl^- 转运至髓质间隙，造成间隙的渗透压增高至 400，而髓袢升支中小管液的渗透压降低至 200。两者之间差值约为 200，一般不会继续增加。因为一旦差值过大，髓质间隙中的 NaCl 会通过细胞旁路扩散的方式重新返回小管液。

(3) 由于髓质间隙的渗透压达到 400，可迅速从与髓袢降支细段重吸收水分，导致两者之间的渗透压达到平衡。之所以平衡后渗透压继续维持在 400，是由于不断有 NaCl 从升支粗段转移到髓质间隙，是一个动态的过程。

(4) 由于不断有小管液从近端小管流出，推动髓袢降支细段中的小管液流向升支，因此升支中的小管液渗透压沿着液体流动方向逐渐增高。

(5) 升支中 NaCl 继续被重吸收。由于髓质间隙和小管液之间的渗透差值最高约为 200，因此升支下段处髓质间隙的渗透压升至 500，而上段处只能升至 350，此时梯度开始形成。

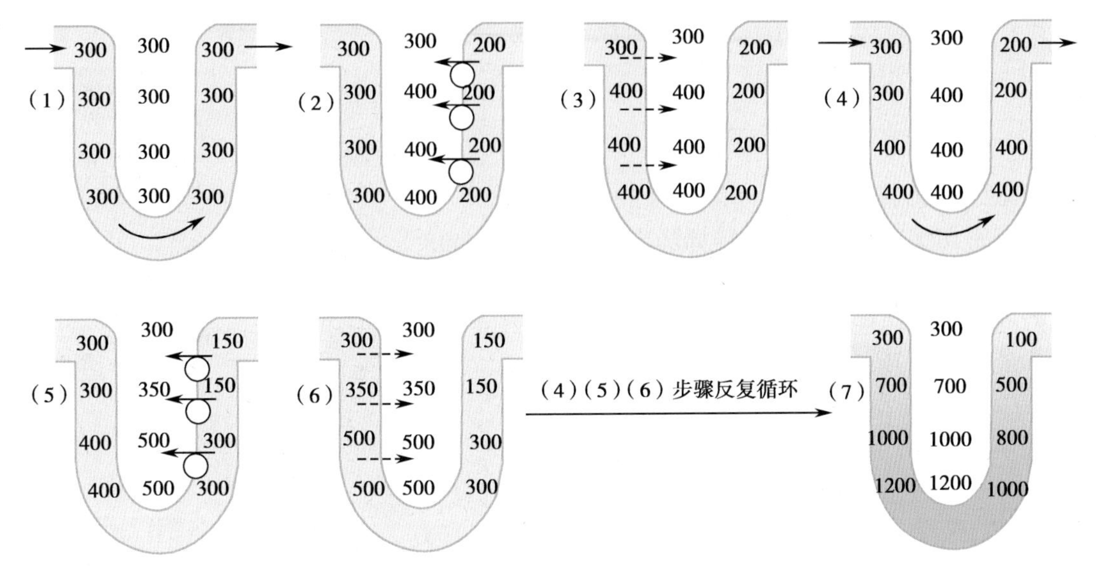

图 9-16　髓质间隙高渗梯度的产生原理

(6) 和步骤(3)类似，由于髓质间隙各处的渗透压高于髓袢降支细段，水被重吸收，导致两者之间在较高的渗透压水平达到平衡。

(7) 由于小管液的不断产生和流动，造成(4)(5)(6)步骤的反复循环，最终产生了髓质间隙的渗透梯度。

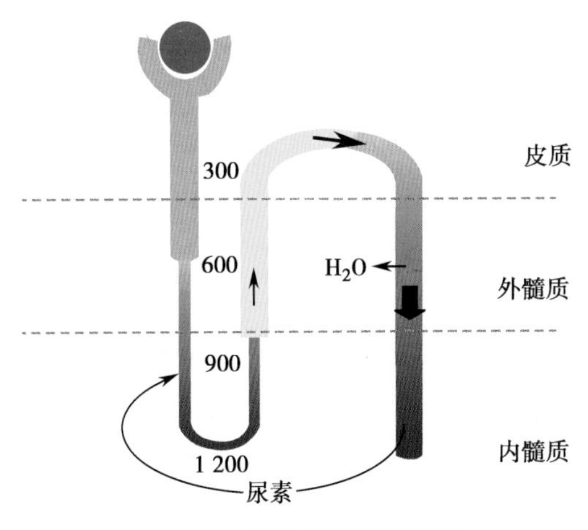

图 9-17　尿素再循环示意图

2. 尿素扩散到髓质间隙保证高渗环境的形成和维持　肾不能合成尿素。尿素作为蛋白质代谢产物由肝产生，经过肾小球滤过进入小管液中。肾单位大部分节段对尿素通透性很低，而髓袢降支细段对尿素中等通透，内髓质部集合管对尿素高度通透(图 9-17)。当小管液流经远端小管时，由于水被重吸收，小管液内的尿素浓度逐渐升高，到达内髓质部集合管时，由于对尿素高度通透，尿素顺浓度梯度从小管液扩散至内髓间隙，使内髓质部的渗透压进一步增加。所以尿素对内髓质部组织高渗也具有重要作用，据估计 NaCl 和尿素维持内髓质高渗的作用各占 50%。

由于髓袢降支细段对尿素中等通透，且降支细段中尿素浓度比间隙组织中低，所以髓质间隙中的尿素扩散进入降支细段小管液，并随之流动重新进入内髓质集合管，再扩散进入内髓质组织间隙(图 9-17)。这一循环过程称为**尿素再循环**(urea recycling)。

3. 抗利尿激素(ADH)的调节作用　ADH 存在时集合管对尿素通透性增高，但主要的作用是使集合管对水的通透性增高。集合管内的水被重吸收，使尿素被浓缩而提高了浓度，结果大量尿素从内髓质集合管扩散进入髓质间隙，维持髓质间隙的高渗透压。

(三) 直小血管的作用

髓质中的直小血管降支与升支并行，呈“U”形排列，具有逆流交换作用。当直小血管降支进入髓质处时，其中的血浆渗透压约为 300 mmol/L。当血液向髓质深部流动时，由于同一水平面的髓质间隙渗透压均比直小血管内血浆高，且直小血管对水和电解质都高度通透，因此髓质间隙中的溶质不断向直小血管内扩散，而血液中的水则进入髓质间隙，使直小血管降支内各段血浆的渗透压与同一水平面髓质间隙之间趋于平衡(图 9-18)。愈向内髓质部深入，直小血管中血浆的渗透压愈高，在折返处可达 1 200 mmol/L。当血液在直小血管升支内流动时，由于血浆渗透压比同一水平髓质间隙的渗透压要高，使得血液中的溶质扩散进入髓质间隙，而髓质间隙的水则渗入升支的血液。这样溶质(主要是 NaCl 和尿素)就可以连续地在直小血管降支和升支之间循环，不致被血流过多地带走，有利于髓质高渗浓度的维持。

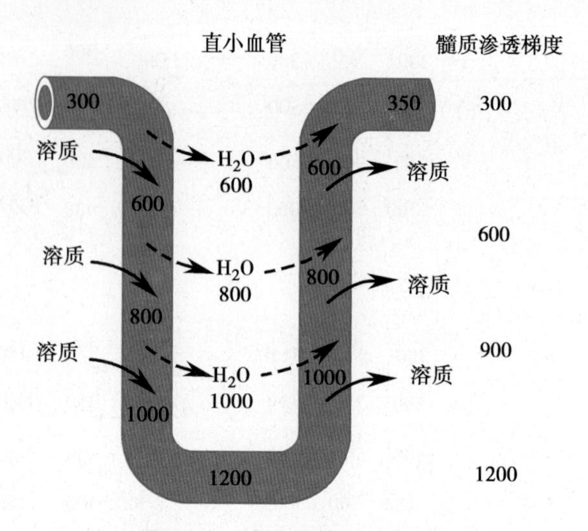

图 9-18 直小血管作用示意图

图中各个数字表示该处的渗透浓度，单位：mmol/L

二、尿液浓缩和稀释的过程

尿液的浓缩和稀释与肾髓质间隙环境的渗透压、抗利尿激素有密切关系。小管液沿髓袢降支细段向内髓质部流动时，其渗透压逐渐增高，在髓袢折返处达最高。而从折返处流经髓袢升支细段、粗段时，其渗透压逐渐降低。最后离开升支粗段的小管液渗透浓度约为 100 mmol/L。小管液继续流经远端小管和集合管时，由于体内血浆中 ADH 的水平不同，导致该段小管对水的通透性产生变化，最终形成低渗尿或浓缩尿。

（一）尿液的稀释

肾形成低渗尿的过程具体如下（图 9-19）。

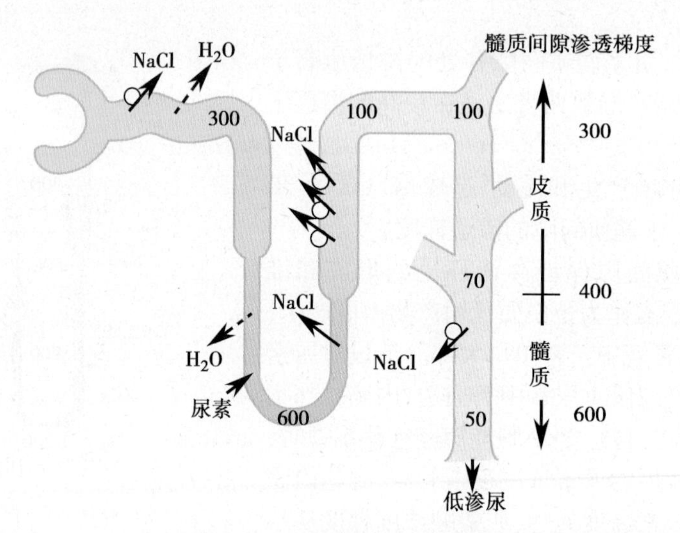

图 9-19 低渗尿的形成过程

在缺乏 ADH 的情况下，集合管对水基本不通透。由于此时直小血管血流增多等因素，髓质间隙渗透压有所降低。图中各个数字表示该处的渗透浓度，单位：mmol/L

1. 近端小管对溶质和水等比例重吸收，因此近端小管中的小管液和血浆是等渗的，保持在 300 mmol/L 左右。

2. 小管液进入髓袢降支后，由于降支细段对水高度通透，对尿素中等通透，对 NaCl 不易通透，结果当小管液流到深部高渗髓质时，水被重吸收，髓质间隙高浓度的尿素则通过尿素通道蛋白 UT-A2 进入小管液中，使小管液中渗透压逐渐升高。小管液到达髓袢折返处时，渗透浓度达最高值。

3. 小管液进入升支细段后，该段对水不通透，对 NaCl 可通透。由于小管液中 NaCl 浓度较高，结果 NaCl 被动重吸收至髓质间隙，增加内髓质部的渗透浓度。由于小管液中 NaCl 运出较多，故在流向升支粗段过程中，渗透浓度逐渐下降。

4. 小管液进入升支粗段后，该段对尿素不通透，但能主动重吸收 NaCl，导致小管液更加稀释，渗透浓度进一步降低。因此把这一节段称为肾的稀释段。离开此段的小管液和血浆相比是低渗的（大约为 100 mmol/L）。

5. 小管液进入皮质部分的远端小管和集合管后，该段可主动重吸收 NaCl，但对尿素不通透。在缺少 ADH 的情况下，这些节段对水的通透性很低，因此该段中小管液渗透压进一步下降。

6. 小管液进入髓质集合管后，该段可主动重吸收 NaCl。由于缺少 ADH，该段仅对水和尿素轻度通透，因此小管液中 NaCl 含量进一步降低，渗透压可低达 50 mmol/L。由于水的重吸收减少，每日尿量增多。如果 ADH 完全缺乏或集合管缺乏 ADH 受体，可出现**尿崩症**（diabetes insipidus），尿量每日可高达 20 L。

（二）尿液的浓缩

肾形成高渗尿的过程具体如下（图 9-20）。

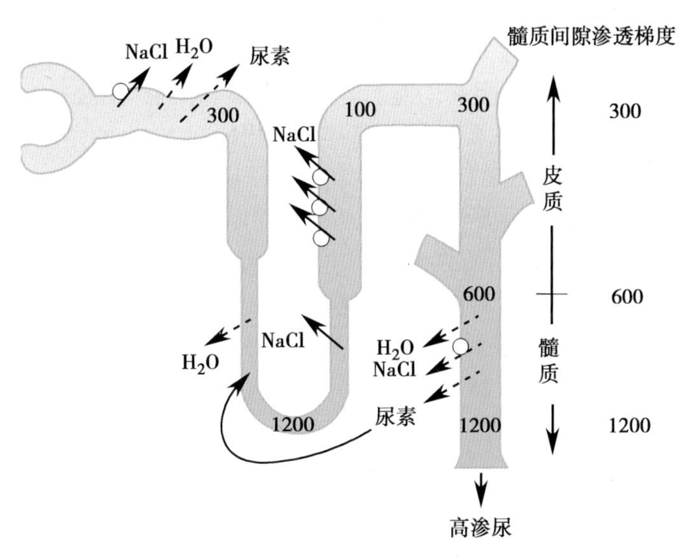

图 9-20　高渗尿的形成过程

血浆 ADH 水平很高，集合管对水高度通透。当机体处于此种情况时，髓质间隙渗透压较高。图中各个数字表示该处的渗透浓度，单位：mmol/L

1. 小管液从近端小管流至髓袢升支粗段，对水和溶质的转运与上述稀释过程中 1~4 步骤相似。

2. 小管液离开髓袢升支粗段后，渗透浓度约为 100 mmol/L。在流经集合管时，由于 ADH 存在，对水的通透性大大提高，因此髓质间隙高渗环境可将水大量重吸收。由于此时水的重吸收远多于 NaCl 的重吸收，小管液不断浓缩，渗透浓度越来越高，形成高渗尿，可高达 1200 mmol/L，每日尿量可低至 0.5 L。

表 9-1 综合了尿液浓缩和稀释过程中肾单位各节段的转运及通透性质。

表 9-1　各段肾小管和集合管对不同物质的通透性及作用

肾小管部分和集合管	水	Na^+	尿素	作用
髓袢降支细段	易通透	不易通透	中等通透	水进入内髓质部组织液，使小管液中 NaCl 浓度和渗透压逐渐升高；部分尿素由内髓质组织液通过髓袢降支细段 UT-A2 介导进入小管腔，加入尿素再循环
髓袢升支细段	不易通透	易通透	不易通透	NaCl 由小管液进入内髓质部组织液，使之渗透压升高
髓袢升支粗段	不易通透	Na^+ 主动重吸收，Cl^- 继发性主动重吸收	不易通透	NaCl 进入外髓质部组织液，使之渗透压升高，而小管液中渗透压降低
远曲小管	不易通透	Na^+ 主动重吸收，Cl^- 继发性主动重吸收	不易通透	NaCl 进入皮质组织液，使小管液中的渗透压进一步降低
集合管	有 ADH 时，对水易通透	主动重吸收	在皮质和外髓质部不易通透，内髓质部易通透	水重吸收使小管液中尿素浓度升高。NaCl 和尿素进入内髓质组织液，使之渗透压升高

三、影响尿液浓缩和稀释的因素

如上所述，尿液的浓缩和稀释过程，主要由集合管控制。髓质间隙高渗环境是水重吸收的动力，而ADH 则控制集合管对水的通透性，造成终尿的渗透浓度随机体内水和溶质的情况而发生较大幅度的变化，产生高渗尿或低渗尿。

(一) 髓质间隙渗透压的影响

髓质间隙渗透压是水重吸收的动力。升支粗段主动重吸收 NaCl 是形成髓质间隙高渗梯度的重要因素，能影响升支粗段主动重吸收 NaCl 的因素均能影响髓质间隙高渗梯度的形成。例如，临床上应用的某些利尿药(呋塞米或依他尼酸)，其作用主要是抑制髓袢升支粗段对 NaCl 的主动重吸收，使髓质间隙高渗程度降低，水的重吸收动力减弱，水重吸收减少，产生利尿的作用。

尿素在髓质高渗的形成中也发挥重要作用。尿素进入髓质的多少取决于尿素的浓度、集合管对尿素的通透性。如果蛋白质摄入不足，由蛋白质代谢所产生的尿素将减少，可影响髓质高渗的形成，削弱肾浓缩尿液的功能。ADH 可增加内髓集合管对尿素的通透性，有助于提高髓质高渗，增强肾的浓缩能力。

髓袢是逆流倍增的重要结构，其完整性对于髓质高渗的维持具有重要意义。当慢性肾盂肾炎引起肾髓质纤维化、肾囊肿引起肾髓质萎缩，或髓质钙化等疾病发生时，可导致髓袢受损，逆流倍增效率减退或丧失，从而影响尿液浓缩。

(二) 集合管通透性的影响

集合管对水的通透性在尿液浓缩过程中发挥重要作用。如果集合管对水的通透性下降，水向髓质间隙的扩散就会减少，尿的浓缩程度就降低，排尿量相应增多。如中枢性尿崩症患者 ADH 分泌减少，集合管对水的通透性下降，故排出大量稀释尿。

(三) 直小血管血流量和速度的影响

直小血管的逆流交换作用对于维持髓质间隙高渗极为重要。如果肾血流量增多或流速加快，将带走髓质间隙中的溶质，主要是 NaCl，以致不能保持髓质间隙的高渗状态，尿的浓缩能力下降。

第五节　尿生成的调节

尿生成的全过程，包括肾小球的滤过、肾小管和集合管的重吸收和分泌，都受到神经和体液因素的调节。此外，神经、体液因素对于调节肾血流量、电解质平衡、肾的内分泌功能等方面均具有重要作用。

一、肾内自身调节

(一) 肾血流和肾小球滤过率的自身调节

如本章第一节所述，在正常条件下，虽然动脉血压可以发生显著波动，但肾通过自身调节机制保持肾血流量(RBF)和肾小球滤过率(GFR)的恒定。自身调节只是机体对 RBF 和 GFR 进行调节的机制之一。在整体状态下，RBF 和 GFR 还受到神经、体液因素的调节。

(二) 小管液中溶质的浓度

小管液中溶质形成的渗透压是对抗肾小管重吸收水分的重要因素。如果小管液中溶质浓度很高，渗透压增高，就会使肾小管对水的重吸收下降，使一部分水滞留在小管内，小管液中的 Na^+ 被稀释而浓度降低，小管液与细胞内之间的 Na^+ 浓度差变小，Na^+ 的重吸收也减少，结果尿量增多，NaCl 排出也增多。举例来说，糖尿病患者的多尿，就是因为肾小管不能将高于肾糖阈的葡萄糖完全重吸收，使小管液中的葡萄糖含量增多，小管液的渗透压增高，使水和 NaCl 的重吸收受到阻碍所致。再如，临床上给患者使用可被肾小球滤过而又不被肾小管重吸收的物质，如甘露醇等，来提高小管液中溶质的浓度，以便达到利尿和消除水肿的目的。这种利尿方式称为渗透性利尿。

（三）球－管平衡

肾小球滤过率改变时，肾小管重吸收的能力也随之发生相应的改变，这种机制称为**球－管平衡**（glomerulo-tubular balance）。举例来说，如果肾小球滤过率从125 mL/min增加到150 mL/min，近端小管重吸收的绝对值也从大约81 mL/min（肾小球滤过率的65%）增加到约97.5 mL/min（仍为肾小球增加滤过率的65%）。由此可见，球－管平衡表明了当滤过负荷增加时，总的重吸收率随之增加，近端小管的重吸收比例仍然保持着相对恒定，即大约为肾小球滤过率的65%。这种现象即称为**定比重吸收**（constant fraction reabsorption）。在肾小管的其他节段中也存在着球－管平衡现象，特别是在髓袢中。

球－管平衡的精确机制尚未完全阐明，可能部分与小管和周围肾间隙中静水压及胶体渗透压的改变有关。如果肾血流量保持稳定，肾小球滤过率增加，这意味着出球小动脉的血量减少，随后进入近端小管周围毛细血管的血量必然减少，而血浆蛋白的浓度相对增高，即此时毛细血管血压降低，而血浆胶体渗透压升高，意味着重吸收力量加大。在这种条件下，小管周围组织间隙液便加速进入毛细血管，使组织间隙内液体静水压下降，从而使管腔内的Na^+和水加速进入小管周围的组织间隙，导致Na^+和水的重吸收增加。通常增加管周毛细血管重吸收的力量，便增加肾小管的重吸收。反之亦然。因此不论肾小球滤过率发生何种变化，近端小管重吸收的百分率都将保持在65%左右。

球－管平衡的机制不依赖于神经和激素的作用，已经证明在离体的肾，甚至完全离体的近端小管都存在有球－管平衡。

球－管平衡的重要意义是当肾小球滤过率增加时，可以缓冲肾小球滤过率的变化对排出尿量的影响，同时可避免远端小管发生过度负荷。球－管平衡障碍与临床上见到的某些水肿形成有一定关系。如在充血性心力衰竭时，肾灌注压和血流量降低，但由于出球小动脉发生代偿性收缩，肾小球滤过率仍可保持原有水平，因而使滤过分数增大。此时，近端小管周围毛细血管血压下降，血浆胶体渗透压增高，导致Na^+和水重吸收增加，重吸收百分率将超过65%，体内钠盐潴留、细胞外液增多而产生水肿。

二、神经调节

肾的入球和出球小动脉及肾小管均有丰富的交感神经支配。虽然肾能够通过自身调节对应一定范围内动脉血压的波动，以使肾血流保持恒定，但并不意味着肾的血流永远是恒定的。例如，当动脉血压明显下降时，由压力感受器反射性引起交感神经活动增强，使肾血管收缩和肾血流下降。当中等或剧烈运动及情绪紧张时，肾交感神经活动也加强，使肾血流降低。

肾交感神经兴奋时，释放去甲肾上腺素，通过下列方式影响尿液的生成：①去甲肾上腺素与肾血管平滑肌的α受体相结合，引起肾血管收缩而减少肾血流量。由于入球小动脉比出球小动脉收缩更为明显，故肾小球滤过率下降。②可直接刺激肾素的释放，进而促进血管紧张素Ⅱ和醛固酮的生成。③去甲肾上腺素与近端小管和髓袢细胞膜上的α_1受体相结合，增加对Na^+、Cl^-和水的重吸收。这一效应可被α_1受体拮抗剂哌唑嗪（prazosin）所阻断。

肾交感神经活动受到诸多因素的影响。例如循环血量增加，可通过心肺感受器反射，抑制交感神经的活动。动脉血压上升，可通过压力感受器反射，导致肾交感神经活动减弱。此外，渗透压感受器受刺激，或肾－肾反射（一侧肾受刺激可反射性改变对侧肾的活动）均可改变交感神经的活动，从而调节肾的尿液生成。

三、体液调节

（一）抗利尿激素

抗利尿激素（antidiuretic hormone，ADH）即**血管升压素**（vasopressin，VP），是由9个氨基酸组成的小肽。它由位于下丘脑视上核与室旁核内的神经内分泌细胞所合成。合成的激素包裹在囊泡中，并沿神经细胞的轴突被转运并储存在神经垂体（垂体后叶）中。某些疾病会导致ADH分泌异常引起水钠潴留。

拓展知识 9-5 抗利尿激素分泌异常综合征

ADH 的受体有 V_1 和 V_2 两类。V_1 受体分布在血管平滑肌上，ADH 通过作用于 V_1 受体，引起体循环小动脉收缩，包括肾小动脉的收缩。V_2 受体分布在集合管上皮细胞基底侧膜，ADH 与其相结合使上皮细胞内的 cAMP 水平增加，并激活蛋白激酶 A，然后促进**水通道蛋白 2**（aquaporin 2，AQP2）在细胞内转移到达细胞膜的管腔侧。AQP2 分子群集在一起与细胞膜融合形成水通道，使水通过细胞快速扩散（图 9-21）。当 ADH 水平增加时，通过刺激 AQP2 基因转录，使肾小管细胞中 AQP2 蛋白形成增加。ADH 水平下降时，AQP2 分子则返回胞质，从而使管腔膜中的水通道被移去，降低水的通透性。

调节 ADH 分泌的主要因素是细胞外液渗透浓度（血浆渗透浓度）和血容量（循环血量）。在正常生理状态下，血浆晶体渗透压是调节 ADH 分泌最重要的因素。当血浆晶体渗透压升高时，刺激位于下丘脑前部室周器中**渗透压感受器**（osmoreceptors）的细胞，引起 ADH 分泌。渗透压感受器对 Na^+ 和 Cl^- 形成的渗透压变化最为敏感，而对葡萄糖或尿素的敏感性较弱。当严重的呕吐、腹泻或过度出汗，引起机体失水多于失钠，则导致血浆晶体渗透压升高，引起 ADH 分泌增多，使肾小管重吸收水分增多，尿量减少，尿液浓缩。相反，如果大量饮水，血液被稀释，血浆晶体渗透压降低，引起 ADH 分泌减少，肾小管对水的重吸收减少，尿量增加，尿液稀释，则使机体中多余的水分排出。所以正常人如果一次饮用清水 1000 mL，通常约半小时，尿量开始增加，到第 1 h 末，尿量可达到最高，随后，尿量减少，2~3 h 后可恢复原有水平。这种大量饮用清水所引起的尿量增多的现象称为**水利尿**（water diuresis）。临床上常用这种方法来检测肾的稀释能力。但是如果饮用的是等渗盐水（0.9% NaCl 溶液），则不会出现饮用清水时所发生的那种尿量变化（图 9-22）。

循环血量变化时能反射性影响 ADH 的释放。血量过多，左心房和肺血管被扩张，刺激容量感受器，传入冲动经迷走神经传入脑干中枢，然后冲动由脑干上传到下丘脑 - 神经垂体系统，抑制 ADH 的释放，引起利尿。由于将过多的水分排出，血量可恢复正常。血量减少时则引起相反的变化。

动脉血压升高时，可刺激主动脉弓和颈动脉窦压力感受器，传入冲动经迷走神经和舌咽神经传入中枢，可反射性抑制 ADH 的释放。通常压力感受器的敏感度比渗透压感受器的敏感度要低得多。另外，疼痛、窒息、应激刺激、恶心、低血糖和血管紧张素等均可刺激 ADH 的分泌，某些药物如烟碱和吗啡也能刺激 ADH 分泌，乙醇则抑制 ADH 的分泌。

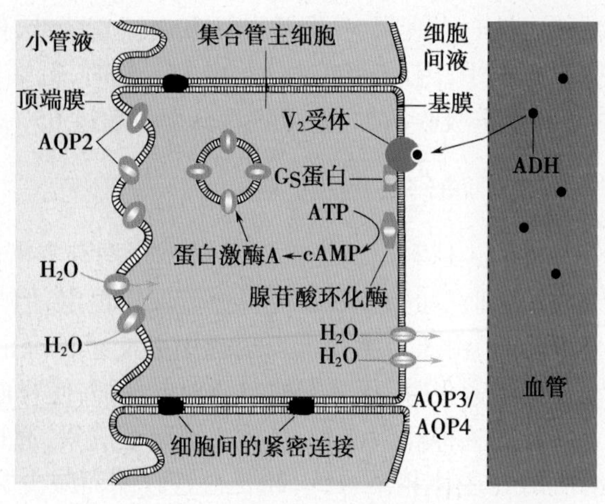

图 9-21 ADH 的作用机制示意图

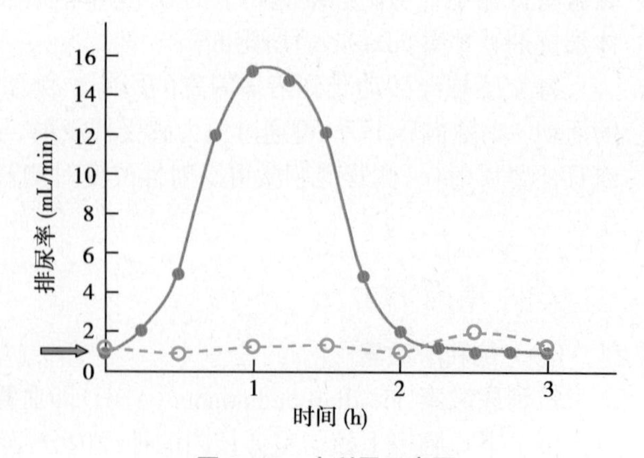

图 9-22 水利尿示意图

一次饮用 1 000 mL 清水（实线）和 1 000 mL 等渗盐水（0.9% NaCl 溶液）（虚线）后的排尿率（箭头表示饮水时间）

（二）肾素 - 血管紧张素 - 醛固酮系统

肾素由球旁器的球旁细胞合成、贮存及分泌。在第 4 章已经介绍过，肾素一旦形成，可催化肝所合成的血管紧张素原转变为血管紧张素 Ⅰ（十肽），继而在肺部血管紧张素转化酶的催化下转变为血管紧张素 Ⅱ（angiotensin Ⅱ，Ang Ⅱ）（八肽）。此外，在肾组织中也存在肾素 - 血管紧张素系统（RAS）的各个成分，因此在肾这一局部组织中也可生成 Ang Ⅱ，称为肾内的肾素 - 血管紧张素系统，以区别于全身的肾素 - 血管紧张素系统。Ang Ⅱ 具有高度的生物活性，可作用于血管和肾小管，调节血压和重吸收；亦可作用于肾上腺皮质球状带细胞，促使后者合成和分泌醛固酮

(aldosterone)。

1. Ang Ⅱ的效应

(1) 减少肾血流量　Ang Ⅱ具有强烈的收缩血管作用，使外周阻力增大，动脉血压升高。在肾，Ang Ⅱ导致肾小动脉收缩，降低肾血流量。在机体失血情况下，肾素 - 血管紧张素系统的活动加强，Ang Ⅱ生成增多，可使血压升高，肾血流量减少，有利于维持动脉血压和体液量。

(2) 对肾小球滤过率的影响　Ang Ⅱ对肾小球滤过率的影响取决于入球和出球小动脉的收缩程度。在浓度较低时，Ang Ⅱ主要引起出球小动脉收缩，提高肾小球毛细血管压。所以在肾灌注压降低时，Ang Ⅱ有助于保持肾小球滤过率的恒定，这是肾内自身调节的机制之一。在 Ang Ⅱ浓度较高时，由于入球小动脉也明显收缩，可导致肾小球毛细血管压降低，因此肾小球滤过率降低。

(3) 促进近端小管对钠的重吸收　近端小管上皮细胞的顶端膜和基侧膜上均有 Ang Ⅱ受体分布。生理浓度的 Ang Ⅱ与其受体结合后，加强顶端膜两侧的 Na^+–H^+ 交换，促进近端小管重吸收 Na^+。

(4) 刺激肾上腺皮质分泌醛固酮　醛固酮由肾上腺皮质球状细胞合成与分泌，作用于远曲小管和集合管的上皮细胞。引起醛固酮分泌的最重要刺激因素是增加 Ang Ⅱ的浓度和血浆 K^+ 的浓度。醛固酮的作用是促进远曲小管和集合管上皮细胞重吸收 Na^+ 和分泌 K^+。

2. 醛固酮的作用机制　进入上皮细胞后，醛固酮与胞质受体结合形成受体–醛固酮复合物(R–Aldo)。受体 - 醛固酮复合物作用于核受体，调节产生对钠重吸收起重要作用的多种蛋白质，称为醛固酮诱导蛋白(aldosterone-induced protein)。其中包括：①顶端膜上皮钠通道蛋白，该蛋白介导小管液中 Na^+ 上皮细胞重吸收。②线粒体中合成 ATP 的酶，促进 ATP 的合成。③基底侧膜上的钠泵，可促进 Na^+ 的转出及 K^+ 的泵入。由于 Na^+ 的重吸收，小管液呈负电位，有利于 K^+ 的分泌(图 9–23)。

3. 影响肾素分泌的因素　如上所述，机体通过对肾素的调节，进而影响肾素 - 血管紧张素 - 醛固酮系统(RAAS)，调节肾功能。目前认为以下几种因素可影响肾素分泌。

(1) 肾内自身调节机制

1) 肾的灌注压降低　当动脉血压下降时，肾入球小动脉压力降低，引起小动脉壁的牵张刺激减弱，导致小动脉牵张感受器兴奋，致使肾素分泌量增加。

2) 流经致密斑的 NaCl 量减少　当动脉血压降低时，肾小球滤过率减少，小管液流速减慢，肾小管对 NaCl 的重吸收增多，小管液内 NaCl 量减少，可刺激致密斑感受器引起致密斑释放前列环素(PGI_2)，后者刺激肾素分泌增多。

(2) 肾交感神经活动增强　当动脉血压降低时可反射性引起交感神经兴奋，以 β_1– 肾上腺素能受体为介导，促进肾素的分泌。在临床上，对于某些难治性高血压患者，可采取去肾交感神经支配术(renal sympathetic denervation，RSD)进行治疗，降低血压，其机制与减少肾素的释放有关。

(3) 各种体液因素的影响　体内有许多体液因素可影响肾素的释放。如肾内合成的前列腺素 PGE_2 和 PGI_2 可促进肾素释放。循环血液中的肾上腺素和去甲肾上腺素也能刺激肾素释放。而 Ang Ⅱ、抗利尿激素、心房钠尿肽等可抑制肾素释放。

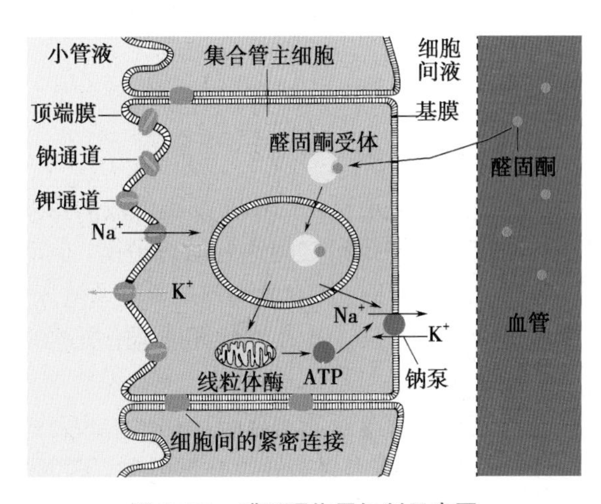

图 9–23　醛固酮作用机制示意图

(三) 心房钠尿肽

心房钠尿肽(atrial natriuretic peptide，ANP)是由心房肌细胞合成与释放的。当血容量增加使心房受到牵张时可释放 ANP。ANP 由 28 个氨基酸残基组成。ANP 通常具有和肾素 - 血管紧张素系统相反的作用。ANP 的主要作用如下：①促进肾内血管扩张。②抑制球旁细胞分泌肾素。③抑制肾上腺皮质分泌醛固酮。④抑制 ADH 的合成和释放。⑤增加 Na^+ 和水的排泄。

由 ANP 引起醛固酮分泌的抑制，部分是继发于 ANP 对肾素分泌的抑制造成的。ANP 对 Na^+ 和水的排泄作用主要是由于 ANP 直接作用于集合管关闭管腔膜上的钠通道所致。

（四）前列腺素

前列腺素（prostaglandin，PG）是一类具有 20 个碳原子的多不饱和脂肪酸衍生物。某些刺激可以使机体细胞膜（除红细胞外）中的磷脂水解，释放出花生四烯酸（arachidonic acid），然后在一系列酶作用下合成前列腺素。在肾内由于肾交感神经活动增强而促进前列腺素的合成。在肾血管收缩情况下，肾血流降低，血管紧张素Ⅱ水平增高，以及当刺激肾素释放时都促使前列腺素合成增加。前列腺素对肾的作用是促进肾血管舒张，肾血流量增加，以防止过度的肾血流降低和肾缺血。

在临床上，有些患者要服用非甾体抗炎药，以治疗关节炎这类疾病。这些药物具有抑制前列腺素合成的作用，所以它们能够使患者产生显著的肾血流下降和肾小球滤过率降低。因此，往往对服用这类药物的患者加服前列腺素以减少其对肾的不良反应。

（五）甲状旁腺激素

甲状旁腺激素（parathyroid hormone，PTH）由甲状旁腺细胞分泌。当血浆 Ca^{2+} 浓度下降时则刺激甲状旁腺激素的分泌。甲状旁腺激素可刺激产生 1，25- 二羟胆钙化醇。1-25- 二羟胆钙化醇可增加胃肠道对 Ca^{2+} 和 PO_4^{3-} 的吸收。在肾中，甲状旁腺激素刺激远端小管和髓袢升支粗段对 Ca^{2+} 的重吸收，增加血浆 Ca^{2+} 的浓度，减少 Ca^{2+} 的排出，并抑制近端小管对磷酸盐的重吸收，使 PO_4^{3-} 在尿中排出量增加。此外，甲状旁腺激素还能抑制肾小管对 HCO_3^-、Na^+、K^+ 和氨基酸等的重吸收。

有关体液因素对肾功能的影响，可用表 9-2 概括。

表 9-2　各种体液因素对肾功能的影响

体液因素	引起生成或分泌的主要刺激	作用部位	生理作用
抗利尿激素	血浆渗透压升高，血容量减少	集合管	提高水的通透性，水的重吸收增加
血管紧张素Ⅱ	肾素	出球小动脉、近端小管	出球小动脉收缩，Na^+、水重吸收增加
醛固酮	血管紧张素Ⅱ、血浆 K^+ 浓度升高	远曲小管和集合管	促进 Na^+ 的重吸收和 K^+ 的分泌
心房钠尿肽	血容量增多	小动脉、集合管	小动脉舒张，Na^+、水重吸收减少
前列腺素	交感神经兴奋、血管紧张素Ⅱ	小动脉，升支粗段、集合管	小动脉舒张，Na^+、水重吸收减少
去甲肾上腺素、肾上腺素	血容量减少，交感神经兴奋	近端小管，升支粗段	Na^+、水重吸收增加

四、尿生成调节的生理意义

（一）保持机体水平衡

人体经消化道摄入的水是细胞外液的重要来源，细胞外液可经肾产生尿液、呼吸、出汗等方式排出体外。通过摄入和排出之间达到动态平衡，维持细胞外液量的相对恒定（图 9-24）。当细胞外液量，尤其是血容量发生变化时，其容量调节主要是通过尿生成的调节来实现。如前所述，多种机制共同调节，保持机体水平衡，其中以 ADH 在调节肾排水中所起的作用最为重要。水重吸收多少会造成尿量的变化。

（二）保持机体电解质平衡

机体内各种电解质浓度维持在一个相对稳定的正常范围内，这对于维持正常的细胞代谢、酸碱平衡、渗透压及神经、肌肉兴奋性等必不可少。醛固酮可受血浆中 Na^+ 和 K^+ 的负反馈调节，通过保 Na^+ 排 K^+ 的作用，对血浆中 Na^+ 和 K^+ 的水平起到精确的调控作用。如果饮食中 Na^+ 和 K^+ 的摄入量发生变化，通过醛固酮对肾的调节作用，尿中 Na^+ 和 K^+ 的排出也会相应地发生变化。许多原因可导致血钠的异常。

小管液中的 Ca^{2+} 绝大部分被重吸收，甲状旁腺激素是调控 Ca^{2+} 重吸收的主要因素。当血浆 Ca^{2+} 浓度下降时则刺激甲状旁腺激素的分泌，因此这是一种负反馈调节方式，可对血浆中 Ca^{2+} 浓度进行精确调控。

（三）保持机体酸碱平衡

肾不断排出体内过多的酸或碱，使血浆 pH 保持相对恒定。肾小管和集合管通过 Na^+–H^+ 交换和质子泵，将 H^+ 主动分泌到小管液中，同时伴随有 HCO_3^- 的跨基底侧膜重吸收，使小管液中 H^+ 浓度增高，促进 HCO_3^- 重吸收。碳酸酐酶在上述过程中发挥重要作用。酸中毒时，肾小管和集合管上皮细胞中碳酸酐酶的活性增强，加速 H^+ 的产生和分泌，同时 NH_3–NH_4^+ 这一对缓冲剂生成增加，促进 H^+ 的分泌，起到保持机体酸碱平衡的作用。

拓展知识 9-6 体液容量调节异常

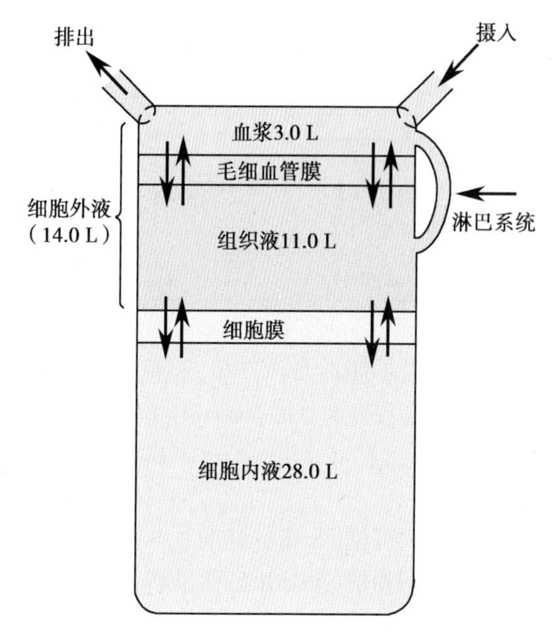

图 9-24 人体液体分布和交换示意图

第六节 清 除 率

一、清除率的概念和计算方法

清除率（clearance）是指两肾在单位时间内（一般为 1 min）能将一定毫升血浆中所含的某种物质完全清除，这个能完全清除某物质的血浆毫升数称为该物质的清除率。换句话说，单位时间内肾所清除某物质的血浆毫升数即称为该物质的清除率，清除率能反映肾对不同物质的排泄能力，是一个较好的肾功能测定方法。为了说明清除率的原理，举例如下：

如果通过肾的血浆每毫升含有 1 mg 某物质，每分钟排泄该物质 1 mg 到尿中，即说明每分钟有 1 mL 血浆清除了该物质，清除率即为 1 min 排泄该物质的血浆量，以公式表示为

$$C_S \times P_S = U_S \times V$$

C_S 为物质 S 的清除率，P_S 是血浆中该物质的浓度，U_S 是尿中该物质的浓度，V 是尿量。即 $C_S = (U_S \times V)/P_S$

根据上式可以计算各种物质的清除率。举例来说，K^+ 的清除率计算方法如下：

血浆中 K^+ 浓度（P_S）为 5 mg/mL，尿中 K^+ 浓度（U_S）为 60 mg/mL，尿量为 1 mL/min，K^+ 清除率为

$$C_K = \frac{600\ \text{mg/mL} \times 1\ \text{mL/min}}{5\ \text{mg/mL}} = 12\ \text{mL/min}$$

由此证明肾每分钟清除了 12 mL 血浆中所含的 K^+。

各种物质的清除率各不相同。表 9-3 说明在正常条件下肾清除一些物质的近似值。

二、测定清除率的意义

（一）测定肾小球滤过率（GFR）

如果一种物质可自由地滤过，不被肾小管重吸收和分泌，那么肾每分钟滤过液体的量（GFR）乘以血浆中该物质的浓度（P_S），应等于排泄到尿中的该物质总量（$U_S \times V$），即

$$\text{GFR} \times P_S = U_S \times V \quad \text{GFR} = \frac{U_S \times V}{P_S} = C_S$$

符合这一标准的物质是**菊粉**（inulin），它是一种存在于植物根中的多糖分子，相对分子质量约为

表 9-3　肾清除不同物质的清除率

物质	清除率（mL/min）	物质	清除率（mL/min）
葡萄糖（glucose）	0	磷酸盐（phosphate）	25.0
钠（sodium）	0.9	菊粉（inulin）	125.0
氯（chloride）	1.3	肌酐（creatinine）	140.0
钾（potassium）	12.0		

5200。菊粉不能在身体产生，必须通过静脉注射到体内才能测定 GFR。假设静脉注射一定量菊粉后，血浆菊粉浓度（P_i）为 1 mg/100 mL，尿中菊粉浓度（U_i）为 125 mg/100 mL，尿量为 1 mL/min，其血浆清除率为：

$$C_i=\frac{U_i\times V}{P_i}=\frac{125\ \text{mg/mL}\times 1\ \text{mL/min}}{1\ \text{mg/100 mL}}=125\ \text{mL/min}$$

由上式可推测，流经肾的 125 mL 血浆被滤过。肾小球滤过率为 125 mL/min。

应用菊粉测定 GFR 虽然准确、可靠，但操作不便。在临床上常用的是肌酐和放射性血管造影剂**乙酰氨基三碘甲基异肽酸盐**（radioactive iothalamate）。肌酐是骨骼肌代谢的内生产物，以比较稳定的浓度存在于血浆中。肌酐从肾小球滤过后，几乎不被肾小管重吸收，排泌量很少，故肾在单位时间内，把若干毫升血浆中的内生肌酐全部清除出去，称为**内生肌酐清除率**（endogenous creatinine clearance rate）。但是肌酐对于测定 GFR 不是一个完善的标记物，因为肉类食品中含有肌酐，剧烈肌肉运动也可以产生肌酐，同时肾小管和集合管能分泌少量肌酐，也可以重吸收少量肌酐，这些都会影响内生肌酐的测定，故在进行内生肌酐测定前应禁食肉类食物，避免剧烈运动。我国成人内生肌酐清除率为 128 L/d。

另外，临床上用来反映肾滤过功能的常用指标还包括血清肌酐（血 Cr）、血尿素氮（BUN）等。这些物质的浓度变化主要由肾小球的滤过能力来决定。当肾滤过能力下降，则血清肌酐、血尿素氮的浓度升高。这些指标增高意味着肾功能的损害。

（二）测定肾血浆流量

如果血浆中某物质经过肾循环一周能被完全清除，即肾静脉中该物质的浓度为零，则该物质的清除率即为肾的血浆流量。换句话说，该物质每分钟尿中的排出量（$U_S\times V$），应等于每分钟通过肾血浆中所含的量。如果每分钟通过肾的血浆量为 X，血浆中该物质的浓度为 P_S，则 $U_S\times V=X\times P_S$。

$$\text{肾血浆流量}(X)=\frac{U_S\times V}{P_S}$$

对氨基马尿酸（PAH）经过肾大约有 90% 可从血浆中清除，所以 PAH 的清除率可作为近似的肾血浆流量。举例来说，假定 PAH 的血浆浓度为 1 mg/100 mL，尿内的浓度为 585 mg/100 mL，尿量为 1 mL/min，则：

$$\text{肾血流量}=\frac{585\ \text{mg/100 mL}\times 1\ \text{mL/min}}{1\ \text{mg/100 mL}}=585\ \text{mL/min}$$

如果 PAH 的排泄率为 90%，实际的血浆流量 585 mL/min 被 0.9 除得出值为 650 mL/min。因为血浆占全血量的 55%，则总血流量为：

$$650\ \text{mL/min}\times 100/55=1182\ \text{mL/min}$$

根据求得的肾血浆量还可以计算肾小球的滤过分数。滤过分数为肾小球滤过率和肾血浆流量之比，如果肾血浆流量为 650 mL/min，肾小球滤过率为 125 mL/min，则：

$$\text{滤过分数(FF)}=\frac{\text{肾小球滤过率}(125\ \text{mL/min})}{\text{肾血浆流量}(650\ \text{mL/min})}\times 100\%=19\%$$

（三）评估肾小管的功能

如果测出肾小球滤过率（GFR）和肾排出尿液该物质的排泄量（$U_S\times V$），便可以推测肾小管的净重吸收或净分泌。举例来说，尿中该物质的排泄量（$U_S \times V$）小于该物质的滤过负荷（$GFR \times P_S$），说明该物质必定存在着肾小管的重吸收。相反，如果该物质的排泄率大于滤过负荷，这表明尿中显示的该物质为肾小球滤过率加上肾小管分泌的总和。

酚红是一种对人体无害的染料，注入人体后，绝大部分由近端小管上皮细胞主动排泌，从尿液中排出。因此，测定酚红在尿中的排出量是衡量近端小管排泄功能的粗略指标。但该实验影响因素较多，现已弃用。近年来临床上常用尿中某种小分子蛋白质的含量测定，来检查近端肾小管的重吸收功能。这些蛋白质（如尿溶菌酶、β_2-微球蛋白等）具有如下特点：它们能从肾小球自由滤过，几乎全部被近端肾小管重吸收，因此正常尿中含量极微。如果该蛋白质的血浓度未增高而尿中含量增加，即提示近端肾小管重吸收功能受损。

由于尿的浓缩和稀释主要在远端小管和集合管进行调节，因此在特定饮食条件下，病人尿量和尿比重的变化可作为判断远端小管功能的指标。

第七节 尿的排放

尿液由肾连续不断地生成，但是膀胱将尿液排出体外的过程是间歇性进行的。因为尿液在肾形成后，经过输尿管蠕动直接流入膀胱贮存。只有达到一定量时才引起排放。膀胱的贮尿过程进行得很慢，并无意识的感觉。而排尿是随意的，通常在短时间内完成。当尿液贮存时可以不发生排尿，这时处于一种克制状态。相反，当排尿时则尿的贮存受到抑制。膀胱的排尿是通过逼尿肌和平滑肌及横纹肌相混合的内外括约肌来完成的。

一、膀胱与尿道的神经支配

（一）膀胱与尿道的结构特征

肾形成的尿液离开肾盏和肾盂，流经输尿管进入膀胱。输尿管是肌性管道，长约 30 cm，在膀胱后部靠近基底、膀胱颈之上进入膀胱。膀胱由两部分组成：**膀胱底**（fundus of bladder）或体，主要是贮存尿液；漏斗形的膀胱颈，与尿道相连。膀胱颈长 2~3 cm，也叫做后尿道。在女性后尿道是尿道的终点，即尿液的排出点。在男性尿液流经后尿道进入前尿道，经过阴茎延伸，尿液经过尿道外口排出体外。

膀胱是由平滑肌组成的，形成复杂的交织网络。根据肌纤维走行的方向，膀胱壁可以分为三层：外层为纵肌，中层为环肌，内层为网状肌。当排尿时它们一起收缩，故也叫做**逼尿肌**（detrusor muscle）。膀胱颈部的平滑肌纤维形成了**内括约肌**（internal sphincter），它不受意志的控制，具有紧张性，防止膀胱内尿液外流。尿道穿越**泌尿生殖膈**（urogenital diaphragm）。泌尿生殖膈具有骨骼肌层，形成外括约肌（external sphincter），它受意识的控制。输尿管、膀胱和尿道具有显著的皱折，所以很容易扩张。在膀胱和尿道中这些皱折叫做**嵴皱**（rugae）。当膀胱充满尿液时，嵴皱展平，膀胱容积增加，但膀胱内压只有很小的变化。膀胱的容积可以从很小的容积 10 mL 增加到 400~500 mL，而伴随着压力的变化只有 5 cmH_2O 左右，表明膀胱有很大的顺应性。

（二）膀胱和尿道的神经支配

膀胱和尿道的神经支配在控制排尿中非常重要。膀胱逼尿肌和内括约肌接受交感和副交感神经支配。交感神经由腰髓发出，经腹下神经到达膀胱。兴奋时使逼尿肌松弛，内括约肌收缩，阻止尿液的排放。副交感神经起自骶髓 2~4 节段，经盆神经到达膀胱。兴奋时使逼尿肌收缩，内括约肌舒张，促进排尿。

膀胱外括约肌的骨骼肌纤维受阴部神经支配，此神经是由骶髓发出的躯体神经。兴奋时使外括约肌收缩。兴奋停止时外括约肌松弛。

上述的三种神经都含有传入纤维。腹下神经中含有传导膀胱痛觉的传入纤维，盆神经的感觉纤维分布在膀胱底部，传导膀胱充满牵张感受器发出的传入冲动。阴部神经则传导尿道感觉的传入冲动（图 9-25）。

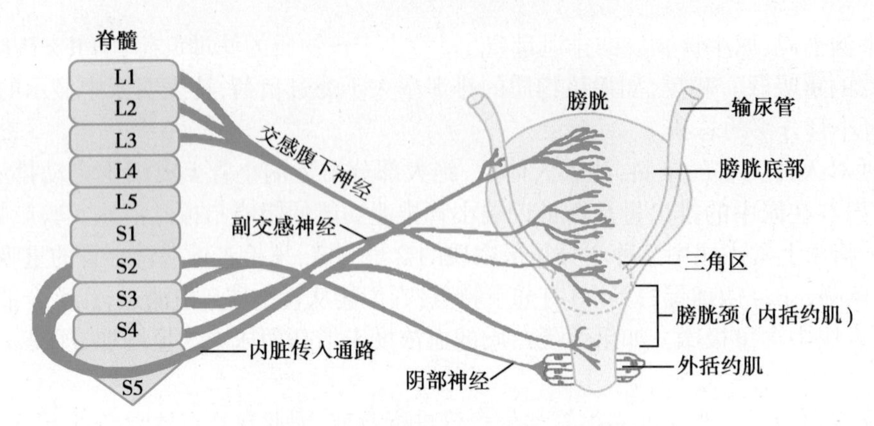

图 9-25　膀胱和尿道的神经支配

二、排尿反射

排尿是膀胱排空的过程，它涉及两个方面：①膀胱渐进性地充盈尿液，直到压力升高到临界值；②进行排尿反射，使膀胱中尿液排空。在正常情况下，膀胱没有尿液时，膀胱内压力大约为零。当尿液贮积 30~50 mL 以前膀胱内压力仅增高 5~10 cmH_2O。尿量增加到 200~300 mL 膀胱内压也只有很小的增加。这种压力近似恒定的水平是膀胱壁本身内在紧张性的结果。膀胱内有 300~400 mL 或更多的尿液时则压力迅速增高，逼尿肌出现节律性收缩，呈上冲的尖峰波（图 9-26）。它们是膀胱中牵张感受器发动牵张反射的结果，并产生排尿的欲望。

排尿活动是一种反射活动，即**排尿反射**（micturition reflex）。当膀胱充盈达到 400~500 mL 时，膀胱壁牵张感受器受到刺激。从膀胱底部发出的感觉信号通过盆神经传入到达脊髓排尿反射的初级中枢。冲动并上传到达脑干和大脑皮质的排尿高级中枢，引起充胀感觉和尿意。由排尿中枢发出的传出冲动再通过盆神经副交感神经纤维返回到膀胱，引起逼尿肌强烈收缩。膀胱的平滑肌是合胞体。当逼尿肌兴奋时也引起膀胱颈的肌肉收缩。由于膀胱出口的肌纤维呈丛行和辐射状，所以收缩时使内括约肌开放。尿液在膀胱内压力推动下流经后尿道，并刺激尿道感受器产生传入冲动，使膀胱进一步加强收缩。同时通过皮质抑制阴部神经活动，外括约肌发生随意性松弛，尿液排出体外。尿液通过尿道时可反射性加强排尿中枢的活动，即正反馈过程，直至尿液排净。在排尿末期，排尿后残留在尿道内的尿液，在男性可通过球海绵体肌的收缩将其排尽，而在女性则依靠尿液的重力而排尽。通常排尿时腹肌和膈肌也配合收缩，使腹内压升高，有利于尿液的排出。

正常的排尿活动受高级中枢大脑皮质的控制，它可以易化或抑制脊髓初级排尿中枢的活动，但以抑制为主，所以人的意识可以控制排尿。如果排尿反射弧的任何一个部位受损，或者骶段脊髓排尿中枢与高位中枢失去联系时，都将导致**排尿异常**（paruria，voiding dysfunction）。

例如，当膀胱的传入神经受损时，膀胱充盈的传入信号不能传至骶段脊髓，那么膀胱充盈时不能反射性引起张力增加，以至于膀胱充盈膨胀，膀胱壁张力下降，出现**无张力膀胱**（atonic bladder）。而当膀胱过度充盈时，则可发生溢流性滴流，即从尿道溢出数滴尿液，这种现象称为**充溢性尿失禁**（overflow incontinence）。如果支配膀胱的传出神经（盆神经）或者骶段脊髓受损，此时排尿反射也不能发生，膀胱变得松弛扩张，导致大量尿液滞留在膀胱内，出现尿

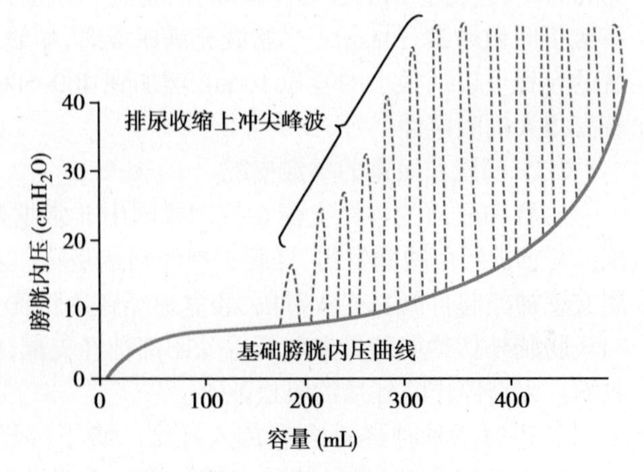

图 9-26　正常膀胱内压图
图中显示由排尿反射引起的上冲尖峰压力波

潴留(urinary retention)。当脊髓损伤时,脊髓排尿中枢与大脑皮质高级中枢失去联系,排尿不受意识控制,膀胱充盈到一定程度后,通过低级中枢引起反射性排尿,则会出现尿失禁的现象。

(李建华 闫福曼 付晓东)

Summary

The urinary system is composed of the kidneys, bladder and accessory structures. The kidneys produce urine, a fluid waste product whose composition and volume vary.

The six functions of the kidneys are regulation of extracellular fluid volume, regulation of osmolarity, maintenance of ion balance, homeostatic regulation of pH, excretion of wastes and foreign substances and production of hormone. The most important function of the kidneys is the homeostatic regulation of the water and ion content of the blood.

Ⅰ. Structure of the kidneys

Each kidney has about 1 million nephrons. Each nephron in the kidneys consists of a renal corpuscle and a tubule.

1. Each renal corpuscle comprises a capillary tuft, termed a glomerulus and a Bowman's capsule, into which the tuft protrudes.

2. The tubule extends out from Bowman's capsule and is subdivided into many segments, which can be combined for reference purposes into the proximal tubule, loop of Henle, distal convoluted tubule and collecting duct. Beginning at the level of the collecting ducts, multiple tubules join and empty into the renal pelvis, from which urine flows through the ureters to the bladder.

3. Each glomerulus is supplied by an afferent arteriole and an efferent arteriole leaves the glomerulus to branch into peritubular capillaries, which supply the tubule.

Ⅱ. Basic renal processes

1. The three basic renal processes are glomerular filtration, tubular reabsorption and tubular secretion. In addition, the kidneys synthesize and /or catabolize certain substances. The excretion of a substance is equal to the amount filtered plus the amount secreted minus the amount reabsorbed.

2. Urine formation begins with glomerular filtration-approximately 180 L/day of essentially protein-free plasma into Bowman's space.

(1) Glomerular filtrate contains all plasma substances other than proteins and substances bound to protein.

(2) Glomerular filtration is driven by the hydrostatic pressure in the glomerular capillaries and is opposed by both the hydrostatic pressure in Bowman's space and the osmotic force due to the proteins in the glomerular capillary plasma.

3. As the filtrate moves through the tubules, certain substances are reabsorbed into the peritubular capillaries.

(1) Substances to which the tubular epithelium is permeable are absorbed by diffusion because water reabsorption creates tubule-interstitium concentration gradients for them.

(2) Tubular reabsorption rates are generally very high for nutrients, ions and water, but are lower for waste products. Reabsorption may occur by diffusion or by mediated transport.

(3) Many of the mediated-transport systems manifest transport maximums, so that when the filtered load of a substance exceeds the transport maximum, large amounts may appear in the urine.

4. Tubular secretion (movement from the peritubular capillary into the tubules), like glomerular filtration, is a pathway for entrance of a substance into the tubule.

Ⅲ. Renal regulation

Renal function is regulated by neural and hormonal influences. The most important of these are:

1. renal sympathetic nerves
2. renin-angiotensin system
3. aldosterone
4. atrial natriuretic peptide

5. antidiuretic hormone
6. prostaglandins
7. parathyroid hormone

Ⅳ. Clearance

Clearance is an abstract concept that describes of plasma passing through the kidneys has been totally cleared of a substance in a given period of time. For substances such as inulin which are neither actively absorbed nor secreted by the kidneys, clearance is equivalent to the glomerular filtration rate (GFR). In clinical settings, creatinine is used to measure GFR.

If a person's GFR is known, then it is possible to measure the filtration rate of a substance.

If less substance appears in the urine than was filtered, then some was reabsorbed by the nephrons. If more substance appears in the urine than was filtered, then there is net secretion of the substance. If the same amount of the substance is filtered and excreted, then the substance is neither reabsorbed nor secreted.

Clearance values are also used to determine how the nephron handles a substance filtered into it. If the clearance of a substance is less than the inulin or creatinine clearances, then the substance has been reabsorbed. Conversely, if the clearance rate of the substance is greater than inulin or creatinine then it has been actively secreted into the nephron.

Ⅴ. Micturition

Urine is stored in the bladder until released by urination, also known as micturition.

1. In the basic micturition reflex, bladder distention stimulates stretch receptors that trigger spinal reflexes; these reflexes lead to contraction of the detrusor muscle, mediated by parasympathetic neurons and relaxation of the external urethral sphincter, mediated by inhibition of the motor neurons to this muscle.

2. Voluntary control is exerted via descending pathways to the parasympathetic nerves supplying the detrusor muscle and the motor nerves supplying the external urethral sphincter.

复习思考题

1. 皮质肾单位和近髓肾单位在结构和功能上有什么差异？
2. 肾滤过大量的液体，然后又将其 99% 重吸收，这是为什么？有什么生理意义。
3. 假定肾不发生自身调节，如果肾单位的入球小动脉收缩，此肾单位的肾小球滤过率发生什么变化？如果出球小动脉收缩，该肾单位的肾小球滤过率又发生什么变化？解释其原由。
4. 请设计实验，来证明肾血流自身调节机制的存在。
5. 一位肝硬化的患者血浆蛋白比正常人低很多，而他的肾小球滤过率却比正常人高很多，为什么血浆蛋白浓度低会引起肾小球滤过率增加，说明其原理。
6. 说明 Na^+ 重吸收的机制，其他的溶质（有机的化合物或离子）如何与其耦联进行重吸收。
7. 抗利尿激素对肾小管有什么影响？影响的部位在哪里，并说明其影响的机制。
8. 髓袢升支和降支转运离子和水有什么特征，在尿液浓缩中起到什么作用？
9. 家兔耳缘静脉注射 20% 葡萄糖溶液 5 mL，尿量和尿液成分有何变化？简述其变化机制。

数字课程学习……

学习要求　 教学 PPT　 习题　 临床病例　微课视频

第10章

感觉器官
(Sensory Organs)

本章导读

人类能够适应多变的自然环境,依赖于对外界刺激的感知,并在此基础上产生趋利避害的反应。人体内环境的变动,如动脉血压和血浆晶体渗透压的改变,也需要被及时觉察,从而通过调节维持内环境的稳态。内、外环境的变化,是如何被我们感知的?不同形式和强度的刺激,如何转换成大脑能识别的信号?本章将围绕这两个关键问题展开描述。

据估算,至少有70%的外界信息来自视觉。此外,感受装置同样位于头面部的还有听觉、平衡觉、味觉和嗅觉。本章将首先介绍感受器的一般生理特性,然后重点描述视觉、听觉和平衡觉的产生机制。

人和动物体可以通过感受器或感觉器官感受内、外环境的变化。当刺激的强度足够大时,感受器可以对刺激发生反应,并将各种形式的刺激能量转变成为生物电信号,以神经冲动的形式,通过传入神经纤维到达不同的感觉中枢,经中枢神经系统的信息整合后形成相应的**感觉**(sensation),引发不同类型的反应。

不是所有刺激均能引起主观感受或**知觉**(perception),如动脉血压的传入信号一般不引起知觉。因此,广义的感觉既包括有意识的对外界或内在刺激的察觉,也包括无知觉的感觉信息传入。感觉形成的生理过程是由感受器或感觉器官、神经传导通路及中枢三个部分共同完成的。本章将首先概述感受器的一般生理特性,然后重点讨论感觉器官的生理功能。

第一节　感受器的一般生理

一、感受器、感觉器官的定义和分类

感受器(receptor)是指分布在体表或组织内部的一些专门感受机体内、外环境变化的结构或装置。最简单的感受器是外周感觉神经末梢,如体表或组织内部与痛觉感受有关的游离神经末梢。有些感受器是在神经末梢周围包绕一些由结缔组织构成的被膜样结构,如环层小体和肌梭等。在结构和功能上高度分化了的感受细胞连同它们的附属结构一起,构成了复杂的感觉器官,如眼、耳、前庭、嗅觉和味觉器官等,均分布于头部,常称为特殊感觉器官。

根据刺激性质不同,可以将感受器分为机械感受器、温度感受器、伤害性感受器、光感受器和化学感受器。根据感受器的分布部位不同,也可以分为**内感受器**(interoceptor)和**外感受器**(exteroceptor)。内感受器感受机体内环境变化,如颈动脉体和主动脉体化学感受器等;外感受器是指一些感受体外信号的感受器,如嗅、听、视觉感受器等。

二、感受器的一般生理特性

（一）感受器的适宜刺激

一种感受器通常只对某种特定形式的能量变化最敏感，此种形式的刺激就称为该感受器的**适宜刺激**（adequate stimulus）。例如，电磁波是视网膜感光细胞的适宜刺激，仅仅一个光量子的光刺激就足以引起视网膜的视杆细胞兴奋；声波机械振动是耳蜗毛细胞的适宜刺激，一个氢原子直径幅度的极微小鼓膜运动就可以被耳蜗毛细胞察觉。另外，感受器也可以对一些非适宜刺激发生反应，但是所需要的刺激强度往往比适宜刺激大得多。

（二）感受器的换能作用

各种感受器都有一个共同的功能特点，就是将作用于感受器的各种形式刺激能量转换成为传入神经的动作电位，也称为感受器的**换能作用**（transducer function）。换能过程中，感受器细胞或感觉神经末梢首先发生过渡性的局部膜电位变化，称为**感受器电位**（receptor potential），然后引起该感受器的传入神经纤维发生去极化，并产生动作电位，换能作用完成。有些感受细胞（如感光细胞）产生的感受器电位以电紧张的形式传至突触处，通过释放递质引起初级传入神经末梢发生膜电位变化，这种膜电位变化称为**发生器电位**（generator potential）。感受器电位和发生器电位都属于局部电位。

感受器细胞将外界刺激信号转变成跨膜电信号的过程，是通过细胞膜上的通道蛋白质或膜的特异受体 -G 蛋白 - 第二信使系统实现的。例如，肌梭和肌梭感觉神经末梢受到牵拉刺激时，机械门控式 Ca^{2+} 通道开放，Ca^{2+} 内流引起肌梭感受器电位；视杆细胞受到光刺激时，光量子被视盘膜上的受体蛋白（如视紫红质）吸收，在特殊的 G 蛋白和效应器酶（磷酸二酯酶）作用下，引起外段膜超极化型感受器电位。可见，感受器电位的形成过程，是将不同能量形式的外界刺激转换成跨膜电位变化的过程。

（三）感受器的编码功能

尽管人类体验到的各种感觉有所不同，每一种感觉系统受到刺激时，都可以传递 4 种基本的刺激信息，包括刺激模式（modality）、部位、持续时间和强度。感受器完成刺激能量转换的同时，将外界刺激所含的信息转移到了感觉传入神经动作电位的序列中，称为感受器的编码（coding）功能。

编码过程十分复杂，目前已知与刺激模式有关的编码决定于被刺激的特定感受器，如光刺激取决于感光细胞的兴奋，声刺激取决于毛细胞的兴奋；而与刺激部位有关的编码发生在不同部位的感觉细胞上，如不同部位的成像兴奋不同部位的感光细胞；刺激持续的时间则由特定感受细胞兴奋的时程所标记；而与刺激强度有关的编码主要通过改变传入神经冲动的频率和传入神经纤维数目来完成。在一定的范围内，强刺激一方面可以引起较大的感受器电位，另一方面可激活更多的感受器。当感受器电位幅度增大时，传入神经末梢发放的神经冲动频率增加（图 10–1）。

（四）感受器的适应现象

强度恒定的刺激连续作用于感受器时，传入神经冲动频率随着时间推移逐渐下降的现象称为感受器的适应（adaptation）。虽然适应现象几乎是所有感受器的一个共同特点，但是程度却因感受器的类型而异。根据适应现象出现得快慢，可将感受器分为快适应感受器和慢适应感受器两类。皮肤触觉感受器（如环层小体）是典型的快适应感受器，接受刺激初期的短时间内有传入冲动发放，此后虽然刺激仍然在继续，但传入冲动频率迅速降低，甚至到零。慢适应感受器包括颈动脉窦、肌梭、关节囊感受器、痛感受器等，其适应现象往往是不完全的，刺激很长时间之后，感受器电位及脉冲频率仍然维持在相当高的水平，直到停止刺激为止（图 10–2）。感受器适应的快慢

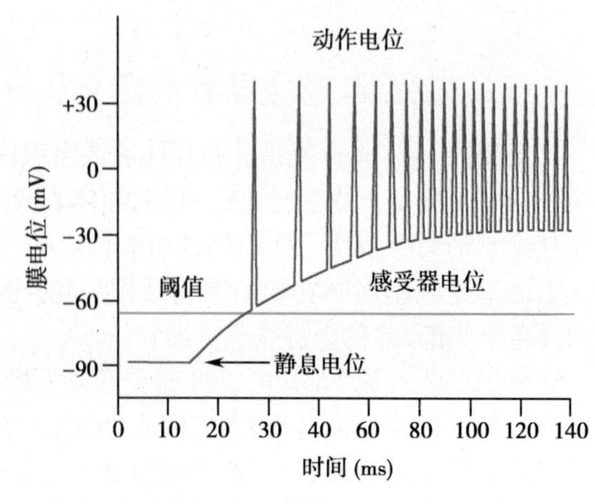

图 10–1　感受器电位与动作电位之间的关系

具有不同的生理意义。例如，触觉感受器的快适应现象有利于感受器及反射中枢再次接受新的刺激；颈动脉窦压力感受器的慢适应现象有利于机体通过感受器对血压进行长期、持续的监测，以便对可能出现的血压波动进行及时的调整。适应现象并非疲劳，对某一刺激产生适应之后，增加其刺激强度又可引起传入神经冲动的增加。

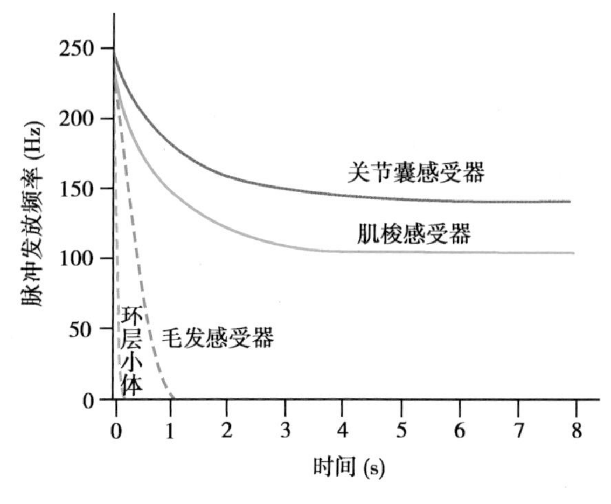

图 10–2　不同类型感受器的适应现象

感受器的适应机制各不相同。例如，光感受器的适应现象是通过改变所含视色素的量来实现的。而环层小体有两种适应机制：与环层结构有关的快适应和神经纤维本身对刺激的较慢适应。当变形力突然施加于环层小体一侧时，内含的黏液成分直接将压力传递至轴心纤维的相同侧，引起感受器电位。但在几毫秒至几十毫秒之内，小体内的液体重新分布，整个环层小体的压力变得几乎相等，感受器电位立即消失。神经纤维本身对刺激的逐渐适应，可能是离子跨膜重新分布的结果，其适应过程比较慢。

第二节　眼 的 功 能

人类对自然界的印象和记忆，70% 以上是通过眼睛看到的。**视觉**（vision）通常是指通过特定的视觉器官，接受外界环境中 380~760 nm 电磁波可见光部分的刺激，经过视觉系统的信息编码、加工和分析后获得的主观感觉。

一、眼的折光系统及其调节

引起视觉的感觉器官是眼。人的眼球呈球形，前后径大约 24 mm，垂直径 23 mm，水平径约 23.5 mm。眼由含有感光细胞的视网膜和作为附属结构的折光系统等部分组成。如图 10–3 所示，眼球的最外层为纤维膜，其中巩膜占眼球纤维膜的后 5/6，维持眼球的形状并起保护作用，前 1/6 的眼球纤维膜是角膜；角膜后是虹膜，虹膜的中心孔是瞳孔；晶状体紧贴瞳孔之后，经悬韧带和睫状体相连，呈现“双凸透镜”形状，有弹性而且曲率可变。

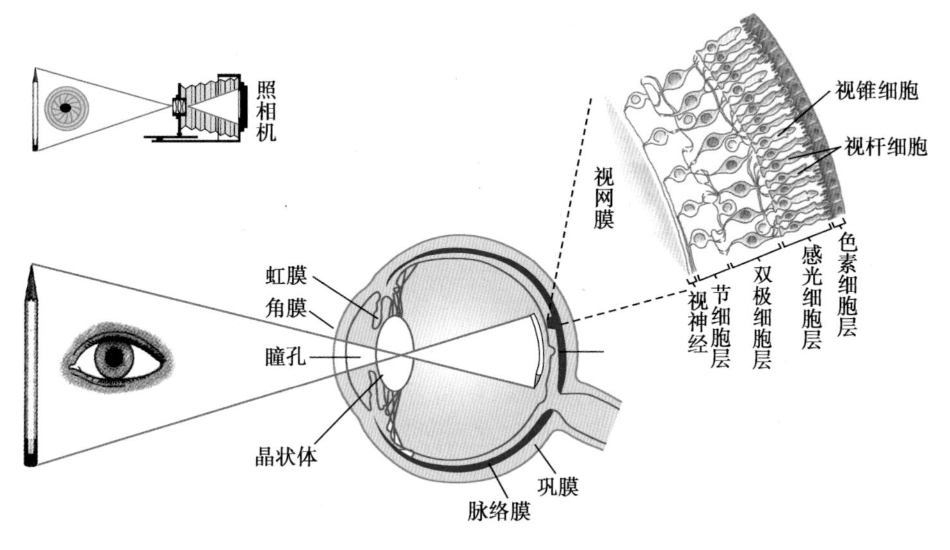

图 10–3　眼球的结构和功能以及视网膜的结构

眼的光学介质包括角膜、房水、晶状体和玻璃体。眼内的折射界面也就包含空气与角膜前表面的界面和角膜、房水、晶状体、玻璃体之间的界面。折光系统透明而无血管分布，使来自眼外的光线经过折射后成像在视网膜上。视网膜包括色素细胞层和神经层，结构复杂，其感光细胞层中的视杆和视锥细胞对光刺激高度敏感，能将外界光刺激包含的视觉信息转变成生物电信号，在视网膜内进行初步处理，最后以视神经动作电位的形式传向大脑。因此，眼的功能主要是通过折光系统将不同距离的物体成像在视网膜上，形成具有一定限度的清晰物像，并对所成物像进行能量转换和信息编码。

（一）与眼的折光成像有关的光学原理

当光线由空气进入另一媒质构成的单球面折光体时，光线进入该物质时的折射情况取决于该物质与空气界面的曲率半径 R 和该物质的折光指数 n_2，若空气的折光指数为 n_1，则其关系见公式(1)。

$$\frac{n_2R}{n_1-n_2}=F_2 \tag{1}$$

其中，空气侧的焦距为前主焦距或第一焦距，F_2 为后主焦距或第二焦距，是指折射面到后主焦点的距离，用以表示该折光体的折光能力。另一种折光能力的表示方法是，用米(m)表示主焦距，取其倒数称为该折光体的**屈光度**(diopter，D)。如果某一透镜的主焦距为 10 cm，即 0.1 m，则该透镜的折光能力为 10 屈光度(10 D)。通常规定凸透镜的屈光度为正值，凹透镜的屈光度为负值。

主焦距是折光体的一个重要参数，用于计算位于任何位置的物体形成折射像的位置。以薄透镜为例，物距(a)和像距(b)之间的关系可以用公式(2)表示，如果已知 a，可以算出 b。当 a 趋于无限大时，$1/a$ 近乎于零，$1/b$ 接近于 $1/F_2$，b 几乎等于 F_2。也就是说，物体距离一个凸透镜无限远时，其成像位置将是后主焦点的位置。凡是物距小于无限大时，物体将成像于比主焦点更远的地方。

$$\frac{1}{a}+\frac{1}{b}=\frac{1}{F_2} \tag{2}$$

主焦点的位置是平行光线经过折射后聚焦成一点的位置，对于人眼和一般光学系统来说，来自 5 m 以外物体各点的光线，都可以认为是近于平行的，可以在主焦点所在之处形成物像。

（二）眼的折光系统的光学特性

眼球是一个由多个折光体构成的折光系统，每个折光体的曲率半径和折光指数(又称折射率)均不相同(图 10-4)。因眼内各折光体的折射率差别不大，而角膜的折射率明显高于空气的折射率，故最主要的光折射发生在角膜前表面。由于眼球并非一个薄透镜或单球面折光体，折光系统的后主焦距不能简单地用公式(1)算出。倘若按照几何光学原理进行复杂的计算，可以追踪出光线经眼内多个折光面行进的途径，得出由这些组合透镜所决定的后主焦距所在的位置。

计算结果表明，正常人眼处于安静状态下不进行调节时，它的折光系统后主焦点的位置，正好是其视网膜所在的位置。说明凡是位于眼前方 5 m 以外至无限远处的物体发出或反射出的光线在到达眼的折光系统时已经近乎于平行，可以在视网膜上形成基本清晰的像，根据公式(2)也可以计算出此结果。

（三）简化眼

眼的折光系统由多个折光体构成，用一般几何光学原理画出光线在眼内行进途径和成像情况是十分复杂的。有人根据眼的实际光学特性，设计了与正常眼在折光效果上相同而更为简单的等效光学系统或模型，称为**简化眼**(reduced eye)。如图 10-5 所示，简化眼是一个假想的人工模型，其光学参数和其他特性与实际的正常眼等值，用来分析眼的成像情况和进行计算。常用的简化眼模型中，设想眼球由一个前后径为 20 mm 的单球面折光体构成，折射率为 1.333。外界光线仅由空气进入球形界面时折射一次，此球面的曲率半径为 5 mm，即节点在球形界面后方 5 mm 的位置，后主焦点正相当于此折光体的后极。这个模型和正常安静时的人眼一样，正好使平行光线聚焦在视网膜上。

利用简化眼可以方便地计算出不同距离的物体在视网膜上成像的大小。图 10-5 中，三角形 AnB 和 anb 是具有对顶角的两个相似三角形，因此

眼内折光系统的折射率和曲率半径

	角膜	房水	晶状体	玻璃体
折射率*	1.336	1.336	1.437	1.336
曲率半径	7.8（前）		10.0（前）	
	6.8（后）		-6.0（后）	

注：*，空气的折射率为 1.000。

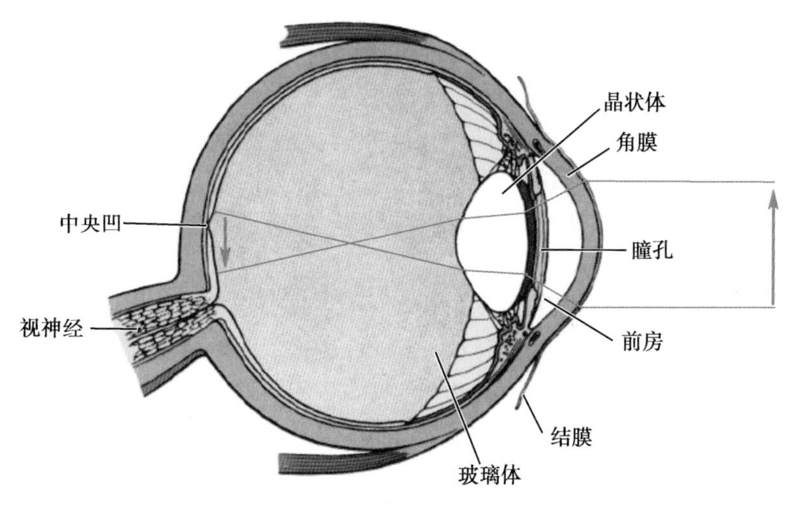

图 10-4　眼内折光系统的折射率和曲率半径

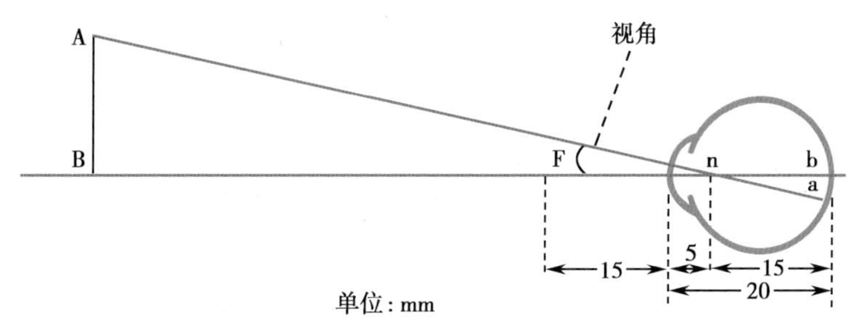

图 10-5　简化眼及其成像

$$\frac{AB}{Bn}=\frac{ab}{nb} \tag{3}$$

公式（3）中 nb 固定不变，相当于 15 mm，根据物体的大小 AB 和它距节点的距离 Bn，就可算出物像的大小 ab。正常人眼所能看清物体的视网膜像大小有一个限度，大致相当于视网膜中央凹处一个视锥细胞的平均直径（约 5 μm），视力表就是基于简化眼的计算进行设计的。

（四）眼的调节

正常人眼看清楚 5 m 以外物体不需要任何调节。原因是来自 5 m 以外的物体光线可以视为平行光线，眼的折光系统正好将这些物体光线成像在视网膜上，形成清楚的物像，引起清晰的视觉形象。通常将人眼不作任何调节时，能看清的最远物体所在之处称为**远点**（far point）。

正常人眼看清楚 5 m 以内的近物则需要晶状体的**调节**（accommodation），使进入眼内的光线经过较强的折射后成像在视网膜上。原因是来自 5 m 以内的物体光线呈现不同程度的辐射状，经折射后的物体光线成像在视网膜之后，由于光线到达视网膜时尚未聚焦，因此产生了视网膜的模糊成像。事实上，正常眼看近物也十分清楚。这是由于在看近物时眼已进行了反射性调节，包括晶状体变凸、瞳孔缩小和双眼球会聚。

1. 晶状体变凸 晶状体形状变化从而导致折光能力的改变是由睫状肌舒缩活动控制的。睫状肌不收缩时，悬韧带被动地受脉络膜中弹性组织的牵拉保持紧张，使晶状体变平，折光能力较弱。当睫状肌收缩时，连接晶状体囊的悬韧带松弛，晶状体因其自身的弹性变凸，曲率增大，折光能力增强。

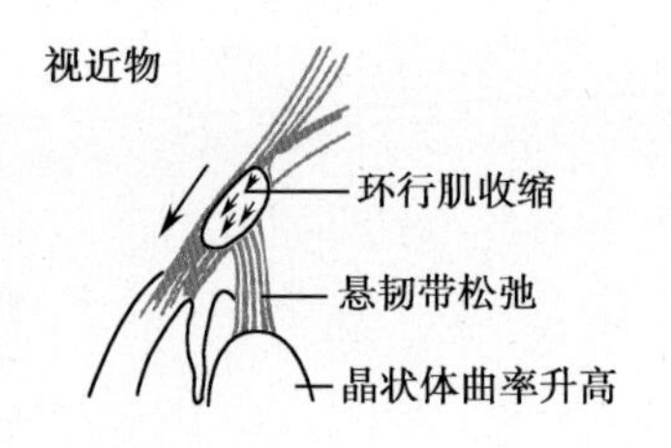

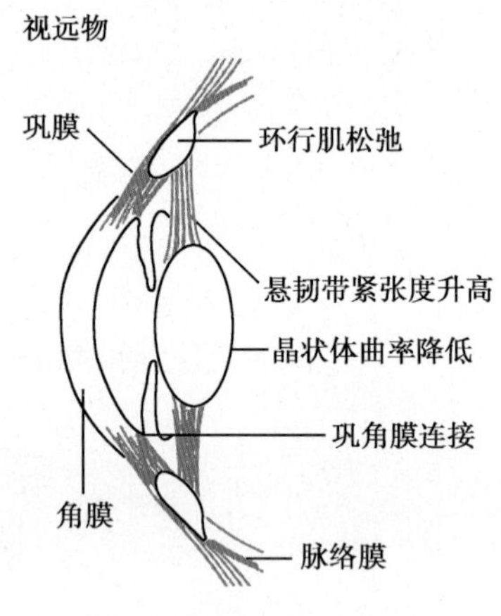

图 10-6 眼晶状体的调节

当看近物时，视网膜上模糊视觉形象出现在视区皮质时，视觉中枢进行整合分析并产生了下行神经冲动，经锥体束中的皮质－中脑束到达中脑的正中核，继而传至动眼神经中副交感节前纤维的有关核团，再经睫状神经节到达眼内睫状肌，使其环行肌收缩，悬韧带松弛，晶状体变凸，眼的折光能力增强，使比较辐散的光线提前聚焦在视网膜上，进而形成清晰的物像(图 10-6)。显然，物体距离眼球愈近，到达眼的光线辐散程度愈大，晶状体必须作更大程度的变凸，才能在视网膜上形成清晰的物像。

晶状体的调节能力是有限的。人眼视近物能力的高低，取决于晶状体变凸的最大限度，可以用近点来表示。**近点**(near point)是指最大调节能力下人眼所能看清物体的最近距离。近点愈近，说明晶状体的弹性愈好。当悬韧带放松时，晶状体变凸程度较大，更近距离的物体也能清楚地成像在视网膜上。随着年龄的增长，晶状体自身弹性逐渐下降，导致眼的调节能力随增龄而降低，这种现象称为**老视**(presbyopia)。例如，8 岁左右的儿童近点平均约 8.6 cm，20 岁左右的成人约为 10.4 cm，而 60 岁时可以增大到 83.3 cm。

2. 瞳孔缩小 人的瞳孔直径可以变动在 1.5~8.0 mm 之间。通过改变瞳孔的大小，可以控制进入眼内的光量。

人眼看近物时发生的调节反射，除了晶状体变化外，还出现反射性的瞳孔缩小称为**瞳孔近反射**(near reflex of the pupil)或**瞳孔调节反射**(pupillary accommodation reflex)。其意义在于减少进入眼内光线的量，并减少折光系统的球面像差和色像差，使视网膜成像更为清晰。

瞳孔大小主要由环境中光线的亮度所决定，瞳孔大小随光照强度而变化的现象称为**瞳孔对光反射**(pupillary light reflex)。人从光亮处进入暗室时瞳孔的直径可以增大 5 倍，受光面积则增大 25 倍。当强光刺激视网膜光感受器时，通过视神经中的传入纤维，将冲动传导到中脑顶盖前区后更换神经元，然后到达双侧的动眼神经副核，经动眼神经中的副交感传出纤维传向睫状神经节，使效应器即瞳孔括约肌收缩，瞳孔缩小。瞳孔对光反射的效应是双侧性的，光照一侧眼时，两眼瞳孔同时缩小，称为**互感性对光反射**(consensual light reflex)。临床上有时可以见到瞳孔对光反应消失、瞳孔左右不等、互感性对光反射消失等异常情况，可能与反射弧某一部分受损有关。

3. 双眼球会聚 当双眼注视一个由远移近的物体时，两眼视轴向鼻侧会聚的现象，称为双眼球会聚。其意义在于双眼同时看一近物时，物像仍可落在两眼视网膜的对称点上，防止发生复视。

(五) 眼的折光异常

正视眼(emmetropia)通常是指眼的折光系统无须进行调节就可以使平行光线聚焦在视网膜上形成清晰的物像，因此能看清楚远处物体；视近物时，只要物体离眼的距离不小于近点，经过眼的调节，物体也能在视网膜上形成清晰的物像。倘若眼的折光能力异常，或眼球的形态异常，在安静尚未进行调节的情况下，平行光线不能在视网膜上形成清晰的物像，称为非正视眼(图 10-7)。非正视眼主要包括近视、远视和散光眼。

1. **近视**(myopia) 是由于眼球的前后径过长(轴性近视)，或屈光能力过强(屈光性近视)，来自远处物体的平行光线聚焦在视网膜的前方后又开始分散，最终在视网膜上形成模糊的图像。视近物时，由近物发出的辐散光线可聚焦在视网膜上，因此，无须进行调节或进行轻度调节就可以看清楚。近视眼的近点和远点都移近，但仍主要依靠眼的自身调节来视近物。纠正近视眼的方法是在眼的前方增加一个凹透镜片，使入眼的平行光线适当辐散后聚焦在视网膜上，以便看清楚远物。

2. **远视**（hyperopia） 是由于眼球的前后径过短（轴性远视）或折光能力过弱（屈光性远视），来自远处物体的平行光线聚焦在视网膜的后方，形成模糊的视网膜图像，需要动用眼的调节能力，使平行光线聚焦于视网膜上。视近物时，需做更大程度的调节才能看清物体，而眼的调节是有限的，故近点变远，视近物的能力降低。远视的命名是源于近点远移，而并非能看清更远的物体或视远物能力增强了。事实上远视眼视远物时需要进行反射调节，视远物的能力也降低。纠正的方法是在眼的前方增加一个凸透镜片，使患者视远物时无须晶状体的调节就能使平行光线清楚地成像在视网膜上。

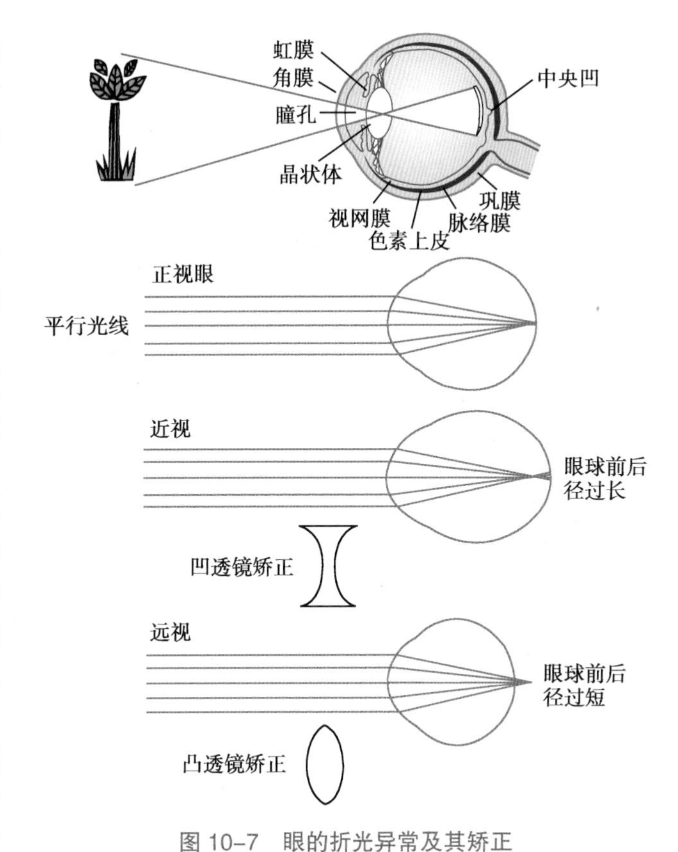

图 10-7 眼的折光异常及其矫正

3. **散光**（astigmatism） 是折光系统各折光面曲率不等所致的物像变形或视物不清。正常眼的折光系统各折光面都是正球面，在球面任何方位的曲率半径都是相等的。当角膜不同方位的曲率半径不相等时，通过角膜不同方位的光线在眼内不能聚焦，导致物像变形或视物不清，该现象属于规则散光，可以采用适当的柱面镜进行纠正。

二、视网膜的感光换能系统

眼在光学上等效于普通的照相机，晶状体相当于透镜，瞳孔等同于可变光圈，视网膜类似底片。但是，受到光刺激时，视网膜的感光细胞如何将物理成像转变成为具有一定序列和组合的视神经冲动？或者说，这些神经信号的序列和组合是如何反映和携带外界物体提供的信息内容，最终到达中枢的？这主要取决于视网膜的感光换能和对视觉信息的编码作用，视觉的最终形成还有赖于视觉传导通路和视皮质的功能。

（一）视网膜的结构特点

视网膜的厚度为 0.1~0.5 mm，包括色素细胞层和神经层。可以将视网膜的组织学结构简化为 4 层，从外向内依次为色素细胞层、感光细胞层、双极细胞层和节细胞层。如图 10-8 所示，最外层是色素细胞层，其来源不属于神经组织，血液供应来自脉络膜。临床上常见的视网膜剥离可以发生在色素细胞层与神经层之间。视网膜的色素细胞层含有黑色素颗粒和维生素 A，对其相邻的感光细胞起着营养、支持和保护作用。色素细胞层可以遮挡来自巩膜侧的散射光线，在强光照射视网膜时，可以伸出伪足样突起包被视杆细胞外段，减少光刺激的作用，从而保护感光细胞。

色素细胞层向内为感光细胞层，感光细胞分为视杆和视锥细胞，均含有特殊的感光色素。视杆和视锥细胞的形态由外向内可以分为 4 个部分：外段、内段、胞体和终足。外段是感光色素集中的部位，在感光换能中起着重要的作用。视杆和视锥细胞形态上的区别主要在外段。视杆细胞的外段呈长杆状，视锥细胞外段呈短圆锥形（详见图 10-9）。两种细胞所含的感光色素也不同。

感光细胞的终足伸入到双极细胞层，与双极细胞发生突触联系；双极细胞的突起伸入到节细胞层，与神经节细胞发生突触联系。此外，感光细胞层和双极细胞层之间的水平细胞，双极细胞层和节细胞层之

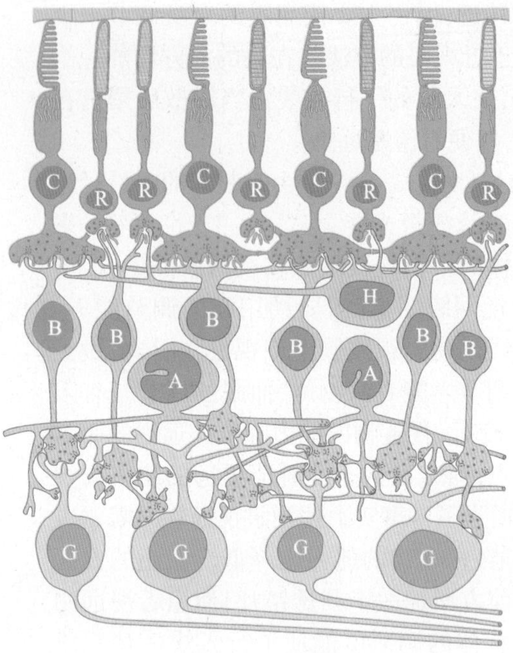

间的无长突细胞，在两层细胞之间横向伸展，从水平方向传递信息，形成视网膜不同区域功能之间的相互影响。有些无长突细胞还可以直接向神经节细胞传递信息。近些年来发现，视网膜中还存在一种网间细胞，其胞体位于双极细胞层和节细胞层之间，突起伸入到感光细胞层和双极细胞层，可能与视觉信息反馈初始阶段有关。另外，视网膜中存在有大量的电突触，在细胞之间的快速信息传递和神经元同步化活动中起着重要的作用。

节细胞层的神经节细胞轴突，在眼的后极聚合成一束，并穿过视网膜出眼球，此处形成视神经乳头。视神经乳头处没有感光细胞分布，落在此处的光线或视网膜物像的组成部分不能被感知，成为视野中的**盲点**（blind spot）。视神经乳头位于视网膜黄斑或中央凹中心的鼻侧约 3 mm 处。正常人体用两眼视物，一侧眼视野中的盲点可以被对侧视野补偿，察觉不到视野中有盲点存在。

图 10–8 视网膜的结构

C. 视锥细胞；R. 视杆细胞；B. 双极细胞；G. 神经节细胞；H. 水平细胞；A. 无长突细胞

（改自 Barrett KE，Barman SM. Ganong's Review of Medical Physiology. 25th ed.）

（二）视网膜的两种感光换能系统

人和大多数脊椎动物的视网膜存在两种相对独立的感光换能系统，即视杆系统和视锥系统。视杆系统又称晚光觉系统，由视杆细胞及其相联系的双极细胞和神经节细胞等成分组成。该系统对光的敏感度较高，即使在昏暗的环境中也能感受到光刺激和形成视觉。视杆系统视物无色觉，仅能区别明暗，形成精确性较差的粗略物像轮廓。视锥系统也称昼光觉系统，由视锥细胞及其相联系的双极细胞和神经节细胞等组成，该系统对光的敏感性较差，仅仅在类似白昼的强光条件下才能感受刺激，但视物时可以辨别颜色，对物体表面的细节和轮廓境界看得很清楚，分辨能力强。

无论在感光细胞的空间分布、与其他细胞的连接方式，还是细胞所含感光色素等方面，视杆和视锥系统都存在着明显不同（表 10–1）：①人的视网膜中视杆和视锥细胞的空间分布是不均匀的，愈接近视网膜周边部，视杆细胞愈多而视锥细胞愈少；愈接近视网膜中心部，视杆细胞愈少而视锥细胞愈多；黄斑中心的中央凹处，感光细胞全部是视锥细胞而无视杆细胞。因此，处于亮光环境中，中央凹有最高的视敏度和色觉；处于暗环境中，中央凹视敏度较差。反过来，视网膜周边部虽然能够感受弱光的刺激，但是不能产生色觉，清晰度也较差。②视杆系统中常常是多个感光细胞同一个双极细胞发生联系，然后由多个双极细胞同一个神经节细胞发生联系，出现会聚现象。在视网膜周边部，可以看到约 250 个视杆细胞经过少数几个双极细胞会聚到一个神经节细胞的情况。这样的会聚系统可以总和多个弱感受器电位，但分辨能力较差。视锥系统传递信息时的会聚程度较小，视网膜中央凹处甚至可以看到一个视锥细胞只同一个双极细胞发生联系，这个双极细胞也只同一个神经节细胞发生联系的现象。这种“单线联系”的连接方式是视锥系统具有精细分辨能力的结构基础。③视杆细胞内只含有一种感光色素，即视紫红质，而视锥细胞却含有 3 种具有不同吸收光谱特性的感光色素。④分析动物的种系特点发现，只在白昼活动的动物如爬虫类和鸡等，视网膜中没有视杆细胞而只有视锥细胞；另一些仅仅在夜间活动的动物如仓鼠和猫头鹰等，视网膜中却只有视杆细胞而不含视锥细胞。

表 10-1　两种感光换能系统的结构和功能比较

项目		视锥细胞	视杆细胞
结构特征	分布	视网膜黄斑部（中央凹为主）	视网膜周边部（细胞数量向外周递减）
	联系方式	视锥：双极：节细胞 =1：1：1（呈单线式，分辨力强）	视杆：双极：节细胞 = 多：少：1（呈聚合式，分辨力弱）
	感光色素	有感红、绿、蓝光色素 3 种（不同的视蛋白 + 视黄醛）	只有视紫红质 1 种（视蛋白 + 视黄醛）
	种属差异	鸡、爬虫类仅有视锥细胞	仓鼠、猫头鹰仅有视杆细胞
功能作用	适宜刺激	强光	弱光
	光敏感度	低（强光→兴奋）	高（弱光→兴奋）
	分辨力	强（分辨微细结构）	弱（分辨粗大轮廓）
	专司视觉	明视觉 + 色觉	暗视觉 + 黑白觉

（三）感光细胞的感光换能机制

感光细胞的外段是进行光 - 电转换的关键部位。光照时，视杆细胞和视锥细胞外段内含有的特殊感光色素迅速分解，视蛋白激活并诱发感受器电位产生，最终在相应的神经节细胞上产生动作电位。

1. 感光细胞外段的超微结构和感光换能作用　感光细胞外段的超微结构如图 10-9。视杆细胞外段膜内的细胞质甚少，绝大部分为一些整齐、重叠成层、称为视盘的圆盘状结构所充填。每个视盘都是一个扁平的囊状物，囊膜的结构和细胞膜类似，脂质双分子层结构中镶嵌着的蛋白质绝大部分是视紫红质。或者说，视杆细胞所含的视紫红质几乎全部集中在视盘膜中。不同种属动物视杆细胞中的视盘数目相差很大。人的每个视杆细胞外段中的视盘数目近千，每个视盘所含的视紫红质分子约有 100 万个。视锥细胞外段具有与视杆细胞外段类似的盘状结构，含有 3 种不同的视锥色素。

视锥和视杆细胞的感受器电位是超极化，而不是去极化电位。用微电极细胞内记录视杆细胞外段膜电位发现：未经光照时，视杆细胞的静息电位只有 -40~-30 mV，比一般感受器细胞的静息膜电位小得多。因为在暗环境中，外段膜有相当数量的 cGMP 门控阳离子通道（cGMP gated cation channel）开放引起持续的阳离子内流（主要是钠内流，也包含少量的钙内流），使膜发生去极化。内段膜上 Na^+ 泵连续活动将细胞内的 Na^+ 移出膜外，维持膜内外的 Na^+ 平衡。当视网膜受到光照刺激时，cGMP 门控阳离子通道开放减少，

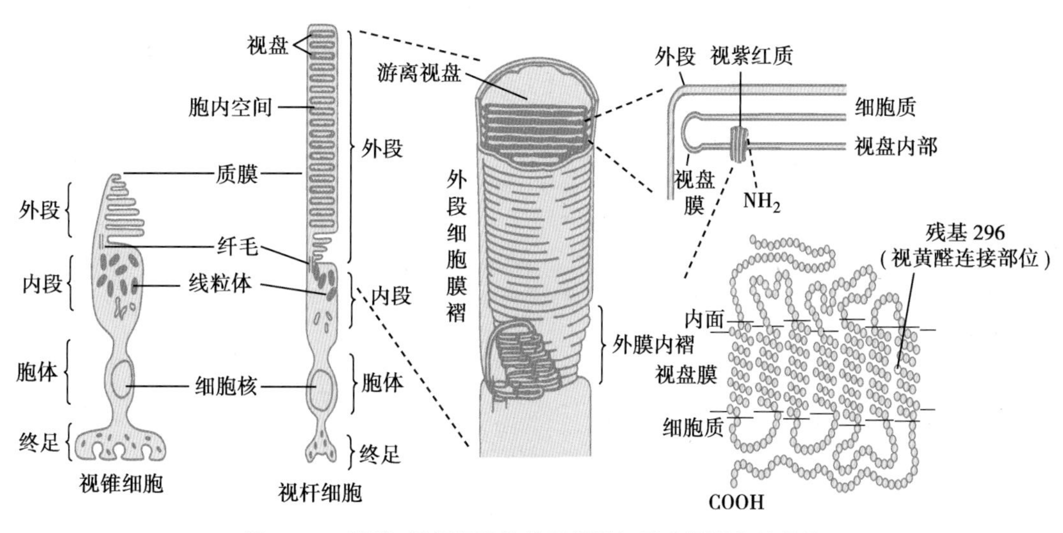

图 10-9　视锥、视杆细胞结构及视紫红质中视蛋白的结构

外段膜两侧出现了短暂的超极化。

光照激活时，视杆细胞外段膜是如何发生超极化反应的？目前认为可能的机制是：暗环境下，外段膜内 cGMP 分子促进膜上 cGMP 门控阳离子通道开放，引起 Na^+ 为主的阳离子内流。光照条件下，视紫红质吸收光量子后，视蛋白分子发生变构，激活了视盘膜中称为传递蛋白 Gt(transducin)的中介物（G 蛋白家族中的一员），被激活的 Gt 进一步激活邻近的磷酸二酯酶，使外段胞质中大量的 cGMP 分解，导致 cGMP 门控阳离子通道开放减少，于是出现了光照时的超极化型感受器电位。一个视色素分子被激活时，可以激活约 500 个传递蛋白。传递蛋白激活磷酸二酯酶是一对一的。但是，一个活化了的磷酸二酯酶可以在 1 s 内使 4 000 多个 cGMP 分子降解。由于酶系统的这种生物放大作用，1 个光量子的作用可能在外段膜上引起大量化学门控阳离子通道的关闭和膜的超极化反应。

感光细胞本身没有产生动作电位的能力，光刺激引起外段膜的感受器电位电紧张性地扩布到终足引起递质释放，最终在相应的神经节细胞上产生动作电位。视锥细胞超极化型感受器电位产生的详细机制尚不清楚。

2. 视色素的光化学反应及其代谢　视杆细胞内含有的感光色素是**视紫红质**(rhodopsin)，在暗处呈紫红色。而视锥细胞内有 3 种感光色素或视色素，统称为**视锥色素**(cone pigment)或**颜色色素**(color pigment)。

视紫红质的相对分子质量为 27 000~28 000，是一种结合蛋白质，由一分子的蛋白质和一分子的生色基团组成。蛋白质部分称为**视蛋白**(opsin)，本身并不吸收光量子。视蛋白的肽链 7 次跨膜（图 10-9），属于 G 蛋白耦联受体。生色基团部分称为**视黄醛**(retinal)，是视紫红质中吸收光量子的部分。视黄醛由维生素 A 转变而来。维生素 A 是一种不饱和醇，在体内一种氧化酶的作用下可以氧化生成视黄醛。

视紫红质的光化学反应及其代谢如图 10-10。光照时，视黄醛的分子构象发生改变，原有的 11- 顺式视黄醛变为全反式视黄醛。视黄醛的分子构象改变将导致视紫红质迅速分解，并引起视蛋白分子构象上的变化，经过复杂的信号传递系统的活动，诱发视杆细胞出现感受器电位。根据计算，一个光量子被视紫红质吸收后，足以使视黄醛分子构象发生改变，导致视紫红质分解为视蛋白和视黄醛。

在亮处分解的视紫红质，在暗处又重新合成，这种可逆反应的平衡点取决于光照亮度。视紫红质的再次合成，首先是全反式视黄醛转变成为 11- 顺式视黄醛，再同视蛋白结合。储存在视网膜色素细胞层中的维生素 A 也是全反式的，可以在耗能的情况下变成 11- 顺式维生素 A。进入视杆细胞后氧化成 11- 顺式视黄醛，参与视紫红质的合成。该反应的速度较慢，难以成为促进视紫红质再合成的即时因素。人处在暗环境时可以不断地视物，因为暗处视物时视紫红质既发生分解，又能合成；光线愈暗，合成过程愈大于分解过程，处于结合状态的视紫红质数量也愈高，视网膜对弱光愈敏感。相反，亮环境下，人眼视紫红质的分解过程大于合成过程，较多的视紫红质处于分解状态，视杆细胞几乎失去了感受光刺激的能力。事实上，人处于亮光处的视觉是靠视锥系统完成的。视锥系统在弱光环境下不被激活，强光环境下视紫红质较多地处于分解状态时，视锥系统成为主要的光感受系统。

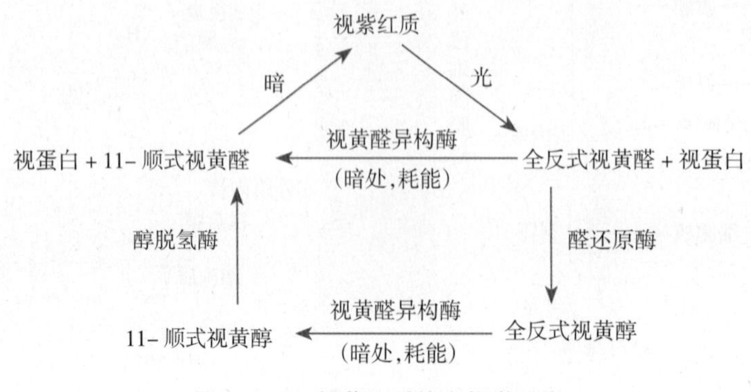

图 10-10　视紫红质的光化学反应

视紫红质的分解和再合成过程中，总有一部分的视黄醛被消耗，需要从食物中摄取并进入血液循环的维生素A来补充。长期摄入维生素A不足的人，由于视黄醛和视紫红质合成减少，可以影响到人眼在暗环境下的视力，引起**夜盲症**(night blindness)。治疗该疾病需要患者摄入含有丰富维生素A的食物长达数月之久。一旦出现了夜盲，也可以通过静脉注射维生素A的方法迅速地缓解症状。

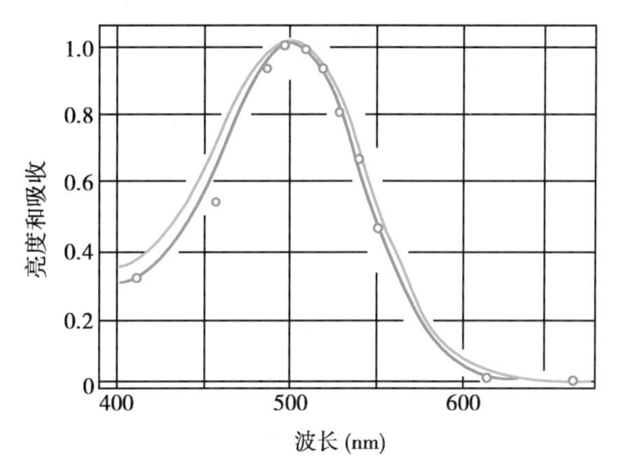

图 10-11　弱光下人眼感受到的光谱亮度曲线和实验条件下视紫红质对光谱不同部分的吸收曲线

人工提纯的视紫红质对不同波长光线的吸收光谱，基本上和弱光下人眼对光谱不同部分的敏感性相一致。光线对感光色素的光化学作用强度很可能是这些光线引起不同强度视觉的基础。例如，提纯的视紫红质在溶液中对500 nm波长的光线吸收能力最强，与在弱光环境下人眼对光谱上500 nm波长附近的蓝绿光区域感觉最明亮的现象相吻合(图10-11)。说明人的暗视觉与视杆细胞中发生的视紫红质光化学反应直接相关。

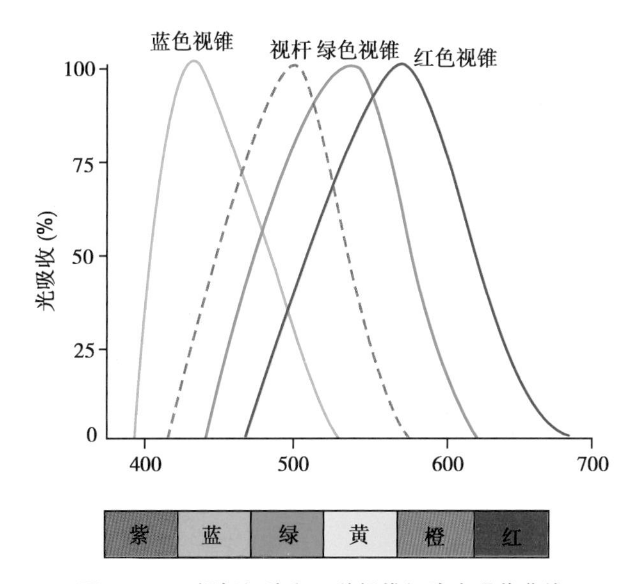

图 10-12　视杆细胞和3种视锥细胞光吸收曲线

每种视锥色素含有的生色基团相同，而视蛋白的分子结构略有不同，决定了与它结合在一起的视黄醛分子对某种波长的光线最敏感。这一点可以用于区分视杆细胞的视紫红质和3种不同的视锥色素。图10-12所示的分别是人眼视网膜视杆细胞和3种视锥细胞的光吸收曲线。三种视锥细胞的光谱吸收特性曲线显示，其吸收峰值分别在420 nm(蓝－紫)、530 nm(绿)和560 nm(黄－绿)左右。短波长敏感视锥细胞的吸收峰值实际上是440 nm，这是由于完整眼球结构下，折光系统吸收了一些短波长光线的缘故。人们通常将对短、中和长波长的光敏感的视锥细胞分别简称为蓝色视锥(blue cones)、绿色视锥(green cones)和红色视锥(red cones)。从数量上看，视网膜含有近乎于相等数量的红色和绿色视锥，而蓝色视锥的含量要少得多。

(四) 视网膜的信息处理

当视网膜的视杆和视锥细胞受到光刺激，进行光－电能量转换后，产生的生物电信号要经过复杂的细胞网络信息传递，最终由神经节细胞以动作电位的形式传向中枢。视网膜中各种细胞之间的排列和联系十分复杂，细胞之间负责信息传递的化学物质种类繁多。根据功能特点，可以将视网膜的神经元分为3种主要类型：外层的光感受器即视杆和视锥细胞，内层的中间神经元即双极细胞、水平细胞和无长突细胞，以及节细胞层的神经节细胞。光感受细胞、双极细胞和水平细胞之间形成突触联系构成了外网层，双极细胞、神经节细胞和无长突细胞在内网层之间相互联系。

神经系统是如何完成颜色视觉信息的处理工作呢？来自光感受器的视觉信息流既可直接到达双极细胞和神经节细胞，也可经水平细胞和无长突细胞的中继再与双极细胞和神经节细胞形成间接联系。单个神经节细胞在暗环境下具有自发电活动，并且可以受到视网膜中间神经元的输入性调制。人们通常将受到光刺激时，可以使一个神经节细胞发生反应的视网膜特定区域称为该神经节细胞的**感受野**(receptive field)。大多数对颜色刺激敏感的神经节细胞都具有类似同心圆结构的感受野，以“中心－周围”的形式(center-surround fashion)对颜色刺激发生反应。如图10-13所示，大多数神经节细胞的感受野都含有“中

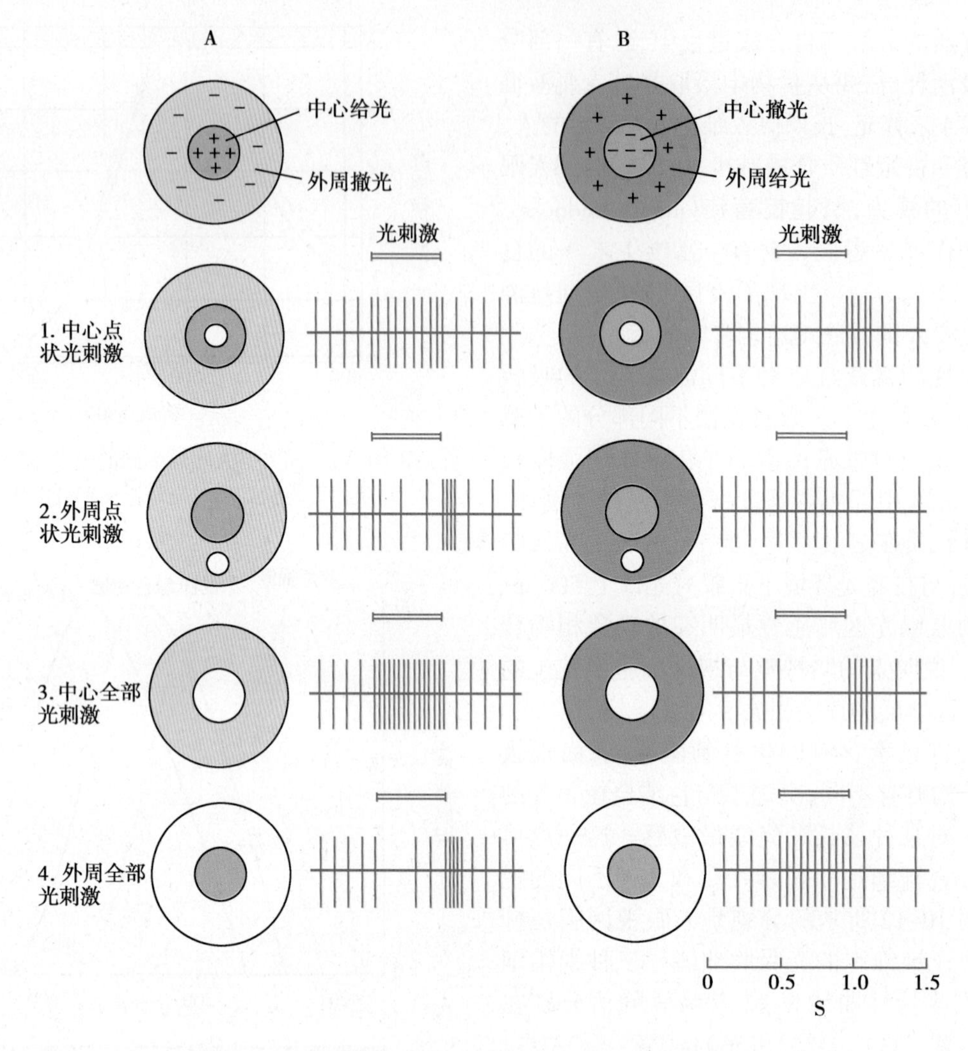

图 10–13 视网膜神经节细胞对各自感受野的适宜反应

A. 中心给光反应神经节细胞；B. 中心撤光反应神经节细胞

心”和“周围”两个部分。一些神经节细胞的感受野中心受到小束光线刺激时出现细胞放电数目增加，而感受野周围部分的视网膜受到刺激时细胞放电数目减少，因此称为**中心给光反应神经节细胞**（on center ganglion cell）。相反，另一类神经节细胞的感受野中心受到光刺激时出现细胞电活动抑制效应，而感受野周围部分的视网膜受到光刺激时出现细胞电活动的兴奋效应，因此称为**中心撤光反应神经节细胞**（off center ganglion cell）。视网膜中的少数神经节细胞没有“中心 – 周围”式的感受野结构，仅仅对整个视野的亮度发生反应，这些神经节细胞的主要功能是控制瞳孔对光反射。

在视网膜的神经节细胞水平，不同颜色信息的编码可以转换成作用相反的神经节细胞颜色反应。这些神经节细胞往往会对两种原色的视觉刺激发生特异性的反应：红色与绿色，蓝色与黄色，所以也被称为“红 – 绿”和“黄 – 蓝”神经节细胞。以“红 – 绿”神经节细胞为例，当感受野中心部分受到红色光刺激时，神经节细胞可以出现兴奋，细胞放电频率增加；受到绿色光刺激时出现抑制，细胞放电频率降低；而感受野周围环行区域中受到红色和绿色光刺激时出现相反的反应。另外一些神经节细胞在接受来自视锥细胞的传入信息时，只能简单地编码“黑 – 白”视觉信息，不能对不同波长的光刺激发生不同的反应。值得注意的是，当不同波长的光线刺激时，神经节细胞发生反应的特点取决于三种视锥细胞与两种神经节细胞之间的特殊连接环路，包括不同类型的双极细胞、无长突细胞和水平细胞。由于神经节细胞的总数只有全部感光细胞的 1% 左右，大多数神经节细胞传递的视觉信号只能来自于多个感光细胞含有的较大量视觉信息。

正如视网膜的神经节细胞一样，双极细胞的感受野也具有“中心 – 周围”式结构。当感受野中心受到光线刺激时出现“中心给光反应”或“中心撤光反应”。当感受野中心的视锥细胞被激活时，“中心给光反应”双极细胞呈现去极化，而“中心撤光反应”双极细胞膜呈现超极化；当感受野周围的视锥细胞被激活时，双极细胞则出现相反的反应。

（五）中枢视觉通路

所有感觉系统中，视觉系统具有最复杂的神经环路。听神经含有大约 3 万条纤维，视神经的纤维在 1 百万条以上。来自视网膜的视觉信息投射到 3 个皮质下结构：中脑的顶盖前区、上丘和丘脑的外侧膝状体。其中，外侧膝状体是处理视觉信息最主要的皮质下中枢。左侧枕叶皮质接受来自左眼颞侧视网膜和右眼鼻侧视网膜的传入纤维投射，右侧枕叶皮质接受来自右眼颞侧视网膜和左眼鼻侧视网膜的传入纤维投射。枕叶皮质视觉代表区的具体部位在皮质内侧面的距状沟上下缘，视网膜上半部投射到距状沟的上缘，下半部投射到距状沟的下缘，视网膜中央的黄斑区投射到距状沟的后部。电刺激人脑的距状沟上下缘（17 区），可以使受试者产生简单的主观光感觉，但难以引起完善的视觉形象。

枕叶皮质是视觉信息到达的终末投射区域，极少数的视皮质单个神经元只对单眼视觉刺激发生反应，这些神经元集中在皮质第四层内，接受来自外侧膝状体投射纤维的传入冲动；绝大多数的视皮质神经元能对双侧眼球视觉刺激发生反应，这些神经元主要分布在皮质第四层以外的层次中，与双眼视觉和立体视觉功能有关。

当视网膜 – 外侧膝状体 – 皮质视觉通路受损时，引起人眼视野出现特征性的缺损。如图 10–14 所示，右侧视神经损伤时引起整个右眼视野缺失（图 10–14–1），视交叉损伤时引起双眼颞侧视野缺损（图 10–14–2），右侧视束损伤时引起右眼鼻侧、左眼颞侧视野缺损（图 10–14–3），右侧视辐射中后部或视觉皮质受损时引起左眼颞侧、右眼鼻侧视野缺损但保留中心注视区视野（该现象称为黄斑回避）（图 10–14–4）。

三、与视觉有关的生理现象

1. 视力或**视敏度**（visual acuity） 是指视觉器官对物体形态的精细辨别能力，通常用人所能看清物体的最小视网膜像的大小来表示人眼的视力限度，而不用所能看清物体的大小来表示。因为视网膜像的大小不仅与物体的大小有关，也与物体和眼的距离有关。一般来说人眼所能看清最小视网膜像的大小，大致相当于视网膜中央凹处一个视锥细胞的平均直径，约为 4.5 μm。

在眼前 5 m 处，相距 1.5 mm 的两点的光线投射入眼后，通过节点相交时所形成的夹角（称为视角）为 1 分度（即 1′），此时视网膜像约为 4.5 μm，能被正视眼看清，此时的视力在国际标准视力表上定为 1.0。视角与视网膜物像的大小成正比。国际标准视力表最上面一排的图形在视网膜上形成视角为 10° 的物像，如果受试者只能看清该行图形，视力定为 0.1。然而，国际标准视力表上相应图形的大小设计是有缺点的。图形大小的递增与视

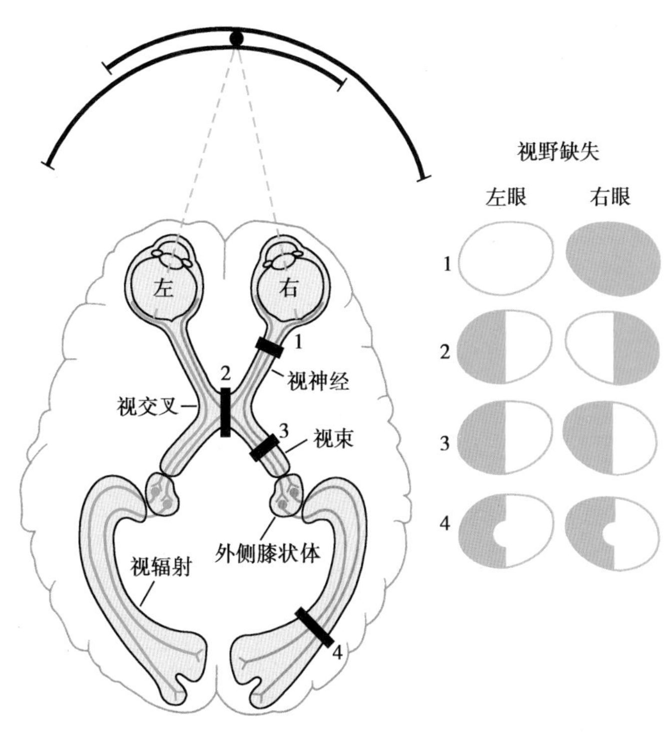

图 10–14 视觉通路不同部位损伤引起特征性的视野缺损

力的递增均匀程度存在差异，相当于0.2视力的图形比视力为0.1时的图形小1/2，而相当于1.0视力的图形只比视力为0.9时的图形小了1/9。这种视力的表示方法不利于临床上检测视力的改善程度。1966年我国缪天荣设计了对数视力表，将国际标准视力表上1.0的正常视力定为5.0，而将视角为10分度时的视力定为4.0，视力从4.1~4.9的图形各比上一排形成的视角小10的0.1次方(即1.259倍)。因此，无论视力表上原视力为何值，改善程度的数值都具有同样的意义。

2. 视野 单眼固定注视前方一点不动时，该眼所能看到的范围称为**视野**(visual field)。单眼注视外界某一点时，此点的像正好在视网膜黄斑中央凹处，连接这两点的假想连线称为视轴。视野的最大界限通常以单眼所能看到的最大范围和视轴之间夹角的大小来表示。在同一光照条件下，用不同颜色的目标物测得的视野大小不一致，白色视野最大，其次为蓝黄色，再次为红色，而绿色视野最小。提示视野的大小可能与各类感光细胞在视网膜中的分布范围有关。此外，由于人体面部结构(如鼻和额)可在一定程度上阻挡视线，从而影响视野的形状，使人的颞侧视野较大，鼻侧视野较小。临床医生检查视野时，使用特制的视野仪，用不同颜色的视标进行检查，目的在于了解视网膜的普遍感光能力，有时可以发现较大范围的视网膜病变。某些视网膜、视神经或视觉传导通路病变，有特殊形式的视野缺损，具有一定的临床诊断意义(图10-14)。

3. 明适应和暗适应 人从暗处进入亮处时，最初感到一片耀眼的光亮，不能看清楚物体，一段时间后，视觉才逐渐恢复，称为**明适应**(light adaptation)。明适应很快，1 min内即可完成。耀眼的光感是由于暗处时视杆细胞内蓄积起来的视紫红质在亮处被迅速分解，转而由对光线敏感度低的视锥细胞色素在亮光环境中对光刺激发生反应而恢复视觉。当人长时间处在亮环境中，视锥细胞和视杆细胞内的大部分视色素被分解为视黄醛和视蛋白，视黄醛又转换成为维生素A。残留在视杆、视锥细胞内的视色素浓度明显减少，眼的光敏感性相应减弱。

相反，人从亮光处进入暗处时，最初看不清楚任何物体，经过一段时间后，视觉敏感度才逐渐提高，恢复了在暗处的视力，称为**暗适应**(dark adaptation)。暗适应是在暗环境下人眼对光的敏感度逐渐提高的过程。进入暗处后的不同时间，连续测定人眼的视觉阈值即人眼刚能感知的光刺激强度可得到暗适应曲线(图10-15)。该曲线表明：随着时间的推移，人眼的视觉阈值逐渐变小(图中右侧所示)即视觉的光敏感度在暗处逐渐提高(图中左侧所示)。视锥细胞的暗适应出现较早，为曲线开始的弯曲部分，几分钟内达到完全适应；视杆细胞的暗适应出现较晚，可以持续几十分钟，甚至数小时。此时，视觉敏感度也显著增加。据分析，暗适应的第一个阶段主要与视锥细胞色素合成增加有关；第二阶段是暗适应的主要组成部分，与视杆细胞中视紫红质的合成增加有关。在最大暗适应与最大明适应的限度之间，人眼可以对变化范围高达5万乃至10万倍的光线亮度产生相应的视觉敏感度改变。

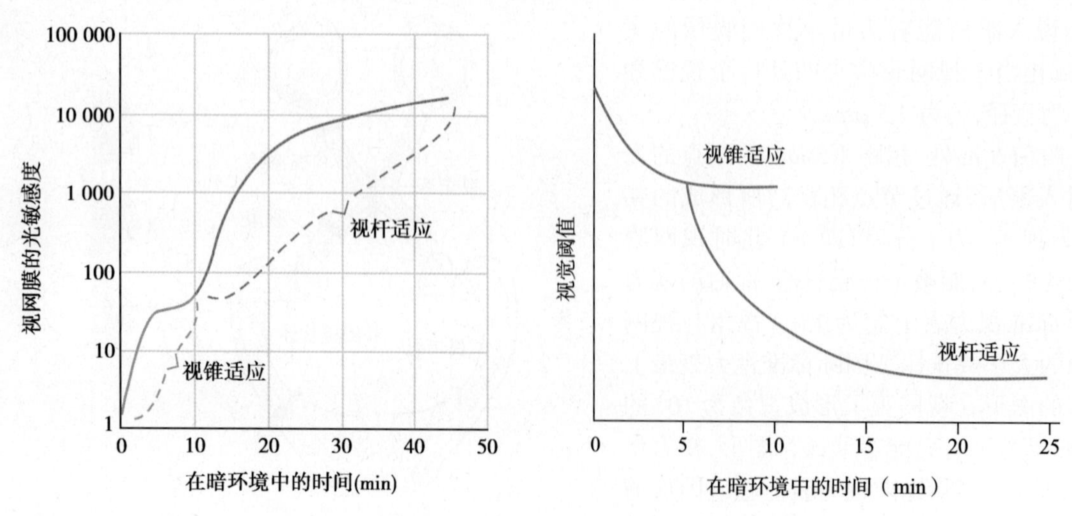

图10-15 暗适应曲线中视锥适应与视杆适应的关系

4. 颜色视觉 是一种复杂的物理－心理现象，不同波长的光线作用于视网膜时引起人脑产生不同颜色的主观视觉形象。事实上，人眼可以区分光谱上的颜色不下 150 种，在可见光谱范围内，波长长度只要有 3~4 nm 增减，就可以被视觉系统分辨为不同的颜色。一种颜色可以由某一固定波长的光线引起，也可以由两种或两种以上波长光线的混合作用引起。例如，主要的七种颜色为红、橙、黄、绿、青、蓝、紫，每种颜色对应于一定波长的光线。如果将光谱上的七色光在牛顿色盘上旋转，可以通过人眼引起白色视觉；如果用红、绿、蓝三种色光作不同比例的混合，便可以引起不同的颜色视觉。Young(1809)和 Helmhotz(1824)提出了视觉的三原色学说，三种原色为红、绿、蓝。该学说认为，视网膜中存在着分别对红、绿、蓝光线特别敏感的三种视锥细胞或相应的三种感光色素，当光谱上波长介于这三者之间的光线作用于视网膜时，这些光线可以对敏感波长与之相近的两种视锥细胞或感光色素起不同程度的刺激作用，在中枢神经系统引起介于这两种原色之间的其他颜色感觉。该学说采用较简单的生物感受结构的假设说明了复杂的色觉现象，为多数人所接受并已被实验所证实。有人用微电极记录单个视锥细胞感受器电位时发现，不同的单色光束刺激不同视锥细胞产生的超极化型感受器电位大小不一样，峰值出现的情况与三原色学说基本吻合。

三原色学说可以用来解释临床上遇到的颜色视觉障碍如“色盲”和“色弱”可能的发病机制。红色盲、绿色盲和蓝色盲，分别被称为第一原色盲、第二原色盲和第三原色盲，可能是由于缺乏相应的特殊视锥细胞所致。红色盲和绿色盲较为多见，临床上也统称为红绿色盲，蓝色盲则极少见。色盲患者的颜色视觉和正常人有所差别，如红色盲患者看到的可见光谱较正常人短，无法感知光谱的红色端；绿色盲患者不仅不能识别绿色，也无法区分红与绿之间、绿与蓝之间的颜色等。另一方面，有些患者的色觉异常明显不同于真正的色盲，只表现为对某种颜色的识别能力差一些，称之为色弱。引起色弱的原因是这些患者的某种视锥细胞反应能力较弱，而不是缺少特殊的视锥细胞。绝大多数色盲是由遗传因素决定的，男性居多，女性少见。这是因为编码红敏色素和绿敏色素的基因均位于 X 染色体上，而编码蓝敏色素的基因位于第七对常染色体上。女性具有两条 X 染色体，如仅有一条 X 染色体具有正常基因则不发病而成为携带者，而男性只有一条 X 染色体，一旦相关基因缺失，就会出现色盲。

5. 双眼视觉和立体视觉 人和其他高等哺乳动物的双眼都在面部的正前方，视物时两眼的鼻侧视野重叠，双眼同时视物时产生的视觉称为**双眼视觉**(binocular vision)。正常人两眼视物时，两侧视网膜上各形成一个完整的物像，视网膜不同部分的像各自遵循特有的神经通路传向视觉中枢，产生只有一个“物”的主观感觉。具体机制是：由物体同一部分来的光线，成像在两侧视网膜的相称点上。例如，两眼的黄斑部互为相称点，当两眼注视墙上的一个小黑点时，由于眼外肌的调节，此点就正好成像在两侧眼的黄斑上，在视觉中只能“看到”一个点。如果用手指轻推一侧眼球的外侧，使眼的视轴稍作偏移，视网膜上黑点像从黄斑处移开，落在与对侧视网膜像非相称的点上，人脑会产生复视现象，感觉到墙上有两个黑点存在。在黄斑处以外区域，一眼的颞侧视网膜和另一眼的鼻侧视网膜互相对称。

双眼视物的优势一方面在于可以弥补单眼视物时视野中存在的盲区，另一方面则在于使视觉系统有可能感知物体的“厚度”，产生立体视觉形象。例如，一个球形体在每一侧视网膜上的像只能是一个圆平面，但左眼看球形体时更多地看到左侧面，右眼更多地看到球形体的右侧面，两侧的视网膜像不完全相同；来自两眼的视觉图像信息经过高级神经中枢处理后，产生了一个有立体感的“球”形像，而不是一个椭圆面或圆平面。当然，立体视觉形象的引起并不完全依靠双眼视觉，用单眼看球时也能觉得它是一个“球”。物体表面的光线反射情况，阴影的有无，以及经验等因素，也有助于人体产生立体感。

拓展知识 10-1 全生命周期的视觉变化

第三节 听觉功能

听觉是除视觉以外，人体获取外界信息的另一种重要感觉。听觉器官是耳，由外耳、中耳和内耳三个部分组成，耳的适宜刺激是一定范围内的声波振动。声波通过外耳、中耳等传音装置到达耳蜗后引起淋巴液和基底膜的振动，使耳蜗的感音换能装置即螺旋器中的毛细胞产生兴奋，将声波振动的机械能转变成为听神经纤维上的神经冲动。这些神经冲动以特定的频率和组合形式编码声音信息，传送到大脑皮质听觉中枢产生听觉。

人耳能够感受到的声波振动频率在16~20 000 Hz之间。每种声波振动频率都有一个刚好能够引起听觉的最小振动强度，称为**听阈**(hearing threshold)。当振动强度在听阈以上继续增加时，听觉的感受也相应增强，当振动强度增加到某一限度时，引起的不仅仅是听觉，也会产生鼓膜的疼痛感觉，此限度称为最大可听阈。如果将每种声波频率对应的听阈和最大可听阈绘制成坐标图，就可以得到耳对声波振动频率和强度的感受范围(图10-16)。图中下方曲线表示不同频率振动的听阈，上方曲线表示最大可听阈，两者所包绕的面积称为**听域**(hearing span)。它包括了正常人耳所能感受到的不同声波强度与不同声波频率的全部声音。其中人耳最敏感的频率范围在1 000~3 000 Hz之间。人类日常语言的声波频率在300~3 000 Hz范围内(图10-16的斜线区域)。本节主要述及空气中声波如何通过外耳和中耳传送至内耳，内耳感音换能的过程及内耳对声音进行频率、强度分析的机制。

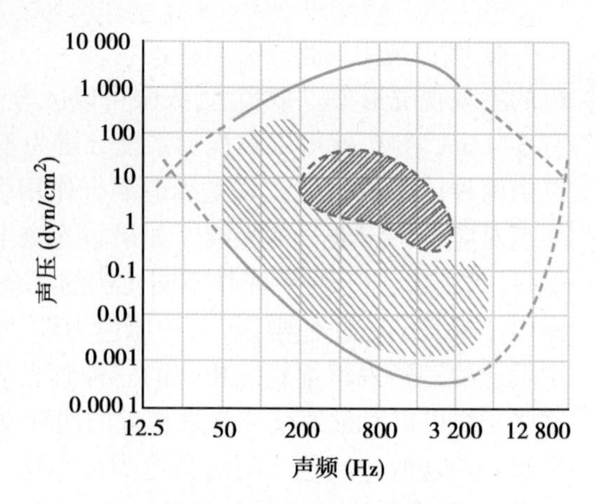

图10-16 人的正常听域图

中心斜线区：通常的语言听域区；下方斜线区：次要的语言听域区

一、耳廓和外耳道的集音作用和共鸣腔作用

外耳由耳廓和外耳道组成。

来自前方和侧方的声音可以直接进入外耳道，而且耳廓的形状有利于声波能量的聚集，引起较强的鼓膜振动；来自后方的声音则被耳廓遮挡，音感较弱。因此，稍稍转动头的位置，根据两耳声音强弱的轻微变化，可以判断声源的位置。在水平面上即水平方位，当声源在头的后部偏离一侧时，耳廓的边缘对3~6 kHz的声波有很大的干涉作用，使双耳声强度差明显，利于中枢对声源水平方位的辨别。耳廓在辨别声源的上下方位方面也发挥重要作用。当声波的波长对比耳廓的尺寸较小(高频声波)，而声源在垂直面或冠状面偏离中心线时，由于声波传播方向与耳甲腔的角度差异和耳廓的遮挡，将形成频率凹痕，这种频率凹痕在辨别声源上下方位上发挥作用。

外耳道长约2.5 cm，直径0.7 cm，是声波传导入中耳的通路。因终止于鼓膜，形成盲性管道。在盲性管道内，当声波的1/4波长等于或趋近于盲管长度时，将产生共振现象(resonance)，使声压增强。外耳道作为一个共鸣腔，其最佳共振频率在2 600~3 500 Hz。当声音由外耳道传到鼓膜时，其强度可以增加约10倍。

二、中耳的传音增压作用

中耳包括鼓膜、鼓室、听骨链、中耳肌和咽鼓管等主要结构。鼓膜、听骨链和内耳卵圆窗之间的联系构成了声音从外耳传向耳蜗的有效通路(图10-17)。到达外耳道的声波振动介质是空气；经鼓膜和听骨链传导到达卵圆窗膜，引起卵圆窗膜振动并继而引起内耳淋巴液的位移和振动时，振动介质转变为液体。由于不同介质的声阻抗不同，理论上当振动在这些介质之间传递时，能量衰减极大，估计可达99.9%或者更多，声压的损失达34分贝(dB)。然而，人耳对相当于一个氢原子直径幅度的极微小鼓膜运动就可以感受，可见中耳在传音过程中，通过对抗声阻抗衰减而起到还原声波振动的作用，即声阻抗匹配。

拓展知识10-2 声阻抗与中耳的声阻抗匹配

(一) 鼓膜和中耳听骨链的增压效应

从鼓膜到卵圆窗膜之间的声波传递系统具有特殊力学性质，声波振动经中耳传递时发生了增压效应，补偿了因为空气和内耳淋巴液之间的声阻抗不同造成的能量耗损。

鼓膜是一个椭圆形的膜性结构，面积为50~90 mm^2，厚度约0.1 mm，呈顶点朝向中耳的漏斗形。其顶点的角度在人类约130°，空腔面朝向外耳道。漏斗形的膜中央内侧与锤骨柄相连。鼓膜就像电话机受话器中的振动膜，是一个压力承受装置，鼓膜的振动与声波振动的频率自始至终相同，很少残余振动，因此具有良好的频率响应和较小的失真度，可以将振动高保真地传递给位于漏斗尖顶处的锤骨柄。

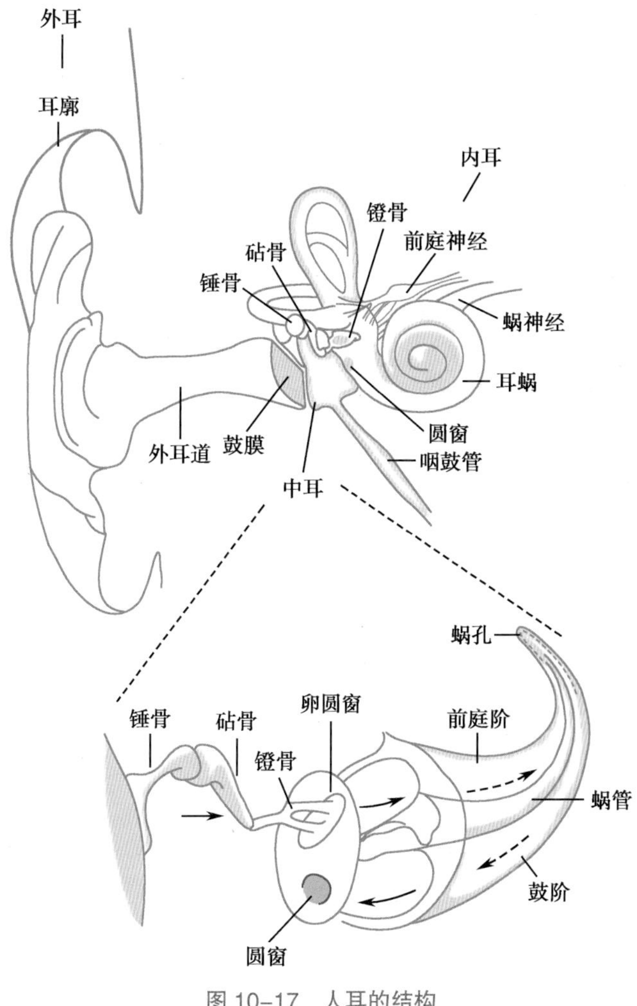

图10–17 人耳的结构

听骨链的锤骨、砧骨及镫骨依次相连，锤骨柄附着在鼓膜的中心处，砧骨居中，将锤骨和镫骨连接起来，使三块听小骨形成一个两臂之间呈固定角度的杠杆。锤骨柄为长臂，砧骨长突为短臂（图10–17）。这样的杠杆系统支点刚好在整个听骨链的重心上，能量传递过程中惰性最小，效率最高。鼓膜振动引起锤骨柄内移时，砧骨长突和镫骨亦和锤骨柄作同方向的内移。

声波经鼓膜、听骨链到达卵圆窗时，其振动压强增大的现象称为中耳的增压效应。形成这种增压效应的主要原因之一是鼓膜的面积较卵圆窗的面积大。鼓膜的面积为85~90 mm^2，由于周围振动较小，实际的有效面积约55 mm^2，与卵圆窗膜相连的镫骨底板面积约3.2 mm^2。假设听骨链传音时总压力不变，作用于卵圆窗膜上的压强增大约17.2倍（55 ÷ 3.2）。其二是听骨链中锤骨柄较长，杠杆长臂和短臂之比约为1.3：1，在短臂端的压强将增加1.3倍。通过计算，整个中耳传音过程中的增压效应为22.4倍（17.2 × 1.3）。另外，鼓膜是一弹性薄膜，在一些动物中，弧形鼓膜变形机制在中耳可将声压提高2倍。三种增压机制中，假设面积机制的作用增压17倍，杠杆机制增压1.3倍，变形机制增压2倍，中耳增压总效应约44.2倍，相当于33 dB，从而弥补了因空气和内耳淋巴液之间的阻抗不匹配导致的声能传播损失（图10–18）。

（二）中耳肌反射作用

中耳内的鼓膜张肌和镫骨肌的活动也与中耳传音功能有关。例如，当鼓膜张肌收缩时，可以使锤骨

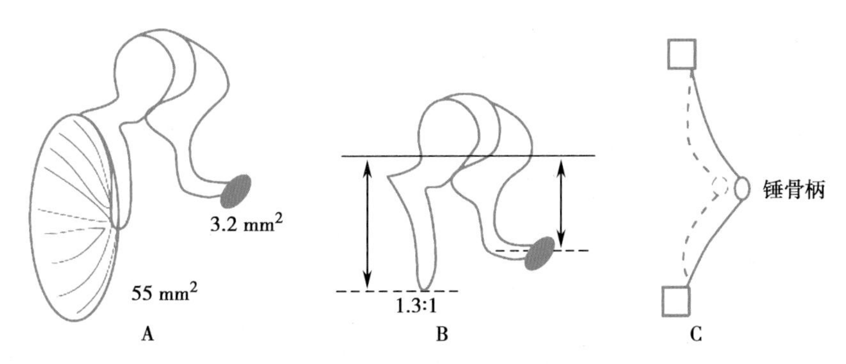

图10–18 中耳的阻抗匹配的三种机制

A. 面积机制；B. 杠杆机制；C. 弧形鼓膜变形机制

柄和鼓膜向内牵引,增加鼓膜紧张度;镫骨肌收缩时,使镫骨脚板向外后方移动,使中耳劲度阻抗明显增加,传入内耳的声能可衰减 30~40 dB。

强烈的声响或气流经过外耳道,以及角膜和鼻黏膜受到机械刺激时,可以反射性地引起这两块小肌肉收缩,使鼓膜紧张。各听小骨之间的连接更为紧密,听骨链传递振幅减小,阻力增大,最终引起中耳的传音效能减弱。此项反射的生理学意义在于阻止较强的振动传到耳蜗,对感音装置具有一定的保护作用。由于声音引起中耳肌发生反射性收缩的潜伏期需要 40~80 ms,因此,对于突然发生的短暂爆炸声刺激,此反射对耳感音装置的保护作用不大。

(三) 咽鼓管的功能

咽鼓管又称为耳咽管,连通鼓室和鼻咽部。经过咽鼓管后,鼓室内空气和大气相通,用以平衡鼓室内空气和大气之间有可能出现的压力差,对于维持鼓膜的正常位置、形状和振动性能有着重要的意义。咽鼓管阻塞时,一方面大气不能进入鼓室,另一方面鼓室内原有气体被吸收,鼓室内压力下降,引起鼓膜内陷,患者可出现鼓膜疼痛、听力下降等现象。另一种情况,当鼓室内的压力仍然处于初始状态,而外耳道压力首先发生变化时,鼓膜内外将形成明显的压力差。这种情况在飞机的突然升降或潜水时经常发生,如果不能通过咽鼓管使鼓室内压力和外耳道压力(或大气压力)取得平衡,就会在鼓膜两侧出现巨大的压力差。一旦这种压力差达到 9.33~10.67 kPa(70~80 mmHg),将引起鼓膜剧烈疼痛;压力差超过 24 kPa (180 mmHg)时,有可能造成鼓膜破裂。通过吞咽、打哈欠或喷嚏等动作可以使咽鼓管鼻咽部管口暂时开放,有利于气压的平衡。

(四) 声波传入内耳的途径

声波传入内耳有气传导和骨传导两条途径。

1. 气传导　声波经外耳道引起中耳鼓膜振动,再经听骨链传递引起卵圆窗膜振动,从而引起内耳淋巴液振动的传导途径称为气传导,是声波传导的主要途径。此外,当听骨链运动障碍时,中耳鼓膜振动可引起鼓室内空气振动,再经圆窗膜传入内耳,这一途径也属于气传导,可使听觉功能得到部分代偿,但听力较正常时大为下降,正常情况下并不重要。

2. 骨传导　声波直接作用于颅骨,经颅骨和骨质蜗管也能引起内耳淋巴液振动的传导途径称为骨传导。骨传导的效能远低于气传导,在正常情况下作用甚微。但当鼓膜或中耳病变使气传导明显受损时,骨传导不受影响,作用得以凸显。

临床上可用音叉试验来检查气传导和骨传导听力情况,协助判断听觉异常的病变部位和原因。

三、耳蜗的感音换能作用

耳蜗的生理功能是将传送到耳蜗的机械振动能量转变成为听神经纤维的神经冲动。关键因素是耳蜗基底膜的振动刺激了基底膜表面的毛细胞,引起耳蜗内发生各种过渡性的电变化,最终导致毛细胞底部传入神经纤维产生动作电位。

(一) 耳蜗的结构

耳蜗是由骨质的管道围绕一个骨轴盘旋 2.5~2.75 周形成的(图 10-19),在耳蜗管的横断面上,斜行的前庭膜和横行的基底膜将管道分隔成三个腔,分别称为前庭阶、鼓阶和中阶(蜗管)。前庭阶与鼓阶均充满外淋巴。在耳蜗底部,前庭阶与卵圆窗膜相接,鼓阶与圆窗膜相接。在耳蜗顶部,鼓阶与前庭阶中的外淋巴通过蜗孔相交通。蜗管是一个盲管,充满内淋巴,基底膜上的听觉感受器——螺旋器(又称科蒂器,Corti organ)浸浴在内淋巴里。螺旋器的构造十分复杂,蜗管的横断面上靠蜗轴一侧有一行纵向排列的内毛细胞(inner hair cell),整个耳蜗约有 3 500 个内毛细胞;蜗管的靠外侧有 3~5 行纵向排列的外毛细胞(outer hair cell),总数约有 12 000 个。此外,还有其他的支持细胞和存在于这些细胞间的较大间隙。这些间隙中的液体成分可以通过基底膜上的小孔与鼓阶中的外淋巴相通,因此成分和外淋巴一致。这样的结构使得毛细胞的顶部接触到蜗管中的内淋巴,而毛细胞的周围和底部则接触到外淋巴。每一个毛细胞的顶部表面,有上百条排列整齐的听毛,外毛细胞中较长的一些听毛埋植在盖膜的胶冻状物质之中,有些则

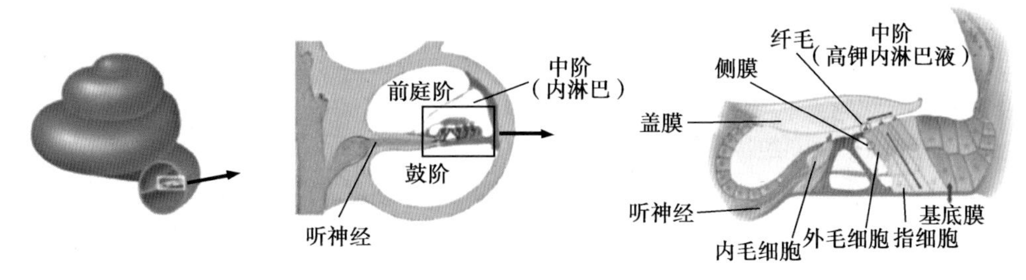

图 10-19 耳蜗的结构

仅与盖膜接触。盖膜的内侧连接耳蜗轴，外侧游离在内淋巴中。

（二）基底膜的振动和行波理论

耳蜗基底膜全长约 33 mm，由 20 000 至 30 000 根横向的基底纤维（一种弹性纤维）组成。从底回至顶回，基底纤维长度逐渐变长（基底膜逐渐变宽），近镫骨处宽约 0.04 mm，以后逐渐增宽，至蜗顶处宽约 0.5 mm。随着基底膜宽度的增加，基底纤维直径却逐渐变细，造成基底膜的劲度（stiffness）减小，底端到顶端相差约 100 倍。由此可见，底回纤维粗而短，共振频率高，易作高频振动；顶回纤维细而长，共振频率低，易作低频振动。耳蜗基底膜在耳蜗的感音换能功能中起着关键作用。

随着基底膜宽度的增加，螺旋器的体积和支持细胞之间的细胞间隙亦逐渐增大。基底膜不同部位的毛细胞高矮也不一样，例如，豚鼠底回外毛细胞长约 25 μm，而顶端第一行外毛细胞长约 45 μm，第三行则达 65 μm。因此，螺旋器的重量亦随毛细胞的长度增加而加重，构成耳蜗成为一个声波频率分析器的机械学基础。

当声波振动通过听骨链到达卵圆窗时，压力变化立即传给耳蜗内淋巴液和膜性结构；如果卵圆窗膜内移，前庭膜和基底膜也下移，引起鼓阶的外淋巴液压迫圆窗膜外移；相反，当卵圆窗膜外移时，整个耳蜗内结构作反方向的移动，如此反复，形成振动。淋巴液的振动引起基底膜振动，而基底膜的振动通常从耳蜗底部开始，以**行波**（traveling wave）方式向蜗顶传播。如同人抖动一条绸带时，行波沿绸带向远端传播一样。

当声波的振动频率变化时，行波传播的距离和最大振幅出现的部位不同。声波的振动频率愈低，行波传播愈远，最大振幅行波出现的部位愈靠近基底膜顶部。一旦最大振幅出现后行波迅速消失，不再继续传播。高频率声波引起的基底膜振动，仅仅局限于卵圆窗附近。因此，愈靠近耳蜗底部的基底膜，共振频率愈高；愈靠近顶部，共振频率愈低。这样每一种声波的振动频率在基底膜上都有一个特定的行波传播范围和最大振幅区域，位于该区的毛细胞受到的刺激最强，对应的听神经纤维上传入冲动最多（图 10-20）。动物实验和临床研究也证实，耳蜗底部受损时主要影响高频听力，而顶部受损时主要影响低频听力。

（三）毛细胞的换能作用

基底膜的振动如何使毛细胞受到刺激？具体的机制在外毛细胞与内毛细胞略有不同。外毛细胞顶

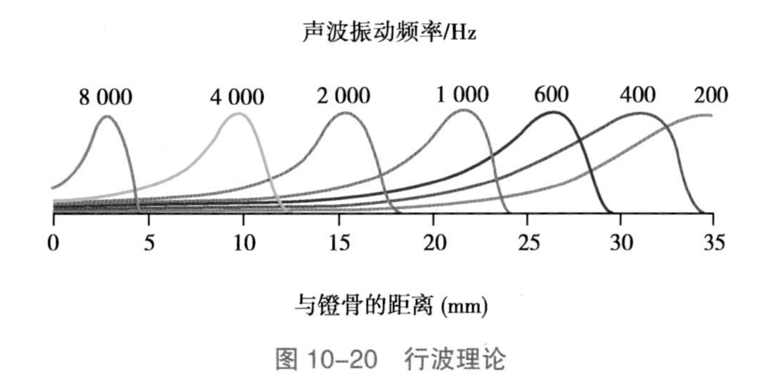

图 10-20 行波理论

端的听毛有些埋在盖膜的胶状物中，有些和盖膜的下面相接触。由于盖膜、基底膜与蜗轴骨板的连接点不在同一水平，当行波引起基底膜振动时，基底膜的振动轴和盖膜的振动轴不一致，两种膜之间产生一个横向的交错移动，使听毛受到一个切向力的作用而弯曲。内毛细胞顶端的听毛不与盖膜直接接触，而是随着内淋巴液的流动而发生弯曲。听毛的弯曲促使声波振动的机械能向生物电能转化过程的发生。

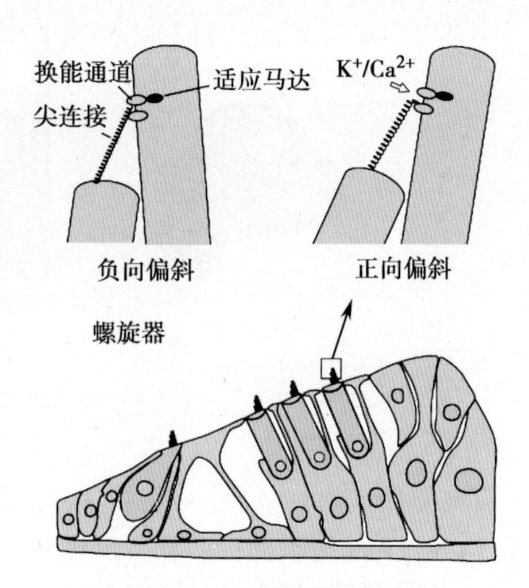

图 10-21 机械通道开启机制
“门控弹簧”假说示意图

毛细胞的机械 - 电转换是在纤毛上进行的。毛细胞的纤毛束由许多静纤毛组成，它们往往按高低不等组成几排，长纤毛在最外侧，越往内侧纤毛越短。高低不等的纤毛在尖端部位由特殊结构的微纤维尖连接（tip link）连在一起。机械 - 电换能通道可能位于尖连接处。目前一般采用“门控弹簧”假说（gating spring hypothesis）来解释机械门控通道开启的机制。此假说认为换能通道位于纤毛顶端，其开放由纤毛位置控制。通过电子显微镜可观察到短纤毛和长纤毛由尖连接相连。当基底膜上移时，短纤毛向长纤毛方向（耳蜗外侧）弯曲，尖连接上的张力可能增加，使关闭离子通道的“塞子”被拔出，而打开离子通道，流入细胞内的阳离子（主要是 K^+）增加，产生去极化型感受器电位。当基底膜下移时，长纤毛向短纤毛方向（蜗轴方向）弯曲，尖连接上的张力下降，机械门控通道关闭，K^+ 内流停止，产生超极化型感受器电位（图 10-21）。

每根静纤毛仅含 1~5 个离子通道，它们集中在纤毛顶部，其开启和关闭非常快，时间常数通常在毫秒级水平，提示它们直接受机械力控制。毛细胞纤毛摆动可以调节位于毛细胞顶部的换能通道的开放程度，从而调节感受器电位的大小。纤毛的兴奋性弯折可导致去极化型感受器电位，在内毛细胞进而引起毛细胞底、侧壁的电压门控 Ca^{2+} 通道开放，引起 Ca^{2+} 内流，导致神经递质的释放，引起相应的听神经纤维产生动作电位（图 10-22）。

在外毛细胞，膜电位的变化通过引起膜上的马达蛋白（prestin）发生构象改变，驱动胞体长度变化。去极化可引起胞体缩短，超极化则引起胞体伸长，从而增大基底膜振动的幅度，对该处的行波起到放大作用，称为耳蜗放大（cochlear amplification）。由此可见，外毛细胞起到了声波放大器的作用，通过增强基底

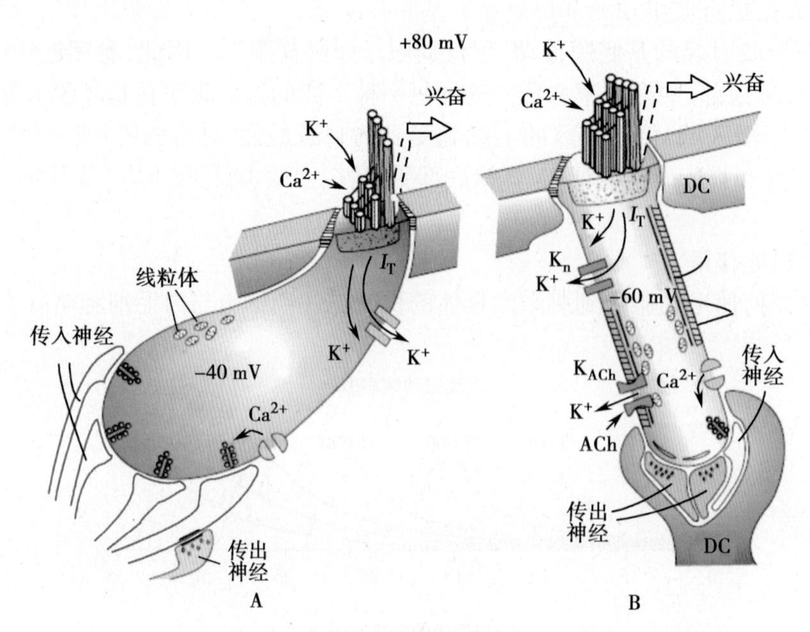

图 10-22 内、外毛细胞的主要离子通道和声 - 电转换的基本要素
I_T 是由声波引起的纤毛摆动所控制的换能电流（引自王坚等，2005）

膜的振动，有助于内淋巴的流动，从而使内毛细胞更易受到刺激，提高了耳蜗对相应频率声波振动的敏感性。

（四）耳蜗的生物电现象

1. 耳蜗内电位　耳蜗体液系统由外淋巴液和内淋巴液两个独立系统组成。外淋巴液存在于前庭阶和鼓阶内，内淋巴液存在于蜗管内。内淋巴液中钾含量高，而钠含量低。外淋巴液中则相反，表现为低钾高钠。毛细胞的营养由外淋巴液供应。

当耳蜗未受刺激时，将一根电极放在鼓阶外淋巴液中，接地保持零电位，用另一根测量电极可以测出蜗管内淋巴液中的电位为 +80 mV 左右，称为**内淋巴电位**（endolymphatic potential）或者**耳蜗内电位**（endocochlear potential）。由于毛细胞顶端浸泡在内淋巴液中，而毛细胞膜内静息电位为 -80~-70 mV，因此毛细胞顶端膜内、外的电位差接近 160 mV；正是这个电位差，在毛细胞纤毛顶端的机械 - 电转换通道开启时驱动内淋巴液中的 K^+ 流入毛细胞，形成感受器电位。

实验证实，内淋巴中正电位的产生和维持，与蜗管外侧壁处的血管纹活动有直接关系，而且对缺氧十分敏感。

拓展知识 10-3　血管纹在产生和维持内淋巴正电位中的作用

2. 耳蜗微音器电位　受到声音刺激时，耳蜗及其附近结构可以记录到一种具有交流性质的电变化，称为**耳蜗微音器电位**（cochlear microphonic potential，CM），见图 10-23。对比图中 A 和 B 可见，改变声音相位时，相位发生倒转的是微音器电位，而相位不发生改变的是听神经动作电位。微音器电位具有以下特点：在一定的范围内，微音器电位的频率和振幅与声波振动完全一致，呈等级式反应；潜伏期小于 0.1 ms；没有不应期；对缺氧和深麻醉相对不敏感，不易疲劳，不发生适应现象；听神经纤维变性时仍然存在。耳蜗的功能如同对一个电话机的受话器或麦克风（即微音器）发声时，麦克风可以将声波振动转变成为波形类似的音频电信号一样。实验中，对着动物的耳廓讲话或者唱歌，将银球状电极记录端置于圆窗膜附近，记录到的生物电活动经过放大后，连接到一个扬声器，扬声器发出的声音与讲话或者唱歌的声音相同。这说明耳蜗起着类似微音器的作用，能够将声波振动转变成为相应的音频电信号。

用微电极进行细胞内记录时发现，微音器电位是声波振动刺激引起多个毛细胞感受器电位的复合；对于单个毛细胞的跨膜电位而言，只要听毛发生 0.1° 的角位移，就可以引起毛细胞出现感受器电位。如前所述，膜电位变化的方向与听毛受力的方向有关，电位既可以是去极化式的，也可以是超极化式的，从而使得微音器电位的波动与声波振动的频率和幅度相一致。

3. 听神经动作电位　每个耳蜗有近 16 000 个毛细胞，由 30 000 条听神经的传入纤维组成听神经将听觉信息传递到脑内。如图 10-24 所示，大约 3 500 个内毛细胞在近螺旋器的轴心处排列成单行，通常一个内毛细胞与多个Ⅰ类传入神经纤维的周围突形成突触联系，而多个外毛细胞与一根Ⅱ类传入纤维的周围突形成突触联系。从听神经干上记录到的听神经动作电位 N_1、N_2、N_3……是一种复合动作电位，是所有听神经动作电位的总和（图 10-23）。如果将微电极刺入听神经纤维中，将记录到单一听神经纤维动作电位，符合“全或无”的特征，安静时有自发放电，声波刺激时放电频率增加。用不同频率的纯音刺激耳蜗，分析不同的单一听神经纤维的放电特性和声音频率之间的关系时发现，如果声波振动的强度足够大，同一神经纤维可以对一组相近频率的纯音刺激发生反应。如果逐渐减小声波振动的强度，其他的刺激频率因为强度太弱而无法产生反应时，仍然可以找到该神经纤维的最佳反应频率。单一听神经纤维最佳频率的高低，取决于该纤维末梢在基底膜上的分布位置，这一部位正好是该频率声波引起最大振幅行波的所在位置。当某一频率的声波强度较弱时，仅有少数对该频率最敏感的听

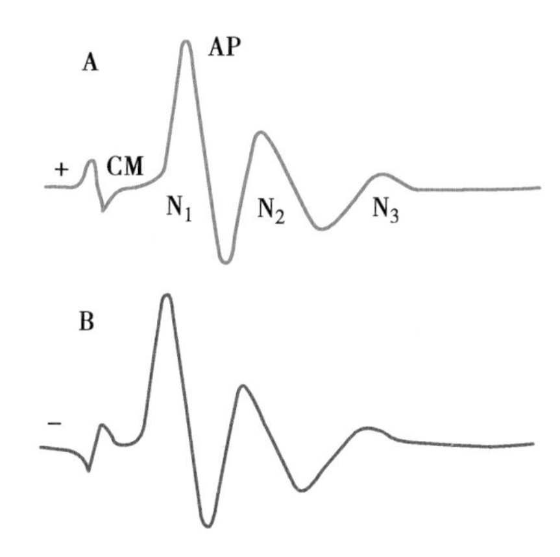

图 10-23　微音器电位和听神经动作电位
CM：耳蜗微音器电位；N_1、N_2、N_3：听神经动作电位

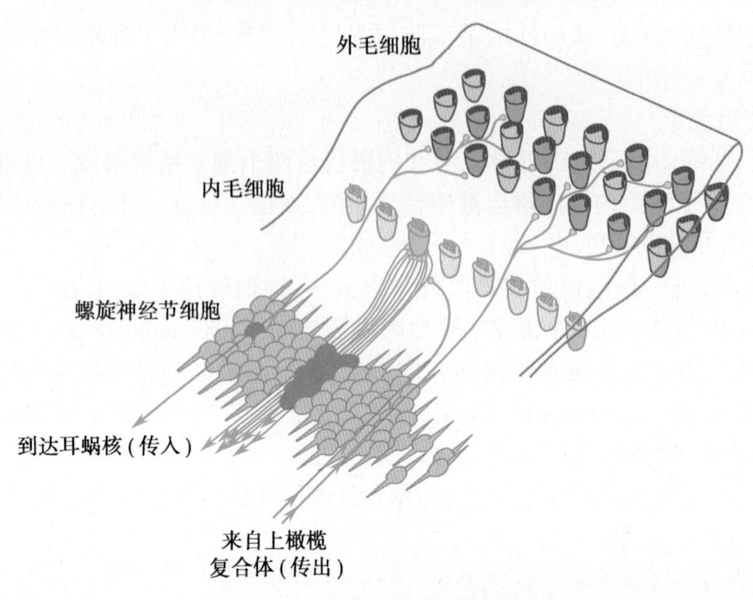

图 10-24 耳蜗螺旋器的神经支配

神经纤维将神经冲动向中枢传递,如果增大该频率的声波振动强度,能够引起更多的听神经纤维也发生兴奋,共同将此声音的频率和强度信息传递到听觉中枢。自然状态下,作用于人耳的声音振动频率和强度变化十分复杂,基底膜振动形式和所引起的听神经纤维兴奋及其组合也十分复杂。因此,人耳具有区分不同音色的能力。

拓展知识 10-4 全生命周期的听觉变化

第四节 前庭器官的功能

除了耳蜗以外,前庭器官(vestibular apparatus)也位于内耳迷路中,包括三个半规管、椭圆囊和球囊。三个半规管主要感受旋转或角变速运动的刺激,椭圆囊和球囊主要感受直线变速运动的刺激。因此,前庭器官是产生人体平衡的感受器,主要感受自身运动状态和头部空间位置的变化。

一、前庭器官的感受装置和适宜刺激

(一) 前庭感受细胞

前庭器官的感受细胞也称为毛细胞,它们具有与耳蜗毛细胞类似的结构和功能。每个毛细胞的顶部有 50~70 条较短的小纤毛,称为静纤毛(stereocilium),占据了细胞顶端的大部分;另外有一条最长的纤毛叫动纤毛(kinocilium),位于细胞顶端的一侧边缘处。耳蜗各类毛细胞的适宜刺激是一定频率的机械振动。正如图 10-25 所示,当动纤毛和静纤毛均处于静息状态时,细胞膜内外静息电位约 -80 mV,与毛细胞相接触的神经纤维具有中等频率的持续放电;此时,如果用外力使毛细胞顶部的纤毛由静纤毛侧倒向动纤毛侧,细胞膜电位发生去极化达到 -60 mV,神经纤维放电频率升高表现为兴奋效应;当外力作用使纤毛由动纤毛侧倒向静纤毛侧时,细胞膜电位发生超极化,神经纤维放电频率降低表现为抑制效应。这是所有毛细胞感受外界刺激时的一般规律,其换能机制与耳蜗毛细胞类似。正常情况下,机体的运动状态和头部空间位置的改变都能以特定方式改变毛细胞纤毛的倒向,引起神经纤维发放冲动频率发生改变,并将这些信息传送到中枢,引起特殊的运动和位置感觉,最终导致相应的躯体和内脏反射活动的发生。

(二) 半规管

三个半规管的形状大致相同,所处的三个平面相互垂直,分别称为前、后和外(水平)半规管

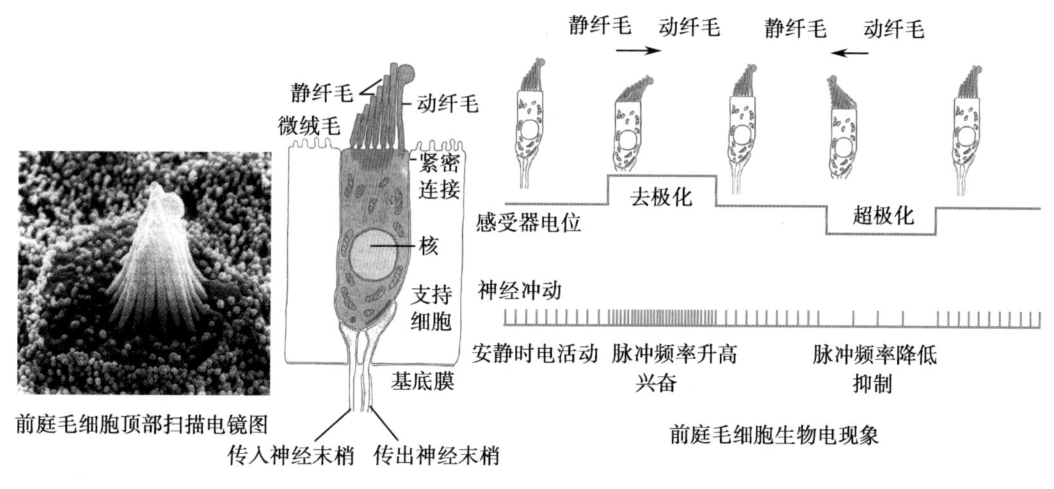

图 10-25 前庭迷路中的毛细胞换能

(semicircular canal)(图 10-26)。如果人在直立时头部向前倾斜 30°,外半规管所处的平面恰好与地面平行,前半规管向前和外展 45° 与地平面垂直,后半规管向后和外展 45° 与地平面垂直。每个半规管约占 2/3 个圆周,末端的相对膨大处称为壶腹(ampulla),半规管管腔和壶腹内充以内淋巴。壶腹内有壶腹嵴(crista ampullaris),壶腹嵴的位置与半规管的轴垂直;壶腹嵴中有一排毛细胞,面对管腔,毛细胞顶部的纤毛埋植在一种胶质性的圆顶型壶腹帽(cupula)之中(图 10-27)。当内淋巴从管腔向壶腹的方向流动时,毛细胞中的静纤毛向动纤毛侧弯曲,传入神经兴奋,将大量的神经冲动传递到中枢。

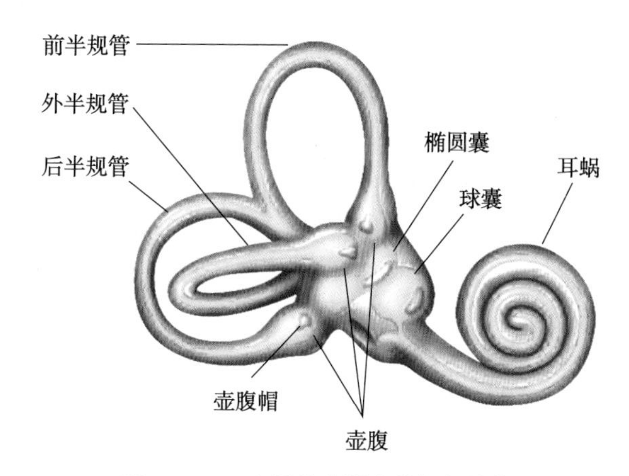

图 10-26 内耳前庭器官的解剖结构
(改自:Cindy L. Stanfield. Principles of Human Physiology. 6th ed.)

外半规管主要感受人体以身体长轴为轴所作的旋转变速运动。由于惯性作用,身体旋转时,管腔中内淋巴的启动较迟。因此,人体开始向左旋转时,左侧外半规管中的内淋巴压力作用方向朝向壶腹,引起毛细胞兴奋产生较多的冲动;同时,右侧外半规管中的内淋巴压力作用方向刚好相反,远离壶腹,毛细胞产生的冲动减少。正是由于来自两侧外半规管传入信号的不同,大脑才能判断身体是否开始旋转及旋转的方向。旋转中期,管腔中的内淋巴与整个半规管的运动

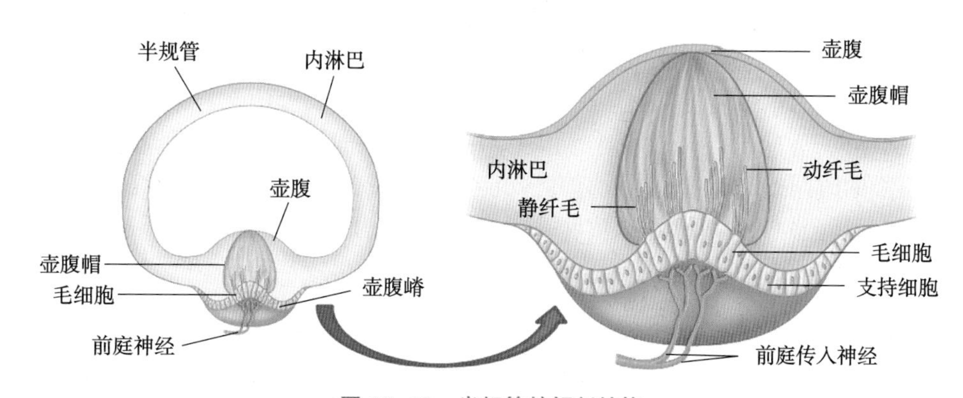

图 10-27 半规管的解剖结构
(改自:Cindy L. Stanfield. Principles of Human Physiology. 6th ed.)

同步，两侧壶腹中的毛细胞都处于不受力的状态，中枢神经系统获得的信息与安静时相同。停止旋转时，管腔中内淋巴的运动停止较迟，两侧壶腹中毛细胞的受力方向与旋转开始时相反，发放冲动的情况也相反。内耳迷路中的前、后两对半规管可以接受与所处平面方向相一致的旋转变速运动的刺激。日常生活中，人类的活动如转身、回顾等动作主要刺激外半规管。临床上检查前庭功能时，也多以观察外半规管诱发的反应为主。

（三）椭圆囊和球囊

椭圆囊和球囊主要感受人体作直线变速运动的刺激。其毛细胞位于囊斑中，毛细胞的纤毛埋植在称为耳石膜的胶质板内，因此椭圆囊和球囊又称耳石器。椭圆囊囊斑的面积为 3.5~4.5 mm^2，含有近 3 万个毛细胞；而球囊囊斑的面积仅约 2.2 mm^2，含有近 1.6 万个毛细胞。由于椭圆囊囊斑和球囊囊斑所在的平面和人体的相对关系不一样，因此两者在功能上略有差异。例如，人体直立时，椭圆囊囊斑处于水平位置，毛细胞顶部朝上，耳石膜在纤毛的上方，而球囊囊斑所处的平面与地面垂直，毛细胞和纤毛由囊斑表面向水平方向伸出，耳石膜悬在纤毛的外侧，与囊斑平行。两个囊斑的每一个毛细胞顶部的静纤毛和动纤毛的相对位置几乎都不相同，有利于人体分辨在囊斑平面上所作的各种方向的直线变速运动（图 10–28）。耳石中的碳酸钙碎片从椭圆囊或球囊脱落嵌顿在半规管，头部移动引起耳石移动，导致良性阵发性位置性眩晕，也称为耳石症。

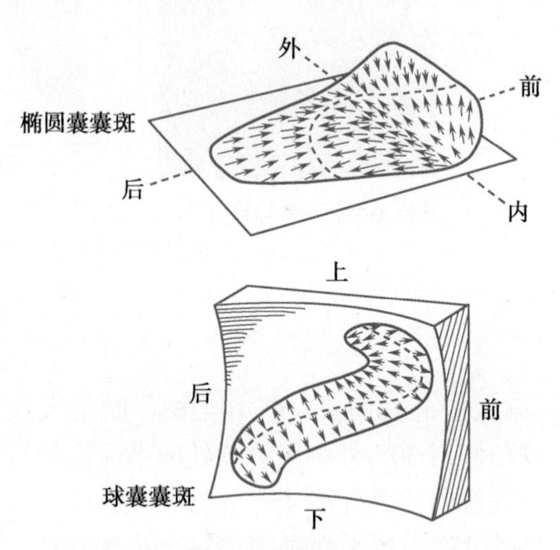

图 10–28 椭圆囊和球囊中囊斑位置与毛细胞顶部的纤毛排列

拓展知识 10–5 良性阵发性位置性眩晕

二、前庭反应和眼震颤

前庭器官传入的冲动，除了与运动和位置感觉的形成有关外，还可以引起各种姿势调节反射和自主神经功能的改变。最典型的前庭反应是躯体做旋转变速运动时出现的眼球特殊运动，称为眼震颤（nystagmus）。眼震颤是眼球不自主的节律性运动，主要由半规管受刺激引起。由于刺激不同的半规管可以引起不同方向的眼震颤，因此可以用来检测前庭功能是否正常。当人体头部向前倾斜 30° 并且围绕人体垂直轴旋转时，主要是两侧的外半规管壶腹嵴毛细胞受刺激，出现水平方向的眼震颤。例如，当头部开始向一个方向旋转时，眼睛慢慢地朝向相反的方向移动直到不能再移动，然后迅速返回到眼裂正中。如图 10–29 所示，如果开始向左旋转，刺激了左侧壶腹嵴的毛细胞，两侧眼球缓慢向右侧移动，称为眼震颤的慢动相（slow component），其方向与旋转方向相反。当慢动相使眼球移动到两眼裂右侧端不能再移动时，突然返回到眼裂正中，称为眼震颤的快动相（quick component），其方向与旋转方向相同。随后再出现新的慢动相和快动相，周而复始。当旋转成为匀速转动时，两侧壶腹中的毛细胞不再受到新的刺激，眼震颤不再出现，眼球也居于眼裂的正中位置。当停止旋转出现减速时，内淋巴不能立刻停止移动，两侧壶腹中的毛细胞承受的压力不同，方向与旋转开始时的相反，引起相反方向的慢动相和快动相。临床上进行眼震颤实验时，眼球震颤的时间过长或过短，说明前庭功能过敏或减弱。如果对前庭器官的刺激过强，或前庭功能过敏时，常常会引起恶心、呕吐、眩晕、皮肤苍白等现象，称为前庭自主神经性反应，可以出现晕船、晕车或航空病等。

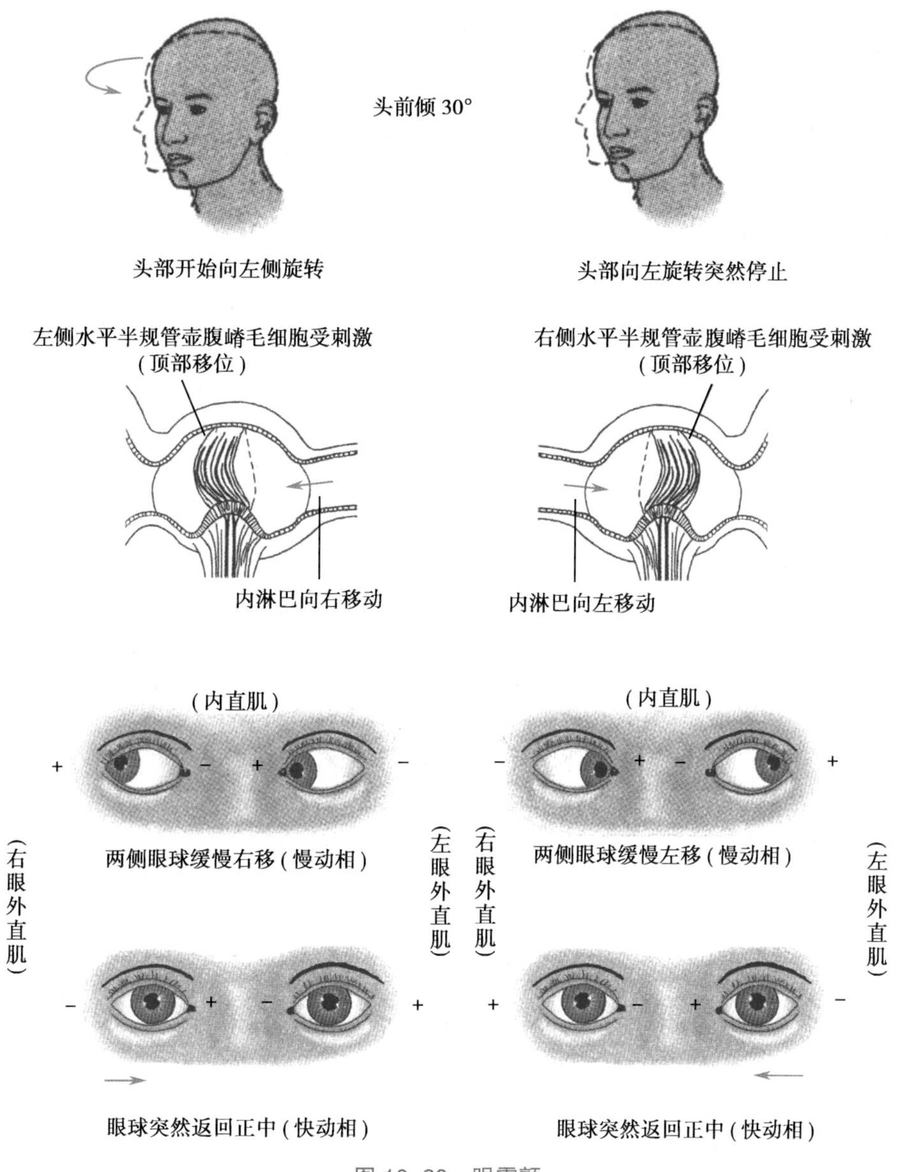

图 10-29 眼震颤

第五节 味觉和嗅觉

味觉和嗅觉属于化学感觉。两种感觉都具有各自的发生机制,人在进食时味觉和嗅觉往往是同时起作用的。

一、味觉

特殊分化的味觉感受细胞也称为味觉细胞。味觉细胞顶端有纤毛,称为味毛,从味蕾表面的味孔伸出,是感受味觉刺激的关键部位。多个味觉细胞聚集在一起形成味蕾,也称为味觉感受器。味蕾由味觉细胞、基底细胞和支持细胞共同组成,主要分布于舌背部表面和舌缘,而口腔和咽部黏膜的表面仅有散在的味蕾。儿童味蕾较成年人多,老年时味蕾逐渐减少。

人体舌表面不同部位对味觉刺激的敏感程度不一样。舌尖部对甜味比较敏感,舌两侧对酸味比较敏感,舌两侧前部对咸味比较敏感,而软腭和舌根部则对苦味比较敏感。一个人能够品尝出几百种不同的味道形成不同的味觉,这些味道通常由 5 种基本的味觉成分即酸、咸、甜、鲜和苦味混合而成。

酸味主要由无机酸中的 H^+ 浓度决定，即食物的酸度越高，酸味越强。H^+ 可以阻断感受细胞顶膜上的 K^+ 通道，而基底侧膜上的 Na^+ 和 Ca^{2+} 通道与 H^+ 不相接触，因而不受影响。K^+ 通道被阻断后，K^+ 外流受阻，导致感受细胞去极化。另外，有机酸的味道也与其带负电荷的酸根有关。

咸味主要由食物中的 Na^+ 浓度决定，其换能机制比较简单，无需特殊的膜受体。受刺激时，感受细胞绒毛上的 Na^+ 通道开放，Na^+ 被动地扩散到细胞内，引起细胞膜去极化。随后，基底侧膜上的 Na^+–K^+ 依赖式 ATP 酶又将细胞内的 Na^+ 泵出到细胞外。不同的盐引起的咸味稍有不同，另外，盐还可以引起除咸味以外的其他味觉。

甜味不由任何一种单独的化学物质引起，大多数引起甜味的物质属于有机化合物，如糖、甘醇、乙醇、乙醛、甲酮等。糖之所以能引起甜味觉，主要是由于糖分子与感受细胞上特异性膜受体结合时，第二信使 cAMP 生成。值得注意的是，只要化学结构稍稍发生变化，这些物质就能够从引起甜味转变成引起苦味。

与甜味一样，苦味也不由任何一种单独的化学物质引起，引起苦味的物质几乎全部是有机化合物。其中有两种物质最有可能引起苦味，一种是含氮的长链有机物，另一种是生物碱。很多药物里都含有生物碱，如奎宁、咖啡因、士的宁和尼古丁等。苦味觉的形成很可能三磷酸肌醇（IP_3）第二信使系统有关，IP_3 可以促进细胞内 Ca^{2+} 储存器释放 Ca^{2+} 而增加细胞内 Ca^{2+} 的浓度（图 10–30）。

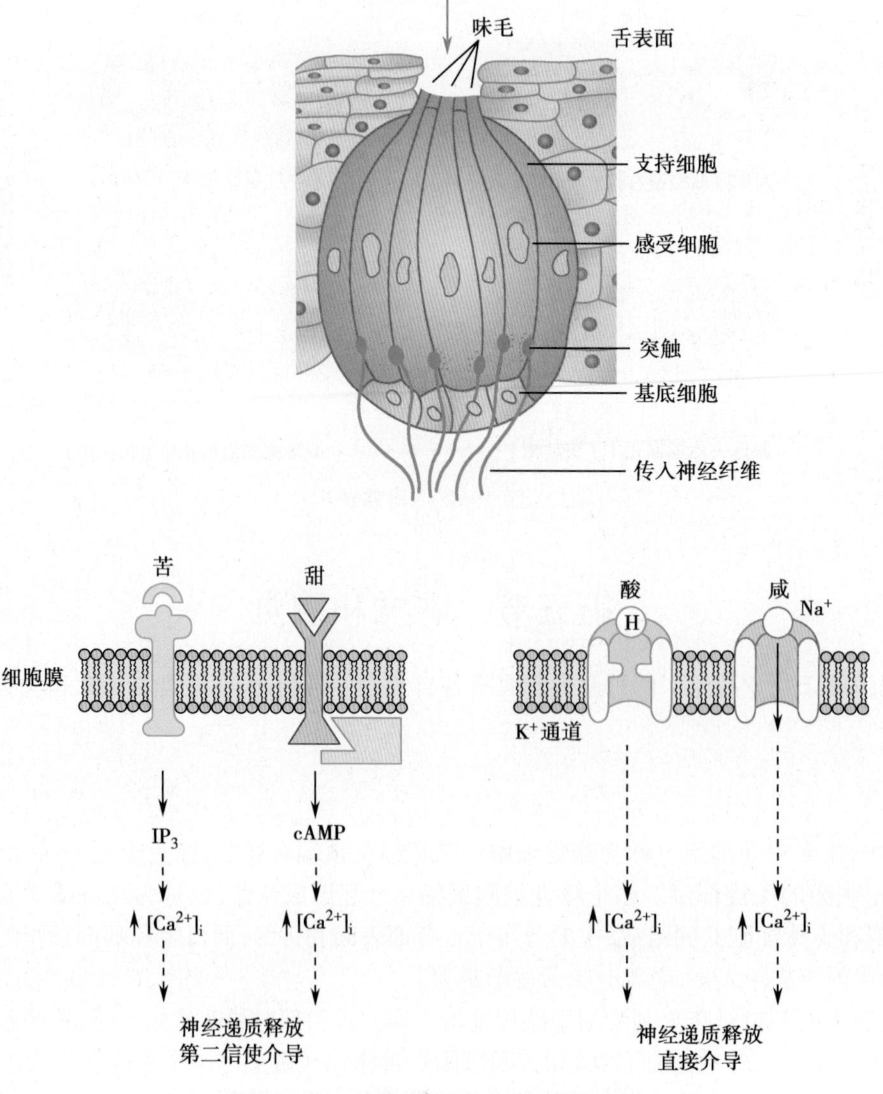

图 10–30 味蕾的结构和味觉换能机制

鲜味的产生，可能与某些氨基酸（如谷氨酸等）有关，这些氨基酸与味精有共同的谷氨酸草酸钠结构，谷氨酸直接激活钠 / 钙通道，发生 Ca^{2+} 内流，引起细胞膜去极化。每一种味觉感受细胞都接受传入神经纤维分支的支配。一个神经元可以支配几种味蕾和每个味蕾中的几种感受细胞。特殊的化学刺激引起感受细胞膜发生去极化时，通过基侧膜上的电压依从性 Ca^{2+} 通道引起 Ca^{2+} 内流，细胞内 Ca^{2+} 浓度的升高触发神经递质的释放，可以引起初级味觉传入神经元细胞膜的去极化。

初级味觉传入神经构成了第Ⅶ、Ⅸ或Ⅹ对脑神经的组成部分，到达中枢以后形成了柱状神经元群，称为味觉神经核（gustatory nucleus）。第二级味觉传入纤维投射到丘脑，然后到达大脑皮质。各级味觉传入相对独立，往往发生在同侧。在大脑皮质，所有神经元群各种水平的活动决定了味觉信息的中枢编码形式，中枢神经系统根据五种基本味觉的专用神经传导通路上的电信号及其组合来“认知”这些基本味觉以外的多种味觉。

拓展知识 10-6　荣膺诺奖发现：辣 / 痛觉 TRPV1 受体

二、嗅觉

严格地说，人类的嗅觉是一种主观感觉现象，很难通过低等动物的实验研究获得对人类嗅觉感知形成机制的认识。人类的嗅觉感受细胞是嗅细胞，位于上鼻道及鼻中隔后上部的嗅上皮中，两侧嗅上皮的总面积约 5 cm^2。嗅上皮由嗅细胞、支持细胞、基底细胞和 Bowman 腺组成。事实上，嗅细胞是一种双极神经细胞，胞体呈圆瓶状，周围突起膨大形成嗅泡（olfactory knob），嗅泡发出 4~25 条纤毛伸入到包被鼻腔内表面的黏膜内，称为嗅毛（olfactory cilium）（图 10-31）。

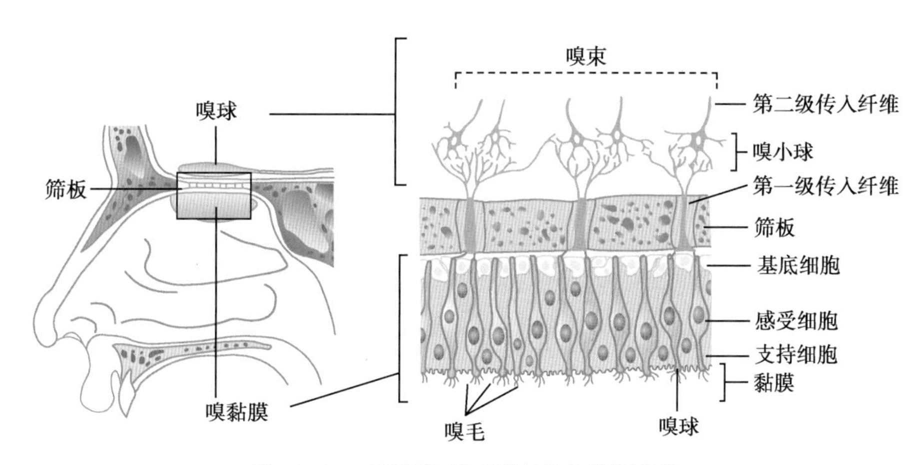

图 10-31　嗅黏膜、嗅球的结构和解剖位置

人类嗅觉系统能够察觉和分辨多种气味。对空气中的化学刺激发生反应的嗅细胞结构是嗅毛。当气味化学刺激物到达嗅黏膜表面后，扩散到覆盖嗅毛的嗅黏膜内，与嗅毛膜上的受体蛋白结合，激活 G 蛋白，后者再激活腺苷酸环化酶，使细胞内 cAMP 第二信使浓度升高，从而使钠 / 钙通道打开，大量的 Na^+ 和 Ca^{2+} 进入到感受细胞内，引起感受细胞膜去极化，最终导致嗅神经元兴奋并通过嗅神经将冲动传向中枢神经系统。

用微电极测量嗅细胞的生物电现象时发现：安静时，嗅细胞的平均静息电位为 −55 mV，可以产生极低频率的动作电位，低至每 20 s 一个脉冲，高的可达 2~3 Hz。大多数的气味刺激物可以引起嗅细胞膜去极化，引起动作电位，频率高达 20~30 Hz。同其他感受细胞的换能原理一样，嗅神经冲动的发放频率与刺激强度的对数成正比。

不同种属动物的嗅觉敏感程度差异很大，同一种动物对不同气味刺激物的敏感程度也不同。据研究显示，人类能够识别的 7 种基本气味是：樟脑味、麝香味、花卉味、薄荷味、乙醚味、辛辣味和腐腥味，而其他众多的气味可以由这些基本气味组合。诺贝尔生理学或医学奖(2004)获得者Buck和Axel(1991)发现了哺乳类动物基因组中有多达1000种气味受体基因。这些气味受体基因是由18个不同成员构成的多基因家族,可编码嗅细胞上的气味受体蛋白。由于每个气味受体蛋白基因在结构上都有所不同,所以由这些基因编码的每个受体蛋白及它们与气体分子结合的能力也有所不同。此外,每个嗅细胞仅仅表达一种受体,因此至少存在100~1000种嗅细胞。嗅觉具有群体编码的特性,即一个嗅细胞可对多种气味发生反应,而一种气味又可激活多种嗅细胞。因此,虽然嗅细胞只有1000种,但它们可以产生大量的组合,形成大量的气味模式,使人类能够分辨和记忆10000种不同的气味。一般来说,气味阈值比较低,只要空气中存在极少量的气味刺激物就可以引起嗅觉。例如,用仅高于阈强度10~50倍的气味刺激就可以引起最强的气味感觉。然而,引起最强视觉的光刺激强度是阈刺激的50万倍,引起最强听觉的声波刺激强度则是阈刺激的1兆倍。此外,嗅觉具有适应较快的特点,当某种气味突然出现时,可引起明显的嗅觉,但如果这种气味持续存在,感觉便很快减弱,甚至消失。

拓展知识10-7 人类辨别和记忆不同气味的原理

(王铭洁 冀旭颖 肖中举)

Summary

Human brain performs one of the major functions: It must be informed about what is happening both in the external environment and within the body, by means of sensory stimuli. Such information is received by the sensory system. The simplest sensory receptors are specialized peripheral endings of afferent neurons. Sensory organs include receptors and some specialized structures housing the receptors essential for special perception. These receptors have respond to particular stimuli, called the adequate stimuli, and translate the energy forms of the stimuli into bioelectrical signals. There are discrete pathways from the receptors to the CNS so that information about the type and location of the stimuli can be deciphered by the CNS, even though all the information arrives in the form of action potentials.

All sensory receptors have one feature in common, the sensory stimulus produces a graded membrane potential called a receptor potential. The strength and rate of change of the stimulus are reflected in the magnitude of the receptor potential, which in turn determines the frequency of action potentials generated in the afferent neuron. A special characteristic of almost all sensory receptors is that they adapt either partially or completely to their stimuli when a continuous constant sensory stimulus is applied.

The eye is designed to focus the visual image on the retina with minimal optical distortion. Light is focused by the cornea and the lens, and then traverses the vitreous humour that fills the eye cavity before reaching photoreceptors in the retina, which are called the rods and cones. Rods and cones are activated when the photopigments they contain absorb various wavelengths of light. Light absorption causes a biochemical change in the photopigment that is converted into a change in the release of transmitter from the photoreceptors and ultimately the rate of action potential propagation by the retinal ganglion cells. The cones are responsible for color vision and display high acuity but can be used only for day vision because of their low sensitivity to light. Different ratios of stimulation of three cone types by varying wavelengths of light lead to color vision. The rods provide only indistinct vision in shades of grey, but because they are very sensitive to light, they can be used for night vision. When the rods and cones are excited, signals are transmitted through successive neurons in the retina itself and finally into the optic nerve fibers and cerebral cortex.

The ear performs two unrelated functions: hearing, which involves the external ear, middle ear, and cochlea of the inner ear; and sense of balance, which involves the vestibular apparatus of the inner ear. The ear receptors are located in the cochlea and vestibular apparatus, which are mechanoreceptors and are called hair cells. Hearing depends on the ear's ability to convert airborne sound waves into mechanical deformations of receptive hair cells, thereby initiating, neural signals that are transmitted to the auditory cortex in the brain for sound perception. High frequency resonance of the basilar membrane occurs near the base, where the sound waves enter the cochlea through the oval window; and low frequency resonance occurs near the apex mainly, because of difference in stiffness of the fibers.

The vestibular apparatus in the inner ear consists of the semicircular canals for detecting, rotational acceleration or deceleration in any direction, and the utricle and saccule for detecting, linear acceleration or deceleration movements and the orientation of the head with respect to gravity. Neural signals are generated in response to, mechanical deformation of hair cells caused by specific movement of endolymph and related structures, within these sense organs. This information is important for the body to obtain the sense of, equilibrium and maintain posture.

Taste and smell are chemical senses. Taste is mainly a function of the taste buds in the mouth. For practical analysis of taste the receptor capabilities have been collected into five general categories called the primary sensations of taste. They are sour, salty, sweet, umami and bitter. Olfactory receptors are located in the mucosa in the upper part of the nasal cavity. About seven different primary classes of olfactory stimulants preferentially excite separate olfactory cells. These classes of olfactory stimulants are characterized as camphoraceous, musky, floral, peppermint, ethereal, pungent and putrid. Both sensory pathways include two routes: one to the limbic system for emotional and behavioral processing and the other one through the thalamus to the cortex for conscious perception and fine discrimination.

复习思考题

1. 简述视近物时眼的调节。
2. 试述视杆细胞感受器电位的产生机制。
3. 某人视力 0.1，可能是哪些生理因素发生了改变？主要用何方法进行纠正？简述理由。
4. 为什么维生素 A 缺乏时，会影响人在暗处的视觉？
5. 简述听觉的行波理论。
6. 简述声音是如何传入内耳的。
7. 试述微音器电位形成的原理及其特点。
8. 简述前庭器官的功能。
9. 何谓眼震颤？眼震颤的改变有何临床意义？

数字课程学习……

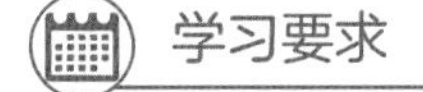
学习要求

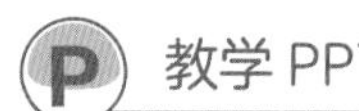
教学 PPT

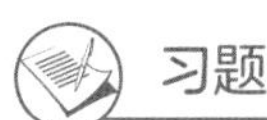
习题

临床病例

微课视频

第 11 章

神 经 系 统
(Nervous System)

本章导读

机体内各系统、各重要脏器均受神经系统调控。神经系统是体内最重要的调控系统。那么,神经系统自身必须具有怎样的生理特性、通过怎样的生理活动才能发挥如此重要的功能呢?本章主要介绍神经系统对机体各器官系统功能进行调节的基本理论、特征与规律,是神经生理学的简要概括。本章一、二、三节的内容可看作是神经生理学的总论,四至七节可看作是各论。总论所介绍的是神经系统自身的特征与活动规律,是理解神经系统功能的基础。其中第一节介绍组成神经系统的神经元(完成神经活动的基本单位)和神经胶质细胞的基本生理特性与基本功能活动规律;神经系统完成其功能依靠神经元间的信息传递,而突触是神经元间进行信息传递的关键部位。第二节重点讲解突触部位完成信息传递的形式、特征与规律,这是本章的重点与难点;神经系统对器官系统进行调节的基本方式是反射。第三节介绍反射活动中的信息传递及所涉及的神经元回路。后面四节分别介绍神经系统的感觉形成与感觉分析功能、对躯体运动的调节功能、调节内脏活动的功能特征、睡眠的特征与规律及脑的高级功能等。人类大脑的高级功能为人类所独有(如语言功能),正因为这样,也成为了解它、研究它的主要困难之所在。无创伤性脑功能检测技术的出现与更新,加快了人类了解自身大脑功能的步伐。

神经系统的主要功能是对体内各器官系统的活动进行调节,使其适应内外环境的变化,并使机体的活动协调统一。人类的中枢神经系统大约含有 10^{11} 个神经元及其之间形成的 10^{15} 个突触连接,神经元借突触连接形成复杂的神经元回路与神经网络,这是神经系统具有复杂功能的结构基础。神经元的数量、神经元间的联系,以及神经与效应细胞之间的联系,并非是固定不变的,而是随着神经元的活动和内外环境的改变发生变化,即神经系统具有可塑性。外界环境的不良刺激也可以导致神经系统发生病理性改变,甚至造成神经系统的损伤或疾病的发生。神经系统的基本活动单位是神经元。神经元属于可兴奋细胞,能够产生和传导动作电位(神经冲动)。神经元间的信息传递部位是突触,按传递机制不同分为化学性突触和电突触。化学性突触在信息传递的过程中产生突触后电位(属于局部电位)。神经胶质细胞参与兴奋活动及信息传递。在不同条件下,胶质细胞也可以发生膜电位的改变。这些生物电现象是神经系统活动的基本表现形式,也是神经系统完成其生理功能的基础,同时也是研究或检测神经系统功能的重要指标。

第一节　神经元与神经胶质细胞

神经元(neuron)和**神经胶质细胞**(neurogliocyte)是构成神经系统的主要两类细胞。神经元也称神经细胞(neurocyte),是神经系统的基本结构和功能单位,参与完成神经系统的主要功能活动。人类的中枢神

经系统约含 10^{11} 个神经元。神经胶质细胞数量更多，在中枢神经系统是神经元数量的 10~50倍，发挥支持、营养和保护神经元等作用。

拓展知识 11-1　神经元的发现

一、神经元与神经纤维

神经元由胞体和突起两部分构成(图 11-1)。神经元胞体主要位于脑、脊髓、神经节及某些器官的神经组织中，是神经细胞营养、代谢及功能活动的中心。神经元的突起分**树突**(dendrite)和**轴突**(axon)两种。大多数神经元的树突有多个并可形成几级分支，其主要功能是接受其他神经元传来的信息。一个神经元一般只有一条轴突，且不同的神经元其轴突的长短差异很大。轴突和感觉神经元的周围突外面包有神经膜或髓鞘，称为**神经纤维**(nerve fiber)，它的主要功能是传导**神经冲动**(nerve impulse)和物质运输。

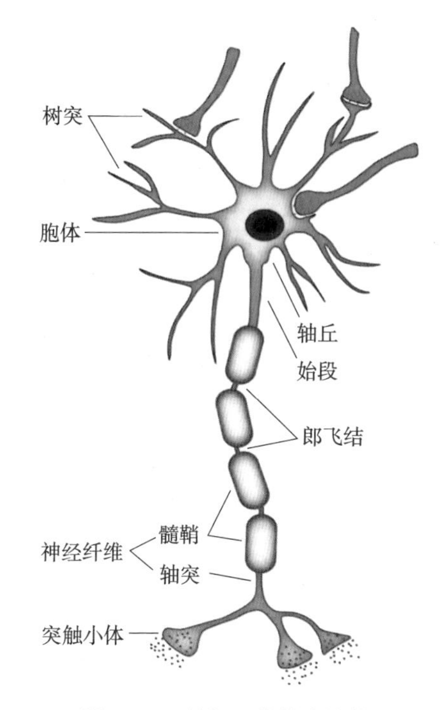

图 11-1　神经元的基本结构

(一) 神经元

1. 神经元的功能形态特征　与身体其他器官组织的细胞不同，神经元在形态和功能上高度分化，其体积的大部分为树突和轴突。例如脊髓前角运动神经元胞体的体积不足总体积的 1/10，而突起占到 9/10。神经元的大小差异很大，人类神经系统内最小的神经元是小脑颗粒细胞，胞体直径为 5~8 μm，体积约 300 μm^3；而最大的神经元是脊髓前角运动细胞和大脑皮质的巨大锥体细胞(Betz cell)，它们的胞体直径甚至超过 100 μm，体积可达 2×10^5 μm^3。

神经元树突内的细胞器类型和分子组成均与胞体相同，且树突内的细胞骨架也与胞体相类似。树突有大量分支，其膜性突起形成众多的小刺，称为**树突棘**(dendritic spine)。树突棘大幅扩展了细胞膜的面积，提高了神经元接收信息的空间范围和灵敏度，是多数兴奋性突触的突触后成分。树突与胞体之间没有明确分界，只是其所含细胞器的数量随着离开胞体的距离增大而减少。神经元轴突与胞体之间有着明显的功能分界，胞体发出轴突的部位膨大并向外隆起，称为**轴丘**(axon hillock)。轴突的起始部分无髓鞘包裹，长 15~25 μm，称为**始段**(initial segment)，在始段钠离子通道的密度较其他部位都高，阈电位最低，是神经冲动爆发的部位。轴突形成后，向末梢延伸，长短不一，通常大的细胞较长，小的细胞较短。轴突直径一般与长度成正比，且同一轴突的全长均匀一致。一个神经元虽然只形成一个轴突，但轴突主干常有直角侧支发出。轴突末端形成许多无髓鞘包裹的分支，称为**神经末梢**(nerve terminal)。神经末梢经过多次分支，最后每一小支的末端膨大呈杯状或球状，称为突触小体(synaptosome)或终扣(end button)，其内含大量贮存神经递质的突触囊泡。神经元内大多数细胞器，如粗面内质网和高尔基复合体，不在轴突内出现，而线粒体、滑面内质网则存在于神经细胞的各个部位。这种细胞器在神经元胞体、树突、轴突中的不同分布，决定了它们在功能上的差异。在神经元的胞体和树突上，贴附着大量由其他神经元轴突终末形成的突触小体。例如，在脊髓前角运动神经元的胞体和轴丘上，表面积的一半被突触小体附着，树突表面积的 3/4 覆盖着突触小体，这是神经元间进行信息传递的结构基础。总之，在神经系统中神经元发挥接受、整合、传导和传递作用。胞体与树突参与信息的接受与整合；始段是动作电位的发起部位，也参与信息的整合；通过轴突把信息向末梢传导；轴突末梢通过释放递质向其他神经元或效应细胞传递信息。

2. 神经元的种类及功能　按神经元的形态进行分类，可分为 50 余种；将形态与功能结合分类，可分为两种，即**投射神经元**(projection neuron)与**中间神经元**(interneuron)。投射神经元具有较长的轴突，可通过传导神经冲动将信息进行远距离传送，如运动神经元、感觉神经元及在脊髓背角发出长纤维投射到高位中枢或由高位中枢发出下行纤维到脊髓的神经元。中间神经元一般具有大量的树突，而轴突很短甚至缺失，其主要功能是进行信息整合与局部信息传递。在人类的神经系统中，投射神经元只占很小的比例，大量存在的都是中间神经元，如在感觉神经元和运动神经元之间扮演连接作用的神经元，大脑皮质中的

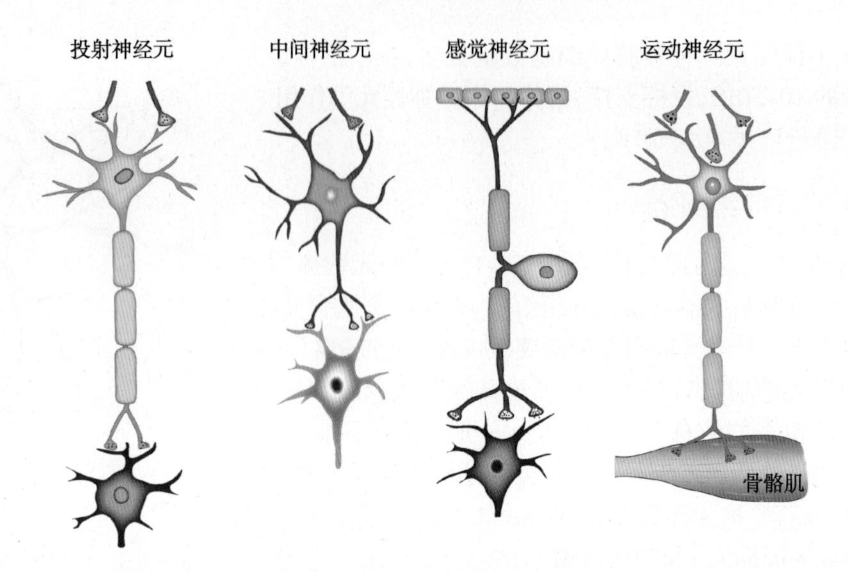

图 11-2　几种主要的神经元类型

绝大多数神经元也都是中间神经元(图 11-2)。

3. 神经元的电生理特性　神经元属于体内兴奋性最高的一类细胞。神经元轴丘或轴突膜上分布的阳离子通道,使其能在静息电位的基础上产生动作电位即兴奋,因而神经元属于可兴奋细胞。

(1) 神经元膜的电学特性　神经元膜有 3 个被动电学特性,即静息膜阻抗、膜电容及树突与轴突的纵向阻抗。这些电学特性决定了膜的时间常数(τ)和空间常数(λ),也就决定了突触电流所引起的突触电位的时程和幅度,决定了突触电位扩布至轴丘的衰减程度(见第 2 章)。此外,这些电学特性还决定了神经纤维上动作电位的传导速度。

(2) 神经元的静息电位、突触后电位和动作电位　不同类型的神经元,其静息电位的大小非常接近,一般为 -70~-65 mV。神经元胞体静息电位的形成机制与神经纤维和骨骼肌细胞的相同,即主要取决于细胞膜内外 K^+ 的浓度差及膜对 K^+ 的通透性。神经元在安静状态下对 K^+、Na^+、Cl^- 的通透性大小的比值为 1.0 : 0.04 : 0.45,以对 K^+ 的通透性最大。其静息电位就相当于 K^+ 顺浓度差外流所形成的电 - 化学平衡电位。

当突触进行传递活动时,会产生局部电位,并沿着细胞膜向轴突始段扩布。如主要引起一价阳离子通道开放,形成以 Na^+ 内流为主去极化的局部电位,即兴奋性突触后电位;如主要引起一价阴离子通道开放,以 Cl^- 内流为主,会引起超极化的局部电位,即抑制性突触后电位。

神经元的动作电位爆发于始段,然后沿轴突向末梢传递,完成兴奋传递;亦可反向传向胞体,从而引起整个神经元兴奋。神经元动作电位的产生机制与神经纤维(神经元的轴突部分)和骨骼肌细胞的基本相同。

拓展知识 11-2　动作电位机制的发现

4. 神经元的再生与增殖　按照以往的观念,成年哺乳动物中枢神经系统内的神经细胞不能分裂再生和增殖,所以一旦神经组织损伤,坏死的神经元即被吞噬细胞清除,损伤部位由增生的胶质细胞填充,形成胶质瘢痕。损伤后不能生长出新神经元的原因,主要是由于已发育成熟的中枢神经系统内没有神经元的前体细胞,其次是中枢神经系统存在阻碍细胞再生的抑制因子。但近年来的研究发现,成年哺乳动物的某些脑区,如脑室下区和海马结构的齿状回等处,仍然存在具有增生能力的前体细胞,被称为神经干细胞(neural stem cell)。神经干细胞是指在神经系统中,具有分化为神经元、星形胶质细胞和少突胶质细胞能力的一类细胞群。在正常生理条件下,神经干细胞的再生能力很低,但在局部损伤或接受学习训练时,这些神经干细胞可以分化生成新的神经元,并迁移到损伤部位或发挥生理功能的区域,其向前生长的轴突可以形成正常的突触并行使传递功能。这为中枢神经系统损伤的修复及退行性中枢疾病(如阿尔茨海默病等）的治疗带来了希望。而在正常衰老过程中，随着年龄的增长，除了树突棘会有所缺失外，大脑皮质神经元的数量并未出现明显的整体丧失，其形态也未发生明显变化。

（二）神经纤维

1. 神经纤维的分类　前已述及，神经纤维是由轴突或周围突被胶质细胞形成的髓鞘或神经膜反复包绕而成。包裹严密、髓鞘厚实的神经纤维被称为有髓纤维；包裹稀疏，髓鞘单薄的纤维被称为无髓纤维。在周围神经系统中，形成髓鞘或神经膜的胶质细胞主要是施万细胞（Schwann cell），而在中枢神经系统中则为少突胶质细胞（oligodendrocyte）。

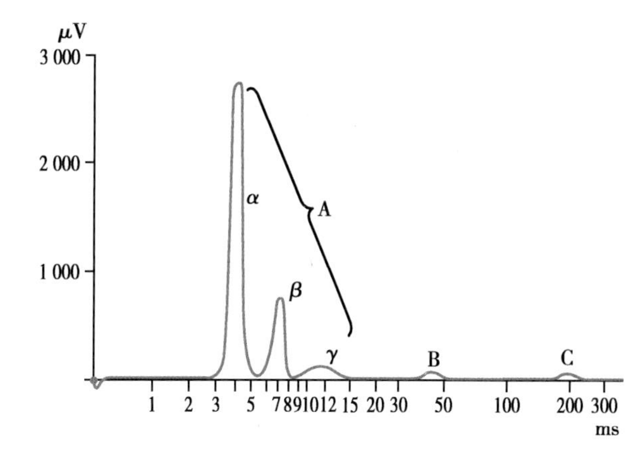

图 11-3　牛蛙坐骨神经复合动作电位的组成

图中显示神经干复合动作电位各组成成分的大小及时间关系。A、B、C 三种波为三类传导速度不同的神经纤维的复合动作电位，其中 A 类中包含 α、β、γ 三种成分

（1）根据电生理学特性分类　在记录神经干动作电位并测算其传导速度的实验中可见，由于混合神经干中不同神经纤维的兴奋传导速度不同，当刺激电极与记录电极之间的距离足够长时（如使用牛蛙的坐骨神经），记录显示的神经干动作电位由几种潜伏期不同的波组成（图 11-3）。

Erlanger 和 Gasser 根据动作电位不同波形出现的先后，按英文字母顺序将其依次命名为 A、B、C 波。传导这些动作电位的神经纤维分别为 A、B、C 3 类纤维，其中根据 A 类复合波的组成又将其分为 $A_α$、$A_β$、$A_γ$ 和 $A_δ$ 4 种亚类（表 11-1）。

表 11-1　按电生理学特征对哺乳动物神经纤维的分类 *

纤维类型		来源	直径（μm）	传导速度（m/s）	锋电位时程（ms）	绝对不应期（ms）
A 类	$A_α$	本体感觉传入、躯体运动传出纤维	12~20	70~120	0.4~1	
	$A_β$	触、压觉传入纤维	5~12	30~70	0.4~0.5	
	$A_γ$	支配梭内肌的传出纤维	3~6	15~30		0.4~1
	$A_δ$	痛、冷、触觉传入纤维	2~5	12~30		
B 类		自主神经节前纤维	<3	3~15	1.2	1.2
C 类	C_d	背根痛、温度觉传入纤维	0.4~1.2	0.5~2	2	2
	C_s	交感神经节后纤维	0.3~-1.3	0.7~2.3	2	2

*：A 类和 B 类神经纤维是有髓纤维，C 类是无髓纤维。

（2）根据神经纤维的直径和来源分类　按罗马数字顺序将其依次命名为Ⅰ、Ⅱ、Ⅲ、Ⅳ四大类（表 11-2），其中Ⅰ类纤维又分为 $Ⅰ_a$ 和 $Ⅰ_b$ 两个亚类。

在实际应用中习惯上对传出纤维多使用第一种命名法，如描述脊髓前角 α 运动神经元的传出纤维用 $A_α$ 纤维，γ 运动神经元的传出纤维用 $A_γ$ 纤维；对传入纤维多使用第二种命名法，如肌梭的传入纤维为 $Ⅰ_a$、$Ⅰ_b$ 类纤维。但有时两种分类方法也被交叉混合使用，如在叙述痛觉传人纤维时，习惯使用 $A_δ$ 纤维和 C 纤维。

2. 神经纤维传导兴奋的速度　受其电学特征的影响。按一般情况，直径大的纤维较直径小的传导速度快，因为直径大的纤维纵向阻抗小，因而空间常数大；有髓纤维较无髓纤维传导速度快，因为有髓纤维的兴奋传导是跨郎飞结进行的，即呈跳跃式传导，从而使空间常数增大。在一定范围内，髓鞘的厚度与传导速度成比例关系。据测算轴索直径与神经纤维总直径之比为 0.6∶1 时，传导速度最快。此外，在一定范围内环境温度高低与兴奋传导速度成正相关，温度下降可以降低神经纤维的传导速度，甚至造成传导阻滞，临床上使用的冷冻麻醉即利用了这一原理。

表11-2 按来源和直径对哺乳动物神经纤维的分类

纤维类别(罗马数字命名)		来源	对应的电生理学分类
Ⅰ类	I_a	肌梭传入纤维	A_α
	I_b	腱器官传入纤维	A_α
Ⅱ类		肌梭传入纤维,触、压、震动觉传入纤维	A_β
Ⅲ类		痛觉、温度觉、深压觉传入纤维	A_δ
Ⅳ类		痛觉、温度觉传入纤维	C

记录神经的动作电位,可以测定人体不同神经纤维的传导速度。正常成人上肢正中神经内的运动神经纤维传导速度约为 58 m/s,感觉神经纤维的传导速度约为 65 m/s。神经传导速度受年龄的影响(与髓鞘发育等因素有关)。新生儿的传导速度仅为成年人的一半;3~5 岁时接近成人值;以后随年龄增加又趋于减慢(青春期后每增加 10 岁,速度减慢 1 m/s),到老年时减慢较多。临床上,测定神经传导速度可辅助诊断周围神经疾患,了解神经病损(如脱髓鞘疾病)的严重程度及病损的性质。

3. 神经纤维传导兴奋的特征　神经纤维的功能之一是传导动作电位,即兴奋。其传导机制是局部电流及其再刺激方式,即兴奋(动作电位)部位与未兴奋部位之间的电位差会形成局部电流,该局部电流引起邻近膜去极化,当去极化达到阈电位时,则在邻近膜上产生新的动作电位,后者又会形成新的局部电流,如此不断向前传导。动作电位在神经纤维上的传导具有以下特征。

(1) 生理完整性　神经纤维能将信息传送到远隔部位,不仅要求其结构完整,还要求功能正常。神经纤维在结构不完整时,如局部受损或完全离断,兴奋传导受阻;在结构完整的情况下,一些干扰动作电位产生和传导的因素也可以减弱或阻断神经纤维传导兴奋的功能,如冷冻或麻醉剂作用于神经纤维某一局部时,可破坏其生理功能的完整性,造成神经冲动的传导阻滞(conduction block)。临床上采用低温麻醉和药物麻醉的方法进行手术时,可暂时阻断神经的传导功能,以减轻患者的疼痛。

(2) 绝缘性　神经纤维由于其神经膜及髓鞘的绝缘作用,神经纤维上传导的神经冲动基本上不会波及邻近纤维,谓之神经纤维传导的绝缘性。这样在混合神经干内,传入、传出纤维各自传送相关信息而互不干扰,保证了信息传送的准确、可靠。

(3) 双向传导　在实验条件下,刺激神经纤维的任何一点,产生的动作电位均可向两端传导。但在体内,由于神经纤维总是作为反射弧的传入或传出部分,所以神经纤维上的动作电位往往呈单方向传导。

(4) 相对不疲劳性　神经纤维可以在较长时间内持续传导动作电位而不容易产生疲劳。实验发现,当电刺激神经肌肉标本的神经部分时,肌肉很快因疲劳而不再收缩;但是,当预先阻滞了神经肌肉接头部位的信息传递后,再给神经纤维施加高频刺激时发现,持续刺激 10 h 后除去神经肌接头部位的阻滞,肌肉仍然出现收缩效应。该实验证明了神经纤维具有长时间内持续传导冲动而不疲劳的特性。同时实验证明,神经肌肉接头部位的信息传递容易发生疲劳。

4. 神经纤维的轴浆运输　充盈于轴突中的细胞质即轴浆(axoplasm),具有运输物质的功能,称为轴浆运输(axoplasmic transport)。由于轴突内的细胞器与胞体和树突内的不同,它几乎不具备合成蛋白质的能力,其代谢需要的酶及蛋白质均需要在胞体的粗面内质网与高尔基复合体内合成,然后通过轴浆运输送至神经末梢。此外,含有递质的囊泡也大多在胞体形成后通过轴浆运输至终末。

轴浆运输是双向的,既可以从胞体向轴突末梢运输,也可以从轴突末梢运向胞体。前者称为顺向轴浆运输,后者称为逆向轴浆运输。结扎神经纤维后,可发现轴突结扎部位的近胞体端和远胞体端均有物质堆积,而且近端的堆积量大于远端。这说明轴突内轴浆流动是经常性的,而且是双向流动。实验还发现,顺向轴浆运输不同物质,速度也大不相同。快速轴浆运输主要运送含有神经递质的囊泡、线粒体及其他内分泌颗粒等。慢速轴浆运输实际上是胞体新合成的微管和微丝等结构缓慢向前延伸,以及其他可溶性成分随之向前移动。在哺乳动物的坐骨神经,快速轴浆运输的速度可达 410 mm/d,慢速运输速度仅为

1~12 mm/d。快速运输过程要消耗能量，其机制比较复杂，是通过类似于肌球蛋白的驱动蛋白实现的。通过逆向运输的物质一般是在神经终末通过摄取进入的，如神经生长因子、嗜神经病毒等。其运输机制类似于顺向快速运输，只是方向相反，运输速度约 205 mm/d。

轴浆运输的发现促进了神经科学的发展。利用轴浆运输的特性，科学家用示踪剂，通过束路追踪揭示了中枢神经系统内的功能结构通路及神经核团之间的纤维联系。

5. 神经的营养作用　神经对它所支配的组织，除了调节其功能活动外，还具有营养作用。这是因为神经末梢可以缓慢释放某些物质或营养性因子，调整所支配组织的生化代谢活动，影响其结构和生理功能。这种作用在正常情况下并不显现，当神经损伤时就可以显示出来并被观察到。如实验切断支配骨骼肌的运动神经后，被支配的肌肉则会因糖原合成减慢，蛋白质分解加速而导致肌肉逐渐萎缩。临床上周围神经损伤的患者也会出现肌肉萎缩的现象。

6. 衰老时神经纤维的改变　在正常衰老过程中，人脑中的某些神经纤维总体上会丢失一些，轴浆因线粒体和溶酶体出现堆积而变得致密，髓鞘结构改变，加之沿神经的节间长度的增加，导致神经纤维的传导速度降低。

二、神经胶质细胞

在人类的神经系统中，神经胶质细胞约占神经系统体积的一半，数量上为神经元的 10~50 倍（即超过 1 万亿个）。神经胶质细胞广泛分布于中枢神经系统和外周神经系统中，在不同的区域，其数量和种类有较大差异。中枢神经系统内的胶质细胞，按其起源可以分为大胶质细胞（包括星形胶质细胞和少突胶质细胞）和小胶质细胞两大类。其中大胶质细胞中的星形胶质细胞在脑内数量最多、功能最为复杂。大胶质细胞起源于外胚层，与神经细胞的起源相同；小胶质细胞起源于中胚层，归属于吞噬细胞一类。外周神经系统内的胶质细胞主要是**施万细胞**（Schwann cell）。神经胶质细胞也有突起，但没有树突与轴突之分。

（一）神经胶质细胞的特性

1. 较强的分裂增殖能力　神经胶质细胞终身都有分裂增殖能力。在发育成熟的中枢神经系统内，胶质细胞仍然具有较强的分裂增殖能力。

2. 胶质细胞之间有低电阻的缝隙连接　胶质细胞间由低电阻缝隙连接形成的联络网，有利于离子在细胞间的扩散及其平衡调节，这不仅对神经细胞外液的离子浓度起到缓冲和调节作用，还可以进行局部的信息交流。星形胶质细胞的膜上还分布有多种神经递质的受体，但对于激活这些受体的生理意义目前仍知之甚少。

3. 静息电位较高　使用细胞内记录方法记录到胶质细胞的静息电位为 -90~-75 mV。改变细胞外液的 K^+ 浓度时发现，胶质细胞的膜电位变化完全服从 Nernst 公式，这表明胶质细胞的细胞膜在静息时只对 K^+ 通透，静息电位由 K^+ 外流所形成。

4. 不能产生动作电位　实验发现，当向细胞内注入去极化电流时，胶质细胞的膜电位发生去极化改变，但不能产生“全或无”的动作电位。在生理条件下，神经元的兴奋可以引起细胞外 K^+ 浓度增高，此时，胶质细胞的膜电位也可以出现去极化，但仍不能产生动作电位，这主要是因为胶质细胞膜缺少产生动作电位的电压门控 Na^+ 通道。是否在脑区的某些部位，胶质细胞的电活动有显著不同，则有待研究证实。

（二）神经胶质细胞的功能

以往人们认为神经胶质细胞主要是构成神经组织的网架或神经外膜，对神经元起支持和营养作用，在神经组织损伤时进行填充和修复。但近年来的研究发现，神经胶质细胞还有分泌生长因子、接受神经元支配及调控等重要的功能。

拓展知识 11-3　新发现的胶质细胞功能

1. 星形胶质细胞的主要功能

（1）支持作用　在中枢神经系统内除了小血管周围少许间隙外，没有结缔组织，主要由星形胶质细胞广泛而众多的突起在神经组织中相互交织成网架，并紧密地包裹着网架内神经元的胞体和纤维，对神经元起着支持作用。在研究人和猴的大脑及小脑皮质的发育过程中发现，神经元会沿着神经胶质细胞的突起方向“迁移并到达定居”的部位，似乎神经胶质细胞对神经元具有迁移导向的作用。

(2) 隔离、绝缘与屏障作用　在中枢神经系统内由胶质细胞交织连接成的“栅栏”具有对各区域或核团进行隔离的作用。星形胶质细胞包裹神经元的突起直至末梢，具有隔离和排除相互干扰（即绝缘）的作用。在中枢内有髓神经纤维的髓鞘由少突胶质细胞围成，周围神经系统由施万细胞包绕轴索而成。髓鞘具有绝缘作用，使神经冲动的传导互不干扰。星形胶质细胞与毛细血管的内皮、基膜紧密相连，构成血-脑屏障，可以阻止某些物质特别是有害物质的通过，这对脑组织具有重要的保护作用。

(3) 摄取和分泌神经递质，参与信息传递　胶质细胞膜上有不同神经递质的**转运体**(transporter)，其作用是逆浓度梯度将神经递质从细胞外摄入到胶质细胞内，并在相应酶的作用下转化，如摄取谷氨酸、γ-氨基丁酸等。如上所述星形胶质细胞膜上分布有多种受体，若激活其代谢性谷氨酸受体可以触发胶质细胞的递质释放；而星形胶质细胞本身释放的谷氨酸又可以作用于神经元上的受体，调节神经元的递质释放。目前认为，脑内存在着神经元-胶质细胞之间的双向信息传递。

(4) 调节细胞外液的 K^+ 浓度　神经元的兴奋可以引起细胞外液的 K^+ 浓度升高，神经元强烈兴奋时 K^+ 浓度会明显快速升高，由于胶质细胞膜上的钠泵可将 K^+ 泵入到胶质细胞内，并通过缝隙连接还可将 K^+ 分散到其他胶质细胞，从而维持了细胞外 K^+ 浓度的相对稳定，这对于稳定神经元的兴奋性及正常生理活动起到了极为重要的作用。

(5) 分泌生物活性物质和营养作用　如前述，星形胶质细胞能合成多种生物活性物质，如前列腺素、白细胞介素、胶原蛋白、黏蛋白及神经营养因子等。其中合成的神经营养因子可促进神经元的存活与生长。

神经营养因子(neurotrophic factor，NTF)又称为神经细胞诱导(营养)因子。它是一个庞大的家族，包括神经生长因子(nerve growth factor，NGF)、脑源性神经营养因子(brain-derived neurotrophic factor，BDNF)、睫状神经营养因子(ciliary neurotrophic factor，CNTF)、胶质细胞系源性神经营养因子(glial cell line-derived neurotrophic factor，GDNF)和多种神经营养素(neurotrophin，NT)。目前认为，神经营养因子在神经元的正常存活、生长分化及病理性损伤与修复中发挥着重要作用。胶质细胞释放的神经营养因子除了对神经元的直接营养作用外，星形胶质细胞的突起连接毛细血管与神经元，对神经元还起到运送营养物质及排除代谢产物的作用。

(6) 参与创伤的修复　与神经元不同，神经胶质细胞始终保持生长、分裂和增殖的能力。当神经元因外伤、缺血、感染等出现变性坏死时，邻近存活的神经元一般不会分裂生成新的神经元来修复创伤部位，而是由星形胶质细胞增生填充，形成胶质瘢痕。

(7) 参与免疫应答作用　在中枢神经系统中，星形胶质细胞可利用其膜上的组织相容性复合分子Ⅱ(major histocompatibility complex molecule Ⅱ，MHC Ⅱ)与经处理的外来抗原结合，并将抗原呈递给T淋巴细胞。

2. 其他胶质细胞的功能　小胶质细胞的主要功能是当神经组织损伤时转变为吞噬细胞，参与对神经组织碎片的清除。少突胶质细胞和施万细胞分别在中枢与外周神经系统形成髓鞘。一个少突胶质细胞可以包绕多条轴突，形成多段髓鞘。一个施万细胞只包绕一条神经纤维的一个区段，施万细胞之间留下的间隔即为**郎飞结**(Ranvier node)。施万细胞的另一个重要功能是生成多种神经营养因子，这是外周神经损伤后可以再生的重要原因。近年来，研究将体外培养、纯化的施万细胞移植入中枢神经系统内，发现它能促进胆碱神经元、多巴胺神经元等损伤后的存活及轴突的再生。随着年龄的增长，神经系统中胶质细胞的变化最为明显。老年猴的主要神经胶质细胞的胞体周围都有代谢产物堆积。此外，某些神经纤维的髓鞘和轴突的形态也发生明显变化。

第二节 神经元间的信息传递

人类的中枢神经系统具有复杂的功能，不仅因为神经元的数量巨大，更重要的是由于神经元之间相互连接，形成了多层次的神经回路和庞大而复杂的网络系统。一个神经元与另一个神经元之间的信息传递是通过**突触**（synapse）活动进行的，脑内的突触数量估计超过 10^{14} 个。一个神经元的轴突分支大约可以与其他神经元形成 1000 个突触联系，而一个神经元的胞体和树突上大约有 10000 个传入末梢形成的突触小体，小脑的浦肯野细胞每个可以接受大约 10 万个传入末梢。突触的数量与神经元功能活动的复杂程度及学习记忆等高级功能活动有关。

神经系统内神经元间的信息传递方式分为两类，即化学性突触传递与电突触传递。

一、化学性突触传递

化学性突触传递（chemical synaptic transmission）是以神经递质作为中介完成的神经元间的信息传递。前一个神经元兴奋的电活动，通过其引发释放的神经递质影响后一个神经元，使其产生膜电位的变化或产生动作电位，所以化学性传递的基本作用方式是电－化学－电的方式。根据突触的前后结构间有无紧密的解剖学对应关系，化学性突触被分为定向突触（directed synapse 或 targeted synapse）和非定向突触（non-directed synapse 或 non-targeted synapse）。

（一）定向突触的信息传递

定向突触传递一般是指一个神经元的轴突末梢与另一个神经元的胞体或突起相互靠近并进行信息传递。在原生质上两者并未直接接触，只是相互间距离非常接近。根据前一神经元的轴突与后一神经元形成突触的部位，定向突触分为轴突－树突突触（多为轴突－树突棘突触）、轴突－胞体突触和轴突－轴突突触 3 类（图 11–4）。实际上中枢神经系统内的突触形成部位及方式更为多样，前一神经元除了它的轴突末梢可以与其他神经元形成突触外，它的树突、胞体均可与另一个神经元形成突触，并可形成混合型、串联型、交互型等多种复杂形式的突触（图 11–5）。

1. 突触的主要结构特点　借助电子显微镜，可以清楚地观察到突触的超微结构（图 11–6）。定向突触的突触前成分与神经－肌肉接头的接头前膜非常类似，不同的是神经－肌肉接头处的递质只有一种，即乙酰胆碱，而中枢神经系统内的神经递质种类很多。定向型的突触结构由三部分组成，分别是：突触前

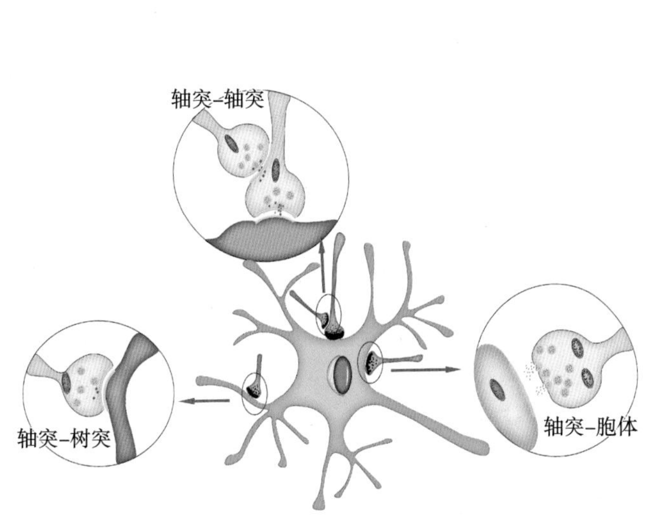

图 11–4　不同类型的突触联系方式

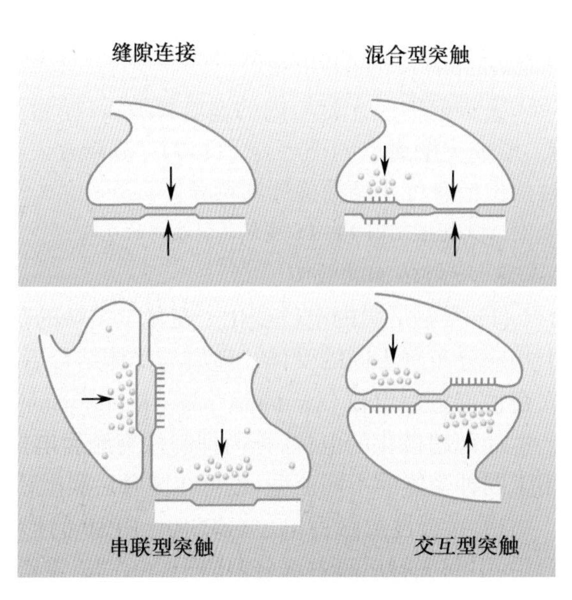

图 11–5　不同形式突触的模式图

膜、突触间隙和突触后膜。突触前膜和后膜比一般神经元膜略厚，约 7.5 nm。不同的突触前膜内含有的递质囊泡不同，主要有三种囊泡：透明的较小囊泡，含有乙酰胆碱或氨基酸类递质；有致密中心的小囊泡，含有儿茶酚胺类递质；有致密核心的较大囊泡，含有神经肽类物质。突触间隙的宽度为 15~30 nm。突触后膜往往增厚形成突触后致密区（postsynaptic density，PSD），内有能与神经递质特异结合的相应受体。由于在电子显微镜下 PSD 的电子密度远高于其他结构，因此成为辨认突触的重要标志。突触小体内的部分囊泡靠近前膜，与相对的突触后致密区共同组成突触的活性区（active zone）。一般认为，活性区是释放神经递质的功能部位。哺乳动物脑内的单个突触有一个（多数）或多个活性区。在不同的功能状态下，突触的形态可以发生变化，活性区的数量也可以改变，这种突触结构的改变与突触传递功能的改变密切相关，这些变化反映出突触具有**可塑性**（plasticity）。

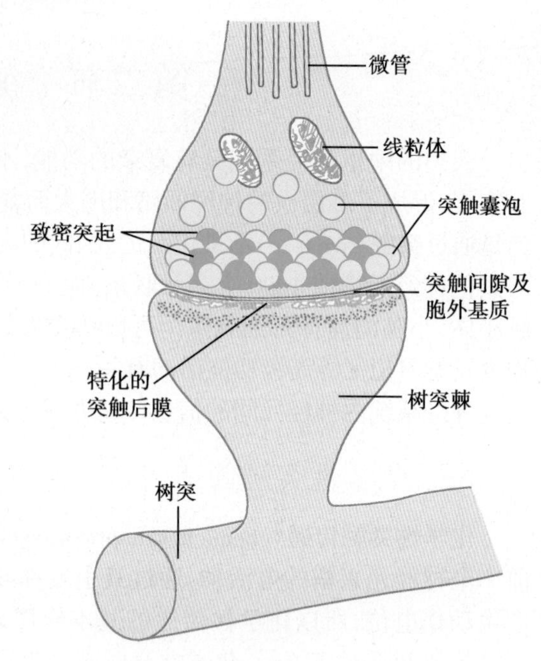

图 11-6 定向突触的超微结构

2. 突触传递的基本过程 按顺序将其分为以下几个阶段：①突触前膜去极化：突触前神经元的兴奋传导到轴突终末，使突触前膜发生去极化。② Ca^{2+} 进入突触小体：突触前膜的去极化引起活性区邻近的前膜上的电压门控性 Ca^{2+} 通道开放。由于细胞膜外的 Ca^{2+} 浓度远高于细胞内，Ca^{2+} 顺浓度梯度通过开放的 Ca^{2+} 通道流入神经元的胞质。Ca^{2+} 内流是神经递质释放的重要条件，它的主要作用是促进囊泡移动、接近前膜并与之融合。③递质释放：囊泡膜在活性区部分与突触前膜经“摆渡”对接而“泊靠”（docking），再与其“融合”（fusion），并形成一个“融合孔”。通过出胞作用，囊泡内的神经递质从融合孔排放到突触间隙（量子性释放，即一个囊泡内约 10 000 个乙酰胆碱分子同时被释放）。研究表明，囊泡的“泊靠”及“融合”作用都由特异的蛋白质介导。已被鉴定的这类蛋白质有 30 余种，可按照其存在部位分为 3 类，即位于囊泡膜上的蛋白质、突触前膜上的蛋白质及胞质内的蛋白质。④递质与受体结合及受体的激活：释放入突触间隙的递质，通过扩散到达突触后膜，与后膜上的相应受体结合并激活该受体或配体门控离子通道，引起后膜相关离子通透性的改变。⑤产生突触后电位：因突触后膜上相关离子通道通透性的改变，有关离子进入或（和）移出细胞，引起突触后膜的膜电位改变。这种发生于突触后膜的膜电位变化是一种局部电位（局部去极化或局部超极化电位），称作**突触后电位**（postsynaptic potential，PSP）。

突触前神经元胞质内的递质释放后，原囊泡膜再重新被回收至突触前终末，并装载新合成的神经递质，形成突触囊泡的循环（图 11-7）。被释放入突触间隙的神经递质通过不同途径被及时清除，保证了突触部位信息传递的精确性和特异性。

拓展知识 11-4 突触效能改变的发现

3. 突触传递的效应

（1）突触后膜的电位变化 在化学突触的信息传递中，突触前神经元释放不同的神经递质，突触后膜上相应分布着不同的受体。递质与受体结合后，可以引起突触后膜去极化，产生局部去极化的电位，称为**兴奋性突触后电位**（excitatory postsynaptic potential，EPSP）；递质与受体结合也可以引起突触后膜超极化，产生局部超极化的电位，称为**抑制性突触后电位**（inhibitory postsynaptic potential，IPSP）。同一神经递质作用于同种受体的不同亚型，也可在突触后膜上诱发截然不同的电位变化。

1）兴奋性突触后电位（EPSP） EPSP 的形成主要是突触前膜释放的神经递质与突触后膜的受体结合后，引起突触后膜对部分阳离子（Na^+、K^+ 或 Ca^{2+}）的通透性增大，在电 - 化学梯度的作用下，发生局部内向阳离子流（内向电流），从而使突触后膜局部去极化，局部膜内的负电位减小，即在突触后膜产生局部去

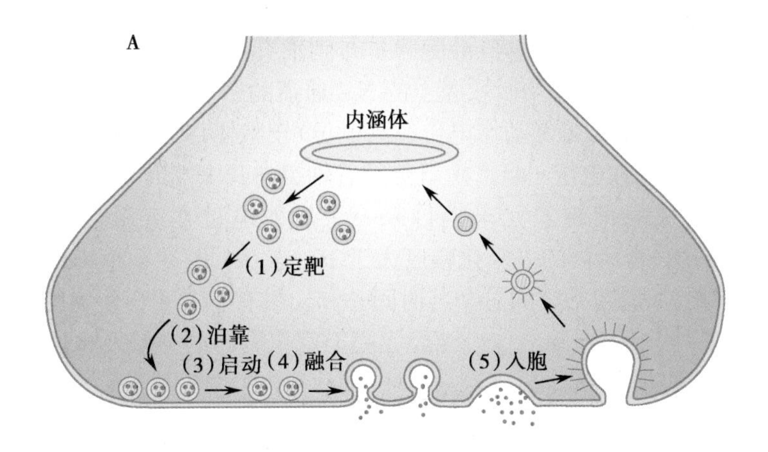

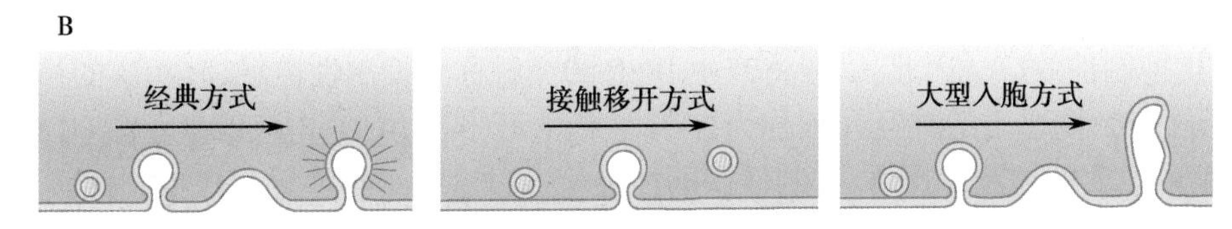

图 11-7 神经终末的递质释放与囊泡循环

A. 囊泡在轴突终末经过定靶(1)、泊靠(2)、启动(3)、融合(4)几个过程,将神经递质释放出来,融合的囊泡膜经过入胞(5)被重新摄入胞质内;B. 递质释放后囊泡膜通过不同机制被重新利用

极化电位——EPSP(图 11-8)。

中枢内大部分的 EPSP 是由于 Na^+ 内流形成的。EPSP 一般在动作电位到达突触前膜后 0.5~1.0 ms 产生,其幅度小于 1 mV。这种 EPSP 又被称为快传递的兴奋性突触后电位。能产生 EPSP 的突触被称为兴奋性突触,其相应的神经递质被称为兴奋性递质。但由于同一种递质可因为结合的受体不同而产生不同的生理效应,所以,一般只将主要引起 EPSP 的神经递质称为兴奋性递质。中枢神经系统内最主要的兴奋性神经递质是谷氨酸(glutamic acid,Glu)。

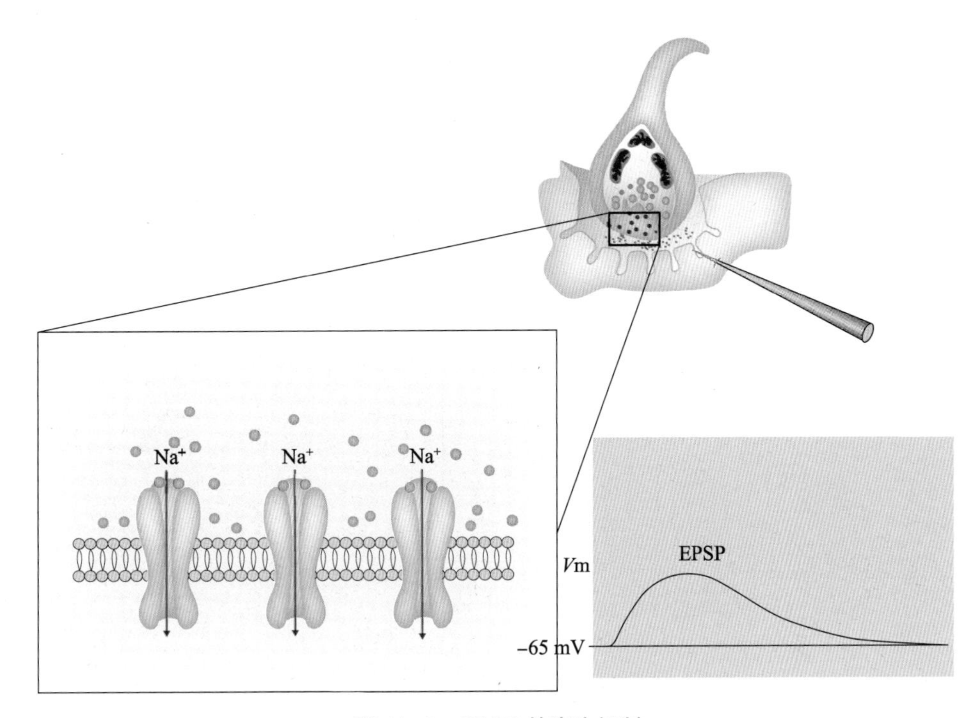

图 11-8 EPSP 的产生机制

突触后电位(EPSP,或以 EPSP 占优势)沿胞膜扩布到轴突始段,膜电位总和后达到阈电位水平即可爆发产生动作电位。这主要由于轴突始段质膜上的 Na^+ 通道的密度较胞体和树突高得多,产生兴奋所要求达到的去极化电位幅度(10 mV,爆发动作电位的阈电位)较胞体(30 mV)低,所以动作电位一般产生于轴突始段。突触后神经元的动作电位一旦产生就会沿着轴突向其末端继续传递。

在突触传递过程中,突触前神经元末梢传来一个动作电位在突触后膜产生的 EPSP 幅度仅为 0.2~0.5 mV,而引起神经元兴奋所需的去极化幅度大于 10 mV;因此,在中枢神经系统内突触后神经元的兴奋必须经过突触电位的总和,包括空间总和与时间总和。只有总和才会使突触后神经元的去极化电位达到爆发动作电位的临界膜电位即阈电位。神经元膜上密集分布的突触及神经纤维经常传送的高频冲动是空间总和与时间总和的基础。

2) 抑制性突触后电位(IPSP) IPSP 的形成主要是递质与突触后膜的受体结合后,引起突触后膜对 Cl^- 的通透性增大(其次是 K^+ 通道开放),Cl^- 通道开放使 Cl^- 在电化学梯度作用下内流(同时伴有少量 K^+ 外流),引起突触后膜局部超极化,局部膜内的负电位增大,即在突触后膜产生局部超极化电位——IPSP(图 11-9),并产生抑制性效应。因此,一般将产生 IPSP 的突触称为抑制性突触,其相应的神经递质被称为抑制性递质,释放抑制性递质的神经元被称为抑制性神经元(图 11-10)。γ- 氨基丁酸(GABA)和甘氨酸分别是脑和脊髓内重要的抑制性递质,抑制性中间神经元通过这些神经递质发挥抑制性作用。

突触后膜的电位变化主要取决于递质与受体结合后形成的离子流。如在成年动物的神经系统内,GABA 引起突触后膜超极化。这是由于成年动物神经终末部位的膜内外 Cl^- 浓度决定了 Cl^- 通道打开时 Cl^- 内流,导致突触后膜出现超级化,即产生 IPSP,使突触后神经元不能兴奋,而产生抑制效应,所以一般将 GABA 称为抑制性神经递质。但是在新生动物的一些脑区,由于在动物发育中的神经终末膜内外的 Cl^- 浓度与成年动物不同,当 GABA 作用于相同的受体($GABA_A$ 型受体)后,引起的不是 Cl^- 内流而是外流,引起突触后膜去极化,即产生 EPSP,此时,GABA 发挥了兴奋性递质的作用。

3) 突触后电位的特征 EPSP 和 IPSP 虽然功能性质及效应不同,但作为突触后电位,在电位特征上,两者是一致的,即都属于局部电位。因此,EPSP 和 IPSP 都具有局部电位的特征,即分级性或等级性,而非“全或无”;呈递减性或电紧张性扩布;无不应期,可以总和。由于中枢内的突触联系极为复杂,突触后神经元是发生兴奋还是抑制,不仅取决于 EPSP 的总和或 IPSP 的总和,还可能取决于两者的总和效应。

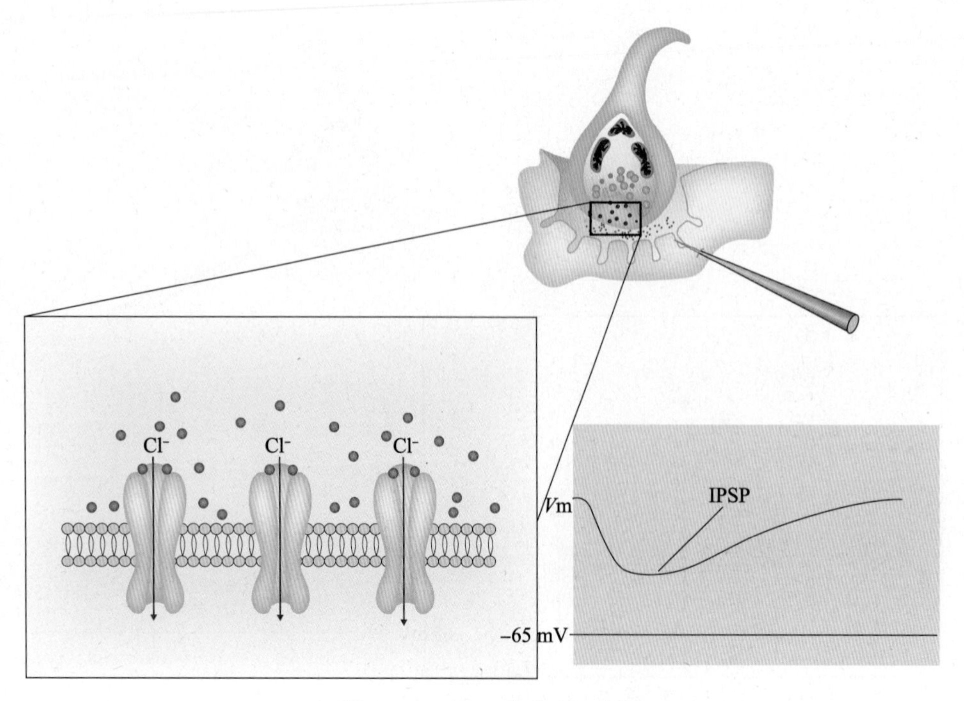

图 11-9 IPSP 的产生机制

(2) 突触传递过程中的信号转导 在突触传递过程中，由于神经递质与受体的不同结构及功能特性，则有不同的信号转导机制：①谷氨酸受体介导的信号转导。谷氨酸受体分为离子型和代谢型两类，离子型谷氨酸受体（GluRs）可分为 3 种亚型，即 NMDA 受体（亚型 NR1，2_{A-D}）、AMPA 受体（亚型 GluR1–7）和 KA 受体（亚型 KAR1–2）（后两者又可称为非 NMDA 受体），这些受体都与离子通道相结合，可称为通道耦联的亲离子型受体。其中 NMDA 受体被激活开放时，允许 Ca^{2+} 和 Na^{+} 内流，但可被 Mg^{2+} 以电压依赖方式抑制，该通道受电压和化学因素双重控制。AMPA 受体激活一般只允许一价离子通过，主要是 Na^{+} 内流。KA 受体被激活主要影响细胞内 Ca^{2+} 浓度变化，通过 Ca^{2+} 信号系统发挥作用，它可对神经细胞产生兴奋性毒性作用。代谢型谷氨酸受体（mGluRs）可分为三组（Ⅰ–Ⅲ）8 个亚型（mGluR1–8），其中Ⅰ组 mGluR1、5 分布于突触后膜，Ⅲ组 mGluR4、6–8 分布于突触前膜，Ⅱ组 mGluR2–3 在突触前后膜都有分布。Ⅰ组 mGluRs 经 G 蛋白 –PLC–DAG/IP3（PKC/Ca^{2+}）信号途径增加神经细胞的敏感性或引起神经元兴奋，Ⅱ、Ⅲ组 mGluRs 则通过抑制腺苷酸环化酶，减少 cAMP 的生成，抑制谷氨酸的释放。② GABA 受体介导的信号转导。GABA 受体属于离子通道耦联型受体，可分为 3 种亚型，即 $GABA_{A1-2}$、$GABA_{B}$ 和 $GABA_{C}$。其中 $GABA_{A}$、$_{C}$ 受体与 Cl^{-} 通道耦联，被激活时引起 Cl^{-} 内流，细胞膜超级化，产生抑制作用；$GABA_{B}$ 受体与 Ca^{2+}、K^{+} 通道耦联，激活时引起 Ca^{2+} 内流或 K^{+} 外流，主要产生兴奋作用。还如乙酰胆碱（ACh）受体分烟碱（N，含 N1–2）型和毒蕈碱（M，含 M1–3）型两类，其中 N 型乙酰胆碱受体（nAChRs）属化学门控离子通道型受体，M 型乙酰胆碱受体（mAChRs）属 G 蛋白耦联型受体（其信号转导机制见第 4 章血液循环）。肾上腺素（去甲肾上腺素）受体（α1–3，β1–3）也属 G 蛋白耦联型受体，其介导的信号转导途径基本同前述。

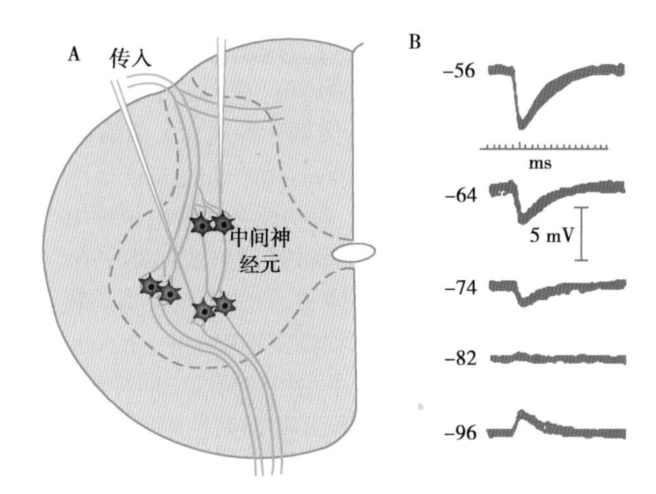

图 11–10 脊髓抑制性中间神经元兴奋后在运动神经元产生 IPSP

A. 实验方法示意图；B. 脊髓前角运动神经元不同膜电位时（左侧记录电极）记录的 IPSP，静息电位时产生的 IPSP 较小

(3) 神经递质的代谢 一般认为神经递质的前体物质及合成酶存在于神经元的胞体，因而递质主要由神经元胞体合成，通过轴浆运输到达并储存于轴突末梢，当神经兴奋或有冲动传来时，经 Ca^{2+} 内流所起的中介作用，再由突触前末梢以出胞方式释放；作用后与受体解离的递质或存在于突触间隙而未发挥作用的递质，主要被相应的（常存在于突触后膜上）酶分解，其降解产物及未分解的递质大多数被回摄到突触前神经末梢的胞质内，再用于合成递质或被重新包装，储存备用。还有少部分递质的分解产物可能进入血液扩散而失去作用。

拓展知识 11–5 重要神经递质的代谢过程

4. 慢突触电位 以上所述的突触后电位均称为快突触电位。在中枢或外周神经系统还可以见到发生缓慢、历时长久的**慢突触电位**（slow synaptic potential），它们的时程可以比快突触电位长 1000 余倍。如在交感神经节的神经元可以产生潜伏期 1~5 s、持续时间 10~30 min 的十分缓慢的去极化电位，称为迟慢兴奋性突触后电位（late slow ESPS，lsEPSP）。慢突触电位的产生一般由促代谢型受体介导，有胞内第二信使的参与。它们产生的机制通常是经过胞内的信号转导改变了 K^{+} 的通道状态。如果使原来开放的 K^{+} 通道关闭，就会产生缓慢的去极化电位；相反，如果使膜对 K^{+} 的通透性增大，则产生缓慢的超极化电位。慢突触电位一般不直接引起神经元的兴奋，但影响神经元的兴奋性，影响神经元发放冲动的频率。

（二）中枢抑制

俄国生理学的创始人伊凡·谢切诺夫将盐粒放置于蛙的视丘引起屈肌反射时延长，从而发现中枢抑制的存在。因此认为神经系统主要是中枢神经系统存在两个基本功能过程，即兴奋（excitation）和抑制

(inhibition)。这一发现还为后来巴甫诺夫的条件反射学说的形成奠定了基础。中枢兴奋过程一般是突触后神经元产生兴奋性突触后电位即 EPSP 及在其总和 / 整合的基础上产生动作电位。中枢抑制过程根据其形成机制的不同，分为突触后抑制和突触前抑制两类。

1. **突触后抑制**(postsynaptic inhibition)——突触后神经元的抑制　是指由于抑制性中间神经元的活动，使突触后膜产生了抑制性突触后电位即 IPSP，致使突触后神经元的兴奋性降低而产生的抑制。这种抑制产生的结构基础是神经通路或回路中存在抑制性中间神经元。突触后抑制主要有两种类型，即传入性侧支抑制和返回抑制，两种抑制类型均可见于脊髓前角运动神经元对骨骼肌运动的调节过程中。如图 11-11 所示：①**传入性侧支抑制**(afferent collateral inhibition)：感觉传入神经纤维进入脊髓后发出分支，分别与脊髓前角运动神经元和抑制性中间神经元形成兴奋性突触联系，产生的兴奋性突触后电位通过总和引起脊髓前角运动神经元和抑制性中间神经元兴奋。运动神经元的兴奋通过传出神经纤维引起所支配的骨骼肌（如屈肌）收缩。抑制性中间神经元与另一支配拮抗肌（伸肌）的运动神经元之间有突触连接，当抑制性中间神经元兴奋后，可使该运动神经元产生抑制性突触后电位而使其抑制，致使它所支配的拮抗肌舒张。这种传入侧支通过抑制性中间神经元的活动使在功能上相拮抗的另一神经元抑制的现象，称为传入性侧支抑制。由于这种抑制往往发生于调节同一生理活动、功能相互拮抗的神经元群之间，所以又称为**交互抑制**(reciprocal inhibition)。传入性侧支抑制的意义在于使功能相拮抗的中枢出现相反的效应，以协调或配合完成反射活动，如当屈肌收缩时伸肌舒张，使关节得以屈曲；反之，当伸肌收缩时屈肌舒张，使肢体得以伸直。②**返回抑制**(recurrent inhibition)：这是一种负反馈控制机制。脊髓前角运动神经元的轴突支配某一骨骼肌，该轴突在离开轴丘后发出的分支与抑制性中间神经元形成突触联系，这类抑制性

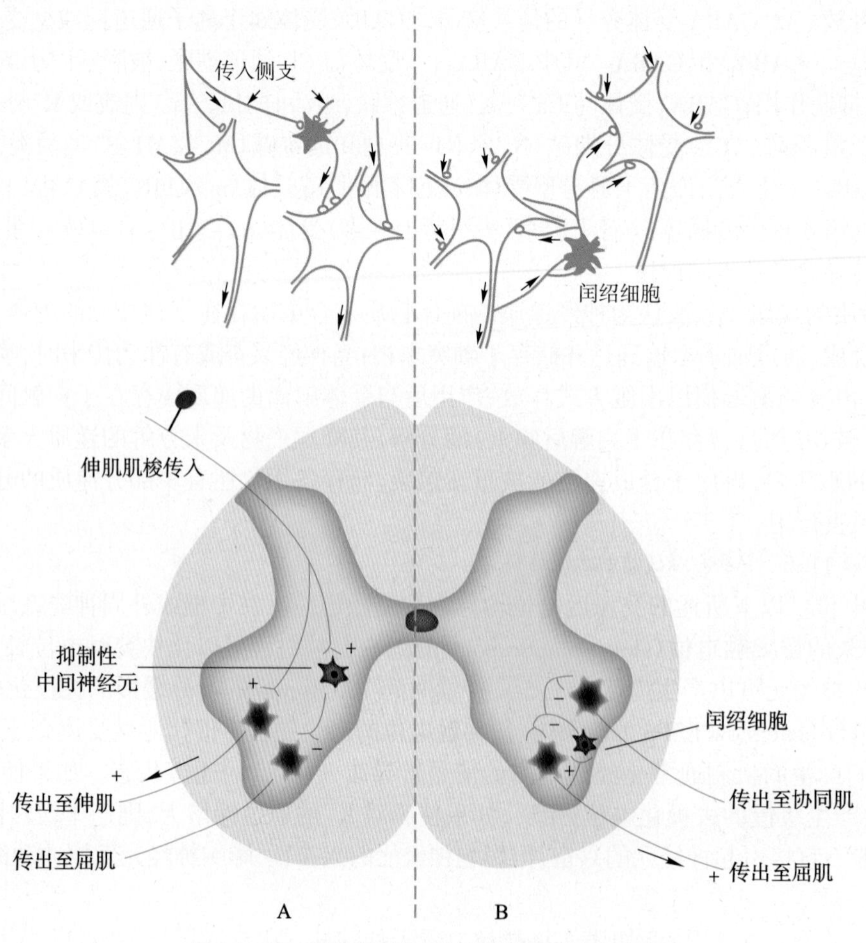

图 11-11　脊髓内两类突触后抑制及作用示意图
A. 传入性侧支抑制；B. 返回抑制

中间神经元称为**闰绍细胞**(Renshaw cell)。闰绍细胞的轴突及其分支又返回来作用于运动神经元本身及功能相同的邻近神经元。当运动神经元兴奋时,神经冲动不仅沿着轴突传到终末使受其支配的骨骼肌收缩,同时沿着轴突分支兴奋闰绍细胞,闰绍细胞的终末释放抑制性递质甘氨酸,抑制原先发出兴奋的神经元及相邻的同功能神经元。这种突触后抑制称为返回抑制。这种抑制的生理意义在于使已经发动的肌肉活动及时终止,并使功能相同的中枢神经元的活动协调一致,即同步活动。返回抑制也见于海马等其他脑区,使这些脑神经元呈现同步化活动。

2. **突触前抑制**(presynaptic inhibition)　是指抑制的形成并非由于突触后膜产生了 IPSP,而是由于突触前膜的预先去极化,致使神经冲动传来所引起的突触后 EPSP 比未预先去极化时减小,从而产生抑制性效应。这种抑制产生的结构基础是在突触前存在轴突 – 轴突型突触,从而构成轴突 – 轴突(突触前成分) – 胞体(突触后成分)的串联式突触。

形成突触前抑制的突触构型如图 11–12 所示,轴突 a 与轴突 b 的终末形成轴突 – 轴突突触,轴突 b 的终末又与神经元 c 的胞体形成轴突 – 胞体突触。针对 b–c 所形成的轴突 – 胞体突触,a–b 所形成的轴突 – 轴突突触是轴突 – 胞体突触的突触前结构。当仅刺激轴突 b 时,可使神经元 c 产生较大的 EPSP(如 10 mV,图 11–12B 实线)。若仅刺激轴突 a,神经元 c 没有反应。但如果先刺激轴突 a,再刺激轴突 b,则在神经元 c 记录的 EPSP 明显减小(如减小为 5 mV,图 11–12B 虚线)。

这种由于突触前膜(实际上是轴突 b 的终末膜)的预先去极化而使神经元 c 产生的 EPSP 减小,导致抑制性效应的现象即为突触前抑制。神经元 c 产生的 EPSP 减小的原因是由于轴突 a 的兴奋使轴突 b 的末梢膜出现部分去极化,即膜电位的绝对值减小,当轴突 b 的动作电位传至该末梢时会因膜电位的减小而使动作电位的幅值降低。因为神经递质的释放量与突触前神经末梢 Ca^{2+} 的内流量有关,而 Ca^{2+} 的内流量又与动作电位的幅度和时程呈正相关,所以轴突 b 的动作电位幅度减小或时程缩短都可使钙通道开放率减少,Ca^{2+} 内流量减少(如图 11–12B 所示,由向下的实线减小到虚线的位置),结果使突触前轴突 b 释放的兴奋性递质减少,突触后膜即神经元 c 产生的 EPSP 减小。关于轴突 a 使轴突 b 预先部分去极化及递质释放减少的机制,主要解释是:①轴突 b 有聚集 Cl^- 的作用,其末梢胞质内的 Cl^- 浓度较胞外高;因此,当轴突 a 兴奋时,释放递质 GABA 作用于轴突 b 末梢膜上的 $GABA_A$ 受体,引起 Cl^- 通道开放,Cl^- 电导增大,Cl^- 外流,使其膜部分去极化,膜电位减小(不能使其完全去极化,不能爆发动作电位);当正好有兴奋传来时,因其膜电位减小而产生的动作电位减小,使钙通道开放率减少,Ca^{2+} 内流量减少,递质释放减少。

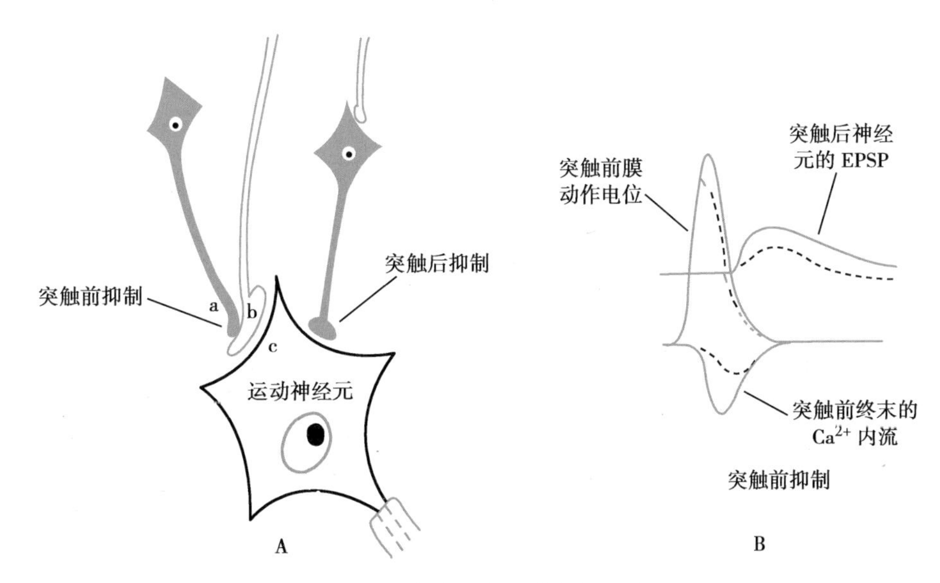

图 11–12　突触前抑制的形成机制示意图

A. 突触前抑制和突触后抑制的结构基础;B. 突触前抑制形成过程中的突触前动作电位、Ca^{2+} 内流及突触后神经元 EPSP 的改变

②轴突a末梢释放的GABA作用于轴突b末梢膜上的$GABA_B$受体，引起K^+通道开放，K^+电导增大，K^+外流增加，其主要影响是使轴突b末梢产生的动作电位复极过程加快，时程缩短，使钙通道开放率减少，Ca^{2+}内流量减少，递质释放减少。

突触前抑制在中枢神经系统内广泛存在，主要分布于感觉传入的各级接替部位，在控制外周的感觉传入中具有重要作用。突触前抑制的主要特点是抑制产生的潜伏期较长，抑制作用的持续时间也较长。

（三）非定向突触的化学传递

神经元间的信息传递，除了发生在定向突触部位外，还可以在非定向突触结构的部位发生。如神经递质在未到达轴突终末前释放，释放的化学递质经扩散到达附近的突触或远隔部位的神经元，甚至到达形成髓鞘的神经胶质细胞，通过作用于相应的受体影响不同靶细胞的功能。这些神经元间的信息传递方式均称为非定向的化学传递。肠道自主神经终末的非定向突触的化学传递就是典型的例证。如图11-13所示，自主神经（主要为交感神经）终末分支形成串珠状的**曲张体**（varicosity），曲张体内有含高浓度去甲肾上腺素的囊泡。因而，曲张体具有类似突触前终末的功能。

非定向突触的化学传递方式与定向的突触传递有很大不同。首先在释放递质的神经元与效应细胞之间没有定向突触的一对一关系，另外递质扩散的部位是否成为效应细胞或靶细胞及是否出现效应，取决于递质扩散范围内效应细胞膜上的受体。

在化学性突触的信息传递过程中，信号有明显的放大效应。一个囊泡一般含有几千个分子的神经递质，递质作用于突触后膜的受体，可以打开上千个离子通道。此外化学传递引起突触后膜的改变，可以是兴奋性的，也可以是抑制性的。化学性突触传递对突触后膜的两种作用，对于中枢神经系统的信息整合十分重要。

（四）化学性突触传递的特征

化学性突触的信息传递与神经冲动在神经纤维上的传导有着明显不同的特征。

1. 单向传递　化学性突触的信息传递一般是单方向的，这是因为到达神经终末的神经冲动引起突触前膜释放神经递质，作用于突触后膜的受体，产生突触后电位，完成神经信息由突触前到突触后的传递过程。由此简单概括为突触前有电学兴奋性，即电活动引起化学递质释放，突触后有化学兴奋性，即化学递质引起电活动变化，由此决定了化学性突触的单向传递。但后来的研究发现突触后的活动变化，也可以通过某些物质将信息传送给突触前成分，调节突触前的递质释放水平。这种将突触后信息传送给突触前的物质称为逆行信使。NO就是逆行信使的一种。

化学性突触的单向传递决定了神经信号在中枢神经系统内的扩布方向，还可对传来的信息进行选择或过滤。因突触前电活动及其所引起的递质释放量不同，使那些弱的信号或不重要的信号被阻滞，而使强的或重要的信号得以传递。由于信息的起源不同，感觉信息总是从外周向中枢传递，运动信息从中枢向外周传递，这些信息传递方向也都表现出单向传递的特征，都与突触的功能特性密切相关。

2. 突触延搁　在哺乳动物的中枢神经系统内，完成单个突触的一次传递需时大约0.5 ms，此种传递的速度较冲动在神经纤维上的传导慢得多，称为**突触延搁**（synaptic delay）。其形成原因主要是化学突触的传递过程复杂，包括突触前膜Ca^{2+}通道的缓慢开放、递质的释放及扩散并与受体结合、突触后膜的离子通道开放及电活动等（图11-14）。根据单个突触延搁的时间，若测得某个反射的反射时，就可以推算出该反射所经过的突触数量。

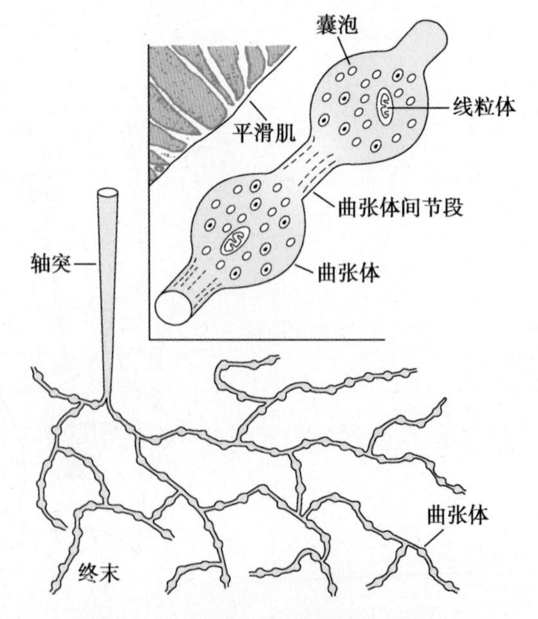

图11-13　非定向突触的化学传递

外周自主神经的轴突终末反复分支形成许多曲张体并与效应细胞发生非定向突触的化学传递

在中枢神经系统内由于存在大量的突触及神经环路，反射活动的信息通过的突触数量及环路不同，其所耗费的时间也不同。反射过程中信息传递在中枢所占用的时间，称为**中枢延搁**（central delay）。因此，反射活动的中枢延搁时间可以从单突触的 0.5 ms 到数百毫秒。

3. 对内环境变化敏感　突触传递易受内环境变化的影响，如细胞外液的 Ca^{2+}、Mg^{2+} 浓度对突触传递均有重要影响。Ca^{2+} 是递质释放的必要条件，Mg^{2+} 可以阻滞 Ca^{2+} 的活动。受体的激动剂及拮抗剂也都可以通过影响突触传递而发挥不同的作用。作用于中枢神经系统的药物，如中枢兴奋剂、镇静剂和麻醉剂等，大多也是通过作用于突触部位而起作用的。此外，缺氧、酸中毒等影响代谢的内环境变化，均可降低突触的传递功能。

4. 兴奋节律的改变　在同一反射活动中，传出神经所传导的兴奋即放电频率与传入纤维的往往明显不同。这一现象形成的机制主要是反射中枢内信息传递的复杂性。在单突触反射中，最后公路原则（实际上存在非直接对应的多纤维终末构成的多突触联系及功能整合）决定了在传出纤维上必然存在兴奋节律的改变；对于多突触反射，最后公路原则依然存在，但影响传出纤维上兴奋节律的因素更为复杂，主要取决于反射中枢各环节或多突触的兴奋及抑制状态。

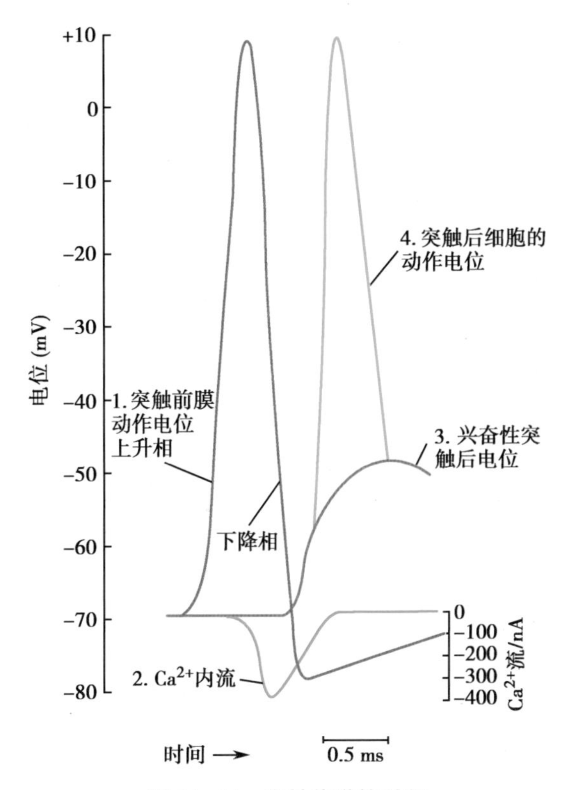

图 11–14　突触传递的时程

显示 4 个步骤：1. 突触前神经元的 AP；2. Ca^{2+} 内流产生的内向电流；3. EPSP 的形成；4. 突触后神经元 AP 的产生

5. 突触传递的可塑性　主要表现为突触活动发生依赖性的传递功能改变。对于兴奋性稳定的组织或细胞，相同的刺激应该引起相同强度的反应，这是生理活动的一般规律。但在突触部位却发现，当突触前末梢受到不同形式的条件刺激后，相同的测试刺激可以引起突触传递效应的改变，这一现象表明突触传递功能存在可塑性。不同的条件刺激可以引起不同形式的突触可塑性变化，如**强直后增强**（posttetanic potentiation，PTP）、**长时程增强**（long-term potentiation，LTP）和**长时程抑制**（long-term depression，LTD）等。突触传递功能可塑性与学习和记忆等脑的高级功能密切相关。

（五）神经递质与受体

化学性突触的信息传递必须有神经递质和受体的参与。

1. 神经递质概述　**神经递质**（neurotransmitter）是介导化学性突触传递的化学物质，它们一般在突触前的神经元内合成，当神经元兴奋时从突触前膜释放，经突触间隙扩散，作用于突触后膜的受体，引起突触后膜的电位变化及生物学效应。

（1）确定递质的标准　神经系统内存在数量众多的化学物质，其中包括可作为神经递质的多种氨基酸及其衍生物等。确定某物质是否为神经递质应符合以下几个条件：①在突触前神经元内有合成该物质的前体物质和酶系统，能够合成该递质；②该物质可以从突触前终末释放，作用于突触后膜的相应受体发挥生理效应；③将适当浓度的该物质施加到突触后膜，能产生与刺激突触前成分相同的反应；④突触部位存在着清除该物质的方法及途径，如存在可降解该物质的酶类或重新将该物质摄取的机制等；⑤有特异的受体激动剂和拮抗剂，能够分别模拟或阻断该物质的生理效应。

（2）神经递质的代谢　包括递质的合成、贮存、释放、清除及摄取、再利用等步骤。乙酰胆碱（acetylcholine，ACh）与胺类递质的合成多在胞质中进行，胞质中存在合成这些递质的原料和有关酶系。合成的神经递质被摄入囊泡内贮存；大分子的神经肽一般在多个细胞器里经过几个阶段合成，也贮存于囊泡内。神经递质的释放过程复杂，涉及多种蛋白质的作用。递质的清除有多种途径。ACh 的清除以酶分解为主。被释放或作用后的 ACh 被存在于突触间隙及突触后膜上的胆碱酯酶分解为胆碱和乙酸而失去活性,胆碱被重新摄取回到突触前终末,再用于 ACh 的合成。去甲肾上腺素(NE)的清除途径是末梢的重摄取及酶的分解。目前认为,突触前膜对神经递质的重摄取是清除递质的主要途径,摄取的机制主要是依靠位于神经细胞膜(或胶质细胞)上的转运体。神经肽类递质的清除方式可能是扩散和被细胞外的肽酶分解,其在突触间隙的清除较慢可能与它们的长效作用有关。

对于神经递质转运体的研究发现,突触前膜的转运体可将突触间隙的递质回收入突触前终末,及时终止递质的作用,这是神经递质释放及作用后被及时清除的主要途径。转运体转运递质的方式属于继发性主动转运,其转运所需的能量来自由钠泵维持的 Na^+ 的跨膜浓度势能。多种转运体的分子已被克隆,位于突触前膜的转运体分为两组,一组是谷氨酸转运体;另一组是转运 GABA、NE、5-HT、甘氨酸和胆碱的转运体。它们在肽链跨膜的次数及转运时伴联的离子种类上有差异。递质转运体不仅存在于突触前膜,也存在于囊泡膜上。囊泡膜上的转运体将合成的递质逆浓度梯度转运入突触小泡内,使小泡内的递质浓度远远高于胞质。囊泡上转运体的分子结构也已研究清楚,它们分为4组,分别转运谷氨酸、ACh、生物胺、GABA 与甘氨酸。递质转运体的研究促进了新药的开发,如治疗抑郁症的药物很多都是通过影响递质转运体发挥作用。

(3) 递质的共存　一个神经元内可以存在两种或两种以上的神经递质,这一现象称为**神经递质的共存**(neurotransmitter coexistence)。递质共存是比较普遍的现象,尤其是经典递质与神经肽的共存。在支配唾液腺的副交感神经末梢内有 ACh 与血管活性肠肽(vasoactive intestinal peptide, VIP)共存,并在神经兴奋时同时共同释放;其中 ACh 促进唾液腺分泌,VIP 舒张局部血管,以增加血液供应,两者呈现协同作用。

(4) 神经调质　在化学突触的信息传递过程中,神经递质的作用是直接介导神经元间的信息传递,并引起突触后神经元或效应细胞的生理效应;**神经调质**(neuromodulator)的作用是与相应受体结合后,调节和改变原有的突触传递效能,并不直接引起突触后效应。尤其是当某种受体(如谷氨酸 NMDA 受体)具有多种物质的结合位点时,非神经递质结合位点的激动剂则应属于神经调质。由于目前对于各种神经递质的作用机制并未全面了解,所以目前认为是神经递质的物质也可能是调质,或兼具有调质的作用,反之亦然。目前认为神经肽可能大多起到调质的作用。

2. 中枢主要的神经递质　在目前认可的50余种候选递质中,按照相对分子质量的大小分为小分子的神经递质和大分子的神经肽。小分子递质大多是作用于化学性突触的经典递质;以神经肽为主的大分子物质,由于作用缓慢或间接影响突触传递,有时也把它们称为神经调质(表 11-3)。一氧化氮等小分子气体物质兼具神经递质和逆行信使的功能。

表 11-3　小分子快效应神经递质

Ⅰ类	Ⅱ类:单胺	Ⅲ类:氨基酸
乙酰胆碱(ACh)	去甲肾上腺素(NE)	γ-氨基丁酸(GABA)
	肾上腺素(Adr)	甘氨酸(Gly)
	多巴胺(DA)	谷氨酸(Glu)
	5-羟色胺(5-HT)	天冬氨酸(Asp)
	组胺(HIS)	

(1) 小分子递质　一般在突触前神经元的胞质内合成,贮存在轴突终末的囊泡内,一旦有神经冲动传来,就会引起一批囊泡释放递质。小分子递质的排放速度快,作用于后膜的受体引起突触效应所需时间短,整个突触传递过程一般在 1 ms 左右即可完成。递质释放过程中囊泡膜与突触前膜完全融合,递质释放后,经过几秒至几分钟,释放了神经递质的囊泡膜进行循环再利用,包裹新的递质,形成新的囊泡。小分子递质主要有以下几类。

1）乙酰胆碱 是最先被确定的神经递质，也是少数几种完全符合上述标准的经典神经递质之一。以乙酰胆碱作为递质的神经元胞体主要分布于以下部位：大脑皮质运动区的锥体细胞，基底神经节的部分神经元，脊髓前角运动神经元，自主神经的节前神经元，副交感神经的节后神经元，以及部分交感神经的节后神经元。乙酰胆碱的生理功能主要取决于其作用的受体。一般认为，乙酰胆碱与离子型受体结合，引起膜电位快速去极化（产生 EPSP），此时乙酰胆碱属于兴奋性神经递质；如乙酰胆碱与代谢性受体结合，其效应比较复杂，某些受体亚型（如心肌的 M_2 型乙酰胆碱受体）被激活后甚至引起膜电位的缓慢超极化（slow IPSP），此时乙酰胆碱发挥了抑制性递质的效应。

2）去甲肾上腺素 以去甲肾上腺素（norepinephrine，NE）作为递质的神经元胞体主要位于脑干和下丘脑，尤其是低位脑干。位于低位脑干的 NE 神经元的轴突投射到广泛的脑区，参与调节情感及睡眠等脑功能。NE 在大部分脑区发挥兴奋性递质的作用。此外，交感神经的节后神经元也主要以 NE 作为递质，对器官活动的调节既有兴奋性的也有抑制性的。

3）谷氨酸 是中枢神经系统内最重要的递质之一。以谷氨酸作为递质的神经元胞体大多位于感觉传入的各级接替核团；此外，海马、大脑皮质的许多神经元也以谷氨酸作为递质。谷氨酸在不同脑区的作用基本上均为兴奋性的，它是中枢神经系统内最重要的兴奋性递质。

4）多巴胺 以多巴胺（dopamine）作为递质的神经元胞体主要位于中脑的黑质致密区与腹侧被盖区、下丘脑的脑室周围等部位。中枢神经系统内的多巴胺受体主要为代谢性受体，不同亚型的受体被激活后由于其信号转导机制不同，致使多巴胺具有复杂的生理功能。一般认为，多巴胺参与运动调节及人类复杂的精神活动等。

5）5- 羟色胺 释放 5- 羟色胺（serotonin）的神经元胞体主要位于低位脑干，其突起投射到许多脑区及脊髓。其中向脊髓的下行投射，对痛觉传入有重要调制作用；向高位脑区的投射参与情感和睡眠控制。

6）甘氨酸（glycine） 是脊髓阶段重要的抑制性神经递质，脊髓内参与返回抑制的中间神经元即以甘氨酸作为递质。此外，甘氨酸可作用于谷氨酸 NMDA 受体的甘氨酸结合位点，影响和调节谷氨酸受体的功能，在这里甘氨酸发挥了神经调质的作用。

7）γ- 氨基丁酸（GABA） 是脑内最重要的抑制性神经递质。小脑、大脑皮质及海马等脑区的大量抑制性中间神经元均以它作为神经递质。

（2）神经肽 在神经系统内已发现的具有药理活性的肽类物质已达 50 种以上，有些过去认为是激素的物质现在又被发现其具有递质的作用。表 11-4 列入了哺乳动物脑内的重要**神经肽**（neuropeptide），它们大多数不能完全满足递质的条件。

表 11-4 主要的神经肽及其在神经系统的分布

神经肽	分布
P 物质	脊髓，脑内多个部位
血管升压素	神经垂体，延髓，脊髓
催产素	神经垂体，延髓，脊髓
血管活性肠肽	下丘脑，大脑皮质，视网膜
强啡肽	中脑导水管周围灰质，延髓
脑啡肽	丘脑，下丘脑，纹状体
β- 内啡肽	下丘脑，丘脑，脑干
神经肽 Y	延髓的去甲肾上腺素神经元，导水管周围灰质，下丘脑
血管紧张素Ⅱ	下丘脑，杏仁核，脑干

神经肽与小分子递质的合成过程及部位不同，小分子递质一般在胞质里合成，因此可以在轴突终末合成，不需要进行轴浆运输；神经肽的合成比较复杂，在细胞器里分几个阶段合成。首先在核糖体内合成大分子蛋白质，然后进入内质网，在酶的作用下裂解为相对分子质量较小的多肽片段，即神经肽的前体，有些已经是神经肽，最后进入高尔基复合体包装成囊泡，通过轴浆运输至神经终末。当神经元兴奋时，神经肽从囊泡中释放，囊泡膜分解后不再被重复循环利用。

(3) 一氧化氮(NO) 作为神经递质主要是它在突触部位的信息传递作用已得到大量研究资料的支持。NO 的半衰期很短(3~6 s)，具有不同于其他小分子递质的特点，首先它作为气体(也是第一个被认为参与信息传递的气体物质)，代谢速度快；此外，它并不在囊泡内贮存，而是当需要时在突触前合成后弥散到神经元外发挥作用，当其作用于突触后神经元时起到神经递质的作用；它也可以在突触后生成，通过扩散进入突触前终末，调节突触前其他递质的释放，这种作用又称为**逆行信使**(antidromic messenger)作用。

3. 神经受体

(1) 概述 受体一般是指位于细胞膜、胞质及细胞核内的大分子物质，它们能识别特定的生物活性物质并与之结合，产生特定的生物学效应。能与受体特异性结合的物质统称为配体。其中与受体结合后可产生生物学效应的活性物质称为**激动剂**(agonist)；而与受体结合后可选择性对抗激动剂所引起的生物效应，即不能引起生物学效应的物质称为**拮抗剂**(antagonist)。在神经元上的受体称为**神经受体**(neuroreceptor)，与神经递质结合的神经受体大多为膜受体，其化学本质属于跨膜蛋白。

(2) 突触后与突触前受体 一般情况下，大多数神经受体位于突触后膜，它们在神经系统的信息传递中具有重要作用(见突触传递部分)，但也有少数受体分布于突触前膜。存在于突触前膜上的受体称为突触前受体，根据其分布及作用可分为两类。

1) **自身受体**(autoreceptor) 一般位于释放递质的突触本身，其生理作用有两种：一种是当它们与配体结合后抑制突触前膜递质的进一步释放，即对递质的释放起负反馈调节作用，如 NE 作用于突触前 α_2 型受体所引起的作用；另一种是突触前受体与配体的结合对递质的释放起促进作用，即正反馈调节递质的释放。如中枢神经系统内位于突触前膜的 N 型 ACh(nAChRs)受体，它们的激活可以促进 ACh 的释放。

2) **异源性受体**(heteroreceptor) 存在于释放递质的神经元以外的其他神经元的突触前膜，调节其他递质的释放。如分布在不同脑区神经元突触前膜上的 nAChRs，可分别调节多巴胺、去甲肾上腺素、谷氨酸及 γ- 氨基丁酸等多种神经递质的释放。

近年来的研究发现，神经受体不仅分布在突触后膜的致密区(PSD)及突触前膜，还可分布在突触后膜 PSD 区之外的细胞膜上，这些受体被称为**突触外受体**(extrasynaptic receptor)，这种在不同部位分布的受体实际上是受体在膜上位置变换的显示。

(3) 受体的作用特点 受体与配体结合的主要特征包括特异性、高亲和力及饱和性等(详见第 2 章第二节)。

(4) 神经受体的主要类型 按照配体与受体结合后的胞内信号转导途径，可将神经受体分为两类，即离子通道型受体和 G 蛋白耦联受体。

1) 离子通道型受体 又称为促离子型受体或配体门控离子通道。它们的结构特点是受体与离子通道相耦联或组成受体的亚单位本身形成允许离子通过的孔道，并对离子通道的开 / 关进行快速控制。促离子型受体介导了快突触传递，其突触传递的速度一般以毫秒计。

2) G 蛋白耦联受体 又称为促代谢型受体，它们与配体结合后一般引起细胞内第二信使的变化，最终改变突触传递或引起膜电位的改变。促代谢型受体引起突触电位的变化速度慢，它们介导了慢突触传递。关于这些受体所涉及的信号转导过程及功能分子，在第二章第二节已有详细讲解。

除上述主要受体类型之外，有的受体具有更为复杂的特征，如谷氨酸的 *N*- 甲基 -D- 氨基天冬氨酸(NMDA)受体属于配体门控 - 电压门控离子通道型受体，即该受体耦联的离子通道的开放不仅取决于配体的存在，而且突触后膜的电位必须有一定程度的去极化。

编码促离子型受体的基因属于 I 型基因家族，其表达的受体有乙酰胆碱 N 型受体(nAChR)、γ- 氨基丁酸 A 型受体（$GABA_AR$）、5-HT_3R、促离子型谷氨酸受体（iGluRs）及甘氨酸受体等，其中编码促离子型谷氨酸受体的基因属于不同于其他配体门控通道的另一类。其他离子门控通道均由 5 个亚单位组成，但通透的离子不同。Ⅱ型基因家族编码了促代谢型受体，其中主要包括 mAChRs、$GABA_BR$、mGluR 等。

由于分子生物学技术的应用，不断鉴定出受体的新亚基、亚基异构体及异构体的剪接变异体，使受体亚型越来越多。如 $GABA_A$ 受体是由 5 个亚单位围绕 Cl^- 通道形成的五聚体，目前已鉴定出 5 组亚基（α、β、γ、δ、ρ）及 17 种异构体，理论上这些亚基异构体可能组成的受体通道亚型种类可多达 17 个。已确定的 5-HT 受体有 14 种亚型，各有其不同的作用。由此可以看出神经受体及其亚型的多样性。这种受体的多样性可以解释为什么同一种递质和受体在不同脑区却存在着明显的反应动力学差异。

（5）神经系统的主要受体及其亚型　限于篇幅，不能将所有受体亚型一一列举。根据受体作用的机制，在此仅将经典递质的主要受体及其亚型列表如下（表 11-5）。

表 11-5　主要神经递质的受体及其作用机制

递质	受体	第二信使	离子通道效应
乙酰胆碱	烟碱（N）型 N_1、N_2	……	↑ Na^+，K^+ 轻度↑
	毒蕈碱型 M_1	↑ IP_3，DAG	↑ Ca^{2+}
	M_2（心脏）	↓ cAMP	↑ K^+
	M_3	↓ cAMP	
	M_4（腺体）	↑ IP_3，DAG	
	M_5	↑ IP_3，DAG	
多巴胺	D_1，D_5	↑ cAMP	
	D_2	↓ cAMP	
	D_3，D_4	↓ cAMP	↑ K^+，↓ Ca^{2+}
去甲肾上腺素	α_{1A}，α_{1B}，α_{1D}	↑ IP_3，DAG	↓ K^+
	α_{2A}，α_{2B}，α_{2D}	↓ cAMP	↑ K^+，↓ Ca^{2+}
	β_1	↑ cAMP	
	β_2	↑ cAMP	
	β_3	↑ cAMP	
5-羟色胺	5-HT_{1A}	↓ cAMP	↑ K^+
	5-HT_{1B}	↓ cAMP	
	5-HT_{1D}	↓ cAMP	↓ K^+
	5-HT_{2A}	↑ IP_3，DAG	↓ K^+
	5-HT_{2C}	↑ IP_3，DAG	
	5-HT_3	……	↑ Na^+
	5-HT_4	↑ cAMP	
腺苷	A_1	↓ cAMP	
	A_2	↑ cAMP	
谷氨酸	促代谢型		
	促离子型		

续表

递质	受体	第二信使	离子通道效应
	AMPA, KA	…	↑ Na^+
	NMDA	…	↑ Na^+, Ca^{2+}
γ- 氨基丁酸	$GABA_A$	…	↑ Cl^-
	$GABA_B$	↑ IP_3, DAG	↑ K^+, ↓ Ca^{2+}

二、电突触传递

(一) 结构基础

电突触传递信息的结构基础是神经元间的缝隙连接。在缝隙连接部位两个神经元膜之间的间隔(3.5 nm)远小于定向突触之间的突触间隙(20 nm)。缝隙连接两侧的细胞膜借间隙"连接子"(connexon)形成架桥连接。"连接子"是由6个间隙**连接蛋白**(connexin)形成的半通道样结构,两侧的半通道对接耦联成亲水性通道,不仅允许水及带电离子通过,而且相对分子质量小于1000的有机分子也可以通过,如cAMP、IP_3等第二信使类物质及小分子肽、氨基酸和核苷酸,均可以通过该通道在两个神经元间交流。此外,缝隙连接两侧半通道间的耦联强度是动态变化的,这种变化可以改变通道的导通状态。神经释放物质(递质或调质)是常见的影响因素和调节因素。

(二) 传递方式及特点

电突触进行信息传递是通过局部电流扩布的方式实现的(图11-15)。一个神经元上的兴奋可以在缝隙连接即电突触处通过局部电流扩布到另一神经元膜上,以至整个细胞膜,使其膜电位发生改变,产生动作电位。电突触的信息传递具有以下特点。

1. 信息传递快而稳定　由于电突触的传递方式是局部电流扩布,几乎没有突触延搁;此外,电突触传递的大多是简单的去极化信号,较少进行信息整合,且不容易受内环境某些因素(如Ca^{2+}、Mg^{2+}等)变化的影响,因此其传递效应比较稳定。

2. 潜伏期极短　由于缝隙连接处的阻抗很小,电流扩布的速度很快,几乎没有突触延搁。

3. 兴奋传递呈双向性　以缝隙连接为特征的电突触,在结构上没有前后膜之分,兴奋时的局部电流可传向任一侧,即由兴奋起源点决定传递方向。

(三) 生理意义

信息传递迅速是电突触传递的主要优点。由于扩布迅速和双向传递,因而具有缝隙连接的神经元间可通过电突触传递形成同步活动。此外,还可以通过缝隙连接部位的物质交流传送神经元之间的代谢信号。

传统观点认为,电突触多见于低等动物的神经系统。近年来的研究发现,哺乳动物的神经系统内也有电突触存在;除了神经元之间可以进行信息传递的缝隙连接之外,胶质细胞间的缝隙连接更为普遍。但高等动物与人类神经系统的突触传递仍然以化学性突触为主。

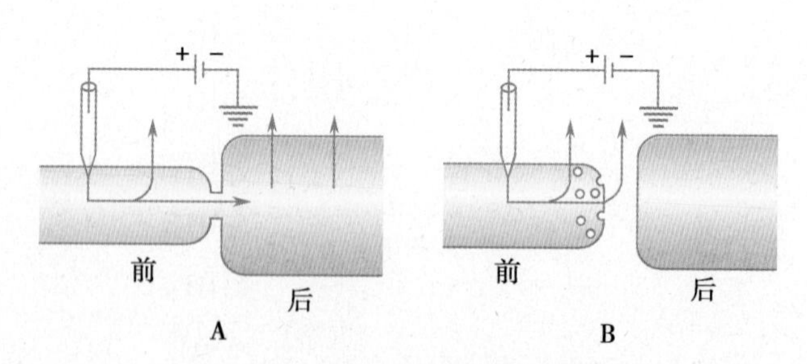

图11-15　向突触前成分注入去极化电流对突触后成分的影响

A. 电突触;B. 化学性突触

第三节　反射过程中的信息传递

反射(reflex)是指在中枢神经系统的参与下,机体对内外环境变化所作出的规律性应答反应。它是神经系统对各器官系统进行调节的基本方式。前面各章节在介绍各系统功能调节时,均涉及神经调节中的反射活动,如在血压调节中的压力感受器反射,呼吸运动调节中的肺牵张反射等。反射活动中的信息传递通过完整的反射弧完成,简单或复杂的神经元链或神经元回路组成反射弧的中枢。

一、反射与反射弧

(一) 反射概念的提出

"反射"这个概念,最初是法国学者笛卡儿(Descartes)提出的。他注意到机体对一些环境刺激作出具有规律性的快速反应,借用了物理学中"反射"一词来表示刺激感觉器官与机体反应之间的因果关系。Willis 也用"运动反射"描述伤害性刺激引起肌肉运动的现象。他们都认为信息传入和传出的联系部位在大脑。但到了 19 世纪中叶,Whyatt 却证明了断头后的动物也能发生反射,而当脊髓被破坏后,反射消失。所以当时关于反射的结构基础仍不清楚。直到 20 世纪初,通过谢灵顿(Sherrington)的工作才揭示出反射的神经基础。他使用横断脊髓的实验动物,证实了保留脊髓节段即可以完成许多重要反射。

(二) 反射弧的组成

反射弧(reflex arc)的概念是在对多种反射进行分析的基础上提出的。反射弧是完成反射的结构基础,它包括感受器、传入神经、反射中枢、传出神经和效应器 5 个组成部分(图 11-16)。任何反射均有以上五部分参加,破坏或缺少任何一部分,反射活动均不能完成。效应器一般是骨骼肌、平滑肌、心肌或腺体。传出神经是支配效应器的神经,包括自主神经和躯体运动神经纤维。在反射弧中,最复杂的部分是反射中枢。反射中枢的复杂与简单决定了反射的复杂性。最简单的单突触反射仅经过一次突触接替,只有低级中枢的存在即可完成,反射中枢仅有少数神经元参加。但对于复杂的反射,参与的中枢可能涉及多个脑区,甚至必须有大脑皮质参与才能完成,如高等动物和人的条件反射。

二、反射的基本过程

(一) 反射过程的信息传递

反射是信息在反射弧中规律性有序流动的过程。刺激作用于感受器,通过感受器的换能作用转变为电信号,并以动作电位(神经冲动)的形式沿着传入神经传入中枢。传入的信息在反射中枢进行整合。不同的反射由于反射中枢的结构有很大差异,传入信号在中枢的整合过程也有很大不同,但通过中枢的处理结果仍然以神经冲动的形式传出。传出神经的胞体一般在脊髓、低位脑干或自主神经的神经节。它们的传出神经纤维支配着效应器,最终引起效应器即所支配器官活动的改变。

传出神经支配的效应器可以是骨骼肌、心肌、平滑肌或各类腺体等,直接调控它们的功能状态,也可以是内分泌腺。如果效应器是内分泌腺,那么内分泌腺分泌的激素,还要再作用于相应的靶器官,如平滑肌、心肌等,最终影响器官的功能状态,因此在神经反射活动中,通过调控内分泌腺分泌激素对器官或组织的作用,就成为反射弧的延长部分,这种调节形式被称为神经 – 体液调节,是神经调节的补

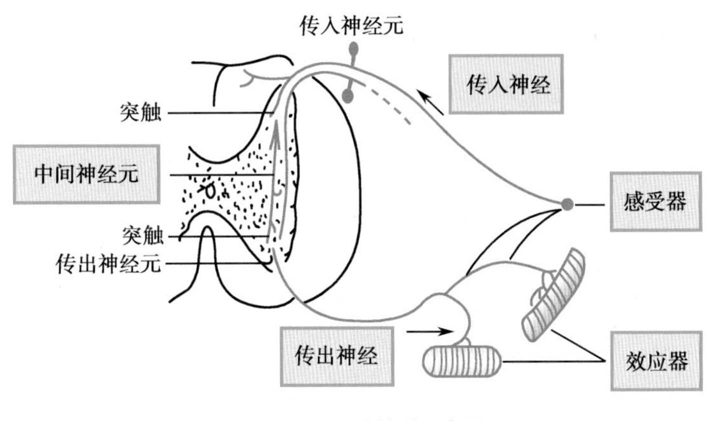

图 11-16　反射弧示意图

充。由于激素作用的特点是广泛、缓慢而持久,因此,由内分泌腺参与的反射活动也带有相同的特点。

(二) 反射时

完成反射活动所需要的时间称为**反射时**(reflex time)。不同反射的反射时不同,这是由反射过程所决定的。由于信息经过突触传递有突触延搁,因此,反射时的长短主要取决于反射过程中突触接替的次数。在相同的功能状态或环境条件下,同一反射的反射时是基本固定的。但是,当反射中枢的功能状态变化时,可以导致反射时的改变。1862年,俄国生理学家谢切诺夫开创了脊髓反射实验,他将蛙趾浸入稀硫酸溶液中引起蛙腿的屈曲,即发生了屈肌反射,并测定了该反射时。他将一小块食盐结晶颗粒放在蛙的视丘(相当于丘脑)部位再测定反射时,发现屈肌反射的反射时延长了好几倍。再用生理盐水溶液洗去食盐结晶,反射时又恢复到原来的水平。由于屈肌反射的基本中枢在脊髓,所以该实验表明,当丘脑部位受到食盐的刺激而兴奋时,兴奋冲动沿一定的神经通路对脊髓中枢的兴奋活动产生了抑制作用,此现象被称为"谢切诺夫抑制"。这也是中枢抑制现象的首次发现和提出。同时实验也提示了反射时不是固定不变的,它与反射中枢的功能状态有关。

三、反射的分类

俄国生理学家巴甫洛夫(Pavlov,1849—1936)将反射分为非条件反射与条件反射。如按照反射弧的结构分类,反射又分为单突触反射与多突触反射。

(一) 非条件反射与条件反射

1. **非条件反射**(unconditioned reflex) 是先天遗传而来的反射,是在物种进化过程中逐渐发展起来的,因此其数量有限,适应性也差,仅能使人和动物的功能或生命活动初步适应环境。由于人和动物的生存环境是不断变化着的,如果只存在非条件反射,机体则难以适应环境变化,反应形式必然要有新的补充,这种新的补充形式就是条件反射。

2. 条件反射 巴甫洛夫通过动物实验,将无关刺激与非条件刺激按一定的方式反复结合后,仅由无关刺激(已变成条件刺激)就能引起与原先非条件刺激才能引起的相同反射称为**条件反射**(conditioned reflex),后人也称其为巴甫洛夫条件反射或**经典条件反射**(classical conditioned reflex)。例如,食物刺激人或动物的口腔能引起唾液分泌,而作为无关刺激的铃声不能引起唾液分泌,但将铃声与进食有序结合并反复训练后,铃声就变成食物到来的条件刺激,此时仅给予铃声就能引起唾液分泌,表明条件反射已经形成。从学习与记忆的研究角度看,巴甫洛夫条件反射是一种典型的学习模式(属于联合型学习)。

在经典条件反射的基础上,发展了另一种用于学习记忆研究的条件反射,这就是**操作式条件反射**(operant conditioned reflex),也称为工具性条件反射。其建立方法可用一典型实验说明:把饥饿的大鼠放入实验箱内,箱内设置一个杠杆,动物踩到杠杆即可获得食物。开始阶段动物是在随意活动时偶尔碰到杠杆并获得食物,但经过几次重复,动物学会了主动压杠杆以获取食物,随后动物压杠杆的频率大大提高。在此情况下,将无关刺激如铃声或灯光信号与压杠杆获取食物的操作相结合,即给予无关刺激时压杠杆可获得食物,不给无关刺激时压杠杆没有食物,如此反复训练后,无关刺激就变成执行压杠杆这种操作的条件刺激,由此而形成的条件反射称为操作式条件反射。就同一物种而言,条件反射的反射弧较非条件反射的反射弧要复杂得多,主要是反射中枢的结构组成及功能过程复杂,并且可因条件刺激的变化而改变。

(二) 单突触反射与多突触反射

1. 单突触反射 仅从反射时分析,反射弧中只有传入与传出两个神经元,经过一次突触接替,此种反射称为单突触反射。肌牵张反射中的腱反射属于单突触反射。这种反射的反射时很短,据测定,膝跳反射的反射时(反射的潜伏期)仅0.7 ms,按一个突触的延搁时间0.5 ms计算,信息传递在中枢只能通过一个突触。腱反射的感受器是肌梭,传入纤维是连接感受器的Ⅰa和Ⅱ类纤维,反射中枢是传入纤维末梢与传出神经纤维胞体(α运动神经元)所构成的突触,实际上主要是脊髓前角。腱反射的效应器是梭外肌,由脊髓前角的α运动神经元支配。虽然腱反射是一种单突触反射,但脊髓前角α运动神经元的胞体与树突上分布着许多来自不同输入的神经终末,包括来自高位运动中枢和同节段其他感觉传入终末,形成许多突触连接，这些突触的活动及其整合均对腱反射有调节作用。

2. 多突触反射　前面章节所介绍的神经系统对各器官系统的调节，如对心血管（动脉血压）、呼吸、消化、体温等活动的自主性调节，其中的神经反射均为多突触反射，此后将要介绍的躯体运动反射，包括肌紧张、屈肌反射、伸肌反射及多种姿势反射等，大多也是多突触反射。每个反射都有自己特定的反射通路即反射弧，其复杂程度取决于反射中枢。

四、反射中枢及神经元池

反射中枢是指中枢神经系统内对某一特定生理功能具有调节作用的神经细胞群。它们分布在中枢神经系统的不同部位，并在反射活动中起着重要的调节作用。调节某一复杂生命活动的反射中枢涉及的脑区范围往往很广。例如，调节呼吸运动的神经中枢分散在脊髓、低位脑干、间脑以至大脑皮质等部位。低位脑干是产生呼吸节律的基本中枢，而低位脑干以上部位的相关神经细胞群则调节呼吸运动，使它更具有适应性。条件反射的反射中枢一般更为复杂，如“望梅止渴”这一典型的条件反射，其反射中枢至少包括大脑皮质的多个感觉区及支配唾液分泌的不同脑区。

（一）中枢的神经元池

神经元池（neuronal pool）是指具有相同功能的神经细胞群，它们共同参与对相同信息的处理或对特定生理活动的调节。参与同一感觉信息传递的不同脑区的换元站，或参与同一反射活动分散在各个脑区的神经细胞群，均为不同的神经元池。组成神经元池的神经元数量有很大差异，有些神经元池只含有少数几个神经细胞，有些则由数量巨大的神经细胞组成。中枢神经系统的不同部分，实际上是由几百、几千，甚至几百万个神经元池组成的，可根据功能性质如感觉、运动、内脏等不同分为不同的神经元池。反射中枢实际上就是调节特定生理活动的一个或多个神经元池。

（二）神经元池的信息传输及其影响

1. 信息的输入与输出　神经元池相当于一个特定生理功能的信息处理单位，每一个神经元池均有自己的输入和输出。每个输入都分为许多分支，与神经元池内其他神经元的胞体或树突形成突触（图 11–17）。输入神经元的兴奋性信息可沿它的多个分支到达同一个接替神经元，通过空间总和而使接替神经元发生兴奋，并传导兴奋；而邻近的神经元由于只接受到少量分支的兴奋输入，仅仅使膜电位发生易化，兴奋性升高，但达不到爆发动作电位的水平，因此没有兴奋输出。

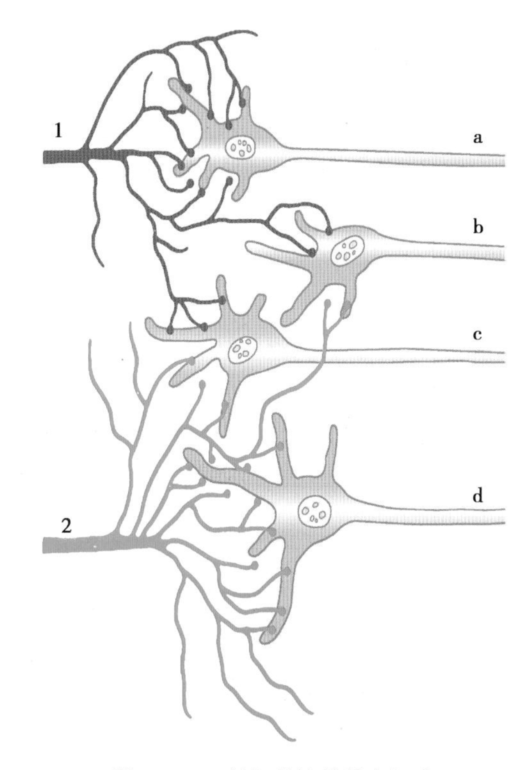

图 11–17　神经元池的基本组成

1、2 是神经元池的输入神经元，a、b、c、d 是组成神经元池的神经元。当神经元 1 有兴奋传入时，神经元 a 的多个突触电位经过空间总和而兴奋并有兴奋传出，而神经元 b、c 没有兴奋传出，仅仅被易化；同样，神经元 2 的兴奋输入可使神经元 d 兴奋，使神经元 b、c 易化

2. 神经元池的兴奋或易化　如上所述，前一个输入神经元的多个分支与后一个神经元的胞体及树突形成多个突触，它的兴奋就可以引起后一个神经元发生兴奋，并发放输出冲动，则前一个神经元对于后一个神经元的输入就是兴奋性刺激或总体上被视为是阈或阈上刺激（有效刺激）；如果前一个神经元的输入使另一个神经元的兴奋性升高，但并不能引起另一神经元兴奋，就认为这个神经元被易化（facilitated），则前一个神经元的输入为易化刺激或总体上被认为是阈下刺激。在一个神经元池内，由于多个输入信息的同时作用，神经元池内的部分神经元被兴奋，被兴奋的部分称为放电区或兴奋区；周边的神经元没有兴奋而是被易化，这个部分称为被易化区（图 11–18）。

3. 神经元池的抑制　在神经元池所接受的输入神经

纤维中,有些纤维及其分支携带着抑制性信息,对池内的神经元产生抑制作用,其结果在神经元池内形成一个抑制区而不是易化区。与兴奋性传入的结果类似,抑制性输入信息在神经元池的不同部位抑制作用的强弱不同,在输入的中心区产生较强的抑制作用,而在周边的抑制作用较弱。在神经元池中的接替神经元或输出神经元可能接受部分为兴奋性的信息、部分为抑制性信息,从而不仅在空间上而且在功能上都发生总和,结果是占优势的得以表现。

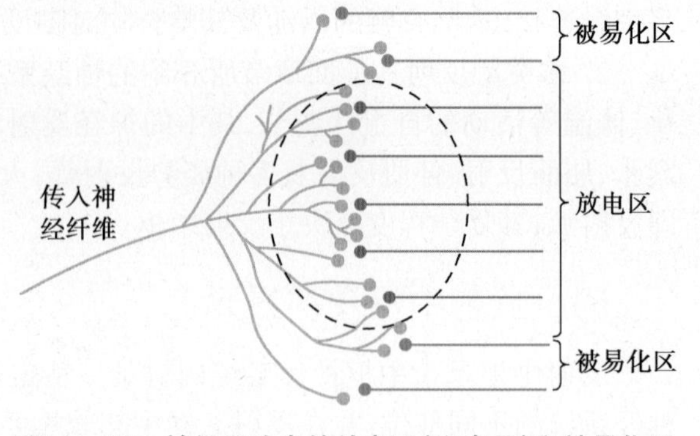

图 11-18 神经元池内的放电区(兴奋区)和被易化区

（三）神经元池内的信号处理

1. 信号的辐散　传入神经元的信号进入神经元池后,可兴奋多个神经元,形成更多的兴奋性传出,这一现象称为**信号的辐散**(divergence of signal)。这种辐散式联系方式可以使信号传递的范围扩大。如果每个传出神经元的输出功能与传入的相同,即产生显著的放大效应(图 11-19A);另一种辐散式联系的作用可使不同去向的传导纤维或传导束兴奋,使输出具有不同的功能效应(图 11-19B)。例如,在感觉信息的传递过程中,传入神经元的纤维进入脊髓后,其分支除了与本节段的中间神经元及传出神经元发生联系外,还有分支形成上行与下行纤维,经过神经元池的信息传递,使输入的感觉信息得到扩散。一般传入神经元在传递感觉信息的过程中,更多地会通过辐散式联系。

2. **信号的会聚**(convergence of signal)　是指来自多个纤维的输入信号作用在同一个神经元上,并引起该神经元发生功能变化(兴奋或抑制)(图 11-19C)。会聚的信号可以来自同一神经元的多个分支纤维,也可以来源于不同的神经元;可以是兴奋信号的会聚,也可以是兴奋信号与抑制信号的会聚。例如,脊髓前角运动神经元的胞体与树突上有几千个突触小体,可接受大量纤维在此会聚,这种会聚使不同来源的信号得以总和,产生不同信息的综合效应(图 11-19D)。

3. **信号的延长**(prolongation of signal)　当输入神经元池的信号终止后,该神经元池仍有冲动传出,这种传出信号时间延长的现象称为**后发放**(after-discharge)。后发放的持续时间从几毫秒到几分钟不等。产生后发放的机制主要有 2 个:一个是突触性后发放,另一个是由振荡性神经元回路引起的后发放。突触性后发放是指传入神经元池的信号引起长效递质(如神经肽类)的释放,本身产生的突触后电位持续时间长。振荡性神经元回路属于神经系统内最重要的回路形式之一,这种回路的特征是存在正反馈联系方式,一旦被兴奋,回路的输出部分会在较长时间内重复发放(图 11-20)。

在反射活动中的后发放见于传入神经发放的冲动已经停止,而反射弧传出神经上仍有冲动传出,这种反射后发放的机制主要是由于反射通路中回返环路的正反馈作用。

图 11-20 显示几种不同的回路连接形式,A 是最简单的一种,回路中只含有一个接替神经元,其轴突

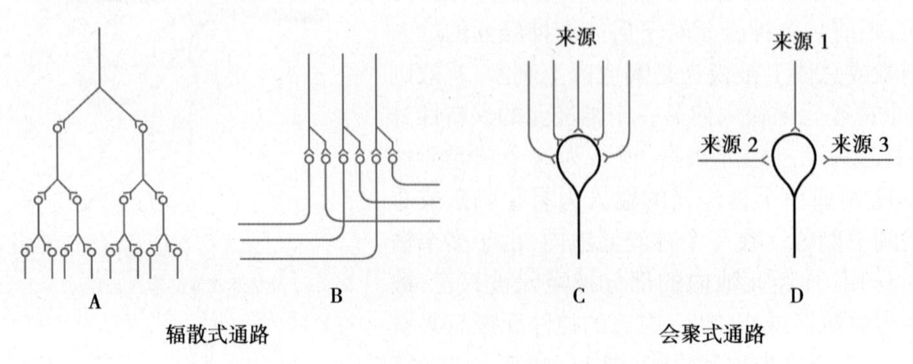

图 11-19 神经元池内的辐散式及会聚式通路

A、B. 辐散式通路,其中 B 将信号传至不同区域;C、D. 会聚式通路,其中 D 接受不同来源的输入

的分支返回来作用于自身的胞体或树突。一旦有兴奋输入，就会形成自我重复刺激，重复兴奋。实际上尚未发现这种回路的存在，但在理论上，如果有输出产生，正反馈性的活动就会使输出持续较长时间。B显示在反馈回路中增加了两个神经元，这种变化使初次输出发放与反馈结束之间的持续时间显著延长。C表明有易化性和抑制性纤维传入并作用于更为复杂的振荡回路中。易化信号使振荡的频率和强度增加，而抑制信号可使振荡减少或停止。D是一个由平行纤维组成的复杂的多环交叉式振荡回路，可见在每一个突触部位的传入终末都形成分支，这种振荡回路的传出比较复杂，振荡信号既有被减弱的，也有加强的。

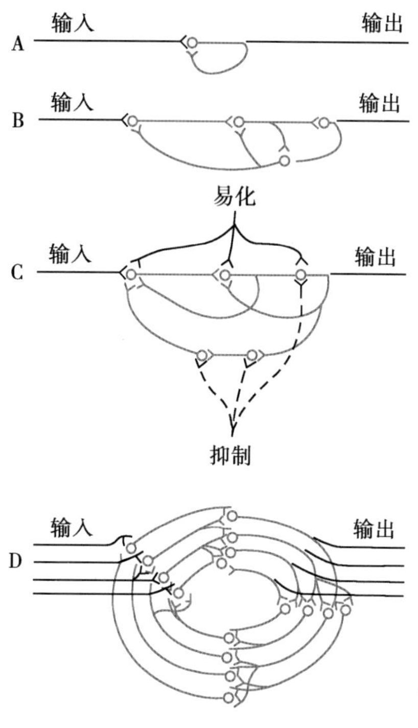

图 11-20 神经元池内的振荡回路

在中枢神经系统内，包括输出通路中，还存在单线式的神经元联系方式，这种联系方式极大地提高了中枢对传递信息的分辨率及实现功能调控的精确性。

五、反射活动的最后公路原则

最后公路原则（principle of final common path）是指对反射活动的各种影响和调节信号最终要通过支配该反射的效应器的传出神经元而发挥作用。典型的例子是躯体运动反射。在躯体运动反射中，反射弧的传出神经元是脊髓前角的运动神经元，在该运动神经元的胞体与树突上会聚了几千个传入纤维终末，携带着来自神经系统不同部位的调节信息，如来自高位脑区的下行传入，来自同节段的不同感觉传入分支及中间抑制性神经元的传入等。所有这些传入信息均到达脊髓前角的运动神经元并发生整合，由此决定了传出纤维上的冲动频率、模式及持续时程等，从而决定了反射活动的强度、范围和时间。所以说，在正常条件下反射活动永远是整体性的反应，输出活动的最后公路也不是一条“狭窄”的轨道。

六、反射活动的习惯化与敏感化

反射活动的习惯化与敏感化是一种简单的学习形式，称为**非联合型学习**（non-associative learning）。关于习惯化与敏感化的形成机制，美国神经生物学家Kandel曾在海兔上进行过成功的研究，揭示了海兔缩鳃反射习惯化与敏感化的中枢神经回路及分子机制。

1. **反射的习惯化**（habituation of reflex） 是指当一个不产生伤害性效应的刺激重复作用时，该刺激引起的反射性行为活动将逐渐减弱甚至停止的现象。根据反射恢复的时程，可将习惯化分为短期习惯化和长期习惯化两种。前者一般由一轮的重复刺激（如连续10次刺激）引起，反射恢复时间需几小时到1天；后者由多轮重复刺激（如每轮10次刺激，连续重复4轮）引起，反射恢复时间需要几周。研究发现，短期习惯化是由于递质释放量减少，引起的EPSP逐渐减小，即突触的传递功能暂时性下降所致；长期习惯化是由于原先有效的突触联系失活，导致较长时间的突触传递功能中断所致。现实生活中习惯化的行为反应是普遍存在的。习惯化的积极意义在于使动物或人忽视那些不再新奇或失去意义的刺激，从而能够充分关注对生命活动或生存有利或有意义的刺激。

2. **反射的敏感化**（sensitization of reflex） 是指一个强的伤害性刺激之后，弱的非伤害性刺激引起的反射活动明显增强的现象，或者使原先已习惯化的行为得到恢复的表现。敏感化的神经机制可能是伤害性刺激或强刺激激活了兴奋性中间神经元（其递质是5-羟色胺，5-HT），后者作用于感觉神经末梢并使其易化，结果使其释放递质增多，引起EPSP增大，容易激发输出活动或使输出效应增强。敏感化的意义在于使动物或人学会高度注意某种可能伴有危险后果的刺激，以避免伤害。

第四节 感觉的形成

感觉是指体内外环境的各种变化被机体感受，进而通过大脑皮质的分辨所产生的主观印象。它是机体对客观情况包括自身变化的主观反映。并非所有被机体感受到的体内外变化信息都能引起主观感觉，只有感受到的信息量达到一定水平时才能引起大脑皮质产生主观感觉或意识性感觉。机体通过感觉认识外部世界和机体自身。由于在感觉形成中客观性(感受)与主观性(认知)因素的共同复杂作用，使得本来真实的客观环境条件在被感觉时而变形。例如，将手先放入一碗冷水中会有冷的感觉，然后将手抽出放入到一碗温水中，会产生比温水实际温度要高的热感觉；如果将手先放入到一碗热水中，自然会有热的感觉，然后再将手抽出随即放入到温水中，会产生比温水实际温度要低的冷感觉。这就是著名的三碗水试验，它反映了机体的内在因素或机能特性对感觉的影响作用。

躯体感觉的形成一般经过三级神经元的两次突触接替，第一级神经元的胞体在感觉神经节，第二级神经元的胞体在脊髓背角或延髓的感觉核，第三级神经元的胞体在丘脑。丘脑发出的特异投射系统将感受到的信息投射到大脑皮质的特定感觉区，引起特定感觉。感觉传入通路的每一接替站，都会对传入的感受信息进行筛选，将对机体不重要或杂乱的信息进行滤除或阻滞，最终只将重要的感受信息(约占感受信息的1%)传送到大脑，进行处理和储存；其中在每一接替站，感觉传入的分支还将信息传至其他相关神经元或核团，形成不同的反射或完成其他功能。如躯体感觉信息除了传送至大脑皮质进行分析处理外，还传送到与情绪产生有关的杏仁核，使个体感觉带上情感色彩；部分感觉信息还送到海马，进行与以往经验的比较和对有意义感觉信息的记忆。

一、感受器与感觉类型

感觉的形成源于感受器对环境信息的感受。在前章中已对感受器及其生理特性和特殊感觉器官进行了详细描述。已知机体内外存在着各种不同结构及不同功能性质的感受器，其感受到的并传入到中枢的信息通过大脑皮质特定感觉区的分辨，包括参考对感觉经验的判断，最终会引起各种不同形式的感觉。人体的感觉类型概括如下。

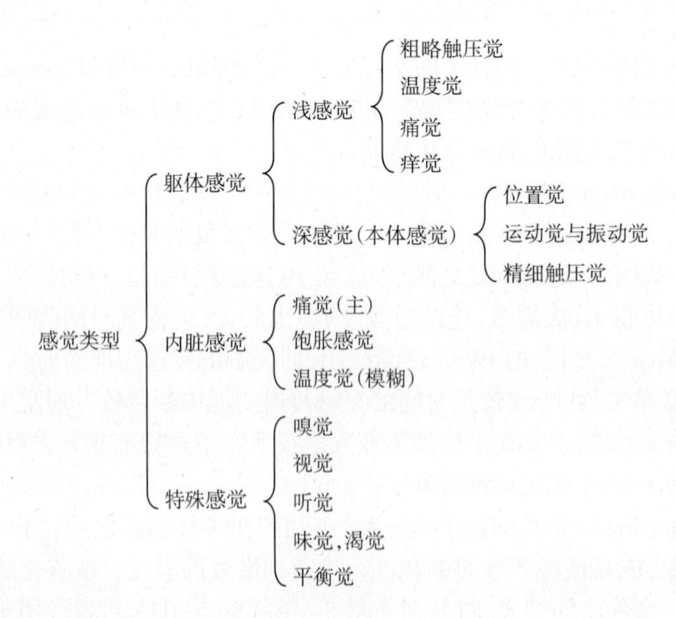

二、脊髓与低位脑干对感觉信息的传递

脊髓和低位脑干在感觉形成中的主要作用是进行第一次突触接替和第二级信息传递，并将接替后的

感觉信息向高一级感觉中枢投射。此外，在本节段与外周相联系的第一级神经元和向上传递的第二级神经元还与有关反射中枢相联系，引起特定的躯体或内脏反射。躯干和四肢的本体感觉与精细触觉，以及痛温觉与粗触压觉信息均由脊髓上传，头面部的痛温觉和触压觉信息经由脑干上传（图 11–21）。

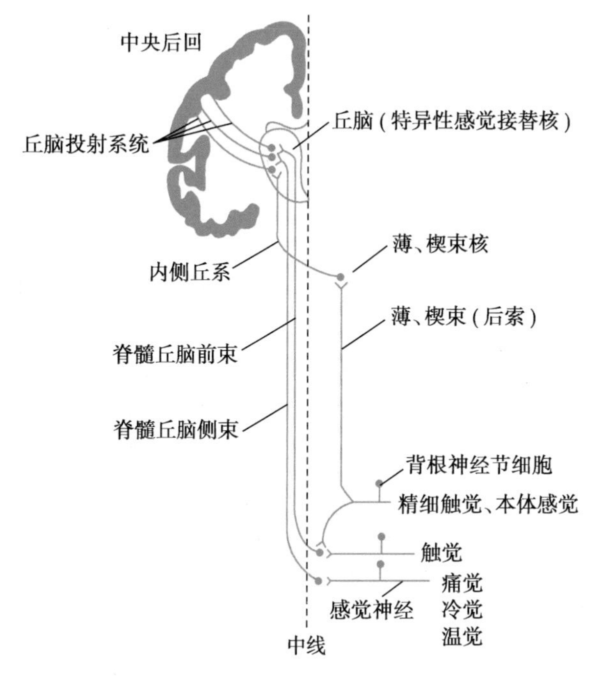

图 11–21　躯干和四肢躯体感觉的传导通路

脊髓完全横断可导致横断平面以下的全部感觉丧失；脊髓半侧横断可出现深感觉与浅感觉分离的现象，即损伤平面以下同侧的深感觉丧失和对侧的浅感觉丧失。脊髓空洞症时，局限破坏中央管前交叉的感觉传导纤维，导致痛、温觉和触压觉的分离现象，出现双侧痛、温觉障碍，而触压觉基本不受影响。这是因为痛、温觉纤维在进入脊髓后 1~2 节段换元、交叉；触压觉纤维进入脊髓后分成上、下行纤维，在多个节段换元、交叉。

脑干病变常出现交叉综合征，即病变常损害脑干一侧，病灶同侧出现脑神经感觉、运动核及其纤维损害，同时还损害同侧的上行感觉传导束和下行运动传导束，出现病灶同侧脑神经周围性瘫痪及感觉障碍，病灶对侧肢体中枢性瘫痪及传导束性感觉障碍，伴有或不伴有病灶对侧病变水平以下的脑神经感觉与运动障碍。

三、丘脑在感觉形成中的作用

丘脑接替除嗅觉以外的所有类型的感觉传入，并根据机体的行为状态对所接受的信息进行初步分析（如剔除、衰减或增强），然后投射到大脑皮质相对应的部位。

（一）丘脑与感觉有关的主要核团

丘脑有 50 多个核团，行使多种功能，其中与感觉有关的核团主要有两类，即特异性接替核团（旧丘脑）与非特异性弥散投射核团（古丘脑）（图 11–22）。

1. 特异性接替核团　直接接受感觉的上行传入，并与大脑初级感觉皮质有着特定的联系。它包括腹前核、腹外侧核、腹后核（腹后内侧核与腹后外侧核）及内、外侧膝状体。其中后 3 者参与感觉接替，又称为**感觉接替核**（sensory relay nucleus）。腹后内侧核接受传导头面部感觉的纤维投射，而后发出纤维再投射到大脑皮质中央后回下部的头面部感觉中枢。腹后外侧核接受传导躯干和四肢感觉的纤维投射，再发出纤维投射到中央后回的相应部位。内、外侧膝状体则分别接受听觉与视觉传入，然后分别投射到大脑皮质颞横回的听觉中枢与枕叶的视觉中枢。腹前核与腹外侧核主要接受小脑、苍白球等部位的传入纤维，主要参与躯体运动的调节。

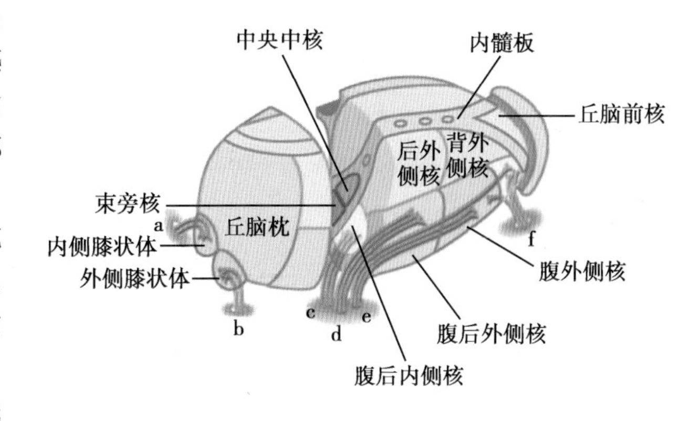

图 11–22　丘脑的主要核团（从右侧看）
a：听觉传入纤维；b：视觉传入纤维；c：来自头面部的感觉纤维；d：来自躯干和四肢的感觉纤维；e：来自小脑的纤维；f：来自苍白球的纤维

2. 非特异性弥散投射核团　主要包括中线核、板内核和网状核。它们主要接受脑干网状结构、嗅脑、脊髓及小脑的传入纤维，然后弥散地投射到大脑皮质的广泛区域及皮质下边缘结构。此外，它们还与下丘脑和纹状体之间也有着往返纤维联系。由于在感觉信息传递过程中，躯体传入的第二级神经元纤维通过脑干时发出分支，与脑干网状结构内的神经元形成突触联系，然后在网状结构内上行并进行多次突触接替换元，所以到达非特异性投射核的传入已经失去了原有的特定感觉信息。

此外，丘脑中参与感觉信息处理的核团还有进化中最新的联络核，包括丘脑前核、背侧核群、腹外侧核及丘脑枕等。它们不直接接受上行的感觉信息传入，但与丘脑其他核团及大脑新皮质有着往返纤维联系，在功能上参与汇聚躯体和内脏的感觉信息及协调各种感觉在丘脑和大脑皮质之间的联系。

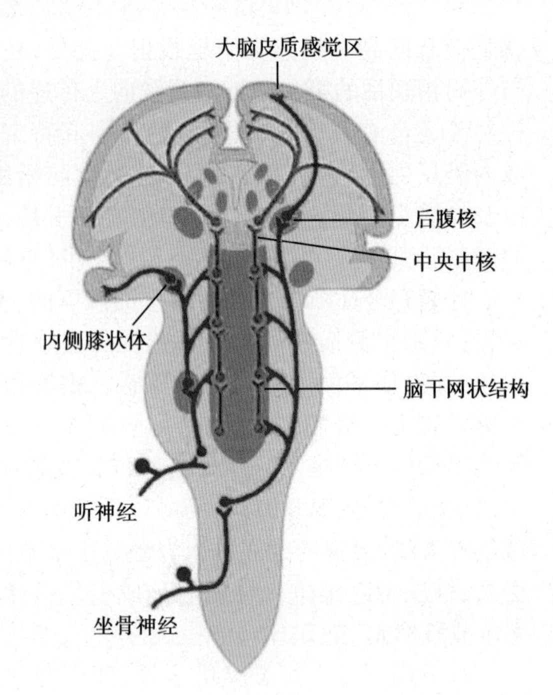

图 11-23 两种感觉投射系统
红色通路：特异投射系统；蓝色通路：非特异投射系统

（二）丘脑的感觉投射系统

丘脑向大脑皮质的感觉投射系统有两类（图 11-23），即特异投射系统与非特异投射系统。

1. **特异投射系统**（specific projection system） 该投射系统的感觉投射纤维主要起自丘脑的感觉接替核，少数来自联络核，向大脑皮质的相应感觉中枢作点对点的投射。特异投射系统的纤维主要终止于皮质各个感觉区的第四层，形成兴奋性突触联系，其功能是形成特定的感觉，某些感觉信息能同时激发大脑皮质发出传出冲动。例如在痛觉发生的同时，还会伴发痛的行为及情绪反应。

2. **非特异投射系统**（nonspecific projection system） 该投射系统起自丘脑的非特异投射核团，向大脑皮质的多个区域广泛投射，其功能在于调制和维持大脑皮质的激醒状态，并形成特定感觉的不同背景。脑干网状结构的上行纤维在非特异投射核进行突触接替换元后，参加到非特异投射系统内，因此又称为脑干**上行网状激活系统**（ascending reticular activating system）。由于非特异投射核主要接受脑干网状结构及其他脑区的纤维投射，所以它们发出的纤维已经失去了传导特定感觉信息的功能。非特异投射系统的上行纤维进入大脑皮质后，与各层神经元的树突形成兴奋性突触联系，单纯的非特异投射系统的传入不能直接激发大脑皮质神经元产生兴奋，但能维持和改变它们的兴奋状态。

丘脑特异投射系统与非特异投射系统的比较见表 11-6。

表 11-6 丘脑特异投射系统与非特异投射系统的比较

比较点	特异投射系统	非特异投射系统
起源	丘脑感觉接替核（主）、联络核	中线核、髓板内核群、网状核
接受传入冲动	除嗅觉以外所有的特定感觉传入冲动	脑干上行网状激活系统冲动
传入换元接替	少，一般为三级换元	多次换元
皮质投射特点与皮质突触联系	点对点地投射到大脑皮质特定区域与皮质第四层内的神经元形成突触联系	弥散地投射到大脑皮质的广泛区域与皮质各层内的神经元形成突触联系
功能	引起特定感觉，并激发大脑皮质产生传出冲动	维持和改变大脑皮质的激醒状态，构成特定感觉的背景

动物实验显示，刺激动物的脑干网状结构，可唤醒动物，脑电图波形为去同步化的快波；高位离断脑干网状结构，动物行为呈现睡眠样，脑电图转变为同步化慢波。说明保持脑干网状结构与大脑皮质的联

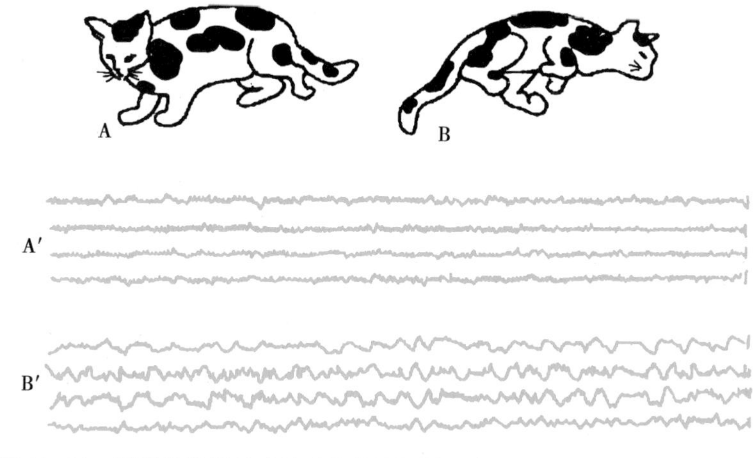

图 11-24　切断特异投射系统或非特异投射系统后，猫的行为及脑电图的表现
A. 切断特异投射系统后，猫处于觉醒状态；A′. 其脑电图呈去同步化快波；
B. 切断非特异投射系统后，猫处于昏睡状态；B′. 其脑电图呈同步化慢波

系能使动物处于激醒状态（图 11-24）。因此将脑干网状结构向大脑皮质的投射称为脑干上行网状激活系统。实际上脑干上行网状激活系统正是通过非特异投射系统发挥作用的。它的特点是短轴突、多次突触接替。由于该系统在信息传递过程中经过多次突触接替，容易受药物的影响而发生阻滞，因而是多种麻醉药和催眠药的作用部位。脑干网状结构也发出下行纤维到达脊髓，主要对躯体运动、感觉信息传入等多种功能进行调节。

（三）感觉信息在丘脑的处理

1. 感觉信息处理的主要途径　到达丘脑腹后核的感觉传入信息在丘脑接受以下几种调制和修饰：①核团内的局部神经环路对传入的感觉信息进行处理；②接受来自脑干的单胺类传入信息的调制；③受到丘脑网状核的抑制性反馈调制；④接受来自大脑皮质的兴奋性反馈调制。

2. 主要的神经递质　丘脑大多数核团的神经元以谷氨酸（Glu）作为兴奋性神经递质。网状核内的神经元与丘脑其他核团的联系以 γ- 氨基丁酸（GABA）作为抑制性神经递质，因此网状核对其他核团的传出有抑制作用，借以控制向大脑皮质的信息传递。

四、大脑皮质在感觉形成中的作用

大脑皮质是意识性感觉的产生部位。上传的感觉信息在其传导通路的各级接替站，均对上行和下行（控制）的传入信息进行汇聚，使感觉信息在各级接替点得到修饰，最后到达新皮质形成**感知觉**（sensory perception）。

（一）躯体感觉皮质

1. 躯体感觉皮质的功能结构特征　Brodmann 根据皮质组织结构差异将大脑皮质分为 52 个区，这是目前世界上通用的描述皮质时的分区法。按照这一分区法，来自丘脑腹后核的特异投射纤维到达位于大脑半球中央沟之后的**躯体感觉皮质**（somatosensory cortex）。沿前 – 后轴线在矢状面上又将初级感觉皮质分为 4 个亚区，即 Brodmann 区的 1，2，3a 和 3b 区。1 区和 3b 区主要接受浅感觉传入，2 区和 3a 区主要接受本体感觉的传入。其中身体各部位的位置觉和运动觉信息还传到相邻的中央前回的运动皮质。

（1）躯体感觉皮质的分区　感觉皮质接受来自全身各种躯体感觉信息的传入，并进行最后处理，形成清晰的感知觉。根据躯体感觉皮质在处理感觉传入信息中的不同特点，将感觉皮质分为躯体感觉Ⅰ区和躯体感觉Ⅱ区（图 11-25），躯体感觉Ⅰ区接受来自丘脑腹后核的传入，即接受丘脑特异投射系统的纤维投射，一般所提及的感觉皮质或大脑皮质体感区均指躯体感觉Ⅰ区（也称为初级感觉皮质）；躯体感觉Ⅱ区接受的传入较为复杂。

(2) 躯体感觉区的分层 根据大脑皮质的细胞结构特点，将整个大脑皮质层的灰质从皮质表面向深层依次分为Ⅰ、Ⅱ、Ⅲ、Ⅳ、Ⅴ、Ⅵ六层，这种分层法适用于整个新皮质。在感觉皮质，各层的具体功能不同：①丘脑特异投射系统所携带的感觉信号首先到达Ⅳ层，兴奋Ⅳ层的神经元，Ⅳ层神经元的传出信号传向浅层及更深层。②Ⅰ、Ⅱ、Ⅲ层还接受非特异性的混合感觉信息传入，并影响和调节着它们的功能状态。Ⅱ、Ⅲ层神经元的轴突与相邻神经元形成横向联系，并经胼胝体投射到对侧相关脑区。③Ⅴ、Ⅵ层神经元的轴突投射到脑的深部结构。Ⅴ层神经元的轴突投射到基底神经节、脑干甚至脊髓等远隔部位，调节这些部位神经元的活动；Ⅵ层神经元的轴突返回到丘脑，提供来自皮质的反馈信号，调节丘脑向皮质的感觉投射。

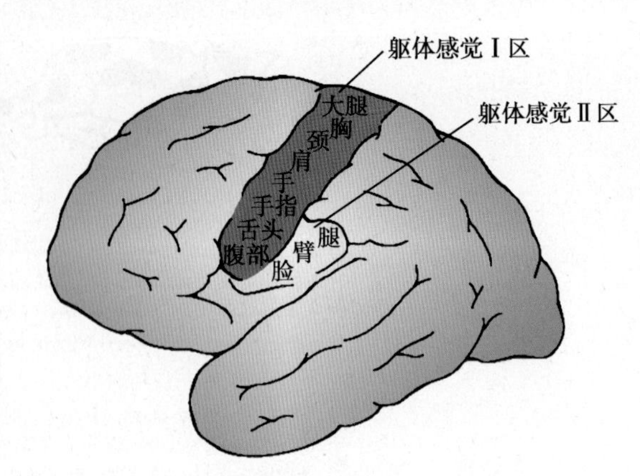

图 11-25 躯体感觉皮质Ⅰ区和Ⅱ区

(3) 感觉柱 躯体感觉皮质的神经元从Ⅰ层到Ⅵ层功能性地排列成纵向柱状结构，称为**感觉柱**(sensory column)。每个感觉柱的直径为0.3~0.5 mm，大约含有10 000个神经元的胞体；每个柱均参与一种特定的感觉处理，有些处理关节周围的牵拉信号，有的处理来自皮肤的触压觉信号等。在Ⅳ层，柱内的神经元间功能各异，相互间几乎没有联系。感觉柱内的其他层神经元之间有相互联系，并对传入的感觉信息进行分析与整合。

2. 躯体感觉Ⅰ区

(1) 躯体传入信号在感觉区的空间分布 上行传导的感觉信息始终保持着与躯体部位的对应关系，身体不同部位的传入在皮质均有其投射区。在冠状面上，按照投射的来源，感觉区表层形成了与原躯体部位不成比例的投射区(图11-26)。其主要特征有：①不均等投射：皮质投射区的大小与感觉的精细程度有关，身体有些部位有较大的投射区，如面部、拇指、嘴唇，而躯干和身体下部的投射区相对较小。这些投射区的大小与所反映的身体部位内特定感受器的数量成正比。②倒立投射：投射区在中央后回呈规律性排列，总体排列是倒置的，即下肢投射区在顶部，膝以下部位的投射区在中央后回的内侧面；头面部投射区位于中央后回背外侧的下部；头面部投射区的内部安排仍是正立的。③交叉投射：即基本上一侧皮质接受来自对侧躯体的感觉传入，头面部的感觉投射是双侧性的。

(2) 不同感觉的定位 在躯体感觉区内部，从前向后的冠状排列也存在不同感觉的分工。在中央后回最前沿5~10 mm内的中央沟深部，功能柱的神经元主要对肌肉、肌腱和关节的牵拉起反应，然后将信号输出到其前部的运动区。这些感觉信号的处理在骨骼肌运动的调控中起重要作用。由此向后，越来越多的功能柱参与处理来自皮肤的浅感觉信号；再向后，更多的功能柱参与深压觉的处理。在感觉Ⅰ区的最后面，只有6%的神经元直接对特定刺激起反应，表明它们对感觉信号的处理变得更复杂。实际上，此部位已逐渐延续为**躯体感觉联合区**(somatosensory association area)。

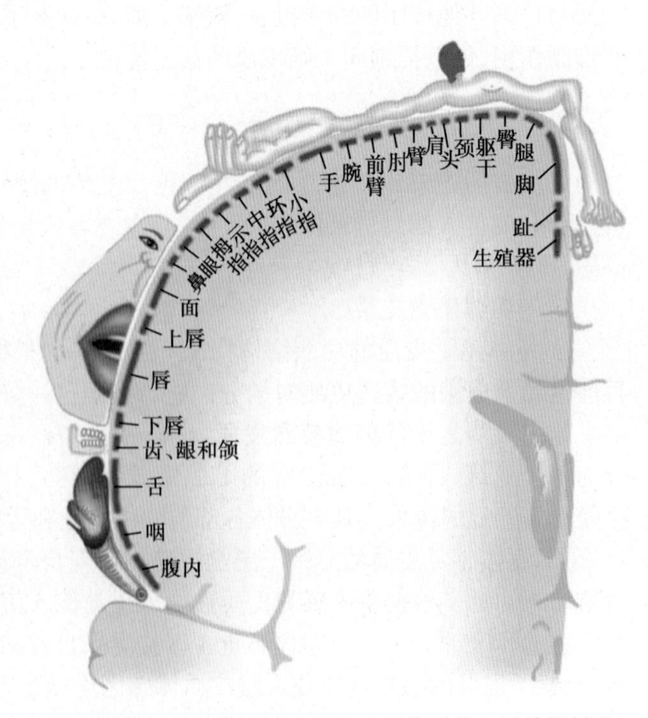

图 11-26 身体不同体表部位在躯体感觉皮质的投射区

(3) 躯体感觉Ⅰ区的功能 其功能主要有：①对躯体感觉的精确定位；②感知身体受压的程

度；③感知物体的重量、形状和大体结构；④感知材料质地等。痛觉和温度觉产生的体表部位均在躯体感觉Ⅰ区有精确定位，但不能感知刺激的强度差异。

3. 躯体感觉Ⅱ区　有关躯体感觉Ⅱ区的功能所知甚少。已知它接受来自躯体的双侧投射、体感Ⅰ区及视觉皮质和听觉皮质等其他感觉皮质的传入。

（二）视觉与听觉皮质

1. 视觉皮质　也分为多个亚区，位于枕叶17区的皮质又称为初级视皮质，它与外侧膝状体之间具有点对点的投射关系（详见第10章第二节）。视皮质具有躯体感觉皮质的一般特点，如形成感觉柱，具有6层结构等。初级视皮质的神经元对光刺激的反应表现出朝向选择及眼优势的特性；此外，初级视皮质还存在感知色觉的特殊区域。生命早期的视觉经验及视觉环境对于视皮质的发育具有重要影响。

2. 听觉皮质　位于颞横回（41、42区），接受来自内侧膝状体的传入。听皮质的大多数神经元接受来自两耳的输入，并根据声音到达两耳的时间差和两耳感受的声强差，对声源进行空间定位。听觉中枢有着不同类型的神经元，分别对特殊的声音或声音中各种参量敏感，从而对不同的声音信息进行分析处理。

（三）感觉联合皮质

位于躯体感觉Ⅰ区后部的5区和7区是**感觉联合皮质**（sensory associated cortex），接受来自躯体感觉Ⅰ区、视觉皮质、听觉皮质、丘脑腹核及丘脑其他多个核团的传入，对身体各部位的各种感觉信息进行综合辨别分析。当电刺激患者的皮质联合区时，患者会主诉有复杂的感觉体验，有时甚至“感觉”到一种物体。联合区的损伤可失去对复杂物体的辨别能力。

（四）感觉－运动功能的整合

大脑皮质中有些区域具有较高级的整合功能，它们既不是由辨析形成单纯的感觉，也不直接发布运动指令，将多种感觉整合后的信息传送到运动皮质，完成从感觉到运动的中介，这些部位称为皮质联合区。其作用包括对较高级感觉皮质的传入进行解释，将新到的信息与以前的经验信息相比较和联系，然后将指令性传出信息传送到较高级运动皮质，再传送到初级运动皮质，由初级运动皮质发出运动指令。所以，感觉－运动的整合过程为：各种感觉信息→初级感觉皮质→较高级感觉皮质→皮质联合区→较高级运动皮质→初级运动皮质→传出运动指令。

五、痛觉

痛觉（pain）是每个正常人都曾有过的感觉体验，是由伤害性刺激作用于痛觉感受器引起的不愉快的、痛苦的或厌恶的、欲逃避的感觉。产生痛觉是机体的一种重要的自我报警机制，具有保护意义；同时反映机体组织受到伤害。机体任何组织损伤时一般都会有痛觉产生，它引起人们的警觉，并及时避开或除去伤害性刺激。

（一）皮肤痛觉感受器与初级传入纤维

皮肤痛觉从个体的主观感受上可分为快痛（fast pain）与慢痛（slow pain）两种，被视为疼痛的二重性质。快痛是当伤害性刺激作用后在0.1 s之内就感觉到的尖锐性痛，如当皮肤被针刺、刀割、电击时立即感觉到疼痛；而慢痛要在刺激施加1 s以后才能感觉到，然后在几秒甚至几分钟后逐渐增强，其感觉呈慢性钝痛、烧灼痛、跳痛、酸痛，并常伴有情绪及自主神经反应，如痛苦表情、紧张、恐惧、因心率加快而感到心慌等。

1. 痛觉感受器　皮肤痛觉感受器是未特化的**游离神经末梢**（free nerve endings），它们广泛分布于皮肤的表层，包括真皮、表皮及毛囊上皮；分布在各类结缔组织内，如骨膜、脑膜、血管外膜、关节囊膜、肌腱、韧带、筋膜和牙髓等处的游离神经末梢，能感受痛、冷、热和轻触的刺激。一般分布在深部组织的游离神经末梢较稀疏。痛觉感受器与体内其他感受器的主要不同点在于它没有适宜刺激。无论是机械刺激、化学刺激或温度刺激，只要刺激增大到一定强度（多数使组织损伤）就会引起痛觉；此外，该感受器对刺激几乎没有适应性，属于慢适应感受器。相反，它对相同的持续性伤害性刺激会愈加敏感，这一特点具有重要的机体保护意义。

痛觉感受器从直接感受的刺激物性质上被认为属于化学感受器。因为痛觉发生时，受伤害性刺激作用的组织损伤并释放 K^+、5-HT、组胺、缓激肽等致痛化学物质，是这些物质刺激了游离神经末梢使其兴奋，从而导致疼痛。

2. 初级传入纤维　皮肤痛的二重性质反映存在传导速度不同的传入神经纤维。观测发现传导快痛信息的外周神经纤维一般是 A_δ 纤维，其传导速度为 6~30 m/s；而传导慢痛信息的是 C 类纤维，其传导速度为 0.5~2 m/s。由于传送信息的纤维传导速度不同，突然的伤害性刺激经常引起两种分离的痛感觉，即二重性质。

（二）痛觉信号上行传导通路

痛觉信号产生的第一级神经元位于脊神经节，信息传入脊髓后在脊髓背角进行突触接替。第二级神经元的轴突一般先交叉到对侧，再经多条通路上行。传导痛觉的上行通路有多条，但总体上可分为两种，即直接通路（如脊髓丘脑束）与间接通路（如脊髓网状丘脑束）。直接通路的第二级神经元的轴突直接投射到丘脑的感觉接替核，再由第三级神经元投射到大脑皮质引起痛觉（详见感觉传导路）。间接通路的第二级神经元发出的轴突不直接上行至丘脑，而是在脑干网状结构中多次换元接替后，再投射到丘脑的髓板内核群，最终到达大脑皮质躯体感觉Ⅰ区、Ⅱ区及扣带回，产生痛觉并维持大脑皮质的激醒状态。

进入脊髓的伤害性信息除了通过上传通路引起痛觉外，还引起躯体与内脏的痛反应，如在脊髓节段引起具有保护意义的躯体反应——屈肌反射和对侧伸肌反射，到达边缘系统和进入脑干网状结构的信息引起情绪反应和自主神经反应。

（三）丘脑与大脑皮质在痛觉形成中的作用

1. 丘脑在痛觉形成中的作用　伤害性信息在丘脑的终止部位十分复杂。丘脑的许多核团均参与对伤害性信息的接替与处理过程，丘脑核团与脑的其他结构也有着广泛的联系。人的丘脑除了作为重要的换元接替站之外，仅保留了对痛觉信息的粗糙分辨能力，但是目前认为丘脑内没有一个专门的痛觉中枢。

2. 大脑皮质的痛觉分析功能　痛觉是在客观感受的基础上发生的一种有意识的主观感觉，因此必须要有大脑皮质的参与才能形成。由脊髓和脑干上传的痛觉信号要在丘脑接替后最终到达大脑皮质，才能引起痛的感觉。人体实验性研究结果显示，不同的皮质区域参与不同性质的痛觉信息加工，生理性痛觉信息（由不导致组织或神经损伤的高强度刺激所引起）主要在皮质体感区加工整合，而病理性痛觉信息（组织或外周神经损伤引起）的加工与边缘系统密切相关。

（四）内脏痛与牵涉痛

许多内脏传入纤维传入的感受信息不引起感知觉（如血压的变化、血糖的高低等），只引起相应的反射，这些反射参与维持内环境的相对平衡即稳态。内脏的病变也可以引起主观上的痛感觉，称为内脏痛。

1. 内脏痛与皮肤痛的主要不同　内脏痛具有 5 个重要的临床特征：①一些实质性脏器和肺实质对伤害性刺激不敏感，这些脏器部位的痛感觉经常是由于脏器的包膜受刺激所致；②引起内脏痛的刺激不同于皮肤痛，如肠道被切割不引起疼痛，但缺血、痉挛、一定程度的扩张或牵拉等可引起疼痛；③内脏痛的范围是弥散性的，定位模糊；④内脏痛常伴有自主神经反射，如胃痉挛、胆或肾绞痛时常伴有恶心、呕吐等；⑤有的内脏病变出现牵涉痛，如心肌缺血常出现心前区胸壁及左前臂疼痛等。

2. 内脏痛的感受器及信号传入　内脏痛的感受器是游离神经末梢；传导痛信号的神经纤维一般是 C 类纤维，大多逆向行走在交感神经内；而传导其他内脏感觉的神经纤维主要行走在迷走神经内；内脏痛信号的中枢传导更为复杂。

3. 牵涉痛及其形成机制　某些内脏病变常出现远隔部位的体表疼痛或痛觉过敏的现象称为牵涉痛（referred pain）。例如，胆囊病变时患者常主诉有右肩区疼痛，阑尾炎发病早期患者主诉为上腹部与脐周痛（表 11-7）。牵涉痛是造成临床误诊的常见原因之一。

牵涉痛的发生机制仍不清楚，目前主要有三个学说：

（1）“易化中枢投射”学说（facilitated central projection theory）　该学说认为内脏的感觉传入纤维在脊髓背角除与第二级投射神经元发生突触联系外，还通过其分支到达皮肤痛觉传入的投射神经元（皮肤的感觉传入亦然),来自内脏的传入冲动使皮肤痛觉传入的投射神经元发生易化,兴奋性升高而易于兴奋,通过上行冲动引起大脑皮质认知为皮肤痛,或使痛觉敏化(图 11-27)。

表 11-7　发生牵涉痛的常见疾病及其体表痛部位

器官病变	体表疼痛部位
心绞痛	心前区、左臂尺侧
胃溃疡、胰腺炎	左上腹、肩胛间
肝病变、胆囊炎	右肩胛区
肾结石	腹股沟区
阑尾炎	上腹部、脐周

(2)“会聚中枢投射”学说(convergent central projection theory)　该学说认为,皮肤和内脏的初级感觉传入纤维会聚到脊髓同节段的同一个二级投射神经元上(图 11-28),由于大脑皮质习惯于认知经常来自皮肤的痛觉信息,因此这种传入会聚使高级中枢对传入部位的分析产生定位错觉,即大脑皮质将来自内脏的伤害性传入信息误判为皮肤传入。这一学说得到了实验资料的支持。如位于第1胸脊髓节段的脊丘束神经元接受来自心肌的传入,但该神经元更经常的是接受来自胸部和左臂尺侧的皮肤传入,因此,当心肌病变时,大脑可错误地“认为”刺激来自胸部和前臂皮肤。

(3)“初级传入纤维分支”学说(branching theory of the primary afferent fibers)　该学说认为,单根初级传入纤维的轴突末梢分支可以分布到两种组织,一个分支分布到皮肤,另一个到内脏,即传导内脏与皮肤感觉的传入纤维本属于同一个脊神经节细胞的外周突。当来自内脏的痛觉冲动传入到各级中枢时,中枢不能分辨出哪些是来自内脏、哪些是来自皮肤的痛信息。基于习惯,大脑皮质就将内脏痛信息判定为皮肤痛。该学说的实验支持是神经轴突分叉的发现。

痛觉对机体有积极的保护意义,它警示人们伤害性刺激的存在,从而能及时地躲避或去除之。但是,疾病所导致的疼痛又是临床上较难处理的问题之一,包括对痛因的确定及对顽固性疼痛的治疗和消除。

机体的痛觉感受系统十分复杂,而且体内还存在着复杂的痛觉调制系统,有着自身的内在镇痛机制。

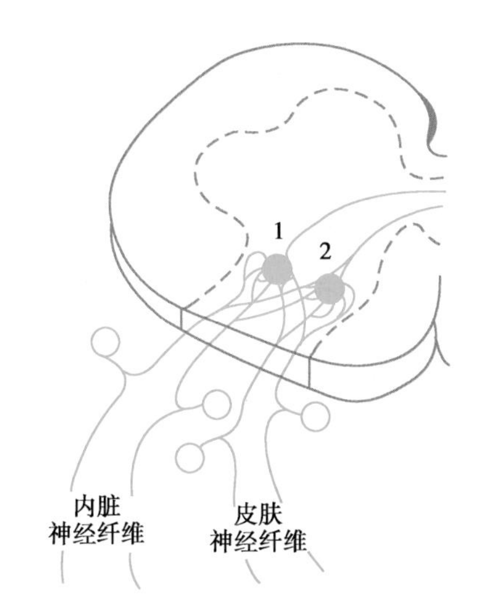

图 11-27　牵涉痛和牵涉性痛觉过敏的形成机制示意图
1,2 为脊髓背角感觉接替神经元

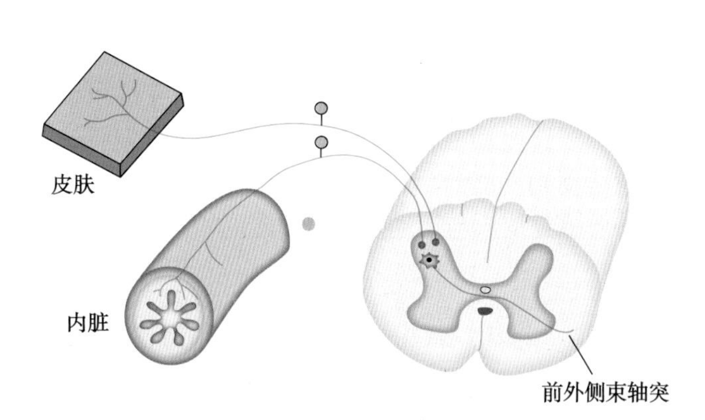

图 11-28　会聚中枢投射示意图

第五节　躯体运动的调控

躯体运动是动物和人类维系个体生存和种族繁衍的基本功能之一。在动物的进化和适应生存环境变化的过程中,躯体运动不断得到发展和完善。人类在进化的过程中获得了每个手指分别运动的能力,从而使运动的多样性和精确性产生了质的飞跃。人类与动物的各种躯体运动,都是在神经系统的控制下进行的。

一、躯体运动概述

（一）躯体运动的分类

躯体运动一般可以分为3类，即**反射运动**（reflexive movement）、**随意运动**（voluntary movement）和**节律性运动**（rhythmic movement）。

1. 反射运动 即躯体反射，是随意运动和节律性运动的基础，通常由特定的刺激引起，运动形式有固定的轨迹，运动的强度与刺激强弱有关。躯体反射可在皮质下中枢的控制下完成，神经系统高级部位损伤的患者仍然可以产生反射运动。正常情况下，反射运动接受高级中枢的调控。

2. 随意运动 随主观意愿而产生，通常因某种目的（动机）而发动，运动的方向、轨迹、速度及持续的时间等均可随意选择和变更。随意运动必须有大脑皮质的参与。

3. 节律性运动 一般先由随意运动发起，节律性运动开始后可以不再受意志的控制，而是受到其他反射活动的调节，尤其是受传入感觉信息的调制。如呼吸运动、咀嚼和行走时的肢体交替运动等。

（二）感觉传入在运动调节中的意义

在运动过程中，运动的即时状态和身体的空间位置等信息必须传入控制运动的各级中枢。这些感觉信息对于运动过程中的反馈调节是必需的，它使运动中枢根据不断反馈来的信息及时纠正偏差，使运动达到既定目标。这些反馈的感觉信息主要来自肌肉、关节的本体感觉传入、皮肤的浅感觉传入、前庭器官的平衡觉传入及来自视觉、听觉器官的感觉传入。

（三）运动控制系统的组成

运动控制系统包括具有产生运动与调节运动两种功能的中枢结构。产生运动的中枢结构主要是脊髓、脑干（延髓、脑桥、中脑）和大脑皮质；参与调节的中枢结构除了以上三个产生运动的重要脑区外，还有小脑、基底核、丘脑等。由于在运动过程中始终有感觉信息的反馈调节，所以实际上不同的感觉中枢也参与了运动的调节。脑内的主要运动控制部位及其相互关系总结如图11-29。

运动产生的基本中枢位于脊髓灰质前角和脑干运动神经核，脊髓前角运动神经元和脑干运动神经元传出冲动，通过神经－肌肉接头的兴奋传递引起骨骼肌收缩，这是各种运动的基础。躯体运动的协调和精确必须有大脑皮质与皮质下各运动中枢的相互配合。各级中枢对运动的调节都要通过下行传导通路到达脊髓或脑干运动神经核，并最终引起脊髓前角运动神经元或脑干运动神经元兴奋才得以完成，这称为运动控制的“最后公路原则”。脑干、基底核和小脑在运动调节中发挥重要作用。随意运动是在机体的动机和意愿驱动下，由大脑皮质发出指令支配骨骼肌收缩而完成的。当切断大脑皮质与皮质下的联系，随意运动则不能产生，但躯体反射仍然存在。如在感觉形成部分所述，随意运动及运动中的条件反射一般需要感觉皮质与运动皮质间功能的相互联系。

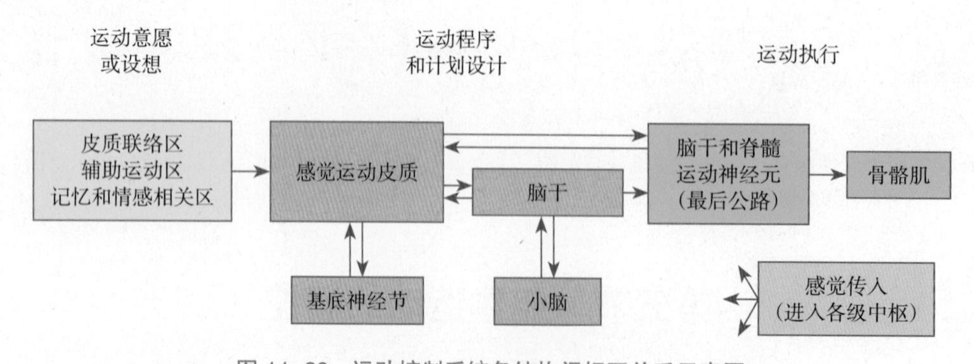

图11-29 运动控制系统各结构间相互关系示意图

二、脊髓在躯体运动中的作用

（一）脊髓内与运动有关的神经元和运动单位

1. 与运动有关的神经元　主要包括脊髓前角运动神经元与中间神经元。

(1) 脊髓前角运动神经元　包括α、β和γ三类运动神经元。① α运动神经元：是胞体直径约100 μm的大细胞，发出粗大的轴突（直径约14 μm）形成A_{α}有髓神经纤维，A_{α}运动纤维传导神经冲动到达骨骼肌中的梭外肌纤维，引起梭外肌的兴奋与收缩，梭外肌的收缩与舒张是产生运动的动力。② β运动神经元：发出纤维支配骨骼肌的梭外肌和梭内肌，但其功能仍未明了。③ γ运动神经元：胞体较α运动神经元小，其轴突形成A_{γ}运动纤维（直径约5 μm），支配骨骼肌肌梭的梭内肌纤维。γ运动神经元的兴奋不能引起骨骼肌收缩，不能产生运动；其兴奋可使梭内肌收缩，调节肌梭的敏感性。

(2) 中间神经元　包括具有整合作用的中间神经元和抑制性中间神经元。①整合性中间神经元：脊髓内大量中间神经元位于脊髓的背角、前角和中间带，形成**中间神经元池**（interneuron pool），其数量约为前角运动细胞的30倍；它们的体积小、兴奋性高，经常有自发活动，其频率可高达1 500次/s；其相互之间有突触联系，同时也与前角的运动神经元形成突触，是脊髓内形成辐散、会聚及多种联系方式的主要细胞成分，其主要功能是整合信息。进入脊髓的感觉信号及来自高级中枢的控制和调节信号，大多首先与中间神经元形成联系。②抑制性中间神经元：是位于脊髓前角靠近运动神经元的大量体积小的中间神经元，即闰绍（Renshaw）细胞。Renshaw细胞的作用是参与运动过程中的回返性抑制。由α运动神经元的轴突发出分支，与Renshaw细胞形成突触联系，Renshaw细胞的轴突传递抑制信息，抑制传出冲动的α运动神经元。

2. 运动单位　一个神经元与它所支配的所有肌纤维构成了运动控制的基本成分，称之为**运动单位**（motor unit）。运动单位的大小不等。大的运动单位包含的肌纤维数量大，往往支配粗大肌群的运动，如下肢肌群的某些运动单位由1700多条肌纤维组成；小的运动单位只包含少数肌纤维，参与精细的运动，如支配眼肌运动的一个小运动单位只包含13条肌纤维。而一块肌肉内的不同肌纤维又接受多个运动神经元的支配，支配一块肌肉的运动神经元集合称为运动神经元池或运动核。大多数肌肉有大小不等的运动单位，运动单位可按顺序被募集，最小的运动单位最先被募集，最大的运动单位最后被募集。按顺序募集的现象解释了肌肉为什么在轻负载下比在较大负载下更可能受到精细控制，即大小原则。

（二）脊髓的躯体反射

1. **肌牵张反射**（muscle stretch reflex）　是指有神经支配的骨骼肌受到外力牵拉时，引起同一肌肉梭外肌收缩的反射。肌牵张反射的感受器是肌梭，传入纤维是Ⅰa类纤维，反射中枢是脊髓前角α运动神经元，传出纤维是A_{α}纤维，效应器是梭外肌。肌牵张反射有两种类型，即**位相性牵张反射**（phasic stretch reflex）和**紧张性牵张反射**（tonic stretch reflex）。

(1) 位相性牵张反射　又称**腱反射**（tendon reflex），是指在有神经支配的肌肉中，快速牵拉肌肉引起的牵张反射。特点是时程较短和产生较大的肌力。例如，叩击股四头肌肌腱引起股四头肌收缩的**膝跳反射**（knee jerk reflex）就是一种典型的腱反射。腱反射的反射弧如上所述，中间只经过一次突触接替，属于单突触反射（图11-30）。在临床上，检测腱反射是做体检时的常规检查，因为通过观察腱反射的敏感性和反射力度，可辅助判断脊髓和高位中枢的活动状态。

(2) 紧张性牵张反射　缓慢持续牵拉肌肉所引起的牵张反射称为紧张性牵张反射，又称为**肌紧张**（muscle tonus）。肌紧张时的肌肉收缩不同于腱反射，是一种微弱、缓慢且持久的收缩，使肌肉维持一定的张力。肌紧张的反射弧基本与腱反射相同，只是反射弧的中枢部分经过多个突触传递，属于多突触反射。肌紧张时来自同一肌肉的不同运动单位交替收缩，肌纤维没有明显缩短，不产生强大的力量，只产生对抗缓慢牵拉的肌张力。因此，肌紧张能够持久维持，且不易疲劳。其维持作用与γ运动神经元调节肌梭的敏感性有密切关系。人体的躯干与下肢关节，在重力作用下趋于屈曲，人体在直立时，这些关节的伸肌始终受到缓慢持久的牵拉，处于紧张性收缩状态。肌紧张使机体维持站立姿势，并参与完成各种姿势反射，

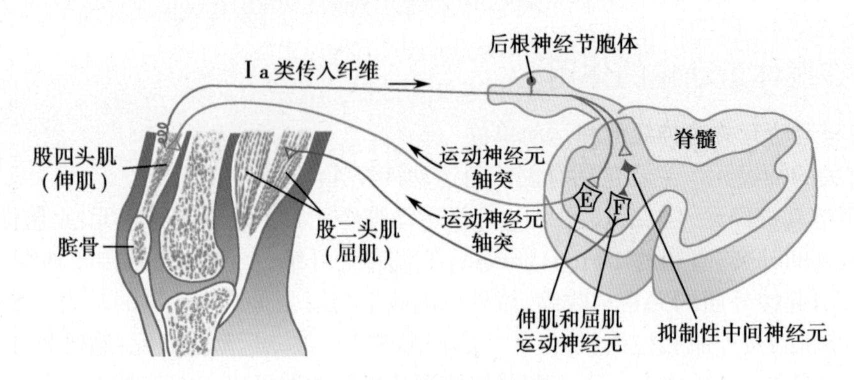

图 11–30　腱反射的反射弧

且受到高位中枢的调节。

人类的牵张反射与动物有所不同。人类存在单突触的腱反射，它的反射中枢在脊髓。但如果肢体远端接受相对缓慢的局部牵拉，则会引起一个长潜伏期的反射。这种反射在手的肌肉最明显。如当拇指与食指之间夹持一个细小物体时，物体对手指肌肉的刺激，即反射性引起肌肉收缩，使此物体被夹紧。有证据显示，这种长潜伏期反射有大脑皮质的参与。

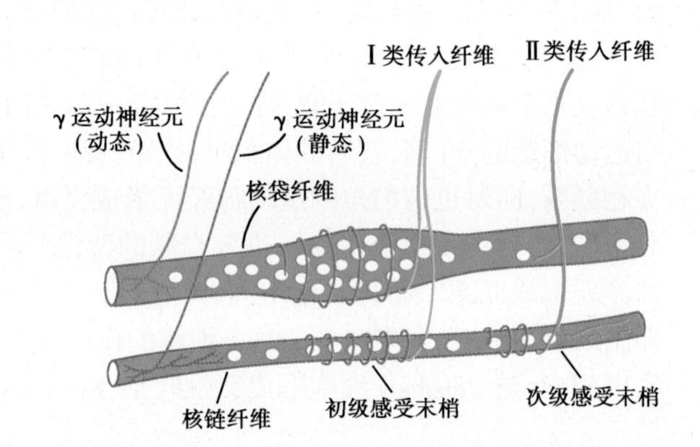

图 11–31　肌梭的梭内肌纤维及传入、传出神经

(3) 骨骼肌的感受器　不断向中枢提供关于肌肉长度、张力等变化信息，保障运动的顺利完成。在骨骼肌内的感受器有 2 种，即肌梭和腱器官。

1) 肌梭及其功能　**肌梭**(muscle spindle)是梭内肌纤维与感觉和运动神经纤维末梢组成的较为复杂的感受器(图 11–31)。

A. 梭内肌纤维　是肌梭内的细小肌纤维，肌纤维细胞含有许多胞核。按照胞核所在的位置不同，将梭内肌纤维分为 2 类：纤维较粗、胞核集中在肌纤维中央部的称为核袋纤维；纤维较细、胞核在肌纤维内呈链状排列的称为核链纤维。梭内肌的赤道部分缠绕着感觉神经纤维末梢，没有收缩功能；而梭内肌纤维的两端具有收缩能力。

B. 感觉传入末梢　肌梭内的感觉神经末梢有 2 类，即初级感受末梢和次级感受末梢。前者同时支配核袋与核链纤维，其传入神经是Ⅰa 类纤维；后者只支配核链纤维，其传入神经是Ⅱ类纤维。当肌肉长度不断变化及肌肉维持于变化后的长度时，均可使初级感受末梢放电频率增加，肌肉恢复原来长度时放电停止。所以初级感受末梢能检测肌肉的长度，也能检测长度的变化；次级感受末梢主要检测肌肉的长度。

C. γ 运动纤维　支配梭内肌收缩的运动神经纤维是 γ(A_γ) 神经纤维，由脊髓前角 γ 运动神经元的轴突形成。γ 运动纤维终止于梭内肌的两端并支配其收缩。当 γ 运动纤维传来兴奋时，梭内肌纤维的两端收缩，使中间部分受牵拉并兴奋感觉神经末梢，致使传入冲动增加。γ 运动纤维传出冲动的作用是增强肌梭的敏感性。

肌梭长 3~10 mm，附着在粗大的梭外肌的肌膜上，与梭外肌呈“并联”关系。当梭外肌纤维受到外力牵拉时，肌梭被牵拉的作用增强，其感受末梢兴奋，传入纤维上的神经冲动就会增加；相反，当梭外肌收缩时，肌梭被牵拉的作用减弱，传入纤维上的神经冲动减少。γ 运动神经元及其传出纤维使肌梭在肌肉收缩时仍有较高的敏感性，在机体运动中具有重要功能。因为当梭外肌主动收缩时，如梭内肌不能同时收缩，肌梭的传入就会减少甚至停止，肌梭不能向中枢提供关于肌肉长度的信息。当 α 运动神经元兴奋使梭外肌收缩时，由于 γ 运动神经元及其运动纤维的存在，γ 运动神经元的兴奋（其兴奋来源包括上级中枢的下传冲动及外周的感觉传入）可以引起梭内肌的收缩，仍可使肌梭的传入冲动维持在一定水平。

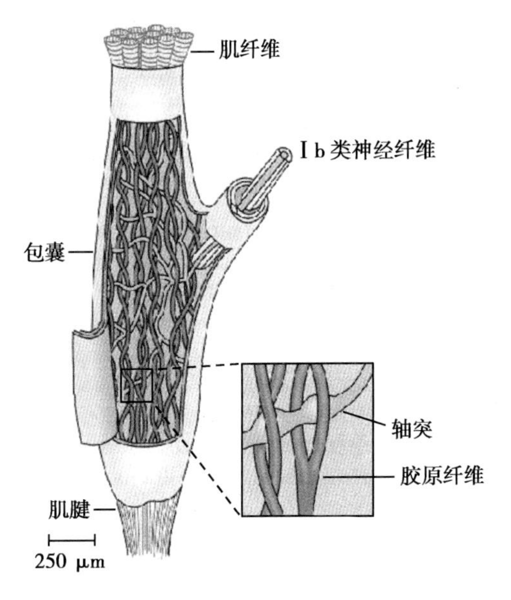

图 11-32　高尔基腱器官

2）腱器官及其功能　**高尔基腱器官**（Golgi tendon organ）主要对肌肉主动收缩引起的牵拉敏感，感受主动牵拉所产生的张力变化。腱器官是长 0.5~1 mm 的包囊状结构，位于肌肉与肌腱的交接部位（图 11-32）。实际上腱器官是由包囊膜包裹着肌腱的胶原纤维组成。肌腱的胶原纤维组成发辫样结构，中间穿行着感觉传入纤维终末，连接的感觉传入纤维是Ⅰb 类神经纤维。牵拉肌腱会使腱器官兴奋。腱器官主要感受梭外肌主动收缩所产生的张力变化。

肌梭与梭外肌以平行方式排列，而高尔基腱器官与梭外肌纤维则以串联方式排列。这种解剖学上的差异是导致这两种感受器向脊髓提供不同类型信息的原因：来自肌梭的Ⅰa 活动可提供肌肉长度变化的信息，而来自高尔基腱器官的Ⅰb 活动则可提供肌肉张力变化的信息。肌梭的传入冲动对支配同一肌纤维的 α 运动神经元起兴奋作用，腱器官的传入冲动对支配同一肌纤维的 α 运动神经元起抑制作用。在肌肉受到较强的被动牵拉时，肌梭兴奋并引发牵张反射；而当肌肉主动收缩的力量进一步增大时，则兴奋腱器官，抑制肌肉的收缩，避免肌肉过度负载引起损伤。

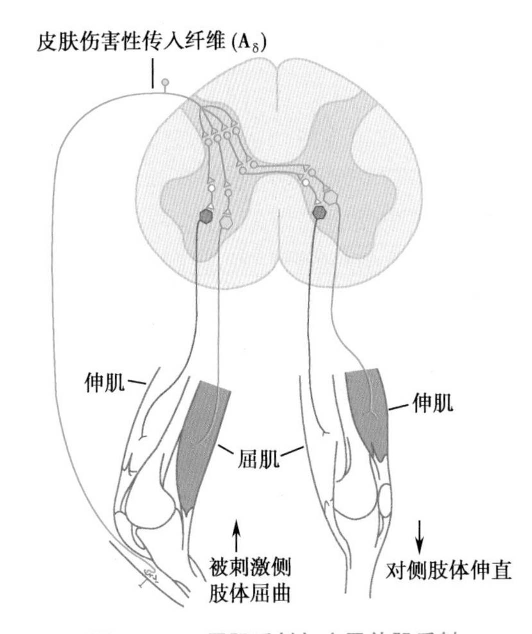

图 11-33　屈肌反射与交叉伸肌反射

2. 屈肌反射　当皮肤接受伤害性刺激时，受刺激一侧的肢体出现屈曲反应，称为**屈肌反射**（flexor reflex），此反射往往由伤害性刺激引起，所以又称为痛反射。屈肌反射使机体避开伤害性刺激，所以具有保护意义。强烈的伤害性刺激在引起同侧肢体屈曲的同时，还出现对侧肢体伸直的现象，这称为**交叉伸肌反射**（crossed extensor reflex）或对侧伸肌反射（图 11-33）。屈肌反射一般在刺激施加后几毫秒就出现，并具有 6~8 ms 的后放；交叉伸肌反射在刺激后 0.2~0.5 s 才能出现。反射活动的潜伏期较长，表明屈肌反射的中枢活动比较复杂。屈肌反射是一种多突触反射，伤害性刺激的信号进入中枢，并不直接兴奋运动神经元，而是先进入中间神经元池，然后再兴奋运动神经元，反射弧的中枢部分至少由 3~4 个神经元组成。其典型的神经回路是：①通过辐散式联系兴奋支配屈肌的运动神经元；②通过交互抑制通路抑制拮抗肌；③通过震荡回路引起后放。

3. 脊髓的姿势反射　中枢神经系统调节骨骼肌的运动及张力，以保持或纠正身体的空间位置，这种反射活动称为**姿势反射**（postural reflex）。牵张反射是最简单的姿势反射，屈肌反射伴随着交叉伸肌反射也具有维持姿势的作用。在高位脊髓损伤的动物，前后肢活动可以表现出一定程度的协调，这是由脊髓不同节段之间神经元的协同活动所完成的一种反射，称为节间反射。如刺激脊髓动物腰背部皮肤，可以引起后肢节律性的搔抓动作，这称为**搔扒反射**（scratch reflex）。此外，当给这种脊髓动物的足底施加压力时，可以引起肢体伸直对抗外加的压力，这种反射称为**正性支持反应**（positive supportive reaction）。这种反射有时表现得十分强烈，当将动物的足底接触地面，动物甚至可以保持直立。这表明，脊髓具有控制姿势反射的功能。

（三）脊髓横断与脊休克

1. 脊髓动物　在动物实验中，为了观察脊髓本身所具有的功能并维持正常呼吸，可在脊髓的颈5（C5）以下切断脊髓，这种脊髓与高位中枢离断的动物称为脊髓动物或**脊动物**（spinal animal）。

2. 脊休克　当突然在上颈部横断脊髓，动物立即失去所有反射处于无反应状态，断面以下的所有躯体与内脏反射均减退以至消失，这种现象称为**脊休克**（spinal shock）。脊休克持续一定的时间后，会逐渐恢复一些反射。脊休克持续时间的长短与不同物种对大脑皮质的依赖（皮质化）程度有关。蛙的脊休克时间很短，大鼠也只持续几分钟，猫和狗的脊休克持续 1~2 h，猴子持续几天。在人类，也会出现由于偶然事故造成的脊髓横断事故之后，损伤面以下可出现脊休克现象。人类在脊髓损伤后的反射消失持续 2 周至几个月，然后脊髓固有的反射活动逐渐恢复。不同的反射恢复的快慢不同，先恢复的是最简单的牵张反射，然后依次恢复屈肌反射、节间反射等。但是，断面以下的随意运动功能和各种感知觉均永久性丧失。感染、营养不良及出现其他并发症均会延长脊休克的持续时间。恢复后的脊髓反射不同于完整机体正常状态下的反射，如引发屈肌反射所需的刺激阈值降低以及反射的幅度增大。脊休克的出现及恢复表明，脊髓本身具有调节躯体与内脏（见本章第六节）功能活动的反射，在正常机体内这些反射受到高级中枢的调节。

脊休克的出现并不是切断脊髓的损伤性刺激所致，而是由于脊髓突然失去了高位中枢的紧张性调节作用（主要是大脑皮质和脑干的下行控制）。因为反射恢复后如果再一次切断脊髓，则不会再出现脊休克现象。

三、脑干对躯体运动的调节

在具有运动控制功能的各脑区中，脑干是仅高于脊髓的较低级中枢，但是在所有运动控制的下行通路中，除了皮质脊髓束外，其他神经束均起源于脑干。其中主要有起源于脑干网状结构的网状脊髓束、起源于前庭核的前庭脊髓束、起源于中脑红核的红核脊髓束、起源于第四脑室顶盖、上丘和下丘的顶盖脊髓束等。脑干接受其他脑区（小脑、基底核和大脑皮质等）的广泛投射，实际上，这些脑区对运动的调节，正是通过脑干的下行通路发挥作用的。

（一）低位脑干对肌紧张的调节

1. 去大脑动物与去大脑僵直　当在中脑上、下丘之间离断猫或狗等实验动物的低位脑干与高级中枢的联系时，动物没有出现脊休克的现象，而是立即出现全身肌肉的僵直。经过这样处理的动物称为**去大脑动物**（decerebrate animal），动物出现的强直性痉挛状态称为**去大脑僵直**（decerebrate rigidity）。去大脑动物的肌肉强直，在伸肌显现得十分突出，使动物四肢坚硬伸直呈站立状，脊柱挺直，头尾翘起（图 11–34）。当切断相应节段的脊髓后根，去大脑僵直的现象明显减弱或消失，表明去大脑僵直是在肌紧张的基础上形成的，是伸肌肌紧张亢进的表现。这同时也说明，消除了高位中枢的影响后，低位脑干本身对肌紧张有易化作用。

2. 脑干的易化区与抑制区　脑干存在着调节肌牵张反射的易化区和抑制区（图 11–35）。这些区域主要通过下行冲动增强或减弱肌紧张。脑干网状结构内有范围较大的易化区，时常有自发性下行冲动到达脊髓，对 γ 运动神经元有兴奋作用；网状结构内范围较小的抑制区通过下行冲动对 γ 运动神经元有抑制作用，但抑制区本身没有自发活动，而是接受来自高位中枢的驱动，包括来自大脑皮质、基底核和小脑的驱动。当脑干断离与高位中枢的联系后，抑制区与上述 3 个驱动中枢的联系有两个（来自大脑皮质及基底核）已被切断，所以抑制区的下行抑制作用大大降低，汇聚在 γ 运动神经元上的易化与抑制的平衡被打破，表现出肌紧张的易化。这种易化主要是增强躯干和肢体抗重力肌（即

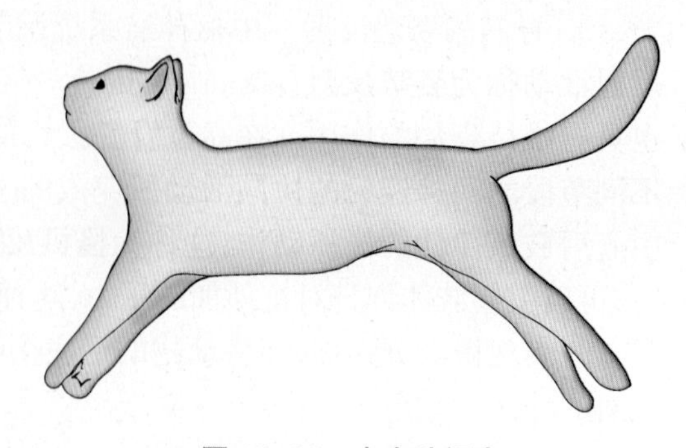

图 11–34　去大脑僵直

伸肌）的肌紧张。去大脑僵直动物仍然保留了小脑抑制区的影响，切除小脑的联系会使僵直进一步加强。在人类，小脑的影响要复杂得多。

前庭核及其下行通路前庭脊髓束也易化抗重力肌的肌紧张，但它是通过直接作用于脊髓前角的 α 运动神经元，而不是通过 γ 运动神经元间接引起的肌紧张增强。直接易化 α 神经元引起的僵直称为 α 僵直（α–rigidity）；通过兴奋 γ 神经元间接易化牵张反射引起的僵直，称为 γ 僵直（γ–rigidity）。

在人类，真正的去大脑僵直也是呈现四肢伸直状态，然而人类的去大脑僵直十分罕见。疾病（如蝶鞍上囊肿）引起的僵直现象，常常是皮质与皮质下失去联系造成的，其表现是下肢僵直而上肢呈半屈的状态，称为**去皮质僵直**（decorticate rigidity）（图 11–36）。

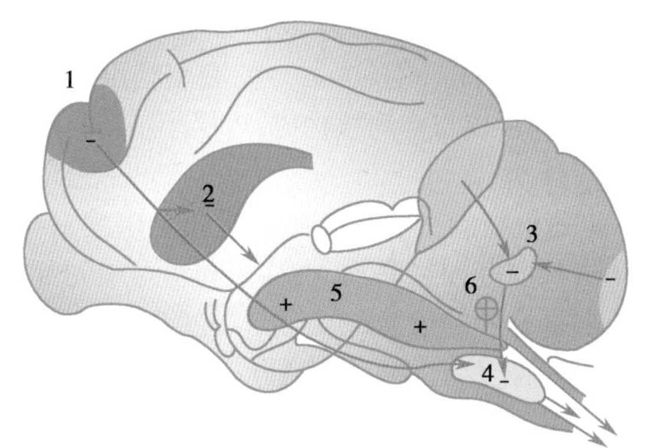

图 11–35 猫脑内与调节肌牵张反射有关的脑区

–：下行抑制作用，+：下行易化作用；1：大脑皮质，2：尾核；3：小脑；4：网状抑制区；5：网状易化区；6：前庭核

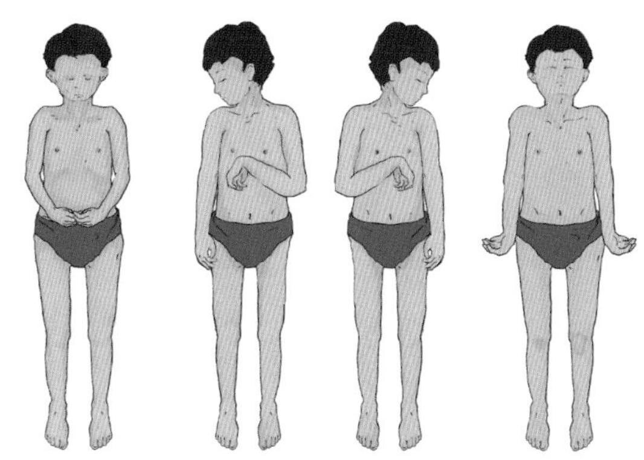

图 11–36 人类去皮质僵直与去大脑僵直

A，B，C. 去皮质僵直；D. 去大脑僵直；A. 仰卧时，头无偏转、上肢半屈；B，C. 头偏向右侧或左侧时引起颈紧张反射；D. 四肢伸直，伸肌肌紧张亢进，头后仰，脊柱硬挺

（二）脑干的姿势反射

姿势控制和调节的机制比较复杂，涉及多个脑区及脑内核团，包括脊髓、脑干和大脑皮质等。姿势反射不仅维持身体的直立和平衡，而且为随意运动过程中所需要的稳定姿势进行持续的调整。

许多姿势反射是由头、颈部的感觉（如视觉、平衡觉、本体感觉等）信息传入引起的，维持头 – 体与外在空间的相对位置及头与身体之间的相对位置。前庭器官的半规管提供旋转造成的头部运动的角加速度信息，椭圆囊和球囊提供水平方向与垂直方向上的直线加速度信息。当头与身体向右旋转时，引起左侧抗重力肌收缩和右侧抗重力肌的舒张，使身体向右倾斜；身体倾斜于加速度一侧有利于维持身体的平衡。

脑干参与的姿势反射主要有颈紧张反射、迷路紧张反射和翻正反射。

1. 颈紧张反射与迷路紧张反射　由于头部的空间位置改变，颈椎关节的韧带或颈肌内的感受器接受刺激，其传入冲动引起四肢肌紧张改变，这种反射称为**颈紧张反射**（tonic neck reflex）。其反射基本中枢在颈段脊髓，但高级中枢也参与其中。在去大脑动物，当头前俯时，前肢伸肌肌紧张减弱（前肢屈）而后肢伸肌肌紧张加强（后肢伸）；当头后仰时，则前肢伸肌肌紧张增强（前肢伸）而后肢伸肌肌紧张减弱（后肢屈），这些表现主要是脑干调节的颈紧张反射的结果。人类在去皮质僵直时，也会出现颈紧张反射，其表现为当头部转动时，下颏所指一侧的上肢伸直，对侧上肢屈曲。在正常情况下，高级中枢的控制使这种反射被抑制。**迷路紧张反射**（tonic labyrinthine reflex）是指由于头部位置的变化，刺激内耳迷路的椭圆囊和球囊使其传入冲动改变，从而改变伸肌肌紧张。以上两种反射都是由于头部的空间位置改变或头部与躯干的相对位置改变，反射性地改变躯体肌肉的紧张性，这两种反射又统称为状态反射。

2. 翻正反射　完整动物或保留中脑功能完整的动物均可保持直立的姿势，如将其推倒或呈仰卧状态时动物可以重新直立起来，这种复杂的调节姿势的反射称为**翻正反射**（righting reflex）。在保留中脑以上结构的动物，如果将其四足朝天从高处坠下，可以看到在动物下落的过程中躯干与四肢依次扭转，最后落地时可四肢向下接触地面，这也是翻正反射，它包括一系列反射活动，如迷路翻正反射、颈翻正反射等。其过程是由视觉与平衡觉信息的传入首先引起头部改变位置（视觉翻正反射与迷路翻正反射），头部与身体相对位置变化的信息沿着本体感觉传入，再通过反射活动使躯干位置改变（颈翻正反射）。翻正反射的中枢在中脑。各种翻正反射在不同动物和人的姿势调节中意义不同，对于人类，视觉翻正反射最为重要。

四、小脑、基底核与躯体运动

（一）小脑对躯体运动的调节

根据传入联系的不同，将小脑皮质及与其相关联的核团划分为3个功能区，即前庭小脑（vestibulocerebellum）、脊髓小脑（spinocerebellum）和皮层小脑（cerebrocerebellum）。前庭小脑由绒球小结叶及相关的核团构成，脊髓小脑由小脑蚓和半球中间部及相关的顶核与中间核构成，皮层小脑由小脑半球外侧部及相关的齿状核构成（图11-37）。

小脑的功能分区也与小脑的种系发生密切相关。前庭小脑的绒球小结叶在进化上出现最早，所以前庭小脑也称为原始小脑或古小脑，它主要与前庭神经核及前庭神经联系；小脑蚓和半球中间部的发生与脊髓相关，共同组成脊髓小脑，又称旧小脑，主要接受来自脊髓的信息；小脑半球外侧部在进化中出现最晚，与大脑新皮质的发展有关，所以称为新小脑或皮层小脑，它主要接受大脑皮质经由脑桥核转送的信息。

1. 前庭小脑的功能　前庭小脑的主要功能是维持躯体的平衡。它通过两条途径接受平衡觉信息，一条是直接来自前庭器官，信息不经过中转；另一条是经过前庭神经核转入的前庭器官的信息。这些来自前庭器官的传入，向小脑传送了关于头部位置变化以及头部相对于重力作用方向的信息。前庭小脑的传出信息起自浦肯野细胞，通过抑制内侧及外侧前庭核，调节前庭脊髓束的下传冲动，影响脊髓运动神经元对躯体中线肌群以及肢体伸肌的支配，在躯体平衡的维持中发挥重要作用。其调节途径为：前庭器官→前庭核→绒球小结叶→前庭核→脊髓运动神经元→骨骼肌。

前庭小脑的损伤或调节途径的破坏会影响机体的平衡功能，尤其是机体利用前庭信息控制头部转动以及站立和行走。肿瘤压迫绒球小结叶的患者，由于平衡功能障碍而出现站立不稳，行走时不能规律性地移动双腿。但是，当患者躺下或将头部与身体支撑着时，移动上下肢均无困难。

2. 脊髓小脑的功能　脊髓小脑的主要功能是通过调节肌紧张调节躯干和肢体的活动，以及协调随意运动，尤其是对进行过程中的运动进行适时、适度的调节。

脊髓小脑通过脊髓小脑束接受躯体感觉的信息传入，尤其是肌肉和关节处的本体感觉信息传入。此外脊髓小脑还接受视觉、听觉与平衡觉的信息传入，这些感觉传入在小脑形成粗糙的躯体定位，但不能形成意识性感知。除外周感觉信息传入外，脊髓小脑还接受经脑桥核转送的大脑皮质感觉区和运动区的信息传入。由此表明，在运动执行过程中，脊髓小脑一方面接受随意运动发起部位的信息，同时也接受运动所引起的各种感觉反馈信息。其对于脊髓小脑配合大脑皮质实现对随意运动的适时、适度调节有重要意义。

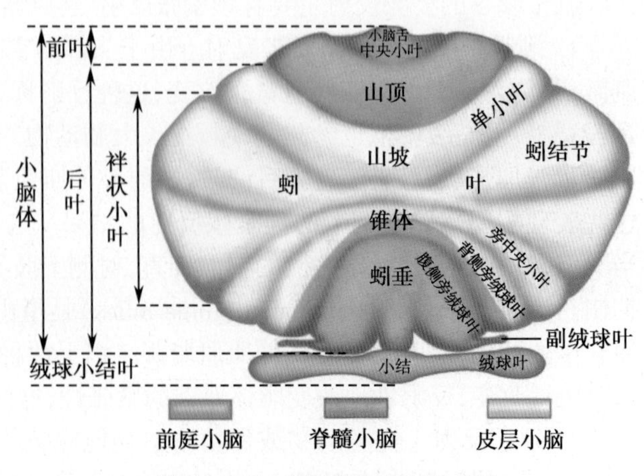

图11-37　小脑表面的主要分区

脊髓小脑的浦肯野细胞通过小脑深部核团影响脑干和大脑皮质的下行运动控制系统，通过小脑顶核影响网状脊髓束和前庭脊髓束对头颈部和近端肢体的活动，通过小脑中间核影响红核脊髓束和皮质脊髓束对肢体及中线肌群的活动。损伤中间核会出现运动准确性降低，对运动方向和幅度的控制出现偏差。

脊髓小脑的蚓部对肌紧张有抑制作用。在去大脑动物，刺激蚓部可使去大脑僵直减退。小脑蚓部对肌紧张的抑制作用是通过驱动脑干网状结构抑制区实现的。在动物进化过程中，小脑蚓部的肌紧张抑制作用逐渐减退，易化作用逐渐增强。所以脊髓小脑受损后常有肌张力减退和四肢无力的表现。因此，脊髓小脑在执行大脑皮质发动的随意运动方面有重要作用，同时也有调节肌紧张的作用。

脊髓小脑损伤的患者，其随意运动的方向和力量均可发生紊乱，并出现肌张力降低。当机体完成精细动作时，因肌肉出现震颤而难以控制方向，这种现象称为**意向性震颤**(intention tremor)。此外，患者还出现行走摇晃、不能进行拮抗肌的快速轮替活动等运动协调障碍，这种运动协调障碍称为**小脑性共济失调**(cerebellar ataxia)。

3. 皮层小脑的功能　皮层小脑主要参与随意运动的计划和时序安排功能。皮层小脑主要接收大脑皮质广大区域（包括感觉区、运动区、运动前区和感觉联络区）经脑桥核转接的传入信息。在小脑皮质加工处理后的信息经小脑的深部核团齿状核输出，经过丘脑腹外侧核换元，再返回投射到大脑皮质运动区和运动前区。其传出通路有两条，一条是皮层小脑浦肯野细胞→小脑深部齿状核→丘脑外侧核→大脑皮质初级运动皮质及运动前区；第二条是皮层小脑浦肯野细胞→小脑深部齿状核→对侧红核→下橄榄核→对侧大脑皮质运动区。

皮层小脑在运动控制中的功能主要是参与大脑皮质运动计划的形成和运动程序的编制（图 11-38）。较复杂的运动均由多个运动子成分有序联系而成，皮层小脑的损伤会出现各运动成分之间的紧密联系障碍，使运动不再协调有序。如右侧小脑半球损伤的患者左右臂的摆动连续性降低，左臂可以有下意识的运动，但在右臂交换性运动前一般出现停顿，或必须有意识性支配才能连贯。这种现象被称为**运动分解**(decomposition of movement)。根据损伤实验及临床观察发现，皮层小脑在运动的计划性和程序性方面发挥重要作用。此外，皮层小脑还参与机体的运动学习过程。

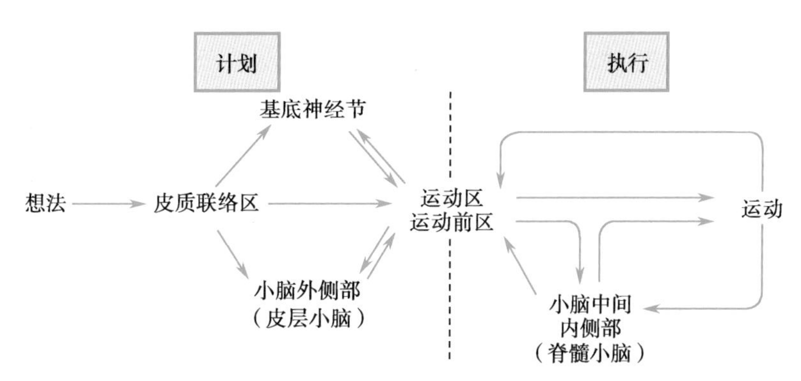

图 11-38　小脑在随意运动中的作用

（二）基底核在躯体运动中的作用

基底核(basal nucleus)位于大脑皮质下的白质内，靠近脑底部，主要包括纹状体、尾状核和杏仁核。有时提及广义的基底核时，也包括了黑质与丘脑底核。这些核团的纤维联系和生理功能都很复杂。基底核中与运动有关的主要是纹状体。纹状体的传入冲动十分复杂，其中与调节运动相关的输入主要来自大脑皮质，传出冲动经过丘脑又返回大脑皮质。所以基底核与脊髓没有直接的往返联系，它对运动的调节作用是通过与大脑皮质形成的神经环路实现的。

1. 基底核对躯体运动调节的通路与作用　基底核（主要是纹状体）对运动调节的重要作用主要通过三条通路完成，即直接通路、间接通路及多巴胺投射。直接通路对运动有易化作用。间接通路对运动有抑制作用。多巴胺投射通路是中脑黑质多巴胺能神经元发出的纤维到达新纹状体，其末梢释放神经递质多巴胺作用于新纹状体内的 D_1 和 D_2 受体，分别兴奋纹状体直接通路和抑制其间接通路，最终对大脑皮质起易化作用，使运动易于发动。无论直接通路或间接通路，都是来自大脑皮质又回到大脑皮质的环状联系，这种联系方式表明基底核的作用主要是对运动信息进行处理。

电刺激方法的研究显示，基底核的许多神经元在运动发生前的几百毫秒就已经开始放电，表明基底核参与了运动的“计划”过程。

2. 基底核受损对运动的影响　基底核受损后运动失调的特征是运动过度（如亨廷顿病、手足徐动症）或运动迟缓与减少（如帕金森病）。

帕金森病（Parkinson’s disease）是由于中脑黑质内的多巴胺能神经元发生退行性病变，对纹状体的抑制性作用降低；总体效果是减少了从丘脑返回到大脑皮质的兴奋性传入。患者的典型症状是**静止性震颤**（static tremor）、肌肉强直和运动过缓。发病后，肌肉舒缩活动减少，运动缓慢，尤其是复杂的运动序列逐渐减退，直至不能完成，但肌肉收缩的顺序仍然存在。据此认为，基底核参与了处理体内的本体感觉传入信息，并安排下一个运动程序的运动幅度和时间。以本体感觉为线索的运动较以视觉信息为线索的运动受损严重，例如，行走困难的患者如果沿着地板上的画线行走，则容易得多。

帕金森病患者震颤的出现可能与失去多巴胺能纤维的抑制作用造成反馈回路振荡增强有关，肌肉僵直也可能与失去多巴胺能纤维的抑制作用有关。运动减少和迟缓可能与失去多巴胺能纤维对纹状体直接通路的兴奋作用和对其间接通路的抑制作用有关，最终造成其对大脑皮质的易化作用消失，大脑皮质难以发动运动。

舞蹈病的症状与帕金森病相反，患者因肢体运动的控制困难而表现为不自主的上肢和头部的舞蹈样动作，并伴有肌张力降低和肌力减退。舞蹈病是多种疾病造成的一个症状，其中亨廷顿病（Huntington disease，HD，又称慢性进行性舞蹈病）是一种先天遗传性疾病，是以基底核与大脑皮质神经元变性为主要病理改变，引起丘脑－皮质通路兴奋过度，其特征为慢性进行性的舞蹈动作和痴呆。

手足徐动症（athetosis）主要表现为手、臂、头或脸部出现扭动样动作，这主要是因苍白球受损所致。

从基底核损伤疾病推测基底核在躯体运动中的作用，主要包括调节肌紧张，协调肌群活动，参与运动的“计划”和运动程序的形成。

拓展知识 11-6　基底核中的神经元死亡与神经退行性疾病

五、大脑皮质在躯体运动中的作用

大脑皮质在运动控制中的作用主要有两部分，其一是皮质运动区的作用，主要是制定运动计划，编制运动程序，发布始动指令；其二是传输部分的作用，将各种运动指令传送给低级控制中枢。

（一）皮质运动区

大脑皮质参与运动的发起、调节并完成“运动计划”和“编程”等功能的部位统称为**皮质运动区**（cortical motor area）（图 11-39A）。运动皮质包括初级运动皮质（primary motor cortex）、辅助运动区（supplementary motor area）和运动前区（premotor area）。顶叶后部的感觉运动皮质具有调节运动的功能。运动的意愿和设想可能与皮质联络区有关。有时将与感觉和运动有关的区域统称为感觉运动皮质（sensorimotor cortex）。

1. 初级运动皮质　又称为运动Ⅰ区，主要是 Brodmann 分区中的 4 区，位于额叶皮质的中央前回，是骨骼肌运动的指令发出部位。

（1）运动柱　运动皮质神经元同其他大脑皮质一样分为 6 层，从脑膜到白质纵向排列成柱状的功能结构，称为功能柱，在运动皮质称为运动柱。每个功能柱是一个控制单位，通过控制几块肌肉的协调活动使关节运动。第 5 层的锥体细胞发出轴突组成锥体束，第 6 层细胞的传出通常与皮质的其他部位联系，功能柱内的其他各层细胞大多接受进入功能柱的纤维传入。

（2）功能特征　①初级运动皮质的神经元具有精细的功能定位，即刺激一定部位的皮质引起特定肌肉的收缩。支配身体特定部位肌群活动的皮质神经元分布范围，称为该部位在皮质的功能代表区（图 11-39B）；②代表区在冠状面上呈一倒立的人体状，但头面部内部的排列是正立的；③代表区的大小与

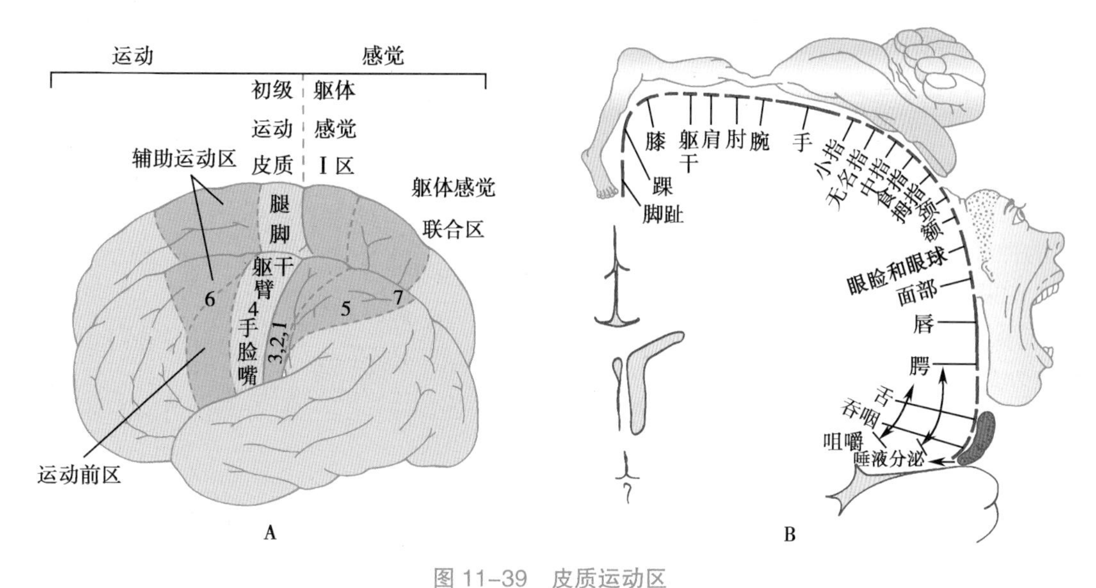

图 11-39 皮质运动区

A. 大脑皮质 3 个运动控制区；B. 身体不同部位肌肉在运动皮质的功能代表区

运动的精细程度有关，代表区一半以上的神经元支配参与手部活动及讲话的肌群；④刺激一侧运动区可引起对侧肢体的运动，即皮质对躯体运动呈交叉性支配。但在头面部，除下面部与舌肌外，肌群支配为双侧性。

初级运动皮质的作用是支配特定肌肉收缩，但并不产生复杂的运动行为。复杂运动行为的产生有赖于辅助运动区和运动前区。

2. 辅助运动区 包括 Brodmann 分区中的 6 区和 8 区。它接受基底核和小脑经丘脑腹外侧核的间接输入，以及后顶叶皮质的传入。它的传出到达基底核、小脑、初级运动皮质、脑干，少部分经皮质脊髓束到达脊髓，这样一个输入 – 输出环路及与小脑和基底核的关系提示，辅助运动区在运动程序形成中起重要作用。

单细胞记录显示，辅助运动区神经元的兴奋早于初级运动皮质，它们在随意运动前 1 s 就已兴奋，这表明它在计划运动和运动准备中起作用。

3. 运动前区 在初级运动皮质的前沿，主要是第 6 区。运动前区主要接受来自后顶叶皮质、小脑（经丘脑腹外侧核）及辅助运动区的传入。其主要的输出投射到初级运动皮质、脑干及经皮质脊髓束腹侧到达脊髓。

与辅助运动区相同，运动前区神经元的兴奋发放早于运动的开始时间，其作用可能主要是为即将开始的运动做准备，并根据视觉信息进行运动调节。运动前区受损伤可影响机体根据视觉信息进行运动调控的能力。

4. 其他运动相关皮质 后顶叶皮质在躯体感觉皮质之后，接受来自大脑皮质其他感觉区传入的信息，包括视觉、听觉、本体感觉的混合信息，也接受来自运动皮质的传入，属于联合皮质。该区的功能似乎是将各种感觉信息与运动信息整合后，产生出关于身体空间位置、目前运动状态等问题的综合信息，作为制定运动计划的准备。

以上有关运动区的知识主要来自于灵长类动物的实验资料。从人类脑损伤后的功能受损及外科手术途径发现，还有几个特定的脑区与控制运动有关：①支配讲话的 Broca 区（见本章第七节）；②随意动眼区，控制眼球的随意转动以及眼睑的运动；③头部转动区，该部位与随意动眼区密切相关，它们的协调活动才能使眼球随意观察不同目标；④手技巧区，位于运动皮质手代表区的前部，当这个部位受到肿瘤压迫或损伤时，手的精确、灵巧运动会受到影响（图 11–40）。

（二）下行传导通路

1. 皮质脊髓（延髓）束 **皮质脊髓束**（corticospinal tract）与**皮质延髓束**（corticobulbar tract）统称为锥体束（pyramidal tract）。它们是从运动皮质发出的最重要的传出纤维，也是产生随意运动所必需的神经传导束。

（1）锥体束的起源 锥体束内30%的神经纤维起源于初级运动皮质，30%来自运动前区和辅助运动区，另外的40%来源于躯体感觉皮质。对于锥体束的起源，不同的资料间有一定差异。锥体束中粗大的有髓纤维起自初级运动区的Betz细胞，这种细胞的胞体直径超过60 μm，组成的神经纤维传导速度大于70 m/s。每侧皮质脊髓束内大约有34 000条神经纤维起自Betz细胞，占锥体束总纤维数的3%，其余97%的神经纤维直径为4 μm左右。

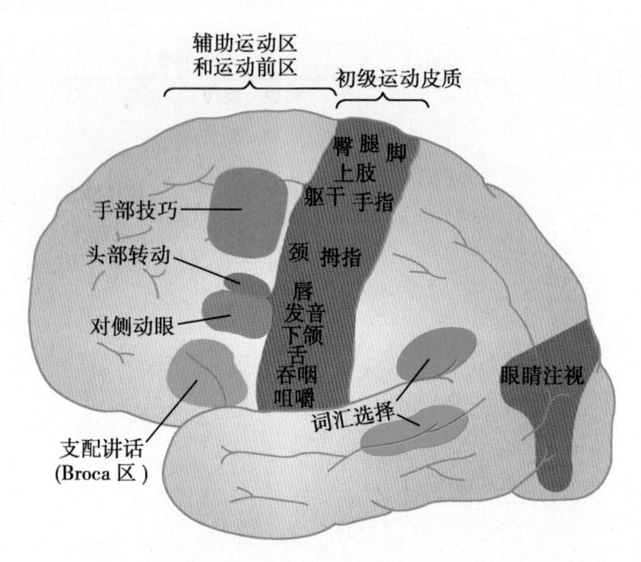

图11-40 大脑皮质运动区及几个特殊运动控制区

（2）支配特点 锥体束下行途中通过内囊的后肢及膝部，再通过脑干。锥体束中的皮质延髓束纤维终止于脑干的躯体运动核（柱），运动核神经元的轴突组成脑神经，支配头面部的骨骼肌运动。锥体束中的大部分纤维经内囊下行到达延髓下部，其中80%的纤维经延髓锥体交叉到对侧，然后在脊髓外侧索下行，称为皮质脊髓侧束，主要终止在脊髓灰质的中间神经元，极少数纤维直接与脊髓前角运动神经元形成突触联系，支配上肢远端的活动；其余20%的纤维在同侧脊髓前索下行（称皮质脊髓前束），经中间神经元终止于双侧的脊髓前角运动神经元。皮质脊髓束的纤维直接或间接地兴奋α运动神经元，发动随意运动或协调肌群活动。

经内囊投射的神经纤维除上述支配躯体运动的锥体束外，还有嗅觉以外的各种感觉的上行投射纤维。所以当内囊广泛受损时，患者会出现对侧偏瘫、偏盲和偏身感觉丧失的“三偏”症状。脑出血、脑血栓是内囊损伤的常见原因，临床上通常称为脑卒中。

2. 其他下行传导通路

（1）皮质－红核－脊髓通路 红核位于中脑，是皮质到脊髓传送运动指令的重要接替站。皮质红核束的纤维及皮质脊髓束穿过中脑时发出的侧支均与红核的大细胞形成突触接替，发出的纤维形成红核脊髓束。所以皮质运动区通过红核与脊髓形成第二条通路，即**皮质－红核－脊髓通路**（corticorubrospinal pathway）。这条通路传送运动皮质到脊髓的信号，成为锥体束的功能补充。当皮质脊髓束受损伤时，除了手部肌肉的活动外，其他部位的肌肉活动可以逐渐恢复；如果皮质－红核－脊髓通路同时受损，则所有肌肉的随意运动均难以恢复。

（2）脑干－脊髓运动调节通路 如前所述，小脑、基底核均在躯体运动中发挥非常重要的调节作用，但是它们没有直接的下行通路到达脊髓，而是通过脑干的下行通路发挥作用，这些通路包括前庭脊髓束、网状脊髓束、顶盖脊髓束及红核脊髓束等，这些传导束的共同特点是，一般不传送使骨骼肌运动开始及停止的指令，但对躯体反射和随意运动具有重要的调节作用。临床上常常将这些下行传导束统称为锥体外系。

锥体系统的细胞或其纤维受到损害（上运动神经元病变）时，失去支配的运动单位发生瘫痪，包括随意运动的丧失、肌紧张加强及腱反射亢进等，称为硬瘫；而由于脊髓前角运动神经元胞体或其轴突损伤（下运动神经元病变，如脊髓灰质炎）造成的运动障碍，则出现肌紧张减退、腱反射减弱或消失及肌萎缩等，称为软瘫。

在对躯体运动的调控中，脊髓是躯体运动反射的最低级中枢，α运动神经元是引起肌肉运动的感觉传入与高级中枢下行控制会聚点，是躯体运动的“最后公路（final common pathway）”。α 运动神经元及运动皮质内支配 α 运动神经元的区域受到选择性损害时，会导致肌萎缩性脊髓侧索硬化症（俗称渐冻症）的发生。脑干是运动调节的低级中枢，它所发出的多条下行控制通路携带着高级中枢对脊髓运动调节的各种信息；小脑和基底核与脊髓运动神经元没有直接联系，但具有重要的运动调节功能；大脑皮质是随意运动的发起中枢，并对各种躯体运动和反射具有重要的调节作用。

拓展知识 11-7 肌萎缩性脊髓侧索硬化症

第六节 内脏活动的神经调节

内脏的功能活动能适应内外环境的变化，主要因为有神经调节和体液调节的双重作用，尤其是神经系统通过大量的反射活动对内脏功能进行精细调节。调节内脏功能的神经系统称为**内脏神经系统**（visceral nervous system），它包括中枢部分和外周部分。由于内脏活动通常不受个体意志的支配，所以习惯上将支配内脏活动的外周部分又称为自主神经系统（autonomic nervous system）或植物神经系统（vegetative nervous system）。根据自主神经系统的功能与药理学特点，又将其分为交感神经系统（sympathetic nervous system）、副交感神经系统（parasympathetic nervous system）及肠神经系统（enteric nervous system）三部分。自主神经支配着心肌、平滑肌和腺体，是调节内脏活动的反射弧的传出部分。内脏反射的基本中枢位于脊髓和脑干的灰质及相应核团。在正常情况下内脏反射受到更高级中枢，主要是下丘脑的调控。自主神经系统与下丘脑调节的内脏反射成为体内负反馈调节的重要部分，大脑皮质及皮质下核团对内脏活动的影响一般也是通过下丘脑的调节实现的。

一、调节内脏活动的外周神经特征

支配内脏活动的自主神经和内脏的感觉传入神经分别作为反射弧的传出和传入部分在内脏反射中具有重要作用，支配内脏活动的自主神经与支配骨骼肌的运动神经有诸多不同。此外，交感神经与副交感神经对内脏功能活动的调节也各有其支配特点。

（一）自主神经对内脏支配的特征

1. 自主神经与躯体运动神经的不同

（1）外周神经节的存在　管理内脏活动的自主神经不同于躯体运动神经的一个重要特点，是在传出神经元与效应器之间有外周神经节的存在。神经节将传出神经分为节前纤维（preganglionic fiber）与节后纤维（postganglionic fiber）两部分（图 11-41）。节前纤维的神经元胞体位于脊髓灰质的中间外侧柱和脑干的同源性脑神经核，相当于躯体运动调节中的躯体运动神经元。其轴突多为有髓的 B 类神经纤维，神经末梢与外周神经节的节后神经元胞体直接形成兴奋性突触联系，或先经过神经节内中间神经元的接替。每一个节前神经元在神经节内与多个神经元形成辐散式联系。节后神经元实际上是直接支配内脏活动的运动神经元，它发出的轴突一般为无髓的 C 类纤维，终止于效应器的靶细胞或胃肠道神经丛。

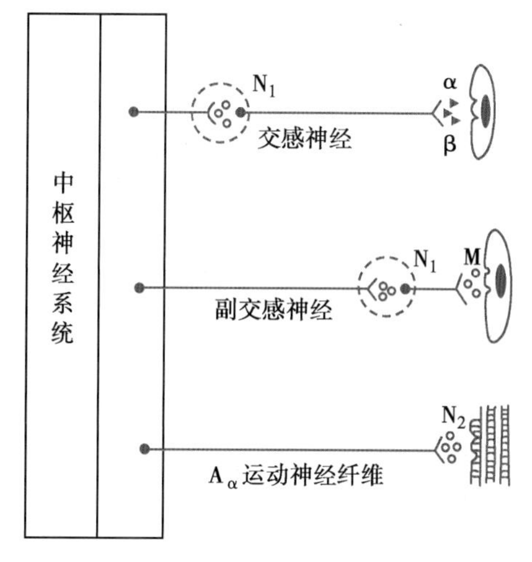

图 11-41　自主神经系统与躯体运动神经的外周特征

（2）中枢外有两次化学性突触传递　由于外周神经节的存在，自主神经的外周至少存在着一次神经节内的突触传递及与效应器之间的信息传递。

1）神经节内的化学传递　节前 - 节后神经元间的兴奋性突触传递使用的递质是乙酰胆碱，节后神经元胞体上存在乙酰胆碱 N 型与 M 型受体，乙酰胆碱与 N 型受体的相互作用在节后神经元产生快的兴奋性突触后电位(fEPSP),与M型受体的相互作用形成慢的兴奋性突触后电位(sEPSP)。神经节内的中间神经元释放的递质为多巴胺,中间神经元的兴奋可在节后神经元胞体上产生慢的抑制性突触后电位(sIPSP),对神经节的信息传递起调制作用。

2) 节后神经元与效应器间的化学传递　节后神经元末梢分泌的神经递质主要是乙酰胆碱和去甲肾上腺素。在神经节的节后神经元,也有非常普遍的递质共存现象,主要是经典递质与神经肽的共存。例如,乙酰胆碱与血管活性肠肽(VIP)共存,去甲肾上腺素与神经肽Y共存等。神经递质的共存与共同释放使交感与副交感神经对效应器的调节更具有多样性。节后神经纤维与效应器之间没有典型的突触结构,末梢轴突形成曲张体,其间的信息传递大多是非定向化学传递。突触前终末没有特化的突触小体,也没有与递质释放密切相关的活性区,突触后膜没有特化区等。这种结构特征使得较少的终末分支即可调节较大范围内的平滑肌和腺体。

3) 自主神经纤维的命名及其分布　自主神经的神经元和神经纤维,经常以其所使用的神经递质来命名。合成并释放乙酰胆碱(ACh)的神经元与神经纤维,分别称为胆碱能神经元与胆碱能纤维;以去甲肾上腺素为神经递质的,称其为肾上腺素能神经元及肾上腺素能纤维。胆碱能纤维包括所有自主神经的节前纤维及几乎所有的副交感节后纤维;肾上腺素能纤维包括几乎所有的交感节后纤维,但支配汗腺、竖毛肌及部分血管的交感神经节后纤维也属于胆碱能纤维。

4) 自主神经系统的主要受体　如前所述,自主神经系统的经典递质是乙酰胆碱和去甲肾上腺素。以ACh为配体的受体称为胆碱受体,根据其药理学特性又分为毒蕈碱型受体(M受体)和烟碱型受体(N受体)。大多数副交感节后纤维所支配的效应器细胞膜上的胆碱受体都是M受体,支配汗腺、骨骼肌血管的交感节后胆碱能纤维其效应器细胞膜上也是分布着M受体。自主神经节神经元上的受体,属于N_1型ACh受体,实际上是一种配体门控性离子通道。以去甲肾上腺素和肾上腺素为配体的受体,称为肾上腺素受体,它又分为α型肾上腺素受体(α受体)和β型肾上腺素受体(β受体)。α受体与β受体又分为多个亚型。大多数交感神经节后纤维支配的效应器细胞上,均有一种以上的肾上腺素受体,其激动后所产生的效应也较为复杂(表11-8)。

表11-8　自主神经的主要支配器官及效应

效应器	胆碱能神经支配	肾上腺素能神经支配	
		受体	反应
眼			
虹膜辐射状(开大)肌	…	α_1	收缩(瞳孔散大)
虹膜括约肌	收缩(瞳孔缩小)		…
睫状肌	视近物时收缩	β_2	视远处时舒张
心脏			
窦房结	↓心率	β_1,β_2	↑心率
心房	↓收缩力	β_1,β_2	↑收缩力和传导速度
房室结	↓传导速度	β_1,β_2	↑传导速度
希氏束和浦肯野纤维	↓传导速度	β_1,β_2	↑传导速度
心室	↓收缩力	β_1,β_2	↑收缩力
小动脉		α_1,α_2	收缩
冠状血管	收缩	β_2	舒张
皮肤和黏膜	舒张	α_1,α_2	收缩
骨骼肌	舒张(交感节后胆碱能纤维)	α_1	收缩

续表

效应器	胆碱能神经支配	肾上腺素能神经支配	
		受体	反应
		β_2	舒张(为主)
大脑	舒张	α_1	收缩
肺	舒张	α_1	收缩
		β_2	舒张
腹腔脏器	…	α_1	收缩(为主)
		β_2	舒张
唾液腺	舒张	α_1,α_2	收缩
静脉	…	α_1,α_2	收缩(为主)
		β_2	舒张
胃			
运动及张力	↑	$\alpha_1,\alpha_2,\beta_2$	↓(通常)
括约肌	舒张(通常)	α_1	收缩(通常)
分泌	刺激	α_2	抑制
肠			
运动及张力	↑	$\alpha_1,\alpha_2,\beta_1,\beta_2$	↓(通常)
括约肌	舒张(通常)	α_1	收缩(通常)
分泌	刺激	α_2	抑制
唾液腺	分泌稀薄唾液	α_1	分泌黏稠唾液
胆囊及胆管	收缩	β_2	舒张
膀胱			
逼尿肌	收缩	β_2	舒张(通常)
三角区和括约肌	舒张	α_1	收缩
子宫	不定	α_1	收缩(妊娠)
		β_2	舒张
小汗腺	温热性发汗(交感节后胆碱能纤维)	α_1	精神性发汗
竖毛肌	舒张	α_1	收缩

2. 自主神经支配内脏的特点

(1) 交感神经与副交感神经的功能结构差异　交感神经与副交感神经的功能结构主要有以下不同(图 11-42)。①节前神经元胞体的位置:交感神经节前神经元的胞体位于脊髓胸段和腰段的灰质中间外侧柱(即 T1~L3),副交感神经的节前神经元胞体位于脑干的核团(迷走神经背核、动眼神经副核、上涎核与下涎核)和脊髓骶段(S2~S4)的外侧柱。②节前、节后神经元的数量比:交感神经的节前、节后神经纤维的比例平均约 1∶10,而副交感神经的节前、节后神经纤维的比例平均约 1∶3。③神经节的位置:交感神经的神经节靠近脊柱,形成椎前神经节及椎旁神经节,因此节前神经纤维短而节后纤维长。其中的例外是交感神经直接支配肾上腺髓质,之间没有神经节内的突触传递。副交感神经的主体是迷走神经的传出纤维,约占副交感纤维总数的 75%。副交感神经的神经节靠近效应器或在效应器壁内,故其节前纤维长而

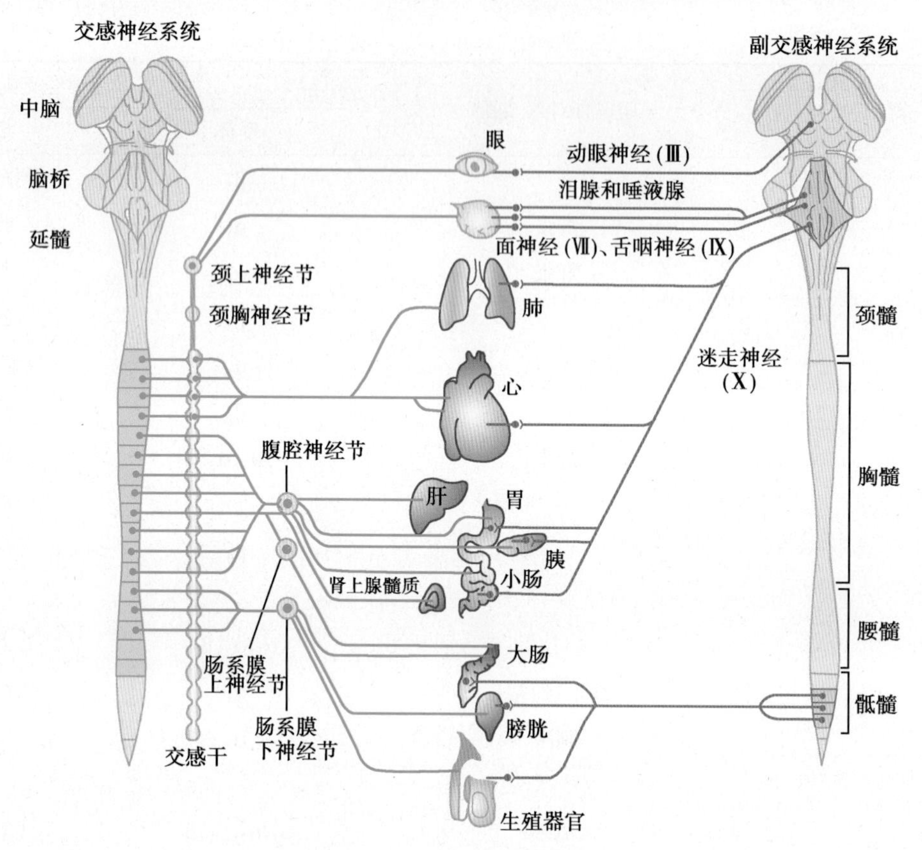

图 11-42 自主神经系统的组成及分布

节后纤维短，有的节后纤维仅长几毫米。

(2) 交感神经与副交感神经的基本功能特征 ①对效应器的双重支配：除少数器官（如汗腺、竖毛肌、肾上腺髓质、肾、皮肤和肌肉的血管等）只接受交感神经的单独支配外，大多数脏器均接受交感与副交感神经的双重支配，但它们对同一器官的作用往往是拮抗的（表 11-8）。例如，迷走神经的传出冲动对心脏活动有明显的抑制作用，使心率减慢、收缩力量减弱；交感神经的传出冲动会加强心脏的活动。即使对某种生理功能的作用有相同趋势，其产生的生理效应也不相同。又如，两者均对唾液腺的分泌有促进作用，但交感神经促进分泌黏稠的唾液，而副交感神经则促进分泌富含消化酶的稀薄唾液。此外，无论交感神经或副交感神经，它们对器官的调节效果也还与器官本身所处的状态有关。②对效应器的紧张性支配：在没有明显外来刺激的情况下，支配内脏活动的交感神经与副交感神经仍有一定频率的传出冲动，对所支配的效应器有着持续、微弱的调节作用，此为自主神经对效应器的紧张性支配。关于交感与副交感神经紧张性传出的产生原因，一般认为是由于中枢神经元的紧张性活动，而中枢神经元的紧张性活动是由感觉神经的持续性传入所致。③对内脏调节的整体效应：交感与副交感神经对脏器调节的整体效应明显不同。当机体受到外界的强烈刺激时，各脏器的活动水平可受到交感神经调节，以适应内外环境的变化。同时，交感神经刺激肾上腺髓质分泌肾上腺素，形成交感 - 肾上腺素系统参加**应急反应**（emergency reaction）。在安静状态下，机体需要休整恢复、储备能量，此时副交感神经的活动水平增强，致使消化吸收功能增强，糖原合成增加、促进排泄、能耗减低等。同时迷走神经兴奋，引起胰岛素分泌增强，形成迷走 - 胰岛素系统，共同参与机体的休整与恢复过程。交感与副交感神经在对机体调节的整体效应上虽不同，但两者活动的平衡是维持内环境相对稳定的基础和保证。

（二）内脏感觉传入的特征

内脏感觉传入与躯体感觉传入的不同主要是，感受器比较单一、传入纤维较少、传导通路分散等。绝大部分内脏感觉的传入冲动不能到达意识水平，所以不能形成清晰的感知觉。少数内脏传入上升到意识水平，但也往往模糊和定位不清。

1. 感受器　内脏接受刺激的感受器是不同形状的游离神经末梢，有些神经末梢外包有不同厚度的被膜，它们一般位于内脏和血管壁内。

2. 外周传入通路　内脏感觉的传入神经纤维大多与内脏运动神经纤维混在一起。根据传入神经的部位分为脑神经传入通路与脊神经传入通路两部分。

(1) 脑神经传入通路　指行走在第Ⅸ(舌咽神经)和第Ⅹ对脑神经(迷走神经)内的感觉传入纤维。①舌咽神经通路：舌咽神经内的传入纤维的神经元胞体位于舌咽神经下神经节内，其外周突分布在舌、扁桃体、咽部的感受器以及颈动脉窦压力感受器和颈动脉体化学感受器；中枢突进入脑干，与孤束核内的第二级感觉神经元形成突触联系。②迷走神经通路：迷走神经内的感觉神经的胞体位于迷走神经下神经节(又称为结状神经节)，其外周突的末梢分布在心脏、大血管壁的感受器(主动脉弓压力感受器和主动脉体化学感受器)、气管、肺泡间组织、消化道等广泛区域，其中枢突也与孤束核内的第二级感觉神经元形成突触联系。

(2) 脊神经传入通路　行走在脊神经内的内脏感觉传入纤维，其神经元的胞体位于胸段与腰段的脊神经背根神经节(T1~L3)，其外周突分布在心脏、冠状血管、支气管等处。传送盆腔脏器感觉的神经纤维，一部分的胞体位于脊髓骶段(S2~S4)的背根神经节，外周突沿着盆腔内脏神经到达脏器；另一部分的胞体位于下胸段和上腰段的背根神经节，外周突沿着内脏神经丛和交感干下行到达盆腔的脏器。膈神经内也有来自心包、肝的被膜以及来自胰腺和肾上腺的感觉传入。而从外周血管来的内脏传入纤维一般沿着脊神经到达背根神经节，它们的中枢突进入脊髓灰质的背角。还有些内脏感觉传入纤维在进入脊髓前即发出分支，与局部自主神经节内的神经元形成突触联系，这种局部反射回路参与对某些脏器的调控。

3. 中枢传导通路　内脏感觉的中枢传导通路比较复杂。一般认为，经脊神经通路来自胸、腹、盆腔或血管的感觉传入纤维，首先在脊髓与脊髓背角或中间带的神经元形成突触联系，然后发出纤维，通过中间神经元或直接与内脏运动神经元相联系，以完成内脏反射；或与躯体运动神经元联系，完成内脏－躯体反射；传入纤维的分支还上行到达脑干，经过网状结构到达丘脑，换元后投射到大脑皮质的中央后回及大脑外侧裂上部。经脑神经通路传导的内脏感觉传入纤维，在孤束核换元后，其纤维与内脏运动纤维联系，完成重要的内脏反射，其分支还将信息送到丘脑腹后内侧核或下丘脑外侧区，最后投射到大脑皮质的岛叶。

二、内脏活动的中枢调节

(一) 脊髓与脑干在内脏功能调节中的作用

脊髓与脑干是内脏反射活动的基本中枢。如前所述，内脏的感觉传入需要在脊髓和脑干进行第二次突触接替，内脏反射的基本中枢位于脊髓中间外侧柱和脑干的核团。脊髓是简单内脏反射的初级中枢，脑干则参与了许多与生命活动密切相关的重要内脏反射。

1. 脊髓参与的内脏反射　脊髓可以通过内脏传入神经及交感和副交感传出神经调节内脏活动。当脊髓与高级中枢失去联系后，也能单独维持某些基本的内脏反射，所以脊髓是部分内脏活动的低级中枢。脊髓作为反射中枢能够完成的内脏反射主要有血管张力反射、发汗反射、排便反射及排尿反射等。由于失去了高位中枢的调节，以上反射的适应性大大降低，甚至失去了正常内脏功能活动的适应性。例如，机械刺激可以引起发汗反射，在此发汗已经失去了调节体温的意义。血管张力反射调节能力差，不能适应体位的变化。

2. 脑干对内脏活动的调节

(1) 脑干网状结构　是指在延髓、脑桥和中脑内部，在脑神经核(如孤束核)、非脑神经核(如薄束核)及长的传导束(如锥体束)之间的广泛区域，相当于脊髓的灰质中间带。其间的各类神经元比较散在，并与神经纤维交错排列。但其内在结构高度有序，神经元按特定功能聚集成神经元群。网状结构从功能上划分为外侧区与内侧区。外侧网状结构主要协调多种反射；内侧区有长的上行与下行纤维，与协调躯体运动、痛觉、维持觉醒以及调节内脏功能有关。

(2) 延髓对内脏活动的调节　延髓内有调节心血管反射和呼吸运动的重要中枢(见第4章第四节、第5章第五节),这些部位严重受损会导致死亡,故称其为生命中枢。延髓的重要功能是由延髓内的内脏感觉核、运动核及延髓网状结构共同完成的。延髓网状结构的腹外侧参与多种内脏功能的调节,其中包括胃肠道反射(如吞咽和呕吐)、呼吸运动(产生和调节呼吸节律、咳嗽、打喷嚏等)、心血管反应(颈动脉窦感受器反射以及对大脑缺血、缺氧的反应等)。这些反射或反应需要多个脏器的配合,有时需要内脏活动与躯体活动的协调。网状结构存在有完成这些复杂反应的基本中枢,例如,呕吐是由一系列反射活动组成的复杂过程,它开始于恶心和流涎,以后的系列动作包括小肠上段反向蠕动将内容物排入胃,食管下段括约肌松弛,反射性声门紧闭,以及呼吸运动的控制和腹壁肌肉的收缩等。整合以上复杂反射过程的中枢被称为呕吐中枢,它是位于延髓网状结构内的分散神经元群。所以,延髓网状结构与延髓内重要的内脏感觉核、运动核一起,在内脏功能活动的调节中发挥着至关重要的作用。

(3) 脑桥与中脑　脑桥与中脑的网状结构也分布着参与调节以上部分内脏功能(如呼吸运动)的神经元群。此外,中脑还是瞳孔对光反射的调节中枢。

(二) 下丘脑与内脏功能

1. 下丘脑是较高级的整合中枢　下丘脑在调节自主神经的功能方面具有特别重要的作用,有人因此而称下丘脑为自主神经的头部神经节。下丘脑对自主神经的调节主要是它的整合功能,包括将不同内脏功能整合,以及将内脏功能与躯体运动、内分泌、情绪等整合。下丘脑能够完成复杂的整合功能主要由于它本身具有以下几方面的调节功能。

(1) 通过调节饮水和咸味觉,控制血液的容量和电解质的组成,从而控制血压。

(2) 通过调节代谢和改变行为调节和控制体温。

(3) 通过调节摄食行为和自主神经活动,控制能量代谢。

(4) 通过直接和间接地控制内分泌系统的功能,调节性行为和生殖。

(5) 通过整合躯体、内脏活动及情绪反应,调节机体的应急和应激反应。

下丘脑对以上基本生命活动的调节,是机体内环境保持稳态的重要原因。

2. 下丘脑调节内脏活动的结构基础　质量仅有4 g的下丘脑有着复杂的细胞群和纤维通路。从功能结构方面区分下丘脑可分为前部、中间部和后部3个区域。前区内存在日周期节律生物钟的起步点和调定点,整合各种感觉传入,用于判断与生理调定点间的偏差。中部的核团,如室旁核、视上核、腹内侧核和弓状核等直接或间接调节垂体的内分泌功能。此外,中部的神经元还支配延髓和脊髓内自主神经节前神经元的活动,将机体的其他功能变化与内脏活动密切联系起来。后部的乳头体等结构则在调节唤醒等方面具有重要作用。

3. 下丘脑调节稳态的基本机制

(1) 下丘脑接受广泛的信息传入,包括直接接受嗅觉和其他内脏感觉输入。此外,下丘脑内部还有多种神经元具有感受器的作用,分别感受局部温度、血浆渗透压、葡萄糖、血钠、循环激素等。

(2) 下丘脑存在多种生物调定点,包括血糖、血钠、渗透压、激素水平以及温度等。各种感觉信息在下丘脑内将与生物调定点进行比较。如果目前感受的信号水平偏离了调定点,下丘脑将通过调节自主神经的活动水平、内分泌水平以及行为活动状况等,从整体上进行调节和矫正。

4. 下丘脑在调节摄食中的作用　下丘脑在摄食控制中发挥重要作用。摄食是一个受多种因素控制的复杂行为,正常机体存在着完整的负反馈调节机制,使能量的摄入与消耗维持动态平衡,这种平衡的外在指标是自由摄食与活动的健康成年人体重变化很小,甚至在多年内维持5%以下的变动范围。

(1) 与摄食有关的中枢　使用电刺激和损毁动物下丘脑的研究方法发现,下丘脑的外侧存在有摄食中枢,腹内侧存在着饱中枢,后者可以抑制前者的活动。刺激腹内侧核动物停止进食;而损毁这个部位动物出现贪食,在食物供应充足的条件下,动物可形成**下丘脑性肥胖**(hypothalamic obesity)。一般认为,功能拮抗的摄食调节中枢的活动平衡是控制摄食行为的主要机制。

(2) 参与摄食控制的特定基因　目前认为,在食物摄取中,相关基因具有重要的长期调节作用,其中主要的是**肥胖基因**(obese gene)。肥胖基因的表达产物是**瘦素**(leptin),它主要在脂肪细胞内表达,产生的瘦素作为循环激素进入脑内,将"脂肪丰富"的信息传送给下丘脑的神经元,下丘脑则调节摄食行为、代谢水平、内分泌功能使其发生相应的改变,最终通过降低食欲和增加代谢率引起体重下降。研究发现,体内存在着一个高效的慢性负反馈调控通路,调节着能量的消耗和脂肪代谢。肥胖基因及其产物是这一负反馈通路的关键环节。当基因敲除或病变使功能性瘦素缺乏时,机体就会出现肥胖症状,并可能发展为2型糖尿病。瘦素对摄食的调节还需要另一个基因 *ab* 参与,它的表达产物是瘦素的受体,缺少该基因的个体会出现血液中瘦素水平增高,但仍有贪食和肥胖。

1999年发现的胃促生长素(ghrelin,又称饥饿素),可通过刺激下丘脑促进摄食,此激素主要由胃产生。胃促生长素可能通过激活下丘脑弓状核的神经肽Y(neuropeptide Y,NPY)神经元和刺鼠相关蛋白(agouti-related protein,AgRP)神经元发挥作用。

(3) 神经肽Y与摄食　含有神经肽Y(NPY)的神经元在下丘脑的弓状核,其纤维投射到室旁核。神经元内的NPY mRNA水平与摄食有关,摄食过程中该mRNA水平升高,饱食后水平降低。此外,当将这个含有36个氨基酸残基的肽注射到下丘脑时,动物出现摄食行为增强,而使用NPY的合成抑制剂后,食物的摄取减少。NPY通过作用于神经元上的三种受体(Y_1、Y_2、Y_5)发挥功能,这些受体均属于G蛋白耦联受体。

拓展知识 11-8　*瘦素的发现过程*

(三) 大脑皮质对内脏活动的调节

1. 新皮质　是指在系统发生上出现较晚,分化程度最高的大脑半球外侧面结构。刺激大脑皮质运动区,可以出现血管运动状态的改变;刺激额叶、颞叶前部可以引起瞳孔扩大或缩小;刺激皮质外侧面一定部位,会引起呼吸运动的变化;刺激额叶一定部位会出现膀胱尿量增加等。科学家根据对脑瘤患者的临床症状发现大脑皮质影响心脏、血管和内脏的活动,影响血液在体内的分布。人类的高级精神活动对胃肠运动和心血管功能也有明显影响,但随着人类大脑功能的进化和精细分工,其对内脏活动的调节逐渐让位于在进化上更为古老的部位,即边缘叶和边缘系统。

2. 大脑边缘叶对内脏活动的调节　一般认为内脏活动调节的高级中枢在大脑边缘叶,在这个区域的皮质可以找到呼吸、血压、胃肠和膀胱等内脏活动的代表区。

(1) 边缘叶的概念　1937年由 James Papez 最先提出边缘叶的概念,即大脑半球内侧面的胼胝体周围环绕脑干的皮质结构,包括扣带回、旁海马回和海马结构等。并提出新皮质-扣带回-海马-下丘脑的往返纤维联系,主要参与情感和情绪的调节。由于边缘叶在结构和功能上与大脑皮质的颞极、岛叶、眶回,以及皮质下的一些结构有密切联系,于是有人提出了边缘系统或边缘脑区的概念。边缘系统除了包括边缘叶的原有脑区,还包括了大脑皮质的颞叶、岛叶、额叶眶皮质,以及皮质下的部分下丘脑、丘脑前核、隔区、伏核、终纹床核和杏仁核复合体等结构(图11-43)。边缘系统除调节内脏功能外,还参与摄食行为、情绪活动、性行为及学习与记忆等多种复杂行为的调节。

(2) 边缘叶对内脏活动的调节　边缘系统的功能除参与嗅觉和情绪活动外,还包括对自主神经系统的调节。刺激边缘系统可以引起内脏功能的改变,电刺激动物杏仁核复合体的中央核能引起心率加快、血压升高、呼吸加强,电刺激杏仁核动物还出现咀嚼、舔及其他与进食有关的动作。这些调节作用依赖杏仁核与外侧下丘脑及脑干的纤维联系。实际上杏仁核与下丘脑外侧部、脑干、丘脑、海马、新皮质等脑区均有着广泛的往返纤维联系。另外,杏仁核还参与对摄食行为的调节,它可能是下丘脑有关摄食行为调节的上一级中枢。除杏仁核外,电刺激额叶眶皮质也可产生

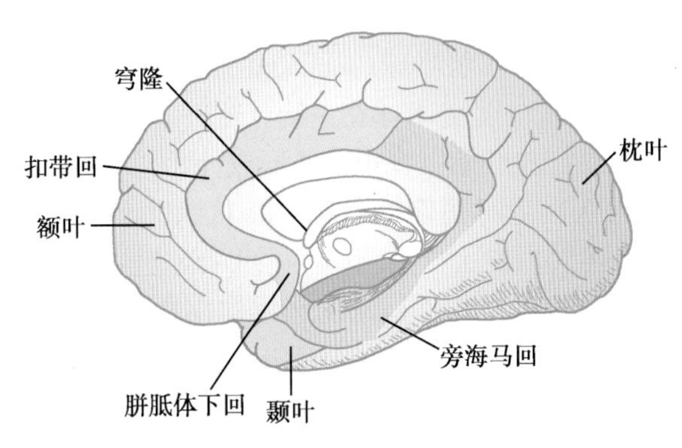

图11-43　边缘系统的组成

许多内脏活动的改变,如出现血压升高、瞳孔扩大、呼吸增强及胃肠活动的抑制。如损毁这些部位,灵长类动物的攻击性大大降低,当受到外界攻击时不再表现愤怒。表明这些部位对内脏活动与情绪活动具有整合作用。

电刺激边缘叶特定部位所引起的内脏活动的变化,与在低级中枢所得的结果不同。相同的变化可以由刺激边缘系统的多个部位引起,内脏活动在边缘系统内没有特定的局部代表区。边缘系统对内脏活动的调节更为复杂,而且往往与情绪和行为活动相联系。

拓展知识 11-9 边缘系统概念的提出

第七节 脑的高级功能及睡眠

揭开脑的奥秘,阐明人类语言和思维等脑的高级功能,是对人类的最大挑战,也是长期以来人类的梦想。目前科技的迅速发展,使人类对客观世界的认识水平已经深入到大至观测宇宙、小到辨析各种微粒子。但是,人类对自身的高级智能与复杂行为的形成机制,仍然知之甚少。

一、大脑的优势半球与语言功能

(一) 皮质联合区的基本功能

前几节所讲到的神经系统的功能主要涉及大脑皮质以下的各级中枢及控制单一功能的初级皮质。实际上,在人类的大脑中,管理运动和感觉的大脑皮质所占的体积不到总皮质的 1/2,剩余的广大区域均为联合皮质或皮质联合区。初级的皮质联合区只是综合处理同一功能领域的信息,如视觉联合皮质、听觉联合皮质等;更高级的皮质联合区则是各种感觉信息的汇合处,具有将现有综合信息与已储存信息比较分析并直接参与筹划运动性反应的复杂功能,如前额叶联合区、顶－颞－枕叶联合区及边缘联合区(图 11-44)。这里是大脑完成其高级功能的重要部位。它们参与语言、思维、情感、动机、技巧运动及学习和记忆等功能的完成。

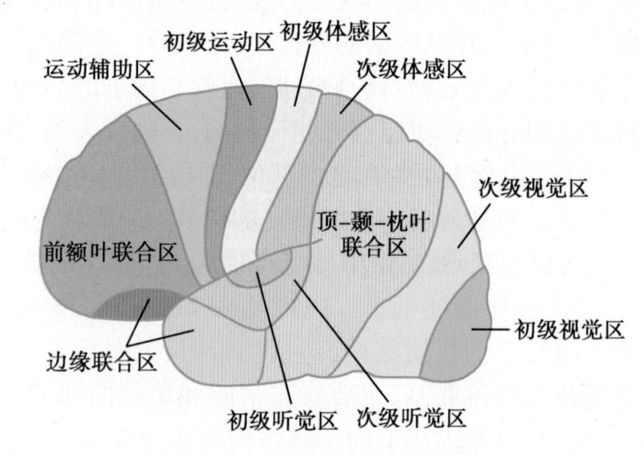

图 11-44 大脑皮质的主要联合区

(二) 优势半球与两半球的功能分工

1. 优势半球的概念 如图 11-45 所显示出的具有复杂功能的脑联合区,无论是**视觉解译区**(visual interpretative area)、**听觉解译区**(auditory interpretative area)或 **Wernicke 解译区**(Wernicke's interpretative area),在两侧半球的相同部位并不对称,而是一侧较另一侧更大些。将以上功能区较大的半球称为**优势半球**(dominant hemisphere)。人群中约 95% 的优势半球在左侧。这种半球的发育不均衡可能在胚胎发育中已经形成,因为发现大约一半人在出生时两侧的 Wernicke 区大小就有差异,左侧可较右侧大 50%。除 Wernicke 区外,左侧颞叶、角回及控制口和手运动的区域均存在左侧大于右侧的发育优势。由于控制手运动的脑区大多在左侧,所以大多数人是熟练地使用右手完成技巧性任务,这种现象称为**右利手**(right handedness)。由于

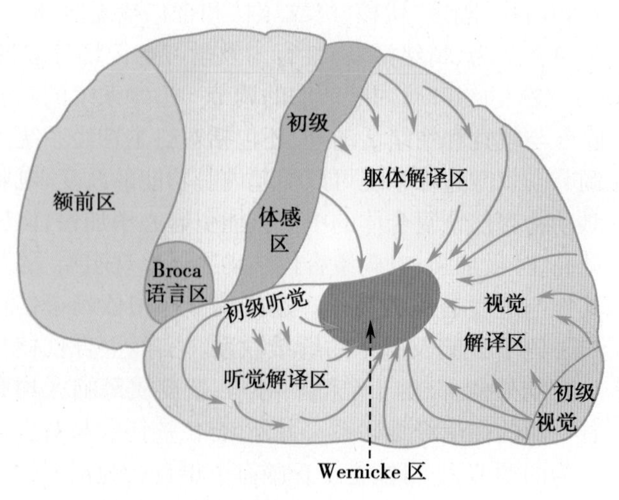

图 11-45 与语言有关的大脑皮质功能区

一百多年前就发现损伤左侧半球会造成失语,因此,大脑左半球具有语言活动的特殊功能,是更重要的半球,而右半球则是"沉默寡言",属于语言等功能次要的一侧。如果某种原因使早年左侧半球受损或切除,右侧最后还能发育成具有优势特征的半球;成年后将失去这种代偿能力。

2. 两半球的功能分工　通过对接受裂脑手术后动物行为的研究,以及对极少数裂脑人的观察,发现双侧大脑半球既有功能分工的不同,也有协同活动。对于语言中枢在左侧的、大多数右利手者,其左半球主要对时间进行分析,对知觉形象进行精细加工,把感觉信息纳入语言描述以及善于对语音进行分析等;其右半球主要对空间进行辨识,对知觉形象进行轮廓性加工,把感觉信息纳入印象以及对音乐的理解和分析。所以,优势半球主要具备以语言为基础的智力功能,而非优势半球具备其他形式的多种智力功能。如非词汇的视觉经验、人与周围的空间关系,以及理解肢体语言的意义等。

优势半球的存在说明大脑皮质的精细分工。但不同脑功能的完成也有赖于两侧半球信息的交流。例如,每一个优势功能区可能在左半球,但它们均接受双侧半球(已被处理过的)传入的各种感觉信息。胼胝体是双侧半球交流和沟通的主要通路。

(三) 语言中枢

关于语言的脑机制研究经历了漫长的发展过程。但是,迄今由于仍然没有发现有任何一种动物能够像人类一样使用语言,所以语言机制的研究受到很大限制。此外,语言与思维是不可分割的,它是思维的载体;语言的单元是对事物高度抽象与概括的词汇,所以使用语言的过程又是抽象思维的主动认知过程。因此,语言是大脑高级整合功能的产物。其研究方法主要有两方面,其一是对脑损伤患者的临床观察;其二是使用先进的无创伤脑功能检测技术对正常人体进行研究,如本节后文所述的功能性磁共振成像(fMRI)和正电子发射断层扫描(positron emission tomography, PET)。

1. 主要语言相关脑区

(1) Wernicke 语言解译区　该区在颞叶、顶叶、枕叶的交界处,是经过各感觉联合区处理后的躯体感觉、视觉、听觉的会合处(图 11-46)。在人类的优势半球,这一区域高度发达,是脑的理解或解译区,也称其为大脑的智能区。为纪念发现其重要功能的神经科学家 Wernicke,又将该区称为 Wernicke 区。该区损伤后,患者会丧失与语言和词汇相关的所有智力功能。患者的听力完好,但是听不懂语言的表达;能认识单个字,但不能将字排列成有意义的顺序;可以读出这些词汇,但不能理解其中的含义。这种临床表现称为 **Wernicke 性失语**(Wernicke's aphasia)。电刺激这一部位,对于意识清楚的人可以产生复杂的想象,刺激引起的想象以前似曾经历过,如一些儿时的场景。因此人们推断,此区的活动能提取出记忆中的复杂事物,这些事物形成的记忆由多种类型的感觉参与。该部位的主要功能可能是对复杂感受经验进行语言解释。

(2) 视觉语言解译区　该区在后顶叶下方,Wernicke 区之后,邻接着角回。如果该部位损伤而 Wernicke 区完好,患者能理解听觉获得的语言信息,但不能理解从视皮质到 Wernicke 区的视觉语言信息。所以患者能看到字或词,但对以前熟悉的词汇不能理解其含义,这种视觉语言理解障碍称为诵读困难或**词盲**(word blindness)。

(3) 听觉语言解译区　该区是在颞叶初级听觉皮质的下方,并与 Wernicke 区邻接的脑区。该部位的损伤导致患者能听到其他人讲话,但不能理解其讲话的内容,这一现象称为听觉感受性失语或**词聋**(word deafness)。

(4) Broca 区　这是最先发现与语言有关的脑区,位于中央前回底部前方。该部位损伤后可出现**运动性失语**(motor aphasia),即患者在语言的口头表达方面出现障碍,虽发音正常,其他的语言感觉功能正常,却不能组织成有意义的话语。

2. 语言相关脑区之间的功能联系　分析以上与语言相关的脑区,从语言听觉感受到语言的声音表达过程中,脑内活动的顺序依次为:①初级听觉皮质接受编码为词汇的声音信号。②在 Wernicke 区将词汇解译成含义。③仍在 Wernicke 区整理出讲话的思路、顺序和选择用词。④将指令从 Wernicke 区输送到 Broca 区,激活使用词汇所需的技巧运动程序。⑤将组织好的运动程序输送到初级运动皮质,以控制讲话

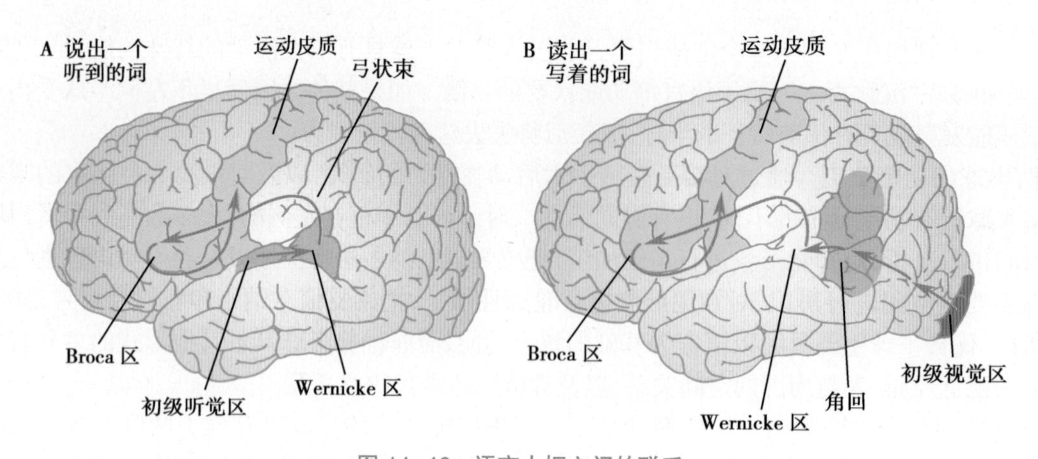

图 11-46 语言中枢之间的联系

A. 当听到一个词后说出该词时的中枢联系；B. 当看到一个词后说出该词时的中枢联系

时相关肌肉的活动。视觉语言感受引起的讲话与听觉引起的相似(图 11-46)。

二、学习与记忆

学习与记忆是人类脑的高级功能之一。但与脑的语言和思维功能不同的是，人类学习与记忆的许多特征，同样存在于不同种类的动物中。所以，可以使用动物作为观测对象，进行学习与记忆的基本特征和神经机制的研究。20 世纪后半期，学习与记忆的研究有快速进展，其神经机制研究深入到了分子水平。

(一) 学习与记忆的基本概念

1. 学习与记忆的概念　学习是指人或动物通过神经系统接受外界环境信息并影响自身行为的过程。记忆是指获得的信息或经验，在脑内贮存和提取(再现)的神经活动过程。所以，学习与记忆是既有区别又有联系的两个神经活动过程，是机体适应环境的重要方式。

2. 学习与记忆的基本过程　可以大致分为 3 个阶段，即获得、巩固和再现。获得是感知外界事物或接受外界信息的阶段，也就是通过感觉系统向脑输入信息的过程，这是学习阶段；巩固是获得的信息在脑内编码贮存和保持的阶段，保持时间的长短和巩固程度的强弱与该信息对个体的意义及是否反复应用有关；再现是将贮存于脑内的信息提取出来使之再现于意识中的过程。

3. 学习的主要类型　根据多种动物实验的观察结果，通常将学习分为联合型学习和非联合型学习两类。也有人将学习分为简单学习、联合学习和复合(杂)学习三类。

(1) 简单学习　不需要在刺激和反应之间形成某种特定的联系，机体通过反复接受刺激获得经验，改变自身行为称为简单学习。习惯化和敏感化属于简单学习。

(2) 联合学习　经典条件反射和操作性条件反射均属于联合学习。即两个事件在时间上有特定的顺序关系，动物从中逐渐获得有利于机体经验的过程。

(3) 复合(杂)学习　这种学习具有人类的“判断与推理”的性质，如潜伏学习和模仿学习。潜伏学习是指新经验的获得依赖潜在性的经验，学习的速度和效果取决于对这项学习任务的相关环境的熟悉程度。模仿学习即是模仿同类动物其他个体的行为的过程。

4. 记忆的分类

(1) 按照记忆的内容分类　记忆总体可分为两类，即**陈述性记忆**(declarative memory)和**非陈述性记忆**(non-declarative memory)。陈述性记忆又称为情景记忆或外显性记忆，它是对场景、事实与活动事件的记忆。记忆内容可以进入意识系统，比较具体，可以清楚地描述。非陈述性记忆又称为**程序性记忆**(procedural memory)或内隐性记忆。主要是对技巧和习惯的记忆，没有意识成分的参与，只涉及刺激程序的相互关系。贮存各个事件之间相关联的信息，只有通过顺序性的操作过程才能体现出来。

(2) 按照记忆时间的长短分类　分为瞬时记忆、短时记忆、长时记忆和永久记忆。其间的关系可以用流程图表示(图 11-47)。此外,还有一种记忆被称为**工作记忆**(working memory)。这种记忆属于非陈述性记忆,具有自动性,没有明确的意识成分,而且从时程上分类它属于短时记忆。工作记忆是在过去的经历和当前的行动之间提供时间和空间的联系,因而它对于思维、运算、下棋、弹钢琴及演说等行为过程起非常重要的作用。研究表明,大脑前额叶在工作记忆中起主导作用。

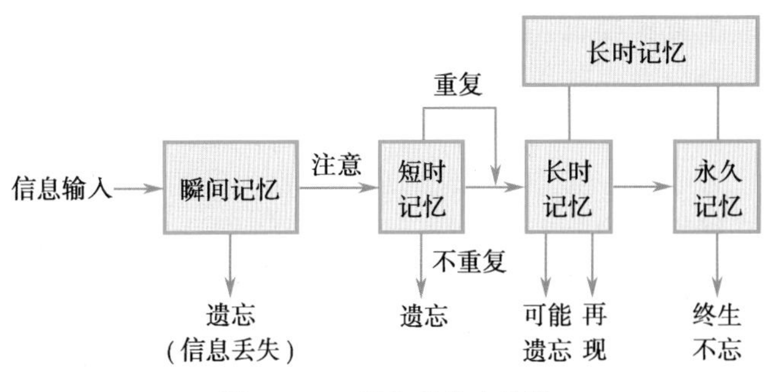

图 11-47 记忆的几个阶段

5. 遗忘 在记忆形成的过程中,只有少量的信息进入较长久的记忆中储存,大量短期记忆中的内容会随时间的推移**自然遗忘**(spontaneous forgetting)。这也是机体学习和储存新信息所必需的,属于生理性遗忘。正常的生理性遗忘具有适应性的保护意义,以免脑内存放巨大数量的价值不大的信息。非生理性遗忘属于与疾病相关的记忆障碍。多种因素,包括寄生虫感染会导致遗忘的发生,如腰鞭毛虫可通过释放神经毒素短时间内导致遗忘的发生。记忆障碍包括记忆功能不同程度的变化(如记忆亢进、记忆减退、记忆空白或遗忘)、记忆性质特征的紊乱,也就是记忆内容上的混乱(如错构症、虚构症、歪曲性记忆等)。**遗忘症**(amnesia)属于非生理性遗忘,只是记忆功能障碍的一种形式,其具体表现又有多种类型,经常提及的是**顺行性遗忘**(anterograde amnesia)和**逆行性遗忘**(retrograde amnesia)。顺行性遗忘的表现是不能保留新近获得的信息,逆行性遗忘主要是不能回忆疾病或创伤之前一段时间内的事物。从学习记忆的基本过程来看,各种遗忘的关键环节不同。有的是在信息获得阶段发生障碍,有的是输入的信息不能正常储存,但通常是再现过程的障碍。从记忆类型方面分析,陈述性记忆较程序性记忆更容易出现提取障碍。

拓展知识 11-10 腰鞭毛虫导致遗忘发生

(二)学习与记忆的神经机制

1. 与学习记忆相关的脑区 脑内存在多重记忆系统,不同的记忆类型参与的主要脑区不同。如陈述性记忆主要由内侧颞叶参与,非陈述性记忆(程序性记忆)主要由纹状体和小脑参与,而大脑联合皮质与多种记忆有关,其中前额叶联合皮质是工作记忆的关键脑区。大量的临床资料和研究证据显示,海马及其相邻结构在学习记忆中发挥着重要作用。海马损伤可以出现明显的陈述记忆障碍,但仍然对技巧性功能保持良好的记忆。

2. 突触可塑性在学习与记忆中的作用

(1) 神经系统的可塑性 是指各种因素和条件经过一定时间的作用后,引起神经系统结构和功能的适应性改变的特性。它包括宏观上的行为变化和精神活动的改变、微观上的突触结构与功能的改变及分子组成方面的改变等。可塑性是神经系统的重要特性,在生命活动的任何阶段,不论幼年发育期或成年以后各个阶段,从神经元到神经回路都会发生适应性的变化。所以可塑性是人和动物终生具备的特性,是神经系统的潜在适应能力,对于机体灵活地适应环境变化具有非常重要的意义。

(2) **突触可塑性**(synaptic plasticity) 在神经系统中,突触是信息接替与整合的部位,突触形态与功能的可塑性是神经系统可塑性的关键。突触可塑性包括突触的结构可塑性和功能可塑性两个方面。一般认为,突触结构可塑性是功能可塑性的基础。结构可塑性主要表现为突触的大小、突触膜的厚度、面积和界面曲率、突触间隙的宽度以及活性区的大小与数量等所发生的不同程度改变。突触功能的可塑性主要表现为传递效能的增强或减弱。

(3) 学习、记忆与突触可塑性 突触可塑性被认为是学习与记忆在细胞水平的重要机制。19 世纪末,在突触这一重要概念尚未出现之前,许多学者就推测,记忆的产生是神经细胞之间相互作用的结果,学习过程可能涉及神经元之间连接强度的变化。20 世纪中叶,心理学家 Hebb 提出了学习记忆的突触修饰理论,即记忆的形成可能由于突触连接效能的增强。20 世纪后期,Bliss 等人在海马部位发现了突触传递的

长时程增强（long-term potentiation，LTP）现象，在此基础上的深入探讨，将哺乳动物的学习与记忆神经机制研究推进到分子水平。LTP是指特定的条件刺激或行为活动之后，突触传递效应会出现长时间的增强。在动物实验中，条件刺激结束后，这一现象可以持续几周时间。由于LTP出现在海马部位，而临床资料早已证明这一部位与记忆形成有着极为密切的关系，因此，长时程增强现象被认为是信息储存过程中突触功能增强的电生理指标。除LTP外，在海马和其他部位还发现了**长时程抑制**（long-term depression，LTD）现象，即突触传递效应的长时程降低（图11-48）。海马的LTD可能与学习记忆或记忆的消退有关。

3. 学习与记忆的分子机制　自20世纪60年代起，Kandel使用无脊椎动物海兔对简单性学习的神经机制进行了深入研究，从而将学习与记忆的研究推进到分子水平。研究发现，海兔这一神经结构简单的低等动物，其习惯化和敏感化机制是由于突触传递功能的可塑性和神经递质释放量的改变，以及突触后信号转导机制的一系列变化所致。Kandel及许多学者共同研究的结果表明，哺乳动物的学习与记忆有着非常复杂的分子机制。一般认为，参与学习记忆的神经递质主要是谷氨酸，此外还有乙酰胆碱、去甲肾上腺素及NO等，众多的神经递质大多是在学习记忆中起调质作用。参与学习、记忆的重要神经受体是谷氨酸的NMDA受体和AMPA受体。这些神经递质、受体与调质通过复杂的细胞内信号转导过程，引起突触传递效应的增强、突触数量的增多及行为学上各种学习记忆行为的改变。信号转导过程中，可以只引起离子通道功能的改变，而出现电信号短时间的变化，这可能是瞬时记忆或短期记忆的机制。信号转导的途径可以进入细胞核内，引起基因的表达和新蛋白质的合成，包括合成新的代谢酶类、离子通道和受体，从而引起长短不等的学习效果和记忆时程。已证实神经细胞内与学习、记忆相关的分子有100多种。而到目前为止，研究证实的细胞内信号转导网络所涉及的蛋白质已超过3000种，所以学习与记忆的分子机制研究还有很长的路要走。

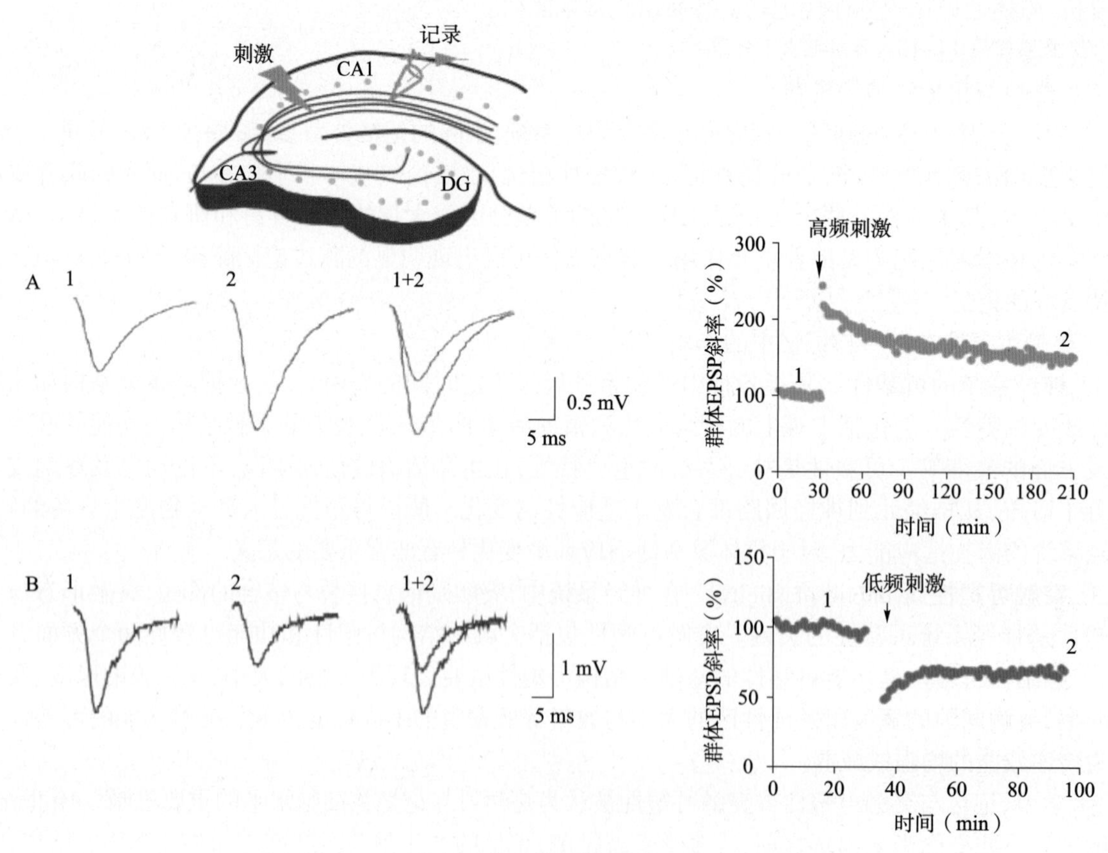

图11-48　海马上记录的长时程增强和长时程抑制

A. 长时程增强；B. 长时程抑制

1：刺激前电流示意图；2：刺激后电流示意图；1+2：刺激前与刺激后电流示意图叠加

三、奖惩系统与成瘾

脑内存在**奖赏系统**(reward system)和**惩罚系统**(punishment system)。奖赏系统又称**趋向系统**(approach system),主要包括中脑腹侧被盖区,伏隔核和内侧前额叶皮质等结构,由这些结构所组成的中脑 – 皮质 – 边缘多巴胺系统主要介导愉悦、欣快等正性奖赏信号。惩罚系统也称**回避系统**(avoidance system),主要由位于下丘脑后外侧部的泛杏仁核区、背侧中脑和内嗅皮质等组成,其主要介导厌恶、回避等负性奖赏信号。

成瘾(addiction)是指不能自制并不顾其消极后果地反复将某种物质摄入体内或做某种事情。药物成瘾是特指连续反复多次使用某种药物或毒品(如吗啡、海洛因、可卡因、苯丙胺和大麻等)等造成的慢性中毒现象。成瘾性物质对奖赏与惩罚系统都有作用,但其对前者的作用大于后者,导致两者的活动失衡,总体作用趋于奖赏。成瘾性药物尽管有不同的药理学作用,但它们都至少部分通过提高多巴胺水平,从而显著影响奖赏和动机。成瘾者对这些物品将产生耐受和依赖,一旦停用会产生戒断症状,如烦躁不安、失眠、肌肉震颤、出汗、流泪和流涕等,给药可立刻消除之,接受戒断治疗后有明显的复发倾向,这可能与前内侧皮质、海马和杏仁核至伏隔核的兴奋性纤维(谷氨酸能)投射有关。

拓展知识 11–11 多巴胺和成瘾

四、睡眠

睡眠是人类和其他脊椎动物共有的复杂行为。目前认为,所有的哺乳动物和鸟类都需要睡眠,包括海洋中生活的哺乳动物鲸与海豚(它们的睡眠方式是两个大脑半球各自独立并交替进行)。睡眠与觉醒周期是一种典型的生物节律性的生命现象。在完全隔绝外界环境影响的实验条件下,健康受试者的睡眠与觉醒周期依然存在。这表明睡眠和觉醒的节律性行为并非是受自然界昼夜交替影响的被动性反应,而是受机体自身内源性机制的调控。目前认为,睡眠与觉醒的神经机制是中枢内某些特定结构主动的、周期性的活动所致。睡眠和觉醒是两种明显不同的行为状态,以近似昼夜节律交替和规律性相互转化,并与机体多种生理功能的改变相伴随,如呼吸、循环、内分泌、体温等。成年人的睡眠时间平均为每天 7~8 h。

(一)睡眠的特征与分期

人在睡眠过程中,与周围环境停止了主动联系,各种感觉信息的传入也大大减少;同时,引起机体反应的外界刺激阈值明显增高。能中断睡眠的最低刺激强度(阈强度)称为**唤醒阈**(arousal threshold),它是衡量睡眠深度的常用指标。在相同性质刺激的条件下,睡眠越深,唤醒阈越高。

1. 睡眠深度与脑电变化　在睡眠的过程中,按照脑电波的变化规律,一般将人类的睡眠分为 4 个时期,即入睡期、浅睡眠期、中度睡眠期和深度睡眠期,脑电的改变特征也分别称为 1、2、3、4 期。在睡眠的全过程中,脑电图出现周期性的变化。每个周期的表现先是频率逐渐减小、波幅逐渐增大,然后再向反方向变化,即从 1 期开始,经过 2、3 期到 4 期,然后再由 4 期经 3 期到 2 期完成一个周期。如此循环往复,每夜出现 4~5 次。但每一循环达到的最大睡眠深度不同,随睡眠时间延长睡眠的最大深度越来越浅,最后甚至只能达到浅睡眠期(即 1 期和 2 期)(图 11–49)。测定脑电活动的脑电图及其形成机制将在本节后续部分另述。

2. 睡眠的两个时相　通过脑电变化与其他多项功能指标(如血压、呼吸、肌电图、眼电图、心电图等)的比较分析,证实睡眠可以分为慢波睡眠与快速眼动睡眠两种时相。

(1) **慢波睡眠**(slow wave sleep,SWS)时相　这一睡眠时相的行为表现主要是,循环系统、呼吸系统和交感神经的活动水平均降低,且随睡眠的深度变化呈平行的规律性的变化,肌张力也随睡眠的加深而逐渐降低;唤醒阈的变化与脑电所显示的睡眠深度相一致。脑电图分期中的 2、3、4 期均属于慢波睡眠,首次出现的 1 期虽然脑电波为低振幅快波,但在睡眠行为上也属于慢波睡眠。

(2) **快速眼动睡眠**(rapid eye movement sleep,REMS)时相　这一时相睡眠的特征主要是眼球的快速

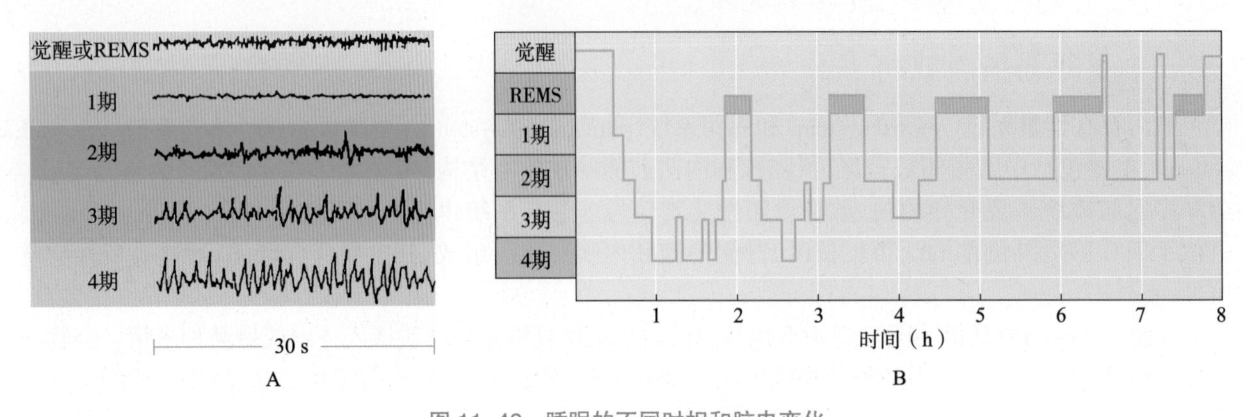

图 11-49 睡眠的不同时相和脑电变化

A. 觉醒与睡眠时记录的脑电图；B. 健康成年人一夜的睡眠形式，橙黄色框代表 REMS 时相

运动，以及呼吸不规则、血压升高、心率加快、四肢肌肉抽动、颈肌的张力进一步降低等。如将受试者在此期唤醒，大多诉说正在做梦，而在慢波睡眠期被唤醒则没有做梦。快速眼动睡眠是在第一个睡眠循环周期之后的每一个 1 期，脑电的表现为低振幅的去同步快波，类似于慢波睡眠的第一个阶段，因此又称为**快波睡眠**（fast wave sleep，FWS）。此时的唤醒阈较慢波睡眠时高，表明是一种深度睡眠状态。由于睡眠深度与脑电波表现相矛盾，故这种睡眠时相又称为**异相睡眠**（paradoxical sleep）。两个睡眠时相在整个睡眠过程中多次循环和重复。

（3）睡眠时相与觉醒的转换 以上两个睡眠时相均可直接转变为觉醒状态，其中由异相睡眠自动醒来的可能性更大些。但由觉醒状态不能直接进入异相睡眠，而是必须先进入慢波睡眠期。

3. 睡眠的意义 研究发现，慢波睡眠期体内生长激素分泌增加；而在异相睡眠期，生长激素的分泌又减少。所以，慢波睡眠有利于生长和体力的恢复；异相睡眠期脑内蛋白质合成加快，有利于脑发育期神经系统的成熟；此外，异相睡眠还有利于精力的恢复。有研究认为，异相睡眠期脑的不同部位仍对接受的信息进行加工处理，因而有利于记忆信息的储存。

（二）睡眠与觉醒的神经机制

1. 睡眠的中枢机制

（1）与慢波睡眠有关的脑区 脑电图上的慢波及行为上相应的慢波睡眠均可由刺激皮质下 3 个部位而引起，从而认为这 3 个部位可能是激发慢波睡眠的脑区。第一个部位位于下丘脑后部，称为间脑睡眠区。动物实验发现，使用 8 Hz 的电刺激可以引起睡眠，更高频率的刺激则可唤醒动物。第二个部位在延髓网状结构的孤束核水平，称为延髓同步化区，该区的电刺激特点与间脑相同，即低频引起睡眠，高频可致觉醒。第三个部位在基底前脑睡眠区，包括视前区。电刺激该部位，无论频率高低均可引起睡眠和脑电图中的慢波。另外，由于睡眠具有明显的日周期特征，所以调节生物周期的下丘脑视前核也有调节睡眠的作用。

（2）与快速眼动睡眠有关的脑区 在快速眼动（REM）睡眠时相，大脑皮质的低振幅、快节律类似于警觉反应的脑电图，故推测二者的发生机制可能相同。REM 睡眠与觉醒的主要不同在于梦中的景象奇异而不合逻辑，而且一般也不储存在记忆中，但这种差异的原因仍不清楚。使用 PET 扫描睡眠中的人脑发现，在 REM 睡眠期，杏仁核、脑桥及扣带前回等部位活动增强，而前额叶、顶叶皮质的活动降低；视觉联合区活动增强，而初级视皮质的活动减低。这种脑区的活动特点显然与觉醒状态人脑的活动明显不同。目前认为 REM 睡眠的触发机制与脑桥网状结构的活动有关，尤其是与脑桥 - 膝状体 - 枕叶活动通路（ponto-geniculo-occipital pathway，PGO）有关。在 REM 睡眠期，绝大部分脑区神经元的活动与觉醒时类似，但有几个特定脑区（如脑桥、外侧膝状体、枕叶皮质）的神经元出现强的丛状发放，称为 PGO 锋电位。PGO 活动节律与 REM 睡眠期的眼运动节律明显相关，表明 PGO 锋电位与 REM 睡眠的触发有关。

2. 觉醒状态的维持机制 无意中造成脑干的损伤可导致睡眠和昏迷现象出现，这提示脑干的某些神经元活动对保持觉醒状态至关重要。研究发现，损伤脑干中线结构可以引起与非 REM 睡眠相似的状态，但通过损伤外侧被盖阻断上行性感觉传入却没有这种作用。相反，电刺激网状结构中的中脑被盖中线区，可使大脑皮质从非 REM 睡眠的缓慢脑电图节律转化为警觉（alert）和唤醒（aroused）状态，此时的 EEG 节律与觉醒状态相似。这个区域被称为上行网状激活系统（ascending reticular activation system）。此外，蓝斑核的 NE 神经元和中脑缝际核神经元的上行投射，在觉醒的维持中也发挥着重要作用。

3. 睡眠与觉醒有关的神经递质 胆碱能神经元（主要在外侧脑桥被盖）与 PGO 活动有关，触发 REM 睡眠，抑制 NE 神经元和 5-HT 神经元的活动。此外，腺苷可能是睡眠引发因子。因为研究发现，在睡眠和觉醒的不同状态，基底前脑腺苷的浓度明显不同。另一个假设认为前列腺素与睡眠有关，前列腺素 D_2（PGD_2）在下丘脑视前区的释放增加时，两相睡眠均增加；而前列腺素 E_2（PGE_2）的释放引起觉醒。与觉醒机制相关的神经递质有去甲肾上腺素（主要在蓝斑核）和 5- 羟色胺（主要在中脑缝际核）。

人类一生中大约 1/3 的时间处于睡眠状态，正常的睡眠对于保持良好的精神状态至关重要。几天的睡眠剥夺会严重影响大脑的功能，出现知觉的扭曲、幻觉、注意力不集中和学习记忆能力降低。睡眠障碍是一种比较常见的现象，它包括失眠症、嗜睡症及快速眼动睡眠行为障碍等。据统计，大约有 25% 的成年人有过失眠的经历，9% 的人长期受失眠症的困扰。目前对于这些睡眠障碍的治疗措施仍十分有限，对睡眠机制的深入研究是解决这一难题的关键。

五、脑功能活动的重要检测技术

长期以来人们对人脑功能的认识，主要来自对临床脑损伤患者行为变化的观察及心理障碍的分析，电刺激手术患者大脑皮质的诱发反应也提供了局部脑功能的资料。但是这些资料都是在人脑非正常状态下获得的。因此，无创伤脑功能检测技术的出现为研究人类的脑功能提供了理想的途径。这些技术包括脑的诱发电位、脑电图、事件相关电位、功能磁共振成像及正电子发射断层扫描等。

（一）脑的诱发电位

记录诱发电位是研究感觉生理常用的实验方法。它对于探讨感觉的中枢定位、感觉系统内的纤维投射及核团联系等均有重要作用。

1. 诱发电位的定义 实验性刺激感觉器官及感觉传入通路上的任一点，在中枢神经系统的任何部位所产生的电变化，均称为感觉通路的**诱发电位**（evoked potential）（图 11-50）。诱发电位是慢电位变化，所记录的并非单细胞放电，而是由细胞群体突触后电位总和而成的场电位（field potential）。

2. 一般性质

(1) 潜伏期 诱发电位的出现与施加的刺激有固定的时间关系，二者的时间差是潜伏期。此潜伏期相对恒定是诱发电位与自发放电的重要区别。潜伏期的长短主要取决于中枢的突触延搁。

(2) 反应类型 在不同的感觉系统中，由于传入通路不同，反应形式可以不同；但在同一系统中，反应类型应该是相同的。

(3) 一定的空间分布 由于感觉信息的传导途径是一定的，所以诱发电位只出现于中枢神经系统的一定部位；而自发电位可在脑的任何部位被记录显示。

3. 几种常见的诱发电位 按照感觉刺激的形式不同，常见的诱发电位有：①躯体感觉诱发电位：电刺激一侧肢体，可从对侧相应的大脑皮质感觉区记录获得。皮质躯体感觉代表区的投射规律，就是采用记录皮质诱发电位的方法获得的。②视觉和听觉诱发电位：光照视网膜或短声刺激单侧耳，

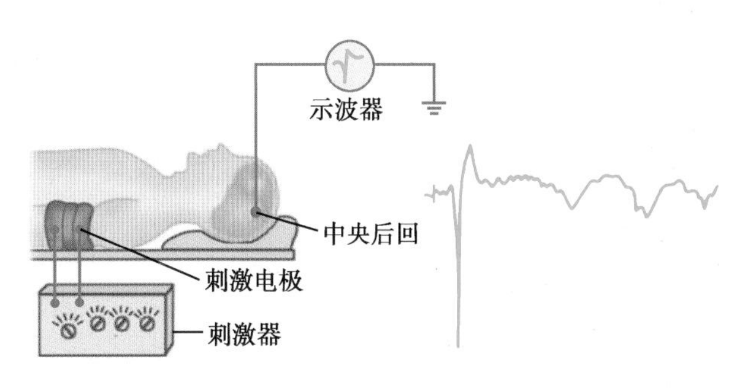

图 11-50 脑诱发电位的记录
刺激左侧上肢皮肤，在中央后回记录

分别在皮质特定部位可记录获得的视觉或听觉皮质诱发电位；在脑干记录可获得视觉或听觉脑干诱发电位。临床上用记录以上感觉诱发电位的方法，辅助诊断中枢及感觉传导通路的损伤。

4. 诱发电位的组成　诱发电位一般由两部分组成，即主反应和后发放。主反应是一个先正后负的电位变化，后发放是主反应后的一系列正相电位波动。

（二）脑电图

1. 脑电图的功用　脑电图描记技术记录的是自发脑电活动，属于电生理学记录技术之一。一般采用双极或单极引导法，将引导电极按国际通用标准和方法安放在头皮表面，在各导程记录到的电活动，即为**脑电图**(electroencephalogram, EEG)。图 11-51 显示的是国际脑电图的多电极记录结果。随着技术的发展，现在研究使用的人类脑电图记录电极可多达几百个，按特定排列方式固定在帽状物的内壁上，可同时记录顶、枕、额、颞叶等多个部位的脑电变化。当患者进行脑外科手术时，也可将记录电极直接安放在患者的大脑皮质表面，这样引导记录出的脑自发电活动称为脑皮质电图(electrocorticogram, ECoG)。所以脑电图和脑皮质电图记录的均为自发脑电活动，不同于外界特定刺激引起的诱发脑电活动。

2. 脑电图的基本节律　从头皮上引导出的脑电活动其波幅为 20~200 μV，频率变动范围为 1~30 Hz。在不同脑区和在不同条件下记录出的波形也有很大差异。有时在同一脑区可记录到不同频率和振幅的波。脑电图波形主要根据其频率的不同分为以下几种。

(1) α 波　频率为 8~13 Hz，波幅为 20~100 μV。它是成年人处于安静状态下所记录出脑电图的主要脑电波，在枕叶部位最明显。α 波在清醒、安静并闭眼时出现，睁开眼睛或接受其他刺激时消失并被低振幅快波所取代，这一现象称为 α 阻断。

(2) β 波　频率为 14~30 Hz 的脑电波为 β 波，其波幅为 5~20 μV。β 波在大脑紧张活动时出现，以额叶和顶叶最显著。

(3) θ 波　频率为 4~7 Hz 的脑电波为 θ 波，其波幅为 100~150 μV。θ 波在成年人处于抑制状态及困倦时出现。

(4) δ 波　频率为 0.5~3 Hz 的脑电波为 δ 波，其波幅为 20~200 μV。δ 波在成年人睡眠时出现，也可出现于麻醉状态或正常人极度疲劳时。

正常成年人的脑电图以 α 波和 β 波为主。低频率、高振幅的波称为同步化波，从低频率、高振幅的波转变为高频率、低振幅的波时称为去同步化。EEG 波形分析不能告诉我们某人正在想什么，但是却能让我们知道该人是否正在进行思考。高频低幅的节律通常表示警觉和觉醒，但也可能是正在做梦。低频高

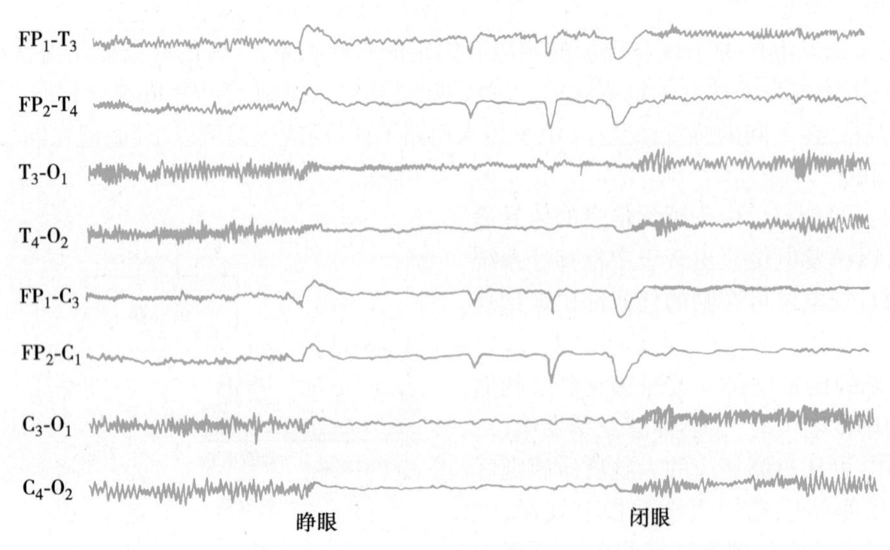

图 11-51　正常成年人的脑电图（国际脑电图 10~20 电极放置法记录）

左侧为电极放置部位；其中 FP：前额；F：额；P：顶；O：枕；T：颞；C：顶心；数字表示电极序号

幅的节律则与无梦状态下的睡眠和病理状态下的昏迷有关。

3. 脑电波的形成机制　当用微电极记录皮质神经元的突触后电位时发现，其电位变化的节律与脑电图记录的 α 波节律基本一致。所以一般认为，脑电图记录的电位变化是由突触后电位形成的，是大量神经元同步活动的突触后电位的总和。大脑皮质内部的振荡性回路的活动及丘脑与皮质之间负反馈环路的振荡活动是产生 EEG 波形的主要原因。皮质神经元的树突平行伸向脑膜下，在大脑皮质的浅层排列十分密集。皮质浅层内的大量树突是产生局部去极化和超极化的部位。这种电位的变化，通过容积导体在脑表面上显示出电位波动。此外，丘脑－皮质的振荡回路也与复杂的脑电图波形有关。丘脑中线核群与大脑皮质之间有交互振荡性活动。这种振荡活动可以阻滞皮质神经元接受或处理特异性感觉传入，此与睡眠时的慢波脑电活动的产生有关。研究发现，动物在睡眠时丘脑的神经元常有节律性慢波发放，觉醒时有紧张性高频率波产生，与脑电图在不同状态时的波形相似。

4. 应用价值　记录脑电图是观察和研究睡眠的常用方法。在临床上，脑电图可用于癫痫和脑肿瘤的鉴别诊断。脑电图记录的电信号具有很高的时间分辨率，但空间分辨率很低。从脑电图中提取更多有价值的信息，是神经科学与计算机科学研究的共同目标。

（三）其他脑功能检测技术

1. 事件相关电位（event related potential，ERP）　实际上就是皮质诱发电位，它是采用计算机叠加信号的方法，记录加工在特定刺激下人脑表面的诱发电位，提取出一系列与脑的高级功能活动有关的脑电活动信号。目前主要用于人类脑认知功能的研究，如记忆、注意、辨认和决策等，成为生理心理学研究领域观察人脑活动的重要手段。

2. 功能性磁共振成像（fMRI）　该成像术是在传统的磁共振成像的基础上发展起来的。人脑的 fMRI 在认知科学中有着广泛的用途，如感觉和运动皮质功能区激活模式的研究，听觉和语言刺激所激活的相关脑区活动特征的研究，工作记忆过程中所激活脑区及其活动特征的研究等，此种技术为揭示人类脑的高级功能活动机制提供了一种高效的研究手段。

3. 正电子发射断层扫描术（PET）　常用于观察不同认知功能所涉及的脑区及其活动状态（图 11-52）。近年来在原有使用方法基础上又用放射性核素标记神经递质的激动剂和拮抗剂，研究不同受体在脑各个部位的分布。本方法可用于退行性脑疾患、精神疾病及其他脑疾病的病因探讨。

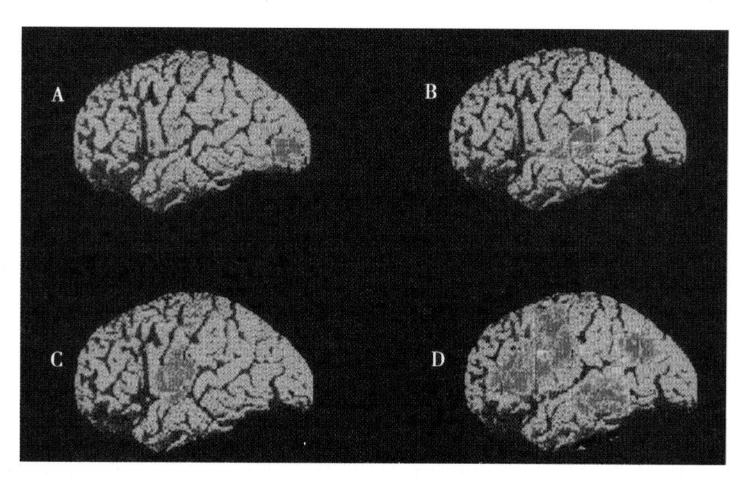

图 11-52　用 PET 检测参与认知过程的脑区

A. 当看一个词时；B. 当听一个词时；C. 当说一个词时；D. 当想一个词时

（张　宇　张继春　杜剑青　王立伟　韩太真）

Summary

The nervous system is composed of numerous neurons and glial cells. Neurons have four distinctive compartments: dendrites, for receiving signals from other neurons; the cell body, which contains complex apparatus, receives and integrates signals; the axon, which is responsible for conducting impulses away from the cell body to other neurons and effectors; and nerve terminals, for releasing of neurotransmitters at synapses.

Action potential (AP) generated on the axon hillock and conducted along axons is named as nerve impulse. The characteristics of AP conduction are: physiological integrity, insulation, bi-direction and relative indefatigability.

The nerve fibers can be divided into different types according to their electrical properties and their diameters. The conduction velocity of AP depends mainly on the diameter of nerve fiber and the thickness of myelin.

Information transmission in CNS is mainly in the form of nerve impulses or action potentials (AP) through a succession of neurons, one after another, passing through special structures called synapses. There are two major types of synapses: the chemical synapse and the electrical synapse.

Almost all the synapses used for signal transmission in the human CNS are chemical synapses. The first neuron releases neurotransmitter at a presynaptic ending and this transmitter acts on receptors in the postsynaptic membrane of the next neuron to change its potential. When synaptic transmission causes a depolarization of the postsynaptic membrane, this is called an excitatory postsynaptic potential (EPSP), whilst a hyperpolarizing response of the postsynaptic membrane is termed an inhibitory postsynaptic potential (IPSP).

Excitation of the postsynaptic neuron generates an action potential (AP) on the axon hillock if the membrane potential here reaches the threshold after summation of all the postsynaptic potentials. Conversely, inhibition of synaptic responses can be produced by two ways: postsynaptic inhibition (hyperpolarization of the postsynaptic membrane) and presynaptic inhibition (depolarization of the presynaptic terminal).

The characteristics of signal transmission at chemical synapses are: unidirectional propagation, synaptic delay, summation, susceptibility to changes of internal environment and facile fatigability.

The best know transmitters are rapidly acting low molecular weight substances, including acetylcholine (ACh), norepinephrine (NE), 5-hydroxytryptamine (5-HT), dopamine (DA), γ-aminobutyric acid (GABA), glycine and glutamate.

Electrical synapses that consist of gap junctions are characterized by direct open fluid channels that conduct electricity from one cell to the next.

An essential component of nervous regulation is reflex activity. Its structural basis is a reflex arc which consists of 5 parts: receptor, afferent fiber, reflex center, efferent fiber and effector.

There is an information stream flowing regularly from receptor to effector during reflex activity. Reflex can be divided into monosynaptic and polysynaptic ones, according to the structure of reflex center. By reflex center we mean the neuronal pools in different areas of the CNS, which regulate certain physiological functions. Information signals can be diverged, converged, or prolonged after passing through a neuronal pool. The general characteristics of reflex are: final common path, change of excitatory rhythm, after-discharge and habituation or sensitization.

Sensation and perception begin in receptor cells that are sensitive to one or another kind of stimuli. The pathways of somatic sensations include three relay neurons that link the receptors at the periphery with the spinal cord (or brain stem), thalamus, and cerebral cortex. The thalamus is an important second relay stage for all the somatic sensations, where neurons related to sensation send information to cerebral cortex through two projection pathways: specific projection system and non-specific projection system. The parts of cerebral cortex related to sensation analysis include somatic sensory area Ⅰ and somatic sensory area Ⅱ.

The motor system is composed of three control levels including spinal cord, brain stem, and motor cortex, as well as another two modulatory areas—the cerebellum and the basal ganglia.

Spinal cord is the lowest motor center containing α and γ motor neurons. The α motor neurons innervate skeletal muscles and regulate the motor reflexes whereas the γ motor neurons regulate the sensitivity of the muscle spindles. The majority of motor reflexes centralized by the spinal cord are stretch reflexes, which include tendon reflex and muscle tonus, and flexor reflexes.

Brain stem includes facilitatory and inhibitory areas to regulate the muscle tonus. It also has several descending pathways relaying the information from cerebellum and basal ganglia to spinal cord to regulate or coordinate the motor movement. By contrast, the cerebellum and basal ganglia have no direct descending pathways to spinal cord, but they are very important in planning and regulating motor movement through connections with motor cortex and brain stem.

Motor cortex includes primary motor cortex, premotor cortex and supplementary motor cortex. It controls and regulates motor movements through descending pathways named the pyramidal system and extrapyramidal system.

Visceral activities are regulated by a visceral nervous system that includes peripheral and central parts. The peripheral part of visceral nervous system controlling the visceral activities is called autonomic nervous system which is divided in turn into sympathetic, parasympathetic and enteric nervous systems. There are several differences between the peripheral systems for controlling skeletal movement and visceral activities. And there are some important characteristics for sympathetic and parasympathetic systems to regulate visceral reflexes, including dual innervations by both systems for most visceral organs, tonic innervation and coordination.

The central system to control visceral activities includes the different neuronal pools in spinal cord, brain stem, hypothalamus and limbic system. Hypothalamus is an important higher center to regulate visceral activities.

Litter is known about the mechanisms of the higher functions of the brain. In this section we introduce the language center of humans, most information of which comes from clinical pathology or the advanced study on normal human being with fMRI and PET. Learning and memory is another higher function of the human brain and nervous systems of lower animals. The study on neuronal mechanisms of learning and memory has made great progress during the last century.

Sleep and wakefulness cycle is part of the biological rhythmicity. Sleep has two phases according to the characteristics of the EEG—slow wave sleep (SWS) and rapid eye movement sleep (REMS or paradoxical sleep). Sleep is an active physiological process and has its specific nervous centers and neurotransmitters.

EEG is the record of the spontaneous activities of the brain, while the evoked potentials of the brain are activities stimulated by specific sensation pathways.

复习思考题

1. 兴奋在神经纤维上的传导和在神经元之间的传递有何不同？解释其形成原因。
2. 神经肌肉接头的兴奋传递与中枢的突触传递有何异同？
3. 试述化学突触与电突触的结构基础，以及突触传递过程、特征和生理意义。
4. 试述突触后抑制与突触前抑制的结构基础、形成机制和生理意义。
5. 试述丘脑在感觉形成中的作用。
6. 内脏痛与皮肤痛比较有哪些特点？
7. 脊髓阶段能完成哪些主要的反射？各自的反射弧与生理意义是什么？
8. 脊休克的形成与恢复说明了哪些问题？
9. 如何理解在运动调节过程中的“最后公路”原则？
10. 低位脑干在运动调节中有何作用？
11. 大脑皮质在运动控制和调节中有何作用？
12. 试述交感神经与副交感神经在内脏调节中的作用。
13. 脊髓、低位脑干和下丘脑在内脏活动的调节中各有何作用？

14. 两种睡眠时相的特征和生理意义是什么？

数字课程学习……

学习要求 | 教学PPT | 习题 | 临床病例 | 微课视频

第 12 章

内分泌系统
(Endocrine System)

本章导读

当熟知了人体各组织系统在神经系统调控整合下,齐心协力地奏出动听的“生命进行曲”后,你知道人体内还有另外一个调控系统——内分泌系统吗?

内分泌系统通过分泌高效能的化学信使——激素来实现其对机体新陈代谢、生长发育、水电解质平衡、生殖与行为等功能的调控。因此,本章将告诉你,为什么幼年期缺乏甲状腺激素会患呆小症,缺乏生长激素会患侏儒症,缺乏肾上腺激素生命难以维持;为什么哺乳期的女性会停止排卵,糖尿病患者需要补充胰岛素等。

与神经系统的调控方式不同,内分泌系统释放的激素是通过血液循环或组织液送达靶细胞的,故内分泌调节又称体液调节。虽然内分泌系统调控速度不如神经系统快,但它远比神经系统持久,因此它常常接过神经调节的“接力棒”。

下丘脑是神经系统管控内分泌系统信息传递的枢纽。各种刺激均可由不同脑区和外周感觉神经传至下丘脑,通过释放神经递质影响下丘脑激素的分泌,进而调节垂体-靶腺轴激素的合成与释放,以维持血液中各种激素的动态平衡,共同协调机体各系统的功能活动。可见,两个调控系统共同组成体内的“神经-体液调节”,协奏生命进行曲。

本章将重点阐述人体内分泌系统所分泌的激素,以及它们的功能和调控机制。

内分泌系统是由机体各内分泌腺和散在于各组织器官中的内分泌细胞共同构成的一个重要的功能调节系统。内分泌系统主要通过释放**化学信使**(chemical messenger)传递各种调节信息,紧密配合神经系统,全面协调细胞、组织、器官间的各种功能活动,以维持内环境稳态、提高机体对生存环境的适应能力。人体内主要的内分泌腺包括脑垂体、甲状腺、甲状旁腺、肾上腺、胰岛、性腺、松果体和胸腺等。内分泌细胞广泛分布于全身各组织器官中(如下丘脑、心房肌、血管壁、消化道、肝、肺、肾、皮肤、胎盘、脂肪组织等)。近年越来越多的研究表明,几乎所有的细胞都具有产生化学信使物质、调节自身功能的特性。

第一节　概　　述

内分泌生理学起源于19世纪后半叶,伴随着临床内分泌学的研究而发展。1849年,德国医生Berthold观察到,给阉割的雄鸡重新移植无神经支配的睾丸,其鸡冠恢复生长,从而得出睾丸可能向血液中释放了某些物质,维持动物的雄性行为和副性征的结论,自此孕育了**内分泌**(endocrine)的概念。1855年,法国生理学家Claud Bernard发现肝细胞可以不经任何导管,将糖直接分泌入血,首次提出了“内分泌”

的概念，以区别由导管传送的“外分泌”（exocrine）。1905 年，英国生理学家 Bayliss 和 Starling 发现盐酸可刺激去神经支配的小肠产生一种化学物质，该物质可经血液到达远离小肠的胰腺，刺激胰液分泌，命名为**促胰液素**（secretin），首次提出了**激素**（hormone）的概念。由此证实机体内除神经系统外，还存在着一个以化学物质传递信息调节远处器官活动的途径，开创了一个全新的学科领域——**内分泌学**（endocrinology）。此后，各种激素如雨后春笋般地被接连发现。

近年来，随着分子生物学、受体机制和免疫学的迅速发展，人们发现内分泌系统、神经系统和免疫系统三者存在共有的激素、神经递质、神经肽和细胞因子，而且三者的细胞表面都有相关的受体接受彼此传来的信息，并通过类似的细胞信号转导途径发挥作用，从而产生了**神经 – 内分泌 – 免疫网络**（neurons-endocrine-immune network）调控的概念。可见，这三个系统各具独自的功能，又相互协调，通过彼此间复杂的网络联系，共同协调内环境的稳态和免疫应答，维持生命活动的正常进行。

一、激素作用方式与分类

（一）激素的概念和作用方式

内分泌系统所有的调节功能都是通过分泌激素来实现的。激素是指由内分泌腺或散在的内分泌细胞所分泌的，以体液为媒介，在细胞之间传递信息的一类高效能的生物活性物质。激素除来源于经典内分泌腺、非内分泌腺器官散在的内分泌细胞外，还包括在一些组织器官中转化而生成的激素，如血管紧张素Ⅱ和 1,25- 二羟维生素 D_3 分别在肺和肾组织转化成具有活性的激素。近年发现一些组织器官中的非内分泌细胞也能释放化学信使物质，如神经细胞分泌的神经肽，各组织细胞分泌的生长因子，以及免疫细胞释放的细胞因子等，它们与激素一起在细胞间传递信息、共享相同的细胞信号转导途径，相互协调发挥生物学效应。因此，现代广义的激素概念还应包括神经肽、神经递质、细胞因子和生长因子等。

激素调控的器官、组织和细胞分别被称为**靶器官**（target organ）、**靶组织**（target tissue）和**靶细胞**（target cell）。激素主要通过以下几种运送方式到达靶细胞（图 12–1）。

1. 远距分泌　内分泌腺所分泌的激素主要经血液运输，将其所携带的信息递送至远距离的靶细胞发挥作用，称为**远距分泌**（telecrine），如脑垂体的多种促激素、甲状腺激素和肾上腺皮质激素等均通过远距分泌发挥广泛的调节作用。

2. 旁分泌　散在于组织器官中的内分泌细胞所分泌的激素主要经组织液直接扩散至邻近细胞而发挥局部调节作用，称为**旁分泌**（paracrine），如胰岛内 D 细胞释放的生长抑素对邻近的胰岛 B 细胞产生的抑制性作用。

3. 自分泌　有些激素被分泌后直接反馈作用于产生该激素的细胞自身，称为**自分泌**（autocrine），如胰岛 B 细胞分泌的胰岛素可反馈抑制 B 细胞自身的分泌活动。

4. 神经分泌　下丘脑某些神经元分泌的激素经轴质运输至末梢释放入血，再经血液输送至靶细胞发挥作用，称为**神经内分泌**（neuroendocrine），所分泌的激素称为**神经激素**（neurohormone）。

一种激素亦可同时通过几种转运方式发挥作用，例如，胰岛素样生长因子 -1、血管紧张素Ⅱ等多种激素除了经血液运输到达远距离的靶细胞外，近年还发现心肌、骨骼肌、脑组织等多种器官均有这些激素的自分泌及旁分泌，提示多条途径共同调节局部组织的相关功能。

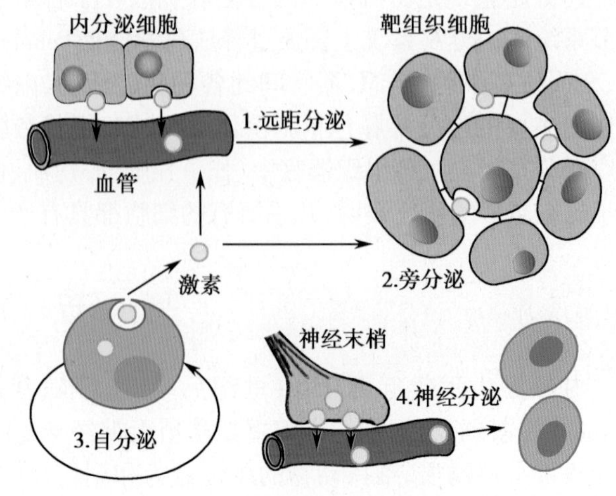

图 12–1　激素的运送与传递信息的主要方式

（二）激素的化学分类

激素的化学特性直接决定激素的作用机制。按照化学结构一般将激素分为三大类(表 12–1)。

表 12–1 主要激素的来源、作用和化学性质

内分泌腺	激素名称(英文缩写)	作用	化学性质
下丘脑	促甲状腺激素释放激素(TRH)	促进 TSH 和 PRL 分泌	肽类
	促肾上腺皮质激素释放激素(CRH)	促进 ACTH 分泌	肽类
	促性腺激素释放激素(GnRH)	促进 LH 和 FSH 分泌	肽类
	生长激素释放激素(GHRH)	促进 GH 分泌	肽类
	生长激素抑制激素(GHIH)	抑制 GH 分泌	肽类
	催乳素释放激素(PRH)	促进 PRL 分泌	肽类
	催乳素抑制激素(PIH)	抑制 PRL 分泌	胺类
	促黑素细胞激素释放因子(MRF)	促进 MSH 分泌	肽类
	促黑素细胞激素释放抑制因子(MIF)	抑制 MSH 分泌	肽类
腺垂体	生长激素(GH)	促进蛋白质合成和全身大部分组织细胞生长	蛋白质
	促甲状腺激素(TSH)	促进甲状腺激素合成与释放	糖蛋白
	促肾上腺皮质激素(ACTH)	促进肾上腺皮质激素合成与释放	肽类
	催乳素(PRL)	促进女性乳房发育和泌乳	蛋白质
	促卵泡激素(FSH)	促进卵泡生长和精子成熟	糖蛋白
	黄体生成素(LH)	促进睾酮合成、黄体生成和雌、孕激素分泌	糖蛋白
	促黑素细胞激素(MSH)	作用于黑素细胞,促进黑色素生成	肽类
神经垂体	抗利尿激素 / 血管加压素(ADH/VP)	促进肾对水的重吸收、血管收缩、升高血压	肽类
	催产素(OXT)	引起射乳反射、妊娠子宫收缩	肽类
甲状腺	甲状腺激素(T_4,T_3)	增加机体组织细胞代谢率	胺类
	降钙素(CT)	促进骨钙沉积、降低细胞外液 Ca^{2+} 浓度	肽类
甲状旁腺	甲状旁腺激素(PTH)	增加肠、肾对 Ca^{2+} 的吸收,促进骨钙释放,调控血浆 Ca^{2+} 浓度	蛋白质
肾上腺皮质	糖皮质激素(皮质醇)	调节糖、蛋白质、脂代谢,抗炎、抗过敏等	类固醇
	盐皮质激素(醛固酮)	增加肾对 Na^+ 的重吸收,促进 K^+、H^+ 的分泌	类固醇
肾上腺髓质	肾上腺素、去甲肾上腺素	类交感效应	胺类
胰岛	胰岛素	降低血糖,促进蛋白质、脂肪的合成	蛋白质
	胰高血糖素	促进肝糖原分解、糖异生,升高血糖	肽类
睾丸	睾酮	促进男性生殖系统发育,维持男性第二性征	类固醇
卵巢	雌激素	促进女性生殖系统及乳房发育,维持女性第二性征	类固醇
	孕激素	促进子宫内膜增厚进入分泌期,抑制子宫平滑肌收缩	类固醇
胎盘	人绒毛膜促性腺激素(hCG)	促进黄体生成和分泌雌、孕激素	糖蛋白
	人绒毛膜生长激素(hCS)	调节糖、脂和蛋白质代谢,促胎儿生长和母乳分泌	蛋白质
肾	1,25– 二羟维生素 D_3	增加小肠对钙的吸收	类固醇
	肾素	促使血管紧张素原转变为血管紧张素 I	肽类
	促红细胞生成素	促进红细胞的生成	肽类

续表

内分泌腺	激素名称(英文缩写)	作用	化学性质
心、肝	心房钠尿肽(ANP)	增加肾 Na^+ 的排泄、降低血压	肽类
	血管紧张素原(入血后转换为 AgⅡ、AgⅢ)	AgⅡ促血管收缩,AgⅢ促醛固酮分泌	肽类
	胰岛素样生长因子 -1	促进蛋白质合成和全身大部分组织细胞增殖、分化	肽类
胃肠	胃泌素	刺激胃酸分泌	肽类
	胰泌素	刺激胰腺细胞分泌 HCO_3^- 和水	肽类
	胆囊收缩素(CCK)	促进胆汁浓缩和胰酶释放	肽类
松果体	褪黑素	使机体功能与昼夜节律同步化	胺类
胸腺	胸腺素	参与机体的细胞免疫功能	肽类
脂肪细胞	瘦素	降低食欲,增加机体能量的消耗	肽类
各种组织	前列腺素	参与炎性反应,调节体温、免疫、自主神经活动等	脂肪酸

1. **多肽**(polypeptides)和**蛋白质类激素**(protein hormones) 可为从最少的 3 个到最多的 200 余个氨基酸残基构成的多肽分子,主要包括下丘脑调节肽、胰岛素、降钙素、胃肠激素、腺垂体及神经垂体激素、甲状旁腺激素等。该类激素的合成遵循蛋白质合成的一般规律,先合成激素的前体分子,再经酶切加工、化学修饰而生成。对这类激素分泌的调节主要发生在分泌过程,而不在合成过程。多肽和蛋白质类激素属于亲水激素,在血液中主要为游离形式,半衰期较短,为 10~200 min。由于其亲水性致这类激素不易通过细胞膜,主要与靶细胞膜表面的受体结合而启动信号转导。

2. **胺类激素**(amino hormone) 多为氨基酸的衍生物,其中甲状腺激素和肾上腺髓质激素(肾上腺素和去甲肾上腺素)主要为酪氨酸衍生物,褪黑素则以色氨酸为原料合成。胺类激素合成后,通常储存在细胞的分泌颗粒或腺泡腔中,待机体需要时才释放。该类激素与多肽类激素一样,主要以游离形式存在于血液中,半衰期更短(约 3 min),具有很强的亲水性,通常在相应细胞膜受体的介导下发挥调节作用。唯甲状腺激素例外,它的脂溶性很强,易穿过细胞膜与胞内受体结合;它在血液中主要以与血浆蛋白结合的形式存在,故其半衰期可长达 7 天左右。

3. **脂类激素**(lipid hormone) 主要为类固醇激素或脂肪酸的衍生物。

(1) **类固醇激素**(steroid hormones) 共同前体是胆固醇。主要有肾上腺皮质激素(皮质醇、醛固酮)与性腺激素(睾酮、雌二醇、孕酮),胆固醇的衍生物——1,25- 二羟维生素 D_3 也被归为**固醇类激素**(sterol hormone)。因类固醇激素分子结构中均含有 17 碳环戊烷多氢菲母核(四环结构),也被形象地称为甾体激素。类固醇激素的相对分子质量小,脂溶性高,易穿过细胞膜与相应的胞内受体结合。它们在血液中绝大部分与相应的运载蛋白结合而运输,可避免过快经肾排泄而丢失,故半衰期较长,可达数十分钟到数小时。

(2) **脂肪酸衍生物激素**(fatty acid derivative hormones) 该类激素包括由花生四烯酸转化而成的前列腺素族、血栓素类和白细胞三烯类等。由于其合成原料主要来源于细胞膜的脂质成分——膜磷脂,所以几乎所有细胞都能生成。它们主要在局部组织中通过细胞膜受体或细胞内受体,以自分泌或旁分泌的方式传递信息,调节细胞活动。

二、激素作用的一般特性

激素虽然种类繁多,作用复杂,但在对靶组织发挥调节作用时,表现出某些共同特性。

(一) 激素的化学信使作用

内分泌和神经系统都是机体的生物信息传递系统。动作电位是神经纤维上的信号传输形式,激素则是内分泌系统的信息传输物质。激素在内分泌细胞与靶细胞之间充当“化学信使”的作用,将内分泌细胞发布的调节信息传递给靶细胞,从而启动、加速或减慢靶细胞固有的、内在的生理生化反应,但激素本身并不作为底物或产物直接参与细胞的物质与能量代谢过程。例如,生长激素促进细胞的增殖分化,甲状腺激素增强能量代谢,胰岛素降低血糖等都是通过诱导靶细胞的固有功能而实现的。激素并不对靶细胞添加任何新的功能,一旦信息传递到位,即被分解而失去生物学活性。

(二) 激素的高效生物放大作用

激素是体内高效能的生物活性物质。在生理状态下,激素在血液中的含量甚微,一般在纳摩尔每升(nmol/L),甚至在皮摩尔每升(pmol/L)浓度,但其作用非常显著。例如,0.1 μg 的促肾上腺皮质激素释放激素,可引起腺垂体释放 1 μg 促肾上腺皮质激素,后者再引起肾上腺皮质分泌 40 μg 糖皮质激素,这些糖皮质激素可刺激肝产生 5.6 mg 的糖原,经此级联过程最终放大了 400 倍。又如一分子去甲肾上腺素能够引起肝产生和释放 10^8 个葡萄糖分子。这主要是激素与受体结合后,在细胞内经过一系列酶促作用,形成了一个高效能的生物信息放大系统。因此,如果内分泌腺分泌的激素稍有变化,即可引起机体功能明显改变。所以维持体液中激素水平相对稳定,对保证各组织器官功能正常极其重要。

(三) 激素的相对特异性作用

激素的特异性作用表现在它由血液运输至全身各处后,只选择性地作用于相应的靶细胞,产生特定的生物学效应。这种特异性是由分布于靶细胞的受体决定的。有些激素专一地作用于某一内分泌腺,称为激素的**靶腺**(target gland),如甲状腺是促甲状腺激素的靶腺。各类激素作用的特异性高低略有差异,有的激素只选择性作用于某一靶腺或靶细胞,如生长激素释放激素仅作用于腺垂体的嗜酸性细胞,促进生长激素的分泌;而生长激素由于与催乳素的分子结构十分相似,故两者除了具有各自的特定作用外,彼此间还有一定的交叉作用。

(四) 激素的相互作用

机体某一生理功能常受多种激素的共同调节。通过激素间的相互作用扩大激素作用的空间,提高激素调节的效力。激素间相互作用的方式包括:

1. 协同作用和拮抗作用　**协同作用**(synergistic action)是指多种激素同时联合作用于某一特定反应时,引起的总效应明显强于各激素单独作用产生效应的总和。例如,生长激素、肾上腺素、胰高血糖素和糖皮质激素,通过不同的作用环节,均能升高血糖,但它们共同作用时,其升高血糖的作用则远远超过了它们各自单纯的作用;**拮抗作用**(antagonistic action)是指两种激素的效应相反,如胰岛素能降低血糖,与上述激素的升高血糖作用相拮抗。激素之间协同和拮抗作用对于维持机体功能活动的相对稳定起着重要作用。

2. **允许作用**(permissive action)　该现象指有的激素本身并不能直接对某些器官及组织的细胞产生生理效应,但它的存在却使另一种激素的作用明显增强,即对另一种激素的调节作用起支持作用。如糖皮质激素本身对心肌和血管无作用,但必须有它的存在,儿茶酚胺才能很好地发挥其对心血管的调节作用。如果去除糖皮质激素,儿茶酚胺的缩血管作用大大减弱。

3. **竞争作用**(competitive action)　指化学结构上类似的激素通过竞争结合同一受体的结合位点,从而导致效应的改变。如结构上相似的醛固酮与孕激素都可以结合盐皮质激素受体,由于醛固酮与盐皮质激素受体的亲和力远高于孕激素,故低浓度时醛固酮就可发挥作用,当孕激素的浓度较高时,则可竞争结合盐皮质激素受体,从而减弱醛固酮的效应。

三、激素的作用机制

激素对靶细胞的调节是通过与相应的受体结合,启动靶细胞内一系列信号转导程序而实现的,这是内分泌学基础理论研究的重要领域。它大致包括四个连续的环节,即受体活化、信号转导、细胞反应和效应终止。

(一) 激素受体的分类、活化及调节

激素受体是指存在于靶细胞中能识别并特异性结合某种激素,并引起各种生物学效应的功能蛋白质。各种激素都有其相应的特异性受体,而且同一细胞上可有多种激素受体。根据受体的分布、结构及信号转导方式,通常将激素受体分为两大类,即**细胞膜受体**(plasma-membrane receptor)和**细胞内受体**(intracellular receptor);其中细胞膜受体主要有 G 蛋白耦联受体、酶活性受体、离子通道受体,细胞内受体包括胞质受体和核受体。

靶细胞受体首先需要从体液中众多的化学物质中识辨出与之结构相配的激素,彼此结合形成**激素-受体复合物**(hormone-receptor complex),引起受体分子构型改变,称为**受体活化**(receptor activation)。活化后的受体可直接通过影响细胞膜上的离子通道、酶活性及效应蛋白而产生细胞反应。激素与受体结合具有:①**亲和力**(affinity):指激素与其受体结合的强度和能力。②相对**特异性**(specificity):指受体能选择性地与某种激素结合的特性。这种特性与受体和激素间的亲和力有关,亲和力大则特异性强。③**饱和性**(saturation):单个靶细胞所含激素受体数目是有限的,一般在 10^3~10^5 个之间。如其受体结合部位被激素全部占据,称为饱和。激素生物效应的强弱通常与受体结合激素的量成正比。④**竞争性**(competition):指化学结构相似的不同物质与受体结合的能力。

激素受体的数量及受体与激素的亲和力在某些生理或病理因素的影响下会发生变化。受体数量减少及亲和力降低称为**受体下调**(down-regulation)。反之,为**受体上调**(up-regulation)。激素受体经常处于不断合成和降解的动态平衡之中,以使受体的数量与激素的量相适应,从而调节靶组织对激素的敏感性和反应强度。当受体上调时,靶组织对激素反应的敏感性和强度增高;而下调时,靶组织对激素反应的敏感性和强度降低,这是在受体水平发生的局部负反馈调节机制,对于维持激素-受体-反应之间的动态平衡起重要作用。

受体调节机制非常复杂。研究发现受体下调与受体及其胞内蛋白信号分子失活、激素-受体复合物内化等机制有关。受体内化过程是激素与受体结合,形成激素-受体复合物后入胞,并在细胞内被溶酶体降解的过程,也称**受体介导入胞**(receptor-mediated endocytosis)。受体上调与储存在囊泡膜上的受体经出胞作用插入到细胞膜上,以及加强受体及其胞内信号分子基因和蛋白表达有关。

(二) 激素受体介导的细胞信号转导机制

一旦激素与靶细胞上的受体结合,便启动细胞信号转导过程,通过该信息传递机制改变靶细胞的功能。细胞信号转导过程是指从受体活化到细胞产生效应之间所发生的一系列复杂反应。细胞膜受体和细胞内受体分别通过不同的途径进行信号转导。各激素-受体细胞信号转导途径基本过程详见第 2 章第二节细胞的信号转导。为方便学习,各类激素受体定位及其主要细胞信号转导机制总结于表 12-2 中。

表 12-2 激素的作用机制——细胞信号转导途径概括

激素受体定位	细胞信号转导机制	激素种类
细胞膜受体	1. G 蛋白耦联受体途径	蛋白质、肽类和胺类激素
	(1) AC-cAMP-PKA 信号途径	促肾上腺皮质激素释放激素、生长激素抑制激素、促甲状腺激素、促肾上腺皮质激素、卵泡刺激素、黄体生成素、胰高血糖素、黑素细胞刺激素、血管升压素(V_2 受体,上皮细胞)、血管紧张素Ⅱ(血管内皮细胞)、绒毛膜促性腺激素、降钙素、甲状旁腺激素、儿茶酚胺(β 肾上腺素能)、胰泌素
	(2) PLC-IP3 和 DAG-Cam/PKC 信号系统	促性腺激素释放激素、促甲状腺激素释放激素、生长激素释放激素、血管升压素(V_1 受体,血管平滑肌)、催产素、血管紧张素Ⅱ(血管平滑肌细胞)、儿茶酚胺(α 肾上腺素能)、胃泌素
	(3) GC-cGMP-PKG 信号途径	心房钠尿肽、一氧化氮

续表

激素受体定位	细胞信号转导机制	激素种类
	2. 酪氨酸激酶受体 / 激酶耦联型受体途径	生长激素、催乳素、催产素、促红细胞生成素、瘦素、胰岛素、胰岛素样生长因子等
细胞内受体	基因表达信号转导途径	
	(1) 胞质受体介导	类固醇激素：皮质醇、醛固酮、孕激素、雄激素、雌激素
	(2) 核受体介导	甲状腺激素、1,25- 二羟维生素 D_3

近年研究已证实，类固醇激素除了通过细胞内受体实现基因表达信号转导外，还可产生类似细胞膜受体及离子通道所引起的快速反应，即类固醇激素的**非基因组效应**(nongenomic effect)。例如，大剂量的糖皮质激素可通过 T 细胞受体信号通路快速抑制炎性因子的释放和炎症反应；雌激素可通过血管平滑肌细胞膜的 G 蛋白耦联雌激素受体产生血管保护作用；甲状腺激素可通过对神经细胞上 $GABA_A$ 受体的瞬时调节作用，影响异丙酚的临床麻醉效果等。

四、激素分泌的调节

生理状况下，机体内激素的分泌呈现出明显的自然节律性。已知许多激素都具有**脉冲式释放**(pulsatile secretion)的特征，短者以分钟或小时为周期呈现脉冲式分泌，使血中激素浓度出现迅速波动；长者则表现出与日、月、年相适应的周期性生物节律。这是由于地球物理以及自然环境对生物体长期影响所形成的自然节律(诸如白天黑夜的变化、春夏秋冬的变化)，受**生物钟**(biological clock)控制。生长激素、皮质醇和褪黑素的分泌都呈现昼夜节律性变化，女性性激素则呈现月周期性变化等。

与此同时，随着生存环境的实时变化，激素的分泌也会随着机体的需要发生适时、适量的调节，确保机体对环境的精确适应。激素分泌的调节方式主要有下列几种。

(一) 下丘脑 – 腺垂体 – 靶腺轴调节系统

下丘脑 – 腺垂体 – 靶腺轴(hypothalamus-adenohypophysis-target gland axis)在甲状腺激素、肾上腺皮质激素和性腺激素分泌的调节中起重要作用，即构成三级水平的功能调节轴。在这个调节轴中，上位内分泌腺分泌的激素对下位内分泌腺细胞的活动起促进作用；下位内分泌腺(靶腺)细胞分泌的激素，对上位内分泌腺细胞起反馈作用，且多呈负反馈效应。在这种反馈机制形成的闭合调节环路中，通常将终末靶腺(甲状腺、肾上腺皮质和性腺)分泌的激素对下丘脑和腺垂体的反馈作用称为**长反馈**(long-loop feedback)，而将腺垂体分泌的促激素对下丘脑的反馈作用称为**短反馈**(short-loop feedback)。下丘脑的肽能神经元受其自身所分泌的激素的调节，称**超短反馈**(ultrashort-loop feedback)。这种下丘脑 – 腺垂体 – 靶腺轴的闭合式自动控制环路的活动是维持血液中各级别激素水平相对稳定的基本调节方式。调节环路中任何一个环节发生障碍，均可破坏体内相应轴系激素水平的稳态。图 12–2 为下丘脑 – 腺垂体 – 甲状腺轴调节系统示意图。

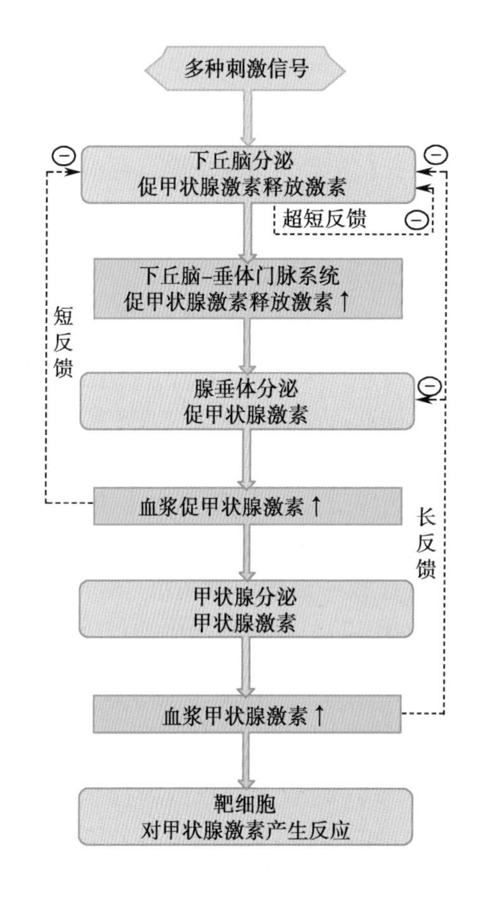

图 12–2 下丘脑 – 腺垂体 – 甲状腺轴调节系统

（二）激素分泌的反馈调节

很多激素都参与调节机体物质代谢过程，当代谢发生改变时，可造成血液理化性质和成分的改变，这种改变又反过来影响相应激素的分泌，从而形成直接的反馈调节。例如胰岛 B 细胞分泌的胰岛素使血糖浓度降低，血糖浓度过低时，胰岛素的分泌受抑制；血糖浓度升高时刺激胰岛 B 细胞，分泌胰岛素增多。这种直接的负反馈调节防止激素分泌过多和靶组织活动过强，使激素的分泌水平适应和满足机体功能活动的需要。

（三）神经调节

许多内分泌腺或散在的内分泌细胞都有神经纤维的支配，直接或间接受中枢神经系统活动的调节。例如，当机体处于应激状态下，交感神经活动增强使其支配的肾上腺髓质释放肾上腺素和去甲肾上腺素增多，以协同交感神经动员机体的多种功能，适应内外环境的变化；而当迷走神经活动增强时，可促进胰岛 B 细胞分泌胰岛素，以利于机体储存能量、休养生息。

第二节　下丘脑和垂体

下丘脑（hypothalamus）位于丘脑下方，第三脑室的两侧，存在很多具有内分泌功能的神经元，可直接控制垂体激素的分泌，从而间接调控全身的内分泌与代谢活动。人的**垂体**（hypophysis，pituitary）位于大脑底部蝶鞍中央的垂体窝中，按其胚胎发育形态和功能的不同，分为垂体前叶和后叶两大部分，垂体前叶为**腺垂体**（adenohypophysis），垂体后叶为**神经垂体**（neurohypophysis）。下丘脑与垂体在结构和功能上密切联系，作为一功能单位把机体的神经与体液调节整合起来，对全身激素的分泌和代谢过程发挥调控作用。根据下丘脑和垂体结构和功能联系的特征，将其分为下丘脑 – 腺垂体和下丘脑 – 神经垂体两个功能系统。

一、下丘脑和腺垂体

（一）下丘脑神经内分泌系统及其与腺垂体的功能联系

下丘脑**神经内分泌细胞**（neuroendocrine cell）指下丘脑中具有内分泌功能的神经元，其分泌的激素称为神经激素。这些神经内分泌细胞与中脑边缘系统及大脑皮质等处发出的神经纤维构成突触，接受中枢神经系统的控制，将大脑等处传来的神经信号通过换能转变为激素信号，构成**下丘脑神经内分泌系统**（hypothalamic neuroendocrine system）。20 世纪 60 年代初，Halasz 提出在下丘脑的内侧基底部存在**下丘脑促垂体区**（hypophysiotropic area），主要包括视前区、弓状核、视交叉上核、腹内侧核、室周核等。该区域主要分布有胞体较小、轴突较短的**小细胞神经元**（parvocellular neuron，PvC），它们能产生多种调节腺垂体分泌活动的肽类激素。PvC 的轴突末梢终止于下丘脑基底部的正中隆起，释放激素进入垂体门脉的初级毛细血管中，经垂体门脉进入腺垂体，调节腺垂体内分泌细胞的活动，从而构成了下丘脑 – 腺垂体功能单位。

下丘脑 – 垂体门脉系统（hypothalamic-hypophysial portal system，图 12–3）是神经系统通过下丘脑影响腺垂体，从而调控全身其他内分泌器官的一条非常重要而独特的血液循环途径。

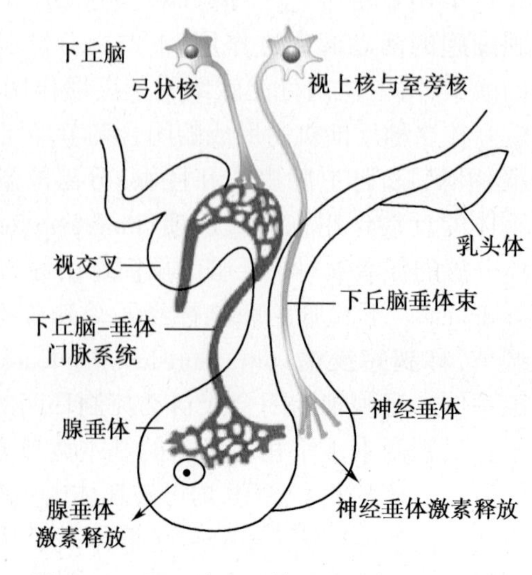

图 12–3　下丘脑和垂体间的结构与功能联系

（二）下丘脑激素及其分泌的调节

1. 下丘脑激素　指由下丘脑促垂体区的小细胞神经元所分泌的、能调节腺垂体内分泌活动的肽类物质，亦称为下丘脑调节肽。下丘脑激素在功能上大致可分为两类，即**释放激素**（releasing hormone）和**抑制激素**（inhibitory hormone），分别从促进与抑制两方面调节腺垂体相关细胞的激素分泌活动。例如，促进腺垂体分泌“促甲状腺激素”的下丘脑激素被称为**促甲状腺激素释放激素**（thyrotropin-releasing hormone，TRH），它是 1962—1968 年由 Guillemin 和 Schally 分别领导的研究小组，从 27 万头羊和 10 万头猪的下丘脑中首次分离获得的，一年后他们确定了 TRH 的化学本质为 3 肽。由于他们在内分泌领域的突出贡献，获得了 1977 年的诺贝尔生理学或医学奖。

各种下丘脑激素的名称、化学本质及功能见表 12-3。

表 12-3　下丘脑分泌的释放激素与抑制激素

下丘脑激素的名称	化学本质	主要作用
促甲状腺激素释放激素（thyrotropin-releasing hormone，TRH）	3 肽	促进促甲状腺激素（TSH）及催乳素（PRL）分泌
促肾上腺皮质激素释放激素（corticotropin-releasing hormone，CRH）	41 肽	促进促肾上腺皮质激素（ACTH）分泌
促性腺激素释放激素（gonadortropin-releasing hormone，GnRH）	10 肽	促进黄体生成素（LH）和卵泡刺激素（FSH）分泌
生长激素释放激素（growth hormone-releasing hormone，GHRH）	44 肽	促进生长激素（GH）分泌
生长激素抑制激素（growth hormone inhibitory hormone，GHIH）	14 肽	抑制 GH 及 TSH、ACTH、LH/FSH、PRL 等分泌
催乳素释放激素（prolactin-releasing hormone，PRH）	31 肽	促进催乳素（PRL）分泌
催乳素抑制激素（prolactin-inhibiting hormone，PIH）	多巴胺	抑制 PRL 分泌，促进 GH 分泌

2. 下丘脑激素分泌的调控　下丘脑激素的分泌主要受到神经调节和三个层次激素的负反馈（图 12-2）调节，即全身靶腺分泌激素的长反馈调节，腺垂体分泌激素的短反馈调节，以及下丘脑自身分泌激素的超短反馈调节。

下丘脑是神经 - 内分泌信息传递的枢纽，神经系统感受的各种刺激均可经其他脑区和外周感觉神经传输到达下丘脑，通过释放神经递质影响下丘脑激素的分泌。例如，当机体受到寒冷刺激，可激发中枢神经系统产生去甲肾上腺素，从而增加下丘脑 TRH 分泌，促使腺垂体分泌 TSH，进而促使甲状腺激素分泌增加。这是机体通过神经内分泌系统导致寒战和动员游离脂肪酸产热的重要机制之一。参与调节下丘脑肽类激素分泌的神经递质种类繁多，大致分两类：一类是肽类物质，如脑啡肽、P 物质、神经降压素、β-内啡肽等；另一类是单胺类物质，如去甲肾上腺素（NE）、多巴胺（DA）、5- 羟色胺（5-HT），见表 12-4。此外，血液中代谢产物水平的变化也可直接影响下丘脑激素的释放，如血糖升高可促进 GHIH 分泌和抑制 GHRH 分泌。

表 12-4　单胺类神经递质对下丘脑调节肽分泌的影响

单胺类递质	TRH	GnRH	GHRH	CRH	PRF
NE	↑	↑	↑	↓	↓
DA	↓	↓/(-)	↑	↓	↓
5-HT	↓	↓	↑	↑	↑

NE：去甲肾上腺素；DA：多巴胺；5-HT：5- 羟色胺；↑：分泌增加；↓：分泌减少；(-)：不变。

（三）腺垂体激素

1. 腺垂体的细胞类型和激素种类　腺垂体是体内最重要的内分泌腺。以往根据组织学方法将垂体前叶细胞分为嗜酸性细胞、嗜碱性细胞及嫌色细胞。现利用免疫组化的方法，在光镜和电镜下鉴定出 6 种细胞，细胞的类型、特点及其分泌的激素见表 12–5。

表 12–5　垂体前叶的细胞类型、特征和分泌激素

免疫组化细胞分类	组织学分类	数量（%）	分泌的激素名称
生长激素分泌细胞（somatotrope）	嗜酸	40~50	生长激素（GH）
催乳素分泌细胞（lactotrope）	嗜酸	15~20	催乳素（PRL）
促皮质激素分泌细胞（corticotrope）	嗜碱	15~20	促肾上腺皮质激素（ACTH） 促黑素细胞激素（MSH）
促甲状腺激素分泌细胞（thyrotrope）	嗜碱	5	促甲状腺激素（TSH）
促性腺激素分泌细胞（gonadotrope）	嗜碱	5（男） 随月经周期变化（女）	卵泡刺激素（FSH） 黄体生成素（LH）
滤泡星形细胞	嫌色	<5	局部激素：白介素 6（IL–6），血管内皮生长因子（VEGF），碱性成纤维生长因子（bFGF）

腺垂体分泌的所有激素均受下丘脑促垂体区所产生的促激素释放激素和抑制激素的调控，其中促肾上腺皮质激素（adrenocorticotropic hormone，ACTH）、促甲状腺激素（thyroid-stimulation hormone，TSH）、促性腺激素［卵泡刺激素（follicle-stimulating hormone，FSH）和黄体生成素（luteinizing hormone，LH）］均有各自的靶腺，分别形成**下丘脑 – 垂体 – 肾上腺轴**（hypothalamo-pituitary-adrenal axis）、**下丘脑 – 垂体 – 甲状腺轴**（hypothalamo-pituitary-thyroidal axis）以及**下丘脑 – 垂体 – 性腺轴**（hypothalamo-pituitary-gonadal axis），通过直接作用于各自的靶腺而发挥调节作用。而生长激素（growth hormone，GH）、催乳素（prolactin，PRL）及促黑素细胞激素（melanocyte stimulating hormone，MSH）没有靶腺，直接作用于靶组织或靶细胞，调节物质代谢、个体生长、乳腺发育与泌乳，以及黑素细胞的活动等（图 12–4）。由此可见，腺垂体激素的作用广泛而复杂。如果垂体前叶遭到破坏，后果是极其严重的。在临床上因产后大出血致垂体前叶破坏的妇女，常表现为乳房不分泌乳汁、毛发脱落、月经停止、身体疲乏、怕冷；在严重的病例，任何轻微的感染或意外事件可使其丧生。另外，下丘脑 – 垂体 – 靶腺轴在内分泌疾病的诊断治疗中也非常重要，因为病症可能表现为靶腺功能失调，而病根有时却在腺垂体或下丘脑。

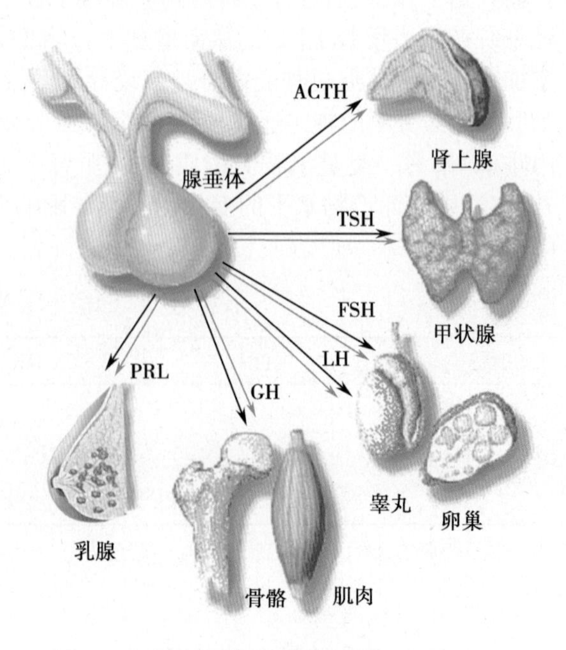

图 12–4　腺垂体激素与靶腺及靶组织的功能联系

2. 生长激素（growth hormone，GH）　在出生后分泌快速上升，青春期达到高峰，然后随年龄的增长逐渐下降，至 60 岁时约为青年期的 50%。

（1）人生长激素的基本特性　人生长激素（hGH）由 191 个氨基酸构成，相对分子质量为 2.2×10^4，是腺垂体中含量最多的激素，因为生长激素分泌细胞在腺垂体中所占比例最大（表 12–5）。hGH 的化学结构与人催乳素相似，故具有微弱的催乳素作用。GH 具有种属特异性，所有动物中只有从猴垂体中提取的 GH 对人类有效，因为高度进化的人**生长激素受体**（growth hormone receptor，GHR）的第 43 位精氨酸为灵长类所特有，只选择性与灵长类的 GH 结合，而不与其他任何种属来源的 GH 反应，因此决定了 GH 作用的种属特异性。然而，hGH 可与不同种属低等动物（牛、猪、鼠等）的 GHR 结合，并产生生物学效应。目前，通过基因重组方法合成

的 hGH，已应用于幼年期或老年期生长激素缺乏患者的治疗。

循环血中 GH 的半衰期很短，仅仅 6~20 min。血中 50% 的 GH 以与特异性的**生长激素结合蛋白**（GH-binding protein，GHBP）结合的形式存在，与游离型的 GH 保持动态平衡，以决定血中游离型 GH 的水平和进入组织与靶细胞结合的量。

⑵ 生长激素激活受体的机制　GH 通过激活靶细胞膜上的 GHR 而产生作用。每个 GH 分子中均有 2 个与受体结合的位点，能与 2 个 GHR 的细胞外域结合，引起受体分子构型改变而发生二聚化（dimerization）（图 12–5）。“二聚化”是激活 GHR 的关键，二聚化后 GHR 胞内域才能快速吸附胞质中具有酪氨酸蛋白激酶活性的分子，如 JAK 激酶 2（janus kinase 2，JAK2），进而启动 JAK2–STATs、JAK2–SHC、PLC 等信号转导通路，改变靶细胞的基因转录、蛋白激酶活性以及细胞膜 Ca^{2+} 通道等，产生各种生理效应（详见第 2 章第二节中的酪氨酸激酶耦联受体信号转导）。

研究发现 GH 的靶细胞超过 80 种，遍布全身各种组织，包括肝、软骨、骨、骨骼肌、心肌、内脏平滑肌、脂肪细胞等，近年还确认免疫细胞和脑神经细胞也有丰富的 GHR。因此，GH 对于机体的生长发育、衰老与修复具有十分重要的作用。

⑶ 生长激素的生理作用　主要通过两条途径实现：一是直接作用于各靶细胞膜上的 GHR，促进各组织细胞增殖、分化和代谢；二是诱导某些靶细胞（主要是肝细胞）分泌**胰岛素样生长因子**（insulin-like growth factor，IGF），也称为**生长介素**（somatomedin，SM），再由 IGF 作用于靶细胞间接发挥促生长和代谢作用（图 12–6）。目前已经分离出的 IGF 有 4 种，其中 IGF–1（somatomedin c，SMC）含量依赖于 GH 水平，是体内最重要的 IGF，其他 IGF 的生成对 GH 依赖性较低。

IGF–1 是由 70 个氨基酸组成的多肽激素。肝细胞产生的 IGF–1 主要进入血液，占循环血中 IGF–1 的 95%，绝大部分与血中的 **IGF 结合蛋白**（IGF-binding protien，IGFBP）结合，运送到全身的靶器官、靶组织，通过激活酪氨酸激酶受体发挥生理作用；人 IGF–1 的血浆半衰期可达 20 h，远远长于 GH 的半衰期，可大大延长 GH 的作用时间。血中 IGF–1 含量主要取决于 GH 的水平，青春期随着 GH 分泌增多血中 IGF–1 浓度明显增加。此外，许多组织（如骨、肌肉、肾及心等）自身也能产生 IGF–1，经旁分泌或自分泌方式，促进局部组织器官的生长发育和代谢。

1）GH 的促生长作用　GH 是出生后至青春期促进全身各组织器官生长发育的关键激素，对骨骼、肌肉、内脏器官的作用尤为显著，传统称为**躯体刺激素**（somatotropin）。GH 的作用表现为直接使细胞的数量增多、体积增大、发育成熟；同时促进三大物质代谢，为细胞的生长发育提供能量和原料。研究已证明，

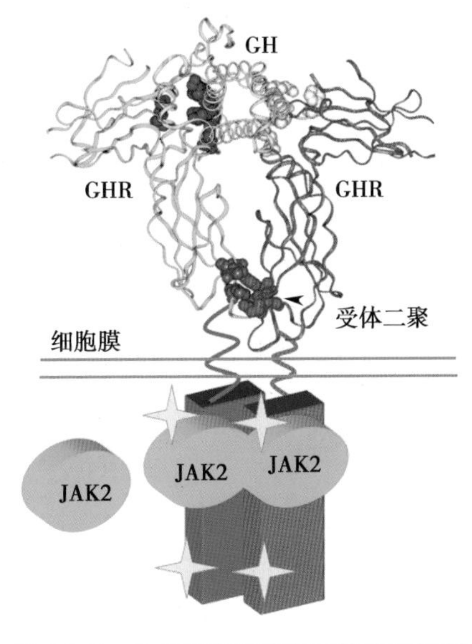

图 12–5　生长激素受体激活的作用机制

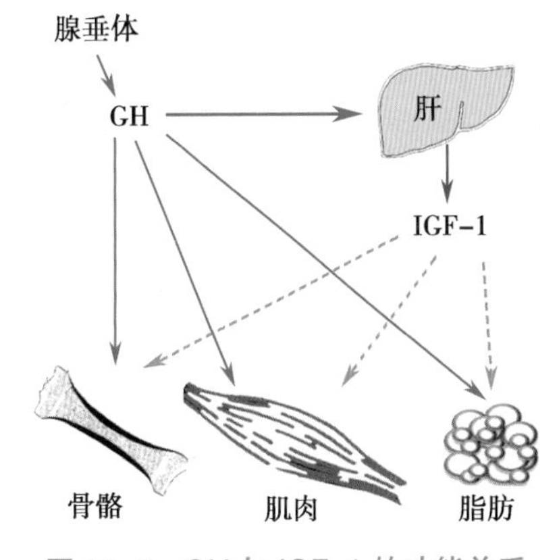

图 12–6　GH 与 IGF–1 的功能关系

GH 可直接刺激骨骺生长板的前软骨细胞及生发层细胞分化成软骨细胞，加宽骨骺板，促骨基质沉淀，同时促进局部 IGF-1 的自分泌和旁分泌，增强骨细胞对 IGF-1 的反应性。继而 IGF-1 作用于软骨细胞上的 IGF-1 受体，促进软骨细胞摄取氨基酸合成蛋白质，加速软骨细胞增殖、分化、发育成熟；同时促进成熟的软骨细胞摄取无机盐钙、磷、硫等，骨化成为骨细胞，使长骨纵向生长。事实上，IGF-1 能刺激许多种组织细胞（如肌肉、肝、脂肪及成纤维细胞等）的有丝分裂，加速细胞增殖。

早有实验证明，幼年动物切除垂体后，机体生长立即停止，但如能及时补充 GH 仍能正常生长。人幼年期若 GH 分泌不足，则生长发育迟缓，甚至停滞，身材矮小，但智力正常，称为**侏儒症**（dwarfism）（图 12-7A）。幼年期若 GH 分泌过多，则生长发育过速，身材超高，引起**巨人症**（giantism）（图 12-7B）。而成年后 GH 过多，由于骨骺已钙化融合，长骨不再生长，只能刺激肢端骨、面骨及其软组织异常增生，出现手足粗大、下颌突出和内脏增大，形成**肢端肥大症**（acromegaly）（图 12-7C）。肢端肥大症患者血中 IGF-1 明显增高，而侏儒症患者血中 IGF-1 浓度及组织对 IGF 反应性均明显降低。

拓展知识 12-1　我国青少年身高增长趋势

2) GH 对代谢的影响　GH 调节机体的物质与能量代谢，发挥促进蛋白质合成、脂肪分解和升高血糖的作用。

GH 促进蛋白质合成。GH 直接促进氨基酸进入细胞，加速 DNA 转录和 RNA 翻译，使尿氮减少，呈氮的正平衡，增加体内各组织蛋白合成；同时通过增强脂肪酸氧化供能，减少蛋白质分解，以增加体内特别是肌肉的蛋白质含量。

GH 增强脂肪分解利用。GH 加强脂肪酸向乙酰辅酶 A 的转换，使机体能源由糖代谢向脂代谢转移，

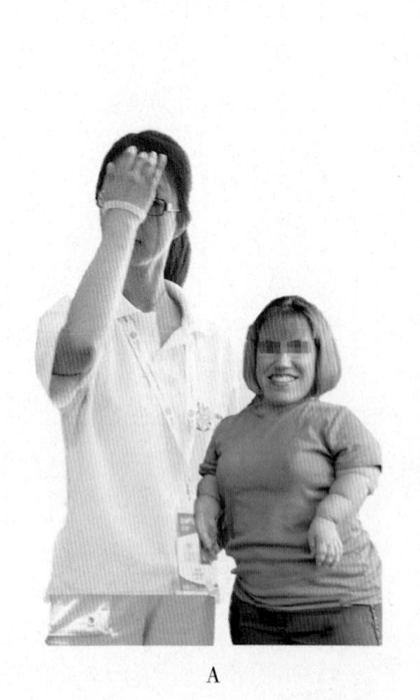

A

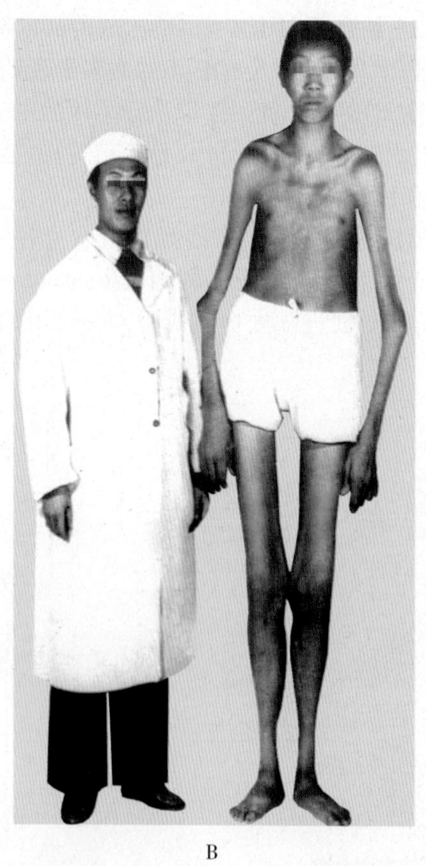

B

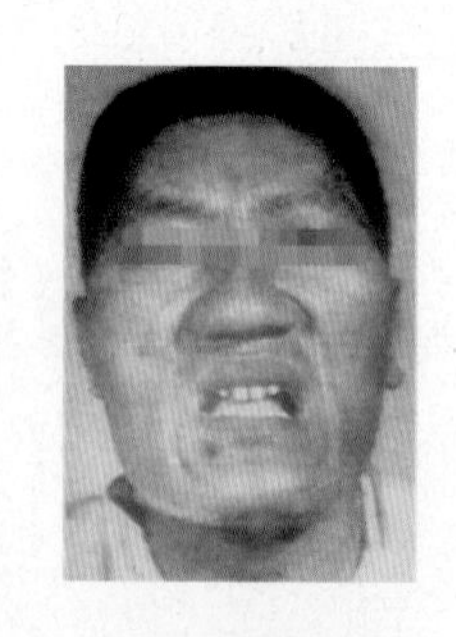

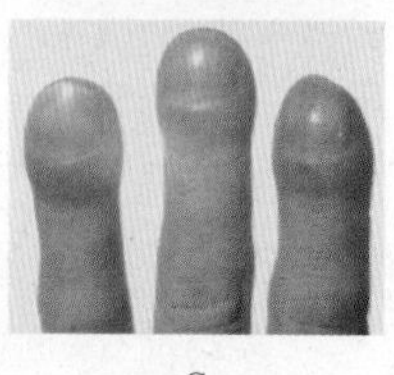

C

图 12-7　生长激素分泌异常对人体生长的影响

A. 幼年期 GH 缺乏对躯体生长的影响，比较侏儒症患者前臂与正常人的差别，显示出 GH 对长骨纵向生长的影响；
B. 幼年期 GH 过高对躯体生长的影响，比较巨人症患者上、下肢与正常人的差别，显示出 GH 对长骨纵向生长的影响；
C. 成年后 GH 分泌过多对躯体生长的影响，患者呈现肢端骨、面骨及其软组织异常增生，称肢端肥大症

增加脂肪酸的氧化，提供能量。如GH过多时则动员大量脂肪，使肝产生乙酰乙酸增多，这也是巨人症和肢端肥大症患者常伴有酮血症（ketonemia）的原因。

GH降低葡萄糖利用。GH通过降低骨骼肌及脂肪组织对葡萄糖的吸收、增加肝糖异生及其“抗胰岛素效应”，而降低葡萄糖利用，使血糖升高。抗胰岛素效应是指由于GH导致血中脂肪酸增加，从而削弱胰岛素增加组织利用葡萄糖的能力和降低骨骼肌和肝对葡萄糖敏感性的现象。由GH分泌增高引起高血糖所造成的糖尿，称为垂体性糖尿。

3）GH调节免疫功能　研究证实胸腺基质细胞有GHR，GH能够促进其分泌胸腺素，参与免疫功能的调节；淋巴细胞也是GH的靶细胞，GH能刺激B淋巴细胞产生抗体，能增强自然杀伤细胞（natural killer cell，NK细胞）的活性，发挥免疫维护功能。

4）GH促进脑的发育与功能　大量研究资料表明，中枢神经系统各个脑区和脉络丛都能自分泌GH和IGF-1，大脑皮质、海马、小脑、下丘脑、脑干和脊髓也都表达GH和IGF-1的受体，它们出现在脑形成之前，整个胚胎发育期高表达，脑组织成熟后逐渐减少。因此GH和IGF-1直接促进脑的发育，调节情绪、行为和认知功能，同时控制脑内能量平衡。可能这正是垂体GH缺乏的侏儒患者为什么智力并不“侏儒”的基础。

此外，GH还参与机体的应激反应，是重要的“应激激素”之一。正常的衰老过程可能与GH分泌的逐渐减少有关，GH分泌减少造成机体各组织中蛋白质沉积减少，脂肪沉积增多，导致肌肉消瘦和力量减弱，脏器功能降低，皮肤皱纹增多，因此认为GH还具有抗衰老作用。

（4）生长激素分泌的调节　腺垂体分泌GH分别受到下丘脑激素、外周相关激素、血糖水平、睡眠状况和运动等因素的共同调节。

1）下丘脑GHRH和GHIH的双重调节　正常情况下GH的分泌受GHRH的促进和GHIH的抑制，以GHRH的作用占优势，它们是高位中枢各种信息经下丘脑整合后对GH分泌进行调节的最后通路（图12-8）。GHRH为44个氨基酸组成的多肽，产生GHRH的神经元主要集中在下丘脑的弓状核。腺垂体GH细胞膜上密布GHRH受体（G_s蛋白耦联受体），当GHRH与其受体结合后，激活AC-cAMP-PKA细胞信号转导途径，促进GH分泌，并能诱导GH细胞增殖。GHRH呈脉冲式释放，使腺垂体GH也呈现同步性脉冲式分泌。GHIH主要是在应激状态下抑制GH分泌过多。GHIH为环状14肽，主要由下丘脑室周核及弓状核的神经元分泌。GHIH与腺垂体GH细胞膜上的特异性受体（G_i蛋白耦联受体）结合后，减

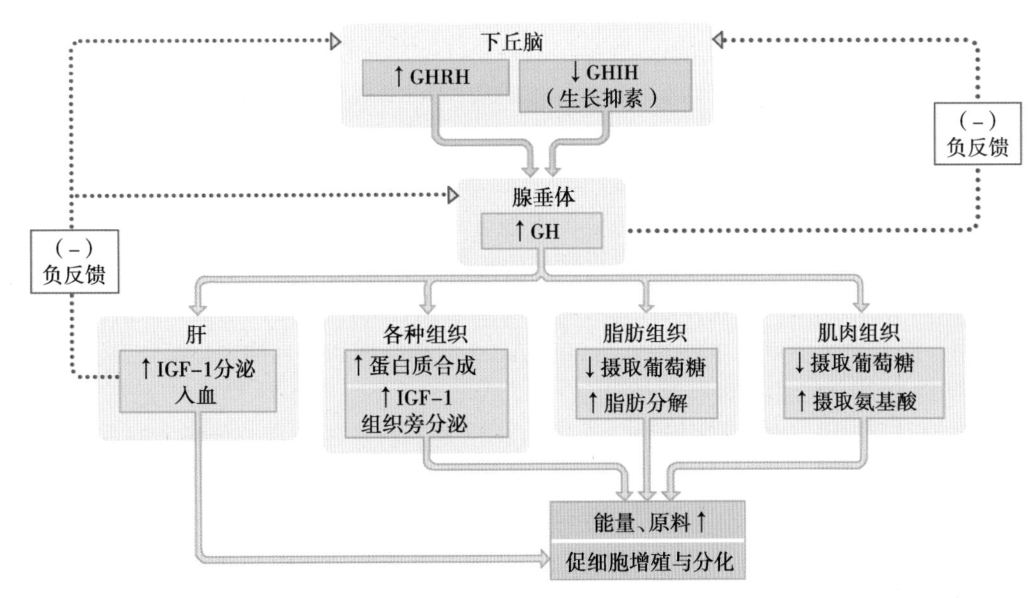

图12-8　生长激素分泌的调节及其主要生理作用

—：兴奋；----：抑制

少细胞内 cAMP 和 Ca^{2+}，抑制腺垂体 GH 的基础分泌，同时抑制其他因素（如运动、应激、低血糖等）对 GH 分泌的刺激作用。

GH 可对下丘脑和腺垂体发挥负反馈调节作用。当血中 GH 浓度升高时，一方面 GH 可直接抑制腺垂体的 GH 分泌细胞释放 GH，另一方面可刺激下丘脑释放 GHIH，间接抑制腺垂体分泌 GH，最终使血液中 GH 和 IGF-1 水平降低，保持动态平衡；同样，IGF-1 也可通过下丘脑和腺垂体两个水平对 GH 的分泌进行负反馈调节（图 12-8）。

2）外周相关激素的影响　甲状腺激素、雌激素、睾酮均能刺激 GH 的分泌。动物实验和临床研究均已证实，GH 的合成和分泌与甲状腺激素密切相关。在外周两者需协同作用，才能促进骨骼的生长和发育；在中枢性先天性甲状腺功能减退者，睡眠所致 GH 分泌峰明显减低、脑内局部 GH 分泌明显减少，表现出脑发育障碍、呆小症。此外，血中雌激素或睾酮浓度在青春发育期显著增高，刺激 GH 分泌增加，可引起青春期突增现象。

3）GH 分泌的昼夜节律波动和睡眠的影响　GH 夜间分泌量占全日分泌总量的 70%。在觉醒状态下，人的 GH 分泌较少（正常成年男性白天血清 GH 的基础水平约为 5 μg/L），到入睡 45~90 min 时（慢波睡眠期），GH 呈脉冲式释放，血浆 GH 水平明显升高，最高可达 50~60 μg/L。GH 分泌脉冲的频率和幅度随年龄而变化，幼年至青春发育期脉冲的频率加速、波幅增高，分泌量多，成年后逐渐减少，50 岁以后，GH 的这种睡眠分泌高峰消失。女性的 GH 水平略高于男性，呈连续性分泌、无明显脉冲。由于 GH 主要在夜间入睡后分泌，因此儿童若不能安睡，则严重影响生长发育。

4）代谢、应激等其他因素的影响　运动、饥饿、创伤、低血糖、应激等耗氧耗能增加时均可刺激 GH 分泌增加，其中低血糖刺激 GH 分泌的作用最强。影响生长激素分泌的主要因素见表 12-6。

表 12-6　影响生长激素分泌的主要因素

促进生长激素分泌的因素	抑制生长激素分泌的因素
血糖降低	血糖升高
血游离脂肪酸水平降低	血游离脂肪酸水平升高
血氨基酸水平升高	衰老
运动、慢波睡眠	肥胖
饥饿、禁食、蛋白质缺乏	生长激素抑制激素（生长抑素）
创伤、应激、兴奋	生长激素（外源性）
睾酮、雌激素、甲状腺激素	胰岛素样生长因子（生长介素）
生长激素释放激素、促生长激素释放素（ghrelin）	糖皮质激素

2. 催乳素　由腺垂体催乳素分泌细胞分泌的人催乳素（prolactin，PRL）是含 199 个氨基酸的多肽激素，相对分子质量为 2.3×10^4。PRL 与 hGH 来自共同的激素前身物质，两者有 35% 的分子序列结构同源；PRL 的受体与 GHR 同属于 Class I 受体超家族，两者的激活途径与激活方式基本一致，因此 PRL 也具有微弱的 GH 作用。成人血浆中 PRL 水平很低（<20 ng/mL），但在妊娠和哺乳期则显著增高，达 200~500 ng/mL。PRL 半衰期约为 20 min，主要经肝及肾清除。

（1）催乳素的生理作用　PRL 作用极为广泛，除了对乳腺和性腺的发育及分泌发挥重要作用外，还参与应激反应和免疫调节。

1）对乳腺的作用　人 PRL 具有刺激妊娠期乳腺生长发育，促进乳汁分泌并维持泌乳的作用。女性乳腺发育的不同时期受不同激素的作用。青春期，乳房的发育主要依赖雌激素对间质、脂肪组织和乳腺导管系统的促生长作用，以及孕激素对乳腺腺泡发育的促进作用，PRL、GH、胰岛素、糖皮质激素和甲状腺激素对以上作用起协同效应。妊娠期，在甲状腺激素、糖皮质激素、胰岛素等的协同下，高水平的雌激素、孕激素及 PRL 共同促使乳腺腺泡系统充分增生发育，最终使乳腺具备泌乳能力，但不泌乳；因为此时血中雌激素与孕激素水平很高，两者与 PRL 竞争乳腺细胞受体，使 PRL 暂时失去作用。分娩后进入哺乳期，一方面乳腺细胞 PRL 受体迅速上调（可达 20 倍），另一方面来自胎盘的雌激素和孕激素突然降低，PRL 立即始动泌乳作用，并维持哺乳期乳汁的继续分泌。PRL 与乳腺细胞膜的 PRL 受体结合，通过酪氨酸激酶受体细胞信号转导途径，促进乳汁中主要成分酪蛋白、乳糖和脂肪的合成。另外，PRL 还促进淋巴细胞进入乳腺，向乳汁中释放免疫球蛋白。此乃母乳喂养的婴幼儿抵抗疾病的能力更强的重要原因。

2）对性腺的作用　PRL 对性腺的调节作用多样复杂。其对女性性腺的主要作用是：①防止哺乳期女性排卵。其作用机制是，当血 PRL 增高时，下丘脑多巴胺释放增多，抑制 GnRH 的释放，导致垂体 FSH 和 LH 分泌减少，同时也使卵巢对 GnRH 的反应性降低。②加强卵巢黄体功能。随着卵泡的发育成熟，卵泡内的 PRL 含量逐渐增加，在 FSH 刺激下，颗粒细胞上出现 PRL 受体。PRL 与其受体结合后，又促进卵巢内 LH 受体数量上调，与 LH 协同，促进排卵、黄体生成、孕激素和雌激素的分泌；但大剂量 PRL 则抑制卵巢雌激素和孕激素的合成。PRL 对男性性腺功能的影响是，在睾酮存在的情况下，促进前列腺和精囊腺的生长，增强 LH 对睾酮间质细胞的作用，使睾酮的合成增加。

3）应激及免疫调节作用　在机体应激状态下，PRL、GH 及 ACTH 分泌增加。它们是应激反应中腺垂体分泌的三大激素。再者，PRL 可协同某些细胞因子促进淋巴细胞增殖，使 B 淋巴细胞分泌 IgM 和 IgG，增加抗体生成量，从而参与机体免疫功能的调控。

⑵ 催乳素分泌的调节　PRL 的分泌受多种因素的调节。

1）下丘脑对 PRL 分泌的调节　下丘脑分泌的 PRH 与 PIH 分别促进和抑制 PRL 的分泌。正常情况下，下丘脑对 PRL 的分泌主要起抑制作用。目前认为多巴胺（DA）是最重要的 PIH，但可能不是唯一的。研究发现下丘脑含有较高浓度的 DA，垂体 PRL 细胞含 DA 受体，在体外 DA 直接抑制垂体的 PRL 分泌。PRL 分泌的自身反馈调节作用主要通过下丘脑 DA 实现。当血中 PRL 浓度升高时，促使下丘脑正中隆起 DA 合成更新加速，释放增多，抑制腺垂体 PRL 的分泌，使血中 PRL 水平降低。

2）吸吮反射　哺乳期婴儿吸吮母亲乳头可通过神经内分泌反射，导致 PRH 释放增多，促使腺垂体 PRL 大量分泌，促使乳腺分泌乳汁，以利于哺乳（图 12-9）。哺乳开始后，血中 PRL 的水平可上升 10~100 倍。

3）其他因素　雌激素、内源性阿片肽和应激刺激，如紧张、剧烈运动、创伤等，都能刺激 PRL 分泌增加。

3. 促黑激素　在哺乳类动物，**促黑激素**（melanophore-stimulating hormone，MSH/melanotropin）主要由垂体中叶**阿黑皮素原**（proopiomelanocortin，POMC）细胞生成。但在人类，垂体中叶已经退化，POMC 主要由腺垂体促肾上腺皮质素细胞分泌。POMC 是一个 267 氨基酸的大分子前体蛋白，包括 N 末端片段、ACTH 和 β- 促脂解素（β-lipotropin）三个肽段，每一个肽段中都含有 MSH 分子，分别是 α-MSH、β-MSH、γ-MSH，如图 12-10。MSH 的主要作用是促进黑色素细胞（melanocyte）中酪氨酸酶的激活和合成，催化酪氨酸转变为**黑色素**（melanin），使皮肤、毛发、虹膜等部位颜色加深。下丘脑某些神经元分泌的 α-MSH 也可发挥调节食欲的作用。此外有研究表明，MSH 可能还参与调节神经内分泌功能，如 GH、CRH、醛固酮、胰岛素和 LH 的分泌。

由于 MSH 与 ACTH 来自共同的前体 POMC，因此

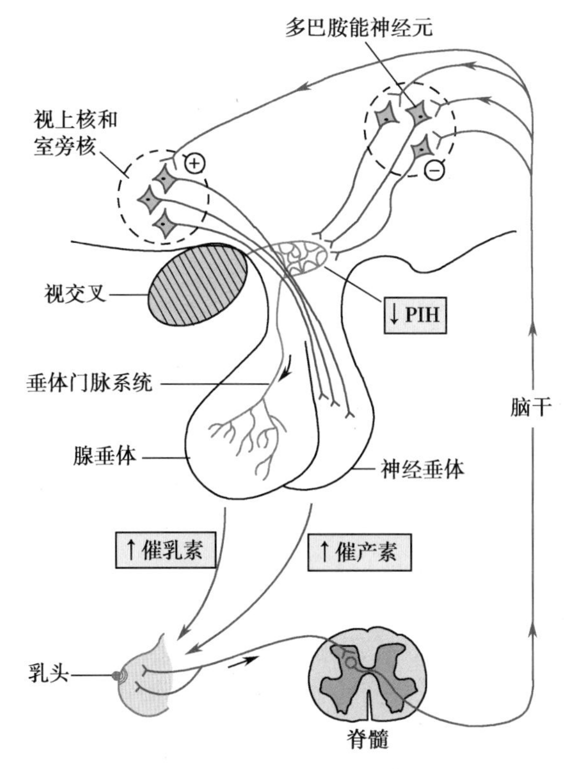

图 12-9　吸吮时反射性引起催乳素和催产素释放的神经内分泌通路

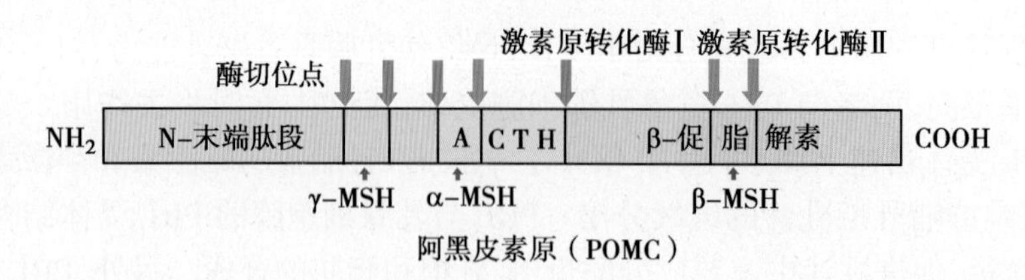

图 12-10　促黑激素（MSH）与促肾上腺皮质素（ACTH）及阿黑皮素原（POMC）的分子关系

MSH 分泌的调节与 ACTH 相似，如血中 MSH 水平也呈昼夜节律变化，在清晨水平最高；糖皮质激素也可反馈抑制 MSH 的分泌。正因为 MSH 与 ACTH 来自共同的前体，且 α-MSH 还是 ACTH 的一部分，临床上腺垂体 ACTH 分泌细胞瘤的患者或者肾上腺皮质功能不足（糖皮质激素对 ACTH 的负反馈性抑制减弱）的患者，MSH 随 ACTH 一同分泌增高，造成皮肤色素沉着，称艾迪生病（Addison's disease）。

腺垂体分泌的 TSH 和 ACTH 将分别在本章第三、四节中详细讨论，FSH 和 LH 在第 13 章生殖中介绍。

二、下丘脑和神经垂体

（一）下丘脑神经内分泌大细胞及其与神经垂体的联系

下丘脑视上核（SON）和室旁核（PVN）主要由具有内分泌功能的**大细胞神经元**（magnocellular neuron，MgC）组成。MgC 分泌的神经激素主要有**血管升压素**（vasopressin，VP）和**催产素**（oxytocin，OXT）。MgC 具有细胞体积大，胞质丰富，轴突较长等特征，它们的轴突向下延伸可穿过正中隆起内带，直接投射到神经垂体，构成**下丘脑 – 垂体神经束**（hypothalamo-hypophysial nerve tract）（图 12-3）。神经垂体从间脑底部的漏斗向下延伸，主要由下丘脑 – 垂体神经束的无髓神经轴突末梢与神经胶质细胞分化的神经垂体细胞组成，不含腺体细胞，不能合成激素，只是储存和释放下丘脑内分泌细胞分泌的神经激素的部位。因此，神经垂体被视为下丘脑的延伸部分，构成了**下丘脑 – 神经垂体系统**（hypothalamo-neurohypophysial system）。

（二）神经垂体储存的激素及其释放

神经垂体的功能是储存和释放下丘脑 MgC 分泌的神经激素 VP 和 OXT。两者都是由一个 6 肽环和一个 3 肽支链构成的 9 肽激素，VP 的相对分子质量为 1.084×10^6，OXT 为 1.007×10^6，两者的区别只是第 3 位与第 8 位氨基酸残基不同。人的 VP 第八位氨基酸为精氨酸，是升压作用所必需的，因此，称为**精氨酸血管升压素**（arginine vasopressin，AVP）。VP 和 OXT 合成时，首先在 MgC 胞体中核蛋白体上形成激素原，再分别与各自的激素载运蛋白形成复合物，包装在囊泡内。这些含激素的囊泡沿下丘脑 – 神经垂体束通过轴浆运输到神经垂体储存。当 SON 和 PVN 的神经元受到刺激而兴奋时，产生神经冲动沿下丘脑 – 神经垂体束下行，到达位于神经垂体的轴突末梢，使其去极化，增加细胞膜对 Ca^{2+} 的通透性，Ca^{2+} 快速进入末梢，使激素以出胞方式释放出来，由血液运至靶细胞发挥作用。

（三）神经垂体激素的生理作用

1. 血管升压素　主要作用是维持机体水的平衡和参与血压的调控。生理状态下，血液中 VP 浓度很低，仅为 1~3 ng/L，血浆半衰期为 6~10 min，此时 VP 的主要作用是增加肾远曲小管和集合管对水的通透性，促进水重吸收回血，减少尿量（尿浓缩），产生抗利尿效应，因此又称其为**抗利尿激素**（antidiuretic hormone，ADH）。VP 对正常血压没有调节作用，但当机体大失血时，VP 释放量明显增加，血浆浓度可达 10 ng/L 以上，引起皮肤、肌肉和内脏的血管收缩，对升高和维持动脉血压起重要作用。VP 在肾小管和血管发挥不同的作用是因为 VP 受体分为 V_1 和 V_2 两型，V_1 受体主要分布于血管平滑肌，作用是使血管收缩；V_2 受体主要分布于肾远曲小管和集合管上皮细胞，其效应是使胞质中**水通道蛋白 2**（aquaporin 2，AQP2）嵌入主细胞膜上，增强上皮细胞顶端膜对水的通透性，发挥抗利尿作用。实际上，抗利尿作用的意义还是维持血容量。

垂体分泌 VP 障碍可引起**尿崩症**（diabetes insipidus），每日尿量达 5~10 L。有关血管加压素的作用机制和分泌的调节，详见第 4 章和第 9 章。

2. 催产素　人的 OXT 没有明显的基础分泌，只在分娩和哺乳等情况下，通过神经反射引起分泌。OXT 的主要作用是分娩时刺激子宫收缩和促进哺乳期乳腺排乳。因 OXT 与 VP 的基本化学结构相似，OXT 可结合一定的 V_2 受体产生较弱的抗利尿作用，子宫的 OXT 受体也可与 VP 结合，具有微弱的子宫收缩作用。

（1）刺激乳腺排乳作用　哺乳分为乳腺腺泡产生乳汁和乳汁的排出两个过程。哺乳期乳腺主要在 PRL 的作用下不断分泌乳汁并将其贮存在腺泡中。当乳腺腺泡周围肌上皮细胞收缩时，腺泡压力增加，使乳汁从腺泡经输乳管由乳头射出，此过程为**射乳**（milk ejection）。射乳是一种典型的神经内分泌反射，OXT 在其中发挥重要作用。射乳反射的基本过程是吸吮乳头的感觉信息经传入神经传至下丘脑兴奋 OXT 神经元，神经冲动沿下丘脑 – 垂体束下行至神经垂体，使 OXT 释放入血，引起乳腺肌上皮细胞收缩，乳腺射乳（图 12–9）。大脑皮质控制 OXT 的释放，尤其在人类，当哺乳的妇女听到自己婴儿的哭声，见到婴儿的形象和抚摸婴儿时，都会射乳。另外，OXT 也有营养乳腺和促进腺垂体释放 PRL 的作用，从而维持妇女哺乳期乳腺的泌乳功能。

（2）促进子宫平滑肌收缩作用　OXT 可与子宫平滑肌细胞上特异受体结合，使 Ca^{2+} 大量内流，提高胞内 Ca^{2+} 浓度，通过钙调蛋白和蛋白激酶的作用，诱发子宫平滑肌细胞收缩，故其亦被称为缩宫素。但此种作用与子宫功能状态有关，OXT 对非孕子宫作用较弱，而对妊娠子宫作用较强。妊娠后期子宫肌的 OXT 受体上调，可达非妊娠子宫的 200 倍，使子宫肌对 OXT 的敏感性增加。低剂量的 OXT 引起子宫节律性收缩，而高剂量 OXT 则引起子宫强直性收缩。雌激素促进 OXT 与其受体结合，提高子宫对 OXT 的敏感性，发挥允许作用；而孕激素的作用相反。特别在妊娠晚期，随着血中雌激素与孕激素比值的升高，子宫平滑肌对 OXT 的敏感性迅速增加，有利于分娩时子宫的阵发性收缩。再者，在分娩过程中胎头反复刺激子宫颈也可反射性地促进 OXT 分泌，通过正反馈调节机制，有助于子宫收缩进一步增强，发挥催产作用。总之，OXT 在分娩的全过程中均发挥重要作用。

此外，OXT 还参与调控机体的神经内分泌、学习与记忆、体温调节和镇痛等生理活动。

第三节　甲　状　腺

甲状腺（thyroid）是人体最大的内分泌腺，正常成人质量为 15~20 g。甲状腺由几百万个 15~500 μm 直径的**滤泡**（follicles）构成（图 12–11）。滤泡是由单层腺泡上皮细胞环绕而成的囊状结构，为合成、储存和释放甲状腺激素的功能单位。滤泡腔充满由滤泡上皮细胞分泌的胶质，其主要成分为甲状腺球蛋白。滤泡上皮细胞合成的甲状腺激素以**胶质**（colloid）的形式贮存于滤泡腔内。因此，滤泡腔是甲状腺激素的细胞外贮存库。滤泡上皮细胞的形态及胶质含量随甲状腺的功能状态而变化。滤泡上皮细胞在静息期为立方形；当甲状腺受到 TSH 刺激进入分泌期时，细胞呈高柱状，胶质减少；而在缺乏 TSH 刺激的情况下，细胞扁平，胶质增多，滤泡增大。

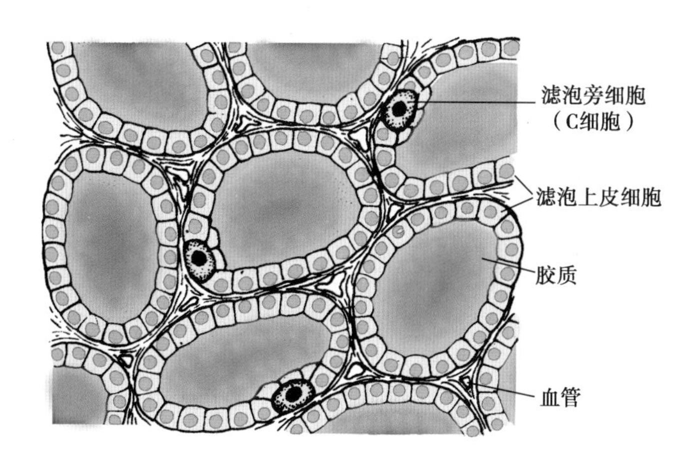

图 12–11　甲状腺组织的显微结构

在甲状腺滤泡细胞间和滤泡间结缔组织内含少量**滤泡旁细胞**（parafollicular cell），又称 **C 细胞**（clear cell），分泌降钙素，参与机体的骨代谢。

一、甲状腺激素的合成与代谢

甲状腺激素为酪氨酸碘化物，主要包括**甲状腺素**(thyroxin)，又称**四碘甲腺原氨酸**(3,5,3′,5′-tetraiodothyronine，T_4)，以及**三碘甲腺原氨酸**(3,5,3′-triiodothyronine，T_3)，化学结构见图 12-12。T_4 占甲状腺分泌总量的 93%，T_3 为 7%，两者的作用相同，但 T_3 的活性比 T_4 要高 4~5 倍，而且 50% 的 T_4 进入靶组织后脱碘转变为 T_3 发挥作用。此外，甲状腺也合成极少量的无生物活性的**反式三碘甲腺原氨酸**(3,3′,5′-triiodothyronine T_3 或 reverse T_3，rT_3)。

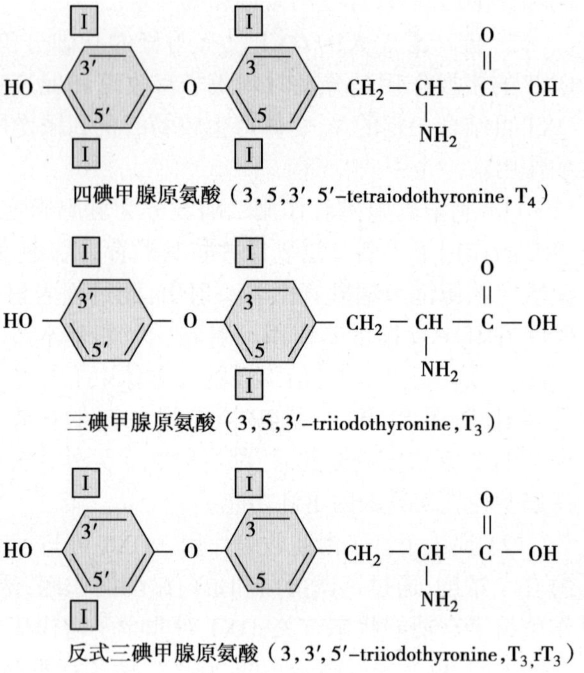

I I
HO — (3′, 5′) — O — (3, 5) — CH_2 — CH — C(=O) — OH
NH_2
I I

四碘甲腺原氨酸（3,5,3′,5′-tetraiodothyronine，T_4）

I I
HO — (3′, 5′) — O — (3, 5) — CH_2 — CH — C(=O) — OH
NH_2
I

三碘甲腺原氨酸（3,5,3′-triiodothyronine，T_3）

I I
HO — (3′, 5′) — O — (3, 5) — CH_2 — CH — C(=O) — OH
NH_2
I

反式三碘甲腺原氨酸（3,3′,5′-triiodothyronine，T_3，rT_3）

图 12-12 甲状腺激素的化学结构

合成甲状腺激素的主要原料是**甲状腺球蛋白**(thyroglobulin，TG)和碘(iodine)。TG 是由 5496 氨基酸残基构成、相对分子质量为 66×10^4 的同二聚体糖蛋白，在滤泡上皮细胞粗面内质网和高尔基体内合成，贮存于滤泡腔中。每个甲状腺球蛋白分子上大约含有 134 个酪氨酸残基，其中约 20% 可被碘化，用于合成 T_4 或 T_3。血中碘来自食物，正常成人每天从饮食中摄取碘 100~200 μg，有 1/5~1/3 进入甲状腺，其余由肾快速排泄。甲状腺是机体聚集碘的重要器官，含碘量为 8~10 mg，占全身总碘量的 90%。各种原因引起碘的缺乏，均可导致甲状腺激素合成减少。

(一) 甲状腺激素合成的基本过程

甲状腺激素的合成包括聚碘、碘的活化、酪氨酸的碘化和碘化酪氨酸的耦联等步骤(图 12-13)。

1. **甲状腺滤泡聚碘**(iodide trapping) 由肠道吸收进入体内的碘化物，以离子形式(I^-)存在于血液中，正常血中浓度为 250 μg/L，而甲状腺内 I^- 浓度比血液高 25~30 倍，这提示甲状腺滤泡上皮细胞能主动摄取和聚集碘，即**碘捕获**(iodide trap)。甲状腺滤泡上皮细胞膜内静息电位(-50 mV)低于细胞间质和滤泡腔的胶状质，因此，摄取碘的过程属于逆电-化学梯度进行的主动转运。首先，碘被一种膜蛋白 Na^+-I^- 同

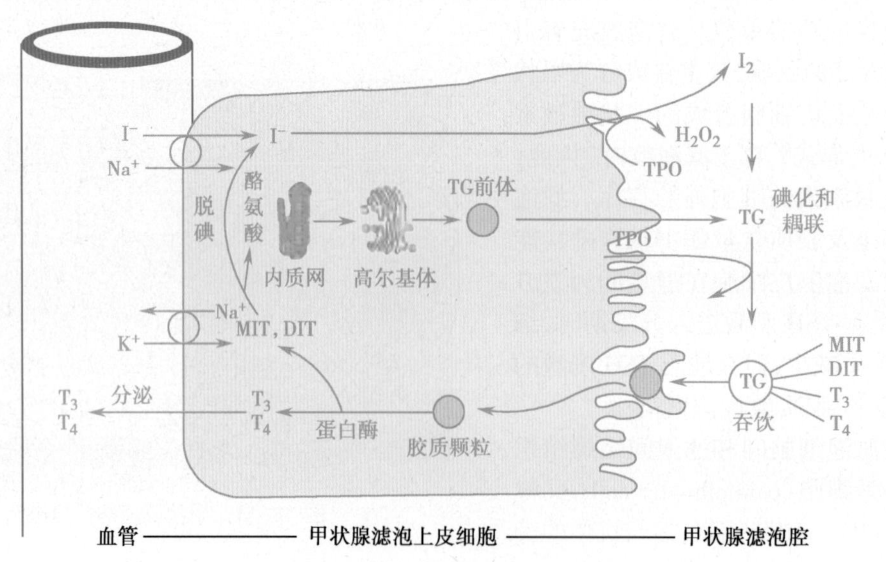

图 12-13 甲状腺激素的合成、贮存和释放

TG：甲状腺球蛋白；TPO：甲状腺过氧化物酶；MIT：一碘酪氨酶；DIT：二碘酪氨酸

相转运体（sodium-iodide symporter，NIS）从血液、经基底膜主动转运至甲状腺滤泡上皮细胞内；然后，I^- 再顺电－化学梯度经细胞顶端膜进入滤泡腔。在此过程中的能量由 Na^+–K^+–ATP 酶活动所提供，NIS 依赖该能量将 I^- 与 Na^+ 以 1∶2 的比例同向转运进入细胞，Na^+ 再被逆浓度梯度泵出细胞，因此 I^- 为依赖于 Na^+ 内流所驱使的继发性主动转运。若用毒毛花苷 G 抑制 Na^+–K^+–ATP 酶的活性，甲状腺的聚碘能力显著降低。硫氰化物的 SCN^- 及过氯酸盐的 ClO_4^- 能与 I^- 竞争 NIS，故可抑制甲状腺聚碘。腺垂体分泌的 TSH 可通过增强 NIS 的活性促进甲状腺聚碘。

临床常用注入放射性碘示踪法来检查并判断甲状腺的聚碘能力及其功能状态，如图 12–14 所示，A 患者 42 岁，在示踪剂背底很高的状态下，显示甲状腺两叶摄取示踪剂总量明显减低，且放射性分布不均匀，诊断为亚急性甲状腺炎；B 患者 36 岁，在示踪剂背底极低的状态下，显示甲状腺两叶整体摄取示踪剂显著增强，诊断为甲状腺功能亢进。

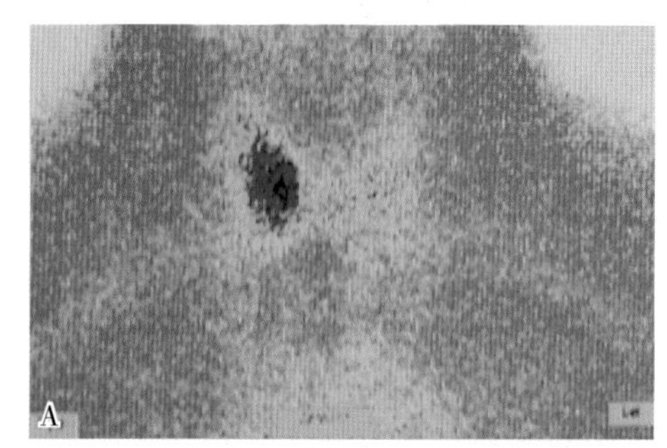

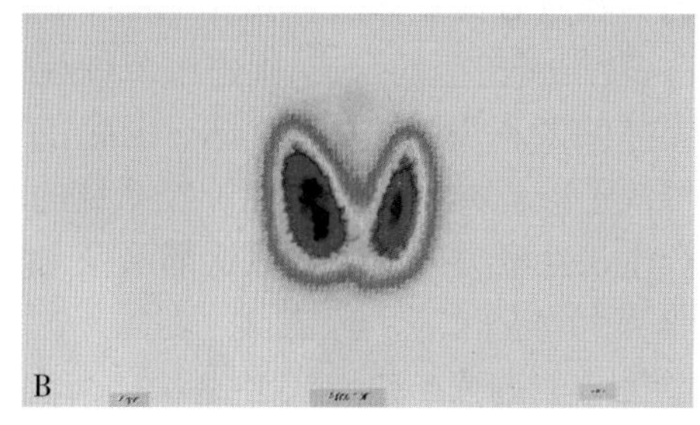

图 12–14　放射性 ^{131}I 示踪甲状腺形态与摄碘能力

滤泡细胞的碘转运能力也可用于对甲状腺摄碘率进行评价，正常情况下，碘摄取率在 3 h 为 5%~25%、4 h 为 20%~45%、高峰在 24 h 出现，甲亢患者通常碘的总摄取量增加、摄取高峰前移。

2. **碘的活化**（oxidation of the I^-）　是指摄入滤泡细胞的 I^- 经**甲状腺过氧化物酶**（thyroperoxidase，TPO）氧化变成“活化碘”（I^0 或 I_2）的过程。活化的部位在滤泡上皮细胞顶端绒毛与滤泡腔交界处。I^- 必须经过活化才能使酪氨酸碘化。如果阻断 TPO 系统或细胞先天缺乏此酶，甲状腺激素生成率即降至零。

3. 酪氨酸的碘化及甲状腺激素合成（organification of thyroglobulin）　酪氨酸的碘化是指在 TPO 催化下，TG 分子的某些酪氨酸残基上氢原子被氧化碘（I_2）所置换，合成**一碘酪氨酸**（monoiodotyrosine，MIT）残基和**二碘酪氨酸**（diiodotyrosine，DIT）残基的过程。然后，同一 TG 分子中的一个 MIT 与一个 DIT 或两个 DIT 在 TPO 催化下相互耦联生成 T_3 或 T_4。用放射性自显影方法，将放射碘注入体内几分钟后，即可在甲状腺滤泡上皮细胞微绒毛与滤泡腔交界处发现多种被碘化的 TG。

由上可见，甲状腺激素的合成在 TG 分子上进行，并需 TPO 的催化。TG 分子上含有酪氨酸、MIT、DIT、T_3 及 T_4，其中 T_4 与 T_3 之比为 20∶1，这个比值受甲状腺内含碘量的影响，含碘量增加，T_4 合成增加；反之，T_3 多。TPO 是甲状腺激素合成的关键酶，它介导 I^- 的活化、酪氨酸碘化及促进碘化酪氨酸的耦联等。TPO 是由甲状腺滤泡上皮细胞生成的糖蛋白，其活性受腺垂体 TSH 的调控，大鼠摘除垂体 48 h 后，酶活性消失，注射 TSH 后酶活性再现。硫脲类药物是 TPO 的强效抑制剂，可阻断甲状腺激素合成，在临床上被用来治疗甲状腺功能亢进症。

（二）甲状腺激素的释放、运输和降解

TH 的释放受腺垂体 TSH 的控制，在 TSH 的作用下，甲状腺滤泡上皮细胞顶端微绒毛伸出伪足，以吞饮的方式将 TG 的胶质小滴卷入细胞内，形成胶质小泡；小泡再与溶酶体融合，在蛋白酶作用下，水解 TG 的肽键，释放出游离的 T_3、T_4 及 MIT 和 DIT。T_3 和 T_4 经细胞底部出胞进入循环血中（图 12–13）。MIT 和 DIT 在微粒体酪氨酸脱碘酶的作用下迅速脱碘，释出的碘大部分可重复利用。

TH 脂溶性很强，主要以与血浆蛋白结合的形式在循环血中储存和运输。以游离形式存在的 TH 浓度极低，游离 T_4 约占总量的 0.03%，T_3 约占 0.3%。但只有游离形式的 TH 才具有生物学活性，因此结合型与游离型 TH 之间保持着动态平衡。T_4 的血液半衰期可长达 6~7 天，但 T_3 的半衰期通常不足 1 天。

脱碘是 TH 最主要的降解方式。大多数 T_4 在外周组织脱碘，一部分由 5′– 脱碘酶催化外环脱碘变成 T_3，另一部分经 5– 脱碘酶催化内环脱碘则变成 rT_3。血液中 80% 的 T_3 来源于 T_4 外周脱碘，其余为甲状腺

直接分泌。T_4 脱碘变成 T_3 被认为是 TH 活化过程，当机体遇到寒冷等刺激时 T_4 脱碘变成 T_3 增多。

对于甲状腺疾病患者，临床常规检测血清总 T_3(TT_3)、游离 T_3(FT_3)、总 T_4(TT_4)及游离 T_4(FT_4)，其中 TT_3(正常范围在 1.6~3.0 nmol/L)升高是诊断甲亢最敏感的指标，降低主要见于甲状腺功能减退、肝硬化、肾病综合征等；TT_4(65~155 nmol/L 为正常)升高或降低与 TT_3 意义相同。

二、甲状腺激素的生理作用

TH 在体内作用十分广泛，几乎对机体所有组织器官活动都产生生物效应。TH 主要通过与靶细胞核内**甲状腺激素受体**(thyroid hormone receptor，TR)结合，启动多种靶基因的转录，增加各种酶蛋白、结构蛋白、转运蛋白等的合成，促进组织细胞的新陈代谢和机体的生长发育，此即 TH 的基因组效应。T_3 与核内受体的亲和力是 T_4 的 10 倍。因此，90% 的 TR 是与 T_3 结合发挥作用，T_4 仅占 10%。此外还观察到，TH 可快速减弱异丙酚对中枢神经系统的麻醉效果；TH 可直接作用于心肌细胞，促进肌质网释放 Ca^{2+}，快速产生正性变力效应。显然这都不是调控基因表达的速度能及的，提示 TH 还存在类似调控膜受体的快速非基因效应。

(一) 调节产热与代谢

1. 增加机体产热量，提高基础代谢率　TH 对机体最明显的作用就是加速体内物质的氧化。除大脑、脾及睾丸以外，TH 能增加全身绝大多数组织细胞的耗 O_2 量和产热量，尤以心、肝、肾最明显。研究表明 1 mg T_4 可使机体产热量增加约 4 200 kJ，基础代谢率提高 28%。正常成年人安静时的耗 O_2 量约为 250 mL/min，在甲状腺功能亢进时可达 400 mL/min，基础代谢率明显升高，患者喜凉怕热、多汗、体重下降；而甲状腺功能减退时可减至 150 mL/min，基础代谢率明显降低，患者喜热恶寒、体重增加。T_3 的生热效应比 T_4 高 3~5 倍，但作用的持续时间较短。

TH 提高机体代谢率，增加产热量与 Na^+-K^+-ATP 酶密切相关。实验表明给动物注射甲状腺激素，心、肝及肌肉等组织的产热量与 Na^+-K^+-ATP 酶活性和数量同步增加，如用毒毛花苷 G 阻断 Na^+-K^+-ATP 酶活性，可完全消除 TH 的生热效应。当给动物 T_3、T_4 时，细胞线粒体的数量及体积与动物代谢率的增加成正比关系，因此认为 TH 还能增加线粒体的活性与数量，生成更多 ATP，为细胞代谢提供能量。此外，TH 可激活靶细胞线粒体膜上的解耦联蛋白(uncoupling protein，UCP)，使物质氧化与磷酸化解耦联，导致化学能不能转化生成 ATP 储存，只能以热能形式释放。

2. 调节三大物质代谢　TH 对机体物质代谢的影响十分复杂。生理水平的 TH 对蛋白质、糖和脂肪的合成和分解代谢均有促进作用，而大量的 TH 促进分解代谢的作用更明显。

(1) 糖代谢　TH 通过影响糖代谢相关酶的活性，参与调控糖代谢的所有环节，呈现增加血糖来源、促进糖被利用的双向作用。一方面，促进小肠黏膜对糖的吸收率，增强糖原分解与糖异生，同时对肾上腺素、胰高血糖素、生长素及糖皮质激素升高血糖的效应发挥允许作用，使血糖升高；另一方面，增加胰岛素分泌，促进外周组织对糖的利用，增强糖酵解而使血糖降低。甲状腺功能亢进患者在进食后血糖迅速升高，甚至出现糖尿，而随后又快速降低。

(2) 蛋白质代谢　生理情况下 TH 作用于靶细胞的核受体，激活 DNA 转录和 mRNA 形成，加速肌肉、骨骼、肝、肾等组织蛋白质的合成，细胞数量增多、体积增大，尿氮减少，表现为正氮平衡，有利于幼年时期机体的生长发育。但甲状腺激素分泌过多则又可加速外周组织蛋白质分解，尿氮增加，呈负氮平衡。特别是骨骼肌蛋白质的分解，故甲状腺功能亢进时出现肌肉消瘦乏力，并且尿中肌酸含量增加；又因骨骼蛋白分解，导致血钙升高和骨质疏松，生长发育停滞。TH 分泌不足时，蛋白质合成减少，组织间黏蛋白增多，结合大量正离子和水分子，引发黏液性水肿(myxedema)。

(3) 脂肪代谢　TH 加速机体利用脂肪酸氧化供能，使血中游离脂肪酸增加，并增强儿茶酚胺与胰高血糖素促进脂肪分解的作用。TH 既可通过诱导胆固醇合成的限速环节中 β- 羟 -β- 甲戊二酰辅酶 A 还原酶的表达，增强胆固醇的合成；又可通过肝低密度脂蛋白(LDL)受体上调，加速胆固醇的降解，但降解速度大于合成。另外，TH 还增加胆固醇由胆囊的排泄率。总之，TH 使血浆胆固醇浓度降低。长期甲状腺功能低下，血浆胆固醇明显升高，易患动脉硬化。甲状腺功能亢进患者血中胆固醇含量降低，脂肪分解增强，产热量增加。

（二）促进机体生长发育

TH 对机体的正常生长发育是必不可少的。这取决于两点，一是 TH 对 GH 合成的促进作用，研究证实 TH 能增强 GH 的基因转录，能提高组织细胞对 IGF–1 的反应性；二是 TH 本身具有促进组织分化、发育成熟的作用。实验发现 TH 可加速蝌蚪变蛙的过程，切除甲状腺的蝌蚪只能发育成巨大蝌蚪而不能变成蛙，若及时补充 TH 则又促使其向蛙转变。

TH 对胎儿和新生儿脑与骨的生长发育尤为重要。TH 能刺激骨化中心发育，软骨骨化，促进长骨与牙齿的生长，并能增强 GH 的促生长作用。更重要的是 TH 通过促进某些生长因子合成，促进神经元分裂，轴、树突形成，神经蛋白酶、磷脂和递质生成，以及髓鞘及胶质细胞的生长。因此，胚胎时期母体缺碘而导致 TH 合成不足或先天性及出生后甲状腺功能低下的婴幼儿，其大脑发育和骨骼成熟都将受损，导致**呆小症**（cretinism，**克汀病**）（图 12–15C）。

拓展知识 12–2 呆小症

（三）对各器官系统的作用

甲状腺激素对机体各组织器官的作用多数继发于它的促进机体代谢和耗氧过程。

1. 心血管系统　心脏是甲状腺激素最重要的靶器官，对心脏的总效力是提高心肌收缩力、加快心率，增加心输出量。其作用机制一是增加心肌细胞 β 肾上腺素受体数量和亲和力，强化肾上腺素的正性变力和正性变时作用；二是直接作用于心肌，促进心肌细胞肌质网释放 Ca^{2+}，激活心肌收缩蛋白，增加心肌的兴奋性和收缩力。甲状腺功能亢进患者常出现心跳加速、心肌肥大。

2. 神经系统　甲状腺激素对成年已分化成熟神经系统的主要作用是兴奋，此效应持续终生。这与甲状腺激素易化儿茶酚胺对神经系统的效应，使交感神经系统活动加强有关。甲状腺功能亢进患者因 TH 分泌过多，可致中枢神经系统过度兴奋，常表现为易激动、喜怒无常、注意力分散、焦虑不安等症状，并伴有弥漫性、对称性甲状腺腺体肿大（图 12–15A），但又因甲状腺素耗竭了神经肌肉的能量及其对突触的兴奋作用，患者常感到持续性的疲劳和失眠；而甲状腺功能减退的患者则因 TH 分泌过低，常致中枢神经系统兴奋性明显降低，表现为对外界事物反应迟钝、过度嗜睡、记忆力减退、表情淡漠，并伴严重的不一定对称的甲状腺腺体肿大（图 12–15B）。甲状腺激素还能增加脊髓控制肌张力神经元的突触后兴奋，从而导致细小肌肉的震颤，这是甲状腺功能亢进的显著体征之一。

3. 内分泌腺和其他组织　甲状腺激素也参与调控机体组织对其他激素的需要量。如甲状腺激素通

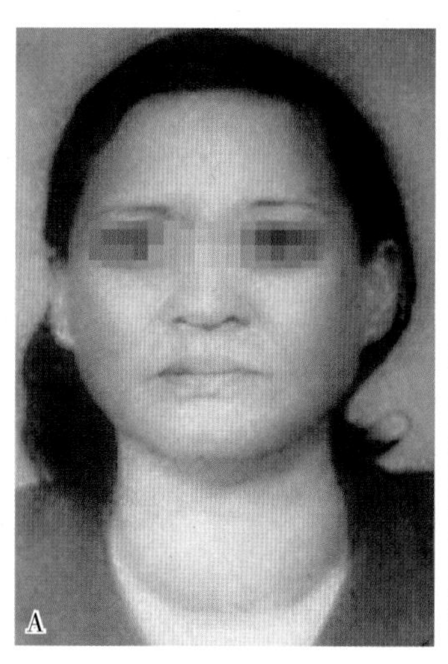

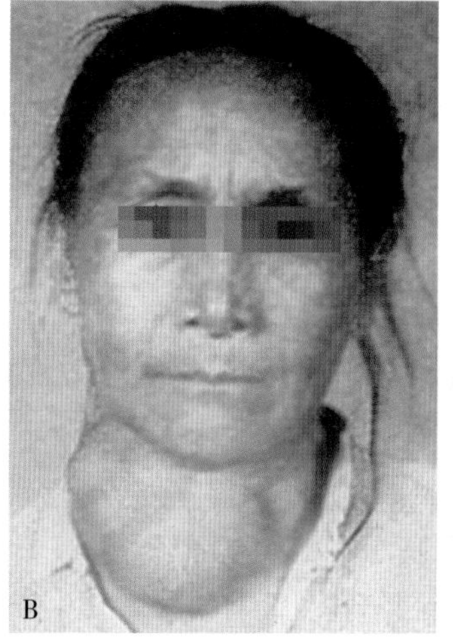

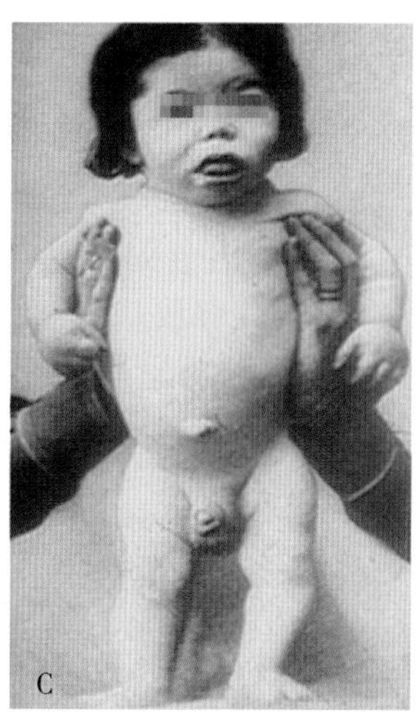

图 12–15　甲状腺激素分泌异常与病症

A. 甲状腺功能亢进患者；B. 甲状腺功能减退患者；C. 先天性及出生后甲状腺功能低下患者（2.5 岁）

过刺激 GH 合成，促进机体的生长发育；通过加强体内糖代谢率，促进胰岛素的分泌；通过增加骨形成的代谢，促进甲状旁腺激素分泌；通过增加肝对肾上腺皮质激素的降解，反馈性促进 ACTH 的产生，从而增加肾上腺糖皮质激素的分泌。

另外，甲状腺激素通过增强机体代谢率、组织耗 O_2 量及消化腺分泌与胃肠道运动，可以增加食欲和促进对食物的吸收。

三、甲状腺激素分泌的调节

甲状腺激素的合成与分泌主要受下丘脑 – 垂体 – 甲状腺轴的调节，而下丘脑 – 腺垂体也同时接受血中 TH 水平的负反馈调节，这一环路调节对维持血中甲状腺激素水平相对稳定，保证机体正常代谢起重要作用；此外，甲状腺还可通过调节对碘的摄取量，从而对甲状腺激素分泌进行自身调节；自主神经活动也能影响甲状腺激素的合成和分泌。

（一）下丘脑 – 垂体 – 甲状腺轴调控系统

下丘脑释放的 TRH 促进腺垂体分泌 TSH，TSH 促进甲状腺滤泡细胞增生和分泌 TH（图 12–16）。

1. TRH 促进腺垂体的功能活动　TRH 由下丘脑促垂体区的 TRH 肽能神经元合成，储存于下丘脑正中隆起。TRH 释放后经下丘脑 – 垂体门脉血流运至腺垂体，与 TSH 细胞膜上的 TRH 受体结合，通过 PLC–DAG–PKC 调节靶基因转录，加速 TSH 的合成；同时通过 PLC–IP_3–Ca^{2+} 系统促进合成与储存的 TSH 呈脉冲式释放。给人和动物注射 TRH 后 1~2 min，血浆 TSH 即增加，10~20 min 达高峰。1 分子 TRH 大约可使腺垂体释放 1000 分子 TSH。

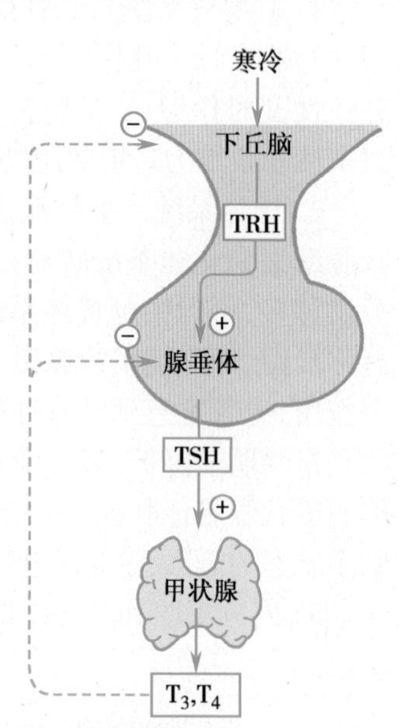

图 12–16　下丘脑 – 腺垂体 – 甲状腺轴调控系统
+：兴奋；–：抑制

下丘脑 TRH 神经元接受大脑及其他部位神经元传入信息的调控，将环境刺激与 TRH 神经元的活动联系起来。寒冷是促进 TRH 释放最强的刺激。当机体处于寒冷环境中，该信息首先到达中枢神经系统，同时刺激下丘脑体温调节中枢和附近的 TRH 神经元，引起 TRH 分泌，进而促进 TSH 分泌。神经递质去甲肾上腺素在其中发挥重要调制作用，如用药物阻断去甲肾上腺素的合成，机体对寒冷刺激引起的适应性反应明显减弱。另外，当机体受到严重创伤、手术等应激刺激，下丘脑释放生长抑素，从而抑制 TRH 的合成与释放，使腺垂体 TSH 释放减少，T_4 和 T_3 的分泌水平相应降低，这有利于减少机体的代谢性能量消耗，促进创伤组织的修复。其他激素，如雌激素能增加腺垂体 TSH 细胞膜上 TRH 受体的数量及其对 TRH 作用的敏感性，使 TSH 分泌增加。

2. TSH 促进甲状腺的功能活动　TSH 是腺垂体分泌的一种糖蛋白，由 211 个氨基酸残基组成，相对分子质量为 2.8×10^4，是由 α 和 β 两个亚单位组成的异二聚体。TSH 的生物活性取决于 β 亚单位，但只有在 TSH 与 α 亚单位结合后才能显示出全部的生物活性。TSH 呈脉冲式分泌，每 2~4 h 出现一次高峰；在脉冲式释放基础上，还有日周期节律变化，表现为清晨高、午后低。血清中 TSH 的浓度为 0.5~5 μU/mL，日分泌量为 45~150 μU/d，半衰期约 30 min。TSH 通过与甲状腺滤泡细胞基底膜上特异性受体结合，启动 G 蛋白介导的 AC–cAMP–PKA 和 PLC–IP3/DAG–PKC 细胞信息转导途径，全面促进甲状腺的功能活动。

TSH 是调控甲状腺滤泡细胞生长和甲状腺激素分泌的主要因素，其功能可归纳为长期效应和短期效应两大方面。①长期效应：是指 TSH 刺激甲状腺滤泡细胞增殖。表现为细胞数目增多、由立方形变为柱状，细胞内内质网及核糖体数量增多、高尔基复合体体积增大、DNA 合成加强、毛细血管增生、甲状腺血流量增加。切除动物垂体后，血中 TSH 迅速消失，甲状腺发生萎缩，甲状腺激素分泌明显减少。②短期效应：是指 TSH 促进 TH 合成与分泌。TSH 可在数分钟内，使溶酶体内甲状腺球蛋白水解酶激活，滤泡腔内 TG

水解，增强滤泡上皮细胞吞饮胶质小滴，加速 T_3 与 T_4 的释放；同时促进碘的摄取、酪氨酸的碘化，并增加 TG 和 TPO 的 mRNA 含量，使 MIT、DIT、T_3 和 T_4 合成增加。

某些甲状腺功能亢进患者的血中可出现**刺激甲状腺免疫球蛋白**（thyroid-stimulating immunoglobulin，TSIG），其化学结构与 TSH 相似，能与 TSH 竞争甲状腺细胞膜受体而刺激甲状腺分泌和腺体细胞增生，引起甲状腺功能亢进。

3. T_3 和 T_4 对下丘脑和腺垂体功能活动的反馈性调节　血中游离的 TH 可负反馈抑制下丘脑 TRH 和腺垂体 TSH 的分泌（图 12-16）。临床观察到，甲状腺功能减退的黏液性水肿患者，血中甲状腺激素水平较低，但 TSH 浓度升高超过 5 μU/mL；相反，甲状腺功能亢进的患者，血中甲状腺激素水平显著升高，而 TSH 浓度低至 0.5 μU/mL 以下，说明 TH 对腺垂体释放 TSH 起负反馈调节作用。其作用机制是 TH 能诱导腺垂体 TSH 细胞产生一种抑制性蛋白质，它使腺垂体细胞对 TRH 的反应能力减弱，合成与释放 TSH 减少。T_3 在反馈抑制 TSH 分泌过程中起主要作用，因为腺垂体 TSH 细胞核内的 TH 受体对 T_3 的亲和力比对 T_4 的亲和力高 20 倍。TH 对腺垂体 TSH 分泌的负反馈调节是经常而持续的，与下丘脑 TRH 的刺激作用保持对立统一，以维持血中 TH 的稳定。

血中高水平 T_3 可直接抑制下丘脑 TRH 前体基因转录，从而抑制 TRH 合成；同时下调 TSH 细胞膜上的 TRH 受体，降低 TSH 细胞对 TRH 的敏感性。

碘缺乏引起地方性甲状腺肿疾病，其发病机制是饮食中碘含量不足，体内 T_3 和 T_4 合成减少，由于血中 T_3 和 T_4 长期降低，对腺垂体的反馈性抑制作用减弱，引起 TSH 分泌增加，从而导致甲状腺组织的代偿性增生和肥大。

（二）甲状腺激素分泌的自身调节

甲状腺还能根据血碘水平的变化，适应性地调节自身摄取碘及合成 TH 的能力，因其不受神经及体液调节的影响，故称自身调节。它是一个有限度的、缓慢的调节。甲状腺这种适应碘需求量变化的自身调节，对于缓冲食物中摄入碘量的差异对甲状腺素合成和分泌的影响具有重要意义。

当碘摄入量变动在 50 μg/dL~1 mg/dL 浓度之间时，TH 合成的变动不大，呈线性关系。但当血碘浓度超过 1 mmol/L，甲状腺摄碘能力开始下降；若血碘浓度达 10 mmol/L 时，甲状腺聚碘作用完全消失；当血碘浓度高达正常血碘的 100 倍时，甲状腺摄碘、酪氨酸碘化及胶质入胞等功能均下降，导致甲状腺激素合成与释放全面减少。因为高血碘抑制甲状腺 Na^+-I^- 同相转运体（NIS）的表达、I^- 的活化及 TPO 的活性，同时使甲状腺体积缩小，血液供应减少。这种过量碘抑制甲状腺聚碘能力和 TH 合成的效应，称为**碘阻滞效应**（Wolff-Chaikoff effect）。碘阻滞效应有利于维持甲状腺功能的相对稳定，还可用于临床上对甲状腺危象的预防和治疗。碘阻滞效应只是暂时，如果血碘浓度持续升高，甲状腺可“脱逸”此效应，激素的合成再次增加。这是因为对碘摄取抑制的同时伴随着甲状腺细胞内碘含量的减少，从而使激素合成继续进行。相反，当血碘含量不足时，甲状腺碘转运机制增强，使 T_3 与 T_4 合成和分泌增加。

（三）自主神经的调节

甲状腺滤泡接受交感神经肾上腺素能纤维和副交感神经胆碱能纤维双重支配，同时在甲状腺细胞膜上存在相应的 α、β 受体和 M 受体。肾上腺素能纤维兴奋促进甲状腺激素合成与释放，而胆碱能纤维兴奋则抑制甲状腺激素的分泌。自主神经主要在机体内外环境发生变化引起应急反应时发挥对甲状腺功能的调节作用。

第四节　肾　上　腺

肾上腺位于肾的上方，总质量为 8~10 g，由皮质和髓质组成，两部分是结构与功能上完全不同的内分泌腺体。肾上腺皮质分泌类固醇激素，其作用广泛，主要参与调节机体物质代谢，是维持生命活动所必需的。肾上腺髓质嗜铬细胞分泌儿茶酚胺类激素，与交感神经构成功能系统，共同在机体应急反应中发挥作用。

一、肾上腺皮质激素

肾上腺皮质由外向内分为球状带、束状带和网状带。球状带细胞分泌盐皮质激素，主要是醛固酮(aldosterone)；束状带细胞分泌糖皮质激素，90% 为**皮质醇**(cortisol)，10% 为**皮质酮**(corticosterone)；网状带细胞分泌以脱氢表雄酮(dehydroepiandrosterone，DHEA)为代表的雄性激素，也可分泌少量的糖皮质激素和雌激素(图 12–17)。这些激素都属于类固醇的衍生物，统称为类固醇激素。动物实验发现，摘除动物双侧肾上腺后，很快就衰竭死亡；如能及时补充肾上腺皮质激素，则可以维持动物的生命。动物死亡的主要原因：一是缺乏糖皮质激素，导致机体糖、蛋白质及脂肪的代谢紊乱，严重降低了机体对伤害性刺激的抵抗力；二是缺乏盐皮质激素，导致水盐代谢紊乱，使循环血量严重不足，动脉血压降低，从而引起机体功能衰竭死亡。可见肾上腺皮质激素是维持生命活动所必需的。

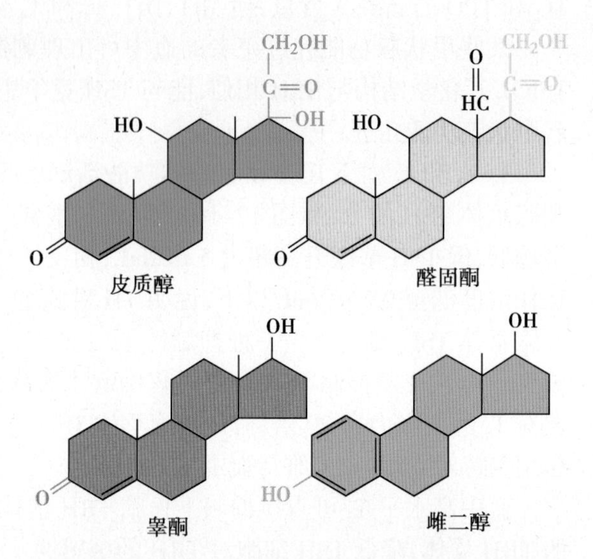

图 12–17　几种主要的肾上腺皮质激素的化学结构

(一) 肾上腺皮质激素的合成与代谢

肾上腺皮质激素的合成原料是胆固醇，主要来自血液。血浆中的胆固醇与皮质细胞上的低密度脂蛋白(LDL)受体结合入胞，形成胆固醇酯贮存。机体需要时储存的胆固醇酯在胆固醇酯酶的催化下，分解生成游离胆固醇，随即被固醇转运蛋白送入线粒体，在 ACTH 与侧链裂解酶的作用下转变成孕烯醇酮，然后在皮质各层细胞的线粒体和内质网中，经多种羟化酶与氧化酶的作用，进一步转化为各种皮质激素。图 12–18 显示肾上腺皮质激素合成的主要步骤，其中胆固醇转变为孕烯醇酮是皮质激素合成的限速步骤，也是 ACTH 调节的主要部位。由于肾上腺皮质各层细胞存在的酶系不同，所合成的皮质激素也不同。

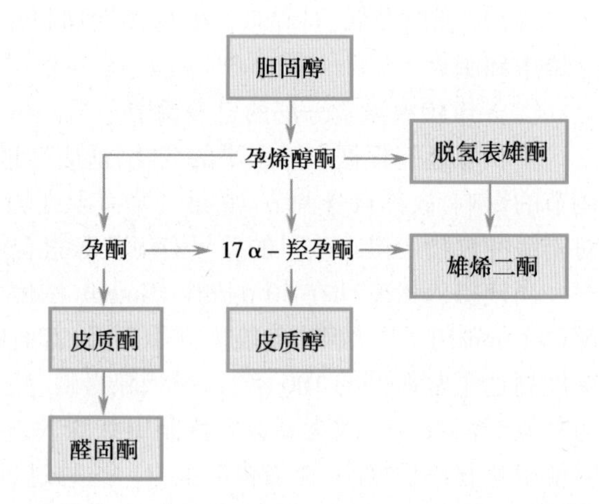

图 12–18　肾上腺皮质类固醇激素合成的主要步骤

皮质醇合成后即被释放入血。在血液中 75%~80% 的皮质醇与**皮质类固醇结合球蛋白**(corticosteroid binding globulin，CBG)或称**皮质激素运载蛋白**(transcortin)结合，15% 与血浆蛋白结合，5%~10% 为游离状态。结合型与游离型皮质醇可以互相转化，呈动态平衡。只有游离状态的激素才能进入靶细胞发挥生物学效应。CBG 是由肝产生的一种 α_2– 球蛋白，血浆浓度为 30~50 mg/L。每 100 mL 血浆中的 CBG 大约可结合 20 μg 皮质醇。血浆中皮质醇与蛋白结合，有利于其运输和贮存，也减少皮质醇从肾排出。正常成人肾上腺平均每天产生皮质醇 20 mg，血中浓度为 375 nmol/L(135 μg/L)，半衰期为 60~90 min。在应激情况下，ACTH 刺激皮质醇日产生量可高达 100 mg。

肾上腺皮质激素主要在肝中降解失活，其降解产物主要属 17– 羟类固醇(70%)，由尿排出，故测定尿中 17– 羟类固醇的含量可反映肾上腺皮质激素的分泌水平。另外，皮质醇激素还可降解为 17– 氧类固醇，约占尿中排泄量的 10%。性激素睾酮的代谢产物也是 17– 氧类固醇。因此，男性尿中 17– 氧类固醇来自睾丸分泌的睾酮和肾上腺皮质分泌的皮质醇及雄激素。

(二) 糖皮质激素

1. 糖皮质激素的生理作用　**糖皮质激素**(glucocorticoid，GC)主要与细胞质受体结合，通过基因组效应发挥作用，但也存在非基因组效应。体内多数组织、器官存在 GC 受体，因此 GC 的作用广泛而复杂。主要有以下几个方面：

(1) 对代谢的影响

1) 糖代谢　GC 是调节糖代谢的重要激素之一，因能显著升高血糖而得名。它主要通过加速肝糖原异生，减少组织糖的利用，而使血糖升高。其作用机制是：①激活肝细胞糖原异生酶，并促进肝外组织，特别是肌肉蛋白质分解，释放氨基酸转移入肝合成糖原；②增强禁食期间肝对糖原异生激素（肾上腺素及胰高血糖素）的反应性；③抑制 NADH 氧化，减少糖酵解，从而降低外周组织细胞对葡萄糖的利用；④大剂量 GC 能抑制胰岛素与其受体结合，特别是肌肉和脂肪组织对胰岛素的敏感性降低，产生抗胰岛素效应。因此，糖皮质激素缺乏时，导致低血糖；而糖皮质激素过多时，引起血糖升高，甚至尿糖呈阳性，产生肾上腺糖尿病（adrenal diabetes）。

2) 蛋白质代谢　GC 对肝内与肝外组织蛋白质代谢的影响截然不同。GC 能促使肝外所有组织细胞的蛋白质水解，以提供氨基酸给肝作为糖异生的原料，同时减少氨基酸转运入肌肉和其他组织，抑制蛋白质的合成。因此，机体 GC 分泌过多时出现肌肉消瘦、骨质疏松、皮肤变薄、淋巴系统免疫功能低下等体征。相反，GC 能促进氨基酸转运入肝，刺激肝细胞内 RNA 和蛋白质的合成，使肝蛋白增加。由于肝蛋白释放入血，血浆蛋白也相应增加。

3) 脂肪代谢　GC 对脂肪组织的主要作用是提高四肢脂肪酶的活性，促进脂肪分解，使脂肪酸由脂肪组织向肝转移，增强脂肪酸在肝内的氧化，有利于糖原异生；它也加强细胞内脂肪酸氧化供能。特别在机体饥饿及应激情况下使机体供能由糖代谢向脂代谢转化。GC 动用脂肪供能的作用较胰岛素水平降低时产生的类似作用弱而出现得晚，是机体长期储备糖及糖原的重要机制。肾上腺皮质功能亢进（库欣综合征）时，GC 引起的高血糖可刺激胰岛素分泌增加，反而促进脂肪合成、增加脂肪沉积；由于全身不同部位脂肪组织对 GC 的敏感性不同，体内脂肪发生重新分布，脂肪主要沉积在面（moon face，满月脸）、颈、躯干（buffalo hump，水牛背）和腹部，而四肢脂肪分解较强，储存减少，形成“向心性肥胖”。图 12-19 所示患者，7 岁，患肾上腺皮质细胞瘤，导致 GC 分泌过高，出现向心性肥胖；且肾上腺皮质分泌雄激素，刺激胡须生长。肿瘤切除后该患儿完全康复。

拓展知识 12-3　库欣综合征

4) 水盐代谢　GC 具有微弱的促进肾远曲小管和集合管保 Na^+ 排 K^+ 的作用，因为 GC 可与醛固酮受体发生交叉结合，产生微弱的醛固酮样作用；GC 还能降低肾小球入球血管阻力，增加肾小球血浆流量，从而使肾小球滤过率增加，这有利于机体排水。肾上腺皮质功能不足者可出现排水障碍，严重时导致“水中毒”。GC 不仅促进肾排水，还促进钙和磷的排出，因为 GC 可减少肾近球小管对钙和磷的重吸收。

(2) 对血细胞的作用　GC 可使血中淋巴细胞与嗜酸性粒细胞数量减少，而红细胞、血小板和中性粒细胞数量增加。导致淋巴细胞和嗜酸性粒细胞减少，是因为 GC 能抑制淋巴细胞有丝分裂，促进淋巴细胞凋亡，促使胸腺和淋巴组织萎缩。所以长期应用 GC，能导致机体免疫功能降低，易患严重感染；但是，GC 的这种作用有利于对抗器官移植时出现的免疫性排斥反应。临床上将血中淋巴细胞和嗜酸性粒细胞减少作为诊断肾上腺皮质功能亢进的一个重要指标。造成红细胞和血小板数量增多是因为 GC 能增强骨髓造血功能，所以肾上腺皮质功能亢进患者易患红细胞增多症，而功能低下者会出现贫血。中性粒细胞数量增加是由于 GC 动员附着在血管边缘的中性粒细胞进入血液循环所致。

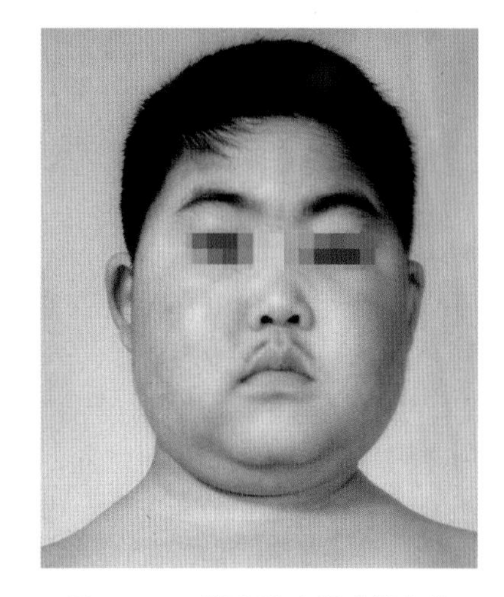

图 12-19　肾上腺皮质功能亢进

(3) 对儿茶酚胺的允许作用　GC 可提高心肌、血管平滑肌对儿茶酚胺类激素的敏感性（允许作用），上调心血管系统肾上腺素能受体的表达，加强心肌收缩力、提高血管的紧张性，升高血压；所以，GC 分泌不足的个体，当发生应激反应时易出现低血压休克。GC 可提高肝细胞肾上腺素及胰高血糖素的敏感性，促进糖原异生。

（4）抑制炎症反应和免疫反应　大剂量的糖皮质激素可通过非基因组效应快速抑制炎性因子的释放，减轻炎症早期的渗出、水肿和炎性细胞浸润等反应；同时稳定炎性细胞的细胞膜和溶酶体膜，减少组胺、缓激肽、蛋白水解酶等的释放，避免严重的过敏反应和细胞自溶。大剂量的糖皮质激素还可抑制 T 淋巴细胞的分化、抑制 B 淋巴细胞产生抗体，从而抑制免疫反应。因此，对于严重感染的患者，应在使用足量抗生素的同时辅以大剂量的 GC。

（5）损伤胃黏膜屏障　GC 能提高胃腺细胞对迷走神经和促胃液素的敏感性，促进胃酸和胃蛋白酶的分泌，损伤胃黏膜屏障。因此，长期大量应用 GC 可诱发或加重胃溃疡。在临床上，溃疡病人应慎用 GC。

（6）参与应激反应　当机体受到各种有害刺激（如创伤、缺氧、严重感染、剧烈疼痛、极端气候、高度精神紧张和强烈的精神刺激等）时，腺垂体－肾上腺皮质轴立即被激活，释放大量 ACTH 和 GC，引起机体产生一系列抵抗和耐受有害刺激的非特异性反应，称为**应激反应**（stress reaction）。实验发现大鼠急性创伤后几分钟内血中 GC 升高 6 倍以上。GC 大量分泌引起的非特异性反应包括：①快速动用储存在细胞内的氨基酸、脂肪进入糖异生，升高血糖，以保障心、脑等重要器官的能量供应；②稳定细胞膜和溶酶体膜，减少缓激肽、蛋白水解酶等的释放，维持内环境稳定；③通过 GC 对儿茶酚胺的允许作用，使心率加快、心肌收缩力增强、血压升高。

在应激反应中，除 ACTH、GC 迅速大量分泌外，还有生长素、催乳素、血管升压素、胰高血糖素及醛固酮等也都显著升高。因此，应激反应是以 ACTH 和 GC 分泌为主体，多种激素协同参与的防御性反应。临床观察表明，适度的应激反应对于机体抵御伤害性刺激是十分重要的，但过度或持久的应激反应可能对机体造成伤害，如严重创伤后出现的应激性溃疡、长期紧张引起的应激性高血压等。

机体受到各种有害刺激时，交感－肾上腺髓质系统也会迅速激活，释放大量的儿茶酚胺（肾上腺素和去甲肾上腺素）入血，快速升高血压和血糖，称为**应急反应**（emergency reaction）。所以，当机体受到有害刺激时，实际上是“应激”和“应急”两种反应同时存在，应急反应可快速提高机体对伤害性刺激的应变能力，应激反应可持续提高机体对伤害性刺激的抵抗和耐受能力，两者协同作用，对于确保机体抵御环境恶变，具有十分重要的生物学意义。

除上述作用外，GC 尚能促进胎儿肺泡发育及肺表面活性物质的生成，防止新生儿呼吸窘迫综合征的发生；GC 还可维持中枢神经系统的正常兴奋性，改变行为和认知能力，影响胎儿和新生儿的脑发育。可见，GC 的作用十分广泛而又复杂。

2. 糖皮质激素分泌的调节　生理状态下 GC 呈现基础分泌，应激状态下 GC 大量分泌，但无论机体在生理状态或是应激状态下，GC 的分泌均受下丘脑－腺垂体－肾上腺皮质轴（hypothalamo-pituitary-adrenal gland axis，HPA 轴）激素的调控（图 12-20）。

（1）下丘脑－腺垂体－肾上腺皮质轴的调控　下丘脑室旁核及促垂体区的 CRH 神经元分泌 CRH，经垂体门脉系统到达腺垂体，与 ACTH 细胞上的 CRH 受体结合，通过 AC-cAMP-PKA 信号途径促进 ACTH 分泌；ACTH 通过体循环到达肾上腺皮质，促进 GC 分泌。研究发现，缺乏 CRH，ACTH 分泌锐减。

ACTH 由腺垂体 ACTH 分泌细胞合成的前体蛋白阿黑皮素原（POMC）酶解后产生，是一个含 39 个氨基酸的多肽，相对分子质量为 4.5×10^3。ACTH 分子上前 24 位氨基酸在各种动物中均相同，它们具有 ACTH 全长分子的所有生物效能。ACTH 分泌量为 5~25 μg/d，血浆浓度为 1~50 ng/L，血中半衰期为 10~25 min，主要在血中被氧化或通过酶解灭活。

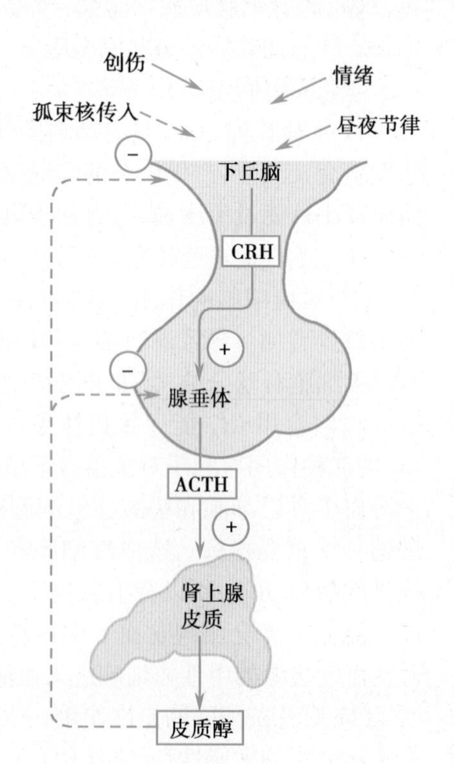

图 12-20　下丘脑－腺垂体－肾上腺皮质轴调控系统
+：兴奋；-：抑制

肾上腺皮质束状带与网状带细胞膜上存在 ACTH 受体，ACTH 与其受体结合后，启动细胞内 AC-cAMP-PKA 或 IP3/DAG-PKC 信息转导途径，加速胆固醇进入线粒体，激活合成 GC 的各种酶系统，促进肾上腺皮质细胞分裂增殖，刺激 GC 合成与分泌。实验发现，切除动物腺垂体，肾上腺皮质束状带及网状带萎缩，GC 分泌显著减少。

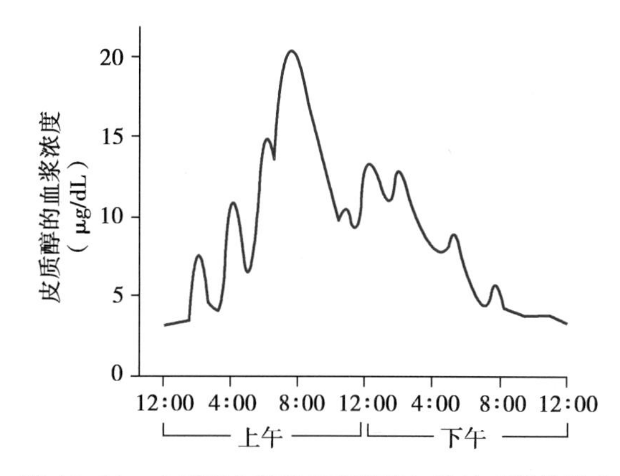

图 12-21 皮质醇分泌的昼夜节律与脉冲式释放模式

由于受 CRH 的昼夜节律性分泌的控制，ACTH 的基础分泌呈现昼夜节律性变化。CRH 的分泌主要受下丘脑视交叉上核生物钟节律的影响，其脉冲式分泌呈昼夜节律性变化：于清晨觉醒前分泌量最高，白天维持于低水平，入睡后逐渐降低，午夜降至最低，然后再逐渐升高。CRH 的这种节律性分泌导致 ACTH 及 GC 的脉冲式分泌也发生相应的节律性变化（图 12-21），故血浆中 ACTH 和 GC 的水平相平行。此外，各种应激刺激（如低血糖、大失血及精神紧张等），均可促使下丘脑分泌 CRH 增加，同时刺激腺垂体分泌 ACTH 增加，最后引起肾上腺皮质大量分泌 GC，提高机体抵御伤害性刺激的能力。有实验证明，脑内许多部位有投射纤维汇聚到下丘脑 CRH 神经元。例如，来自杏仁核有关情绪紧张的神经冲动可引起 CRH 分泌增加，来自外周伤害性感觉神经冲动也可引起 CRH 和 ACTH 分泌增加。

(2) 糖皮质激素对下丘脑和腺垂体的反馈调节 当血中 GC 浓度增多时，可通过长反馈抑制下丘脑 CRH 神经元释放 CRH 和腺垂体 ACTH 神经元合成释放 ACTH，以及抑制腺垂体 ACTH 细胞对 CRH 的反应，使血中 GC 降低。这种长反馈调节有利于维持血液中 GC 水平的相对稳定（图 12-20）。腺垂体 ACTH 分泌过多还可通过短反馈抑制下丘脑 CRH 神经元活动。CRH 分泌过多时亦可对 CRH 神经元自身产生负反馈（超短反馈）调节。

临床长期大剂量应用 GC 的患者，外源性 GC 可通过长反馈抑制下丘脑 CRH 神经元和腺垂体 ACTH 细胞，使 CRH 与 ACTH 分泌减少，以致患者肾上腺皮质日趋萎缩，分泌功能逐渐减退或停止。若此时突然停药，则可因体内 GC 突然减少而导致严重后果，甚至危及生命。因此，必须采取逐渐减量的方法停药或间断补充 ACTH 以促进肾上腺皮质功能恢复，并防止其萎缩。

（三）盐皮质激素

肾上腺皮质球状带分泌的盐皮质激素主要包括**醛固酮**（aldosterone，Ald）、去氧皮质酮和去氧皮质醇，其中以醛固酮的生物活性最强，它的生物作用占 90%。醛固酮主要与白蛋白结合而运输。血液中结合型的醛固酮约占 60%，游离醛固酮约为 40%。醛固酮分泌量为 150 μg/d，血浆浓度在 0.17 nmol/L（0.06 μg/L）以下，严重缺钠时可高达正常量的 4~5 倍。醛固酮半衰期为 15~20 min。

醛固酮主要的靶细胞是肾的远曲小管和集合管的上皮细胞，醛固酮与这些上皮细胞内的盐皮质激素受体结合后，通过基因组效应促进 Na^+-K^+-ATP 酶表达和钠离子通道表达，从而促进 Na^+ 的重吸收及 K^+ 的分泌，H_2O 伴随 Na^+ 被渗透性重吸收。因此，盐皮质激素的主要作用可概括为保钠、保水、排钾，以维持机体的水盐平衡、细胞外液容量、动脉血压和循环血量的稳态。当醛固酮分泌过多时，可导致机体钠、水潴留，引起高血钠、低血钾、碱中毒，甚至顽固性高血压。

盐皮质激素的分泌主要受肾素 - 血管紧张素系统、血 K^+ 和血 Na^+ 水平的调节，详见第 9 章第五节尿生成的调节。

（四）肾上腺雄激素

肾上腺皮质束状带和网状带细胞分泌极少量的雄激素，主要有**脱氢表雄酮**（dehydroepiandrosterone，DHEA）和**雄烯二酮**（androstenedione），称为**肾上腺雄激素**（adrenal androgen），其生物学活性较弱。在青春期前 1~2 年，肾上腺雄激素开启分泌，称为**肾上腺皮质功能初现**（adrenarche），然后终生维持分泌。肾上腺功能初现期，阴毛、腋毛开始出现，体格生长明显加速，每年可增长 8~10 cm，进入青春期后增长随即减慢。

肾上腺雄激素对于成年男性影响不明显，但男童如果分泌过多，可引起性早熟，表现在 8 岁前出现腋毛、阴毛、胡须等第二性征（图 12–19）。肾上腺雄激素是女性体内雄激素的重要来源，具有刺激女性腋毛、阴毛生长，维持性欲等作用。雄烯二酮分泌入血后，可在外周组织转化为雌二醇（estradiol），是绝经后的女性体内雌激素的重要来源。

二、肾上腺髓质激素

肾上腺髓质在胚胎发生上与交感神经节后神经元同源，既属于自主神经系统又属于内分泌系统。肾上腺髓质嗜铬细胞可被看成是无轴突的交感节后神经元，分泌的激素为：**肾上腺素**（adrenaline，epinephrine，E）、**去甲肾上腺素**（noradrenaline，NA，norepinephrine，NE）和少量的**多巴胺**（dopamine），统称为**儿茶酚胺**（catecholamine）。它们在机体发生应急反应时发挥重要作用。

（一）儿茶酚胺的合成与代谢

肾上腺髓质嗜铬细胞合成肾上腺素和去甲肾上腺素的过程，与肾上腺素能神经纤维合成去甲肾上腺素基本相同。它们都是以酪氨酸为原料，在一系列酶的作用下，主要经酪氨酸、多巴、多巴胺、去甲肾上腺素等环节，最终生成肾上腺素（图 12–22）。肾上腺髓质嗜铬细胞的特点是其胞质中存在**苯乙醇胺氮位甲基转移酶**（phenylethanolamine-N-methyl-transferase，PNMT），可使去甲肾上腺素甲基化成为肾上腺素。肾上腺素与去甲肾上腺素合成后均贮存在嗜铬细胞囊泡内，前者占 80%，后者占 20%。血液中的去甲肾上腺素主要来自肾上腺素能神经纤维末梢，其次是肾上腺髓质；而肾上腺素主要来自肾上腺髓质。切除肾上腺的动物血浆去甲肾上腺素水平不变，但肾上腺素几乎降至零。

血中游离肾上腺素水平约为 30 pg/mL，去甲肾上腺素为 300 pg/mL，多巴胺为 3.5 pg/mL。体内的肾上腺素和去甲肾上腺素可在**单胺氧化酶**（monoamine oxidase，MAO）与**儿茶酚 –O– 甲基转移酶**（catechol-o-methyl-transferase）的作用下降解，其最终产物为香草扁桃酸（VMA），由尿排出。因此，24 h 尿中 VMA 的高低直接反应血中肾上腺素和去甲肾上腺素的高低。VMA 的正常参考值依检测方法而异，其中色谱柱比色法为 9.6~49.5 μmol/24 h 尿。增高常见于嗜铬细胞瘤、交感神经母细胞瘤、皮质醇增多症、原发性高血压等，

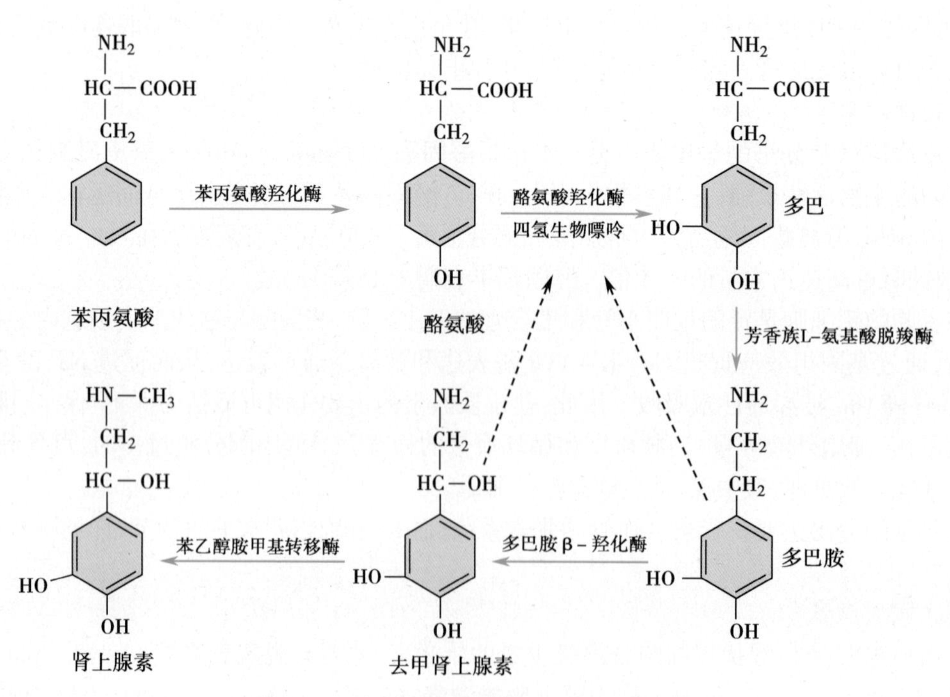

图 12–22 儿茶酚胺类物质生物合成的步骤
----：抑制

降低常见于原发性肾上腺皮质功能减退等。

（二）儿茶酚胺的生理作用

血液中肾上腺素和去甲肾上腺素通过与靶细胞膜上的 α 和 β 受体结合而发挥作用。α 受体通过 PLC-IP_3/DAG-PKC 细胞信号转导系统发挥作用。β 受体通过 AC-cAMP-PKA 起作用。它们对各组织器官的作用与交感神经相同，已在前面各相关章节讨详细论。在此主要强调它们对机体代谢的影响和在应急中的作用。

1. 对代谢的影响 肾上腺素和去甲肾上腺素由 β 受体介导，对糖代谢是促进肝和肌肉的糖原分解，使血糖增加；对脂肪代谢是促进脂肪分解，释放游离脂肪酸和甘油，使血中乳酸增加；还增加机体的耗氧量和产热量，提高基础代谢率。产热量增加可能与两激素引起的血管收缩，减少散热，加强肌肉收缩有关。另外，肾上腺素还可通过 α 受体，促进糖原异生，抑制胰岛素分泌。

2. 参与应急反应 肾上腺髓质受内脏大神经交感神经胆碱能节前纤维支配。当机体处于生理安静状态时，血中儿茶酚胺浓度分泌非常低，几乎不参与机体代谢和功能的调节。但当机体在运动、低血糖、低血压、寒冷及各种精神紧张(恐惧和愤怒)状态时，通过传入纤维到达延髓网状结构、下丘脑及大脑皮层，进而使交感神经兴奋释放乙酰胆碱，作用于肾上腺髓质嗜铬细胞胆碱能 N 型受体，使肾上腺素和去甲肾上腺素分泌急剧增加，可达基础水平的 1 000 倍。此时，中枢神经系统的兴奋性增高，机体反应机敏；同时心率加快，心肌收缩力加强，心输出量增多，血压增高，全身血流重新分配，使肌肉、脑与心等重要器官的血流量增加；呼吸频率增快和肺通气量增加；导致葡萄糖与脂肪酸氧化过程增强，血糖升高，脂肪分解，以充分供给机体在紧急状态所需要的营养物质和能量，并出现防御性及相应的攻击性行为。这种在紧急情况下，交感 - 肾上腺髓质系统发生的适应性反应，称为应急反应。

（三）儿茶酚胺分泌的调节

1. 交感神经的作用 交感 - 肾上腺髓质作为一功能系统发挥作用。当交感神经兴奋时释放乙酰胆碱与嗜铬细胞膜上的 N_1 受体结合，促使肾上腺髓质分泌儿茶酚胺类激素增加，同时提高靶细胞中儿茶酚胺合成酶系的活性。因此，肾上腺髓质嗜铬细胞相当于交感神经的节后神经元。将肾上腺去交感神经支配的动物放在寒冷环境中，其寒战的出现较正常动物早而严重。

2. ACTH 与 GC 的作用 腺垂体分泌的 ACTH 可间接通过 GC 或直接提高嗜铬细胞多巴胺 β- 羟化酶和 PNMT 的活性，促进肾上腺髓质合成释放儿茶酚胺。实验发现摘除动物垂体后，肾上腺髓质的酪氨酸羟化酶、多巴胺 β- 羟化酶与 PNMT 的活性降低，补充 ACTH 可使这三种酶恢复活性；如给予 GC，则使后两种酶恢复活性。这些结果说明 ACTH 和 GC 对肾上腺髓质合成儿茶酚胺的重要性。

3. 自身反馈性调节 肾上腺髓质嗜铬细胞内去甲肾上腺素或多巴胺增多达一定水平时，可反馈抑制酪氨酸 β- 羟化酶；肾上腺素合成增多则抑制 PNMT 的活性，从而限制儿茶酚胺的合成。反之，当胞质儿茶酚胺含量减少时，即可解除对上述合成酶的抑制，使合成分泌儿茶酚胺增加。这种调节机制有利于维持去甲肾上腺素和肾上腺素合成和分泌的稳态。

在某些情况下机体代谢改变可影响儿茶酚胺的分泌。例如，低血糖的动物肾上腺素和去甲肾上腺素分泌增加，使糖原分解，升高血糖。

（四）肾上腺髓质素

肾上腺髓质素（adrenomedullin，ADM）是日本学者 Kitamura 等于 1993 年首先在嗜铬细胞瘤组织中分离出的一种多肽激素，故命名为“肾上腺髓质素”。成人 ADM 由 52 个氨基酸残基组成，与降钙素基因相关肽（calcitonin gene-related peptide，CGRP）具有同源性。除了肾上腺髓质外，血管平滑肌细胞和内皮细胞均可分泌 ADM，血中的 ADM 主要来源于血管内皮细胞。ADM 通过作用于 ADM 受体或 CGRP 受体，可使靶细胞内的 cAMP 增多而发挥扩血管、排钠利尿、降低血压等生物作用；同时 ADM 还可抑制血管紧张素Ⅱ和醛固酮的分泌，是防治高血压的理想药物。

第五节　胰　　岛

胰岛（pancreatic islet）是胰腺的内分泌组织，是由内分泌细胞组成的球形细胞团，呈小岛状散布于腺泡之间。成人胰腺有 100 万 ~200 万个胰岛，胰岛的内分泌细胞根据形态学特征及其分泌的激素至少有 5 种：B 细胞，又称 β 细胞，占胰岛细胞的 60%~75%，主要分泌**胰岛素**（insulin）；A 细胞，又称 α 细胞，约占 20%，分泌胰高血糖素（glucagon）；D 细胞，又称 δ 细胞，约占 5%，分泌**生长抑素**（somatostatin，SS）；PP 细胞，又称 F 细胞，分泌**胰多肽**（pancreatic polypeptide，PP）；H 细胞，又称 D1 细胞，分泌血管活性肠肽（VIP）（图 12-23）。胰岛素及胰高血糖素是机体调节糖、脂肪及蛋白质代谢的重要激素，因此，本节主要讨论胰岛素及胰高血糖素的生理学功能。

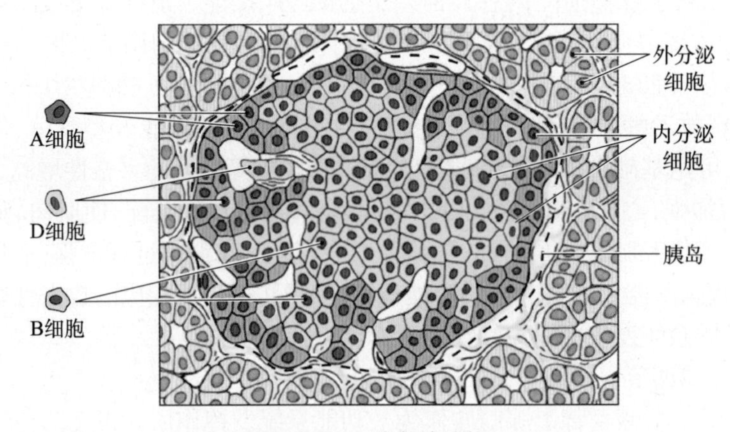

图 12-23　胰岛的结构

（改自 Silverthorn，Dee Unglaub. Human physiology an integrated approach. 6th ed.）

一、胰岛素

1922 年，加拿大医生 Banting 等因发现胰岛素，开启了治疗糖尿病的新时代，而荣获 1923 年诺贝尔生理学或医学奖。1959 年，美国物理学家 Yalow 利用放射免疫法首次成功检测到血浆胰岛素含量，1977 年她因创立了“肽类激素的放射免疫测定法”而成为诺贝尔生理学或医学奖史上第二位女性获奖者。

拓展知识 12-4　胰岛素的发现和应用

（一）胰岛素的化学性质

人胰岛素是含有 51 个氨基酸残基的小分子蛋白质，相对分子质量为 5.8×10^3，由 A 链（21 肽）和 B 链（30 肽）借两个二硫键连接而成（图 12-24）。两肽链间的二硫键是胰岛素活性所必需的。胰岛素由胰岛 B 细胞合成和分泌，首先合成含 110 个氨基酸残基的前胰岛素原（preproinsulin），在粗面内质网中经蛋白酶水解成 86 肽的胰岛素原（proinsulin），运输到高尔基复合体，进一步被蛋白酶水解为胰岛素和 C 肽（connecting peptide，C peptide），并被一起包装在分泌囊泡中。C 肽无胰岛素活性，其合成和释放与胰岛素同步，因此测定血中 C 肽的含量可以反映胰岛 B 细胞的分泌功能。B 细胞分泌时也有少量胰岛素原入血，但其生物学活性只有胰岛素的 7%~8%。

正常成年人胰岛素的分泌量为 40~50 U/d（1.6~2.0 mg/d），空腹状态下血清胰岛素水平为 10 μU/mL（69 pmol/L）左右。进食后 8~10 min 开始升高，30~45 min 达高峰，可达餐前分泌量的 5~10 倍，此后随着血糖水平降低，胰岛素的分泌量迅速下降。正常进餐后，血清胰岛素水平很少超过 100 μU/mL（690 pmol/L）。胰岛素以游离和与血浆蛋白结合两种形式存在，两者呈动态平衡，只有游离的胰岛素具备生物活性。正常人胰岛素在血中的半衰期只有 5~6 min，主要在肝被胰岛素酶灭活，亦有少量在肌肉、肾和其他组织灭活。

（二）胰岛素受体及其作用机制

胰岛素通过与位于靶细胞膜上的胰岛素受体（insulin receptor，IR）相结合而发挥其作用。IR 属于酪氨酸激酶受体家族成员，几乎存在于人及哺乳类动物所有细胞的细胞膜上，但不同细胞 IR 的数量差异显著，如每个红细胞上只有 40 个受体，而每个肝细胞或脂肪细胞上可达 20 万个受体，这就决定了不同组织细胞对胰岛素的敏感性不同。IR 是由两个 α- 亚单位和两个 β- 亚单位经二硫键相连构成的四聚体跨膜糖蛋白，相对分子质量约 3.4×10^5。两个 α- 亚单位全部暴露在细胞膜的外侧面，具有与胰岛素相结合的位点。β- 亚单位分为三个结构域：N- 端伸出膜外，中间为跨膜结构域，C- 端伸向膜内，为蛋白激酶结构域，具有酪氨酸蛋白激酶的活性（图 12-25）。α- 亚单位作为负调控因子，具有抑制 β- 亚单位酪氨酸蛋白激酶活性的作用。

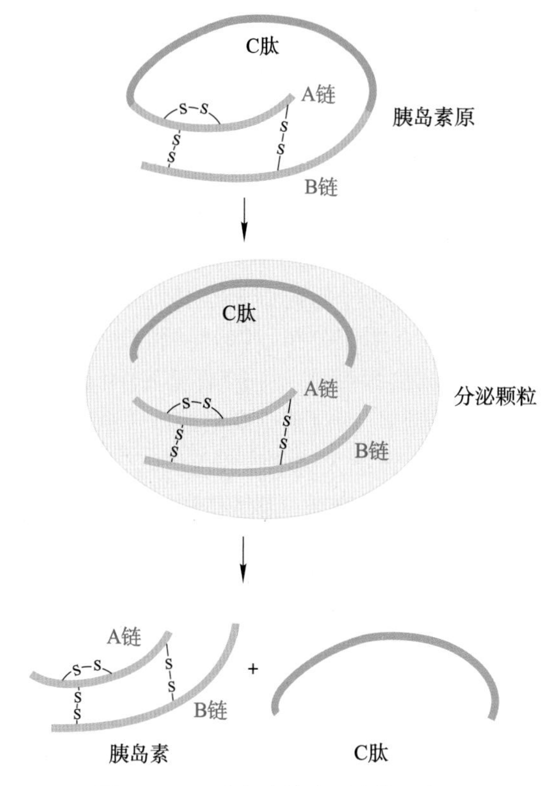

图 12-24 胰岛素的分子结构示意图
（改自 Silverthorn，Dee Unglaub. Human physiology an integrated approach. 6th ed.）

当胰岛素与 α- 亚单位结合后，可解除 α- 亚单位的负调控效应，引起 β- 亚单位酪氨酸激酶自磷酸化而被激活，活化的 β- 亚单位与胞质内**胰岛素受体底物**（insulin receptor substrate，IRS）等底物蛋白结合，催化其酪氨酸残基磷酸化，再经由 IRS 等底物蛋白下游的诸多信号途径，激活与糖、脂肪和蛋白质代谢有关的酶系，从而调节细胞的代谢和生长，发挥其生物学效应（图 12-25）。目前已知有 4 种 IRS，IRS-1~IRS-4，分别表达于不同的组织，介导不同的信号转导途径。IRS-1 表达于各种组织细胞中，但以骨骼肌细胞为主，IRS-1 也是 IGF-I 受体的底物，主要影响细胞的生长；IRS-2 主要在肝和胰岛 B 细胞大量表达，影响肝的代谢活动和胰岛 B 细胞的生长与分化；IRS-3 主要在脂肪组织中表达，调节脂肪细胞内脂质及酶的活性，特异性调节脂代谢；IRS-4 分布于垂体和脑组织中。

（三）胰岛素的生理作用

胰岛素是机体主要的促进合成代谢的激素，其作用广泛而复杂，主要作用是降低血糖，维持血糖浓度稳定。基本作用是促进糖的利用和糖原、脂肪、蛋白质的合成与储存。胰岛素的生物学作用可按胰岛素与其受体结合后，效应出现的时间顺序分为即刻作用（数秒钟内发生）、快速作用（数分钟内发生）及延迟作用（数小时或数天发生）。各期胰岛素的作用见表 12-7。

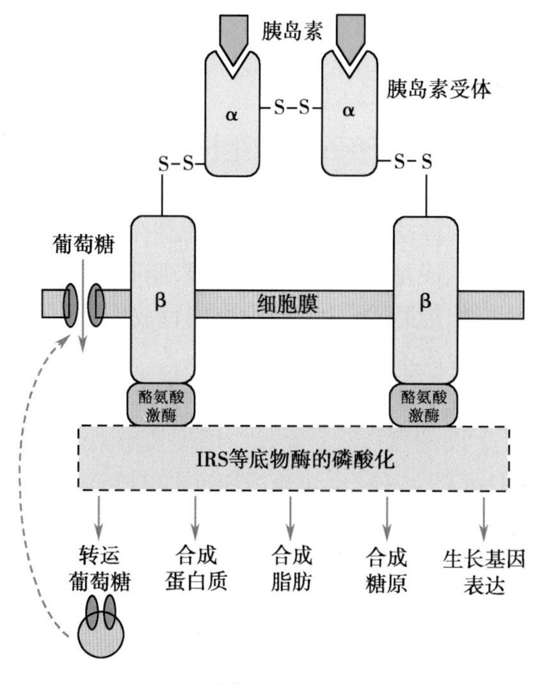

图 12-25 胰岛素受体及其作用机制

1. 对糖代谢的影响 胰岛素通过增加糖的去路、减少糖的来源而使血糖浓度降低。在不同组织细胞，胰岛素诱导葡萄糖转运和利用的机制不同。

（1）促进肌肉组织对葡萄糖的吸收和代谢 安静时，肌细胞膜对葡萄糖的通透性低，肌肉主要依靠脂肪酸氧化功能。只有在肌肉运动和胰岛素分泌两种情况下，肌细胞膜对葡萄糖的通透性增加，肌肉优先利用葡萄糖氧

表 12-7　胰岛素的主要作用

作用形式	主要作用
即刻作用(s)	使转运蛋白磷酸化,促进葡萄糖、氨基酸、磷酸根离子等快速转运入肌肉和脂肪细胞
快速作用(min)	改变酶的活性(如激活糖酵解酶、抑制磷酸化酶、抑制糖异生酶),促进糖酵解、糖原合成、蛋白质合成,抑制糖异生和糖原分解
延迟作用(h/d)	调控基因转录,增加脂肪合成酶等多种酶 mRNA 形成,促进蛋白及脂肪合成和细胞生长

化供能。进餐后,血糖浓度增加,胰岛素大量分泌,引起葡萄糖快速进入肌细胞,供肌肉组织利用,多余的葡萄糖以肌糖原形式储存备用。当肌肉运动或缺氧时,可通过利用肌糖原转变为乳酸的糖酵解过程快速提供大量能量。实验证实胰岛素能够使葡萄糖进入静息肌细胞的转运速率增加至少 15 倍。

葡萄糖通过葡萄糖转运体(glucose transporters,GLUT)介导进入各种组织细胞。现已证实有 7 种 GLUT1-7,在组织分布、对葡萄糖的亲和力、作用机制等方面均有所不同。GLUT4 主要表达于肌肉和脂肪细胞,对胰岛素敏感。一般情况下,GLUT4 存在于胞质的囊泡中。当这些细胞的胰岛素受体与胰岛素结合而被激活后,通过活化磷酸肌醇 3 激酶,使细胞质中含有 GLUT4 的囊泡快速转移到细胞膜上与膜融合,并将此转运体插入到细胞膜上,转运葡萄糖入胞。

(2) 促进肝吸收、储存和利用葡萄糖　胰岛素最重要的效应之一就是将餐后吸收的大部分葡萄糖,以糖原的形式储存在肝中。其作用机制是:①抑制肝的磷酸化酶,使储存在肝内的糖原分解减少;②增加肝细胞内葡萄糖激酶活性,促进肝细胞内葡萄糖的磷酸化,从而增加肝细胞对血中葡萄糖的转运和吸收;③增强糖原合成酶的活性,促进肝糖原合成。一般来说,食物中 60% 的糖以糖原的形式储存在肝中。

2. 对脂肪代谢的影响　胰岛素对脂肪代谢的主要作用是促进脂肪合成与储存,减少脂肪分解和利用。作用机制是:①增加全身大多数组织对葡萄糖的利用,从而自动地减少了对脂肪的利用;在功能上起到脂肪贮存节约器(sparer)的作用;②当肝糖原浓度达 5%~6%(糖原贮存饱和)时,糖原合成受到抑制,促进多余的葡萄糖转变为脂肪酸,并以甘油三酯的形式包装在低密度脂蛋白中,通过血液运输到脂肪组织储存;③抑制对激素敏感脂肪酶活性,减少储存于脂肪细胞中的甘油三酯分解,从而抑制脂肪酸从脂肪组织进入循环血液;④促进葡萄糖进入脂肪细胞,在此一部分糖被利用合成脂肪酸,而大量的糖形成 α- 甘油磷酸,提供甘油与脂肪酸结合,生成甘油三酯,储存于脂肪组织中。当胰岛素缺乏时,由于阻断了肝储存脂肪酸的作用,动用脂肪供能增加,导致储存脂肪的分解和游离脂肪酸的释放,使血浆胆固醇和磷脂浓度增加。

3. 对蛋白质代谢及生长的影响　胰岛素促进蛋白质的合成和储存,减少蛋白质的分解。其作用机制是:①促进各种氨基酸(特别是苯丙、缬、亮、异亮、酪氨酸)向细胞内转运,为蛋白质的合成提供原料;②加强核糖体功能,增加 mRNA 的翻译,形成新的蛋白质;③增加 DNA 基因序列的转录率,增加 RNA 和蛋白质的生成量,特别是促进与糖、脂肪和蛋白质储存有关酶的生成;④抑制蛋白质的分解,从而降低氨基酸从组织细胞,特别是肌细胞的释放率;⑤促进肝糖异生关键酶的降解,减少糖异生,使原用于糖异生的氨基酸合成蛋白质。

在促进机体生长发育方面,胰岛素与生长激素呈现协同作用。实验发现同时切除胰腺和垂体大鼠难以生长;然而,给动物仅应用生长激素或者胰岛素中的一种激素,动物也不生长;但如果两种激素同时应用,大鼠生长速度快速增加(图 12-26)。

(四) 胰岛素分泌的调节

1. 血糖水平　是胰岛素分泌反馈性调节的最重要因素。胰岛的 B 细胞对血糖的变化十分敏感。正常人空腹时(血糖浓度 3.9~6.1 mmol/L)胰岛素的分泌维持在基础水平;进食后胰岛素的分泌量快速增加;当血糖浓度达到 17.0 mmol/L,胰岛素分泌反应达到最大,为正常基础水平的 10~25 倍。而当血糖浓度低至 2.8~3.0 mmol/L 时,胰岛素的分泌低于基础水平;血糖浓度低于 1.7~25 mmol/L 时,胰岛素分泌完全停止。

可见，血糖水平与胰岛素分泌的反馈调控机制在维持血糖浓度稳定中发挥非常重要的作用。当血糖浓度升高时，胰岛素分泌增加，促进肝、肌肉和其他组织对糖的摄取和利用，从而使血糖浓度降低至正常水平，胰岛素的分泌量也将随之而降低。

为探究胰岛分泌功能的潜力和机制，实验将血糖控制在高水平（17.0 mmol/L）持续不变，可见胰岛素分泌的增加分为两个时相（图 12–27）：第一时相为血糖升高后的 5 min 内，胰岛素分泌量即刻增加了 10 倍，在随后的 5~10 min 其分泌量下降 50%。第二时相是血糖升高 15 min 后胰岛素分泌再度升高，在 2~3 h 达高峰并持续较长时间。第一时相胰岛素的脉冲式分泌的机制可能是葡萄糖作用于 B 细胞葡萄糖受体，使胞内 cAMP 和 Ca^{2+} 浓度增加，引起 B 细胞将储存的激素快速释放；第二时相的发生可能是刺激 B 细胞的胰岛素合成酶系，促进了胰岛素的合成与释放。

血糖浓度增加刺激胰岛素分泌的分子机制如图 12–28。胰岛 B 细胞膜上含有大量的 GLUT2，生理情况下 GLUT2 转运葡萄糖内流的量与血糖浓度成正比。葡萄糖在 GLUT2 作用下进入细胞，即刻被葡萄糖激酶（GK）磷酸化为 6– 磷酸葡萄糖；6– 磷酸葡萄糖进一步氧化，生成 ATP，导致胰岛 B 细胞上的 ATP 敏感 K^+ 通道关闭，使细胞膜去极化，进而激活电压门控 L– 型钙通道，Ca^{2+} 内流增加，促使含有胰岛素的囊泡与细胞膜融合，以出胞形式将胰岛素分泌到细胞外液。在上述过程中，葡萄糖由 GLUT2 转运入胰岛 B 细胞，并在 GK 作用下转变为 6– 磷酸葡萄糖是关键性的限速步骤，主要发挥葡萄糖感受（glucose sensing）和按照血糖水平调控胰岛素分泌的作用。如果 GLUT2 和 GK 缺失，将使 B 细胞对血糖的敏感性降低，需要更高的血糖才能引起胰岛素分泌，即提高了胰岛素分泌的“调定点”，可能导致糖尿病。

2. 血液氨基酸和脂肪酸水平　许多氨基酸都具有刺激胰岛素分泌的作用，以精氨酸和赖氨酸的作用最强。氨基酸单独作用时刺激胰岛素分泌的作用甚微，但当血糖和氨基酸水平同时升高时，胰岛素分泌成倍增加，说明血液中的氨基酸具有协同血糖刺激胰岛素分泌的作用。氨基酸也是通过刺激胰岛 B 细胞代谢，增加胞质内 ATP 水平而刺激胰岛素分泌的。当血中脂肪酸和酮体大量增加时，胰岛素分泌也增多。

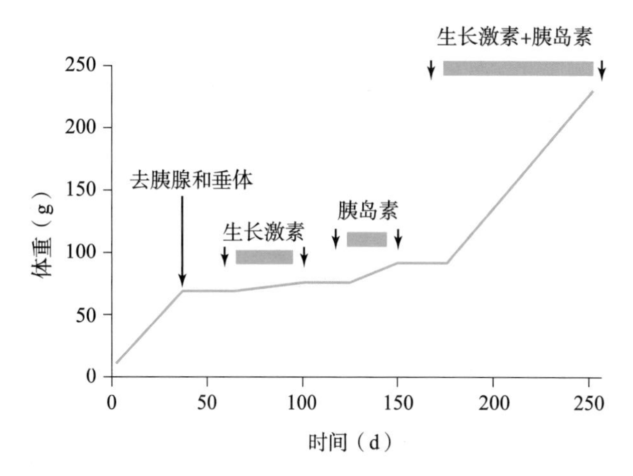

图 12–26　胰岛素和生长激素的协同促生长作用
（改自 Hall JE, Hall ME. Guyton and Hall Textbook of Medical Physiology. 14th ed.）

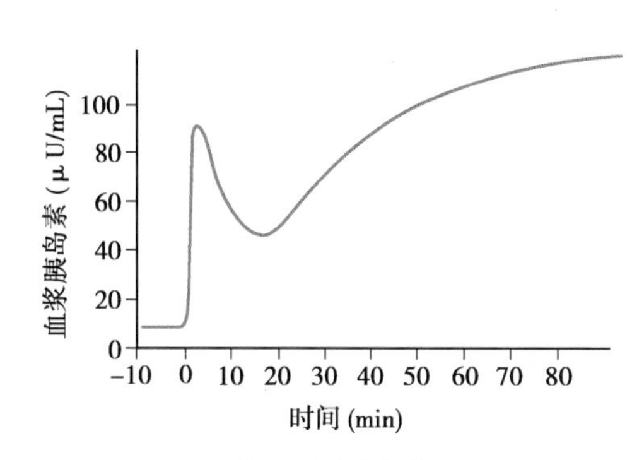

图 12–27　高血糖对胰岛素分泌的影响

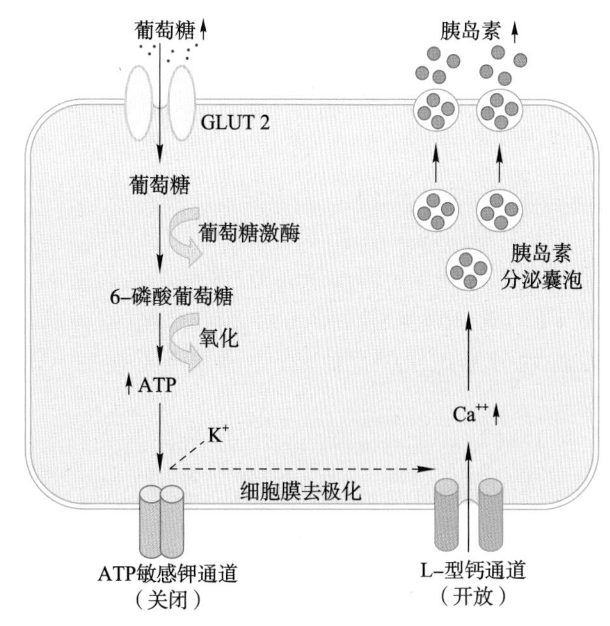

图 12–28　血糖升高促进胰岛 B 细胞分泌胰岛素的机制示意图
（改自 Hall JE, Hall ME. Guyton and Hall Textbook of Medical Physiology. 14th ed.）

3. 激素的作用

(1) 胃肠激素 胃泌素、促胰液素、胆囊收缩素和抑胃肽均能促进胰岛素分泌，其中以抑胃肽的作用最明显。十二指肠黏膜 K 细胞分泌的抑胃肽，也称**葡萄糖依赖性促胰岛素多肽**(glucose-dependent insulin-stimulating polypeptide)，是生理性的肠促胰岛素因子。实验证明口服葡萄糖引起高血糖与抑胃肽的分泌呈平行关系增加，从而导致胰岛素分泌迅速而显著的增加。胃肠激素与胰岛素分泌之间的功能关系形成"**肠 – 胰岛轴**(entero-insular axis)"，其重要的生理意义在于"前馈"性地调节胰岛素分泌，即当食物还在肠道消化时，由于小肠黏膜分泌胃肠激素，在血糖升高前就刺激胰岛素分泌增加，有利于机体提前对食物中的葡萄糖、氨基酸等营养物质的代谢吸收做好准备。胃肠激素的作用机制与氨基酸相同，主要是通过增加胰岛 B 细胞对血糖升高反应的敏感性，从而使胰岛素的分泌随着血糖浓度的增加而成倍增加。

(2) GH、TH 及 GC 的作用 这些激素可通过升高血糖间接刺激胰岛素分泌，因此大剂量长期应用这些激素，可使胰岛 B 细胞衰竭而致糖尿病。

(3) 胰岛内激素的旁分泌作用 胰岛 A 细胞分泌的胰高血糖素和 D 细胞分泌的生长抑素，可分别通过旁分泌刺激和抑制 B 细胞分泌胰岛素。胰岛素对 B 细胞本身也具有自分泌抑制效应。近来发现，胰腺内广泛存在腺苷酸环化酶激活肽(PACAP)能引起胰岛 B 细胞钙内流和细胞内钙释放，促进胰岛素分泌。

(4) 其他激素 肾上腺素和去甲肾上腺素可通过作用于胰岛 B 细胞的 α_2 肾上腺素能受体抑制胰岛素分泌，但 β 肾上腺素能受体激动剂异丙基肾上腺素促进胰岛素的分泌。TRH、GHRH、CRH、胰高血糖样肽(GLP)和血管活性肠肽(VIP)促进胰岛素分泌，胰抑释素(pancreastatin)、甘丙肽、瘦素、神经肽 Y 和 C 肽抑制胰岛素分泌。

4. 自主神经的调节 胰岛细胞上分布有迷走神经和交感神经。迷走神经兴奋，末梢释放乙酰胆碱，可通过作用于 M– 胆碱能受体直接促进 B 细胞分泌胰岛素，也可通过促进胃肠激素的释放间接引起胰岛素分泌。而交感神经兴奋释放去甲肾上腺素，可通过作用于 α_2 肾上腺素能受体抑制胰岛素分泌。但若特异性地阻断 α_2 受体，则交感神经兴奋可通过 β_2 肾上腺素能受体促进胰岛素分泌增加。神经调节主要维持胰岛 B 细胞对葡萄糖的敏感性，对调节正常情况下的胰岛素分泌作用不大。

(五) 胰岛素与糖尿病

糖尿病是一组以高血糖为特征的内分泌代谢疾病(图 12–29)，由胰岛素分泌不足或靶细胞对胰岛素的敏感性降低所致。20 世纪 30 年代，人们发现，给糖尿病患者注射相同剂量的胰岛素，有的患者血糖明显下降，而另一些患者则效果不明显；50 年代末 Yallow 等应用放射免疫分析技术测定出血浆胰岛素浓度，发现血浆胰岛素水平较低的病人胰岛素敏感性较高，而血浆胰岛素水平较高的人对胰岛素不敏感；由此将糖尿病分为 1 型和 2 型，并提出了**胰岛素抵抗**(insulin resistance，IR)的概念。

1 型糖尿病是由于胰岛 B 细胞受损导致胰岛素分泌量绝对不足所致；2 型糖尿病则是由于胰岛素的生物学效应严重下降所致，即血浆胰岛素的绝对量并不一定低，但组织细胞摄取和利用葡萄糖的效率明显下降，这一现象称为胰岛素抵抗。2 型糖尿病早期，机体代偿性地分泌过多胰岛素，产生高胰岛素血症，以维持血糖的稳定。

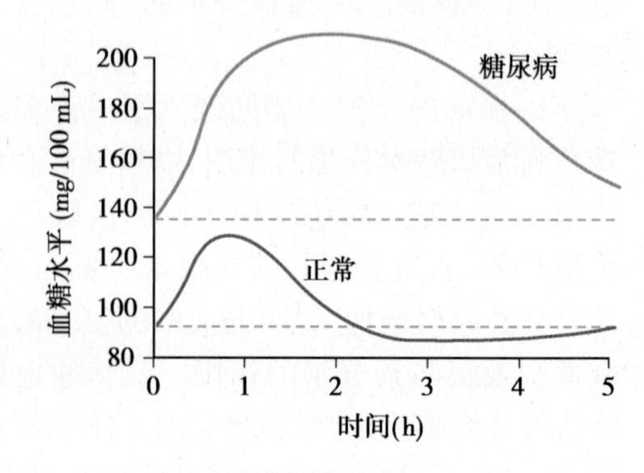

图 12–29 正常人和糖尿病患者餐后不同时间血糖水平的变化

导致胰岛素抵抗的病因很多，如胰岛素的结构异常、胰岛素受体的结构异常，以致胰岛素与受体不能结合，或胰岛素受体的功能分子发生基因突变(如 *Glut4* 基因突变、葡萄糖激酶基因突变和胰岛素受体底物基因突变等)；此外，肥胖通常也是导致胰岛素抵抗的重要原因之一，临床上的 2 型糖尿病患者 80% 伴有肥胖、高血糖和高游离脂肪酸血症。研究发现，肿瘤坏死因子 -α(TNF-α)活性增强时，可促进脂肪分解引起血浆游离脂肪酸水平增高，抑制肌肉组织胰岛素受体的酪氨酸激酶的活性，进而抑制 IRS-1 的磷酸化和 GLUT4 的表达，导致胰岛素抵抗和高胰岛素血症。近年还发现脂肪细胞能分泌抵抗素（resistin），抵抗胰岛素刺激葡萄糖摄取，中和抵抗素后组织摄取葡萄糖回升。

二、胰高血糖素

胰高血糖素由胰岛的 A 细胞分泌，是由大分子的**前胰高血糖素原**（preproglucagon）裂解而来。人胰高血糖素是由 29 个氨基酸构成的多肽，相对分子质量为 3.5×10^3，在 N 端第 1~6 的氨基酸残基是其生物学活性所必需的。血清中胰高血糖素浓度为 50~100 ng/L，半衰期约 5 min，主要在肝灭活。

（一）胰高血糖素的生理作用

胰高血糖素（glucagon）的作用与胰岛素相反，是促进物质分解代谢，动员机体所储备能源的激素。胰高血糖素的靶器官主要是肝，最重要的功能是促进糖原分解和糖异生，从而使血糖升高。给动物仅注射 1 μg/kg 胰高血糖素，在 20 min 内血糖升高 20 mg/100 mL（血糖浓度增加了 25%）。此外，胰高血糖素还具有促进脂肪分解和酮体生成的作用。

胰高血糖素升高血糖的机制是其与肝细胞膜受体结合后，通过激活 Gs 蛋白 -cAMP-PKA 或 Gq 蛋白 -PLC/IP3-DAG/PKC 途径，引起相关酶磷酸化的级联反应：①活化磷酸化酶，加速肝糖原分解，同时抑制糖原合成酶的活性；②促进糖异生相关酶的基因表达，同时增加进入肝细胞氨基酸的量，使氨基酸加速转化为葡萄糖，增加糖异生作用。另外，胰高血糖素还减少肝内脂肪酸合成为甘油三酯，使其转化为酮体；激活脂肪酶促进脂肪分解，并加强脂肪酸的氧化供能使酮体生成增多。

胰高血糖素可通过旁分泌促进胰岛 B 细胞分泌胰岛素和 D 细胞分泌生长抑素。另外，大量的胰高血糖素具有增加心脏收缩力、组织血流，特别是肾血流、胆汁分泌，以及抑制胃液分泌的作用。饥饿促进胰高血糖素分泌，这对维持血糖水平、保证脑的代谢和能量供应具有重要意义。

（二）胰高血糖素分泌的调节

1. 血糖和氨基酸水平　与胰岛素分泌调节一样，血糖水平是调节胰高血糖素分泌的最主要因素。但与胰岛素相反，低血糖时胰高血糖素分泌大量增加，促进葡萄糖从肝的释放，使血糖升高；反之，高血糖时胰高血糖素分泌减少。血中氨基酸增加时，在促进胰岛素分泌的同时，也刺激胰高血糖素的分泌，促使氨基酸快速转化为葡萄糖，以利于更多的糖被组织利用。大量运动后，血中胰高血糖素浓度可增加 4~5 倍，但此时血糖浓度并不升高，其原因不清楚，认为此时胰高血糖素分泌有利于机体防止运动性低血糖的发生。此外，血中长链脂肪酸和丙酮等也抑制胰高血糖素的分泌。

2. 激素的调节作用

(1) 胰岛素　胰岛素可通过降低血糖间接刺激胰高血糖素分泌；另外，胰岛素和生长抑素还可直接作用于相邻的 A 细胞，抑制胰高血糖素的分泌。

(2) 胃肠激素　研究发现，口服氨基酸引起的胰高血糖素分泌效应较静脉注射氨基酸引起的效应强，说明胃肠激素可调节胰高血糖素分泌。现已知，胆囊收缩素和促胃液素刺激胰高血糖素的分泌，而促胰液素则抑制其分泌。

3. 自主神经的调节　交感神经兴奋可通过作用于胰岛 A 细胞膜上的 β 受体促进胰高血糖素的分泌，而迷走神经则通过 M 受体抑制胰高血糖素的分泌。

第六节　调节钙磷代谢的激素

钙是机体重要的生理性调节因子，参与机体许多重要的生理活动。血钙浓度的高低与可兴奋组织的兴奋性及兴奋传递、肌肉的收缩、腺体的分泌、骨代谢的平衡等直接相关。神经肌肉对血中游离 Ca^{2+} 浓度的变化非常敏感，当**低血钙**（hypocalcemia）时，神经肌肉兴奋性异常增高，导致手足骨骼肌抽搐，严重者可使呼吸肌痉挛而造成窒息。图 12-30 显示正常体内钙的动态分布，胃肠道、肾及骨组织的功能在维持血钙稳定中发挥重要作用。体内钙与磷代谢密切相关，它们主要受甲状旁腺激素、降钙素和 1,25- 二羟维

生素 D_3 的调节，以维持血钙和血磷的稳态。

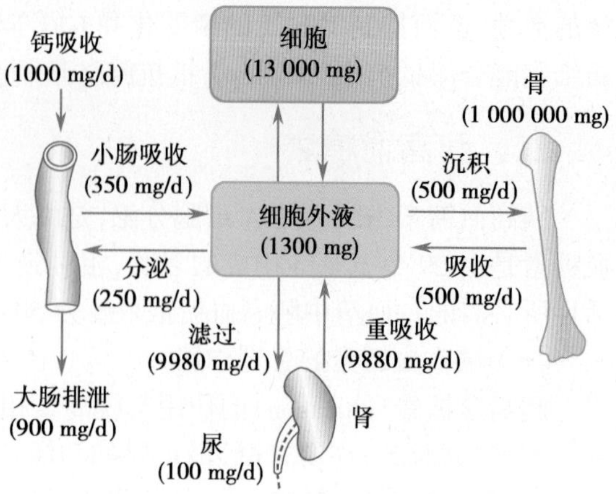

一、甲状旁腺激素

人的**甲状旁腺激素**(parathyroid hormone，PTH)是由甲状旁腺**主细胞**(chief cell)分泌的含有 84 个氨基酸的直链多肽，相对分子质量为 9.5×10^6，其生物活性取决于 N 端的第 1~34 位氨基酸残基。在主细胞粗面内质网的核糖体上首先合成一个含 110 肽的**前甲状旁腺激素原**(preproPTH)，后经脱肽作用生成含 90 肽的**甲状旁腺激素原**(proPTH)，再脱肽最终生成 PTH。

正常人 PTH 血浆浓度为 10~55 pg/mL，血浆半衰期非常短(<5 min)，主要在肝水解灭活，代谢产物经肾排出。

图 12-30 正常体内钙的动态分布

拓展知识 12-5 甲状旁腺激素相关肽

(一) PTH 的生物学作用

PTH 是调节血钙和血磷水平最重要的激素，靶器官是骨和肾。PTH 作用于靶器官细胞膜上的 PTH 受体，主要通过 cAMP-PKA 信号系统，升高血钙和降低血磷，维持机体各组织器官钙磷动态平衡。将动物的甲状旁腺摘除，血钙浓度逐渐降低，出现低钙抽搐并可致死，而血磷逐渐升高。在人类，如果甲状腺手术致甲状旁腺损伤，则可造成严重的低血钙，发生手足抽搐，严重时可引起喉部肌肉痉挛而造成窒息。图 12-31 显示在给动物注射 PTH 后，血钙逐渐升高，约在 4 h 达高峰；血磷降低出现更早些，在 1~2 h 达最低值。其主要作用机制是：

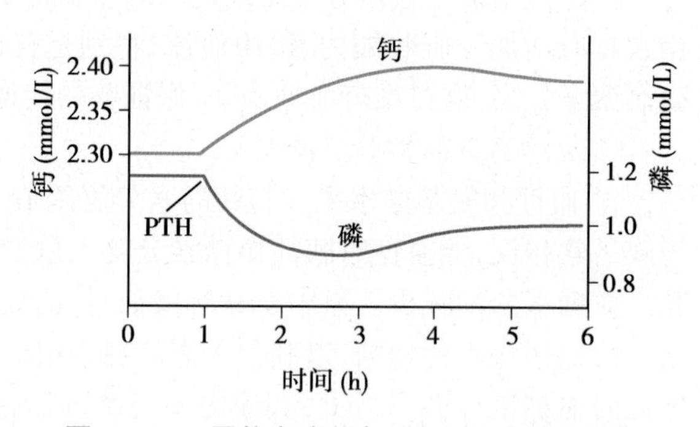

图 12-31 甲状旁腺激素对血钙和血磷的影响

1. PTH 对骨的作用 骨是机体最大的钙贮存库，PTH 动员骨钙、磷入血(溶骨)，使血钙升高，包括快速效应与迟发效应两个时相。快速效应在 PTH 作用后数分钟发生，主要通过骨细胞和成骨细胞的活动将**骨液**(bone fluid)中的钙转运至血液中。骨细胞和成骨细胞在骨内形成一个覆盖骨表面和腔隙表面的**骨细胞膜系统**(osteocytic membrane system)。在骨质与骨细胞膜之间含有少量骨液，内含 Ca^{2+}。PTH 能迅速提高骨液侧骨细胞膜对 Ca^{2+} 的通透性，使骨液中的 Ca^{2+} 入细胞；同时，PTH 还加强细胞外液相邻侧骨细胞膜上钙泵的活动，将细胞内钙转运至细胞外液中(图 12-32)。迟发效应出现在 PTH 作用后 12~14 h，在几天甚至几周后达高峰。这一效应主要通过增强破骨细胞活动，使骨组织溶解，促进大量钙、磷入血，造成血钙长时间升高。实验证明在过量 PTH 刺激的最初几日，破骨细胞活动明显增强。若过量 PTH 刺激持续数月后，破骨细胞对骨溶解吸收所致的骨质疏松将刺激成骨细胞活动加强。但在 PTH 作用下，破骨细胞的溶骨作用最终大于成骨细胞的骨沉积作用，而导致骨质破坏。

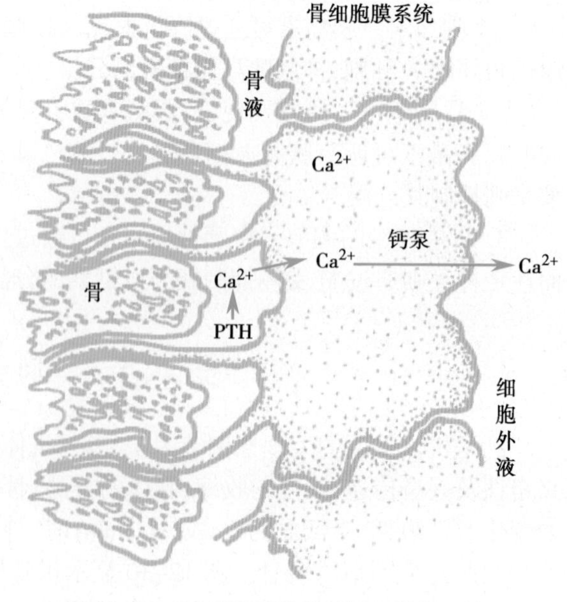

图 12-32 甲状旁腺激素对骨钙的转运作用

2. PTH 对肾的作用　正常情况下，血浆中约有 60% 的钙经肾小球滤过。滤过的钙在流经肾小管时，有 97%~99% 被重吸收。在近球小管和髓袢升支对钙的重吸收占 90%，而远球小管占 10%。PTH 分泌增加时，主要促进肾远球小管、集合管对钙的重吸收，使尿钙减少，血钙升高。肾小球滤液中的磷与血浆相同。肾小球滤液中的磷有 85%~90% 在近球小管被重吸收。PTH 抑制近球小管对磷的重吸收，增加尿磷，降低血磷。在肾，PTH 还可激活 1α- 羟化酶，使 25-OH-D_3 转变成为有活性的 1,25-$(OH)_2$-D_3，后者可促进小肠黏膜对钙和磷的吸收。

（二）PTH 分泌的调节

1. 血钙水平　PTH 的分泌主要受血浆钙浓度变化的调节。甲状旁腺主细胞对低血钙极为敏感，血钙浓度只要轻微下降，在几分钟内即可引起 PTH 分泌增加，从而促使骨钙释放及肾重吸收钙，迅速使血钙浓度回升。相反，血钙浓度升高时，PTH 分泌减少。长时间高血钙，可引起甲状旁腺萎缩；而持续低血钙，则使甲状旁腺增生。近年来的研究发现，在人和动物的甲状旁腺主细胞膜上存在钙受体（Ca^{2+}-sensing receptor，CaSR），其是一种具有 7 个跨膜区段的 G 蛋白耦联受体，由 1078 个氨基酸组成，其较大的膜外区段上有 Ca^{2+} 结合位点。当细胞外 Ca^{2+} 水平升高时，与 CaSR 结合并使之活化，通过 G 蛋白耦联，激活 IP_3/DAG-PKC 信号系统，导致胞质 Ca^{2+} 水平升高，从而抑制 PTH 的分泌。

2. 其他因素　血磷升高时引起血钙降低，可刺激 PTH 分泌；儿茶酚胺与主细胞膜上的 β 受体结合，通过 cAMP 介导，促进 PTH 分泌；血镁升高、生长抑素等抑制 PTH 的分泌。

二、降钙素

降钙素（calcitonin，CT）由甲状腺 C 细胞（滤泡旁细胞，图 12-11）分泌，是含有 32 个氨基酸残基的多肽类激素，相对分子质量为 3 400。正常人血清中 CT 水平为 10~20 ng/L，半衰期不足 15 min，主要在肾降解排出。

（一）CT 的生物学作用

CT 对体内钙磷代谢的调节作用主要是降低血钙和血磷，其主要靶器官为骨和肾。CT 对正常血钙的调节作用较弱，主要是防止 Ca^{2+} **应激期**（calcium stress），如生长、妊娠及哺乳期的过度骨化。

1. CT 对骨的作用　CT 抑制破骨细胞活动，减弱溶骨过程，使钙磷沉积，因而使血钙、血磷水平下降。这种效应对儿童血钙的调节具有重大意义，这是因为儿童的骨更新速度快，破骨细胞活动每天可向细胞外液提供 5 g 以上的钙，相当于细胞外液总钙量的 5~10 倍。CT 使这些钙快速沉积，形成骨质成分，有利于骨骼生长。然而，CT 对成年血钙的调节作用较小，只是暂时效应。这是因为 CT 所致的血钙水平下降，在几小时内即可继发性地强烈刺激 PTH 分泌，PTH 的作用则可抵消降钙素的效应。而且，成人破骨细胞向细胞外液释放钙的量是非常有限的，每天只有 0.8 g 钙。研究证明 CT 与其受体结合后抑制破骨细胞的活动是通过 cAMP-PKA 及 IP3/DAG-PKC 信号系统实现的。

2. CT 对肾的作用　CT 能抑制肾小管对钙、磷、镁、钠及氯等离子的重吸收，导致这些离子从尿中排出增多，从而降低血钙和血磷。

CT 与 PTH 共同调节维持血钙的相对稳定。与 PTH 比较，CT 的作用快速而短暂，CT 分泌快，在 1 h 内达高峰，其效应又很快被 PTH 所抵消。因此，CT 在高钙饮食后维持血钙的稳定发挥重要作用；而 PTH 分泌高峰出现晚，约需几小时，对血钙浓度发挥长期调控作用。

（二）CT 分泌的调节

CT 的分泌主要受血钙水平调节。当血钙浓度升高时 CT 分泌增加。另外，胃肠激素如促胃液素、胆囊收缩素、胰高血糖素及促胰液素等都可以刺激 CT 分泌，其中以促胃液素的作用最强。进食刺激 CT 分泌，可能与进食引起的这些胃肠激素分泌有关。

三、1,25- 二羟维生素 D_3

维生素 D_3（vitamin D_3，VD_3）也称**胆钙化醇**（cholecalciferol），是胆固醇的衍生物，属于类固醇激素。其

活性形式主要有 25- 羟维生素 D_3(25-OH-D_3) 和 1,25- 二羟维生素 D_3 [1,25-$(OH)_2$-D_3],其中 1,25-$(OH)_2$-D_3 的生物活性远远高于 25-OH-D_3,为调节钙、磷代谢的主要活性物质。

(一) 1,25- 二羟维生素 D_3 的生成与调节

体内的 VD_3 主要由皮肤中 7- 脱氢胆固醇经日光中紫外线作用转化而来,也可由动物性食物中 VD_3 经小肠吸收而获得。以上两种方式获得的 VD_3 均无生物活性,需首先在肝内 25- 羟化酶作用下形成 25-OH-D_3,然后在肾 1α- 羟化酶的作用下,进一步生成 1,25-$(OH)_2$-D_3。1,25-$(OH)_2$-D_3 的活性比 25-(OH)-D_3 高 500~1 000 倍。肾内还含有 24- 羟化酶,将 25-(OH)-D_3 转变为 24,25-$(OH)_2$-D_3。血中各种形式的 VD_3 都与 VD 结合蛋白结合而运输。在正常情况下,血浆中 1,25-$(OH)_2$-D_3 的浓度为 2~3 ng/dL,半衰期为 12~15 h。

在肾生成的 1,25-$(OH)_2$-D_3 主要受 PTH 的调节。PTH 能增强 1α- 羟化酶的活性,使 1,25-$(OH)_2$-D_3 生成增多。1,25-$(OH)_2$-D_3 对其本身的生成具有负反馈调节作用,即 1,25-$(OH)_2$-D_3 增多时,可抑制 1α- 羟化酶的活性,增强 24- 羟化酶的活性,从而导致 1,25-$(OH)_2$-D_3 生成减少,而 24,25-$(OH)_2$-D_3(几乎无生物活性)生成增加。1,25-$(OH)_2$-D_3 的血浆浓度与血钙浓度呈反比关系,这是因为,一方面,Ca^{2+} 本身能阻止 25-OH-D_3 转变为 1,25-$(OH)_2$-D_3;更重要的是,当血 Ca^{2+} 高于 0.1 g/L 时,PTH 的分泌减少,25-OH-D_3 转变为 24,25-$(OH)_2$-D_3 增多。低血磷促进 1,25-$(OH)_2$-D_3 的生成,而高血磷则使其生成减少。另外,催乳素与生长激素促进 1,25-$(OH)_2$-D_3 的生成,而 GC 抑制其生成(图 12-33)。

(二) 1,25- 二羟维生素 D_3 的生物学作用

1,25-$(OH)_2$-D_3 通过与靶细胞内的维生素 D 受体(vitamin D receptor, VDR)结合,影响基因表达而发挥升高血磷和血钙的作用,其靶器官主要是小肠、骨和肾。

1. 促进小肠黏膜对钙磷的吸收 1,25-$(OH)_2$-D_3 进入小肠黏膜上皮细胞内,与胞内特异性受体 VDR 结合,形成复合体后入核,促进 DNA 转录过程,生成一种与钙有高亲和力的**钙结合蛋白**(calcium-binding protein, CaBP)。一分子 CaBP 结合 4 个 Ca^{2+},在小肠黏膜细胞刷状缘处将 Ca^{2+} 转运入细胞,然后 Ca^{2+} 通过易化扩散经基侧膜入血。Ca^{2+} 在小肠的吸收率与 CaBP 的量成正比关系。1,25-$(OH)_2$-D_3 可以直接或间接通过增加 Ca^{2+} 的吸收而促进小肠黏膜细胞对磷的吸收。因此,血钙和血磷都增加。

2. 调节骨钙的释放和沉积 1,25-$(OH)_2$-D_3 通过增加成熟破骨细胞的数量,增强骨的溶解,从而释放钙与磷入血;同时还刺激成骨细胞活性,促进骨盐沉积和骨的钙化。但净效应仍是动员骨钙入血,使血钙浓度升高。另外,1,25-$(OH)_2$-D_3 还可增强 PTH 的骨溶解作用,缺少 1,25-$(OH)_2$-D_3 时 PTH 的作用明显减弱。

3. 促进肾小管对钙、磷的重吸收 此作用在维持细胞外钙、磷浓度中作用较弱。

临床上,如果 1,25-$(OH)_2$-D_3 缺乏,在儿童可导致佝偻病,在成人则可引起软骨病和骨质疏松症。佝偻病和软骨病是由各种原因引起的钙、磷代谢紊乱,造成骨盐在骨基质中沉积障碍为主要病变的全身性疾病。

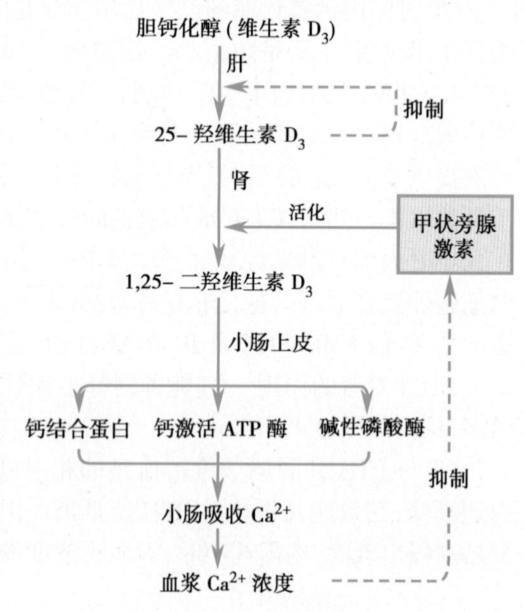

图 12-33 1,25-$(OH)_2$-D_3 的形成及其对血钙水平的调节

第七节　褪黑素与前列腺素

体内还有一些散在分布于各种组织中的内分泌细胞或内分泌腺，也能分泌一些激素。在胃肠道、心脏、肺及肾中的内分泌细胞所分泌的相关激素已在相应章节中叙述，本节主要介绍褪黑素与前列腺素。

一、褪黑素

1917 年有人观察到青蛙进食牛松果体后皮肤变白。50 多年后，Lerne 等成功地提取分离出这种由松果体分泌的物质，命名为**褪黑素**（melatonin，MLT）。MLT 的分泌呈明显的昼低夜高节律性变化，能促使生物体自身的生物节律与自然环境的昼夜节律同步。

（一）褪黑素的合成与分泌

MLT 的化学结构为 5- 甲氧基 -N- 乙酰色胺，是由松果体内色氨酸经羟化酶及脱羧酶催化，形成 5-羟色胺（5-HT），然后再经乙酰化和甲基化而生成。MLT 的分泌具有极典型的昼低夜高节律性变化，在凌晨 2 点达到高峰。一生中，幼年期 MLT 分泌量最高，1~3 岁时约 25 ng/dL，青春期开始下降，70 岁时下降到约 3 ng/dL，因此老年人生物节律控制力较差，睡眠时间大大减少。在女性，血中 MLT 的波动还与月经周期同步，月经来潮前夕最高，排卵期最低，峰 - 谷值相差可达 5 倍之高。

（二）褪黑素的生物学作用

研究发现 MLT 具有广泛的生理功能。具体包括以下几方面：

1. 抑制下丘脑 - 腺垂体 - 性腺轴和下丘脑 - 腺垂体 - 甲状腺轴的活动　摘除大鼠松果体后，性腺的重量增加，甲状腺明显增大，碘的更新率加快。

2. 调节衰老过程　大量实验揭示，衰老的动物 MLT 水平下降，给予外源性 MLT 可延缓衰老。因为 MLT 可通过清除体内自由基，调节机体的免疫功能而延缓衰老；MLT 可促进 IL-2 的合成并提高 T 细胞活性而增强免疫功能。因此，MLT 已成为目前广为应用的老年保健品。

3. 调整生物节律　人体许多生理功能都呈日周期生物节律，体内各种不同细胞都有各自的日周期节律。下丘脑的视交叉上核可能是生物节律控制中心（生物钟），它使各种位相不同的生物节律统一起来，趋于同步化。而 MLT 则作为生物节律同步的内源性因子，可使环境周期与生物体的内源节律保持同步。实验证明外源性 MLT 可使功能紊乱的生物钟，如“时差”得以恢复或重建，有助于经常性担任夜班工作的人们和从事国际航班长途飞行的工作人员调整自身生物钟节律与环境周期同步，提高工作效率。在下丘脑视交叉上核也发现有大量 MLT 受体，这为外源性 MLT 可改善生物钟障碍提供了实验依据。

4. 镇静、催眠、镇痛、抗惊厥及抗抑郁等作用。另外，MLT 对心血管、肾、肺、消化系统等均有作用。

（三）褪黑素分泌的调节

调节 MLT 分泌的环境因素是光照。实验证实持续光照可造成大鼠松果体质量减轻，细胞缩小，MLT 合成减少；相反，持续生活在黑暗环境中的大鼠，MLT 的合成增加。分别切除支配松果体的交感神经或损毁动物的视交叉上核后，则 MLT 分泌的昼夜交替节律消失，因此认为视交叉上核是控制 MLT 昼夜节律分泌的中枢，它通过交感神经节后纤维释放去甲肾上腺素作用于 β_1 受体，激活 MLT 合成酶系，使 MLT 合成与分泌增加；光照由视网膜传入冲动经交感神经抑制 MLT 合成酶系，MLT 合成减少。

二、前列腺素

前列腺素（prostaglandin，PG）是广泛存在于动物和人体内的一族重要激素。几乎机体所有组织都可合成 PG，但因其最初在精液中发现，并首先由前列腺提取，故名前列腺素。PG 是含有 20 个碳原子的不饱和脂肪酸衍生物，其基本结构是**前列腺烷酸**（prostanoic acid），具有一个五碳环和两条脂肪酸侧链结构。按五碳环结构不同，把 PG 分为 A、B、C、D、E、F、G、H、I 等 9 种类型。现发现除 PGA_2 和 PGI_2 可在循环系统以激素形式发挥作用外，多数类型的 PG 只能在组织局部产生释放，调节局部组织的功能，因此被视为组织激素。

(一) PG 的合成与分泌

首先是细胞膜的磷脂在磷脂酶 A_2 的作用下生成 PG 的前体花生四烯酸(arachidonic acid),后者在环加氧酶的催化下形成不稳定的环过氧化物 PGG_2,随即又转变为 PGH_2。PGH_2 可在血栓烷合成酶的作用下转变为**血栓烷 A_2**(thromboxane A_2,TXA_2),也可在前列环素合成酶的作用下转变为**前列环素**(prostacyclin,PGI_2)。在其他多种酶的催化下,PGH_2 还可形成 PGE_2 和 $PGF_{2\alpha}$。阿司匹林类药物因可抑制环加氧酶而抑制 PG 的合成。

(二) PG 的主要作用

PG 可分别通过 G- 蛋白耦联膜受体,经 PKA、PLC 或 Ca^{2+} 信号转导途径,以及核受体调控基因转录机制而实现其作用。PG 的生物效应广泛而复杂,不同的组织细胞存在着不同的 PG 受体,因此对 PG 发生不同的反应,不同类型的 PG 作用有很大差异。PG 对机体各组织器官的主要作用见表 12-8。

表 12-8　前列腺素对机体各系统的主要作用

组织系统	PG 的类型	主要作用
心血管系统	PGE、PGF 和 PGA	正性变时,正性变力
	PGI_2	扩张冠脉血管,增加冠脉血流量
血液系统	PGI_2	抑制血小板聚集和减少血栓形成
呼吸系统	PGE	扩张肺血管,增加肺血流量;松弛支气管平滑肌,降低肺通气阻力
	$PGF_{2\alpha}$	收缩肺血管和支气管平滑肌
消化系统	PGE_2、PGI_2	抑制胃酸分泌,保护胃黏膜,防止胃黏膜损伤
泌尿系统	PGE_2	增加肾血流量,排 Na^+ 利尿
	PGI_2	刺激肾素分泌,增加血管紧张素的合成
生殖系统	PGE	可能与射精和精子运动有重要关系
	PGE_2、$PGF_{2\alpha}$	促进排卵、黄体形成、兴奋妊娠子宫等
内分泌系统	PG	促进皮质醇分泌,增加组织对激素的反应性,参与神经内分泌调节
防御、免疫系统	PGE	参与炎性反应,如水肿、疼痛的发生等;抑制细胞免疫

(三) PG 分泌的调节

PG 分泌受到多种激素和细胞因子的调节。有研究表明,雌激素、孕激素、CRH 及其相关肽均可通过不同的受体亚型差异调节胎盘和绒毛膜中 cPLA2、COX-2 和 PGDH 的表达,这种差异调节可能与不同组织在 PG 合成和代谢中承担着不同作用有关。糖皮质激素和细胞因子 IL-1β 可以通过增强绒毛膜 11β-HSD1 的转录和活性加强促 PG 合成的作用。

PG 分泌的调节呈现两个突出的特点,一是存在组织差异性,二是受多种催化酶调节。阿司匹林类药物正是通过抑制环加氧酶而抑制 PG 的合成。

(付晓东　郭瑞鲜　万　瑜)

Summary

The endocrine system, cooperating with the nervous system, adjusts and correlates the activities of the various body systems. Endocrine integration is brought about by hormones. Hormones are chemical messengers produced by endocrine glands and endocrine cells in the organs or tissues of the body. Some of the hormones are amines and others are amino acids, polypeptides, proteins or steroids. In general, the hormones regulate the processes of metabolism, growth and development, water and electrolyte balance, reproduction and behavior. The principal mechanisms, by which hormones exert their effects, involve in receptor-activated cellular signal transduction pathways. There are two important pathways by which most hormones function: ① membrane receptor-mediated pathways including the G protein-linked receptor activated second messenger system (cAMP, IP3, DAG and Ca^{2+}) and enzyme-linked receptor activated tyrosine kinase pathway; ② intracellular receptor-activated regulation of gene transcription. Hormone secretion is usually controlled by negative and/or positive feedback mechanisms that ensure a proper level or periodic variations of hormone activity at the target tissue. This chapter has discussed the major endocrine glands and functions of their hormones.

The pituitary and hypothalamus work as an functional unit. Six important hormones are secreted by the anterior pituitary which play a major role in the control of metabolic functions of the body: ① GH promotes growth of the entire body by enhancing protein formation. cell replication and differentiation; ② ACTH controls section of adrenocortical hormones, in particular cortisol; ③ TSH causes the thyroid gland to secrete T_3 and T_4; ④ PRL stimulates development of breasts and secretion of milk; ⑤ FSH and LH regulate reproduction function by controlling growth of the gonads as well as their hormonal secretions. The secretion of anterior pituitary is controlled by the hypothalamic releasing or inhibitory hormones secreted from the hypothalamus. TRH, CRH and GHRH cause release of TSH, ACTH and GH, respectively; GnRH promotes release of LH and FSH; GHIH inhibits release of GH; PIH and PRH cause inhibition and release of PRL respectively. In contrast to the anterior pituitary, the posterior pituitary is controlled by neuroendocrine cells in the hypothalamus. Their axons terminate in the posterior pituitary and release ADH or OXT into the bloodstream. ADH promotes water retention whereas OXT helps ejection of milk and contraction of the pregnant uterus.

The thyroid secretes thyroid hormones (T_4 and T_3), as well as calcitonin. T_4 and T_3 are formed in the colloid through iodination and coupling of tyrosines in reactions catalyzed by the enzyme thyroid peroxidase. Thyroid hormones function to regulate the basal metabolic rate and intermediary metabolism through effects on mitochondrial adenosine triphosphate synthesis and the expression of genes encoding metabolic enzymes. The rate of thyroid secretion is regulated primarily by the specific feedback axis through the hypothalamus (TRH) and anterior pituitary (TSH) to thyroid. The transient inhibition of thyroid hormone synthesis is caused by the Wolff-Chaikoff effect.

The adrenal gland consists of an inner medulla and an outer cortex. The main secretions of the adrenal medulla are the catecholamines epinephrine, norepinephrine and dopamine. The adrenal cortex mainly secretes the glucocorticoid cortisol, the mineralocorticoid aldosterone and some sex hormones. Functions of cortisol are ① elevation of blood glucose concentration by stimulating gluconeogenesis and decreasing glucose utilization in the cell; ② reduction of cellular proteins by decreasing their synthesis and increasing their catabolism; ③ promotion of oxidation and use of fatty acids and development of a peculiar obesity; ④ resistance to stress and inhibition of the inflammatory response; ⑤ reduction of in the number of eosinophils and lymphocytes and increase in the production of red blood cells; ⑥ permissive action for glucagon and catecholamine to exert their effects. Both basal and stress-provoked secretions of glucocorticoids are dependent upon the feedback control of the hypothalamus (CRH)-anterior pituitary (ACTH)-adrenal cortex system. Effects of epinephrine and norepinephrine are ① mimicking the actions of noradrenergic nervous discharge, especially on the heart; ② exerting metabolic effects, including promotion of glycogenolysis in liver and skeletal muscle, mobilization of FFA and stimulation of the metabolic rate; and ③ participating in "emergency response of the sympathoadrenal system".

The human pancreas has islets which secrete insulin and glucagons. Insulin is a small protein synthesized by the beta cells of islets. It decreases glucose in the blood by increasing the absorption and utilization of glucose by cells, promoting the synthesis of the glycogen and preventing its breakdown, inhibiting gluconeogenesis; Insulin also promotes fat and protein synthesis and storage. The stimulating factors for insulin secretion are increased blood glucose, free fatty acids and amino acids, gastrointestinal hormones, glucagon, GH, cortisol, parasympathetic stimulation, and obesity; The inhibiting factor for insulin secretion are decreased blood glucose, fasting and somatostatin. Human glucagon is produced by α cells of the pancreatic islets when the blood glucose concentration falls. Its functions are opposed to those of insulin. The most important function of glucagon is to increase the blood glucose concentration by glycogenolysis and glyconeogenesis. Glucagon also promotes ketone body formation and stimulates the secretion of GH, insulin, and pancreatic somatostatin. The stimulating factors for glucagon secretion are amino acids, CCK, gastrin, cortisol, exercise, infection and physiological stresses; inhibiting factors for glucagons release include glucose, somatostatin, secretin, FFA, ketones, insulin and GABA.

Parathyroid hormone (PTH), 1,25-$(OH)_2$-D_3 and calcitonin (CT) are primarily involved in the regulation of calcium metabolism of the body. PTH is secreted by the parathyroid glands. It functions to increase the plasma Ca^{2+} and depress the plasma phosphate by mobilizing Ca^{2+} from bone, increasing urinary phosphate excretion, promoting the formation of 1,25-$(OH)_2$-D_3 and absorption of Ca^{2+} from the intestine. The secretion of PTH is inhibited by circulating Ca^{2+} and 1,25-$(OH)_2$-D_3. Increased plasma phosphate stimulates PTH secretion through lowering plasma Ca^{2+}. 1,25-$(OH)_2$-D_3 is formed in the kidneys. Its actions are to increase Ca^{2+} absorption from the intestine and Ca^{2+} reabsorption in the kidneys, and to mobilize Ca^{2+} and $PO^{3-}{}_4$ by increasing the number of mature osteoclasts. Formation of 1,25-$(OH)_2$-D_3 is regulated in a feedback fashion by plasma Ca^{2+} and PO_4^{3-}, and facilitated by PTH, GH and CT. CT secreted by thyroid gland lowers the circulating calcium and phosphate levels by inhibiting bone Ca^{2+} absorption and increasing uric Ca^{2+} excretion. Plasma CT is directly proportionate to plasma Ca^{2+}, gastrin, CCK, glucagon and secretin.

The pineal glands secrete melatonin and function as a timing device to control circadian rhythm. Prostaglandin has been found in many tissues of the body in addition to the prostate. It has a wide range of physiological effects.

复习思考题

1. 何谓激素，激素递送信息的主要方式和一般作用特征有哪些？
2. 举例说明机体神经－内分泌系统是如何相互配合实现其对机体功能调控的？
3. 试述甲状腺激素或类固醇激素经胞内受体介导的细胞信号转导机制。
4. 参与调控人体生长的激素有哪些？各有何作用及其作用特征？
5. 参与女性乳腺发育、泌乳及其射乳反射的激素有哪些？各有何作用？
6. 列出所学的主要参与调节机体新陈代谢的激素，并指出其作用。
7. 用生理学知识解释幼年甲状腺激素缺乏和成年甲状腺激素缺乏的临床表现。
8. 试述生长激素与生长介素的作用、关系及其调控。
9. 胰岛素和胰高血糖素是如何相互作用来维持机体血糖稳定的？
10. 何谓应激反应？参与机体应激反应的激素有哪些？作用如何？
11. 为什么醛固酮缺乏是切除双侧肾上腺动物死亡的主要原因？
12. 指出 5 种控制胰岛素分泌的因素，并叙述各因素引起胰岛素分泌的生理意义。
13. 动物实验中，如果切断支配肾上腺髓质的交感神经节前神经纤维，请问在正常和应急情况下血浆肾上腺素水平发生什么变化？为什么？
14. 某患者表现为甲状腺功能减退的症状（如呆滞、怕冷），临床检查发现其血浆 T_3、T_4 和 TSH 低于正常水平。当注射 TRH 后，三种激素的血浆水平都增加，试分析导致病人甲状腺功能减退的病变部位在何处？

数字课程学习……

学习要求 | 教学 PPT | 习题 | 临床病例 | 微课视频

第 13 章

生　　殖
（Reproduction）

本章导读

人类繁衍后代依赖于生殖功能。这涉及精子、卵子如何产生，精子和卵子如何结合而产生受精卵，早期胚胎如何在子宫中安家落户及十月怀胎的相关机制。这个新个体又是如何离开母体来到世上呢？我们将为您逐一解答。除此之外，本章还将讲述性激素产生、调节及其生理作用，性生理和避孕等相关内容。

生殖（reproduction）是生命活动的基本特征之一，是指生物体产生与其本身相似的子代个体，从而维持生物种系延续的生理功能。一切生物个体都必然经过生长、发育、成熟、衰老，最终死亡的过程，因而生殖是确保物种繁衍的重要生命活动。在较高等动物包括人类，生殖是经过两性生殖系统的共同活动实现的。人类的生殖过程主要包括两性配子（gamete）[即精子（spermatozoon）和卵子（ovum）]的形成、交配和两性配子的结合即受精及胚胎着床和发育等一系列过程。这些活动受生物个体的神经和内分泌系统的调控，如人类的**生殖细胞**（germ cell）分化为精原细胞和卵原细胞时就受到不同内分泌激素的调节。

男性的**睾丸**（testis）产生精子，女性的**卵巢**（ovary）产生卵子。睾丸和卵巢还具有内分泌的功能，可分泌**性激素**（gonadal hormone），故又称为**性腺**（gonad）。在其影响下形成的男女两性青春期后体征和外貌的差异称为**第二性征**（secondary sexual characteristics），它是区分性别的一般特征。男女两性除性腺外，其他生殖器官称为附性器官，参与输送精子或卵子、受精、维持胚胎发育成熟直至分娩，完成新个体诞生的整个过程。

人类的生殖功能不但在个体的生活中发挥重要的作用，同时也具有较为特殊的社会效应。因此，人类生殖的研究不仅是人类生理学研究的基础课题，还涉及社会科学领域的许多方面。

第一节　男 性 生 殖

男性生殖系统的功能包括精子的产生、输送和性激素的合成与分泌。精子发生、成熟、运输和释放等一系列生理活动，是在中枢神经系统、**下丘脑－垂体－睾丸轴**（hypothalamus-adenohypophysis-testes axis）及附属生殖器官（如附睾、输精管、精囊、前列腺、尿道球腺和阴茎等）的密切协同和调控下完成的。

一、睾丸的功能

睾丸是男性生殖系统的主要器官，其功能和它的组织结构密切相关。新生儿的睾丸体积相对较大，自出生至性成熟期前，体积增长较慢，到性成熟期迅速发育、长大和成熟，至老年期逐渐萎缩变小。睾丸主要由曲细精管与间质细胞组成，分别占睾丸总体积的80%和20%（图13-1A）。曲细精管是产生精子的部位，上皮由**生精细胞**（spermatogenic cell）和**支持细胞**（sertoli cell）构成，精子发生过程是依附在支持细胞上进行的。**间质细胞**（Leydig cell）则分布于曲细精管之间的结缔组织，具有合成和分泌雄激素等功能。

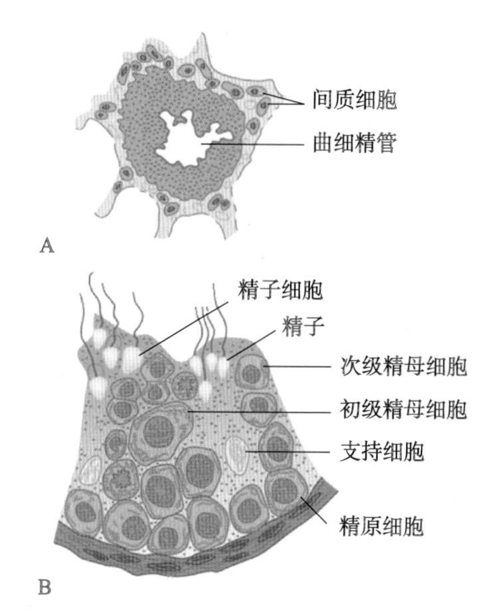

图13-1 睾丸组织结构示意图
A. 曲细精管的横截面 B. 精子发育的各个阶段
（改自Hall JE，Hall ME. Guyton and Hall Textbook of Medical Physiology. 14th ed.）

（一）睾丸的精子发生

睾丸的**精子发生**（spermatogenesis）是指**精原细胞**（spermatogonium）经过有丝分裂（mitosis）、减数分裂（meiosis）和细胞分化（cell differentiation）发育为成熟精子的过程。男性从青春期开始产生精子，可以维持到老年。45岁以后，随着曲细精管逐渐萎缩，睾丸的生精能力逐渐减弱。精子生成是在睾丸曲细精管内进行，从曲细精管管壁基膜到管腔，精子发生逐渐成熟，依次排列为**精原细胞**（spermatogonium）、**初级精母细胞**（primary spermatocyte）、**次级精母细胞**（secondary spermatocyte）、**精子细胞**（spermatid）、**精子**（spermatozoon）和脱离支持细胞进入管腔的成熟精子（图13-1B），称为**精子的形成**（spermiogenesis）。从精原细胞发育成为精子的整个过程平均约需74天。支持细胞构成血睾屏障，阻止血液中有害物质对生精细胞的损伤，分泌雄激素结合蛋白等协助睾酮运输，为各级生精细胞提供营养并起保护与支持的作用，进而维持生精细胞分化和发育所需微环境的相对稳定。

新产生的精子被释放进入曲细精管管腔后，借助小管外周肌样细胞的收缩和管腔液的移动被运送至附睾内。精子在附睾内停留2周左右进一步发育成熟，并获得运动能力。附睾内可贮存少量精子，大量的精子则贮存于输精管及其壶腹部、精囊。精子与附睾、精囊、前列腺及尿道球腺的分泌液混合形成**精液**（semen）。男性射精时，随着输精管的蠕动和精囊的收缩，精子通过射精管和尿道被排出体外。一次正常的射精每毫升有4千万~1亿个精子。精子的生成需要适宜的温度，阴囊温度较腹腔温度低，适于精子生成。在隐睾症中，由于睾丸不能降至阴囊，而影响精子生成，可导致男性不育。

（二）睾丸内分泌功能

睾丸分泌的雄激素包括**睾酮**（testosterone，T）、**双氢睾酮**（dihydrotestosterone，DHT）、**脱氢异雄酮**（dehydroisoandrosterone，DHIA）、**雄烯二酮**（androstenedione）等。生物活性以双氢睾酮为最强，睾酮次之，脱氢异雄酮和雄烯二酮的活性仅及睾酮的1/5。男性体内的雄激素绝大部分由睾丸的间质细胞合成和分泌，少量来自肾上腺皮质网状带。睾丸分泌的雄激素主要是睾酮。此外，睾丸的支持细胞可生成**抑制素**（inhibin）和雌激素参与睾丸功能的调节。

1. 睾酮的合成、运输和代谢　睾酮是含19个碳原子的类固醇激素。在间质细胞内，胆固醇经侧链裂解，形成孕烯醇酮，后者经过羟化，脱氢等过程转化为雄烯二酮，雄烯二酮经17-羟类固醇脱氢酶的作用转化为睾酮（图13-2）。血液中约65%的睾酮与血浆中存在的性激素结合球蛋白（sex steroid-binding globulin，SSBG）结合，其余约33%的睾酮与血浆白蛋白结合，游离形式的睾酮只有1%~3%。只有游离形式的睾酮才能进入靶细胞发挥作用，其作用机制与其他类固醇激素一样，主要通过基因组途径调节基因转录进行。在部分靶细胞内，睾酮可经5α-还原酶作用形成双氢睾酮后再发挥作用。

血中睾酮的水平与不同的年龄阶段有关。正常成年男性每天睾酮分泌量为4~9 mg/d（13.9~31.2 μmol/d），血浆睾酮总浓度约为5.25 μg/L（18.2 nmol/L）。55岁以后，随年龄增长血浆睾酮浓度逐渐降低（图13-3）。

睾酮主要在肝内降解、灭活，其中约5%被彻底氧化，95%经还原和结合转化为无生物活性的代谢产

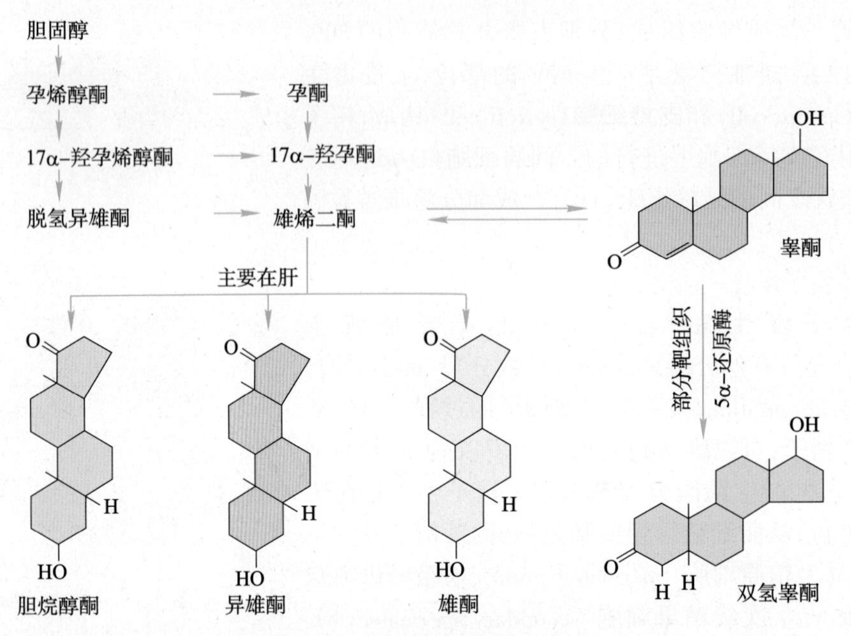

图 13-2 雄激素的合成与代谢

物并经尿排出，少量经粪便排出。

2. 雄激素的生理作用 雄激素睾酮进入细胞后，与细胞内受体结合，进入细胞核，调节靶基因的基因转录。雄激素在胚胎期的性别分化、青春期性器官的发育和成熟、精子的发生、第二性征与性功能的维持等方面均发挥重要作用，同时对机体的代谢活动也具有调节作用。

(1) 影响胚胎的性别分化 胚胎7周时分化出睾丸，并分泌雄激素，诱导男性内、外生殖器发育。如果胚胎期睾酮分泌过低，可能会导致出现不同程度的男性假两性畸形。

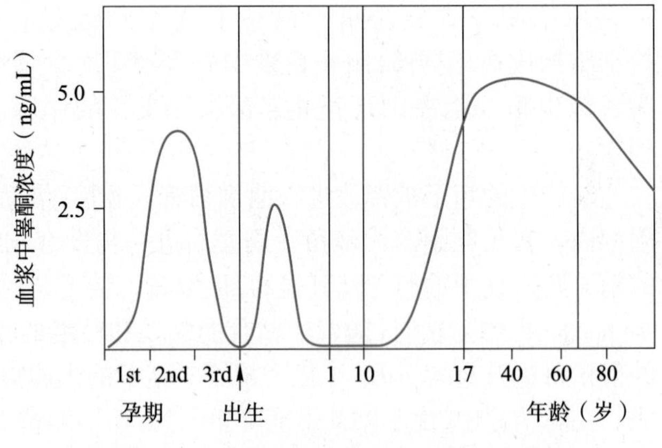

图 13-3 不同年龄阶段每日的睾酮分泌量

(2) 影响青春期男性生殖器官的发育 雄激素可直接刺激睾丸，维持睾丸的正常发育，刺激精囊与前列腺的发育及其正常分泌，促进阴茎与阴囊的正常发育。

(3) 维持精子的发生与成熟 睾丸的支持细胞在腺垂体分泌的**卵泡刺激素**(follicle-stimulating hormone，FSH)的作用下生成**雄激素结合蛋白**(androgen-binding protein，ABP)，它与睾酮和双氢睾酮的亲和力很强。睾酮进入曲细精管后与之结合，ABP将睾酮运送到曲细精管，促进生精细胞的分化和精子的生成过程。部分睾酮直接或转变为双氢睾酮后，作用生精上皮的雄激素受体，促进精子发育。此外，附睾是精子成熟的场所，其功能的完整性也很大程度取决于附睾中的雄激素含量。因此，睾酮对于维持正常的精子发生和成熟都是至关重要的。

(4) 促进与维持男性第二性征和性功能 青春期开始后，男性在雄激素的影响下逐渐发育并维持男性的第二性征，如骨骼粗壮、肌肉发达、肌力增强、体毛生长并呈男性分布、喉结突起、发音低沉、皮脂腺分泌增多等。雄激素对于男性的性功能包括性欲的维持也是非常重要的。成年后切除睾丸，第二性征将逐渐退化，性欲显著降低。临床上睾酮也被用于部分雄激素相关的男性性腺功能异常的治疗。

(5) 促进同化代谢 在摄入适量蛋白质的基础上，睾酮可加强蛋白质的合成并抑制其分解，从而促进正氮平衡，加速机体生长。雄激素虽能促进骨质合成，但也引起骨骺愈合，最终终止长骨的生长。此外，睾酮也参与水和电解质的代谢。睾酮与皮质醇有类似作用,促进远曲小管和集合管对水重吸收。同时,睾酮具有促进红细胞的生成、增加免疫球蛋白的合成、升高基础代谢率等效应。

3. 抑制素　男性的抑制素由睾丸曲细精管的支持细胞分泌,对垂体的 FSH 的分泌有强烈的抑制作用。此外,在性腺中还存在着与抑制素结构相近但功能相反的物质,称为**激活素**(activin),可刺激 FSH 的分泌。

二、睾丸功能的调节

下丘脑 – 腺垂体 – 睾丸轴在睾丸功能的调节中发挥中心作用。下丘脑及腺垂体分泌促性腺激素释放激素和促性腺激素调节睾丸的功能,睾丸分泌的激素则通过反馈机制影响下丘脑和腺垂体,从而维持睾丸功能特别是激素水平的动态平衡。此外,睾丸局部的内分泌及旁分泌调节机制也影响睾丸的功能。

下丘脑分泌的**促性腺激素释放激素**(gonadotropin-releasing hormone,GnRH)作用于腺垂体,促进腺垂体促性腺激素细胞合成和分泌 FSH 与 LH。FSH 作用于曲细精管的支持细胞,LH 则主要影响间质细胞,因此又称间质细胞刺激素(interstitial cell–stimulating hormone,ICSH),调节间质细胞的雄激素生成,以维持精子的发生。

(一)精子发生功能的调节

LH 和 FSH 均参与精子发生过程的调节(图 13–4)。LH 刺激间质细胞产生睾酮,FSH 则作用于支持细胞,调控精原细胞的分化与增殖,两者协同调控精子发生。研究提示 FSH 在精子发生过程中发挥始动作用,睾酮则有维持精子发生的效应。

FSH 与支持细胞膜上的 FSH 受体结合后,通过蛋白激酶 A 系统实现对支持细胞的调控,主要是促进支持细胞合成精子生成所需的物质,促进支持细胞 ABP 的产生和分泌,协助雄激素向曲细精管的转运、调控精子发生过程。同时,FSH 还能刺激支持细胞分泌抑制素,对腺垂体 FSH 的分泌具有负反馈性调节作用,而下丘脑不存在抑制素受体(inhibin receptor)。

(二)激素分泌的调节

睾丸持续的雄激素分泌功能主要受 LH 的调控。下丘脑产生的 GnRH 作用于腺垂体,腺垂体分泌 LH,LH 与间质细胞膜上的 LH 受体结合,经信号转导系统,触发间质细胞的反应,睾酮合成和分泌增加。升高的雄激素作为抑制性信号,作用于下丘脑和腺垂体,降低 GnRH 和 LH 的分泌,从而使雄激素的水平维持机体所需的相对稳定。腺垂体两种促性腺激素受负反馈调节的机制可能不同,FSH 主要受抑制素调节控制,LH 主要受雄激素的负反馈调节。

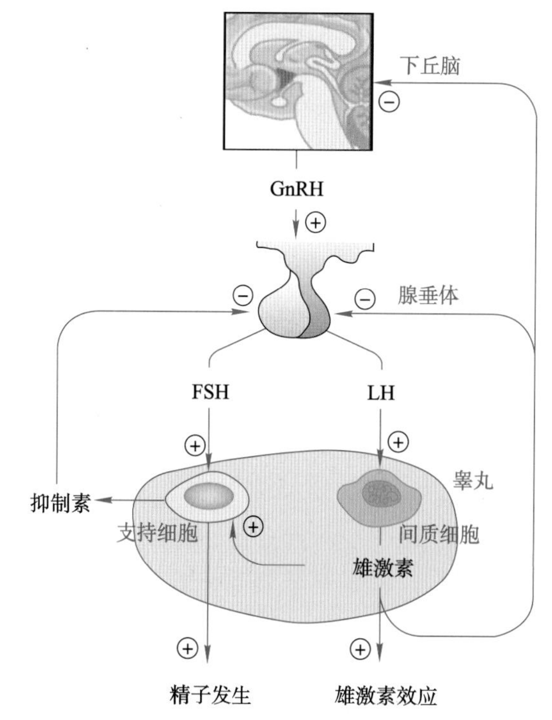

图 13–4　下丘脑 – 腺垂体对睾丸功能的调节

GnRH:促性腺激素释放激素;FSH:卵泡刺激素;LH:黄体生成素

(改自 Hall JE, Hall ME. Guyton and Hall Textbook of Medical Physiology. 14th ed.)

(三)睾丸的局部调节

睾丸的支持细胞与生精细胞、间质细胞、管周细胞之间存在极其密切的局部反馈调节。

如 FSH 可激活支持细胞内的芳香化酶,将间质细胞的睾酮转变为雌二醇,降低腺垂体对促性腺激素释放激素的反应性,抑制间质细胞分泌睾酮。间质细胞上还发现有多种生长因子及受体,可能以旁分泌或自分泌的方式参与睾丸功能的局部调节。

此外,情绪及环境等的变化可通过大脑皮质转化为神经内分泌信号,影响下丘脑 – 腺垂体 – 睾丸轴的功能。

第二节 女性生殖

女性生殖主要包括**卵子发生**(oogenesis)、激素分泌、妊娠及分娩等功能活动。女性生殖系统的活动在**下丘脑-垂体-卵巢轴**(hypothalamus-pituitary-ovarian axis)的调控下,呈现明显的周期性变化,称为性周期。女性性周期中伴随子宫内膜的剥落形成生理性的阴道出血现象,即**月经**(menstruation),所以性周期又称**月经周期**(menstrual cycle)。

一、卵巢的功能

(一) 卵巢的卵子发生

卵子是在卵泡内生长、发育和成熟的。一个月经周期以成熟的卵泡释放其中的卵子为界,可将卵巢的周期活动分为卵泡期、排卵期和黄体期三个阶段。

1. 卵子的发生 出生后6个月,卵原细胞转变为初级卵母细胞并停滞于第一次减数分裂前期,称为生发泡(germinal vesicle)。青春期排卵前,在LH作用下恢复并完成第一次减数分裂,排出第一极体,成为次级卵母细胞,并开始第二次减数分裂,再次停留在分裂中期。此时,如果卵子受精,则完成第二次减数分裂,排出第二极体形成受精卵;若未能受精,则次级卵母细胞发生凋亡、溶解。

2. 卵泡的发育

(1) 卵泡的生长 新生儿卵巢内约有200万个未发育的**原始卵泡**(primordial follicle),在出生后不断减少,到青春期减少到30万~40万个,绝经期时仅存几百个。从青春期起,原始卵泡在性激素的作用下逐渐启动,一个原始卵泡需要经过**初级卵泡**(primary follicle)、**次级卵泡**(secondary follicle)、**窦前卵泡**(preantral follicle)、**窦卵泡**(antral follicle)、**三级卵泡**(tertiary follicle)和成熟的**排卵前卵泡**(preovulatory follicle)的过程(图13-5)。

(2) 卵泡生长的调节 虽然有多个原始卵泡同时开始生长发育,但通常只有一个可发育为优势卵泡,成熟并排卵,这种优势卵泡选择的机制目前公认的是FSH阈值学说,即FSH阈值最低的卵泡继续生长,而其余卵泡均在发育过程中先后退化,形成闭锁卵泡。

原始卵泡由初级卵母细胞及其周围的单层卵泡细胞(即颗粒细胞)组成。在初级卵泡期,原始卵泡的单层卵泡细胞开始增殖,由扁平的单层细胞变为多层,并分泌糖蛋白包绕卵母细胞形成透明带。随着初级卵泡的发育,颗粒细胞层增多,卵泡液和卵泡腔形成,透明带功能发达,形成次级卵泡。同时卵泡基膜外周的间质细胞则分化增生为内膜细胞层和外膜细胞层,尤其是内膜细胞层,可为卵泡分化发育提供支持作用。此时,卵细胞偏离中心,形成丘状突向卵泡腔。卵泡继续生长发育直至最后阶段即成熟卵泡,其体积增大,直径由原始卵泡的40 μm增大至

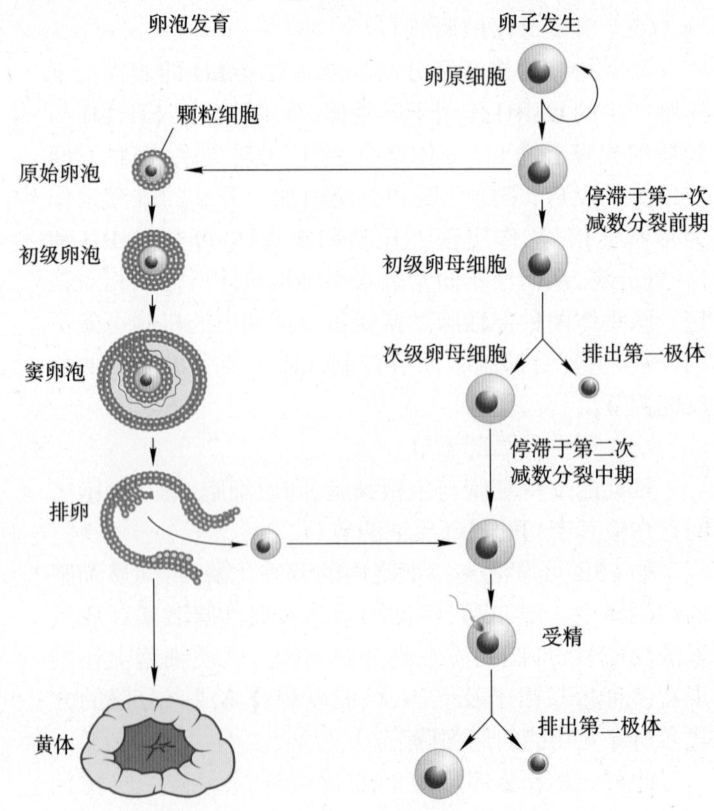

图13-5 卵子发生及卵泡发育过程
(改自Hall JE,Hall ME. Guyton and Hall Textbook of Medical Physiology. 14th ed.)

15 mm 以上，并突出于卵巢表面，卵泡中的卵细胞直径也由 15~20 μm 增至 150 μm。

3. **排卵**(ovulation) 是在 LH 等激素的作用下，成熟卵泡壁出现破裂，卵细胞与透明带、放射冠及卵泡液等被排出的过程。排卵过程本身是短暂的，但其发生的机制异常复杂，包括局部血管扩张、血管通透性增加、卵泡壁水肿、卵泡壁的蛋白分解、前列腺素的产生、卵丘的液化作用及卵巢局部平滑肌的张力的增加等。排出的卵子随即被输卵管伞所摄取，并送入输卵管中。

4. 黄体期 排卵后，卵巢破裂口被纤维蛋白封闭，残余的卵泡壁内陷，血液填充泡腔，形成血体。此后新生血管长入，残留卵泡细胞增殖，在 LH 的作用下发生黄素化，称为**黄体**(corpus luteum)。黄体的寿命一般为 12~16 天，平均 14 天，较为恒定。若排出的卵子未能受精，黄体退化，分泌颗粒减少，血管减少。黄体逐渐被结缔组织取代，成为白体。如果排出的卵子受精，黄体继续发育为妊娠黄体，分泌雌孕激素，支持胚胎着床和发育。

(二) 卵巢的激素分泌

卵巢主要分泌雌激素和孕激素，也分泌抑制素、少量的雄激素、一些生长因子及其他一些多肽类激素。

1. 卵巢性激素的合成与代谢 卵泡的颗粒细胞、内膜细胞和黄体细胞都参与分泌雌激素，孕激素则主要由黄体细胞分泌。描述雌激素分泌的双促性腺激素双重细胞分泌学说认为：随着卵泡的生长发育，腺垂体分泌的 LH 与卵泡膜细胞上出现的 LH 受体结合，然后主要经过 cAMP- 蛋白激酶系统，通过 StAR 蛋白和 P450 侧链裂解酶(P450 side chain cleavage enzyme，P450scc)将胆固醇转变为孕烯醇酮，孕烯醇酮经过 Δ^4 和 Δ^5 两条途径转变为雄激素(主要为雄烯二酮)，雄激素扩散进入颗粒细胞。这一过程在不同大小的卵泡中均可发生。扩散入颗粒细胞的雄激素在 17β 羟化酶(17β-hydroxylase)，也称为芳香化酶(aromatase)的作用下转化为雌激素。只有发育到一定程度的卵泡颗粒细胞才能在 FSH 的作用下诱导芳香化酶的表达，因此，只有发育到一定程度的卵泡才能合成和分泌雌激素(图 13-6)。雌激素本身也通过与卵泡细胞上出现的雌激素受体相结合，促进卵泡细胞的增殖与分化，并诱导卵泡细胞上的 FSH 或 LH 受体数量增加，从而加强作为雌激素合成前体物质的雄激素的合成，较多的雄激素扩散至颗粒细胞，在芳香化酶的作用下，转变为雌激素的速率加快，雌激素的产生增多。

在人类卵巢分泌的雌激素有**雌二醇**(estradiol，E_2)、**雌酮**(estrone，E_1)和**雌三醇**(estriol，E_3)，均是含 18 个碳原子的类固醇激素。E_2 的生物活性最强，E_1 的生物活性仅为雌二醇的 10%，E_3 的活性最低，是 E_2 和 E_1 的代谢产物。孕激素是含 21 个碳原子的类固醇激素，主要为**孕酮**(progesterone，P)，20α-羟孕酮(20α-hydroxyprogesterone)和 17α-羟孕酮(17α-hydroxyprogesterone)，以孕酮的生物活性为最强。类固醇激素是亲脂激素，需要与血浆蛋白质结合后进行运输。血中约有 70% 的雌二醇与雌激素结合蛋白相结合，25% 与血浆白蛋白结合，其余为游离型；血中孕酮约有 48% 与皮质类固醇结合球蛋白结合，50% 与血浆白蛋白结合，其余为游离型。雌、孕激素主要在肝内降解，代谢产物以葡萄糖醛酸和硫酸盐的形式经尿液或经胆汁随粪便排出，因此，肝功能障碍可导致体内雌激素过多。

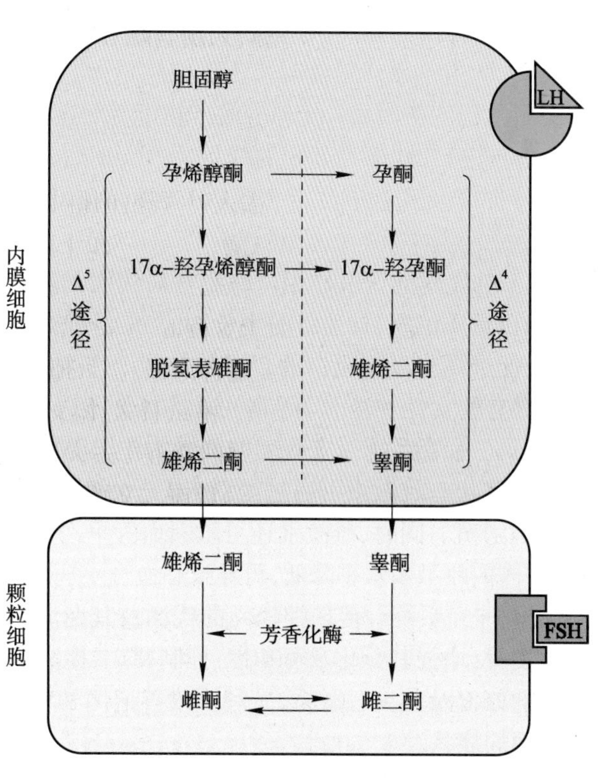

图 13-6 双促性腺激素双重细胞学说

血中雌、孕激素的水平在月经周期中呈周期性的波动。在卵泡期，雌激素水平随着卵泡的生长发育而上升，随卵泡发育接近成熟而上升速度加快，至卵泡成熟时达高峰，然后稍有下降，再随黄体功能的发育而再次上升，至黄体功能高峰期形成雌激素的第二个高峰，然后逐渐下降，至黄体退化时迅速下降，而后进入新的波动周期。孕激素在整个卵泡期均处于极低水平，排卵前由于LH的黄素化作用而轻微上升，排卵后随黄体的形成和发育而明显上升，于排卵后5~10天的黄体高峰期形成峰值，以后略有下降，至黄体退化时迅速降低，再进入新的周期。

卵泡的颗粒细胞可分泌抑制素。随着卵泡的生长发育和成熟，抑制素的分泌增加，水平逐步上升，排卵后略有下降，随黄体的发育成熟分泌更为大量的抑制素，其峰值较卵泡期明显升高，至黄体退化后迅速下降。

此外，卵巢还分泌激活素、制卵泡素、松弛素等多肽类激素和类胰岛素样生长因子、上皮生长因子等生长因子类激素，并发挥卵巢功能调节特别是局部的调节作用。

2. 雌激素、孕激素的生理作用

(1) 雌激素的生理作用　雌激素的主要作用是促进女性生殖器官的发育和第二性征的出现，并维持其正常生理状态。机体许多器官组织均有雌激素受体，因此，雌激素对机体有广泛的生物学作用。

1) 对生殖器官的作用　雌激素与相应受体结合，引起细胞DNA、RNA和蛋白质合成增加，促进细胞分裂与增殖，使各生殖器官生长发育，并维持其正常功能。如青春期前雌激素分泌过少，生殖器官不能正常发育成熟；雌激素过多则会引起性早熟现象。绝经后，雌激素水平下降，生殖器官萎缩。

① 卵巢　FSH在雌激素的协同下，诱发并增加卵泡上的LH受体，从而使卵泡对LH的敏感性增加。排卵前雌激素的高峰，可诱导LH峰的出现，诱发排卵。因此，雌激素在卵泡发育、成熟和排卵的发生中都是必不可少的调控因素。

② 输卵管　雌激素可促进输卵管上皮细胞增生，促进输卵管的节律性收缩，使分泌细胞和纤毛细胞的活动增强，有助于精子与卵子的运行。

③ 子宫　雌激素可促进子宫肌细胞增生和肥大，增进血流，使肌细胞内收缩蛋白成分含量增加，促使和维持子宫发育，增加子宫肌的兴奋性，提高子宫肌对催产素的敏感性，有助于分娩。雌激素可使子宫内膜发生增生期变化，影响内膜的腺体、血管和基质细胞生长。雌激素使宫颈口松弛、扩张，子宫颈分泌大量清亮、稀薄的黏液，有利于精子的穿行。

④ 阴道　雌激素使阴道上皮细胞增生，表层细胞角化，糖原含量增加。雌激素水平愈高，则表层细胞的角化程度愈明显。糖原分解产物可使阴道分泌物呈酸性(pH 4~5)，增强阴道的抗感染能力。

2) 对第二性征和乳腺的作用　青春期后，雌激素可促使脂肪沉积于乳腺、臀部等部位，毛发分布呈女性特征以及发音声调较高等第二性征的出现。雌激素可刺激乳腺导管和结缔组织的增生，促进乳腺发育。

3) 对代谢的调节作用　雌激素对代谢的影响比较广泛，主要表现为：①增强成骨细胞的活动，促进钙、磷在骨质沉积，加速骨的生长，尤其是促进骨的成熟，使骨骺愈合；②降低血浆中胆固醇与β脂蛋白的含量，促进高密度脂蛋白的合成并抑制低密度脂蛋白的产生；③促进醛固酮的分泌，进而导致体内水、钠潴留。有些女性月经前期水肿可能与雌激素分泌有关。

4) 心血管系统　实验表明静脉内注入乙炔基雌二醇，可增加冠脉血流量，消除心肌缺血，从而改善心绞痛症状。雌激素可通过激活NO合酶而增加NO生成，来促进血管内皮细胞的修复和抑制血管平滑肌细胞增殖。同时，雌激素还可阻断血管平滑肌细胞上钙离子通道，维持血管正常的舒张功能。女性绝经后，体内雌激素水平降低，可导致心血管疾病发生率明显升高。

5) 神经系统　促进神经元的代谢及其营养因子如脑源性神经营养因子的分泌，有利于中枢神经系统的发育，增强其分化及可塑性；抑制凋亡，提高神经细胞的存活能力；加强突触萌芽和轴突再生，促进神经元的修复及其突触联系，有利于改善记忆和认知功能。绝经期妇女补充雌激素，可显著改善其神经系统方面的症状。

6) 皮肤　雌激素使真皮增厚，结缔组织内胶原分解减慢，表皮增殖，保持弹性及改善血供。

(2) 孕激素的生理作用　孕激素主要作用于子宫内膜和子宫平滑肌，为受精卵的着床和妊娠的维持提供基本保障作用。因靶细胞内孕酮受体的含量受雌激素调节，所以孕酮必须在雌激素作用的基础上才能发挥作用。

1）对生殖器官的作用

① 子宫　在受精卵着床后，孕酮促进子宫内膜基质细胞转化为蜕膜细胞，为胚泡提供丰富的营养物质。另外，孕酮能减低子宫肌兴奋性和对催产素的敏感性，防止子宫收缩，保持胚胎生长的环境。孕酮还可抑制母体的免疫排斥反应，避免将胚胎排出子宫。与雌激素的作用相反，孕酮使宫颈黏液分泌减少，黏度增大，黏蛋白分子交织成网，形成黏液栓，阻止精子穿行。

② 输卵管和阴道　孕酮抑制输卵管细胞的增生、分泌，减弱输卵管的节律性收缩。孕酮使阴道上皮细胞角化减少，上皮细胞脱落增加，但脱落的主要为中层上皮细胞。

2）对乳腺的作用　在雌激素作用的基础上，孕酮可促进乳腺腺泡的发育、成熟，并可与其他相关激素一起，为分娩后的泌乳作充分准备。

3）产热作用　女性的基础体温在卵泡期较低，排卵日最低，排卵后可升高 0.5℃左右，在黄体期一直维持于这一水平。女性在绝经后或卵巢摘除后，这种基础体温的特征性变化消失。注射孕酮则可使基础体温升高。孕酮的作用可能与其对体温调节中枢的作用有关，临床上常将女性基础体温变化作为判定排卵的标志之一。

4）其他作用　促进水钠排泄，松弛血管和消化道平滑肌。因而，妊娠妇女易发静脉曲张、痔疮和便秘等疾患。

3. 雄激素的作用　女性体内有少量的雄激素，是由卵泡的内膜细胞和肾上腺皮质网状带细胞产生的。适量的雄激素配合雌激素可刺激阴毛及腋毛的生长。雄激素过多时，可出现男性化特征及多毛症。

二、卵巢功能的调节

卵巢的功能活动是下丘脑－垂体－卵巢轴系统调节的结果（图 13-7）。下丘脑激素调节中枢分泌 GnRH 作用于垂体，垂体分泌 FSH 和 LH，促进卵巢中的卵泡发育和性激素的合成。雌激素和孕激素对下丘脑和垂体存在负反馈抑制作用，而在排卵前形成的雌激素高峰对下丘脑和垂体存在正反馈作用。

在青春期前，下丘脑性激素调节中枢尚未发育成熟，且对卵巢激素的反馈抑制作用比较敏感，所以 GnRH 的分泌很少，因而腺垂体促性腺激素的分泌以及卵巢的功能处于低水平的状态。至青春期，下丘脑性激素调节中枢发育成熟，分泌 GnRH 的功能逐渐增强，促使腺垂体 FSH 和 LH 的分泌也相应增加，作用于卵巢并使卵巢功能开始活跃，逐渐建立起周期性变化。

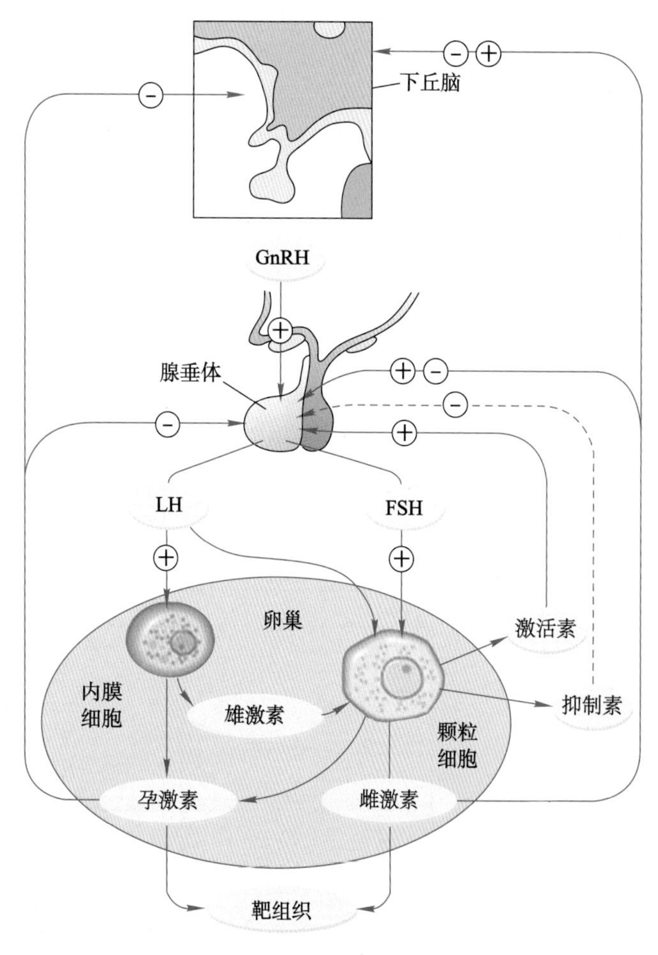

图 13-7　卵巢功能的调节

GnRH：促性腺激素释放激素；FSH：卵泡刺激素；LH：黄体生成素

（改自 Hall JE，Hall ME. Guyton and Hall Textbook of Medical Physiology. 14th ed.）

（一）卵泡期

卵泡期早期黄体萎缩，黄体分泌的雌激素和孕激素水平急剧下降，下丘脑及垂体分泌FSH与LH功能的反馈性抑制作用较弱，所以下丘脑分泌GnRH脉冲性模式发生变化，垂体分泌FSH增多。FSH促进卵泡的发育。随着卵泡的发育，雌激素和抑制素分泌增加，血中雌激素和抑制素水平上升，可负反馈抑制垂体FSH和LH分泌，致使多数卵泡停止发育。此时，在之前高FSH作用下"募集"的卵泡群中，FSH阈值最低的一个卵泡继续发育，成为优势卵泡，分泌的雌激素水平进一步增高。至排卵前一天左右，血中雌激素浓度达到顶峰。高浓度的雌激素对下丘脑产生正反馈效应，明显地增强下丘脑GnRH的分泌。GnRH经垂体门脉转运至腺垂体，促使LH与FSH的迅速释放，其中以LH最为明显，形成血中的**LH峰**（LH surge）（图13-8）。

（二）排卵

LH高峰是引发排卵的关键因素。在LH峰出现前，卵母细胞已基本发育成熟，但包围卵母细胞的颗粒细胞分泌一种卵母细胞成熟抑制因子（oocyte maturation inhibitor，OMI），卵母细胞长期停止于第一次减数分裂的前期。当卵泡发育为成熟卵泡后，垂体产生的LH高峰通过抵消OMI的抑制作用，促使卵母细胞恢复并完成第一次减数分裂，排出第一极体。同时，LH还可使卵泡分泌前列腺素，后者促使卵泡壁肌样细胞收缩，引起排卵。

（三）黄体期

排卵后，卵泡的黄素化随之发生。在LH的作用下黄体功能逐渐成熟，血中孕激素与雌激素水平逐渐上升，一般在排卵后5~10天出现高峰。雌激素第二次高峰的水平略低于卵泡晚期的第一次的峰值。黄体期高浓度的孕激素与雌激素对下丘脑和腺垂体发挥负反馈效应，抑制下丘脑GnRH和垂体LH及FSH的分泌。孕激素和雌激素分泌减少，其负反馈效应减弱，使垂体FSH与LH的分泌又开始增加，另一个新

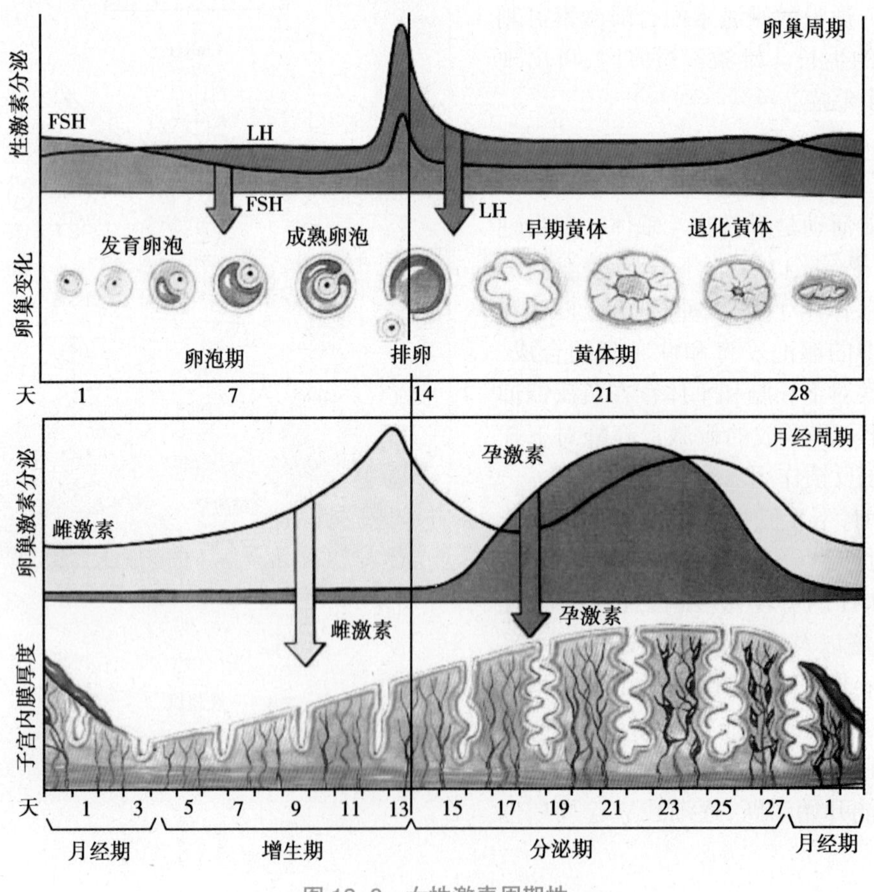

图13-8 女性激素周期性

的周期重复出现。

（四）卵巢功能的衰退

一般情况下，40~50 岁女性卵巢功能开始衰退。围绝经期（perimenopausal period）是指卵巢功能开始衰退到完全丧失后一年的时期，也称更年期。围绝经期中雌激素分泌减少，子宫内膜不再呈现规律的周期变化，此后，卵巢功能进一步退化直至完全丧失而进入绝经期（menopause）。一般 40 岁以前出现的绝经即为卵巢早衰。

三、子宫内膜及其他生殖器官的周期性变化

成熟女性随卵巢周期的变化，子宫内膜也呈现周期性的剥落和出血，即月经（menstruation）。健康女性的月经周期为 23~35 天，平均为 28 天，可分为三个时期：**月经期**（menstrual phase）、**增生期**（proliferative phase）和**分泌期**（secretory phase）。月经期和增生期处于卵巢周期中的卵泡期中，分泌期则对应于黄体期。月经周期的表现是由于卵巢分泌激素的周期性波动，引起子宫内膜发生周期性的变化（图 13-8）。如此周而复始，直至 45~55 岁，月经不复再现，进入绝经期。绝经期的到来是由于卵巢功能的衰退，而下丘脑－垂体－卵巢轴的功能仍保持正常。

1. 增生期　一般为月经周期的第 5~14 天。受雌激素的影响，子宫内膜的表面上皮、腺体、腺上皮和间质及血管均处于一个生长过程，形成组织学上特征性的增生改变。随着雌激素水平的升高，这种增生作用使子宫内膜得以修复并逐渐增厚，从 0.5 mm 增至 3.5~5.0 mm。

2. 分泌期　一般为月经周期的第 15~28 天。排卵后进入黄体期，在增生期改变的基础上，内膜受雌、孕激素联合作用的影响，特别是在黄体酮的影响下，内膜腺体细胞出现分泌活动，组织学上可出现含糖原的分泌泡自腺体细胞核向腺腔移动，最后突破腺细胞顶端胞膜，分泌到腺腔的现象，称顶浆分泌。在分泌期，内膜腺体进行性弯曲，内膜螺旋动脉高度螺旋化，毛细血管通透性增加，间质逐渐疏松水肿。内膜的分泌活动在黄体高峰期也达高峰，与胚胎植入的时间同步。

3. 月经期　指月经周期开始的第 1~4 天，与增生期的早期有重叠。如果卵子未能受精，黄体退化，循环血液中的雌、孕激素水平迅速下降，内膜螺旋血管即发生痉挛性收缩，内膜因缺血坏死，剥落，出血，从阴道排出。

除子宫内膜外，阴道黏膜、宫颈黏膜、输卵管及乳房也都表现出一定程度的周期性变化。随着排卵前血中雌激素的逐渐上升，分泌的宫颈黏液中水分含量增加，黏液变得稀薄，可拉丝。宫颈口在雌激素的作用下轻微张开并充满透明的宫颈黏液。这样的宫颈条件非常适合于精子通过，有利于受精的发生。进入黄体期后，在孕激素的影响下，宫颈口关闭，黏液分泌量迅速减少并变得黏稠，拉丝度降低，犹如黏液栓阻塞于宫颈口，既不利于精子也不利于微生物的通过。

输卵管在周期性的激素的影响下，其内膜也发生与子宫内膜相似的变化，纤毛及平滑肌的活动也受激素变化的调节，有利于精子、卵子及早期胚胎的运送及拾卵等功能。

第三节　妊　　娠

妊娠（pregnancy）是新个体的产生、在母体内生长发育并最终离开母体的过程，主要包括受精、着床、妊娠的维持、胎儿的生长及分娩。

一、受精

两性配子即精子和卵子结合后形成合子即受精卵的过程称**受精**（fertilization）。受精本身是一个比较短暂的事件，但精子和卵子在结合之前却必须经过一系列复杂的生理事件。

1. 精子运行　射入阴道内的精子需通过子宫颈、子宫腔再到达输卵管，在输卵管的壶腹部与输卵管狭窄部交界处与卵子会合。精液被射出后，在 1 min 内凝固，5~15 min 内又在纤维蛋白溶酶等作用下液化。

虽然射精时进入阴道的精子多达2亿~5亿个，但只有少部分精子能通过自身的运动，并在子宫及输卵管的节律性舒缩活动及激素的协同下，通过子宫颈管进入宫腔，上游至受精部位(50~200个)。而其中，通常只有一个精子可完成与卵子的受精。人类性交射精后30~60 min精子即能到达受精部位，一般认为精子射出后可在48 h内保持受精能力。

2. 精子获能　经过附睾中发育的精子已经具备了受精的能力，但由附性腺或附睾产生的一种被称为“去能因子”的糖蛋白，与精子的顶体帽可逆性地结合，掩盖了精子膜上的钙离子结合位点，使精子丧失受精能力，称为精子去能(decapacitation)。人类或大多数哺乳动物的精子必须在相应雌性个体的生殖道内停留一段时间才能获得使卵子受精的能力。这样一个精子获得使卵子受精能力的过程称为**精子获能**(sperm capacitation)。当精子进入雌性生殖道后，由于精子表面电荷的改变或一些酶的分解作用，使精子的“去能因子”脱落或活性改变，精子膜活化，从而恢复精子的受精能力。使精子获能的主要部位在子宫，其次是输卵管等处。

3. 顶体反应　精子和卵子到达输卵管壶腹部后，人类的卵子可分泌某些对精子有吸引力的未明因子，吸引精子与卵子接触。获能后的精子与卵子外围的放射冠接触后，精子头部的外膜和顶体前膜融合、破裂，释放顶体酶，使卵子外围的放射冠及透明带溶解，这一系列过程称**顶体反应**(reaction of acrosome)。参与顶体反应的酶有多种，多属于蛋白酶。顶体内的多种酶可分解卵外的细胞间的基质，使卵外的细胞分散，有利于精子接近卵细胞。放射冠穿透酶分解放射冠细胞间的酯键，有利于精子穿透放射冠。精子的顶体蛋白酶可消化透明带形成通道，利于精卵结合。精子一旦接触卵子，即触发卵子的激烈反应并引发卵子防止多个精子穿透透明带和多精受精的机制，包括将卵子质膜内侧的皮质颗粒排出、使透明带变硬等。此外，精子接触卵细胞后，精卵的质膜融合，精子进入卵细胞内，卵细胞完成第二次减数分裂，并排出第二极体(second polar body)。进入卵细胞的精子尾部迅速退化，细胞核膨大，形成**雄原核**(male pronucleus)，随即与**雌原核**(female pronucleus)融合，形成一个具有23对染色体的受精卵，随之开始第一次卵裂，标志着人体胚胎发育的开端。但精卵融合的确切过程及其机制尚不十分清楚。

4. 受精卵的移行　受精卵在输卵管的蠕动和纤毛的作用下向子宫腔方向移动。与此同时，受精卵不断地进行有丝分裂即卵裂，经卵裂球和桑葚期阶段，发育为**囊胚**(blastocyst)，又称胚泡。受精后3~5天，桑葚胚或早期囊胚进入子宫腔。胚胎进入子宫腔后，在子宫腔内“漂浮”1~3天，胚胎在子宫腔内继续发育，形成囊胚。囊胚外面的透明带逐渐变薄，出现裂口，囊胚扩张并通过间歇性的收缩形成压力，最后囊胚突破透明带而孵出。

二、着床

随着胚胎的发育，仅靠通过囊胚壁周围吸收营养物质的方式已不足以维持其需要。胚胎的进一步发育需要与母体建立更为有效的物质交换途径，胚胎通过植入子宫内膜并形成胎盘而实现。这种囊胚植入子宫内膜的过程称为**着床**(implantation)，又称胚胎的植入。

着床过程分为三个阶段。①定位：胚胎与子宫内膜通过细胞的信号交流或细胞间的相互作用而相互识别，胚胎定位于子宫内膜特定的拟着床的部位；②黏着：胚胎与子宫内膜通过它们表面的黏附分子及其受体的结合等方式，胚胎黏着于上述特定部位的子宫内膜；③穿透：胚胎以酶的作用等方式侵入子宫内膜。

胚胎植入的完成，依赖于胚胎与子宫内膜之间细胞与细胞、细胞与胞外基质的精细互作。胚胎发育和子宫内膜成熟的同步与否是决定胚胎种植成功的关键所在。自然周期子宫内膜仅仅只能在一个特定的短暂时期内接受囊胚植入，这一时间段被称为植入窗，通常仅维持3~4天。C.A. Finn于1972年做了一个直接、经典的动物实验，将鼠和兔的囊胚分别移植到“植入窗”时期和“植入窗”时期以外的子宫内膜，结果发现囊胚只有到达“胚胎植入窗”时期的子宫内膜才可能种植成功。但人们对“植入窗”时期胚胎和子宫内膜对胚胎接受性的分子基础及其调控机理目前还不十分清楚。一般认为，母体血中雌孕激素水平对胚胎着床有重要作用，一方面控制子宫内膜的变化，另一方面控制受精卵的运输速度，调控二者同步化。

三、妊娠的维持与激素调节

受精是妊娠的开始，直至胎儿及其附属物从母体娩出，妊娠终止。这一过程在人类平均需时约280天，即40周。

受精后第6天左右，囊胚滋养层细胞开始分泌人绒毛膜促性腺激素（hCG），并随着妊娠的进展逐渐增多。hCG刺激卵巢黄体转化为妊娠黄体，妊娠黄体继续分泌更大量的孕激素和雌激素，以适应妊娠的需要。绒毛膜组织随妊娠的发展持续发育和母体面的蜕膜形成胎盘，履行母体与胎儿之间不断加强的物质交换的职能。与此同时，胎盘组织大量分泌类固醇激素、蛋白质激素和肽类激素，调节母体与胎儿的代谢活动。妊娠8~10周间，支持妊娠的激素分泌功能逐渐由妊娠黄体向胎盘转移，胎盘成为维持妊娠发展最重要的器官。

1. 人绒毛膜促性腺激素　是由胎盘绒毛组织的合体滋养层细胞分泌的糖蛋白激素，由α亚单位与β亚单位构成。hCG与LH有高度的同源性，其α亚单位的各级结构与包括LH在内的几种垂体的促激素如TSH、FSH等的α亚单位非常近似，β亚单位除羧基末端的约30个氨基酸片段外，大部分与LH的β亚单位相同。因此，它们的生物学作用与免疫学特性有相似之处。hCG主要的功能包括促使月经黄体向妊娠黄体转变，促进雌、孕激素的合成并调整母体的免疫功能，降低淋巴细胞活动，防止母体对胎儿的排斥反应，具有“安胎”效应。受精后6天左右的囊胚滋养层细胞开始分泌hCG，此后分泌量以指数的速度增长；胚胎植入后约5天，以敏感的方法即可在血或尿中测出hCG浓度，可以作为诊断早期妊娠的一个指标。妊娠8~10周时hCG的分泌达到高峰，随后开始下降；妊娠20周左右降至较低水平，并一直维持至妊娠末期。分娩时胎盘娩出后，如无胎盘组织的残留，产后4天血中hCG就几近消失。

2. 人绒毛膜生长激素（human chorionic somatomammotropin，hCS）　由191个氨基酸组成（相对分子质量38 000），自合体滋养细胞产生。妊娠5周的母血中可检测到，至妊娠34~35周达高峰。hCS的功能主要为促进蛋白合成、促进胎儿生长、降低胰岛素的敏感性、减少母体对葡萄糖的利用为胎儿提供葡萄糖能量来源、促进糖原合成和脂肪分解、增加游离脂肪酸、促进乳腺腺泡发育、抑制母体对胎儿的免疫反应等。因而，hCS对妊娠的维持有重要作用。由于动物实验显示，hCS有促进小动物的乳腺腺泡和泌乳作用，而且这个功能是最早发现的，所以hCS开始被命名为人胎盘生乳素（human placental lactogen，HPL）。

3. 类固醇激素

（1）孕激素　由胎盘的合体滋养层细胞分泌，主要是黄体酮。妊娠8~10周后，胎盘成为孕激素的主要来源。随着妊娠的进展，孕激素水平逐渐升高，到妊娠末期可达黄体期水平的10倍。孕激素可降低子宫肌的兴奋性，抑制子宫肌的收缩，促进乳腺腺泡的发育。因此，孕激素是孕期最重要的激素之一。

（2）雌激素　胎盘分泌的雌激素有3种，即雌酮、雌二醇和雌三醇，其中主要是雌三醇。母血中雌三醇可达非孕时的30倍。雌三醇由母体和胎儿协同产生。胎儿或母体的肾上腺等部位分泌的脱氢异雄酮硫酸盐先转化成16α-羟脱氢异雄酮硫酸盐，经循环进入胎盘，再通过一系列酶的作用最后转变为雌三醇。因此，检测母体血中雌三醇的含量，可了解胎儿的存活状态。如妊娠晚期，孕妇尿中雌三醇突然减少，可作为判断胎儿宫内危险的依据之一。

4. 其他蛋白质激素和肽类激素　胎盘还可分泌绒毛膜促甲状腺激素、妊娠特异性蛋白、缩宫素酶、ACTH、TRH、GnRH及β-内啡肽等。

四、分娩

分娩（parturition）是指胎儿及其附属物从母体子宫娩出体外的过程（图13-9）。自然分娩的过程可分为三个阶段：分娩的第一期从规律的子宫收缩开始直至子宫颈完全扩张（约10 cm），曾有分娩史的产妇需6~8 h，否则需时更长，可达11~12 h；第二期持续1~2 h，胎儿由宫腔排出，经子宫颈和阴道到母体外；第三期约10 min，胎盘与子宫分离，胎盘、胎膜和脐带等妊娠附属物排出母体。随后子宫肌强烈收缩，压迫血

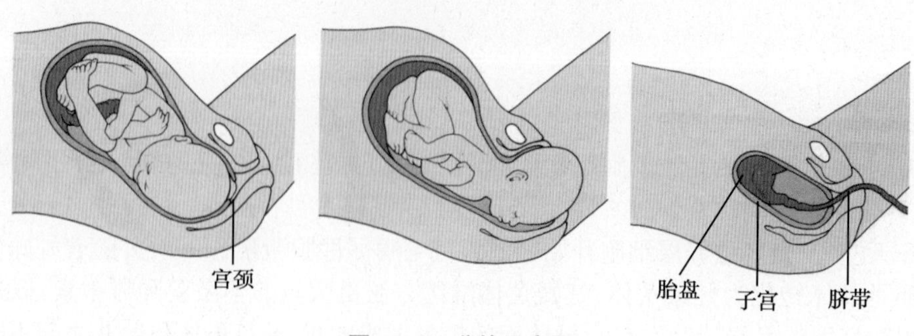

图 13-9 分娩示意图

管，可防止过量失血。在分娩过程中存在正反馈调节，胎儿对子宫颈部的刺激可引起催产素的释放和子宫底部肌肉收缩增强，迫使胎儿对子宫颈部的刺激更强，从而引起更多的催产素释放及子宫的进一步收缩，直至胎儿完全娩出为止。

分娩是极其复杂的生理过程，子宫肌节律性收缩是分娩的主要动力。但分娩发动的原因及其确切的调控机制仍未完全阐明。目前认为，至少有两大类因素可能与分娩的发动及子宫肌节律性收缩有关。一类因素是在妊娠进程中，激素水平在逐步发生变化，从而造成子宫肌兴奋性逐渐增加。孕激素抑制子宫肌收缩，雌激素促进子宫肌收缩，自妊娠 7 个月开始，雌激素上升，孕激素下降，即雌激素 / 孕激素比例上调，触发子宫肌收缩。催产素的变化也起着重要作用，在妊娠的后几个月中，子宫肌上催产素受体数量不断增加，在分娩期催产素大量分泌，而且动物实验表明，虽然垂体切除的动物仍能在妊娠到期后产下小动物，但其分娩期明显延长。另外，胎儿垂体分泌的催产素、肾上腺分泌的皮质激素和蜕膜及羊膜分泌的前列腺素类物质等可能也起一定作用。另一类是机械性因素。随着胎儿的发育，宫腔容积逐渐增大，对子宫下段和宫颈起到机械性的扩张作用，子宫壁的张力因之增加，有利于分娩的发动。有数据表明，双胞胎平均比单胞胎提前 19 天出生，这也证明机械张力对分娩发动的重要性。

分娩发动后，子宫及腹肌、膈肌和肛提肌的收缩力形成完成分娩的动力，真骨盆及子宫下段、宫颈、阴道和盆底软组织等形成的分娩通道、胎儿的大小和位置，以及产妇精神心理因素等情况也是影响分娩进展的重要因素。

拓展知识 13-1 辅助生殖

第四节 性生理与避孕

一、性生理

性生理是生殖医学研究的重要内容之一，与计划生育和生殖健康关系密切。青春期后发生的性生理变化常伴随着心理和行为方面的改变，性生理的变化常表现为性欲或性兴奋(sexual excitation)的产生、并发生性行为(sexual behavior)等活动，这些表现与下丘脑 - 垂体 - 性腺轴的活动及其他内分泌激素的作用直接相关。当人在精神或肉体上受到有关性的刺激时，性器官和其他一些部位会出现一系列生理变化，称为性兴奋。而性行为主要指在性兴奋的基础上男女两性发生性器官的接触或交媾，如**性交**(sexual intercourse)的过程，或虽无两性性器官的接触，但有与性器官相联系的活动(如性自慰等)。性行为的功能是繁殖后代、维护身心健康和获得愉悦。

(一) 男性的性兴奋与性行为

男性的性兴奋除了由于眼、耳、鼻等各种感觉器官受刺激及受心理性活动产生以外，性器官尤其是阴茎龟头受到刺激或抚摩后也会产生，主要表现为阴茎勃起和射精。

1. **阴茎勃起**(erection) 是在各级神经的支配下，动脉血流增加，阴茎动脉扩张，海绵体组织充血，压力升高使阴茎由萎软状态转为勃起的过程。阴茎勃起的程度与受刺激的强度相关，勃起时阴茎的血流动力学发生改变。副交感神经纤维末梢释放乙酰胆碱、血管活性肠肽和一氧化氮（NO），特别是NO能使阴茎动脉和海绵体平滑肌舒张，阴茎动脉血流增加，海绵体组织充血。在动物实验中，注射NO合酶抑制剂可阻止刺激盆神经引起的勃起，故认为NO是引起阴茎勃起的重要因素。另外，勃起时阴茎静脉受压，血液回流受阻，可进一步促进勃起。同时勃起发生时尿道球腺等分泌少量黏液，可经尿道口排出，起润滑作用。但一般情况下，润滑作用主要由女性性器官来提供，没有满意的润滑作用，性行为很少能成功。**阳痿**（impotence）是指性交时阴茎不能有效地勃起，致使性交不能满足。引起阳痿的原因比较复杂，男性学一般将引起阳痿的原因分为精神性原因（又叫心理性或功能性）和器质性原因（包括血管性、神经性、内分泌性及药物性阳痿等）。

2. **射精**（ejaculation） 是男性性高潮时精液经尿道射出体外的过程。射精过程分为移精（emission）和排射（expulsion）两个生理过程。当腹下神经丛及膀胱丛兴奋时，附睾、精囊、前列腺等分泌增加，精子与其分泌液混合成为精液，同时附睾、输精管和精囊壁的平滑肌收缩，将精液泄入后尿道中，此过程为移精。由于储存在后尿道的精液量增加，触发阴部神经的反射性活动，使尿道周围及会阴部肌群发生节律性收缩，强力压迫使精液排射出尿道。射精的同时伴有强烈的快感，即性兴奋达到**性高潮**（orgasm）。在射精后的一段时间内，一般不能再次发生阴茎勃起和射精，称为不应期。不应期的长短与年龄和身体状况等多种因素有关。有一部分男性在性交时，有正常的性高潮感和射精感，但精液没有从尿道射出，而是从尿道向后射入了自己的膀胱内，此现象称为逆行射精（retrograde ejaculation）。导致逆行射精的原因是膀胱内括约肌功能紊乱等。在正常情况下，随着射精动作出现的一瞬间，膀胱内括约肌应同时收缩，从而关闭了尿道和膀胱的通路，迫使精液从后尿道向前射出。当膀胱和尿道炎症或前列腺、膀胱、直肠手术后，有时会引起局部神经支配失调，使膀胱内括约肌关闭不紧或无法关闭，射出的精液便逆向射入膀胱。逆行射精不影响性生活，但可以造成不育。**遗精**（spermatorrhea）是指在无性交活动的情况下发生的一种射精，它可以发生在睡眠状态中，或者发生在清醒状态时，是未婚男子常见的生理现象。

（二）女性的性兴奋与性行为

女性性兴奋产生时，脊髓中的初级兴奋中枢发出冲动增加，经勃起神经，使效应器兴奋，包括阴蒂血管舒张，阴道壁充血膨胀，前庭大腺分泌增加以润滑阴道，阴道壁肌肉有节奏的搏动，同时伴有乳房肿胀，乳头勃起，乳晕充血，呼吸急促，心跳加快等。女性性兴奋主要包括阴道润滑、阴蒂勃起和性高潮。

1. 阴道润滑 在性兴奋之后，性紧张持续稳定在较高水平，生理反应进一步持续和加剧，呼吸加深、加快，阴道壁充血更加显著，由血管滤出一种稀薄的黏性液体，该液体可由阴道流至外阴部，润滑阴道和外阴，有利于性交的进行。另外，阴道的外1/3发生显著的血管充血，充血作用的结果可造成阴道口的缩窄或围绕阴茎的阴道外部的一种所谓“紧握”效应；阴道的内2/3扩张，宫颈及宫体上抬，阴道上端变宽，利于容纳精液。

2. 阴蒂勃起 与男性的阴茎相似，阴蒂的勃起组织也受副交感神经支配，副交感神经纤维末梢释放乙酰胆碱、血管活性肠肽和一氧化氮（NO）。性兴奋时，阴蒂充血、膨胀、勃起，敏感性增高，使女性获得性快感并达到性高潮。

3. 性高潮 是性反应历程中最关键最短暂的阶段。身体紧张达到最高顶点，大约只持续几秒钟，在这几秒钟内会通过强烈的肌肉痉挛得到性释放，这种痉挛带来波浪式的快适感。性高潮的获得不仅产生快适感，而且有利于受精，因为这种肌肉节奏性的收缩促进了精子运行。女性性高潮特征是快感由阴蒂开始，向整个下腹部放射，以子宫和肛门括约肌的同时节律性收缩为特征，即所谓“骨盆反应”。但是，性高潮并非局限于所谓的“骨盆反应”，而是一个全身性反应，有时可伴随瞬时的眩晕，失去对周围环境的知觉。性高潮过后，身体和情绪均逐渐恢复平静。与男性相比，女性在获得性高潮之后并不存在不应期，女性具有多次性高潮的潜在能力，即在稳定期后，尚可以发生多次的性高潮。

二、避孕

通常说的避孕是指使用某些方法或手段使妇女暂时不受孕。常用的方法有服用口服避孕药(如雌孕激素的复合制剂)和上节育环等。基本原理就是通过干扰下丘脑－垂体－卵巢轴的功能，抑制卵巢的排卵功能，或扰乱女性生殖道环境而阻止卵子受精，或影响胚泡的着床与生长等。男性常用的避孕方法是使用安全套以阻止精子与卵子的结合。此外也可以通过女性采用输卵管结扎术或男性采用输精管结扎术达到永久避孕的效果。

拓展知识 13-2 生育控制

(姜 岩 王庭槐 王 琼 董献红)

Summary

The purpose of reproduction is to produce offspring. The physiological processes of reproduction include fertilization, pregnancy and delivery. Reproduction is modulated by the neuroendocrine system of hypothalamus-pituitary-gonadal axis.

The testes must descend out of the abdomen to function properly. Spermatozoa are produced by mitosis, followed by meiosis, and then followed by spermatogenesis. The main hormones of spermatogenesis are LH, testosterone, and FSH, together with several auxiliary hormones.

The first half period of the menstrual cycle depends on follicular development, which is estrogen-dominated and is separated by a short ovulatory phase from the progesterone-dominated second half or luteal phase. The physiological processes during follicular phase together with are preparing the uterus for implantation. All of a woman's primary oocytes (2 million) are present at birth. During the menstrual cycle, several antral follicles developed, but only one follicular had been selected into tertiary follicle, then Graafian follicle, then a corpus luteum under the influences of FSH and LH. Ovulation is triggered by a powerful surge of gonadotropins. The follicular phase and luteal phase of ovaries are equivalent to proliferative (due to estrogen) and secretory (due to estrogen and progesterone) phase of endometrium. Decline in progesterone and estrogen of the corpus luteum degenerates precipitates a menstruation.

Human pregnancy lasts 40 weeks, divided into three trimesters. Only 1 per 100 000 sperm of the 200~400 million contained in the 3~4 mL of the ejaculate deposited near the cervix, where capacitation takes place, reach the fallopian tubes where fertilization ideally occurs. Enzymes from the acrosomes of the many sperm digest the intercellular cement between the cumulus cells, allowing a single sperm to penetrate. On penetration by the first sperm, the ovum becomes impervious to other sperm. A second polar body is released. About 6 days after fertilization, the zygote (now a blastocyst) implants. The placenta takes over the production of estrogen and progesterone from the corpus luteum after the first trimester of the pregnancy. Placenta progesterone inhibits inappropriate contractions of the myometrium. Labor is divided into three phases: first—from onset of contractions to full dilatation of the cervix; second—to delivery of the fetus; third—the expulsion of the placenta.

复习思考题

1. 两性的生殖系统各具有哪些功能和特点?
2. 精子发育成熟要经历几个阶段?
3. 睾丸能分泌何种激素? 简述男性激素的生理功能。
4. 睾丸的生精过程受哪些激素调节?

5. 简述受精的过程。
6. 简述雌激素分泌的双重细胞学说及雌激素分泌的调节。
7. 简述妊娠的生理过程，妊娠的维持和激素调节。
8. 比较睾丸与卵巢功能调节的特点。
9. 运用所学的知识，设计安全避孕的方法并解释其原理。

数字课程学习……

学习要求 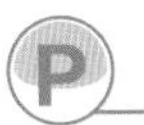 教学 PPT 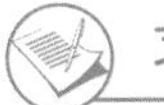 习题  临床病例  微课视频

参考文献

[1] 王志均,陈孟勤．中国生理学史．北京:北京医科大学,中国协和医科大学联合出版社,1993.

[2] 王庭槐．禁不住的真理之光．医学与哲学,1981,2:28-30.

[3] 王庭槐．生理学．9版．北京:人民卫生出版社,2018.

[4] 裴建明,朱妙章．大学生理学．5版．北京:高等教育出版社,2017.

[5] 吴祖泽,贺福初,裴雪涛．造血调控．上海:上海医科大学出版社,2000.

[6] 徐有秋．窦房结起搏原理研究新进展．心电学杂志,2003,22:218-219.

[7] 王庭槐．17-β雌二醇诱导血管内皮细胞一氧化氮释放及其与细胞内钙的关系．生理学报,2000,52(6):479-482.

[8] 陈灏珠,钟南山,陆再英．内科学．9版．北京:人民卫生出版社,2018.

[9] 管茶香,莫书荣．生理学．2版．长沙:中南大学出版社,2018.

[10] 韩济生．神经科学原理．4版．北京:北京大学医学出版社,2022.

[11] 吴阶平．性医学．北京:科学技术文献出版社,1982.

[12] Barrett KE,Barman SM. Ganong's Review of Medical Physiology. 25th ed. Los Altos California:Lange Medical Publications,2015.

[13] Bruce MK,Bruce AS. Berne & Levy Physiology. 7th ed. Louis:Mosby,Elsevier,Inc, 2017.

[14] Bruce MK,Bruce AS. Renal Physiology. 6th ed. Health Sciece Asia:Elsevier Science,2018.

[15] Carlson NR. Physiology of Behavior. 11th ed. London: Pearson,2012.

[16] Stanfield CL. Principles of Human Physiology. 6th ed. London: Pearson, 2016.

[17] Guenter H,Achim L,Robert Z. Defective lipolysis and altered energy metabolism in mice lacking adipose triglyceride lipase. Science,2006,312(5774):734-737.

[18] Hall JE, Hall ME. Guyton and Hall Textbook of Medical Physiology. 14th ed. Philadelphia: WB Saunders Co,2020.

[19] Johnson LR. Essential Medical Physiology. 3rd ed. Louis:Elsevier,2008.

[20] Kandel ER,Koester JD. Principles of Neural Science. 6th ed. New York:McGraw-Hill Co, 2021.

[21] Porterfield SP. Endocrine Physiology. 3rd ed. Health Science Asia:Elsevier Science,2007.

[22] Rhoades RA,Bell DR. Medical Physiology:Principles for Clinical Medicine. 6th ed. Baltimore:Lippincott Williams & Wilkins,2022.

[23] Sherwood L. Human Physiology:From Cells to Systems. 9th ed. Florence:Brooks/Cole,2019.

[24] Fox SI, Rompolski K. Human Physiology. 16th ed. New York:McGraw-Hill Co,2022.

[25] Silverthorn DU. Human Physiology:An Integrated Approach. 6th ed. San Antonio:Pearson education Inc,2012.

汉英名词索引